Manual de Psicofarmacologia
Clínica

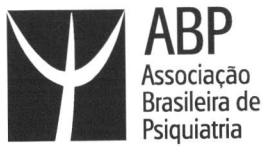

ABP
Associação
Brasileira de
Psiquiatria

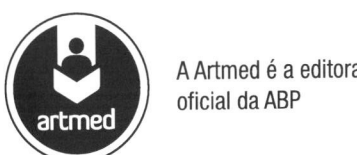

A Artmed é a editora
oficial da ABP

Nota

Assim como a medicina, a psicofarmacologia é uma ciência em constante evolução. À medida que novas pesquisas e a própria experiência clínica ampliam o nosso conhecimento, são necessárias modificações na terapêutica, onde também se insere o uso de medicamentos. Os autores desta obra consultaram as fontes consideradas confiáveis, num esforço para oferecer informações completas e, geralmente, de acordo com os padrões aceitos à época da publicação. Entretanto, tendo em vista a possibilidade de falha humana ou de alterações nas ciências médicas, os leitores devem confirmar estas informações com outras fontes. Por exemplo, e em particular, os leitores são aconselhados a conferir a bula completa de qualquer medicamento que pretendam administrar, para se certificar de que a informação contida neste livro está correta e de que não houve alteração na dose recomendada nem nas precauções e contraindicações para o seu uso. Essa recomendação é particularmente importante em relação a medicamentos introduzidos recentemente no mercado farmacêutico ou raramente utilizados.

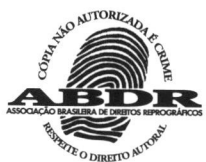

S312m   Schatzberg, Alan F.
        Manual de psicofarmacologia clínica / Alan F. Schatzberg,
        Charles DeBattista ; tradução: Celeste Inthy ; revisão técnica:
        Renata Rodrigues de Oliveira. – 8. ed. – Porto Alegre : Artmed,
        2017.
        xxii, 762 p. il. ; 21 cm.

        ISBN 978-85-8271-357-0

        1. Psiquiatria. 2. Agentes psicofarmacológicos. 3.
        Psicofarmacologia clínica. I. DeBattista, Charles. II. Título.

                                        CDU 615.214(035)

Catalogação na publicação: Poliana Sanchez de Araujo CRB-10/2094

Alan F. Schatzberg, M.D.

Charles DeBattista, D.M.H., M.D.

Manual de Psicofarmacologia Clínica

8ª edição

Tradução
Celeste Inthy

Revisão técnica
Renata Rodrigues de Oliveira
Médica psiquiatra pela Associação Brasileira de Psiquiatria.
Perita psiquiatra judiciária do Tribunal de Justiça do Estado do Rio Grande do Sul.

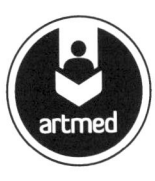

2017

Obra originalmente publicada sob o título *Manual of Clinical Psychopharmacology*, 8th Edition
ISBN 9781585624812

The American Psychiatric Association played no role in the translation of this publication from English to the Portuguese language and is not responsible for any errors, omissions, or other possible defects in the translation of the publication.

American Psychiatric Association não fez parte do processo de tradução desta obra e não é responsável por eventuais erros ou omissões na tradução do idioma inglês para o idioma português.

First published in the United States by American Psychiatric Association Publishing, Arlington, VA.
Copyright © 2015. All rights reserved. Todos os direitos reservados.

First published in Brazil by Artmed Editora Ltda. in Portuguese. Artmed Editora Ltda. is the exclusive Publisher of Manual of Clinical Psychopharmacology, Eighth Edition, Copyright © 2015, authored by Alan F. Schatzberg, M.D., and Charles DeBattista, D.M.H., M.D. in Portuguese for distribution Worldwide.

Permission for use of any material in the translated work must be authorized in writing by Artmed Editora Ltda.

Permissão para utilização de materiais desta tradução deverá ser solicitada diretamente à Artmed Editora Ltda.

Gerente editorial – Biociências: *Letícia Bispo de Lima*

Colaboraram nesta edição:

Editora: *Priscila Zigunovas*

Assistente editorial: *Paola Araújo de Oliveira*

Arte sobre capa original: *Káele Finalizando Ideias*

Preparação de originais: *Antonio Augusto da Roza*

Leitura final: *Grasielly Hanke Angeli*

Editoração: *Techbooks*

Reservados todos os direitos de publicação, em língua portuguesa, à
ARTMED EDITORA LTDA., uma empresa do GRUPO A EDUCAÇÃO S.A.
Av. Jerônimo de Ornelas, 670 – Santana
90040-340 Porto Alegre RS
Fone: (51) 3027-7000   Fax: (51) 3027-7070

Unidade São Paulo
Rua Doutor Cesário Mota Jr., 63 – Vila Buarque
01221-020 São Paulo SP
Fone: (11) 3221-9033

SAC 0800 703-3444 – www.grupoa.com.br

É proibida a duplicação ou reprodução deste volume, no todo ou em parte, sob quaisquer formas ou por quaisquer meios (eletrônico, mecânico, gravação, fotocópia, distribuição na Web e outros), sem permissão expressa da Editora.

IMPRESSO NO BRASIL
PRINTED IN BRAZIL

Autores

Alan F. Schatzberg, M.D. – Kenneth T. Norris, Jr., Professor, Department of Psychiatry and Behavioral Sciences, Stanford University School of Medicine, Stanford, California.

Charles DeBattista, D.M.H., M.D. – Professor of Psychiatry and Behavioral Sciences; Co-Director, Depression Research Clinic and Research Program; Director, Mood Disorders Center, Director, Medical Student Education in Psychiatry, Department of Psychiatry and Behavioral Sciences, Stanford University School of Medicine, Stanford, California.

Declaração de conflito de interesses

Alan F. Schatzberg, M.D. – *Consultor:* Brain Cells, Cervel, Depomed, Eli Lilly, Forum, Gilead, GlaxoSmithKline, Merck, Naurex, Neuronetics, Pfizer, Xhale; *Participação:* Cervel, Corcept (cofundador), Merck, Naurex, Neurocrine, Pfizer, Somaxon, Xhale; *Propriedade intelectual:* dono de patentes de uso farmacogenético no prognóstico de resposta ao antidepressivo e aos antagonistas de glicocorticoides na depressão maior psicótica.

Charles DeBattista, D.M.H., M.D. – *Apoio financeiro:* Abbott, AstraZeneca, Cephalon, CNS Response, Corcept, Cyberonics, Eli Lilly, GlaxoSmithKline, NARSAD, National Institute of Mental Health, Neuronetics, Novartis, Pfizer, Pritzker Foundation, Wyeth; *Palestrante/Consultor:* Bristol-Myers Squibb, Cephalon, Corcept, Cyberonics, Eli Lilly, GlaxoSmithKline, Pfizer, Wyeth; *Ações:* Corcept.

Prefácio

Esta é a 8ª edição do *Manual de psicofarmacologia clínica*, cuja 1ª edição foi publicada em 1986. Assim como na edição original e em todas as subsequentes, nossa intenção foi preparar um guia atualizado e de fácil leitura sobre o assunto. De modo geral, a resposta dos leitores indica que o manual tem alcançado esse objetivo. Contudo, o número crescente de agentes farmacológicos disponíveis tem levado a novas e, consequentemente, mais extensas edições do manual. Nesta edição, eliminamos ou encurtamos seções sobre agentes que se tornaram menos usuais (p. ex., barbitúricos), possibilitando a apresentação de informações em relação aos vários novos agentes aprovados (p. ex., vortioxetina) ou em fase de aprovação pela U.S. Food and Drug Administration (FDA). Buscamos manter o estilo de leitura acessível e agradável que tem caracterizado este livro em todas as edições e incluímos tabelas resumidas contendo informações-chave sobre as classes dos psicotrópicos para consulta rápida.

Este livro reflete o conhecimento mais recente a respeito de eficácia, dosagem e efeitos colaterais, entre outras informações. Seu conteúdo é totalmente baseado em evidências e complementado a partir de nossas experiências pessoais. Essas vivências servem de orientação para a própria prática dos leitores, os quais encorajamos a fazer uma verificação cruzada (especialmente em relação às doses) com outras referências e textos-padrão, especialmente com a edição mais recente do *Physicians' Desk Reference*.

Temos de agradecer a muitas pessoas pela produção desta obra. Nossas famílias têm sido pacientes e compreensivas com a nossa necessidade de dedicar grande parte do tempo a este livro.

Lamentavelmente, Jonathan Cole faleceu em meados de 2009, na época da nossa última edição. A psiquiatria perdeu um dos pioneiros em psicofarmacologia, um homem de grande inteligência e elevado espírito humano. Dedicamos a ele esta edição.

Robert Chew fez inúmeras sugestões editoriais que foram de grande importância. A equipe editorial da American Psychiatric Publishing, Inc. (APPI) – John McDuffie, Bessie Jones, Greg Kuny, Tammy Cordova e Judy Castagna – merece grande parte do mérito por seu apoio, sua leitura crítica e seu conhecimento técnico. Os gerentes da APPI – Bob Hales e Rebecca Rinehart – não hesitaram em confiar em nós como autores, pelo que seremos eternamente gratos. Também agrademos aos nossos colegas e estagiários da Stanford University. Nossas experiências foram enriquecidas por seus *insights*. Por fim, agradecemos aos muitos pacientes que tratamos durante as últimas décadas. Eles nos ensinaram muito sobre a farmacoterapia.

Esperamos que os leitores considerem esta 8ª edição do manual mais informativa e proveitosa do que as sete primeiras e aguardamos ansiosamente seus comentários para o planejamento das futuras edições.

Alan F. Schatzberg, M.D.
Charles DeBattista, D.M.H., M.D.

Sumário

1 Princípios gerais do tratamento psicofarmacológico........................ 1
Conselhos gerais..3
Orientações práticas...4
Questões legais, éticas e econômicas........................4
Referências..13

2 Diagnóstico e classificação.................... 15
Organização geral do DSM-5.................................17
Transtornos do neurodesenvolvimento.......................18
Espectro da esquizofrenia e outros transtornos psicóticos........19
Transtornos do humor......................................21
    Transtorno bipolar e transtornos relacionados................. 21
    Transtornos depressivos 24
    Transtornos de ansiedade 27
Transtorno obsessivo-compulsivo e transtornos relacionados......31
Transtornos relacionados a trauma e a estressores............32
Transtornos de sintomas somáticos e transtornos relacionados ...34
Transtornos da personalidade..............................35
Transtornos por uso de substância.........................36
Transtornos alimentares...................................37
Aprovação da FDA para estratégias de redução dos sintomas.....38
DSM-5 e farmacogenética..................................38
Resumo.. 40
Referências.. 40

3 Antidepressivos ... 45

História ... 48
Princípios gerais de uso de antidepressivos ... 50
   Escolha do antidepressivo ... 50
   Dosagem e administração ... 56
   Duração do tratamento ... 56
Inibidores seletivos da recaptação de serotonina ... 59
   Efeitos farmacológicos ... 59
   Indicações ... 63
   Efeitos colaterais ... 68
   Overdose ... 74
   Interações medicamentosas ... 75
   Dosagem e administração ... 77
   Descontinuação ... 81
Inibidores da recaptação de serotonina e noradrenalina (venlafaxina, desvenlafaxina, duloxetina, levomilnaciprano e milnaciprano) ... 83
   Efeitos farmacológicos ... 85
   Indicações ... 86
   Efeitos colaterais ... 89
   Overdose ... 91
   Interações medicamentosas ... 91
   Dosagem e administração ... 92
   Descontinuação ... 94
Antagonistas do receptor 5-HT$_2$ (trazodona e nefazodona) ... 95
   Efeitos farmacológicos ... 95
   Indicações ... 96
   Efeitos colaterais ... 98
   Overdose ... 101
   Interações medicamentosas ... 101
   Dosagem e administração ... 102
   Descontinuação ... 103
Antidepressivo combinado noradrenérgico e dopaminérgico (bupropiona) ... 104
   Efeitos farmacológicos ... 104
   Indicações ... 105
   Efeitos colaterais ... 107

Overdose 108
Interações medicamentosas 108
Dosagem e administração. 108
Mirtazapina **109**
Efeitos farmacológicos. 109
Indicações 110
Efeitos colaterais 112
Overdose 114
Interações medicamentosas 114
Dosagem e administração. 114
Vilazodona **115**
Vortioxetina **116**
Antidepressivos tricíclicos e tetracíclicos. **117**
Estruturas 117
Efeitos farmacológicos. 117
Indicações 120
Níveis séricos 123
Efeitos colaterais 129
Overdose 131
Dosagem e administração. 132
Descontinuação 134
Inibidores da monoaminoxidase. **134**
Efeitos farmacológicos. 134
Indicações 136
Efeitos colaterais 139
Overdose 142
Interações medicamentosas 142
Dosagem e administração. 144
Descontinuação 145
Inibidores seletivos e reversíveis da monoaminoxidase **146**
Inibidores da recaptação de noradrenalina:
reboxetina e atomoxetina **150**
Efeitos farmacológicos. 151
Indicações 152
Efeitos colaterais 153
Overdose 153
Dosagem e administração. 154

Interações medicamentosas 154
Descontinuação 154
Agentes antidepressivos novos e em desenvolvimento 155
Referências 158

4 Medicamentos antipsicóticos 185

Princípios gerais do uso de antipsicóticos 189
   Agentes. 189
   Eficácia 199
   Tratamento agudo com antipsicótico 201
   Tratamento precoce do primeiro episódio psicótico 204
   Paciente hospitalizado 206
   Terapia medicamentosa de manutenção 209
   Uso em outros transtornos 213
      Transtorno bipolar 213
      Depressão unipolar 215
      Transtornos de ansiedade 217
      Transtorno obsessivo-compulsivo 218
      Transtorno de estresse pós-traumático 219
      Transtornos da personalidade 219
      Outras condições 221
Antipsicóticos de segunda geração (atípicos) 223
   Clozapina 223
   Risperidona 233
   Paliperidona 237
   Iloperidona 239
   Olanzapina 240
   Quetiapina 245
   Ziprasidona 248
   Aripiprazol 250
   Lurasidona 252
   Asenapina 254
Antipsicóticos de primeira geração (típicos) 256
   Efeitos colaterais 258
      Sedação 258
      Efeitos autonômicos 259
      Efeitos endócrinos 259

Complicações na pele e nos olhos 260
Complicações raras ou de outros tipos 261
Efeitos neurológicos 262
Uso de medicamentos antiparkinsonianos 265
Discinesia tardia 267
Síndrome neuroléptica maligna 272
Antipsicóticos injetáveis de ação prolongada 274
Outras opções de tratamento dos sintomas
negativos e cognitivos 277
Alternativas para a terapia antipsicótica 280
Medicamentos antipsicóticos em desenvolvimento 282
Referências 284

5 Estabilizadores do humor 307

Abordagens gerais de tratamento 309
   Mania aguda 309
   Depressão bipolar aguda 313
   Terapia de manutenção 315
   Transtorno bipolar de ciclagem rápida 316
   Estados mistos 318
Lítio 321
   História e indicações 321
   Efeitos farmacológicos 321
   Indicações 323
      Mania aguda 323
      Tratamento de manutenção do transtorno bipolar 324
      Doenças do espectro da esquizofrenia 327
      Transtornos depressivos 328
      Raiva e irritabilidade 329
   Efeitos colaterais 329
      Sistema nervoso central e neurovascular 329
      Trato gastrintestinal 333
      Ganho de peso e sistema endócrino 333
      Sistema renal 333
      Sistema cardiovascular 335
      Aspectos dermatológicos 336

Formulações.. 336
Dosagem e administração................................... 337
Uso na gravidez... 340
Anticonvulsivantes....................................... **341**
  Valproato... 345
    Indicações clínicas..................................... 345
    Dosagem e administração............................... 349
    Efeitos colaterais....................................... 351
    Interações medicamentosas............................. 353
    Uso na gravidez... 356
  Carbamazepina... 356
    Indicações clínicas..................................... 357
    Dosagem e administração............................... 360
    Efeitos colaterais....................................... 361
    Interações medicamentosas............................. 362
    Uso na gravidez... 363
  Lamotrigina... 364
    Indicações clínicas..................................... 364
    Efeitos colaterais....................................... 366
    Dosagem e administração............................... 367
    Interações medicamentosas............................. 368
    Uso na gravidez... 368
  Outros anticonvulsivantes................................ 372
    Gabapentina e pregabalina............................. 372
    Topiramato.. 377
    Tiagabina.. 378
    Oxcarbazepina.. 379
    Levetiracetam, zonisamida e etoxuximida............. 380
Antipsicóticos... **381**
Benzodiazepínicos.. **384**
Bloqueadores do canal de cálcio......................... **385**
Ácidos graxos ômega-3................................... **386**
Referências.. **388**

6 Agentes ansiolíticos **411**

Benzodiazepínicos.. **414**
  Indicações... 414
  Efeitos farmacológicos................................... 417

Subclasses 417
Dosagem e administração. 423
Descontinuação 427
Efeitos colaterais 430
Overdose 430
Antidepressivos **431**
Agorafobia e pânico. 431
Transtorno de ansiedade generalizada 432
Fobia social. 433
Transtorno de estresse pós-traumático. 435
Transtorno obsessivo-compulsivo 439
Anticonvulsivantes **442**
Antipsicóticos **444**
Agentes noradrenérgicos **444**
Indicações 445
Dosagem e administração. 446
Efeitos colaterais 447
Anti-histamínicos **448**
Buspirona **448**
Agentes ansiolíticos novos. **451**
Referências **453**

7 Hipnóticos 463

Insônia 463
Abordagens comportamentais 469
Recomendações de higiene do sono 469
Abordagens farmacológicas. 470
Hipnóticos benzodiazepínicos. 473
Hipnóticos não benzodiazepínicos 478
Agonista do receptor de melatonina:
ramelteon e tasimelteon 481
Anti-histamínicos sedativos e outros medicamentos psicoativos
não benzodiazepínicos com propriedades hipnóticas 482
Outros hipnóticos. 484
Antagonistas do receptor dual de orexina **486**
Conclusões **488**
Referências **490**

8 Estimulantes e outros medicamentos de ação rápida 497

Abuso de anfetamina 502
Uso de estimulantes 504
   Transtorno de déficit de atenção/hiperatividade 504
   Depressão 506
   Síndrome da imunodeficiência adquirida 510
   Transtorno de compulsão alimentar 511
   Outras condições médicas 511
Combinações medicamentosas 511
Psicose 512
Uso *versus* abuso de estimulantes 513
Atomoxetina 514
Guanfacina 515
Outros medicamentos de ação rápida 516
Referências 518

9 Estratégias de potencialização para os transtornos resistentes ao tratamento 525

Estratégias de potencialização para a depressão 526
   Combinações de lítio e antidepressivos 526
   Combinações de suplementos tireoidianos e antidepressivos 530
   Combinações de estrogênio, DHEA e testosterona e antidepressivos 533
   Combinações de agonistas dopaminérgicos e antidepressivos ... 536
   Combinações de precursores da monoamina e antidepressivos .. 537
   Combinações de ISRSs 538
   Combinações de antipsicóticos e antidepressivos 543
   Outras combinações de ADTs 545
Estratégias de potencialização para o transtorno bipolar 547
   Combinações de dois ou mais estabilizadores do humor 547
   Combinações de estabilizadores do humor e antipsicóticos 549
   Combinações de estabilizadores do humor e antidepressivos ... 551
   Estabilizadores do humor e ácidos graxos ômega-3 553

Estratégias de potencialização para a esquizofrenia 554
    Combinações de dois antipsicóticos. 554
    Combinações de antidepressivos e antipsicóticos. 555
    Combinações de estabilizadores do humor e antipsicóticos 556
    Outras estratégias de potencialização. 558
Referências 560

10 Tratamento nas salas de emergência 579

Agitação e violência 580
Depressão e suicídio. 585
Episódios psicóticos agudos 590
    Episódios psicóticos mistos. 590
    Psicoses esquizofrênica, esquizofreniforme e maníaca. 591
    Delirium 592
Ansiedade grave 594
Estupor e catatonia. 595
Encaminhamentos para a sala de emergência 596
Referências 597

11 Farmacoterapia para os transtornos relacionados a substâncias 601

Screening toxicológico. 603
Estimulantes 604
Opioides 606
    Desintoxicação. 606
    Terapia de manutenção. 608
Sedativos e hipnóticos 612
    Desintoxicação. 612
    Benzodiazepínicos. 613
Álcool. 616
    Desintoxicação. 616
    Terapia de manutenção. 619
Nicotina 623
    Cannabis (maconha) 624
Alucinógenos. 624
Fenciclidina 625
Referências 626

12 Farmacoterapia em situações especiais 633

Gravidez 633
Psicofarmacologia pediátrica 641
    Estimulantes 642
    Antipsicóticos 647
    Antidepressivos 650
    Estabilizadores do humor 655
    Ansiolíticos 656
Psicofarmacologia geriátrica 657
    Antidepressivos 658
    Hipnóticos e ansiolíticos 660
    Estabilizadores do humor 662
    Antipsicóticos 662
    Medicamentos para demência 664
    Medicamentos para agitação 668
Deficiência intelectual 671
Condições médicas 673
    Transtornos resultantes de doença clínica 673
    Transtornos associados a medicamentos não psiquiátricos 676
    Transtornos complicados por distúrbios 677
        Doença renal 677
        Doença hepática 678
        Doença cardíaca 680
        Distúrbios pulmonares 684
        Convulsões 684
        Transtornos dolorosos 685
Conclusão 687
Referências 688

Apêndice: Leituras sugeridas 711
Índice 715

Lista de figuras

Figura 3-1	Estrutura química dos inibidores seletivos da recaptação de serotonina (ISRSs).	61
Figura 3-2	Estrutura química dos inibidores da recaptação de serotonina e noradrenalina – IRSNs (venlafaxina, desvenlafaxina, duloxetina, levomilnaciprano e milnaciprano).	84
Figura 3-3	Estruturas químicas dos antagonistas da serotonina$_2$ (5-HT$_2$).	96
Figura 3-4	Estrutura química da bupropiona.	105
Figura 3-5	Estrutura química da mirtazapina.	109
Figura 3-6	Estruturas químicas dos antidepressivos tricíclicos e tetracíclicos.	119
Figura 3-7	Relação sigmoide entre a resposta clínica e os níveis plasmáticos da imipramina mais desipramina.	126
Figura 3-8	Relação curvilínea entre a resposta clínica e os níveis plasmáticos da nortriptilina.	127
Figura 3-9	Estruturas químicas dos inibidores da monoaminoxidase (IMAOs).	137
Figura 4-1	Estruturas químicas dos medicamentos antipsicóticos.	193
Figura 5-1	Estruturas químicas dos anticonvulsivantes timolépticos.	342
Figura 6-1	Estruturas químicas dos benzodiazepínicos ansiolíticos.	419
Figura 6-2	Estrutura química da buspirona.	449
Figura 7-1	Estruturas químicas dos hipnóticos benzodiazepínicos.	474
Figura 7-2	Estruturas químicas dos hipnóticos não benzodiazepínicos zolpidem, zaleplon e eszopiclone.	479
Figura 7-3	Estruturas químicas dos hipnóticos não barbitúricos.	486

Lista de tabelas

Tabela 2-1	Transtornos mentais Seção II do DSM-5	19
Tabela 2-2	Espectro da esquizofrenia e outros transtornos psicóticos segundo o DSM-5	20
Tabela 2-3	Transtornos do humor segundo o DSM-5	22
Tabela 2-4	Transtornos de ansiedade segundo o DSM-5	28
Tabela 2-5	Transtorno obsessivo-compulsivo e transtornos relacionados segundo o DSM-5	31
Tabela 2-6	Transtornos relacionados a trauma e a estressores segundo o DSM-5	33
Tabela 3-1	Inibição das enzimas do citocromo P450 pelos antidepressivos	64
Tabela 3-2	Farmacocinética dos inibidores seletivos da recaptação de serotonina (ISRSs)	65
Tabela 3-3	Agentes coadjuvantes do inibidor seletivo da recaptação de serotonina (ISRS) em relação à disfunção sexual induzida	71
Tabela 3-4	Inibidores seletivos da recaptação de serotonina (ISRSs) e outros antidepressivos disponíveis: nomes, forma farmacêutica e concentrações e dosagem	78
Tabela 3-5	Antagonistas da serotonina$_2$ (5-HT$_2$)	97
Tabela 3-6	Efeitos colaterais comuns ou problemáticos da trazodona e da nefazodona	99
Tabela 3-7	Efeitos do bloqueio da recaptação de noradrenalina (NA) e serotonina (5-HT) dos antidepressivos não IMAOs	121
Tabela 3-8	Efeitos relativos ao bloqueio do receptor de antidepressivos	122
Tabela 3-9	Efeitos colaterais comuns ou problemáticos dos antidepressivos tricíclicos e tetracíclicos	123
Tabela 3-10	Antidepressivos tricíclicos e tetracíclicos: nomes, forma farmacêutica e concentrações e dosagem	124
Tabela 3-11	Variações aproximadas do nível sérico terapêutico para os antidepressivos tricíclicos e tetracíclicos	128

Lista de tabelas

Tabela 3-12	Inibidores da monoaminoxidase (IMAOs): nomes, forma farmacêutica e concentrações e dosagem.	138
Tabela 3-13	Efeitos colaterais comuns ou problemáticos dos inibidores da monoaminoxidase (IMAOs).	140
Tabela 3-14	Alimentos a serem evitados com os inibidores da monoaminoxidase (IMAOs).	143
Tabela 4-1	Medicamentos antipsicóticos: nomes, forma farmacêutica e concentrações.	190
Tabela 4-2	Potência do medicamento antipsicótico.	205
Tabela 4-3	Recomendações APA/ADA para triagem dos pacientes que estão usando antipsicóticos atípicos.	232
Tabela 4-4	Orientações para o monitoramento da clozapina.	234
Tabela 4-5	Medicamentos antiparkinsonianos: nomes, forma farmacêutica e concentrações e dosagens.	268
Tabela 4-6	Critérios operacionais para o diagnóstico da síndrome neuroléptica maligna.	273
Tabela 5-1	Estabilizadores do humor: nomes, formas farmacêuticas e concentrações.	310
Tabela 5-2	Toxicologia dos estabilizadores do humor.	330
Tabela 5-3	Dosagens do anticonvulsivante no transtorno bipolar.	342
Tabela 5-4	Interações medicamentosas dos estabilizadores do humor anticonvulsivantes.	354
Tabela 5-5	Anticonvulsivantes novos.	369
Tabela 6-1	Benzodiazepínicos: nomes, forma farmacêutica, concentrações e variação de dosagem ansiolítica.	418
Tabela 6-2	Benzodiazepínicos: absorção e farmacocinética.	420
Tabela 7-1	Hipnóticos benzodiazepínicos.	475
Tabela 7-2	Outros agentes hipnóticos de uso noturno.	487
Tabela 8-1	Estimulantes: nomes, forma farmacêutica e concentrações.	498
Tabela 9-1	Agentes para potencialização dos antidepressivos.	527
Tabela 9-2	Combinação pré-preparada de antidepressivos: nomes, forma farmacêutica e concentrações e dosagens.	544
Tabela 10-1	Opções de medicamentos para a tranquilização rápida de pacientes agitados (administrados a cada 30 a 60 minutos).	583
Tabela 10-2	Fatores de risco de suicídio em curto prazo (6 a 12 meses) nos pacientes depressivos.	586
Tabela 10-3	Conduta na *overdose* de antidepressivo.	589

xxii Lista de tabelas

Tabela 10-4	Complicações emergenciais do uso de antipsicótico	593
Tabela 11-1	Sinais objetivos de abstinência de opioides	607
Tabela 11-2	Estratégias farmacológicas para a desintoxicação aguda isolada de álcool	618
Tabela 11-3	Efeitos colaterais comuns da terapia com naltrexona	621
Tabela 12-1	Riscos teratogênicos dos medicamentos psicotrópicos	635
Tabela 12-2	Dosagens de antipsicóticos para crianças	649
Tabela 12-3	Dosagens comuns de antidepressivos para crianças	654
Tabela 12-4	Dosagens comuns de estabilizadores do humor para crianças	656
Tabela 12-5	Interações de agentes psicoativos normalmente usados com medicamentos cardiovasculares	683

1

Princípios gerais do tratamento psicofarmacológico

Desde a década de 1970, a psiquiatria vivencia uma rápida metamorfose em seus métodos de tratamento. A mudança de uma orientação sobretudo psicanalítica para uma posição radicalmente mais biológica alterou não apenas suas abordagens básicas em relação aos pacientes, mas também as características dos profissionais da área. Para os psiquiatras mais antigos, a transformação ocorrida nas décadas de 1980 e 1990 não foi fácil. Primeiro, manter-se atualizado em relação à constante expansão de informações sobre as teorias biológicas, aos novos testes laboratoriais, à informatização, aos novos medicamentos e aos novos empregos dos antigos agentes tornou-se, por si só, uma ocupação de tempo integral – a qual, com frequência, permitia que sobrasse pouco tempo ou energia para se integrar a informação atual à sua prática diária. Além disso, a rápida proliferação da informação biológica e psicofarmacológica tornou a tarefa de integrar as abordagens biológicas e psicoterapêuticas ainda mais difícil. Hoje, as etapas mais complicadas da transição terminaram para a maioria dos médicos, e, após duas ou mais décadas, surgiram grupos de psiquiatras experientes em psicofarmacologia.

Alguns acadêmicos e médicos defendem que a psicofarmacologia tornou-se a essência da psiquiatria; todavia, por muitos anos, outros insistiram que essa abordagem simplesmente mascarava as doenças subjacentes, agia contra a resolução do conflito, interferia na terapia e assim por diante. Nossa impressão é de que a maioria dos médicos de hoje desenvolve abordagens mais harmônicas e práticas, combinando elementos da psicoterapia e da psicofarmacologia. De modo singular, o psiquiatra acadêmico, com seus métodos às vezes hiperatrofiados e polarizados, ficou defasado no que tange à prática clínica. Acreditamos de forma intuitiva que a psiquiatria como subespecialidade médica está incorporando aspectos das teorias psicossocial, psicobiológica e psicofarmacológica para formar, de fato, uma nova psiquiatria.

Contudo, talvez o treinamento dos residentes de psiquiatria não os esteja preparando de forma ideal, principalmente pela limitada carga horária e pela restrita habilidade na aplicação das normas do *Manual diagnóstico e estatístico de transtornos mentais* (DSM).

Uma razão importante para a incorporação desses aspectos é que, embora exerçam efeitos profundos e benéficos sobre a cognição, o humor e o comportamento, os medicamentos psicotrópicos geralmente não mudam o processo da doença subjacente, que, com frequência, é muito sensível aos estressores intrapsíquicos, interpessoais e psicossociais. Em regra, os resultados benéficos podem ser obtidos apenas pelas simultâneas redução dos sintomas e promoção da capacidade do indivíduo de adaptar-se às exigências da sua vida. Surpreendentemente, alguns clínicos gerais têm adotado os princípios psicossociais para complementar o tratamento de doenças como a hipertensão, a artrite reumatoide e o diabetes juvenil. Da mesma forma, os psiquiatras que adotam a psicofarmacologia como a totalidade e a finalidade última de sua ciência provavelmente irão se encontrar na mesma posição dos clínicos gerais que acham que a prescrição de tiazidas é uma solução simples para a doença hipertensiva. Os psicanalistas, no entanto, não devem esperar que sua abordagem cure ou reduza de forma significativa os sintomas vegetativos nos pacientes endogenamente depressivos. Em vez disso, precisam compreender os benefícios potenciais alternativos – sobretudo dos medicamentos psicotrópicos.

Para os médicos sem uma vasta experiência, a transição para uma prática mais farmacológica não ocorreu sem dificuldades. Um resultado clínico favorável após a prescrição de um medicamento psicotrópico reforça a confiança nas abordagens psicofarmacológicas. Do ponto de vista prático, uma vez que resultados favoráveis com frequência podem ser produzidos mais rapidamente com uma abordagem psicofarmacológica do que com a psicoterapia, a confiança no tratamento medicamentoso poderá ser conquistada com mais facilidade. Os inibidores seletivos da recaptação de serotonina (ISRSs), com sua fácil utilização e seus amplos efeitos terapêuticos, ajudaram os médicos a tornar-se terapeutas farmacológicos efetivos.

Embora este livro seja primariamente um guia para a psicofarmacologia, ele não deve levar o leitor a concluir que saber escolher e prescrever os medicamentos psicotrópicos elimina a necessidade básica de avaliar e conhecer por completo os pacientes psiquiátricos. Nosso objetivo fundamental é fornecer ao leitor/médico informações básicas e práticas em relação às muitas classes de medicamentos psiquiátricos. Este manual foi escrito como um guia clínico prático e de fácil manuseio a fim de auxiliar na escolha e prescrição das terapias medicamentosas adequadas a cada paciente, considerando nossa própria experiência clínica, bem como as informações contidas na leitura específica. Ele não é uma série de trabalhos documentados e meticulosamente revisados; portanto, as declarações no texto, às vezes, não apresentam referências individuais. Entretanto, cada capítulo é acompanhado de uma lista de artigos e livros relevantes, selecionados para aqueles leitores que desejam ir além do conteúdo aqui apresentado. Acreditamos que isso contribui para tornar esta nova edição mais compreensível. Além disso, em resposta a algumas sugestões dos leitores, incluímos várias melhorias e esperamos que o leitor considere esta edição – bem mais – proveitosa que as anteriores.

Conselhos gerais

Em geral, a nova geração de psiquiatras está mais bem capacitada em psicofarmacologia do que muitos colegas de gerações anteriores. Normalmente, recomendamos que os médicos concentrem-se primeiro em um ou dois fármacos por classe de medicamento e se familiarizem com seu emprego (dosagem, efeitos colaterais, etc.). Apesar de essa recomendação ainda ser pertinente, cresce a apreensão em relação à redução dos incentivos a programas educacionais, praticada pelas companhias farmacêuticas, e à inibição da oferta de mais conteúdo programático, por parte das instituições acadêmicas; com isso, os médicos não obtêm informações suficientes sobre os mais recentes agentes e são incapazes de prescrevê-los com propriedade. Trata-se de um verdadeiro desastre, já que, para alguns pacientes, um novo medicamento pode significar vidas salvas. Esperamos que, com o tempo, surja uma abordagem mais racional e harmônica para lidar com a indústria farmacêutica. O que os médicos podem fazer para manter-se informados? Objetivamente, eles podem pesquisar a literatura farmacológica e participar dos programas de Educação Médica Continuada-EMC (CME-Continuing Medical Education). Isso não significa disponibilização de informações adequadas sobre os novos agentes. Os boletins farmacológicos apresentam informações atuais e úteis. Eles podem ser suplementados com algum material-chave de pesquisa disponível, como livros-texto sobre psicofarmacologia e o *Physicians' Desk Reference* (PDR). (Alguns títulos de auxílio estão indicados no Apêndice, no final deste manual.) Para aqueles da "geração tecno-

4 Manual de psicofarmacologia clínica

lógica", baixar em seu computador ou celular um produto como o Epocrates, que inclui basicamente uma versão digital do PDR, é bastante útil.

Além disso, os médicos deverão estar familiarizados com alguns livros direcionados ao público leigo, os quais poderão ajudá-los com informações complementares a serem fornecidas aos pacientes (ver Apêndice).

Também é interessante identificar os consultores locais em psicofarmacologia, que podem fornecer segundas opiniões quando necessário – por exemplo, caso os pacientes não respondam ao tratamento ou apresentem efeitos colaterais graves.

Orientações práticas

Desde o início da década de 1990, diretrizes têm sido desenvolvidas por sociedades compostas de profissionais, bem como por líderes acadêmicos. Essas orientações podem ser úteis, já que, em geral, são baseadas na evidência e na literatura. Infelizmente, existem limitações impostas pela superconfiança nessas diretrizes. Primeiro, com o relato de evidências, novas indicações ou novos tratamentos, essas orientações podem tornar-se obsoletas com rapidez. Segundo, a evidência disponibilizada na literatura publicada pode ser de agentes que não são os mais eficazes no tratamento de pacientes específicos. Terceiro, a evidência com frequência sucumbe quando o médico se depara com uma falta de resposta à terapia inicial, o que o deixa desanimado com a experiência ou o julgamento clínico. Quarto, a evidência comumente está fundamentada nas opiniões consensuais dos especialistas. Essas opiniões são de auxílio, mas não são necessariamente precisas. As diretrizes podem ser bastante auxiliadoras para médicos sem especialidade, mas menos úteis para aqueles mais experientes que tratam de pacientes com condições refratárias. Por fim, ainda existe uma considerável necessidade de perícia na prática da medicina.

Questões legais, éticas e econômicas

Parece prudente discutir rapidamente algumas questões legais, éticas e econômicas em relação à psicofarmacologia. Como uma discussão abrangente de todas essas questões está além do escopo deste manual, o leitor deve recorrer a outras fontes para informações específicas (ver Apêndice). Também está disponível um excelente trabalho de revisão dessa área, de autoria de Hoop e colaboradores (2009).

O termo de consentimento tornou-se uma questão cada vez mais importante na medicina. Há muito tempo que a prática médica-padrão é reconhecida por informar aos pacientes os benefícios *versus* riscos dos vários procedimentos cirúrgicos e médicos. Na década passada, grande atenção foi dada à questão do termo de consentimento; entretanto, quando se fala em termos de consentimento na psiquiatria, rapidamente surgem vários problemas-chave. Primeiro, os psiquiatras deparam-se com o desafio de avaliar a capacidade do paciente de compreender com perfeição tanto os benefícios quanto os riscos do medicamento prescrito ou de interpretar a informação fornecida de forma reflexiva e benéfica. Com certeza, essa questão é urgente no caso de pacientes psicóticos, e a tutela legal, às vezes, deve fornecer o termo de consentimento adequado. Felizmente, os psicóticos representam uma minoria na média da população de pacientes de um médico.

Pacientes paranoides, mas capazes, apresentam problemas práticos que são mais bem superados por meio do estabelecimento de um trabalho sólido de relacionamento. Esses indivíduos são encontrados com menor frequência do que aqueles muito ansiosos, obsessivos ou agitados, que estão propensos a uma abordagem medicamentosa fóbica. À primeira vista, nesses casos, o médico pode considerar o termo de consentimento como um obstáculo insuperável. Entretanto, na prática, tais pacientes ficarão ansiosos mesmo que o profissional não os informe sobre os efeitos colaterais. Na realidade, a revelação dos fatos ao indivíduo em geral alivia sua ansiedade. Isso também implica o respeito pela gravidade da sua doença e a necessidade de assumir certos riscos mutuamente.

Deverá o médico informar o paciente de todos os efeitos colaterais relacionados no PDR ou apenas enfatizar os mais comuns? Alguns tribunais asseveram que os clínicos podem ser responsabilizados se não informarem a seu cliente todos os efeitos colaterais. Na prática, a maioria não procede assim por várias razões, incluindo o tempo envolvido e a preocupação em assustar o indivíduo indevidamente. Tal preocupação é de especial relevância quando alguém pondera o fato de que a informação contida na embalagem relaciona quase todos os efeitos colaterais já relatados nos ensaios com o fármaco, mesmo que eles não tenham ocorrido devido ao medicamento em questão, além dos efeitos colaterais observados apenas ou sobretudo com agentes similares. Ficamos impressionados com o fato de os pacientes não apenas terem livre acesso a cópias do PDR e a guias de medicamentos para o consumidor, como também com o fato de eles consumirem normalmente os medicamentos. De certo modo, essas práticas começam a eliminar o aparente problema do médico, mas este precisa, de qualquer forma, dialogar abertamente com todos os pacientes em relação aos benefícios e efeitos colaterais do medicamento, mesmo (ou sobretudo) com os "autodidatas". Os pacientes que leem o PDR precisam ser informados da relativa probabilidade de ocorrência de um ou outro efeito colateral. Por exemplo, devem ser instruídos para entender que a boca seca, como resultado de um antidepressivo tricíclico (ADT), é esperada, mas que a agranulocitose ou a anafilaxia são extremamente raras. Nossa experiência é de que os pacientes ficam seguros pela crença (esperança) do médico de que esses efeitos colaterais não ocorrerão. Hoje, as bulas costumam incluir tabelas comparando os efeitos colaterais nos pacientes tratados com um fármaco ativo àqueles observados nos indivíduos que receberam placebo. Isso coloca as questões em uma perspectiva muito melhor. Alguns médicos oferecem aos pacientes, rotineiramente, material escrito (em geral, folhas individuais para cada medicamento) que explica os riscos relativos do fármaco. Isso funciona bem, mas apenas se o profissional sentir-se confortável com essa abordagem e se esta for, de fato, uma rotina em sua prática.

Durante muitos anos, até a introdução dos antipsicóticos atípicos, um problema especialmente difícil em relação ao termo de consentimento foi o risco de desenvolvimento da discinesia tardia, um efeito colateral desastroso, em geral devido a um tratamento de longo prazo com medicamentos antipsicóticos mais típicos (ver Cap. 4). A discinesia tardia representa um risco menor na prática psiquiátrica de hoje. Cerca de 14% dos pacientes sob terapia de manutenção com medicamento neuroléptico-padrão foram afetados há três ou mais anos, e a condição pode ser mais comum em indivíduos com transtornos afetivos do que naqueles com esquizofrenia. Assim, os médicos precisam ser especialmente conservadores na administração de neurolépticos em pacientes que não demonstraram episódios psicóticos frequentes ou crônicos. Entretanto, como infelizmente os transtornos psicóticos crônicos existem, mesmo a prática prudente com antipsicóticos de primeira linha não elimina o risco de uma discinesia tardia. Antipsicóticos mais recentes oferecem maior garantia de redução do risco desse problema, embora ele não tenha sido eliminado por completo.

O que e quando o médico deverá contar ao paciente sobre a discinesia tardia? Foram desenvolvidas diversas abordagens sobre esse assunto. Uma delas é informar o indivíduo e/ou sua família sobre o risco da condição antes da prescrição de neurolépticos típicos. Essa abordagem pode produzir ansiedade e não ser prática, especialmente para os pacientes psicóticos agudos, porque a discinesia tardia, em geral, é um efeito colateral de longo prazo; além disso, nesses casos, há a necessidade urgente de ajudar o paciente. Outra estratégia é abordar o assunto do risco da discinesia tardia depois de aproximadamente 4 a 6 semanas de tratamento com um antipsicótico típico, antes de iniciar a terapia de longo prazo ou de manutenção. Essa nos parece a abordagem mais prudente. Em relação aos antipsicóticos atípicos, o risco é baixo.

Deve-se obter o termo de consentimento por escrito? Também, nesse caso, têm surgido abordagens diferentes. Algumas instituições e médicos adotam o termo de consentimento por escrito. Outros optam pelo procedimento tradicional – o termo de consentimento verbal – e registram por escrito o acordo na ficha do paciente. Há, ainda, aqueles que, de forma rotineira, fornecem ao paciente informações adicionais escritas (além daquela constante no PDR) em relação aos riscos de discinesia tardia ou outros efeitos colaterais, mas não pedem o termo de consentimento por escrito. Cada uma dessas abordagens apresenta vantagens e desvantagens. Atualmente, recomendamos que: 1) os médicos e as instituições adotem alguma publicação documentada formal do risco de discinesia tardia com neurolépticos típicos; 2) que combinem isso com a administração conservadora dos neurolépticos típicos (em termos de duração e dosagem); e 3) que eles e o paciente cooperem no monitoramento em relação ao surgimento dos movimentos discinéticos. Estender-se nesse assunto é pouco relevante hoje em dia, já que a terapia de longo prazo com antipsicóticos típicos é relativamente rara nos Estados Unidos.

Com a liberação do uso da clozapina, os psiquiatras tiveram de considerar com muita seriedade a adoção de um procedimento de termo de consentimento-padrão para esse medicamento potencialmente letal, mas singular no âmbito terapêutico. Os pacientes incapazes de fornecer o termo de consentimento deverão ter um representante que o faça. Os agentes do tipo clozapina, como olanzapina, sem os riscos aparentes de agranulocitose, têm eliminado o problema de modo significativo, mas ainda há pacientes com condições refratárias que necessitam de terapia com clozapina.

Embora os antipsicóticos atípicos sejam mais seguros em algumas situações do que eram os agentes de primeira geração, o peso, a resistência à insulina (síndrome metabólica) e o diabetes são as mais importantes preocupações relacionadas com alguns desses agentes, especialmente a olanzapina e a clozapina. A cetoacidose diabética é rara, mas configura um efeito colateral grave que requer grande atenção. Mais comum, entretanto, é o ganho de peso observado com vários dos mais recentes compostos, com a possível perda de sensibilidade à insulina. Os pacientes que consomem esses agentes deverão ser monitorados de forma atenta tanto para o ganho de peso quanto para a resistência à insulina, bem como deverão ser alertados sobre tais efeitos colaterais, no caso de agentes com suspeita de maior risco (p. ex., clozapina, olanzapina). Conforme apresentado no Capítulo 4, o agente ofensor deverá ser descontinuado.

Desde o início da década de 1990, os médicos enfrentam cada vez mais o dilema de prescrever medicamentos-padrão para indicações não aprovadas pela U.S. Food and Drug Administration (FDA) ou doses mais altas do que aquelas recomendadas no PDR. Em alguns casos, quando esta última prática é adotada, os medicamentos podem ser prescritos de forma errada, o que, obviamente, é perigoso. Em muitos outros casos, apesar da imensa quantidade de dados clínicos ou de pesquisa que demonstra os grandes benefícios potenciais de tal prática para muitos pacientes, as informações da bula da embalagem podem não ter sido alteradas em virtude de fatores econômicos ou reguladores. Por exemplo, a imipramina é normalmente prescrita há muitos anos para pacientes ambulatoriais e hospitalizados na dosagem de 300 mg/dia. Até hoje, contudo, a bula da embalagem declara que os pacientes ambulatoriais não deverão receber mais do que 225 mg/dia. Em parte, isso reflete o fato de os regimes de dosagem aprovados terem sido determinados com base em dados gerados há vários anos, quando uma proporção muito maior de pacientes gravemente depressivos era hospitalizada para tratamento e antes de os níveis plasmáticos serem aplicados (ver Cap. 3). É improvável que a bula da embalagem seja atualizada. Estudos adicionais destinados a documentar ainda mais a eficácia e a segurança das dosagens mais elevadas são muito dispendiosos para os fabricantes dos medicamentos, que não podem esperar mais pela recuperação dos custos envolvidos em tais estudos, porque as patentes para o medicamento já expiraram há muito tempo. Há vários anos, um fabricante farmacêutico solicitou e ganhou a aprovação da FDA para elevar a dose máxima diária do seu composto de nortriptilina (Pamelor) de 100 para 150 mg/dia. Todavia, outro fabricante de um composto idêntico de nortriptilina, o Aventyl, não solicitou, e esse produto continua sendo recomendado para apenas uma dose máxima diária de 100 mg. Por essa razão, têm-se, no mercado norte-americano, duas nortriptilinas idênticas, mas com doses máximas diárias diferentes.

Exemplos do chamado uso não aprovado citados nas edições anteriores deste manual incluíram o emprego da imipramina e da fenelzina no tratamento da agorafobia ou do transtorno de pânico e o uso da carbamazepina na intervenção terapêutica do transtorno bipolar. Muitas outras utilizações como essas já surgiram, incluindo o uso do ácido valproico para a terapia de manutenção na doença bipolar; dos ISRSs no tratamento do transtorno dismórfico corporal e condições relacionadas; da bupropiona na abordagem do transtorno de déficit de atenção/hiperatividade; da lamotrigina no tratamento da depressão maior, etc. Uma quantidade crescente de dados suporta a eficácia desses medicamentos para tais indicações, mas as condições de mercado e as orientações reguladoras podem impedir que alguns medicamentos, ou até mesmo todos, sejam aprovados oficialmente para novas indicações.

Uma indicação geralmente não aprovada de ISRSs é para a depressão na adolescência. A FDA tem advertido que os dados de eficácia para essa classe e para a venlafaxina são limitados, bem como que tais agentes podem aumentar o comportamento suicida. Parece que a fluoxetina é uma exceção para crianças e adolescentes com idades entre 8-18 anos (March et al. 2004). Por isso, recomendamos o uso inicial da fluoxetina nos adolescentes depressivos. Se os pacientes não responderem, agentes alternativos podem ser considerados, mas o médico deverá fornecer documentação clara. Os riscos e benefícios desses fármacos precisam ser discutidos com os pacientes jovens e seus pais sempre que possível. Desde que a FDA instituiu uma tarja preta de advertência sobre o potencial risco do uso de antidepressivos em adolescentes e crianças, as taxas de prescrição por parte dos pediatras caíram em aproximadamente 20% (Nemeroff et al. 2007). As taxas de suicídio entre os jovens podem estar aumentando.

Um recente trabalho de Gibbons e colaboradores (2006) demonstra uma elevação significativa nas taxas de suicídio entre adolescentes mais jovens do sexo masculino (idade em torno dos 15 anos) nos Países Baixos após a instituição da advertência. Esses dados indicam que a discussão dos efeitos colaterais sem o debate dos potenciais benefícios pode ter resultados desastrosos.

O médico corre o risco legal ao prescrever medicamentos sem indicações aprovadas? Geralmente, a American Medical Association e a FDA defendem que o emprego de qualquer medicamento comercializado para indicações não aprovadas ou em dosagens mais elevadas em determinados pacientes é da competência do médico. O PDR não é um livro oficial da prática médica, mas um compêndio de informações sobre medicamentos com objetivo comercial. Ele estabelece limitações sobre o que as companhias farmacêuticas podem afirmar sobre seus produtos. O tratamento inadequado de um paciente implica prática em desacordo com as normas da comunidade. Todavia, muitos médicos não aceitarão o risco de serem processados – mesmo que o processo tenha pouco valor – por um indivíduo que apresenta uma reação adversa a um medicamento-padrão usado para uma indicação não aprovada ou em uma dosagem acima do máximo recomendado. Outra questão é a de que alguns planos de saúde não pagarão pelos medicamentos quando prescritos em desacordo com as dosagens aprovadas. Nos Estados Unidos, o médico pode fundamentar-se em uma razão clínica e em trabalhos científicos publicados sobre a prescrição de dosagens acima das usuais para pacientes não responsivos (ver, por exemplo, Ninan et al. 2006).

Quais são as soluções? Até que várias forças (tanto de pacientes quanto de médicos) reúnam-se a fim de realizar uma mudança no sistema para indicações abrangentes ou para redefinição da dosagem máxima, cada profissional deverá decidir assumir ou não o risco. Entretanto, mesmo que os médicos tentem uma abordagem conservadora, em algum momento irão encontrar pacientes que necessitarão de tratamentos alternativos. Uma ajuda possível é solicitar uma consultoria externa de farmacologistas mais experientes ou de outros médicos da comunidade. Outra é explicar o escopo do problema ao paciente, entregando--lhe relatos publicados disponíveis sobre os benefícios positivos, e documentar essa atitude em seu prontuário. Alguns clínicos pedem uma declaração por escrito de que o paciente foi informado. No final, não há soluções simples, e o médico, em algum momento, se defrontará com esse problema.

Outra questão envolve pacientes com quadros clínicos resistentes ao tratamento. Muitos medicamentos antidepressivos e antipsicóticos estão disponíveis no Canadá ou em países da Europa. Antes de a clomipramina receber aprovação da FDA, em 1989, as farmácias canadenses enviavam regularmente por correio os medicamentos para os Estados Unidos, recebendo depois a prescrição e o cheque do paciente. Devido à urgência dos portadores da síndrome da imunodeficiência adquirida (aids), a FDA e o U.S. Customs Service estão encarando de forma favorável (ou pelo menos passiva) a importação de suprimentos trimestrais de medicamentos não disponíveis nos Estados Unidos para o tratamento de pacientes específicos. Os fármacos instituídos adequadamente, como a mianserina, os inibidores da monoaminoxidase mais antigos (iproniazida, nialamida) e os agentes mais recentes, como a agomelatina e a tianeptina, estão disponíveis no Canadá e na Europa, e psiquiatras ou pacientes norte-americanos podem obtê-los por meio de farmácias, colegas, amigos ou parentes domiciliados nesses locais.

Muitos pacientes dos Estados Unidos receberam clomipramina canadense durante anos, sem que houvesse sequer notícia de qualquer processo judicial por tratamento inadequado. Entretanto, tal possibilidade existe. No referido país, as leis estaduais variam caso o uso seja ou tenha sido apropriado. Os psiquiatras norte-americanos que desejam tratar os pacientes com medicamentos importados não aprovados nos Estados Unidos deverão considerar os próprios riscos, bem como os dos seus pacientes. Recomendamos a obtenção da assinatura do paciente no termo de consentimento no caso do uso de medicamento estrangeiro. Informações sobre esse assunto poderão ser obtidas, em inglês, no site da FDA (www.fda.gov).

King (1998) aborda esses tópicos e sugere alguns procedimentos para a obtenção da aprovação da FDA para a utilização de novos fármacos em pesquisas, principalmente de agentes sob estudo.

Um aspecto importante da prática psicofarmacológica é documentar as várias etapas do tratamento: diagnóstico, regime de dosagem, outros medicamentos, termo de consentimento, etc. As "dicas" estão enunciadas em um trabalho de Lamb (2001).

Há poucos anos, surgiu uma questão relacionada na internet. Alguns pacientes compram medicamentos *on-line*, vários de origem estrangeira, e suspeitamos que muitos fármacos são produzidos ilegalmente sem controle de qualidade. Uma paciente perdeu totalmente sua resposta positiva ao aumento do aripiprazol depois de ter comprado o medicamento pela *web*. O fármaco preparado na Índia não produziu qualquer efeito. Somente quando ela retornou ao uso do composto norte-americano de referência é que voltou a beneficiar-se do tratamento.

O *Managed care* tem causado um grande impacto na prática psiquiátrica. Estruturado com base no sucesso inicial da psicofarmacologia, de certo modo ele reformula a prática psiquiátrica – primariamente ao longo das linhas farmacológicas. Pelo fornecimento de benefícios limitados, ele força os psiquiatras a enfatizar o tratamento medicamentoso. Essa abordagem de pouca visão resulta em muitos pacientes recebendo cuidados limitados. Além disso, as sessões restritas e a evitação da hospitalização levam, às vezes, a expectativas irreais por parte de pacientes e seus familiares, bem como a uma excessiva pressão sobre os cuidadores. Embora as abordagens psicofarmacológicas impliquem a facilidade do cuidado, em defesa da grande carga física dos pacientes, os cuidadores devem ter em mente que, quanto mais graduais, melhores serão as respostas ao tratamento, e que quaisquer sucessos em curto prazo devem ser seguidos das fases de continuação e manutenção.

A restrição do custo leva muitos planos de saúde a preferir compostos genéricos aos medicamentos de referência. Com frequência questiona-se a conveniência de prescrever compostos genéricos. Há anos a FDA exige apenas que o fabricante demonstre que certa dose de um composto produzirá níveis sanguíneos entre 20 e 30% daqueles produzidos pelo medicamento de referência. É óbvio que, para alguns medicamentos (p. ex., os ADTs), esse padrão poderá ser problemático. Níveis sanguíneos mais baixos de um ADT podem indicar que o paciente não está obtendo os mesmos níveis terapêuticos observados quando tratado com as doses tradicionais. Além disso, a troca para uma dose equivalente de um composto genérico nos indivíduos que responderam a determinada dosagem de um antidepressivo-padrão pode resultar na perda do efeito terapêutico. Diferenças entre as formas genéricas e as de referência podem ocasionar ambas as situações. O uso de uma forma genérica poderá produzir níveis sanguíneos elevados e potencialmente tóxicos. Em agosto de 2001, a fluoxetina foi disponibilizada em uma fórmula genérica. Esse fármaco produz concentrações relativamente altas no sangue e no cérebro, e as formas genéricas não apresentaram esse problema. De maneira similar, não foram relatadas complicações com a paroxetina genérica. Há alguns anos, essa questão veio outra vez à tona com a preocupação de que alguns medicamentos cardíacos genéricos pudessem não oferecer eficácia igual àquela observada nos produtos de referência. Na última edição deste manual, admitimos que, no futuro, a eficácia para as fórmulas genéricas precisaria ser demonstrada — e, de fato, houve recentes problemas com a fórmula genérica da bupropiona.

Há quase 20 anos, a FDA ordenou que alguns compostos genéricos de benzodiazepínicos fossem retirados do mercado, porque estavam abaixo dos padrões mínimos. O controle de qualidade do fabricante dos compostos genéricos pode não satisfazer os padrões aceitáveis. Entretanto, também pode haver significativa variação entre diferentes lotes do mesmo medicamento de referência, e grandes companhias farmacêuticas têm, ainda, outros problemas com a fabricação desses compostos. Nos últimos anos, os compostos genéricos têm se mostrado extremamente equivalentes às suas contrapartes de referência.

Nas edições anteriores, recomendamos que os médicos iniciassem seus pacientes com compostos de referência (especialmente no caso dos ADTs), ajustando a dosagem até que o benefício terapêutico fosse obtido, e os efeitos colaterais, limitados. A partir desse ponto, os compostos genéricos poderiam ser usados para a terapia de manutenção. Os níveis sanguíneos para o medicamento específico, se disponível, poderiam ser obtidos enquanto o tratamento ainda estivesse sendo feito com o composto de referência – antes da troca para o genérico – e reavaliados enquanto o paciente estivesse recebendo a dose equivalente do genérico, caso o indivíduo perdesse o benefício terapêutico ou experimentasse efeitos colaterais. Agora, já não estamos tão confiantes quanto a isso, em parte porque, atualmente, há um grande uso de medicamentos genéricos, e os ADTs são usados com menos frequência. Além disso, não temos dados bons o suficiente sobre os níveis sanguíneos dos compostos de segunda geração, e tais níveis não estão disponíveis com facilidade. Como mencionado anteriormente, em algum momento, essas questões poderão surgir.

Outra consequência da restrição do custo é a insistência dos planos de saúde para que os pacientes obtenham suprimentos para três meses, em geral durante a terapia de manutenção. Obviamente, para os pacientes com história de abuso de medicamentos (inclusive daqueles com estreita margem de segurança) ou de comportamento suicida, essa exigência pode ser problemática. Recomendamos o bom senso clínico para decidir quantos comprimidos ou cápsulas devem ser prescritos. É um hábito as farmácias locais trabalharem com os médicos e com os pacientes para alcançar um compromisso sólido dos pontos de vista econômico e clínico (p. ex., concordando em guardar suprimentos no nome do paciente e liberando-os em quantidades para 1 a 2 semanas). Entretanto, essa prática é complicada no caso de medicamentos enviados pelo correio, que são disponibilizados por programas de seguro-saúde. Novamente, os medicamentos mais recentes tendem a ter amplas margens de segurança, o que faz que o problema venha sendo evitado.

Nos Estados Unidos, há uma controvérsia recente sobre a retidão dos governos estaduais e municipais ao não agirem a respeito da importação em grande escala, tanto do Canadá como de outros países, de fármacos que receberam aprovação da FDA. A instituição opôs-se a essa tentativa de reduzir os custos, em parte por causa da origem, segurança e eficácia dos medicamentos importados do Canadá, pois estes não podem ser fiscalizados (para mais informações, ver o *site* da FDA: www.fda.gov/importeddrugs). Até o momento em que escrevemos sobre esse assunto, a questão ainda não estava resolvida. Entretanto, a disponibilidade de medicamentos aprovados nos Estados Unidos para uso psiquiátrico ou não (mas que custam muito menos que nas prateleiras norte-americanas) é um facilitador para o médico comprar direto de farmácias canadenses específicas. Essa abordagem parece ser mais viável do que a compra às cegas pela internet pelos próprios pacientes, apesar de haver questões regulatórias nos Estados Unidos ainda não resolvidas.

Neste livro, fornecemos, ainda, informações práticas em relação a inúmeros medicamentos psicotrópicos diferentes. Os dados relativos às dosagens dizem respeito a pacientes adultos (idades entre 18 e 60 anos), exceto no caso de haver alguma observação. Incluímos dados oriundos da nossa leitura da literatura psiquiátrica, bem como da nossa prática clínica. Tentamos indicar, sempre que possível, a utilização que não foi aprovada oficialmente pela FDA para objetivos comerciais, mas também buscamos dotar os leitores com dados suficientes para ajudá-los na decisão de prescrever medicamentos específicos ou de como fazê-lo. Ao fazer isso, não estamos endossando o uso desses medicamentos, mas tentando realisticamente colocar o fármaco em sua perspectiva apropriada. Acreditamos que a verdadeira prática psiquiátrica mundial determina que informemos o médico com base tanto na literatura científica quanto no uso clínico comum, apesar de as indicações do medicamento ainda não terem sido mudadas ou – por causa de razões econômicas – nunca virem a ser alteradas. As informações sobre agentes específicos deverão ser verificadas no PDR e nas bulas das embalagens a fim de assegurar sua precisão antes da prescrição para pacientes específicos.

Referências

Applebaum PS: Legal and ethical aspects of psychopharmacologic practice, in Clinical Psychopharmacology, 2nd Edition. Edited by Bernstein JC. Boston, MA, Wright PSG, 1984

Erickson SH, Bergman JJ, Schneeweiss R, Cherkin DC: The use of drugs for unlabeled indications. JAMA 243(15):1543–1546, 1980 7359738

FDA does not approve uses of drugs (editorial). JAMA 252:1054–1055, 1984 Gibbons RD: Efficacy and safety of antidepressants for depression and suicide risk in youth and adults: results of new analyses. Neuropsychopharmacology 31(suppl 1):S50, 2006

Gutheil TG: Liability issues and malpractice prevention, in Handbook of Clinical Psychopharmacology. Edited by Tupin JP, Shader RI, Harnett DS. Northvale, NJ, Jason Aronson, 1988, pp 439–453

Gutheil TG: Reflections on ethical issues in psychopharmacology: an American perspective. Int J Law Psychiatry 35(5–6):387–391, 2012 23063110

Hoop JG, Layde JB, Roberts LW: Ethical considerations in psychopharmacological treatment and research, in The American Psychiatric Publishing Textbook of Psycho--pharmacology, 4th Edition. Edited by Schatzberg AF, Nemeroff CB. Washington, DC, American Psychiatric Publishing, 2009, pp 1477–1495

King SM: Legal and risk management concerns relating to the use of non-FDA approved drugs in the practice of psychiatry. Rx for Risk 6(2):1–7, 1998

Lamb K: Risk management and medication prescribing/administering. Rx for Risk 9(1):1–3, 2001

March J, Silva S, Petrycki S, et al; Treatment for Adolescents With Depression Study (TADS) Team: Fluoxetine, cognitive-behavioral therapy, and their combination for adolescents with depression: Treatment for Adolescents With Depression Study (TADS) randomized controlled trial. JAMA 292(7):807–820, 2004 15315995

Nemeroff CB, Kalali A, Keller MB, et al: Impact of publicity concerning pediatric suicidality data on physician practice patterns in the United States. Arch Gen Psychiatry 64(4):466–472, 2007 17404123

Ninan PT, Koran LM, Kiev A, et al: High-dose sertraline strategy for nonresponders to acute treatment for obsessive-compulsive disorder: a multicenter double-blind trial. J Clin Psychiatry 67(1):15–22, 2006 16426083

Nonapproved uses of FDA-approved drugs. JAMA 211:1705, 1970

Slovenko R: Update on legal issues associated with tardive dyskinesia. J Clin Psychiatry 61(Suppl 4):45–57, 2000 10739331

Use of approved drugs for unlabeled indications. FDA Drug Bulletin, April 1982 [entire issue] Use of drugs for unapproved indications: your legal responsibility. FDA Drug Bulletin, October 1972 [entire issue]

2

Diagnóstico e classificação

Desde os últimos anos da década de 1970, a psiquiatria confere grande importância ao diagnóstico e à classificação rigorosos, conforme evidenciado pela publicação, em 1980, do então avançado DSM-III (American Psychiatric Association 1980). Diferentemente das edições anteriores, o DSM-III apresentou diagnósticos descritivos e critérios detalhados. As edições subsequentes, incluindo o DSM-III-R (American Psychiatric Association 1987) e o DSM-IV (American Psychiatric Association 1994) (a revisão do conteúdo originou o DSM-IV-TR, publicado em 2000; American Psychiatric Association 2000), bem como, mais recentemente, o DSM-5 (American Psychiatric Association 2013), aperfeiçoaram esses critérios diagnósticos e trouxeram alterações, as quais tinham base nos novos dados empíricos e nos resultados dos ensaios de campo. Grande parte da atenção a uma nosologia mais rigorosa deve-se aos avanços na biologia e no tratamento de várias psicopatologias. Tais avanços possibilitam diagnósticos precisos, que sempre são muito importantes. Por exemplo, a resposta de muitos pacientes diagnosticados com doença bipolar (maníaco-depressiva) ao carbonato de lítio promoveu esforços diligentes para diferenciar essa condição da esquizofrenia, o que resultou em mudança do diagnóstico e em alterações nos tratamentos. No entanto, a precisão no diagnóstico nem sempre leva ao tratamento certo e efetivo.

Geralmente, as abordagens para a intervenção psicofarmacológica são baseadas na tentativa de combinar determinado tratamento ou mais de uma abordagem terapêutica com um diagnóstico específico. Embora tal ação seja ideal, ela é eficaz em apenas 60% dos pacientes, porque:

- Muitos indivíduos apresentam um transtorno que não pode ser classificado facilmente dentro de determinada síndrome.
- Muitos pacientes apresentam transtornos comórbidos.
- Alguns indivíduos com um transtorno aparentemente clássico podem não responder ao medicamento tradicional.
- Vários agentes (p. ex., anticonvulsivantes) parecem exercer efeitos mais abrangentes do que sugere sua epônima classe de medicamentos. (Na época do primeiro uso de anticonvulsivantes no transtorno bipolar, eles não estavam aprovados para a síndrome. Por fim, ensaios clínicos controlados levaram à aprovação pela U.S. Food and Drug Administration [FDA] do valproato, lamotrigina, carbamazepina e oxicarbamazepina para o tratamento desse transtorno). Hoje, com exceção da clozapina, os antipsicópicos atípicos estão aprovados para o tratamento agudo da mania, muitos dos quais (olanzapina, aripiprazol e quetiapina) com indicação para o tratamento de manutenção do transtorno bipolar.

Por isso, durante muitos anos, os médicos precisaram combinar o paradigma "ideal" com uma abordagem mais flexível – aquela em que buscavam muito mais combinar determinado tratamento com vários grupos de sintomas do que com uma síndrome geral. O perigo dessa abordagem, no entanto, é que, se levada ao extremo, pode resultar em um tratamento excessivamente inovador ou mesmo em uma polifarmacoterapia não saudável. É óbvio que o médico deve tentar desenvolver uma estratégia geral para combinar uma faixa de tratamentos específicos para pacientes com diagnósticos ou sintomas particulares. O melhor a fazer é o seguinte:

1. Averiguar se os pacientes satisfazem o critério para o sintoma de determinado transtorno (p. ex., depressão maior com melancolia).
2. Determinar a classe de medicamentos (p. ex., antidepressivos tricíclicos [ADTs] ou inibidores seletivos da recaptação de serotonina [ISRSs]) ou a terapia normalmente considerada eficaz no tratamento do transtorno em questão.
3. Prescrever os representantes clássicos da classe de medicamentos em questão (p. ex., imipramina ou citalopram); isso poderá ser acompanhado da mudança para um menor número de fármacos tradicionais ou para combinações de agentes, caso as tentativas iniciais não tenham sido eficazes.

Essa abordagem é muito genérica; entretanto, os médicos devem estar cientes de que as classificações do diagnóstico apresentam limitações inerentes que podem levar a uma impressão errada. Por exemplo, muitos pacientes que foram diagnosticados com depressão maior, de acordo com o DSM-III, não respondem aos medicamentos antidepressivos e, geralmente, requerem alguma forma de psicoterapia (p. ex., psicoterapia interpessoal ou terapia cognitiva). Em parte, isso se deve ao número e ao tipo limitados de sintomas exigidos para um transtorno ser diagnosticado como depressão maior. Além disso, apesar de a depressão maior ser equivocadamente considerada, às vezes, como a representação de um tipo endógeno de doença depressiva, sob uma perspectiva histórica e prática é a depressão endógena que, na verdade, configura-se como um subtipo da depressão maior e que, classicamente, acredita-se responder aos ADTs. Os critérios do DSM-III-R, do DSM-IV e do DSM-IV-TR para depressão maior estão um pouco mais completos do que os do DSM-III, o que sugere alguma forma de reparação desse problema.

Outra razão para a combinação de medicamento com diagnóstico não funcionar pode estar relacionada a sintomas específicos prognosticando resposta insatisfatória, como, por exemplo, na ansiedade sendo um fraco prognosticador da resposta ao medicamento (Fava et al. 2008). Nessas situações, estratégias alternativas envolvendo combinações de antidepressivos com ansiolíticos podem ser necessárias.

O DSM-5 introduz medidas dimensionais de aspectos-chave (p. ex., ansiedade e depressão) ao longo das categorias diagnósticas para melhor descrever os transtornos dos pacientes. Até que ponto isso funcionará é uma questão em aberto, em virtude dos horários comprometidos dos médicos e ao limitado tempo disponível.

Embora uma discussão abrangente da classificação psiquiátrica esteja além do escopo deste manual, é proveitoso rever o atual sistema (DSM-5) e as taxas de prevalência para as principais categorias dos transtornos psiquiátricos em adultos, bem como confirmar os tipos de agentes psicofarmacológicos que geralmente demonstram proporcionar os maiores benefícios em cada categoria. As taxas de prevalência mencionadas neste capítulo são baseadas sobretudo nos relatos do estudo Epidemiologic Catchment Area (ECA) e no National Comorbidity Survey (NCS).

Organização geral do DSM-5

O DSM foi reorganizado para que o DSM-5 apresente uma ordenação mais formal das seções, em parte visando a agrupar características comuns (Tab. 2-1).

Por exemplo, a seção inicial inclui os transtornos do neurodesenvolvimento (p. ex., espectro autista, transtorno de déficit de atenção/hiperatividade [TDAH]) e, de modo contíguo a estes, os transtornos psicóticos (p. ex., esquizofrenia). Assim, o transtorno bipolar compartilha características com a esquizofrenia, os transtornos depressivos compartilham características com a depressão maior. Os transtornos de ansiedade do DSM-IV foram divididos em transtorno do estresse pós-traumático e transtorno obsessivo-compulsivo, agrupados nos transtornos relacionados a traumas e estressores e nos transtornos obsessivos-compulsivos e relacionados, respectivamente. A estrutura do capítulo continua contendo os transtornos do sono e relacionados e os transtornos neurocognitivos, entre outros (Tab. 2-1).

Embora o DSM-5 não seja radicalmente diferente do DSM-IV, vale a pena mencionar algumas alterações e implicações para o tratamento medicamentoso. Uma mudança é que os transtornos na infância, agora, estão distribuídos em outras 22 categorias diagnósticas. Por exemplo, um novo transtorno na infância – o transtorno disruptivo da desregulação do humor – está inserido no capítulo sobre depressão. A ansiedade de separação está relacionada nos transtornos de ansiedade. É importante mencionar que alguns transtornos anteriormente caracterizados como da infância, como o TDAH, agora estão classificados de forma a permitir seu diagnóstico em pacientes adultos. Geralmente é adicionado um critério considerando se os sintomas são esperados em determinado nível de desenvolvimento – por exemplo, ansiedade de separação em crianças jovens –, a fim de evitar que se classifiquem como patológicos alguns padrões normais de comportamento.

Transtornos do neurodesenvolvimento

Os transtornos autistas foram consolidados sob a rubrica de *transtorno do espectro autista* (TEA). O diagnóstico enfatiza tanto os déficits de comunicação social quanto problemas comportamentais. A taxa de prevalência é de aproximadamente 1%. Não existe indicação de determinada terapia medicamentosa para o tratamento genérico do transtorno do espectro autista, mas a risperidona tem indicação aprovada pela FDA para o tratamento da agitação observada no transtorno; além disso, outros medicamentos costumam ser empregados para outras características, embora, em geral, sua utilização seja *off label*.* Além disso, estão sendo estudados diversos agentes para características

---

* N. de T.: *off label* refere-se à utilização do medicamento para uma indicação diferente daquela autorizada pelo órgão regulador de medicamentos de um país.

TABELA 2-1 Transtornos mentais Seção II do DSM-5

Transtornos do neurodesenvolvimento
Esquizofrenia e outros transtornos psicóticos
Transtorno bipolar e transtornos relacionados
Transtornos depressivos
Transtornos de ansiedade
Transtorno obsessivo-compulsivo e transtornos relacionados
Transtornos relacionados a trauma e a estressores
Transtornos dissociativos
Transtorno de sintomas somáticos e transtornos relacionados
Transtornos alimentares
Transtornos da eliminação
Transtornos do sono-vigília
Disfunções sexuais
Disforia de gênero
Transtornos disruptivo, do controle dos impulsos e da conduta
Transtornos relacionados a substâncias e transtornos aditivos
Transtornos neurocognitivos
Transtornos da personalidade
Transtornos parafílicos
Outros transtornos mentais
Transtornos do movimento induzidos por medicamentos e outros efeitos adversos de medicamentos
Outras condições que podem ser foco da atenção clínica

do TEA (p. ex., oxitocina intranasal para aprimorar a sociabilidade). O TDAH também está relacionado nos transtornos do neurodesenvolvimento. As taxas de prevalência do TDAH estão estimadas em 5% nas crianças e em 2,5% nos adultos (American Psychiatric Association 2013). Em geral, pacientes com o transtorno são tratados com metilfenidato, uma anfetamina ou atomoxetina (Michelson et al. 2001).

Espectro da esquizofrenia e outros transtornos psicóticos

Os transtornos psicóticos mudaram em dois aspectos importantes. Primeiro, sob a rubrica esquizofrenia, houve a fusão dos diversos subtipos (p. ex., paranoide, desorganizada) em uma única categoria diagnóstica. O critério para esquizofrenia mudou para impedir o diagnóstico na ausência de um sintoma clássico psicótico, como alucinação ou delírio. Assim, entende-se que um transtorno isolado sem o chamado sintoma positivo não é suficiente.

O curso da doença é crônico (pelo menos seis meses), geralmente deteriorante, e o paciente costuma demonstrar isolamento social e recolhimento. No estudo ECA, as taxas de prevalência dos transtornos esquizofrênicos em seis meses e ao longo da vida foram de 0,8 e 1,3%, respectivamente, embora o DSM-5 mencione tais valores como 0,3 e 0,7%.

Os tratamentos primários são os antipsicóticos de segunda geração (p. ex., olanzapina, risperidona, quetiapina), bem como os de primeira geração, antipsicóticos neurolépticos, que incluem fenotiazinas, butirofenonas e tioxantinas. No tratamento agudo, pode-se adicionar o valproato ao agente antipsicótico de segunda geração. Alguns pesquisadores também relatam benefício limitado com o lítio. A eficácia dos ADTs e dos ISRSs em alguns pacientes anérgicos com esquizofrenia também tem sido demonstrada – de maneira interessante, com uma relativa baixa incidência de piora da psicose.

Antigamente, considerava-se que o transtorno esquizofreniforme, inserido nos transtornos do espectro da esquizofrenia (Tab. 2-2), diferia da esquizofrenia apenas quanto à duração – de quatro semanas a seis meses. O transtorno esquizofreniforme é uma doença rara, com taxas de prevalência em seis meses e ao longo da vida de 0,1%. O tratamento agudo para essa condição geralmente

TABELA 2-2 Espectro da esquizofrenia e outros transtornos psicóticos segundo o DSM-5

Transtorno (da personalidade) esquizotípica
Transtorno delirante
Transtorno psicótico breve
Transtorno esquizofreniforme
Esquizofrenia
Transtorno esquizoafetivo
Transtorno psicótico induzido por substância/medicamento
Transtorno psicótico devido a outra condição médica
Catatonia associada a outro transtorno mental (especificador de catatonia)
Transtorno catatônico devido a outra condição médica
Catatonia não especificada
Outro transtorno do espectro da esquizofrenia e outro transtorno psicótico especificado
Transtorno do espectro da esquizofrenia e outro transtorno psicótico não especificado

requer agentes antipsicóticos. O termo *transtorno esquizoafetivo* é usado para descrever pacientes com sintomas crônicos de esquizofrenia que também satisfazem os critérios para mania, hipomania ou depressão no curso da doença. Nessa condição, os sintomas psicóticos não estão limitados aos episódios afetivos concorrentes. Por exemplo, alguns pacientes com um transtorno do humor episódico e um transtorno de pensamento significativo, como aquele observado na esquizofrenia, poderiam receber esse diagnóstico. Além disso, também podem recebê-lo os indivíduos com evidência residual de psicose cujos sintomas de humor estão em franca remissão. A mudança mais importante nos critérios diagnósticos para esse transtorno é o fato de o diagnóstico estar baseado no padrão dos sintomas psicóticos e de humor ao longo do curso da doença, não mais na avaliação de um corte transversal durante qualquer episódio. Geralmente, aos pacientes com a condição é administrado um regime medicamentoso muito complexo, no esforço heroico de controlar uma mistura de sintomas afetivos, esquizofrênicos e até de ansiedade.

Transtornos do humor

Os transtornos do humor, por definição, são estados afetivos patológicos. No DSM-III-R, essas psicopatologias foram divididas em transtornos bipolar e depressivo, os quais, por sua vez, foram subdivididos em entidades distintas. Além disso, foram especificados a gravidade do transtorno, o grau de precipitantes psicossociais e o padrão sazonal. No DSM-IV e no DSM-IV-TR, essa classificação foi conservada ao máximo (Tab. 2-3). As revisões implicaram a exclusão do transtorno do humor orgânico e a inclusão do transtorno bipolar II, um qualificador da depressão atípica, do transtorno do humor induzido por substância e do transtorno do humor devido a uma condição médica. No DSM-5, o transtorno bipolar ganhou sua própria categoria específica e está listado de modo contíguo aos transtornos depressivos.

Transtorno bipolar e transtornos relacionados

Os transtornos bipolares estão subdivididos em: transtorno bipolar tipo I (misto, maníaco ou depressivo), transtorno bipolar tipo II, transtorno ciclotímico e transtorno bipolar sem outra especificação. Atualmente, para que o diagnóstico de transtorno bipolar (doença maníaco-depressiva) seja estabelecido, o paciente deve satisfazer os critérios para hipomania ou para mania ou ter tido um episódio anterior que satisfaça os critérios de uma dessas síndromes. O episódio atual é mais bem categorizado de acordo com o indivíduo apresentar mania, depressão ou vivência de um estado afetivo misto.

TABELA 2-3 Transtornos do humor segundo o DSM-5

Transtorno bipolar e transtornos relacionados
    Transtorno bipolar tipo I
        Episódio atual ou mais recente maníaco, hipomaníaco, depressivo ou não especificado
    Transtorno bipolar tipo II
        Episódio atual ou mais recente hipomaníaco ou depressivo
    Transtorno ciclotímico
    Transtorno bipolar e transtorno relacionado induzido por substância/medicamento
    Transtorno bipolar e transtorno relacionado devido a outra condição médica
    Outro transtorno bipolar e transtorno relacionado especificado
    Transtorno bipolar e transtorno relacionado especificado
Transtornos depressivos
    Transtorno disruptivo da desregulação do humor
    Transtorno depressivo maior
        Espisódio único ou recorrente
        Com sintomas ansiosos, mistos, melancólicos, atípicos, psicóticos (congruentes ou incongruentes com o humor) catatonia, de início no pós-parto, sazonal
    Transtorno depressivo persistente (distimia)
    Transtorno disfórico pré-menstrual
    Transtorno depressivo induzido por substância/medicamento
    Transtorno depressivo devido a outra condição médica
    Outro transtorno depressivo especificado
    Transtorno depressivo não especificado

No DSM-5, os critérios essenciais para mania são muito semelhantes àqueles do DSM-IV e compreendem um período distinto de humor persistentemente elevado ou irritável suficiente para causar prejuízo funcional ou resultar em hospitalização. No mínimo três dos sete sintomas precisam ser incluídos (quatro, se apenas a irritabilidade estiver presente): aumento de atividade direcionada a objetivos, verborragia, fuga de ideias, inflação da autoestima, diminuição da necessidade de dormir, distração e superenvolvimento nas atividades de alto risco (p. ex., gastar dinheiro em excesso com bebidas e dirigir perigosamente). Assim como no DSM-III, os atuais critérios estabelecem que os sintomas devem persistir por pelo menos sete dias ou por qualquer tempo no caso de hospitalização. Entretanto, se os sintomas durarem de 4 a 7 dias e não afetarem de forma grave o funcionamento ou exigirem hospitalização, o episódio será classificado como hipomania, e o diagnóstico será de transtorno bipolar tipo II. Qualquer episódio anterior que tenha correspondido aos critérios de mania levará ao diagnóstico de transtorno bipolar tipo I, independentemente de o episódio atual ser hipomaníaco. Uma das modificações no DSM-5 com relação ao transtorno bipolar tipo I foi a substituição da categoria de episódio misto com depressão pelo especificador *com características mistas*. Na população em geral, as taxas de prevalência da mania em seis meses e ao longo da vida foram em torno de 0,5 e 0,8%, respectivamente, segundo os dados do estudo ECA, e um pouco mais elevadas segundo o estudo NCS. Os transtornos bipolar tipo I e tipo II conciliaram as taxas de prevalência em torno de 1,5%. No DSM-5, as taxas de prevalência em 12 meses foram similares a 0,6 e 0,8% para os transtornos bipolares tipo I e tipo II, respectivamente.

A abordagem psicofarmacológica clássica para a estabilização do humor nesses transtornos envolveu o carbonato de lítio ou o citrato de lítio. A carbamazepina, a oxcarbazepina, o ácido valproico, alguns benzodiazepínicos e os antipsicóticos atípicos também apresentaram efeitos estabilizadores do humor mais proeminentes na mania aguda (ver Cap. 5). O tratamento da hipomania aguda ou da mania compreende os medicamentos estabilizadores do humor citados anteriormente, bem como os antipsicóticos e os sedativo-hipnóticos para dormir. Em geral, o manejo da depressão bipolar exige a combinação de lítio ou valproato com tratamentos usados para a depressão maior (ver subseção "Transtornos depressivos", neste capítulo). Há três agentes aprovados para a depressão bipolar: a combinação de olanzapina e fluoxetina, quetiapina e lurasidona. A lamotrigina está liberada para a prevenção de episódios depressivos. Em alguns estudos, os estados mistos foram mais responsivos aos anticonvulsivantes do que ao lítio, o que ainda não está totalmente compreendido.

Os grandes progressos realizados na redefinição mais ampla dos estados maníacos bipolares, sem dúvida alguma, resultaram em um maior número de pacientes recebendo estabilizadores do humor. Deve-se pesar o potencial benefício para muitos pacientes nessa vasta gama de diagnósticos com a tendência procrustiana de superdiagnosticar o transtorno a fim de justificar o lítio ou outro tratamento timoléptico. É comum os médicos encontrarem pacientes que apresentam um transtorno crônico considerado esquizofrenia e que são diagnosticados tanto com uma doença bipolar maníaco-depressiva quanto com uma patologia esquizoafetiva. Da mesma forma, a instabilidade afetiva e a impulsividade do transtorno da personalidade *borderline* são, às vezes, confundidas com sintomas do transtorno bipolar tipo II. Infelizmente, muitos desses pacientes não respondem aos estabilizadores do humor, o que indica certas limitações inerentes da superampliação dessa categoria.

O transtorno ciclotímico é uma doença mais crônica e menos grave do que o transtorno bipolar. Para que o critério dessa patologia seja satisfeito, é necessário um período de dois anos com repetidos episódios moderados de ciclos de humor. Os pacientes com transtorno ciclotímico podem desenvolver transtorno bipolar tipo I ou tipo II em sobreposição. Muitos pesquisadores alegam que o carbonato de lítio é benéfico para alguns indivíduos com a doença.

Transtornos depressivos

No DSM-5 os critérios para o episódio de depressão maior são praticamente os mesmos apresentados no DSM-IV. Por definição, o episódio de depressão maior é um transtorno unipolar se o paciente não apresentar história de hipomania ou de mania (i.e., um transtorno bipolar). No estudo ECA, as taxas de prevalência de episódio de depressão maior em seis meses e ao longo da vida foram de 3 e 6%, respectivamente, e, em geral, as mulheres foram afetadas duas vezes mais que os homens. No estudo NCS, as taxas de prevalência da depressão maior em 12 meses e ao longo da vida foram muito mais elevadas: 10,3 e 17,1%, respectivamente.

Os critérios para episódio de depressão maior consistem em uma série de sinais e sintomas, incluindo distúrbio do apetite e do sono, retardo ou agitação psicomotores, tendência suicida, redução do interesse pela vida e culpa. Obviamente, alguns desses sintomas são os mesmos que os pesquisadores europeus e norte-americanos utilizam para descrever a depressão endógena. Entretanto, um paciente pode satisfazer os critérios para um episódio de depressão maior sem apresentar muitos dos sintomas da doença endógena. No DSM-III-R, apenas quatro sintomas foram exigidos para satisfazer o diagnóstico de episódio de depressão maior; o DSM-IV (assim como o DSM-IV-TR) requer cinco. Todavia, em ambos os sistemas são necessárias apenas duas semanas de duração dos sintomas para a satisfação dos critérios. A depressão maior tem respondido a muitos tipos diferentes de antidepressivos, incluindo ADTs, ISRSs, inibidores da recaptação de serotonina e noradrenalina (IRSNs), inibidores da monoaminoxidase (IMAOs) e outros agentes disponíveis.

Um subtipo de depressão maior (*com características melancólicas*) assemelha-se bastante à depressão endógena. No DSM-IV e no DSM-5, os critérios para esse subtipo foram modificados a partir dos critérios do DSM-III e do DSM-III-R. O diagnóstico atual exige anedonia, ou perda do prazer a partir de um estímulo agradável. Além disso, três dos seguintes seis sintomas devem estar presentes: variação diurna, retardo ou agitação psicomotores acentuados, despertar muito cedo pela manhã, anorexia ou perda de peso significativa, culpa excessiva ou inadequada e condição evidente de humor depressivo. As anormalidades biológicas, como a não supressão da dexametasona e o hiperadrenocorticismo, são consideradas mais comuns na depressão maior com melancolia do que em formas menos graves de depressão, mas não estão incluídas nos critérios atuais. Ainda não está esclarecido se a depressão maior com características totalmente melancólicas assemelha-se à depressão endógena. Os critérios incluem curtos períodos similares àqueles da depressão maior, mas, no momento, não englobam os critérios mais recentes para uma resposta final satisfatória a terapias biológicas. O transtorno responde a todos os antidepressivos, embora, recentemente, tenham ocorrido consideráveis debates discutindo se os ISRSs são menos eficazes que os ADTs ou IRSNs no tratamento da melancolia. Espera-se que outras pesquisas conduzam a uma melhor definição fenomenológica desse transtorno.

O DSM-IV e o DSM-5 incluíram um especificador para indicar um subtipo de depressão maior que tem sido descrito por muitos anos nas literatura psiquiátrica: *depressão atípica*. Esse transtorno, ao contrário da melancolia, é caracterizado por significativa reatividade do humor a um estímulo prazeroso, associado a, pelo menos, dois de quatro outros sintomas: ganho de peso ou aumento de apetite significativos, sonolência excessiva, sensibilidade à rejeição interpessoal e sensação de peso nas pernas. Esse subtipo parece ser menos responsivo aos ADTs, mas mais responsivo aos IMAOs e talvez aos ISRSs.

Outro especificador incluído no DSM-IV e mantido no DSM-5 destina-se ao *início pós-parto*. As mulheres são mais vulneráveis a uma série de transtorno do humor, incluindo depressão e mania, no período pós-parto. O novo especificador poderá ser empregado quando os sintomas do humor desenvolverem-se até quatro semanas após a data do parto.

O DSM-IV e o DSM-IV-TR também incluem o *transtorno misto de ansiedade e depressão*, no Apêndice B, como uma psicopatologia que precisa de mais estudos. No DSM-5, estudos de campo foram realizados para uma síndrome compreendendo dois ou três critérios do episódio de depressão maior e do transtorno de ansiedade generalizada, mas os resultados não foram suficientemente convincentes, e a síndrome não foi incluída na quinta edição do manual. O DSM-5 também não incluiu uma síndrome separada para apresentações que satisfazem todos os critérios de ambos os transtornos. Além disso, na quinta edição da publicação, a ansiedade pode ser mensurada usando escalas dimensionais, o que pode ajudar a identificar pacientes com ansiedade significativa, os quais geralmente são menos responsivos à monoterapia com antidepressivos. Os pacientes também podem ser nomeados como tendo características mistas (i.e., mania ou hipomania) em paralelo à designação para transtorno bipolar.

Ainda no DSM-5, outra alteração em relação à depressão maior é a retirada do luto como critério de exclusão desse transtorno. Essa mudança reflete os dados dominantes que sugerem que os sintomas prolongados e graves da depressão, no contexto de uma perda, são similares aos da depressão sem perda de um ente querido (Zisook et al. 2012). Os critérios para esse transtorno englobam humor disfórico persistente ou recorrente por pelo menos um mês, com sintomas envolvendo angústia, irritabilidade, fadiga, distúrbios do sono e redução do poder de concentração. Alguns dados sugerem que os ISRSs e outros antidepressivos podem ser válidos para essa condição. Dados recentes sugerem que esse transtorno é relativamente raro.

Por fim, há um subtipo muito importante e geralmente grave de episódio de depressão maior – o *episódio de depressão maior com características psicóticas*. Este, por definição, envolve pensamento delirante, evidenciado por culpa ou delírios niilistas, alucinações e, até mesmo, incapacidade de comunicação. Esse subtipo representa 15 a 19% de todos os tipos de depressão maior. No DSM-IV, a apresentação de pacientes com esse transtorno, considerando o nível de gravidade, foi classificada como grave com características psicóticas. No DSM-5, a psicose é designada por si só, independentemente do nível de gravidade. Essa alteração espelhou uma série de estudos que relataram que a gravidade da depressão foi algo independente da psicose (Keller et al. 2007; Maj et al. 2008; Ohayon e Schatzberg 2003). De modo geral, os pacientes que apresentam depressão com características psicóticas são menos responsivos à monoterapia com antidepressivos. Em geral, eles requerem a adição de antipsicótico ou de eletroconvulsoterapia. Dados recentes sugerem que os antagonistas glicocorticoides podem ser eficazes no tratamento desse transtorno (DeBattista et al. 2006; Flores et al. 2006). (A.F.S e C.D. declararam conflito de interesses de ordem financeira com companhias interessadas no estudo para utilização desses agentes; ver "Declaração de conflito de interesses", no início deste manual.)

Nas edições anteriores do DSM, o transtorno distímico era uma condição mais crônica, e seus sintomas, por definição, não eram graves o suficiente para satisfazer os critérios de depressão maior. No DSM-5, a distimia está combinada com a depressão maior crônica (i.e., com duração de pelo menos dois anos), formando o transtorno depressivo persistente (distimia). No DSM-III, os critérios para o transtorno distímico eram abrangentes, e vários quesitos sintomáticos (p. ex., ansiedade, irritabilidade e obsessão) não eram especificamente os mesmos da depressão. A atual nomenclatura exige dois dos seguintes seis sintomas depressivos: distúrbio do apetite, distúrbio do sono, fadiga, diminuição da autoestima, redução do poder de concentração ou indecisão e desesperança. O DSM-IV eliminou a distinção entre transtorno distímico primário e secundário em virtude da falta de evidências quanto à validade dessa diferenciação. As taxas de prevalência do transtorno distímico ao longo da vida foram de aproximadamente 3%, segundo o ECA, e de 6,4%, de acordo com o estudo NCS. Os ISRSs são úteis no tratamento dessa condição. Evidências mais antigas sugeriram que o transtorno distímico respondia preferencialmente aos IMAOs em comparação aos ADTs. Do ponto de vista histórico, os dados sobre o benefício dos antidepressivos no transtorno distímico eram incompletos, mas estudos recentes com os ISRSs esclareceram essa questão.

O transtorno disruptivo da desregulação do humor foi incluído no DSM-5 para tratar a aplicação crescente do diagnóstico de transtorno bipolar em crianças e o consequente aumento do uso de antipsicóticos atípicos. O transtorno acentua o temperamento explosivo com manifestações verbais ou físicas de agressividade desproporcionais à situação. Em geral, o diagnóstico diferencial inclui o transtorno de oposição desafiante. Anteriormente, as crianças com temperamento explosivo, em geral, recebiam o diagnóstico de doença bipolar.

O transtorno disfórico pré-menstrual refere-se a sintomas na última semana antes da menstruação – acentuada instabilidade afetiva, irritabilidade, humor depressivo, ansiedade e assim por diante. No DSM-5, a prevalência desse transtorno no primeiro ano é estimada na faixa entre 1,8 e 5,8%. Em geral, a síndrome é tratada com ISRSs.

Por fim, o DSM-5 apoia o uso de medidas dimensionais como os sintomas de ansiedade ou depressão encontrados nos transtornos. Além disso, para transtornos depressivos, existe uma série de especificadores que podem ser usados para descrever as patologias dos pacientes (p. ex., com ansiedade, com características mistas, com características melancólicas).

Transtornos de ansiedade

A classificação dos transtornos de ansiedade evoluiu ao longo das últimas edições do DSM. No DSM-III, ela foi radicalmente diferente daquela apresentada em seu predecessor, o DSM-II (American Psychiatric Association 1968), e as mais recentes edições e revisões a têm aperfeiçoado ainda mais. A ansiedade, no DSM-III, foi dividida em duas categorias principais: estados fóbicos e de ansiedade. Desde então, a distinção ampla entre estados de ansiedade e fóbicos tem sido suprimida. No DSM-IV (e no DSM-IV-TR), os transtornos de ansiedade estão divididos em 12 subtipos. Eles incluíam transtorno de pânico (com e sem agorafobia), fobia específica (antigamente chamada de fobia simples, como a fobia de altura ou de serpentes), agorafobia (medo de estar em lugares onde as opções de fuga são limitadas), transtorno de ansiedade generalizada (TAG), transtorno obsessivo-compulsivo (TOC) e transtorno de ansiedade devido a uma condição médica geral ou induzido por substância. Além desses, o DSM-IV e o DSM-IV-TR incluíam o transtorno de estresse pós-traumático (TEPT) e incorporavam um novo diagnóstico relacionado: o transtorno de estresse agudo. Esse diagnóstico foi adicionado para descrever uma reação a um estressor traumático ocorrida até um mês após o evento estressor, com duração de dois dias a quatro semanas.

Levando em conta que o considerado progresso na classificação da ansiedade está refletido nas edições e revisões recentes do DSM, ainda existe muita confusão e ocorrem inúmeros debates. Isso é particularmente evidente nas longas discussões sobre como subdividir o grupo de transtornos incluídos na agorafobia, na agorafobia com ataques de pânico, no transtorno de pânico, na fobia social e no TAG; sobre se e como o TEPT está relacionado a esses transtornos; e sobre onde o TOC se encaixa.

No DSM-5, os transtornos de ansiedade englobam: transtorno de ansiedade de separação, mutismo seletivo, fobia específica, transtorno de ansiedade social (fobia social), transtorno de pânico, agorafobia, transtorno de ansiedade generalizada, transtorno de ansiedade induzido por substância/medicamento, transtorno de ansiedade devido a outra condição médica, outro transtorno de ansiedade especificado e transtorno de ansiedade não especificado (Tab. 2-4).

O TOC migrou dos transtornos de ansiedade para uma nova categoria diagnós-

TABELA 2-4 Transtornos de ansiedade segundo o DSM-5

Transtorno de ansiedade de separação
Mutismo seletivo
Fobia específica
Transtorno de ansiedade social (fobia social)
Transtorno de pânico
Agorafobia
Transtorno de ansiedade generalizada
Transtorno de ansiedade induzido por substância/medicamento
Transtorno de ansiedade devido a outra condição médica
Outro transtorno de ansiedade especificado
Transtorno de ansiedade não especificado

tica, a dos transtornos obsessivo-compulsivos e transtornos relacionados; além disso, agora o TEPT integra os transtornos relacionados a trauma e estressores. No DSM-5, a estreita relação entre esses transtornos está refletida no agrupamento desses capítulos.

As fobias específicas incluem medos ocultos e evitação de estímulo específico (p. ex., alturas, animais, lugares fechados, etc.). As fobias de animais são observadas de modo quase exclusivo nas mulheres e, em geral, iniciam na infância. As taxas de prevalência das fobias simples em seis meses e ao longo da vida são extremamente altas: em torno de 8 e 13%, respectivamente, nos estudos ECA e NCS. No DSM-5, essas taxas em 12 meses variam de 7 a 9%. Em geral, essas condições são tratadas com terapia comportamental.

As fobias sociais envolvem medos intensos e impróprios, bem como evitação de interações interpessoais, urinar em banheiros públicos e outros eventos. Elas ocorrem em ambos os sexos e começam no final da adolescência e início da idade adulta. A fobia social na adolescência pode ser um sintoma precursor da depressão maior na fase adulta. Os IMAOs, ISRSs e IRSNs são eficazes no tratamento dos pacientes com esse tipo de transtorno. No DSM-5, a taxa de prevalência dessa psicopatologia em 12 meses é de 7%.

A agorafobia, o medo de estar em lugares onde a fuga pode ser difícil ou desconfortável (p. ex., supermercados ou *shoppings*), atraiu considerável atenção na década de 1980, refletida especialmente nos numerosos estudos psicofarmacológicos e psicoterapêuticos sobre a condição, conforme definida no DSM-III, com ataques de pânico. Como aludido, o transtorno de pânico pode ocorrer com ou sem agorafobia. Quando os ataques de pânico evidentes não estão presentes, é feito um diagnóstico de agorafobia sem pânico. Os pacientes com essa apresentação podem experimentar ataques parciais de pânico (*ataques com sintoma limitado*). Alguns pesquisadores defendem que a agorafobia não ocorre sem um sintoma limitado significativo ou sem ataques de pânico; entretanto, os dados da análise do estudo ECA indicam que a condição sem ataques de pânico é mais comum do que se pensava. A agorafobia é muito mais comum nas mulheres do que nos homens, e seu início ocorre sobretudo no final dos 20 anos de idade. Sua taxa de prevalência ao longo da vida é de aproximadamente 4%. No DSM-5, a taxa anual é de 1,7%. O transtorno pode ser incapacitante, porque os pacientes podem restringir suas atividades diárias de modo significativo. Os aspectos fóbicos podem ser tratados por meio de terapia comportamental ou psicoterapia. Os benzodiazepínicos podem aliviar os sintomas agudos.

Os critérios para o transtorno de pânico no DSM-IV e no DSM-IV-TR são um pouco mais abrangentes do que eram no DSM-III-R. A doença é caracterizada pelo pânico recorrente, inesperado – ansiedade aguda, quase incapacitante –, seguido do medo persistente (com duração de pelo menos um mês) de experimentar outro ataque. (Esse critério contrasta com o do DSM-III-R, que requer quatro ataques em quatro semanas). Os ataques são caracterizados por pelo menos quatro de 13 sintomas, incluindo dispneia, desconforto no peito, palpitações, vertigem, sensação de medo, picos de calor e frio, transpiração e fraqueza. Se os sintomas estiverem associados à agorafobia, será feito o diagnóstico de transtorno de pânico com agorafobia. As taxas de prevalência do transtorno de pânico em seis meses e ao longo da vida foram de 0,8 e 1,1%, respectivamente, no estudo ECA, enquanto a prevalência ao longo da vida no estudo NCS foi de 3,5%. No DSM-5, a taxa de prevalência em 12 meses foi estimada em 2 a 3%. As mulheres apresentam duas vezes mais transtorno de pânico do que os homens. Em virtude de os ataques de pânico serem observados com frequência em uma variedade de transtornos, o DSM-5 incluiu um especificador bem preciso para esse tipo de ocorrência.

O transtorno de pânico com e sem agorafobia pode ser responsivo a uma série de agentes, incluindo ADTs, IMAOs, ISRSs, IRSNs, reboxetina (não disponível nos Estados Unidos), alprazolam e clonazepam. Existe indicação de que a agorafobia também pode ser responsiva a esses agentes mesmo que os sintomas de pânico não sejam evidentes.

No DSM-5, os critérios para TAG, de modo geral, são similares aos constantes no DSM-IV. No DSM-III, o TAG é caracterizado pela ansiedade persistente com, pelo menos, um mês de duração. As mais recentes edições e revisões do DSM consideram que o transtorno é crônico, com duração de pelo menos seis meses. O DSM-IV simplificou a relação dos 18 sintomas apresentada no DSM-III-R, agrupando-os em seis áreas: fadiga, tensão motora (instabilidade, tensão, tremor), irritabilidade, dificuldade de concentração, distúrbio do sono (normalmente insônia inicial) e agitação. O DSM-IV, nos seus critérios para o pânico, limitou bastante o uso desse diagnóstico, designando os pacientes com um ataque de pânico seguido de sintomas do TAG como portadores do transtorno de pânico. Estudos recentes apresentam taxas de prevalência variando entre 2 e 6%. Nos estudos NCS e ECA, a prevalência em um ano do TAG, conforme definido pelos critérios do DSM-III-R, foi estimada em 3% e, ao longo da vida, em torno de 5%. No DSM-5, a prevalência do TAG em adultos em 12 meses é de 2,9%.

Várias classes de medicamentos podem ser eficazes no tratamento do TAG, incluindo os benzodiazepínicos, a buspirona e os anti-histamínicos. Entretanto, desses fármacos, os benzodiazepínicos são os mais prescritos. Os ADTs, como a trazodona, também demonstraram eficácia no tratamento desse transtorno. Outros antidepressivos, incluindo os ISRSs e a venlafaxina, também oferecem eficácia no tratamento do TAG, e suas indicações já estão aprovadas pela FDA. Vários estudos duplos-cegos citam a pregabalina como eficaz no tratamento do TAG, mas, até a edição deste manual, sua indicação ainda não havia sido aprovada pela FDA.

Transtorno obsessivo-compulsivo e transtornos relacionados

No DSM-5, uma série de transtornos compulsivos está listada nessa categoria diagnóstica: TOC, transtorno dismórfico corporal, transtorno de acumulação, tricotilomania (transtorno de arrancar o cabelo), transtorno de escoriação (*skin-picking*), transtorno obsessivo-compulsivo e transtorno relacionado induzido por substância/medicamento, transtorno obsessivo-compulsivo e transtorno relacionado devido a outra condição médica, outro transtorno obsessivo-compulsivo e transtorno relacionado especificado e transtorno obsessivo-compulsivo e transtorno relacionado não especificado (Tab. 2-5).

O TOC é caracterizado pelas obsessões e compulsões, produzindo angústia significativa. O DSM-IV e o DSM-IV-TR tentam esclarecer a distinção entre obsessões e compulsões. Pelos critérios do DSM-II-R, rituais de contagem podem ser tanto uma obsessão quanto uma compulsão; entretanto, no DSM-IV, a obsessão é uma ideia, um pensamento ou um impulso experimentado como intrusivo ou inapropriado e que produz ansiedade. A compulsão, por sua vez, é um comportamento repetitivo ou uma imagem

TABELA 2-5 Transtorno obsessivo-compulsivo e transtornos relacionados segundo o DSM-5

Transtorno obsessivo-compulsivo
Transtorno dismórfico corporal
Transtorno de acumulação
Tricotilomania (transtorno de arrancar o cabelo)
Transtorno de escoriação (*skin-picking*)
Transtorno obsessivo-compulsivo e transtorno relacionado induzido por substância/medicamento
Transtorno obsessivo-compulsivo e transtorno relacionado devido a outra condição médica
Outro transtorno obsessivo-compulsivo e transtorno relacionado especificado
Transtorno obsessivo-compulsivo e transtorno relacionado não especificado

mental, cuja função é evitar ou aliviar a ansiedade. Então, no DSM-IV e no DSM-IV-TR, os rituais de contagem são, em sua maioria, compulsões, ainda que sejam pensamentos repetitivos, e não ações. Na Europa, o TOC em geral é considerado mais como um transtorno do humor do que de ansiedade. Essa doença é mais comum nas mulheres que nos homens, e as taxas de prevalência em seis meses e ao longo da vida foram de 1,5 e 2,5%, respectivamente, no estudo ECA. No DSM-5, a taxa de prevalência em 12 meses é de 1,2%.

Normalmente, durante um exame cuidadoso, os pacientes com sintomas obsessivo-compulsivos pronunciados são reconhecidos como satisfazendo os critérios para depressão maior. Muitos estudos descobriram que a clomipramina, um ADT com pronunciadas propriedades de bloqueio da recaptação da serotonina, é eficaz para o transtorno. Ela já está aprovada pela FDA para uso nessa condição. Os ISRSs também demonstram eficácia, e a fluoxetina, a fluvoxamina, a sertralina e a paroxetina receberam aprovação da FDA para o tratamento do TOC. Em estudos limitados, outros ADTs e IMAOs foram considerados muito menos eficazes.

Psicopatologias como a tricotilomania, a cleptomania e o transtorno dismórfico corporal parecem estar estritamente relacionadas ao TOC. A tricotilomania é caracterizada pela retirada recorrente do próprio cabelo. O ato tem uma propriedade compulsiva que é egodistônica, mas alivia a tensão. Do mesmo modo, a cleptomania é caracterizada pelo furto compulsivo sem a intenção de ganho monetário. O transtorno dismórfico corporal inclui tanto comportamentos obsessivos quanto compulsivos e, de acordo com o DSM-5, apresenta uma prevalência de 2,4%. Entretanto, tanto a tricotilomania quanto a cleptomania estão listadas como transtornos do controle de impulsos, e o transtorno dismórfico corporal está listado como transtorno somatoforme no DSM-IV (e no DSM-IV-TR), e não como transtornos de ansiedade ou variantes do TOC. No DSM-5, a tricotilomania e o transtorno dismórfico corporal estão listados na categoria do transtorno obsessivo-compulsivo e transtornos relacionados, enquanto a cleptomania permanece na categoria dos transtornos disruptivos, do controle de impulsos e da conduta. É interessante observar que os ISRSs têm sido muito úteis no tratamento da maioria dos pacientes com tricotilomania e em alguns indivíduos com cleptomania ou transtorno dismórfico corporal.

Transtornos relacionados a trauma e a estressores

Essa categoria diagnóstica compreende o transtorno de apego reativo, o transtorno de interação social desinibida, o transtorno de estresse pós-traumático, o transtorno de estresse agudo, os transtornos de adaptação, outro transtorno relacionado a trauma e a estressores especificado e transtorno relacionado a trauma e a estressores não especificado (Tab. 2-6). O transtorno de estresse pós-traumático (TEPT) tem recebido maior atenção desde a Guerra do Vietnã, e essa importância estende-se até os conflitos recentes, mas os traumas dos cidadãos civis também vêm merecendo considerável atenção. O TEPT é caracterizado pela existência de um estressor reconhecido, que provavelmente desperta angústia na maioria dos indivíduos. O trauma anterior é revivenciado por meio de lembranças, sonhos recorrentes com o evento ou um sentimento súbito de que ele está se repetindo. Em geral, os pacientes com essa condição apresentam redução da responsividade ou do envolvimento com o mundo exterior. Os sintomas comuns incluem sobressaltos, problemas de memória ou de concentração, distúrbio do sono, sentimento de culpa por estar vivo, evitação dos estímulos que imitam ou estimulam o evento e recrudescimento dos sintomas sob exposição a tais estímulos. Uma diferença-chave entre o DSM-IV e o DSM-5 é o fato de que as reações emocionais ao evento traumático (p. ex., medo e sentimento de desamparo) não fazem mais parte do Critério A; não foi comprovado que esses sintomas ocorrem em ambos os sexos. Embora o transtorno tenha despertado grande interesse popular nos Estados Unidos por causa dos aspectos políticos da Guerra do Vietnã, condições similares, como a neurose traumática de guerra nos pilotos da Segunda Guerra Mundial, são citadas na literatura há muito tempo. A prevalência do transtorno mostra-se mais elevada no DSM-5 do que nas edições anteriores do DSM, com uma taxa de prevalência ao longo da vida de 8,7% e, em 12 meses, de 3,5%. Estupros, assaltos e acidentes de carro são estressores comuns nos civis que sofrem de TEPT.

Por muitos anos, o tratamento psicofarmacológico do TEPT não foi bem estudado. Alguns estudos recentes sugeriram que a fenelzina (um IMAO)

TABELA 2-6 Transtornos relacionados a trauma e a estressores segundo o DSM-5

Transtorno de apego reativo
Transtorno de interação social desinibida
Transtorno de estresse pós-traumático
Transtorno de estresse agudo
Transtornos de adaptação
Outro transtorno relacionado a trauma e a estressores especificado
Transtorno relacionado a trauma e a estressores não especificado

e a imipramina poderiam reduzir sintomas específicos, mas tinham eficácia geral limitada. Do mesmo modo, a carbamazepina demonstrou ser de alguma utilidade no tratamento da reexperiência de eventos traumáticos que caracterizam o transtorno. Os agentes receptores adrenérgicos, como o propanolol e a clonidina, têm sido usados para reduzir o hiperestímulo autonômico do TEPT. Outro agente – o prazosina – tem apresentado eficácia na redução de pesadelos e de outros sintomas em veteranos de guerra com TEPT (Raskind et al. 2013). Os ISRSs paroxetina e sertralina são eficazes no tratamento do TEPT e já receberam aprovação da FDA. É provável que outros ISRSs e IRSNs também sejam eficazes.

O DSM-IV e o DSM-IV-TR incluem o novo diagnóstico de *transtorno de estresse agudo*. Esse termo descreve a reação aguda a um estressor traumático no período imediatamente posterior ao evento estressante. O transtorno é caracterizado pelo mesmo trauma que pode precipitar o TEPT, mas o diagnóstico está focado nos sintomas de ansiedade que ocorrem em até um mês após a exposição a um estressor traumático extremo. O diagnóstico requer três dos seguintes cinco sintomas: distanciamento ou ausência de resposta emocional, desrealização, despersonalização, amnésia e sentimento subjetivo de anestesia. Presume-se que o desenvolvimento de um transtorno de estresse agudo possa prognosticar uma psicopatologia geralmente mais crônica, como o TEPT. No momento, não há estudos sobre o tratamento farmacológico do transtorno de estresse agudo. Entretanto, supõe-se que os agentes ansiolíticos, como os benzodiazepínicos, possam vir a desempenhar um papel-chave na abordagem terapêutica dessa condição.

Transtornos de sintomas somáticos e transtornos relacionados

Esses transtornos formam uma nova categoria no DSM-5 que compreende o transtorno de sintomas somáticos, o transtorno de ansiedade de doença, o transtorno conversivo (transtorno de sintomas neurológicos funcionais), fatores psicológicos que afetam outras condições médicas, o transtorno factício, outro transtorno de sintomas somáticos e transtorno relacionado especificado e o transtorno de sintomas somáticos e transtorno relacionado não especificado. Os transtornos somatoformes representam uma classe de psicopatologias que envolve queixas de sintomas físicos sem uma base médica constatável. As cinco principais doenças nesse grupo são: transtorno de somatização, transtorno conversivo, transtorno doloroso, hipocondria e transtorno dismórfico corporal. A sua taxa de prevalência no DSM-III e no DSM-IV foi de mais ou menos

0,1% no estudo ECA, e os transtornos foram predominantemente observados em mulheres. Entretanto, as taxas de prevalência nesse grupo de transtornos conforme descritos no DSM-5 são pouco conhecidas. Os pacientes com a condição são excessivamente preocupados com sintomas físicos que, em geral, não possuem uma base orgânica. O transtorno somatoforme doloroso inicial tem sido relatado como responsivo à terapia antidepressiva. Os demais transtornos não se mostram particularmente responsivos às terapias psicofarmacológicas mais conhecidas, mas alguns indivíduos preocupados com a saúde, cujos sintomas satisfazem os critérios para o transtorno de sintomas somáticos, têm sido tratados de forma eficaz com ISRSs. É importante observar que os IRSNs venlafaxina e duloxetina são eficazes na dor neuropática diabética. A duloxetina recebeu aprovação da FDA para uso nessa condição, assim como para a dor lombar e fibromialgia. A pregabalina, um análogo da gabapentina, também parece reduzir a dor nos pacientes com depressão maior. Estudos recentes mencionam que a dor crônica costuma ser comórbida com a depressão maior (Ohayon e Schatzberg 2003, 2010).

Transtornos da personalidade

No DSM-IV e no DSM-IV-TR, os diagnósticos de transtorno da personalidade são feitos no eixo II. No DSM-5, o sistema diagnóstico axial foi eliminado, e os transtornos da personalidade estão classificados na antiga rubrica do eixo I. Durante as deliberações sobre qual seria a melhor forma de subdividir esses transtornos, surgiram consideráveis debates, alguns advogando uma abordagem mais unitária, similar àquela adotada para a esquizofrenia, outros defendendo a manutenção dos subtipos. Optou-se por este último grupo, e a classificação no DSM-5 é essencialmente a mesma da edição anterior. Houve a inclusão de uma classificação alternativa na Seção III, objeto de estudos posteriores. Em geral, esses transtornos não respondem de forma satisfatória ao tratamento psicofarmacológico; entretanto, as medicações podem reduzir certos sintomas. Três transtornos da personalidade são abordados em particular neste manual: o transtorno da personalidade *borderline*, o transtorno da personalidade paranoide e o transtorno da personalidade antissocial. O transtorno da personalidade *borderline*, que despertou grande interesse e estudo nos últimos anos, é caracterizado por impulsividade, relações interpessoais instáveis e intensas, raiva inapropriada e intensa, transtornos da identidade, instabilidade afetiva, atos físicos de autodestruição e sentimento crônico de vazio. O DSM-IV também incluiu a ideação paranoide induzida por estresse ou sintomas dissociativos. Os pacientes com esse transtorno (ou suas variantes) podem responder a agentes estabilizadores do humor (a princípio, para personalidade emocionalmente instável), fenelzina (para disforia histeroide) e antipsicóticos típicos e atípicos. Mais recentemente, os ISRSs provaram ter utilidade significativa no tratamento da disforia, da agressão e da impulsividade comuns no transtorno da personalidade *borderline*, e o valproato mostrou-se eficaz na redução dos acessos de agressividade.

O transtorno da personalidade paranoide é caracterizado por desconfiança disseminada e injustificada, hipersensibilidade e afeto restrito. Por definição, a paranoia não é causada por esquizofrenia ou transtorno paranoide. Embora o tratamento somático da personalidade paranoide ainda não tenha sido bem estudado, ensaios com antipsicóticos atípicos ou carbonato de lítio podem comprovar sua utilidade nesse transtorno.

O transtorno da personalidade antissocial é caracterizado pelo comportamento antissocial crônico, com início antes dos 15 anos. Esse tipo de transtorno é qualificado por repetidos atos ilegais e mentiras, impulsividade, irresponsabilidade, negligência com a segurança dos outros e ausência de remorso dos delitos. O DSM-IV também exige como critério diagnóstico a presença de transtorno da conduta antes dos 15 anos. Esse transtorno é três vezes mais comum nos homens do que nas mulheres. No estudo ECA, suas taxas de prevalência em seis meses e ao longo da vida foram em torno de 0,8 e 2,5%, respectivamente. No DSM-5, a taxa de prevalência em 12 meses varia entre 0,2 e 3,3%. A farmacoterapia não apresentou especial ajuda no tratamento desse transtorno, embora os agentes estabilizadores do humor sejam discretamente úteis no tratamento da impulsividade e dos acessos repetidos de violência em alguns pacientes.

Transtornos por uso de substância

Historicamente, o DSM-III e o DSM-IV apresentam diferenciação entre abuso e dependência. O *abuso* reflete o uso patológico de uma substância ou uma incapacitação social e funcional secundária ao uso excessivo da substância. A *dependência* significa uma necessidade psicológica de continuação do uso de uma substância, bem como o abuso, a tolerância ou os sintomas característicos da abstinência. No DSM-5, a diferenciação foi eliminada: o abuso é considerado o estágio inicial da dependência, e os dois juntos representam um transtorno por uso de substância em geral.

Infelizmente, a prevalência desses transtornos é alta nos Estados Unidos. As taxas de prevalência do abuso/dependência do álcool em seis meses e ao longo da vida foram em torno de 5 e 13%, respectivamente, no estudo ECA, sendo similares àquelas apresentadas pelo NCS. No DSM-5, as taxas de prevalência em 12 meses são de 4,6% nos adolescentes e de 8,5% nos adultos. O abuso/dependência de álcool é cinco vezes mais comum nos homens que nas mulheres. O abuso/dependência das demais drogas é um pouco menor: as taxas de prevalência em seis meses e ao longo da vida são de 2 e 6%, respectivamente. O abuso/dependência de drogas é apenas discretamente mais comum nos homens do que nas mulheres. No DSM-5, os transtornos por uso de substância estão listados por classe de droga (p. ex., opioides).

Nos transtornos que envolvem o uso ou o abuso de substância, geralmente a farmacoterapia ajuda na melhora dos sintomas de abstinência ou na promoção desta, tanto por produzir desconforto físico em virtude da intoxicação (p. ex., dissulfiram para o abuso de álcool) ou bloqueio da euforia induzida pela substância (p. ex., metadona ou naltrexona). Recentemente, o acamprosato foi aprovado para promover a abstinência nos alcoolistas após a retirada. A cessação do tabagismo pode ser auxiliada pela administração de bupropiona e vareniclina. Relatos recentes indicam que a gabapentina ajuda no tratamento de pacientes que abusam do uso do álcool ou da *Cannabis* (Mason et al. 2012, 2014), embora essa sua utilização não esteja aprovada pela FDA. Quando o abuso da substância ocorre no contexto de outro transtorno (como a depressão maior), o tratamento da psicopatologia subjacente (p. ex., com ISRS) é justificado.

Transtornos alimentares

Conforme já mencionado neste capítulo, os transtornos na infância geralmente estão combinados com transtornos em adultos sob várias categorias diagnósticas. Isso é evidente nos transtornos alimentares, que incluem pica, transtorno de ruminação, transtorno alimentar restritivo/evitativo, anorexia nervosa, bulimia nervosa, transtorno de compulsão alimentar, outro transtorno alimentar especificado e transtorno alimentar não especificado. Uma condição que no DSM-IV e no DSM-IV-TR está categorizada como um transtorno diagnosticado pela primeira vez na infância ou na adolescência ilustra a alteração e merece atenção. A bulimia nervosa, caracterizada pela ingestão exagerada e intensa de alimentos e purgação, ocorre em adolescentes e adultos e tem sido relacionada por alguns pesquisadores à depressão ou à doença afetiva. No DSM-IV, era difícil para os médicos listarem alguns transtornos como característicos da infância. Assim como outras classes de transtornos, as formas adultas e infantis estão sob a mesma rubrica. Embora haja algumas discussões sobre a natureza da possível relação, está claro que muitos pacientes com bulimia respondem ao tratamento com antidepressivos, incluindo ADTs e ISRSs. Alguns bulímicos também respondem à terapia comportamental. No DSM-5, o transtorno de compulsão alimentar é uma nova categoria diagnóstica que descreve pacientes com compulsão alimentar, mas que não purgam. O transtorno de compulsão alimentar aparenta ser diferente da bulimia nervosa em diversas características que vão além da purgação. A condição pode responder a uma preparação específica de anfetaminas.

A outra síndrome – transtorno de déficit de atenção/hiperatividade (TDAH) – é caracterizada por hiperatividade e desatenção. Classicamente, a condição tem seu início na infância, mas é quase certa a existência da forma adulta (em geral, nos pacientes que eram hiperativos na infância). Os indivíduos com esse transtorno respondem bem aos estimulantes e também podem responder aos ADTs, talvez à bupropiona e à venlafaxina. A atomoxetina está aprovada para uso em crianças e adultos com TDAH (Michelson et al. 2001), pois é um potente bloqueador da recaptação da noradrenalina, com pouco efeito sobre a serotonina e a dopamina.

Aprovação da FDA para estratégias de redução dos sintomas

Por muitos anos, a posição da FDA foi aprovar determinados medicamentos para transtornos específicos (p. ex., fluoxetina para depressão maior ou TOC). Recentemente, ela passou a aprovar indicações para redução dos sintomas em múltiplos transtornos. Por exemplo, a olanzapina intramuscular foi aprovada para o alívio agudo da agitação, e vários antipsicóticos atípicos estão sendo estudados para a melhora da psicose ou da desinibição comportamental na doença de Alzheimer. É provável que haja inúmeros medicamentos auxiliares liberados para os componentes de múltiplos transtornos.

DSM-5 e farmacogenética

Em nossa última edição (a sétima), mencionamos que o DSM-5 poderia tentar incorporar dados de recentes estudos biológicos (p. ex., genética) em uma nova nomenclatura. Infelizmente, isso não aconteceu. Também observamos que poderia haver esforços para lidar de uma forma mais racional com as comorbidades comuns encontradas na prática. A ideia era desenvolver dimensões para capturar características-chave, como psicose, disfunção cognitiva, gravidade, ansiedade e depressão. Um relatório de Regier e colaboradores (2009) enfatizou a abordagem sendo usada.

Provavelmente, no futuro a genética ajudará tanto com a classificação quanto com o tratamento. O Human Genome Project forneceu uma grande quantidade de dados sobre os blocos de estrutura genética humana. Espera-se que essa informação estabeleça as variações alélicas dos genes relacionados a síndromes ou sintomas específicos. Por fim, tais dados ajudarão a esclarecer a relação de muitos transtornos que, em geral, ocorrem em comorbidade, como o TDAH e o transtorno bipolar na infância; o TAG e a depressão maior; e a esquizofrenia e o transtorno bipolar. Esperávamos que isso pudesse constar em alguma parte do DSM-5, mas o campo de atuação não está pronto para esse tipo de abordagem. É provável que a informação genética, especialmente aquela relativa aos sintomas, possa levar a um novo sistema de classificação, com a redefinição das síndromes com base na combinação dos dados biológicos, genéticos e clínicos. Para esse processo, podem ser de grande ajuda as dimensões do DSM-5 e o empenho do National Institute of Mental Health no desenvolvimento do projeto Research Domain Criteria (RDoc) (Insel 2014).

Finalmente, a farmacogenética poderá desempenhar um papel não apenas na reclassificação das psicopatologias, mas também na definição dos algoritmos de tratamento ideal. Se uma variação alélica específica prognosticar uma resposta a determinado tratamento, nosso próximo manual poderá ter uma série de recomendações em relação ao uso de um fármaco específico para determinado paciente com um transtorno (p. ex., depressão maior) que apresenta uma variação alélica particular. Recentemente, alguns grupos relataram que a forma longa do alelo do transportador de serotonina prognostica respostas mais consistentes aos ISRSs. Nosso grupo e outros pesquisadores relataram que indivíduos com homozigotos de forma curta do alelo do transportador de serotonina apresentaram respostas insatisfatórias ou efeitos colaterais significativos durante o uso de ISRSs (Murphy et al. 2004; Serretti et al. 2006). Também relatamos que, nos pacientes depressivos geriátricos, o alelo APOE4 prognosticou resposta à mirtazapina (Murphy et al. 2003a), e o 102TC SNP para o receptor da serotonina 5-HT$_{2A}$ predisse intolerância à paroxetina (Murphy et al. 2003b). Certos laboratórios farmacêuticos já oferecem alguns desses testes aos médicos, e a oferta desse tipo de recurso poderá ser ampliada ao longo da próxima década. Então, é possível que, em um futuro próximo, a escolha do medicamento seja determinada, em parte, por testes laboratoriais. (Para uma discussão sobre possíveis conflitos de interesse, ver "Declaração de conflito de interesses", no início deste manual.)

Resumo

O diagnóstico e a classificação precisos fornecem dados para o desenvolvimento de estratégias psicofarmacológicas. No entanto, o médico não deve esperar encontrar correlações perfeitas entre os tipos de pacientes observados na prática e os protótipos clássicos da literatura. Essa advertência é importante sobretudo quando o profissional acompanha um paciente por muitos anos. Nesse caso, uma abordagem flexível precisa ser desenvolvida – uma que inclua reavaliação regular e de rotina da condição do indivíduo, bem como consideração da necessidade de mudanças na medicação. Essas questões são discutidas detalhadamente nos capítulos subsequentes deste manual.

Referências

American Psychiatric Association: Diagnostic and Statistical Manual of Mental Disorders, 2nd Edition. Washington, DC, American Psychiatric Association, 1968

American Psychiatric Association: Diagnostic and Statistical Manual of Mental Disorders, 3rd Edition. Washington, DC, American Psychiatric Association, 1980

American Psychiatric Association: Diagnostic and Statistical Manual of Mental Disorders, 3rd Edition, Revised. Washington, DC, American Psychiatric Association, 1987

American Psychiatric Association: Diagnostic and Statistical Manual of Mental Disorders, 4th Edition. Washington, DC, American Psychiatric Association, 1994

American Psychiatric Association: Diagnostic and Statistical Manual of Mental Disorders, 4th Edition, Text Revision. Washington, DC, American Psychiatric Association, 2000

American Psychiatric Association: Diagnostic and Statistical Manual of Mental Disorders, 5th Edition. Arlington, VA, American Psychiatric Association, 2013

Bauer MS, Dunner DL: Validity of seasonal pattern as a modifier for recurrent mood disorders for DSM-IV. Compr Psychiatry 34(3):159–170, 1993 8339533

Bourdon KH, Boyd JH, Rae DS, et al: Gender differences in phobias: results of the ECA community survey. J Anxiety Disord 2:227–241, 1988

Boyd JH, Burke JD Jr, Gruenberg E, et al: Exclusion criteria of DSM-III: a study of co--occurrence of hierarchy-free syndromes. Arch Gen Psychiatry 41(10):983–989, 1984 6477056

DeBattista C, Belanoff J, Glass S, et al: Mifepristone versus placebo in the treatment of psychosis in patients with psychotic major depression. Biol Psychiatry 60(12):1343–1349, 2006 16889757

Fava M, Rush AJ, Alpert JE, et al: Difference in treatment outcome in outpatients with anxious versus nonanxious depression: a STAR*D report. Am J Psychiatry 165(3):342–351, 2008 18172020

Fink M: Catatonia in DSM-IV (editorial). Biol Psychiatry 36(7):431–433, 1994 7811838

Flores BH, Kenna H, Keller J, et al: Clinical and biological effects of mifepristone treatment for psychotic depression. Neuropsychopharmacology 31(3):628–636, 2006 16160710

Frances A, Mack AH, First MB, et al: DMS-IV meets philosophy. J Med Philos 19(3):207–218, 1994 7964208

Gelenberg AJ, Lydiard RB, Rudolph RL, et al: Efficacy of venlafaxine extended-release capsules in nondepressed outpatients with generalized anxiety disorder: a 6-month randomized controlled trial. JAMA 283(23):3082–3088, 2000 10865302

Insel TR: The NIMH Research Domain Criteria (RDoC) Project: precision medicine for psychiatry. Am J Psychiatry 171(4):395–397, 2014 17548842

Keller J, Schatzberg AF, Maj M: Current issues in the classification of psychotic major depression. Schizophr Bull 33(4):877–885, 2007 10865302

Kessler RC, McGonagle KA, Zhao S, et al: Lifetime and 12-month prevalence of DSM-III-R psychiatric disorders in the United States: results from the National Comorbidity Survey. Arch Gen Psychiatry 51(1):8–19, 1994 8279933

Liebowitz MR: Mixed anxiety and depression: should it be included in DSM-IV? J Clin Psychiatry 54:4–7 [discussion 17–20], 1993

Maj M, Pirozzi R, Magliano L, et al: Phenomenology and prognostic significance of delusions in major depressive disorder: a 10-year prospective follow-up study. J Clin Psychiatry 88:1411–1417, 2008 17915981

Marks I, Lader M: Anxiety states (anxiety neurosis): a review. J Nerv Ment Dis 156(1):3–18, 1973 4570384

Mason BJ, Crean R, Goodell V, et al: A proof-of-concept randomized controlled study of gabapentin: effects on cannabis use, withdrawal and executive function deficits in cannabis-dependent adults. Neuropsychopharmacology 37(7):1689–1698, 2012 22373942

Mason BJ, Quello S, Goodell V, et al: Gabapentin treatment for alcohol dependence: a randomized clinical trial. JAMA Intern Med 174(1):70–77, 2014 24190578

Michelson D, Wernicke J, Heiligenstein J, et al: LY 139603 (tomoxetine) a new, nondopaminergic intervention for ADHD. Poster presented at the 41st annual meeting of the National Institute of Mental Health New Drug Clinical Drug Evaluation Unit, Phoenix, AZ, May 2001, Poster Session II-55

Murphy GM, Kremer C, Rodrigues H, Schatzberg AF; Mitrazapine versus Paroxetine Study Group: The apolipoprotein E epsilon4 allele and antidepressant efficacy in cognitively intact elderly depressed patients. Biol Psychiatry 54(7):665–673, 2003a 14512205

Murphy GM Jr, Kremer C, Rodrigues HE, Schatzberg AF: Pharmacogenetics of antidepressant medication intolerance. Am J Psychiatry 160(10):1830–1835, 2003b 14514498

Murphy GM Jr, Hollander SB, Rodrigues HE, et al: Effects of the serotonin transporter gene promoter polymorphism on mirtazapine and paroxetine efficacy and adverse events in geriatric major depression. Arch Gen Psychiatry 61(11):1163–1169, 2004 15520364

Myers JK, Weissman MM, Tischler GL, et al: Six-month prevalence of psychiatric disorders in three communities 1980 to 1982. Arch Gen Psychiatry 41(10):959–967, 1984 6332591

Nathan PE: DSM-IV: empirical, accessible, not yet ideal (editorial). J Clin Psychol 50(1):103–110, 1994 8150989

Ohayon MM, Schatzberg AF: Prevalence of depressive episodes with psychotic features in the general population. Am J Psychiatry 159(11):1855–1861, 2002 12411219

Ohayon MM, Schatzberg AF: Using chronic pain to predict depressive morbidity in the general population. Arch Gen Psychiatry 60(1):39–47, 2003 12511171

Ohayon MM, Schatzberg AF: Chronic pain and major depressive disorder in the general population. J Psychiatr Res 44(7):454–461, 2010 20149391

Pope HG Jr, Lipinski JF Jr: Diagnosis in schizophrenia and manic-depressive illness: a reassessment of the specificity of 'schizophrenic' symptoms in the light of current research. Arch Gen Psychiatry 35(7):811–828, 1978 354552

Raskind MA, Peterson K, Williams T, et al: A trial of prazosin for combat trauma PTSD with nightmares in active-duty soldiers returned from Iraq and Afghanistan. Am J Psychiatry 170(9):1003–1010, 2013 23846759

Regier DA, Boyd JH, Burke JD Jr, et al: One-month prevalence of mental disorders in the United States: based on five Epidemiologic Catchment Area sites. Arch Gen Psychiatry 45(11):977–986, 1988 3263101

Regier DA, Narrow WE, Kuhl EA, Kupfer DJ: The conceptual development of DSMV. Am J Psychiatry 166(6):645–650, 2009 19487400

Robins LN, Helzer JE, Weissman MM, et al: Lifetime prevalence of specific psychiatric disorders in three sites. Arch Gen Psychiatry 41(10):949–958, 1984 6332590

Rush AJ, Weissenburger JE: Melancholic symptom features and DSM-IV. Am J Psychiatry 151(4):489–498, 1994 8147445

Sadler JZ, Hulgus YF, Agich GJ: On values in recent American psychiatric classification. J Med Philos 19(3):261–277, 1994 7964211

Schatzberg AF: Classification of affective disorders, in The Brain, Biochemistry, and Behavior (Proceedings of the Sixth Arnold O. Beckman Conference in Clinical Chemistry). Edited by Habig RL. Washington, DC, American Association for Clinical Chemistry, 1984, pp 29–46

Schatzberg AF, Rothschild AJ: Psychotic (delusional) major depression: should it be included as a distinct syndrome in DSM-IV? (also see comments). Am J Psychiatry 149(6):733–745, 1992 1590491

Schatzberg AF, Kremer C, Rodrigues H, et al: Double-blind, randomized comparison of mirtazapine vs paroxetine in elderly depressed patients. Am J Geriatr Psychiatry 10(5)541–550, 2002 12213688

Serretti A, Cusin C, Rausch JL, et al: Pooling pharmacogenetic studies on the serotonin transporter: a mega-analysis. Psychiatry Res 145(1):61–65, 2006 17069894

Sheehan DV, Sheehan KH: The classification of anxiety and hysterical states, Part I: historical review and empirical delineation. J Clin Psychopharmacol 2(4):235–244, 1982a 6749908

Sheehan DV, Sheehan KH: The classification of anxiety and hysterical states, Part II: toward a more heuristic classification. J Clin Psychopharmacol 2(6):386–393, 1982b 7174861

Smeraldi E, Zanardi R, Benedetti F, et al: Polymorphism within the promoter of the serotonin transporter gene and antidepressant efficacy of fluvoxamine. Mol Psychiatry 3(6):508–511, 1998 9857976

Stein MB, Fyer AJ, Davidson JR, et al: Fluvoxamine treatment of social phobia (social anxiety disorder): a double-blind, placebo-controlled study. Am J Psychiatry 156(5):756–760, 1999 10327910

Woody G, Schuckit M, Weinrieb R, Yu E: A review of the substance use disorders section of the DSM-IV. Psychiatr Clin North Am 16(1):21–32, 1993 8456046

Zanarini MC, Schulz SC, Detke HC, et al: A dose comparison of olanzapine for the treatment of borderline personality disorder: a 12-week randomized, doubleblind, placebo-controlled study. J Clin Psychiatry 72(10):1353–1362, 2011 21535995

Zisook S, Corruble E, Duan N, et al: The bereavement exclusion and DSM-5. Depress Anxiety 29(5):425–443, 2012 22495967

# 3

Antidepressivos

De acordo com o relatório *Consumo de antidepressivos por indivíduos com 12 anos de idade ou mais nos Estados Unidos*, realizado em 2011 pelo Centers for Disease and Prevention, os medicamentos antidepressivos são os mais prescritos nesse país para pessoas com idades entre 12 e 44 anos e a terceira classe mais indicada em todas as faixas etárias, junto com analgésicos e antibióticos, entre todos os fármacos (Pratt et al. 2011). O bom senso em tamanha difusão do consumo dessa classe de medicamentos é alvo de debates na literatura e na imprensa popular. No entanto, o que não se discute é o fato de os médicos sentirem-se bastante à vontade para prescrever tais fármacos. A popularidade crescente dos antidepressivos baseia-se em uma série de fatores, englobando sua eficácia no tratamento da depressão, seu amplo espectro de ação, sua relativa segurança e sua facilidade de uso. Razões como *marketing* também desempenham um papel na ampla adoção dos antidepressivos na prática clínica.

A utilidade dos antidepressivos no tratamento da depressão maior foi demonstrada durante meio século em ensaios clínicos randomizados. Em relação aos placebos, parece que, via de regra, os antidepressivos apresentam eficácia na redução de sintomas distintos da depressão maior, com um índice de eficácia de 50% na melhora dos sintomas em geral, alcançando altas taxas de remissão de sintomas e prevenindo recidiva nos pacientes com depressão maior recorrente. Suas vantagens sobre o placebo são muito evidentes nas formas mais graves de depressão. A taxa de resposta do placebo tem crescido constantemente nos ensaios clínicos, e muitos deles, do ponto de vista metodológico, não são robustos a ponto de revelar uma distinção do placebo. Como resultado, apenas metade dos ensaios com antidepressivos constantes do banco de dados da U.S. Food and Drug Administration (FDA) demonstram distinção do placebo. Alguns pesquisadores chegaram à conclusão de que, quando ensaios negativos, incluindo estudos não publicados, fazem parte da avaliação de metanálises da eficácia dos antidepressivos, as vantagens dos antidepressivos são pequenas e podem não superar as potenciais desvantagens. Provavelmente, essa conclusão é falha. Primeiro, nos ensaios sobre depressão o placebo não é simplesmente a administração isolada de uma pílula de açúcar. Nesses estudos, existem muitos efeitos não específicos que seriam difíceis de replicar fora do ambiente de pesquisa, entre eles o contato extenso, por várias semanas ou meses, com profissionais e médicos pesquisadores devotados. O placebo poderia ser administrado em um paciente ambulatorial com todos os efeitos terapêuticos resultantes que a hospitalização poderia fornecer. O aumento nas taxas de resposta do placebo também significa que muitos estudos de hoje podem não ser robustos o suficiente para mostrar uma diferença, em contraste com aqueles do passado. Amostras consideradas não robustas nos ensaios de depressão contribuem para que muitos ensaios sejam falhos na demonstração de uma distinção do placebo. Por fim, estudos que demonstraram benefícios inferiores dos antidepressivos em comparação ao placebo tendem para o enfoque da mudança dos índices desde o período basal em uma escala de avaliação padronizada, como a de Hamilton Depression Rating Scale (HDRS). Os antidepressivos são conhecidos por apresentar benefícios aos pacientes, os quais não poderiam ser adequadamente capturados pela avaliação da média das diferenças nos índices de uma escala de depressão. Sabemos que os antidepressivos podem impactar um conjunto de tipos de sintomas que não são devidamente captados em uma escala como a HDRS, incluindo dor, dimensões diferentes de ansiedade, produtividade laboral e cognição. Esses efeitos não depressivos dos antidepressivos são muito importantes na determinação do bem-estar do paciente, mas não são totalmente estimados na avaliação das dimensões sintomáticas dos efeitos antidepressivos.

A popularidade dos antidepressivos origina-se em grande parte do amplo espectro de utilização desses agentes. Além do seu uso no tratamento da depressão maior, tais fármacos foram aplicados na década de 1990 como um tratamento viável para a maioria dos transtornos de ansiedade. Muitos dos inibidores seletivos da recaptação de serotonina (ISRSs) e dos inibidores da recaptação de serotonina e noradrenalina (IRSNs) recebem indicações da FDA para o tratamento do transtorno de ansiedade generalizada (TAG). Comparados a outros tratamentos para TAG, como benzodiazepínicos, os antidepressivos parecem ser, pelo menos, tão eficazes quanto, embora tenham ação mais lenta. No entanto, os antidepressivos não apresentam o risco mais comum de dependência, característico dos benzodiazepínicos. Os ISRSs também estão aprovados para o tratamento de transtorno de pânico, transtorno de estresse pós-traumático (TEPT), transtorno de ansiedade social e transtorno obsessivo-compulsivo (TOC) – e, agora, são o tratamento de primeira linha para essas condições. A eficácia dos antidepressivos no tratamento dos transtornos de ansiedade, como a fobia social, costuma ser maior do que aquela observada no tratamento da depressão maior.

Ao mesmo tempo em que o tratamento da depressão maior e dos transtornos de ansiedade constitui o maior uso dos antidepressivos, esses medicamentos tratam uma série de condições psiquiátricas. Os antidepressivos estão aprovados para tratar bulimia e transtorno disfórico pré-menstrual (fluoxetina, sertralina). A utilização *off-label* inclui o tratamento para sintomas negativos da esquizofrenia, agitação na demência, transtornos do controle de impulsos e transtorno da personalidade *borderline*.

A utilização psiquiátrica aprovada dos antidepressivos inclui o tratamento das condições dolorosas, como a dor neuropática, a dor lombar e a fibromialgia (duloxetina); indicação para cessar o tabagismo (bupropiona); e enurese (imipramina). O uso *off-label* também engloba o tratamento dos sintomas vasomotores da menopausa, profilaxia da enxaqueca e tratamento da ejaculação precoce.

A popularidade dos novos antidepressivos, como ISRSs, IRSNs, bupropiona e mirtazapina, se comparados aos antidepressivos tricíclicos (ADTs) mais antigos e aos inibidores da monoaminoxidase (IMAOs), também é devida a sua segurança e seu uso relativamente fácil. A maioria dos antidepressivos recentes é administrada uma vez ao dia, e a dose inicial costuma ser a terapêutica. Enquanto todos os antidepressivos possuem efeitos colaterais que limitam sua utilização, os novos agentes tendem a ser consideravelmente mais bem tolerados do que os ADTs ou IMAOs. Além disso, a maioria dos novos antidepressivos é relativamente segura na *overdose*, enquanto, em geral, a superdosagem de um ADT ou IMAO é letal.

Hoje, a maioria dos antidepressivos novos e todos os antigos são de custo baixo, uma vez que estão disponíveis na forma genérica. De fato, um suprimento para 90 dias da maioria dos antidepressivos custa US$10 nas maiores redes de farmácia. Apenas os agentes mais recentes (vortioxetina, levomilnaciprano, vilazodona e desvenlafaxina) não apresentam equivalentes genéricos, até o momento da edição deste manual.

As limitações dos antidepressivos englobam efeitos colaterais, latência de início e falta de eficácia em muitos pacientes. Agentes mais recentes que ainda estão em estudo podem resolver algumas das deficiências dos atuais antidepressivos. Por exemplo, antagonistas do receptor NMDA (N-Metil-D-Aspartato), como a cetamina e seus análogos, podem apresentar benefícios em horas a partir de uma única infusão *versus* muitas semanas necessárias com antidepressivos orais convencionais. Entretanto, estratégias de acompanhamento ainda não estão disponíveis para a resposta de manutenção. Os inibidores da recaptação triplos, como a tesofensina, os quais bloqueiam a recaptação da dopamina, bem como da serotonina e noradrenalina, parecem promover perda de peso e podem agir mais rapidamente do que os agentes disponíveis; entretanto, vários dos bloqueadores da recaptação triplos falham em demonstrar eficácia nos ensaios controlados. Os agentes antiglicocorticoides poderiam agir com rapidez e ser eficazes no tratamento de alguns pacientes não tratáveis com os medicamentos atuais. No entanto, os novos agentes com mecanismos não monoaminérgicos apresentam resultados insatisfatórios nos ensaios clínicos controlados e randomizados, e não está claro se algum dos agentes mais recentes demonstrará eficácia e tolerabilidade suficientes para juntar-se aos vários antidepressivos atualmente disponíveis.

História

Os antidepressivos modernos foram descobertos acidentalmente. No início da década de 1950, os pesquisadores observaram que os portadores de tuberculose apresentavam elevação prolongada do humor quando tratados com iproniazida (Marsilid), um IMAO considerado agente antituberculoso. A iproniazida não demonstrou eficácia na tuberculose, mas seu impacto no humor levou a alguns dos primeiros estudos duplos-cegos na psicofarmacologia, demonstrando que os IMAOs eram agentes antidepressivos eficazes. As observações biológicas e farmacológicas de que os IMAOs eram antidepressivos e de que a monoaminoxidase degradava a noradrenalina e a serotonina (5-HT) tornaram-se fundamentos das conhecidas aminas biogênicas das teorias da depressão.

A iproniazida foi retirada do mercado norte-americano há algum tempo pelo receio de que causasse necrose hepática. Durante muitos anos, o emprego de outros IMAOs foi reduzido, tanto por causa da introdução dos ADTs quanto em virtude da ocorrência de significativas crises de hipertensão nos pacientes.

Os ADTs também foram descobertos por acidente. Os primeiros relatos sobre sua eficácia na depressão foram feitos pelo professor Kuhn (1958), na Suíça, que sabiamente observou que um composto de três anéis, a imipramina, o qual estava sendo investigado para o tratamento da esquizofrenia, elevava o humor mesmo sem aliviar a psicose. O fármaco era estruturalmente similar às fenotiazinas, mas uma simples substituição de nitrogênio por enxofre no anel central conferiu-lhe propriedades antidepressivas singulares.

Dois antidepressivos com uma estrutura de quatro anéis, a maprotilina e a amoxapina, têm efeitos farmacológicos similares àqueles dos ADTs mais tradicionais. Esses efeitos não eram esperados para os ADTs protótipos, uma vez que o desenvolvimento de muitos dos mais antigos compostos antidepressivos estava fundamentado na similaridade de suas atividades em certos modelos animais – uma semelhança que levou alguns pesquisadores a chamar tais fármacos de "*me too*" ("eu também"). Entretanto, há diferenças sutis e acentuadas entre muitos desses fármacos. Por exemplo, a amoxapina é um potente antagonista 5-HT_2/5-HT_3. Outro antidepressivo de quatro anéis, a mirtazapina, possui um perfil bem diferente daquele dos ADTs. A mirtazapina parece aumentar a liberação da noradrenalina por meio do bloqueio dos receptores pré-sinápticos alfa$_2$. Essa liberação, por sua vez, também parece estimular a liberação da serotonina. Assim como muitos ADTs, a mirtazapina é um potente anti-histamínico, mas não possui os efeitos antimuscarínicos observados nos ADTs.

O sucesso dos antidepressivos tradicionais no tratamento da depressão levou a indústria farmacêutica a pesquisar compostos que tinham a eficácia dos ADTs, mas não seus muitos efeitos adversos, como cardiotoxicidade. Em 1972, uma equipe de pesquisadores composta por Bryan Malloy, Dave Wong e Ray Fuller, da Eli Lilly, sintetizou um agente codificado como LY86032, que tinha tais características. Esse composto foi ligeiramente alterado para produzir o cloridrato de fluoxetina (Prozac). Depois da liberação inicial para uso na Bélgica e na África do Sul, a fluoxetina foi liberada para o mercado norte-americano, em 1988. O primeiro agente serotonérgico, trazodona, que é essencialmente um antagonista 5-HT_2, foi liberado para consumo em 1981, mas não teve o mesmo impacto que a fluoxetina. Na história da psiquiatria, somente um fármaco foi recebido com tanta expectativa (positiva ou negativa): a fluoxetina. De qualquer forma, esta ofereceu uma alternativa para os antidepressivos tradicionais, porque mantém a eficácia desses agentes sem apresentar muitos de seus efeitos colaterais. Além disso, demonstrou segurança na *overdose*. Como resultado, a fluoxetina e os antidepressivos relacionados têm suplantado os ADTs como agentes de primeira linha no tratamento da depressão maior. Apenas as vendas da fluoxetina alcançaram US$ 2 bilhões, em 2000, nos Estados Unidos. (A patente da fluoxetina expirou em meados de 2001.) Esse sucesso incentivou outras companhias farmacêuticas a investigar agentes que seletivamente aumentassem a função 5-HT, e vários outros novos agentes foram liberados.

A pesquisa de medicamentos seletivos também levou à introdução de novas classes de antidepressivos. A venlafaxina, um IRSN, parece ter muito da eficácia dos ADTs, sem o risco de *overdose* e os inúmeros efeitos colaterais dessa classe de medicamentos. Seu metabólito, a desvenlafaxina, parece ser um fármaco mais balanceado serotonina-noradrenalina do que sua fonte. Da mesma forma, duloxetina, levomilnaciprano e milnaciprano são todos mais noradrenérgicos do que a venlafaxina. Em dosagens orais baixas, a seleginina, um agente seletivo da monoaminoxidase B (MAO-B), apresenta vantagens sobre alguns dos problemas dos IMAOs tradicionais administrados, por exemplo, por via transdérmica ou sublingual. Os inibidores seletivos ou reversíveis da monoaminoxidase A (RIMAs) representam outra tentativa de lidar mais facilmente com a dificuldade de tolerar os IMAOs. A vortioxetina é um agente de atividade multimodal com propriedades para bloquear a recaptação da serotonina, bem como apresenta efeitos sobre muitos outros receptores diferentes desse neurotransmissor. Ela pode oferecer algumas vantagens sobre alguns antidepressivos por exibir taxas relativamente baixas de efeitos colaterais sexuais, ganho de peso e sedação. Da mesma forma, a vilazodona pode apresentar taxas mais baixas de efeitos colaterais sexuais se comparada aos ISRSs.

Independentemente do enorme sucesso das mais novas classes de antidepressivos na melhoria da segurança e da tolerabilidade, não há êxito expressivo em relação ao aumento da eficácia e à latência de início desses fármacos. Assim como os agentes tradicionais, apenas 50 a 65% dos pacientes com depressão maior respondem a qualquer ensaio com um antidepressivo mais recente, e nenhum agente é capaz de reduzir com segurança as 4 a 8 semanas ou mais necessárias para que os medicamentos façam efeito. A redução da latência dos efeitos do antidepressivo e o aumento da eficácia devem constituir objetivos importantes nas pesquisas futuras.

Princípios gerais de uso de antidepressivos

Embora variem consideravelmente em relação aos seus mecanismos de ação, à sua toxicidade e às suas potenciais interações medicamentosas, existem algumas decisões clínicas que se aplicam ao uso de todos os antidepressivos. Entre elas, estão os critérios para escolha do antidepressivo, a decisão sobre a dose adequada e a determinação do tempo ideal de duração do tratamento.

Escolha do antidepressivo

A regularidade do aumento do número de antidepressivos disponíveis torna a escolha de um agente um pouco mais difícil. Embora, geralmente, o perfil de efeitos colaterais seja considerado o fator primário na escolha de um medicamento dessa classe, o casamento ideal de um antidepressivo com determinado paciente é tanto arte quanto ciência. Os parâmetros do indivíduo, incluindo subtipo da depressão, idade, sexo e quadro clínico, são equiparados com os parâmetros do fármaco, como efeitos colaterais, segurança e custo. O senso geral é de que todos os antidepressivos disponibilizados no mercado são igualmente eficazes no tratamento da depressão. Isso é inverossímil. A depressão é muito heterogênea para sugerir que agentes com ações diferentes funcionem igualmente bem para todos os possíveis tipos dessa doença. A teoria da igualdade da eficácia desses medicamentos está baseada no fato de que não é possível demonstrar em um ensaio clínico específico que algum antidepressivo seja mais eficaz do que 50 a 70%. Em contrapartida, os placebos tendem a apresentar cerca de 30% de eficácia em ensaios com pacientes ambulatoriais. Geralmente, a eficácia é definida como uma melhora de 50% na escala-padrão de graduação da depressão, como a HDRS. Quando a remissão, mais do que a melhora em geral, é o critério para eficácia, começam a surgir as diferenças entre os medicamentos. Mesmo uma diferença de 5% na capacidade de proporcionar remissão entre as classes de antidepressivos já seria clinicamente significativa. No entanto, um estudo capaz de demonstrar de modo adequado uma diferença teria de compreender uma amostra de alguns milhares de indivíduos. O custo para realizar esse tipo de ensaio é proibitivo. Assim, em geral, uma metanálise de estudos similares é empregada para aumentar a capacidade e detectar diferenças menores. Existe uma teoria em estudo de que os antidepressivos com efeitos neurotransmissores mais complexos, como os ADTs, a venlafaxina, a duloxetina, a mirtazapina e os IMAOs, podem produzir remissões mais completas do que os ISRSs. Algumas pesquisas, como a metanálise de Thase e colaboradores (2001), indicaram que a venlafaxina foi significativamente mais capaz de efetivar a remissão do que os ISRSs com os quais foi comparada. Mas essa área é polêmica. A FDA tem censurado a Wyeth por utilizar o estudo de Thase no seu *marketing*, sugerindo que a superioridade da venlafaxina só pode ser aludida contra a fluoxetina. Na verdade, metanálises mais recentes, realizadas por Nemeroff e colaboradores (2003) e Weinmann e colaboradores (2008), fracassaram em demonstrar uma vantagem evidente da venlafaxina sobre os ISRSs em geral. Uma questão importante é que os estudos originais dessa medicação não foram projetados para comparar doses máximas ao longo do tempo ou para tratar a remissão.

A revisão de ensaios clínicos randomizados realizada por Montgomery e colaboradores (2007) concluiu que existe evidência de presumível superioridade de alguns antidepressivos sobre outros. Essa revisão constatou que três antidepressivos – clomipramina, venlafaxina e escitalopram – tenderam a demonstrar eficácia superior em estudos comparativos. A revisão considerou mais as comparações diretas do que as metanálises para chegar a essa conclusão. De fato, muitos psiquiatras concordam que a clomipramina, a venlafaxina e o escitalopram podem oferecer eficácia favorável sobre outros agentes. Entretanto, as vantagens são relativamente modestas e podem ser superadas pelas desvantagens para muitos pacientes, incluindo efeitos colaterais e custo.

Quando subtipos da depressão, como a depressão atípica, a melancólica e a psicótica, são avaliados, surgem diferenças entre as classes de antidepressivos. As depressões atípicas, que são caracterizadas pela reatividade do humor, além dos sintomas vegetativos reversos, como o aumento do sono e do apetite, demonstram há muito tempo responder melhor aos IMAOs do que aos ADTs. Uma vez que a depressão atípica também pode responder satisfatoriamente aos ISRSs e à bupropiona, esses agentes ainda são os de primeira linha para o tratamento de tal subtipo. No entanto, é bem aceitável considerar um IMAO para um paciente com depressão resistente ao tratamento com características atípicas. Com a disponibilidade de uma forma transdérmica, é provável que a selegilina, com seu perfil de efeito colateral favorável e ausência de restrições dietéticas, torne-se, a partir de agora, o primeiro IMAO a ser considerado para a abordagem terapêutica tanto da depressão atípica quanto da depressão resistente ao tratamento.

Ainda há debates sobre qual tipo de depressão, a melancólica ou a psicótica, responde melhor aos ADTs ou aos IRSNs do que aos ISRSs. Embora a maioria dos estudos de eficácia de antidepressivo nesses subtipos tenha envolvido ADTs, comparações prospectivas, cabeça a cabeça, nunca foram realizadas, e a literatura permanece inconclusiva. Parece claro que a depressão melancólica responde aos ADTs, sendo mais aceitável iniciar com a venlafaxina ou a mirtazapina, que são do tipo ADTs em relação às suas ações duais, do que com um ISRS. Da mesma forma, a depressão psicótica responde à eletroconvulsoterapia (ECT); à amoxapina, um agente tetracíclico; ou à combinação de um ADT com um antipsicótico. Existem alguns dados de estudos controlados que demonstram que a combinação de fluoxetina com olanzapina também é eficaz, e essa seria a estratégia de primeira linha recomendada devido à segurança e à fácil utilização.

A idade do paciente é um fator importante ao escolher o antidepressivo. Nos pacientes geriátricos, há mais probabilidade de toxicidade devido ao número de medicamentos concomitantes, ao aumento da proporção gordura/músculo e à redução da função hepática e da depuração renal. Entre os ISRSs, o escitalopram, o citalopram e a sertralina são os que demonstram melhor tolerabilidade e menor probabilidade de interações farmacocinéticas sérias. Da mesma forma, a venlafaxina e a mirtazapina apresentam baixo risco de interações nos idosos. Entretanto, existe uma preocupação em relação à segurança da venlafaxina nos pacientes frágeis internados em casas de repouso (Oslin et al. 2003). Os ADTs e os IMAOs tendem a ser menos tolerados pelos idosos, constituindo, portanto, os agentes de segunda ou de terceira linha para essa população, embora alguns geriatras ainda enfatizem o uso da nortriptilina nos idosos melancólicos; a isocarboxazida foi bem tolerada nos estudos geriátricos realizados há alguns anos.

O sexo também é um aspecto importante para a tolerabilidade e a eficácia de determinada classe de antidepressivo. Evidência substancial sugere que os homens podem responder aos ADTs e tolerá-los melhor do que as mulheres. De forma oposta, elas, na fase pré-menopausa, parecem responder melhor com os agentes serotonérgicos do que eles. Assim, os homens podem ser tratados de forma mais adequada com venlafaxina, duloxetina ou ADT, e as mulheres, com um ISRS ou um antagonista 5-HT$_2$. Embora, de modo geral, os médicos sejam orientados a não indicar primeiramente um ADT, por causa das preocupações com a segurança, pode ser melhor iniciar os pacientes homens com um agente mais noradrenérgico do que com um ISRS. Novamente, estudos de comparação cabeça a cabeça são necessários antes que recomendações mais claras possam ser feitas, pois esse assunto ainda é polêmico.

O estado clínico do paciente é uma consideração importante durante a escolha do antidepressivo. Indivíduos com condições dolorosas podem ser mais bem tratados com duloxetina, venlafaxina ou ADT do que com outros agentes. Há evidências de que os IRSNs e os ADTs podem ser eficazes no tratamento da depressão e de alguns tipos de condições dolorosas. Pacientes com história de convulsões, AVC ou trauma craniano são tratados com mais segurança com ISRSs ou venlafaxina do que com ADT ou bupropiona. Da mesma forma, os indivíduos com história de arritmia ou doença arterial coronariana são tratados de modo mais seguro com agentes serotonérgicos do que ADTs ou IMAOs. A prescrição de nefazodona para pacientes com síndrome da imunodeficiência adquirida (aids), que estão recebendo inibidores da protease, deve ser cuidadosa, já que pode ocorrer aumento da toxicidade desses inibidores devido às interações farmacocinéticas.

Os parâmetros primários na escolha de um antidepressivo são os efeitos colaterais e a segurança. A maioria dos ISRSs está disponível na forma genérica e custa pouco. Os agentes mais antigos, como os ADTs e os IMAOs, em geral necessitam de mais visitas médicas e monitoramento, o que pode contrabalançar o baixo custo. Os ISRSs são relativamente seguros na *overdose* e mais bem tolerados pelos pacientes do que os ADTs e os IMAOs. Em 2011 e 2012, a FDA emitiu alertas sobre o risco de prolongamento do intervalo QT com a administração de citalopram em doses acima de 40 mg/dia. Teoricamente, pelo menos, a probabilidade de o citalopram induzir uma arritmia letal na *overdose* é maior do que a de outros ISRSs. Contudo, são poucos os dados que sugerem uma letalidade maior desse fármaco se comparado a outros ISRSs. O IRSN venlafaxina também pode ser menos seguro na *overdose* do que os ISRSs, mas mais seguro do que os ADTs. Apenas do ponto de vista da segurança, é difícil justificar o uso de um ADT ou um IMAO como primeira opção de tratamento. A maioria dos ISRSs é administrada uma vez ao dia, e a dose inicial é, às vezes, a dose terapêutica; por isso, os ISRSs também estão entre os agentes mais fáceis de se utilizar. Recentemente, a NICE, entidade britânica equivalente à FDA, advertiu que as *overdoses* de fluoxetina eram provavelmente mais letais do que as de outros ISRSs. Durante algum tempo, a instituição se posicionou contra o uso em primeira linha desse fármaco e recomendou o monitoramento ECG de rotina, mas, finalmente, mudou sua posição. Entretanto, a FDA não concordou com esse alerta.

Os efeitos colaterais diferem consideravelmente de classe para classe. Entre os efeitos colaterais de longo prazo mais importantes que influenciam a adesão, estão o ganho de peso e a disfunção sexual. É provável que os ADTs, os IMAOs e a mirtazapina sejam os agentes mais problemáticos em relação ao ganho de peso, considerando que a fluoxetina e a bupropiona são os menos problemáticos. A disfunção sexual é comum com a maioria dos antidepressivos, especialmente com os IMAOs, a clomipramina e os ISRSs. Certos fármacos apresentam menor probabilidade de causar efeitos colaterais dessa natureza, entre eles a nefazodona, a bupropiona e a mirtazapina. Além disso, a selegilina transdérmica também demonstra baixo risco de efeitos colaterais sexuais. Sugere-se que muitos IRSNs noradrenérgicos, como a duloxetina, também podem apresentar taxas mais baixas de efeitos colaterais desse tipo do que os ISRSs, mas dados de estudos bem projetados prospectivos não estão disponíveis.

Outra abordagem comum para a escolha de um antidepressivo é objetivar sintomas específicos de um episódio depressivo. Por exemplo, um paciente com depressão caracterizada pela insônia pode se beneficiar de um agente sedativo, como a mirtazapina, ou de um fármaco tricíclico do grupo das aminas-terciárias. Aqueles com ansiedade significativa costumam ser tratados com um ISRS ou um IRSN. O Sequenced Treatment Alternatives for Resistant Depression (STAR*D) demonstrou que pacientes com ansiedade comórbida tratados com citalopram e outros antidepressivos apresentaram uma probabilidade muito menor de responder ao tratamento do que aqueles sem ansiedade (Fava et al. 2008). Os indivíduos com insônia ou ansiedade também podem ser tratados com a combinação de ISRS ou IRSN com um hipnótico ou benzodiazepínico. Alternativamente, muitos médicos escolhem um antidepressivo estimulante, como a bupropiona ou a selegilina transdérmica, na abordagem terapêutica de pacientes que estão vivenciando hipersonia e fadiga. Os indivíduos com déficits cognitivos ou problemas de funcionamento executivo significativos podem ser tratados com um agente noradrenérgico, como a bupropiona ou a duloxetina (Raskin et al. 2007). Essa abordagem objetivada para o tratamento da depressão é confiável do ponto de vista intuitivo, mas não necessariamente sustentada por dados empíricos. Em várias áreas da medicina, os exames laboratoriais ajudam a orientar o médico na escolha do medicamento para uma condição específica. Por exemplo, a cultura bacteriana auxilia na seleção de um antibiótico específico ou na determinação da sensibilidade na medicina interna, e a genotipagem é cada vez mais utilizada na orientação do tratamento ginecológico. Hoje, a psiquiatria carece de um exame biológico capaz de ajudar na escolha de um tratamento específico. Alguns dados preliminares sugerem que, no futuro, várias abordagens poderão auxiliar os médicos na escolha do antidepressivo. Por exemplo, a ressonância magnética funcional e a tomografia por emissão de pósitrons acenam com a promessa da detecção precoce da eficácia ou não de um antidepressivo pelo estudo da imagem das alterações iniciais nas áreas límbicas relacionadas à regulação do humor e da conectividade com as regiões corticais. A eletrencefalografia quantitativa (EEGQ) demonstra benefícios em alguns estudos sobre o prognóstico da resposta subsequente a um antidepressivo específico, pela análise das alterações na atividade das ondas do cérebro pré-frontal, na primeira semana. Outros estudos de pequeno porte e bastante preliminares relataram o achado de que a EEGQ poderá prognosticar classes de agentes específicos aos quais um paciente apresentaria maior probabilidade de resposta, com base nas comparações com o banco de dados de referência dos indivíduos responsivos. A genômica também pode desempenhar um papel importante na determinação da melhor escolha de um antidepressivo. Polimorfismos na região promotora do transportador de serotonina (5HTTPRL), por exemplo, demonstram certa previsão da capacidade para determinar quais indivíduos apresentam uma probabilidade maior de responder aos antidepressivos serotonérgicos *versus* noradrenérgicos, ou quais têm maior probabilidade de vivenciar efeitos colaterais induzidos por um ISRS. Da mesma forma, o teste AmpliChip CYP450 (Assurex), genotipagem preditiva da enzima CYP2D6 do citocromo P450, disponível no mercado farmacêutico, poderia, teoricamente, ajudar na determinação da tolerabilidade e dosagem para determinado indivíduo, embora os dados desse benefício potencial sejam confusos. Alguns dados sugerem que o AmpliChip poderia prognosticar efeitos colaterais dos ADTs, mas não dos ISRSs (Murphy et al. 2003). O mercado farmacêutico também disponibiliza um teste sanguíneo (Ridge Diagnostic) para depressão maior, o qual também pode ter algum valor preditivo na terapia. Entretanto, a utilidade preditiva desse teste ainda não foi avaliada. Além disso, testes neurofisiológicos demonstram certo valor preditivo na determinação dos indivíduos que poderão responder a uma classe de antidepressivo, mas não a outra. Além disso, os déficits neuropsicológicos em pacientes idosos podem indicar resposta insatisfatória ao antidepressivo nessa população. É provável que, em futuro próximo, a genômica, as imagens de ressonância magnética funcional, os testes psicométricos e recursos como a EEGQ forneçam dados adicionais para auxiliar nas decisões clínicas sobre a escolha do antidepressivo, o que será muito bem-vindo. Até lá, a única opção viável para escolher o fármaco ainda é o julgamento clínico.

Dosagem e administração

A dose ideal de um antidepressivo é a menor dose eficaz que produza o mínimo de efeitos colaterais. A decisão acerca do quanto elevar a dose desses medicamentos sempre recai no balanço entre eficácia e efeitos colaterais. Se, com determinada dose do fármaco, não houver sinais de melhora dos sintomas depois de quatro semanas, as chances de que tal dose seja eficaz são muito pequenas (Quitkin et al. 1996). Do mesmo modo, os pacientes idosos com depressão que não apresentam uma melhora de pelo menos 30% em quatro semanas têm apenas 17% de chance de obter uma remissão até a décima segunda semana (Sackeim et al. 2005). Em contrapartida, uma resposta parcial nas primeiras quatro semanas prognostica resposta mais completa ao longo das oito semanas seguintes, mesmo que a dose seja mantida constante. Geralmente, o aumento da dosagem a cada duas semanas oferece ao médico a oportunidade de avaliar os benefícios e os efeitos colaterais da dose. Se o aumento for tolerado, mas se observar menos do que uma remissão completa, a dose deverá ser gradualmente aumentada até o máximo recomendado.

Duração do tratamento

Embora, nas décadas de 1960 e 1970, os ensaios padronizados com antidepressivos fossem geralmente de quatro semanas, o modelo atual dura de 6 a 12 semanas. É difícil avaliar a eficácia de um antidepressivo em menos de quatro semanas. Além disso, é improvável que esse período seja suficiente para avaliar doses mais elevadas em um paciente tolerante. Quitkin e colaboradores (1984), revisando um grande número de pacientes depressivos tratados com os ADTs tradicionais, concluíram que poucos deles demonstraram melhora significativa relativa depois de apenas duas semanas de terapia e que muitos precisaram de seis semanas para responder. Há alguns anos, nosso grupo (Schatzber et al. 1981) relatou que tanto os pacientes com resposta lenta quanto aqueles com resposta rápida à maprotilina poderiam ser identificados biologicamente no pré-tratamento pelos níveis urinários do 3-metóxi-4-hidróxi-fenilglicol (MHPG), os quais são indicativos de função da noradrenalina. Os indivíduos com baixos níveis de MHPG demonstraram respostas rápidas (em menos de 14 dias), e aqueles com níveis muito altos precisaram de 4 a 6 semanas de tratamento. Revisões mais recentes, realizadas por Nierenberg e colaboradores (1995, 2000), também sugeriram que a ausência de melhora durante a administração de certa dose de fluoxetina por quatro semanas prognostica resposta insatisfatória em 8 a 12 semanas.

Todos os pacientes que respondem a determinada dosagem de um antidepressivo devem ser mantidos com essa dose por pelo menos 6 a 12 meses. A continuação de todos os antidepressivos estudados até agora demonstra a redução substancial do risco de recaída. Em um importante estudo cooperativo do National Institute of Mental Health (Prien et al. 1984), a imipramina, de modo geral, foi mais eficaz do que o placebo ou o lítio na prevenção de recaída da depressão maior em um período superior a dois anos de manutenção. Em contrapartida, dois importantes estudos recentes, um nos Estados Unidos e outro no Reino Unido, concluíram que o lítio é tão eficaz quanto os ADTs na prevenção de recaídas em indivíduos com depressão unipolar. No estudo norte-americano, realizado por Prien e colaboradores (1984), a taxa geral de recaída no grupo unipolar foi relativamente alta (64%; 49% no grupo de imipramina), e os autores defenderam a necessidade de desenvolver estratégias alternativas mais novas, talvez com fármacos que não sejam ADTs (para mais informações sobre a terapia de manutenção nos transtornos afetivos, ver o Cap. 4). Na primeira edição deste manual, afirmamos que, depois de 3 a 4 meses de terapia de manutenção com a dosagem de resposta, muitos pacientes poderiam ser mantidos com doses mais baixas (½ a ¾ da original) durante os meses remanescentes. Entretanto, os resultados de Frank e colaboradores (1990) sugerem que doses totais são necessárias para o sucesso da terapia de manutenção. Esses pesquisadores observaram que 80% dos pacientes com depressão recorrente não apresentaram recaída ou recorrência por três anos quando as doses totais de imipramina (média de 200 mg/dia) foram mantidas. Apoiamos as recomendações de Frank e colaboradores de que os pacientes devem ser mantidos nos seus respectivos níveis de dosagem terapêutica, exceto se efeitos colaterais significativos aparecerem. Estudos mais recentes avaliando a eficácia da manutenção da venlafaxina demonstraram que os pacientes apresentaram probabilidade duas vezes maior de permanecer bem durante o tratamento ao longo de dois anos se comparados aos indivíduos randomizados que receberam placebo durante o mesmo período. No estudo de manutenção da venlafaxina, os pacientes continuaram com suas doses agudas, exceto se efeitos colaterais exigissem a redução da dosagem (Kornstein 2008).

Uma vez que a depressão é uma doença recorrente em cerca de 87% dos pacientes dentro de 15 anos a partir do episódio índice, a terapia de manutenção de longo prazo deve ser considerada para o indivíduo que tenha apresentado três ou mais episódios depressivos graves ou dois episódios nos últimos cinco anos.

Entretanto, dados sobre a neurobiologia da depressão deixam em dúvida se é prudente sempre aguardar até o segundo ou terceiro episódio para considerar um tratamento de manutenção de longo prazo ou vitalício. Atualmente, alguns estudos sugerem que a depressão está associada a uma perda progressiva de volume do hipocampo e, talvez, de outras áreas cerebrais, incluindo o giro do cíngulo anterior e o giro frontal médio do córtex. Além disso, essas alterações podem evoluir em função da duração da doença depressiva e do número de recorrências que um paciente vivencia (Maletic et al. 2007). Essas alterações morfológicas podem ser difíceis de superar ou se tornar permanentes. Ademais, as alterações cumulativas na morfologia cerebral são consistentes com a natureza progressiva da depressão em muitos pacientes. A recorrência subsequente pode ser mais resistente ao tratamento, mais crônica, mais grave e menos relacionada ao estresse externo. As recorrências também podem estar associadas a um acúmulo de déficits cognitivos, especialmente perda de memória, o que é consistente com a observação de perda progressiva do hipocampo (Gorwood et al. 2008). De fato, Gorwood e colaboradores (2008) estimaram uma perda permanente de 2 a 3% no desempenho da memória para cada um dos quatro primeiros episódios de depressão vivenciados por um indivíduo. Portanto, para alguns pacientes, pode ser apropriado considerar o tratamento de manutenção de longo prazo, mesmo depois de um episódio depressivo grave inicial.

O tratamento de longo prazo com antidepressivos pode dificultar a adesão dos pacientes ao regime prescrito, pois a maioria deles não concorda com a ideia de utilizar antidepressivos por longos períodos. Estigmas, efeitos colaterais, custos e inconveniências contribuem para a não adesão ao tratamento antidepressivo de manutenção. Várias intervenções podem aumentar essa aliança. É de grande valia orientar o paciente e seus familiares em relação ao curso da doença depressiva, ao tempo necessário para que os antidepressivos façam efeito e à necessidade de continuar o tratamento mesmo quando o indivíduo já estiver se sentindo melhor. Reforçamos constantemente a informação do potencial para alterações cerebrais progressivas associadas à depressão e para os déficits cognitivos de longo prazo relatados assiduamente na literatura. Também é importante a revisão dos potenciais efeitos colaterais. Solicitar *feedback* e responder a quaisquer perguntas do paciente possibilita ao médico a verificação do entendimento do indivíduo sobre o tratamento prescrito. Instruí-lo a não alterar a dosagem ou descontinuar o medicamento sem consultar o médico também é de grande ajuda.

Inibidores seletivos da recaptação de serotonina

Embora os ADTs tenham sido a classe dominante de antidepressivos em todo o mundo por mais de 30 anos, os ISRSs os ultrapassaram em popularidade em apenas uma década. Hoje, essa classe inclui a fluoxetina, a paroxetina, a sertralina, a fluvoxamina, o citalopram e o escitalopram (Fig. 3-1). A fluvoxamina não recebeu aprovação da FDA para uso no tratamento da depressão, mas a recebeu para a fobia social em 2008, em adição à sua antiga indicação de uso no TOC. Além disso, a fluvoxamina é comercializada em muitos países como antidepressivo. Diferentemente dos ADTs ou qualquer outro grupo de agentes psicotrópicos prescritos, os ISRSs, em especial a fluoxetina, têm enorme exposição na literatura não especializada.

Esses fármacos são tanto depreciados como elogiados pela imprensa leiga, mas sua popularidade entre os pacientes e médicos permanece totalmente consistente. A popularidade desses agentes deve-se em grande parte a sua segurança e seu perfil de efeitos colaterais favoráveis em relação aos IMAOs e aos ADTs. Os ISRSs também provaram ter atividade de amplo espectro em uma variedade de psicopatologias, bem como apresentam a vantagem adicional de facilmente atingir a dosagem terapêutica ideal. Além disso, todos os ISRSs, exceto o escitalopram, já têm suas respectivas formas genéricas, de modo que seu custo é muito baixo. Em 2008, uma importante rede de farmácias vendia o suprimento mensal da maioria dos ISRSs por US$ 3 a 4. No entanto, nem todos os pacientes toleram ou respondem aos ISRSs, e, conforme sugestão anterior (ver subseção "Escolha do antidepressivo", neste capítulo), eles podem não ser tão eficazes quanto os antidepressivos mais tradicionais em alguns transtornos e sintomas específicos, como a dor.

Efeitos farmacológicos

Como o próprio nome dessa classe de antidepressivos indica, os ISRSs bloqueiam seletivamente a recaptação da serotonina pelos seus efeitos inibitórios no transportador dependente da Na^+/K^+ adenosina trifosfatase (ATPase) nos neurônios pré-sinápticos. Comparada a um ADT-padrão, como a amitriptilina, que possui uma tendência semelhante de bloqueio da recaptação neuronal da serotonina e da noradrenalina, a fluoxetina é 200 vezes mais seletiva no bloqueio da recaptação da serotonina do que da noradrenalina. Esse fármaco é quase quatro vezes mais potente como inibidor da recaptação da serotonina,

Inibidores seletivos da recaptação de serotonina (ISRSs): visão geral	
Eficácia	Tratamento de primeira linha na: DM (aprovação da FDA para todos, exceto para fluvoxamina); distimia TP (aprovação da FDA para fluoxetina, paroxetina e sertralina) TOC (aprovação da FDA para todos, exceto para citalopram e escitalopram) Fobia social (aprovação da FDA para sertralina e paroxetina) TEPT (aprovação da FDA para sertralina e paroxetina) Bulimia (aprovação da FDA para fluoxetina) TAG (aprovação da FDA para paroxetina e escitalopram) TDPM (aprovação da FDA para fluoxetina [apenas Sarafem], paroxetina [apenas a fórmula de liberação controlada] e sertralina)
Efeitos colaterais	Efeitos colaterais GIs (náuseas, diarreia, azia) Disfunção sexual (↓ libido, orgasmo retardado) Cefaleia Insônia/sonolência
Segurança na *overdose*	Geralmente seguros na *overdose* até 30 a 90 dias de suprimento; controlada pelo suporte aos sinais vitais, lavagem gástrica Convulsões/estados epiléticos (raro)
Dosagem e administração	Citalopram, paroxetina, fluoxetina: dosagem uma vez ao dia, iniciando com 10 a 20 mg, aumentando até o máximo de 40 mg (citalopram), 50 mg (paroxetina) e 80 mg (fluoxetina) Escitalopram: dosagem uma vez ao dia, iniciando com 10 mg, aumentando até 20 mg após, no mínimo, uma semana Sertralina: iniciar com 25 a 50 mg e aumentar, de acordo com a necessidade, até o máximo de 200 mg
Benefícios totais em 4 a 8 semanas	
Descontinuação	Paroxetina, fluvoxamina, sertralina: descontinuação associada a parestesia, náusea, cefaleia, sintomas do tipo gripe de 1 a 7 dias após a descontinuação súbita
Interações medicamentosas	IMAO (**contraindicado**): síndrome serotonérgica ↑ níveis do ADT (paroxetina, fluoxetina) ↑ níveis da carbamazepina, do fenobarbital, da fenitoína ↑ níveis do haloperidol, da clozapina (fluvoxamina) ↑ níveis da teofilina (fluvoxamina) ↑ níveis da encainida, flecainida (**evitar**)

Nota: ADT = antidepressivo tricíclico; DM = depressão maior; FDA = U.S. Food and Drug Administration; GI = trato gastrintestinal; IMAO = inibidor da monoaminoxidase; TAG = transtorno de ansiedade generalizada; TDPM = transtorno disfórico pré-menstrual; TEPT = transtorno de estresse pós-traumático; TOC = transtorno obsessivo-compulsivo; TP = transtorno de pânico.

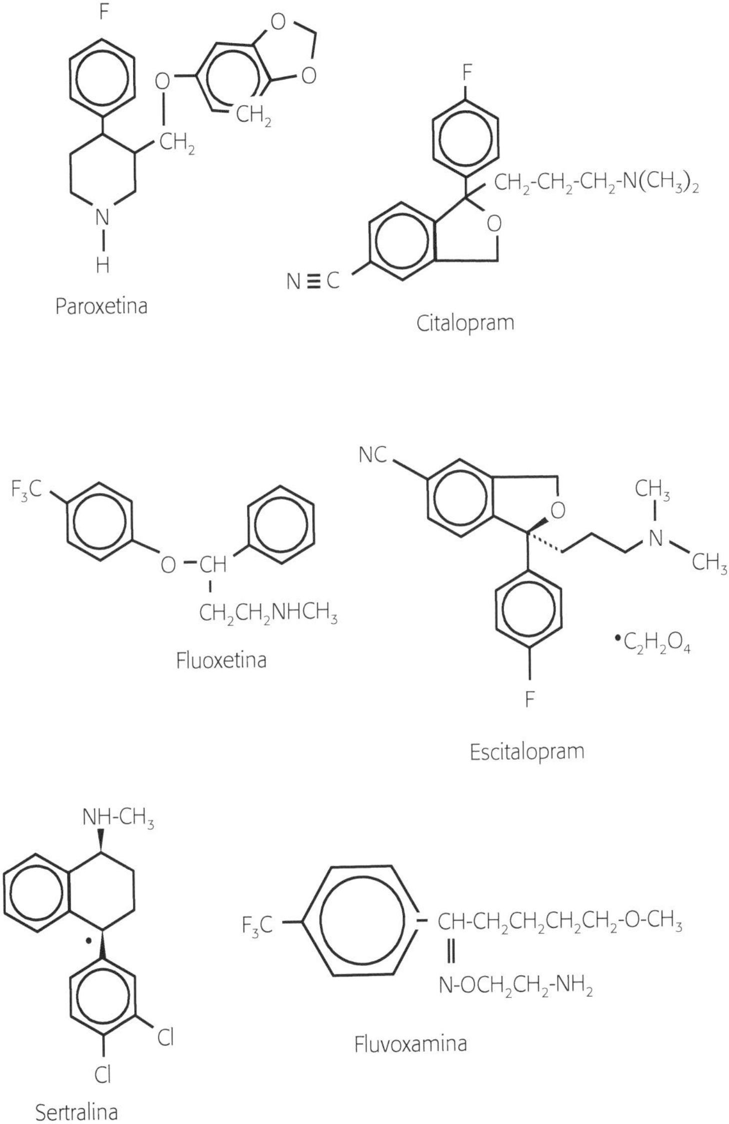

FIGURA 3-1 Estrutura química dos inibidores seletivos da recaptação de serotonina (ISRSs).

in vitro, do que a amitriptilina, e a paroxetina é quase 80 vezes mais potente como um inibidor do que a amitriptilina. Entre os cinco ISRSs atualmente disponíveis, a paroxetina e o citalopram demonstram ser os mais potentes bloqueadores da recaptação da serotonina.

No entanto, a seletividade é um termo relativo. Embora os ISRSs sejam mais seletivos do que, digamos, os ADTs, todos os ISRSs causam impacto em outros sistemas neurotransmissores, em nível pelo menos moderado. Por exemplo, existem evidências *in vitro* de que a paroxetina em altas doses (> 40 mg/dia) pode bloquear a recaptação da noradrenalina tanto ou mais quanto a venlafaxina. A sertralina também demonstra bloquear a recaptação da dopamina e pode ser mais potente nesse sentido do que a bupropiona. Do mesmo modo, a paroxetina pode apresentar um efeito anticolinérgico tão forte quanto a desipramina.

As propriedades de bloqueio da recaptação dos ISRSs aumentam o tônus serotonérgico geral em pelo menos duas etapas distintas. Inicialmente, os ISRSs contribuem para um aumento significativo da disponibilidade da serotonina na fenda sináptica. Entretanto, é improvável que esse efeito tenha qualquer ação sobre a eficácia do antidepressivo, porque os ISRSs compartilham o início de ação retardado típico de todos os antidepressivos. Com a administração recorrente dos fármacos, ocorre a redução da sensitividade dos autorreceptores $5-HT_{1A}$ somatodendríticos e terminais, sendo que o tempo do processo desse efeito está associado mais estritamente à resposta do antidepressivo. Ademais, o bloqueio do transportador da serotonina (SERT) pela administração crônica dos ISRSs está associado a fatores neurotróficos, inclusive do fator neurotrófico derivado do cérebro (BDNF). O aumento do BDNF induzido pelo antidepressivo está associado a aumento na sinaptogênese, na neurogênese e na resiliência neuronal. Esses aumentos parecem ser uma importante consequência da administração de longo prazo dos ISRSs e de outras classes de antidepressivos eficazes.

Diferentemente dos ADTs, os ISRSs possuem uma afinidade relativamente pequena pelos receptores histamínicos (H_1, H_2), muscarínicos ou α_1-adrenérgicos. Embora a sertralina possa apresentar, *in vitro*, 25% de afinidade pelos receptores α_1-adrenérgicos, como a imipramina, essa descoberta é de pouca relevância clínica. Entretanto, a paroxetina apresenta uma fraca atividade antimuscarínica, mas clinicamente significativa. A afinidade anticolinérgica pela paroxetina é mais ou menos equivalente àquela pela desipramina. De modo geral, todavia, a natureza seletiva dos ISRSs resulta em um perfil de efeitos colaterais muito favorável e na grande janela terapêutica demonstrada por esses fármacos.

Os ISRSs são extensivamente metabolizados pelas enzimas hepáticas, sobretudo pela 2D6 do citocromo P450 (Tab. 3-1). A sertralina também é metabolizada via enzima 3A3/4 do citocromo P450. Apenas a fluoxetina e a sertralina possuem metabólitos farmacologicamente ativos (Tab. 3-2). A fluoxetina é desmetilada em norfluoxetina, e a sertralina, em N-desmetilsertralina e uma hidroxicetona. Como resultado, as meias-vidas funcionais desses dois medicamentos são consideravelmente mais longas do que aquelas da paroxetina e da fluvoxamina. A meia-vida da fluoxetina é cerca de 34 horas; a da norfluoxetina é de, pelo menos, uma semana. A meia-vida da sertralina varia em torno de 26 horas, e as meias-vidas dos seus metabólitos, de 48 a 72 horas. Tanto a paroxetina quanto a fluvoxamina têm meias-vidas médias abaixo de 20 horas, enquanto a do citalopram fica em torno de 35 horas. Com a administração repetida dos medicamentos, as meias-vidas de todos os ISRSs, em especial da paroxetina e da fluoxetina, aumentam substancialmente, porque os fármacos parecem inibir seus próprios metabolismos. Por isso, as meias-vidas funcionais da fluoxetina e da norfluoxetina, com o uso continuado, são de 2 a 3 semanas. O monitoramento do nível plasmático dos ISRSs não demonstrou ser clinicamente útil. A variabilidade dos níveis plasmáticos do ISRS entre os indivíduos é tão grande que é praticamente impossível correlacionar eficácia ou toxicidade com esses níveis.

Indicações

Os ISRSs são primariamente indicados para o tratamento da depressão maior, e essa utilização é sustentada por vários estudos. Um grande número de ensaios duplos-cegos, controlados por placebo, estabeleceu que os ISRSs são úteis no tratamento da depressão maior de leve a moderada em pacientes ambulatoriais (Rickels e Schweizer 1990). Alguns estudos também sugerem que os ISRSs são eficazes no tratamento da depressão mais grave, embora existam debates sobre isso ao longo dos anos (ver adiante). De fato, Montgomery e colaboradores (2007) concluíram que evidências suportam que o escitalopram na depressão grave possa ser mais potente do que outros antidepressivos. Os ISRSs são eficazes na depressão atípica; combinados com antipsicóticos-padrão, no tratamento da depressão psicótica; e na terapia de manutenção da depressão recorrente em ensaios com duração de um ano. Eles também são benéficos no tratamento da depressão maior crônica com distimia. Alguns médicos chegam a considerar tais agentes como a abordagem terapêutica de escolha para esses transtornos.

No entanto, existe um debate sobre o papel dos ISRSs em formas mais graves de depressão, incluindo a melancólica. Metanálises extensas e ensaios

TABELA 3-1 Inibição das enzimas do citocromo P450 pelos antidepressivos

Enzima	Fármacos metabolizados	Inibidores antidepressivos
2D6	ADTs (hidroxilação) Bupropiona Venlafaxina Tioridazina Antiarrítmicos 1C β-bloqueadores Paroxetina Risperidona Codeína Haloperidol Clozapina Benzotropina Perfenazina	Fluoxetina (norfluoxetina) Sertralina (desmetilsertralina) Paroxetina Fluvoxamina e citalopram (mais fracos)
1A2	Cafeína Teofilina Fenacetina ADTs (desmetilação) Clozapina Diazepam	Fluvoxamina
3A3/4	Alprazolam Triazolam ADTs (desmetilação) Terfenadina Astemizol Carbamazepina Eritromicina Dexametasona Citalopram Escitalopram Ciclosporina	Fluoxetina Sertralina Fluvoxamina Nefazodona
2C19	ADTs (desmetilação) Varfarina Tolbutamida Fenitoína Diazepam	Fluoxetina Fluvoxamina Sertralina

Nota: ADT = antidepressivo tricíclico.

TABELA 3-2 Farmacocinética dos inibidores seletivos da recaptação de serotonina (ISRSs)

ISRS	Meia-vida (horas)	Metabólito e sua meia-vida	Nível plasmático máximo (horas)	Ligação proteica %
Fluoxetina	24-72	Norfluoxetina, 7-14 dias	6-8	94
Sertralina	25	N-desmetilsertralina, 2-3 dias	6-8	95
Paroxetina	<20	Não se aplica	2-8	99
Fluvoxamina	15	Não se aplica	2-8	77
Citalopram	35	Não se aplica	4-6	91
Escitalopram	32	S-desmetilcitalopram	5	56

randomizados e controlados não demonstraram uma diferença significativa na eficácia dos ISRSs ao compará-los a ADTs ou IRSNs no tratamento da depressão grave (Bielski et al. 2004; Hirschfeld 1999). Todavia, poucos estudos dos ISRSs envolveram indivíduos hospitalizados com depressão grave, e alguns dos trabalhos que incluíram tais pacientes não compararam de forma direta os ISRSs com agentes mais antigos, como os ADTs. Algumas pesquisas que fizeram essas comparações diretas sugeriram que a paroxetina era inferior à clomipramina na indução da remissão nos pacientes melancólicos hospitalizados (Danish University Antidepressant Group 1990) e que a fluoxetina era muito menos eficaz do que a nortriptilina no tratamento de idosos melancólicos cardíacos hospitalizados em virtude da depressão (Roose et al. 1994). Esses estudos definiram a resposta não como redução na gravidade em geral, mas como uma quase remissão. Outras pesquisas não encontraram qualquer diferença na eficácia de ADTs e ISRSs em pacientes hospitalizados com depressão grave. É provável que esse debate sobre a eficácia dos ISRSs nessa forma da doença continue. Os dados disponíveis sugerem que os ISRSs, apesar de ineficazes no tratamento de alguns idosos hospitalizados com depressão grave, têm um perfil de efeito colateral mais favorável do que o dos ADTs ou IRSNs.

A segunda indicação para os ISRSs é no tratamento do TOC. O benefício da clomipramina (um ADT serotonérgico) na abordagem do TOC foi primeiramente observado em 1968. Desde então, ficou claro que outros agentes serotonérgicos também são eficazes na intervenção terapêutica desse transtorno cujo tratamento é historicamente difícil (Chouinard et al. 1990; Tollefson et al. 1994). A fluvoxamina, a fluoxetina, a sertralina e a paroxetina têm aprovação da FDA para indicação no tratamento do TOC, mas todos os ISRSs demonstram eficácia na abordagem do transtorno. As doses do ISRS para o tratamento do TOC normalmente são mais altas do que aquelas necessárias para a intervenção terapêutica na depressão, e em geral a latência de resposta é mais longa.

A terceira indicação para os ISRSs totalmente comprovada é no tratamento dos transtornos alimentares, sobretudo a bulimia nervosa. A fluoxetina demonstra ter um efeito positivo no ciclo *binge-purge* (compulsão alimentar-purgação) em alguns pacientes bulímicos (Fluoxetine Bulimia Nervosa Collaborative Study Group 1992). Os ISRSs também podem melhorar o desejo por carboidratos e a alteração do humor associados à bulimia nervosa e à obesidade. A fluoxetina e a sertralina demonstram um modesto efeito no peso e na ingestão de alimentos em indivíduos obesos. Infelizmente, a maioria dos pacientes que perde peso ao longo da terapia com um ISRS ganha-o de volta com o tempo. Há poucos dados sobre o uso dos ISRSs no tratamento da anorexia nervosa clássica, mas um relato sugeriu que a fluoxetina pode ser eficaz nessa condição (Kaye et al. 1991). O mais abrangente e controlado estudo da fluoxetina na prevenção de recaída em pacientes anoréxicos não demonstrou qualquer benefício nesse tipo de prevenção em comparação ao placebo (Walsh et al. 2006). Apesar de esse estudo ter envolvido adultos portadores de uma forma mais crônica da doença, pode haver subconjuntos de pacientes anoréxicos que se sintam melhor sob o uso de um ISRS.

Enfim, parece haver um papel para os ISRSs no tratamento da maioria dos outros transtornos de ansiedade, incluindo o transtorno de pânico, a fobia social, o TAG e o TEPT. Embora os indivíduos com transtorno de pânico possam ser sensíveis aos efeitos ativadores de alguns ISRSs, a maioria é capaz de tolerar uma titulação lenta ascendente. Por exemplo, relatos indicam que, embora alguns pacientes não tolerem uma dose inicial de 20 mg/dia de fluoxetina, muitos deles são capazes de beneficiar-se com 5 mg/dia no começo do tratamento (Schneier et al. 1990).

Todos os ISRSs, incluindo o citalopram e a fluvoxamina, parecem, com base nos dados publicados, ser eficazes no tratamento do transtorno de pânico. A paroxetina, a sertralina e a fluoxetina foram aprovadas pela FDA para indicação na abordagem dessa psicopatologia.

Em 1999, a paroxetina foi aprovada pela FDA para indicação no tratamento da fobia social, e os dados preliminares sustentam o uso de outros ISRSs na intervenção desse transtorno. Uma série de estudos duplos-cegos indica que a paroxetina, em dosagens de 20 a 50 mg/dia, é mais eficaz do que o placebo para o alívio dos sintomas, incluindo o medo exagerado e a evitação de interação interpessoal. Além disso, a paroxetina parece reduzir a significativa incapacidade associada a formas mais graves dessa fobia (Stein et al. 1998). Outros ISRSs, incluindo o escitalopram, apresentaram resultado positivo em ensaios controlados para o tratamento da fobia social, mas não receberam aprovação para essa indicação. Em geral, os ISRSs parecem ser pelo menos tão eficazes no tratamento da fobia social quanto o são no tratamento da depressão maior. Entretanto, apesar de a fobia social estar entre os transtornos de ansiedade mais comuns, ela também é menos diagnosticada e tratada do que outros transtornos de ansiedade.

O TEPT está associado a uma série de condições comórbidas, especialmente a depressão e o abuso de substâncias. Desde o final da década de 1980, os ISRSs são usados para tratar alguns sintomas desse transtorno, incluindo depressão, insônia, superexcitação e agitação. Há evidência substancial de que a fluoxetina, a paroxetina e a sertralina auxiliam no alívio desses sintomas e podem até mesmo causar impacto no abuso comórbido de substâncias. Em 1999, a sertralina tornou-se o primeiro fármaco a ser aprovado pela FDA para o tratamento do TEPT. Muitos portadores desse transtorno tratados com sertralina precisam de doses acima de 100 mg/dia para o resultado máximo. Com a paroxetina, a dosagem de 20 mg/dia parece ser tão eficaz quanto a de 40 mg/dia na abordagem terapêutica do TEPT.

Os ISRSs devem ser úteis na intervenção do TAG, e a paroxetina e o escitalopram receberam aprovação da FDA para essa indicação. A paroxetina, em dosagens de 20 a 50 mg/dia, foi eficaz na redução da ansiedade em 60%, de acordo com a Hamilton Anxiety Scale. Estudos de grande porte do escitalopram também demonstraram benefícios no tratamento da ansiedade generalizada.

O transtorno disfórico pré-menstrual (TDPM) é uma ocorrência mensal de muitos rompantes de humor em cerca de 3% da população feminina. Em 1995, no primeiro estudo abrangente da fluoxetina no tratamento do TDPM (Steiner et al. 1995), doses de 20 a 60 mg foram mais eficazes do que o placebo no tratamento dos sintomas por mais de seis ciclos menstruais consecutivos. O efeito foi observado logo no começo do primeiro ciclo após iniciar o medicamento. Desde então, uma série de estudos sustenta o uso dos ISRSs, especialmente a fluoxetina e sertralina, para o tratamento desse transtorno. Esses dois fármacos também foram usados como tratamento intermediário na fase lútea do ciclo e parecem ter sido eficazes (Jermain et al. 1999). Em 1999, a fluoxetina (Sarafem) foi o primeiro medicamento aprovado para a abordagem terapêutica do TDPM.

A lista dos transtornos nos quais o sistema serotonérgico tem certa participação é longa, e o papel potencial dos ISRSs está em contínua expansão. Esses fármacos são eficazes no tratamento da raiva e da agressão impulsiva associadas a alguns transtornos da personalidade (Kavoussi et al. 1994; Rinne et al. 2002) e, talvez, de certos transtornos dolorosos, como a neuropatia diabética e a fibromialgia (Wolfe et al. 1994) – embora, nesse caso, os bloqueadores mistos da recaptação de serotonina e noradrenalina demonstrem maior eficácia.

Efeitos colaterais

Conforme observado anteriormente, os ISRSs tendem a ser mais seguros e mais bem tolerados do que seus predecessores. A *overdose* com ISRSs é relativamente comum na prática clínica, mas raras vezes o quadro apresenta resultados significativos. Na verdade, uma revisão de 234 tentativas de *overdose* com fluoxetina, com doses de até 1.500 mg, não revelou óbito, e mais da metade dos pacientes permaneceu completamente assintomática (Borys et al. 1992). Todos os indivíduos precisaram apenas da assistência clínica usual. Superdosagens moderadas (de 5 a 30 vezes o total da dose diária) raramente são graves. Entretanto, *overdoses* fatais com ISRSs ocorreram. Uma análise sugere que 14 em cada mil *overdoses* com ISRSs podem ser fatais (McKenzie e McFarland 2007). Todavia, muitas delas são complicadas pela ingestão de substâncias adicionais. A taxa de óbito de 0,14% dos ISRSs é uma fração daquela apresentada pelos ADT e também é menor do que aquela observada com a venlafaxina. A causa comum do óbito parece ser as complicações das convulsões ou o estado epiléptico e, caracteristicamente, envolve a ingestão de milhares de miligramas (Barbey e Roose 1998).

Em estudos recentes, aproximadamente o dobro de pacientes em uso de ADTs abandonaram o tratamento quando comparados aos usuários de ISRSs, devido a seus efeitos colaterais. Os ISRSs estão basicamente isentos dos efeitos colaterais anticolinérgicos dos ADTs. Além disso, a hipotensão ortostática em geral não ocorre com o uso do ISRS. Normalmente, os ISRSs também parecem ser mais bem tolerados do que os IMAOs e os IRSNs. Contudo, não é possível afirmar que todas as pessoas tolerem melhor os ISRSs do que outras classes de antidepressivos. Pacientes que não podem tolerar os efeitos colaterais sexuais do ISRS, por exemplo, poderiam tolerar bem um IRSN, como a bupropiona ou mesmo a selegilina transdérmica.

As razões mais comuns para a descontinuação precoce dos ISRSs durante o tratamento são os efeitos colaterais gastrintestinais (GIs), que incluem náusea, diarreia, cólicas, azia e outros sintomas de desconforto GI. O intestino é rico em receptores 5-HT, incluindo o 5-HT$_3$, que parece ser o responsável pelo desconforto GI induzido pelo ISRS. Considerando que os relatos mais antigos sugeriram que aproximadamente 20 a 30% dos pacientes tratados com fluoxetina desenvolveram efeitos colaterais GIs, a incidência na prática clínica tem sido bem menor. Nos estudos recentes, de modo geral, a dosagem inicial foi de 20 mg/dia, mas atingiu 60 mg/dia no final da primeira semana. Na prática clínica, a dosagem inicial é de 20 mg/dia, sendo mantida por três semanas; com isso, as náuseas são menos comuns e menos graves. Do mesmo modo, os efeitos colaterais GIs tendem a diminuir ao longo das primeiras 2 a 4 semanas de tratamento.

Vários métodos podem ser úteis para se reduzir o desconforto GI induzido pelo ISRS. A primeira estratégia para que ocorra a adaptação é a titulação do medicamento, iniciando com a metade, ou menos, da dose inicial típica e aumentando lentamente nos indivíduos sensíveis. Outra estratégia é orientar os pacientes para que tomem os medicamentos durante as refeições. O estômago cheio parece mitigar alguns dos desconfortos GIs. Outros antagonistas 5-HT$_3$, como a dolasetrona (Anzemet) e a ondansetrona (Zofran), também são bons coadjuvantes, mas são muito caros para o uso de rotina. A mirtazapina (Remeron) é um antagonista 5-HT$_2$ e 5-HT$_3$ de potência moderada, podendo ser utilizada em combinação com os ISRSs. Na verdade, os oncologistas e anestesistas estão utilizando cada vez mais a mirtazapina como uma alternativa menos dispendiosa para os antagonistas 5-HT$_3$ tradicionais no tratamento pós-operatório e no alívio das náuseas induzidas pela quimioterapia (Kast e Foley 2007).

Outro grupo de efeitos colaterais normalmente encontrado com os ISRSs está relacionado à ativação do sistema nervoso central (SNC). Pelo menos 10 a 20% dos pacientes que consomem ISRSs queixam-se de insônia, nervosismo e agitação durante o tratamento. Esses efeitos colaterais não são exatamente uma surpresa, em virtude do seletivo (mas não específico) efeito dos ISRSs na transmissão serotonérgica do SNC. Em outras palavras, os ISRSs afetam as vias serotonérgicas difusas, e algumas dessas vias contribuem para a excitação do SNC. Por tal razão, a fluoxetina, que tem a reputação de possuir propriedades ativadoras, deve ser ingerida pela manhã, quando é menos provável que interfira no sono. Da mesma forma, quando os pacientes desenvolvem insônia com outros ISRSs, costuma ser eficaz que tomem a dose do medicamento de manhã bem cedo. Ocasionalmente, há necessidade da prescrição de doses moderadas de um benzodiazepínico (p. ex., clonazepam, 0,5 mg, duas vezes ao dia; lorazepam, 0,5 mg duas vezes ao dia; alprazolam, 0,25 mg, duas vezes ao dia) no início do curso da terapia para controlar a agitação e o sono. A trazodona é outro agente normalmente empregado para o caso de insônia induzida por ISRS que demonstra eficácia em doses de 50 a 100 mg, ao deitar. Uma série de relatos de casos também sugere que a trazodona pode intensificar a resposta ao ISRS.

De forma oposta, alguns pacientes podem ficar sedados com o uso de ISRSs. Na maioria das vezes, esse efeito é observado com a paroxetina. Quando ocorre sedação, é aconselhável ingerir a dose em torno das 20 h, a fim de combinar o pico do nível sérico com o momento ideal da sedação (aproximadamente às 2 h). Alguns pacientes que usam outros ISRSs experimentam a sensação de dormência ou inatividade no contexto do humor eutímico. Donald Klein recomendou doses baixas de bromocriptina (2,5 mg, uma ou duas vezes ao dia) ou estimulantes para reagir a esse efeito. O modafinil (Provigil) tem sido empregado para reagir à hipersonia induzida pelo antidepressivo. O modafinil é um estimulante com baixo potencial para abuso e foi aprovado pela FDA para o tratamento de narcolepsia e hipersonia idiopática. Observamos que doses de 100 a 200 mg pela manhã são eficazes no alívio da sonolência durante o tratamento (DeBattista et al. 2003). Além disso, o modafinil pode ter um papel adjuvante em outras dimensões da depressão, incluindo fadiga e cognição. O armodafinil, o R-enantiômero do modafinil, tem ação mais prolongada do que o modafinil, mas apresenta eficácia similar no tratamento de efeitos colaterais induzidos por antidepressivos.

Desde o surgimento dos ISRSs, na década de 1990, ficou claro que a disfunção sexual surgida com o tratamento empregando essa classe de medicamentos é um problema muito maior do que se pensava anteriormente. Estudos de pré-marketing sugeriram que a incidência da disfunção sexual – incluindo ejaculação retardada, anorgasmia, impotência e diminuição da libido – foi inferior a 4%. Entretanto, relatos mais recentes indicaram que a incidência pode ser praticamente de 30 a 40% para todos os ISRSs. Embora a adaptação aos efeitos colaterais sexuais ocorra em alguns pacientes, ela pode levar meses ou mesmo anos. Alguns relatos anedóticos sugerem que manter a dose de ação no nível mais baixo possível, por exemplo, para paroxetina e sertralina, por 24 horas antes da atividade sexual é uma medida eficaz em 50% dos pacientes. A meia-vida da fluoxetina torna essa abordagem ineficaz.

Há relatos de várias intervenções para neutralizar a disfunção sexual surgida durante o tratamento (Tab. 3-3), mas a maioria delas não foi bem estudada. Praticamente todos os benefícios descritos dos agentes coadjuvantes, em relação aos efeitos colaterais sexuais advindos do tratamento, estão fundamentados em relatos de casos ou em estudos abertos. Poucos ensaios controlados foram concluídos, mas seus achados não são conclusivos. Em um dos poucos estudos duplos-cegos publicados sobre os antídotos para a disfunção sexual, a buspirona, um agonista parcial do receptor $5-HT_{1A}$, mostrou-se eficaz no tratamento da disfunção sexual induzida por ISRS em alguns pacientes, nas dosagens de 20 a 60 mg/dia (Landén et al. 1999). Entretanto, outro estudo duplo-cego do uso da buspirona no tratamento dos efeitos colaterais sexuais induzidos por ISRS não demonstrou qualquer benefício dessa abordagem (Michelson et al.

TABELA 3-3 Agentes coadjuvantes do inibidor seletivo da recaptação de serotonina (ISRS) em relação à disfunção sexual induzida

Agente coadjuvante	Dosagem	Estudos
Buspirona	20-60 mg/dia	Landén et al. 1999; Norden 1994
Bupropiona	75-150 mg/dia	Ashton e Rosen 1998; Labbate e Pollack 1994; DeBattista et al. 2005
Sildenafila	50-100 mg conforme a necessidade	Ashton e Bennett 1999; Gupta et al. 1999; Nurnberg et al. 1999a, 1999b, 2008; Fava et al. 2006a
Tadalafila	10-20 mg	Segraves et al. 2007
Vardenafila	10-20 mg	Rosen et al. 2006
Ginkgo biloba	60-240 mg/dia	Wheatley 2004
Amantadina	100-300 mg/dia	Balon 1996; Shrivastava et al. 1995
Ciproeptadina	4-12 mg conforme a necessidade	Aizenberg et al. 1995; Keller Ashton et al. 1997
Ioimbina	5,4 mg, três vezes ao dia	Jacobsen 1992; Price e Grunhaus 1990

2000). A mirtazapina também foi ineficaz em um ensaio controlado, mas a olanzapina, um antagonista 5-HT_2/D_2, foi significativamente mais eficaz do que o placebo (Michelson et al. 2002). A troca para bupropiona (Walker et al. 1993) ou a sua adição, em dosagens de 75 a 150 mg/dia, provaram ser eficazes em alguns casos (Ashton e Rosen 1998; Hirschfeld 1999; Labbate e Pollack 1994). Concluímos um estudo duplo-cego da bupropiona como terapia coadjuvante e demonstramos sua eficácia no humor, mas não no desempenho sexual, na dosagem fixa de 150 mg/dia (DeBattista et al. 2005). A bupropiona mostrou-se apenas marginalmente eficaz no aumento da excitação sexual; entretanto, uma dose de 300 mg ou mais pode ser necessária para melhorar a função sexual. Clayton e colaboradores (2004) relataram que a bupropiona na dosagem de 150 mg, duas vezes ao dia, aumentou o desejo e o interesse pela atividade sexual em algum grau depois de quatro semanas.

Consta em relatos que o uso da sildenafila (Viagra) é significativamente mais eficaz do que o do placebo em homens com disfunção sexual induzida por ISRS (Fava et al. 2006a; Nurnberg et al. 2001). A utilização relatada da sildenafila no combate aos efeitos colaterais sexuais induzidos por ISRS é, de certa forma, contraintuitiva, já que os efeitos mais comuns desses ISRSs são a diminuição da libido e o retardo no orgasmo, e não os problemas de ereção. Entretanto, tem sido relatado que a sildenafila possui a propriedade de aumentar a satisfação sexual de modo geral, tanto em homens quanto em mulheres. Em um estudo controlado com mulheres, observamos que a sildenafila (50-100 mg/dia) foi significativamente mais eficaz do que placebo na melhora das medidas globais da função sexual em pacientes que vivenciaram os efeitos colaterais sexuais induzidos por antidepressivo (Nurnberg et al. 2008). Agentes similares, como a vardenafila, também parecem ser eficazes no tratamento da disfunção sexual associada ao antidepressivo, pelo menos nos homens (Rosen et al. 2006). A ciproeptadina, em dosagens de 4 a 12 mg/dia, pode reverter um pouco essa disfunção. Infelizmente, ela também pode reverter o efeito antidepressivo ou antiobsessivo dos ISRSs, além de ser sedativa. O agonista α-adrenérgico ioimbina é efetivo em alguns pacientes (Jacobsen 1992), mas foi ineficaz em um ensaio controlado (Michelson et al. 2002). Infelizmente, a ioimbina pode ser ansiogênica em alguns pacientes, e esse efeito tende a ser contraprodutivo. De forma similar, alguns relatos de casos sugeriram que os agentes dopaminérgicos, como a amantadina, a anfetamina e a bromocriptina, podem ser eficazes em alguns pacientes. O antigo *Ginkgo biloba* é relatado anedoticamente como de grande ajuda para alguns portadores de disfunção sexual induzida por ISRS. Entretanto, para a obtenção dos efeitos benéficos, podem ser necessárias dosagens mais elevadas (p. ex., 240 mg/dia) por semanas, e essas dosagens, às vezes, estão associadas a efeitos colaterais GIs e ao aumento do sangramento e da confusão nos idosos. Como é frequente nesses casos, estudos rigorosamente controlados não demonstraram o benefício da planta no tratamento da disfunção sexual induzida por ISRSs (Wheatley 2004). Em virtude da falta de evidências de sustentação do *Ginkgo biloba* e de seu potencial para alguns efeitos colaterais, aconselhamos os pacientes a não tentar essa abordagem.

Outros efeitos colaterais estão associados aos ISRSs, mas eles ocorrem mais raramente. Cefaleias podem estar presentes no início da terapia em alguns pacientes. Contudo, os ISRSs apresentam alguns benefícios na profilaxia da enxaqueca quando utilizados por um longo período. Sintomas autonômicos, como transpiração excessiva e boca seca, são relatados com frequência. A transpiração excessiva é bastante problemática para alguns pacientes. As abordagens anedóticas para o tratamento da transpiração induzida por ISRS, como o uso de β-bloqueadores e agentes anticolinérgicos, não estão totalmente comprovadas. Os agentes α-adrenérgicos podem ser eficazes. Tremores podem se desenvolver em um padrão dose-dependente, sendo frequentemente responsivos ao propranolol em dosagens moderadas (10 mg, três vezes ao dia). A boca seca é observada em 20% dos pacientes tratados com paroxetina, refletindo os efeitos anticolinérgicos brandos desse medicamento.

A possível associação entre ganho de peso e uso crônico dos ISRSs tornou-se um foco de interesse. Em geral, é difícil correlacionar exatamente o ganho significativo de peso no tratamento com ISRS. Depois de um ano de terapia, a maioria dos ISRSs está associada tanto a nenhum ganho de peso quanto a aumentos moderados. Entre os fármacos dessa classe, a paroxetina pode estar um pouco mais associada ao ganho de peso, e a fluoxetina, um pouco menos.

Teicher e colaboradores (1990) relataram preocupação intensa com suicídio em seis pacientes sob o uso recente de fluoxetina. Esse fenômeno também pode ocorrer com outros antidepressivos. Estudos subsequentes e análise de conjuntos de dados não demonstraram qualquer propensão maior para o suicídio com a fluoxetina do que com outros antidepressivos (Beasley et al. 1991). Além disso, não existe associação desse medicamento com suicídio na bulimia (Wheadon et al. 1992) ou no TOC (Beasley et al. 1992). Isso sugere que os pensamentos suicidas surgidos durante o tratamento podem ser muito mais artifícios da depressão subjacente do paciente do que efeito do medicamento. Entretanto, a fluoxetina está associada a agitação ou possíveis efeitos colaterais do tipo acatisia, e é concebível que alguns indivíduos depressivos possam se tornar mais suicidas na ocorrência de tais efeitos (Rothschild e Locke 1991). Rothschild e Locke (1991) reintroduziram a fluoxetina em três pacientes que haviam tentado o suicídio durante uma terapia anterior com o fármaco. Eles relataram que os três sujeitos desenvolveram acatisia grave após a reintrodução. Em dois deles, a angústia suicida foi aliviada com o propranolol. Por isso, nos casos de ideação suicida, é oportuna a troca para um antidepressivo menos ativador ou o uso de um benzodiazepínico, como clonazepam ou lorazepam, ou, ainda, um β-bloqueador simultaneamente com o ISRS. Alguns indivíduos que experimentam esse fenômeno durante o uso de um ADT talvez não o vivenciem com a fluoxetina.

O segundo autor de nossas edições anteriores (Jonathan O. Cole, M.D.) participou do relato de Teicher e colaboradores (1990) sobre pensamentos suicidas obsessivos associados à fluoxetina e encontrou apenas raros casos de pacientes que experimentaram esse fenômeno. Fisher e colaboradores (1993), em uma avaliação baseada em prescrição, observaram que 0,5% dos pacientes para os quais fluoxetina havia sido prescrita recentemente ligaram para o número de emergência relatando um impulso suicida; nenhum indivíduo prescrito com trazodona apresentou esse tipo de efeito colateral. Contudo, a rara incidência de pensamentos suicidas surgidos durante o tratamento não justifica o descarte do uso de ISRSs. A revisão polêmica da FDA dos antidepressivos e da tendência suicida em crianças constatou aumento do risco em torno de 3% com medicações antidepressivas e de 1,5% com placebo. Esse evento resultou na advertência com tarja preta nas embalagens sobre os riscos de todos os antidepressivos usados em adolescentes e crianças. Entretanto, essa elevação do risco deve ser contrabalançada com o aumento da ideação suicida que ocorre na maioria dos pacientes durante o uso dessas medicações.

Estudos subsequentes dos medicamentos com tarja preta examinaram o risco do comportamento suicida com o uso de antidepressivos e, de modo geral, não encontraram qualquer associação (Hammad et al. 2006a, 2006b; Kaizar et al. 2006; Simon et al. 2006; Sondergard et al. 2006a 2006b). De especial atenção é o estudo de Simon e colaboradores (2006), em que o risco das tentativas suicidas foi bem maior no mês anterior ao início da terapia. Da mesma maneira, uma análise das taxas suicidas em amostras da vida real estimou que, em comparação ao tratamento sem antidepressivos, a terapia com um desses medicamentos diminuiu de modo acentuado o risco de suicídios concluídos, independentemente de idade, sexo ou história suicida (Cougnard et al. 2009). O mais recente estudo iniciado pela FDA, o qual envolveu 100 mil pacientes, revelou o risco de 2% de ocorrência de comportamento do tipo suicida em indivíduos entre 18 e 25 anos de idade *versus* 1% naqueles que receberam placebo. Os idosos não apresentaram esse aumento de risco, mas uma redução significativa. No entanto, assim como em adultos, pode haver pequenos subconjuntos de pacientes com maior risco para o comportamento suicida (p. ex., jovens adultos) durante o uso de antidepressivos. Esses subconjuntos podem incluir pessoas com transtorno bipolar latente, indivíduos que vivenciam agitação durante o uso de um antidepressivo e aqueles que ficaram ativos o suficiente durante o uso de um antidepressivo para agir sob impulsos suicidas antes da melhora substancial do seu humor.

Recomendamos o uso desses fármacos tanto em crianças e adolescentes quanto em adultos, mas com o devido cuidado e monitoramento. Em virtude da quantidade de relatos adversos com o uso da paroxetina em crianças, é sensato empregar outro agente antes de tentar a paroxetina nessa população.

Overdose

A popularidade dos ISRSs deve-se, em parte, à sua segurança na *overdose* (Barbey e Roose 1998). Milhares dessas ocorrências aconteceram nos últimos 20 anos, mas houve pouquíssimos casos fatais devido à superdosagem de um ISRS isolado. Em 2003, houve 55.977 relatos de *overdose* dessa classe farmacológica nos Estados Unidos. Nesse grupo, 106 foram casos fatais, e muitos deles foram complicados pela ingestão de outras substâncias (McKenzie e McFarland 2007). A fluoxetina, o primeiro ISRS nos Estados Unidos e o mais comumente utilizado, detém a maioria dos casos fatais associados a superdosagem. *Overdoses* moderadas (até 30 vezes a dose diária usual) tendem a estar associadas a sintomas menores. Os sintomas mais comuns das ocorrências significativas incluem vômitos, náusea, tremores e sedação. Em doses muito elevadas (mais do que 75 vezes a dose diária usual), são relatados eventos adversos mais graves, eventos cardiovasculares, convulsões e nível de consciência alterado ou reduzido.

As causas mais comuns de óbito na *overdose* de um ISRS são, tradicionalmente, as complicações do estado epiléptico e eventos cardiovasculares, como arritmias. A maioria dos casos fatais envolve a coingestão de outras substâncias, especialmente álcool ou fármacos dependentes do citocromo P450 2D6, como os ADTs (Dalfen e Stewart 2001).

Em geral, a lavagem gástrica e o atendimento-padrão na unidade de emergência são procedimentos suficientes para a maioria dos casos de *overdose* de ISRS. Em casos graves ou envolvendo outras substâncias, o monitoramento cardíaco ou as intervenções para o controle das convulsões podem ser necessários.

Interações medicamentosas

O risco de interações medicamentosas significativas é totalmente limitado com os ISRSs. No entanto, diversos tipos dessas interações podem ocorrer. A mais grave delas é com os IMAOs. Vários casos fatais de síndrome serotonérgica foram relatados quando ISRSs foram administrados logo antes ou depois de IMAOs, mesmo que os fármacos não tenham sido empregados de forma simultânea. Em dois desses casos, a fluoxetina havia sido interrompida, mas um IMAO havia sido iniciado logo após. Por isso, é preciso haver um período adequado de intervalo depois da descontinuação dos ISRSs e antes do início da administração de um IMAO (ver a subseção "Descontinuação"). A síndrome serotonérgica é difícil de tratar. As intervenções mais importantes no tratamento dessa síndrome são: interromper os agentes agressores e iniciar o suporte médico, incluindo a redução da temperatura corporal, se necessário. Além disso, a ciproeptadina na dosagem de 16 mg/dia pode ser eficaz nos casos menos graves com presença de espasmo mioclônico. O dantrolene também pode ser eficaz (ver Cap. 10).

Outro tipo de interação medicamentosa potencial ocorre como resultado da tendência dos ISRSs de inibir competitivamente as enzimas do citocromo

P450 (Tab. 3-1). A inibição da enzima 2D6 pelos ISRSs talvez seja a mais bem compreendida. Muitos fármacos são metabolizados por essa enzima, incluindo os ADTs, os agentes antiarrítmicos do tipo 1C, alguns β-bloqueadores, a benzotropina e muitos medicamentos antipsicóticos. A maioria dos ISRSs é capaz de inibir a enzima 2D6, produzindo o aumento dos níveis plasmáticos de outros agentes. Por exemplo, a fluoxetina pode estar associada ao aumento de até oito vezes dos níveis plasmáticos do ADT quando os dois fármacos são empregados concomitantemente. Em bases molares, a fluoxetina, a paroxetina e a sertralina são iguais na sua propensão de inibir de forma competitiva a enzima 2D6, considerando que o citalopram (e escitalopram) e a fluvoxamina não inibem significativamente essa enzima. Sheldon Preskorn, da Universidade do Kansas, relatou que 20 mg de fluoxetina aumentam os níveis da desipramina várias vezes mais do que uma dose de 50 mg de sertralina. No entanto, outros estudos indicam que dosagens mais elevadas de sertralina (p. ex., 150 mg/dia) podem produzir aumentos significativos nos níveis da desipramina. A fluvoxamina é um inibidor competitivo da enzima 2D6, cerca de 10 vezes menos potente do que outros ISRSs; ainda assim, foi associada ao aumento de duas vezes nos níveis da amitriptilina em dois indivíduos, bem como ao aumento de sete vezes nos níveis da clomipramina em um terceiro (Bertschy et al. 1991). A fluvoxamina também está associada anedoticamente ao aumento significativo dos níveis da clozapina, provavelmente por causa da sua característica de inibir a enzima 2D6 do citocromo P450. Por isso, é preciso bastante cuidado na combinação de quaisquer ISRSs com fármacos predominantemente dependentes da enzima 2D6, porque ocorre o aumento do risco de toxicidade do fármaco concomitante. Por exemplo, é sensato monitorar os níveis séricos do ADT e os eletrocardiogramas (ECGs) quando quaisquer ADTs forem empregados em combinação com um ISRS. Entretanto, em um estudo geriátrico, Murphy e colaboradores (2003) não comprovaram a relação entre os alelos específicos do citocromo P450 2D6 e o risco de descontinuação devido a eventos adversos, mesmo em pacientes sob o uso de uma série de medicamentos que eram conhecidos substratos da enzima 2D6.

Embora a enzima 2D6 seja, entre as enzimas do citocromo P450, a mais bem caracterizada, existem pelo menos outras cinco, e os ISRSs podem estar associados à inibição competitiva de qualquer uma delas conforme observado anteriormente. A fluvoxamina é conhecida por inibir a enzima 1A2, que é responsável pelo metabolismo da teofilina, da cafeína, de certos benzodiazepínicos e do haloperidol. Seria prudente usar doses mais baixas de teofilina no tratamento de pacientes asmáticos com fluvoxamina. Além disso, a fluoxetina e a fluvoxamina são capazes de inibir a enzima 3A3/4, que degrada fármacos comuns, como os compostos triazol, incluindo alprazolam, triazolam e trazodona. Entorpecimento aumentado tem sido relatado em pacientes tratados concomitantemente com ISRSs e alprazolam, mas nenhuma reação grave foi observada. No entanto, doses mais baixas de fármacos associados podem ser necessárias. Houve um tempo em que os bloqueadores H_2 eram considerados especialmente problemáticos em face das interações desfavoráveis, mas isso já não é mais defendido.

Entre os ISRSs, o citalopram e o escitalopram são os que apresentam o menor potencial para interações farmacocinéticas. Eles são inibidores fracos não apenas do citocromo P450 2D6, mas também das enzimas 3A3/4, 1A2 e 2C19. Com a venlafaxina, o citalopram compartilha um baixo risco de interações medicamentosas, fato que o tornou popular no tratamento de pacientes geriátricos.

Dosagem e administração

Entre os fatores que contribuem para a enorme popularidade dos ISRSs está o fato de sua dose inicial frequentemente também ser a dose terapêutica (Tab. 3-4). Em virtude da já prolongada latência do início de ação do antidepressivo, os ISRSs não costumam precisar de um extenso período de titulação para a obtenção da dose terapêutica, como é comum com os ADTs e os IMAOs.

Normalmente, a fluoxetina é iniciada com 20 mg/dia, e a dosagem máxima recomendada é de 60 mg/dia. Uma revisão dos dados de eficácia de estudos duplos-cegos do uso desse fármaco no tratamento da depressão maior revelou que a medicação produziu benefícios máximos com 20 a 40 mg/dia, e menos com a dosagem de 60 mg/dia. Na verdade, 60 mg/dia demonstram ser menos eficazes e ter mais efeitos colaterais do que 20 a 40 mg/dia. Em virtude de frequentemente 20 mg serem eficazes e o fármaco ter uma meia-vida longa, o fabricante acertou a dosagem inicial recomendada nessa mesma quantidade por três semanas, com aumentos subsequentes até 40 a 80 mg/dia, conforme a indicação. Observou-se que pacientes com retardo psicomotor significativo geralmente precisam de pelo menos 40 mg/dia. Em outros indivíduos, 10 mg/dia podem ser eficazes. O fármaco está atualmente disponível em cápsulas de 10, 20 e 40 mg, em comprimidos de 10 e 20 mg e, ainda, na fórmula de suspensão. Dosagens baixas, como 2 mg/dia, podem ser obtidas com a suspensão, o que é muito útil para pacientes que inicialmente não podem tolerar dosagens mais altas. Os indivíduos que não responderem a uma dosagem mais baixa (20 mg) podem melhorar subsequentemente se a dose for aumentada até 40 a 60 mg/dia (Fava et al. 1994).

TABELA 3-4 Inibidores seletivos da recaptação de serotonina (ISRSs) e outros antidepressivos disponíveis: nomes, forma farmacêutica e concentrações e dosagem

Nome genérico	Nome comercial	Forma farmacêutica[a] e concentrações	Dosagem terapêutica usual (mg/dia)[b]
ISRSs			
Citalopram	Celexa	Comprimidos: 10, 20, 40 mg Solução oral: 10 mg/5 mL (frasco de 240 mL)	20–40
Escitalopram	Lexapro	Comprimidos: 5, 10, 20 mg Solução oral: 5 mg/5 mL (frasco de 240 mL)	
Fluoxetina	Prozac	Cápsulas: 10, 20, 40 mg Cápsula (semanal): 90 mg Solução oral: 20 mg/5 mL (frasco de 120 mL) Comprimidos: 10, 20 mg	20–60
Fluvoxamina	Luvox Luvox CR	Comprimidos: 25, 50, 100 mg Comprimidos: 100, 150 mg	100–200
Paroxetina	Paxil Paxil CR (liberação controlada)	Comprimidos: 10, 20, 30, 40 mg Suspensão oral: 10 mg/5 mL (frasco de 250 mL) Comprimidos: 12,5, 25, 37,5 mg	20–50
Sertralina	Zoloft	Comprimidos: 25, 50, 100 mg Concentrado oral: 20 mg/mL (frasco de 60 mL)	50–200
Antagonistas de 5-HT$_2$			
Nefazodona	Apenas genérico	Comprimidos: 50, 100, 150, 200, 250 mg	300–500
Trazodona	Apenas genérico	Comprimidos: 50, 100, 150[c], 300[c] mg	150–300
	Oleptro (liberação prolongada)	Comprimidos (graduados): 150, 300 mg	150–375

Outros			
Bupropiona	Wellbutrin e genérico	Comprimidos: 75, 100 mg	200-450
	Wellbutrin SR (liberação sustentada)	Comprimidos: 100, 150, 200 mg	
	Wellbutrin XL (liberação prolongada)	Comprimidos: 150, 300 mg	
Mirtazapina	Remeron	Comprimidos: 7,5, 15, 30, 45 mg Soltabs:* 15, 30, 45 mg	15-45
Vortioxetina	Brintellix	Comprimidos: 5, 10, 20 mg	10-20
Vilazodona	Viibryd	Comprimidos: 10, 20, 40 mg	40
IRSNs			
Venlafaxina	Effexor	Comprimidos: 25, 37,5, 50, 75, 100 mg	75-375
	Effexor XR (liberação sustentada) e genérico	Cápsulas: 37,5, 75, 150 mg	
Desvenlafaxina	Pristiq	Comprimidos (liberação prolongada): 50, 100 mg	50-100
Duloxetina	Cymbalta	Cápsulas: 20, 30, 60 mg	60-120
Levomilnaciprano	Fetzima	Cápsulas: 20, 40, 80, 120 mg	40-120
Milnaciprano[d]	Savella	Comprimidos: 12,5, 25, 50, 100 mg	100-200

Nota: 5-HT$_2$ = receptor de serotonina,.

* N. de T.: Soltab – comprimidos orodispersíveis, que se dissolvem rapidamente.

[a] Não disponível na forma injetável.

[b] Variações das dosagens são aproximadas. Muitos pacientes respondem a dosagens relativamente baixas (até mesmo abaixo daquelas variações apresentadas nesta tabela); outros podem precisar de doses mais elevadas.

[c] Trazodona também disponível em fórmulas de 150 e 300 mg para dosagem dividida.

[d] Aprovado para fibromialgia. As doses fornecidas são aquelas recomendadas para esse uso.

Há poucos anos foi introduzida uma dosagem de fluoxetina de 90 mg, uma vez por semana. Essa forma constituía uma alternativa para o tratamento diário de 20 mg/dia com esse fármaco e destinava-se apenas ao uso na fase de manutenção do tratamento. Alguns pacientes preferem ingerir uma cápsula por semana, em vez de todos os dias. A ingestão de uma cápsula a cada três dias parece praticamente equivalente a 40 mg/dia. Alguns pacientes ingerem duas cápsulas por semana nos mesmos dias para obter o equivalente a 40 mg/dia. (Contudo, não está claro se duas cápsulas de 90 mg igualam-se a 40 mg/dia.) No entanto, escalonar a dose a cada três dias diminui os efeitos colaterais. A forma semanal de dosagem de fluoxetina a cada três dias parece ser bem tolerada.

A dosagem da paroxetina é muito parecida com a da fluoxetina, com a dose inicial de 20 mg/dia. Sua fórmula de liberação rápida está atualmente disponível em comprimidos de 10, 20, 30 e 40 mg. Os comprimidos têm um entalhe para corte, e os pacientes que não toleram a dose total podem reduzi-la para meio comprimido por 2 a 3 semanas. Se nenhuma resposta for observada, a dose poderá ser aumentada semanalmente em 10 a 20 mg/dia até atingir o máximo de 50 mg/dia. Os dados sugerem que os pacientes com depressões mais graves precisam de doses mais altas (30 a 50 mg/dia). A paroxetina na fórmula de liberação controlada (CR) está atualmente disponível em comprimidos de 12,5, 25 e 37,5 mg, que são equivalentes a 10, 20 e 30 mg dos comprimidos de liberação rápida, respectivamente. (Durante um tempo, antes da última edição, a fórmula de CR foi retirada do mercado devido a problemas de controle de qualidade na fabricação.)

O citalopram é dosado em 20 a 60 mg/dia. A nova versão do citalopram, escitalopram (Lexapro), é mais potente e costuma ser dosada em 10 a 20 mg/dia. Os efeitos colaterais do fármaco em doses de 20 mg/dia são praticamente iguais àqueles observados com a dosagem de 40 mg/dia do citalopram.

A variação da dosagem da sertralina é um pouco maior do que a da fluoxetina, da paroxetina e do citalopram. Além disso, uma curva dose-resposta linear separa a sertralina dos outros ISRSs, que apresentam uma curva dose--resposta relativamente horizontal. Em geral, a terapia inicia com 50 mg/dia, embora, como os outros ISRSs, uma dosagem inicial mais baixa seja, às vezes, necessária. A dose de 50 mg pode ser continuada por duas semanas e, se não for observada qualquer resposta, pode ser aumentada semanalmente em 50 mg/dia até o máximo de 200 mg/dia. A sertralina está disponível em comprimidos de 25, 50 e 100 mg, bem como em concentrado. Os comprimidos de concentrações diferentes têm preços similares. Por isso, é mais econômico prescrever os comprimidos entalhados de 100 mg e orientar o paciente a cortá-los ao meio para a obtenção da dose de 50 mg/dia.

A fluvoxamina tem uma grande variação de dosagem. Normalmente, ela é iniciada em 50 a 100 mg/dia. Por causa da sua meia-vida curta, as doses acima de 100 mg/dia precisam ser divididas para otimizar a disponibilidade do fármaco. Nos estudos pré-marketing, a maioria dos indivíduos com depressão maior precisou de doses que variaram de 100 a 200 mg/dia. Entretanto, alguns pacientes necessitaram de uma dose mais alta, 300 mg/dia. A dosagem inicial recomendada para a fluvoxamina CR é de 100 mg/dia ao deitar. Assim como na fórmula de liberação imediata, a dosagem máxima da fluvoxamina CR é de 300 mg/dia, mas sua administração pode ser feita uma única vez ao dia.

Descontinuação

Os sintomas de descontinuação podem ser mais raros com os ISRSs do que com os ADTs. No entanto, uma série de relatos de casos e de estudos duplos-cegos indica que a síndrome de abstinência pode ocorrer com a retirada súbita de alguns ISRSs, especialmente os agentes de ação curta paroxetina, sertralina e fluvoxamina.

A apresentação mais comum da síndrome de abstinência de um ISRS é a condição do tipo gripe, com mal-estar, náusea e cefaleia ocorrendo de 2 a 7 dias a partir da retirada do fármaco. Parestesias, tontura, agitação e depressão rebote também são relatadas quando os medicamentos são descontinuados subitamente. O mecanismo subjacente desses sintomas é obscuro. Em virtude do maior efeito da paroxetina no transportador da serotonina, da sua meia-vida curta e de suas propriedades anticolinérgicas, os sintomas da descontinuação podem ser mais comuns com esse agente do que com outros ISRSs. A meia-vida bastante longa da fluoxetina e a meia-vida média do citalopram podem diminuir o risco de sintomas resultantes da descontinuação desses medicamentos. Entre os ISRSs, a fluoxetina pode ser retirada abruptamente sem muito risco de complicações. No entanto, para os ISRSs de ação mais curta, é prudente reduzir os medicamentos por várias semanas, sobretudo se o paciente precisou de um período longo de titulação ascendente por causa de efeitos adversos. Se viável, a redução em 25% da dose administrada semanalmente para dosagens acima de 30 mg de paroxetina, 100 mg de sertralina e 150 mg de fluvoxamina é bem justificada. Nos ensaios de quatro semanas ou menos, as escalas de redução rápida podem ser tentadas, e a maioria dos pacientes não precisa de redução progressiva.

Se os sintomas de descontinuação ocorrerem, o primeiro passo pode ser retornar à dose anterior e, então, diminuí-la mais gradualmente. Em geral, a recuperação da dosagem anterior resolve os sintomas da descontinuação em 48 horas. Ocasionalmente, os médicos substituem um agente de ação prolongada, como a fluoxetina, por um de ação curta, como a paroxetina, nos pacientes com sintomas substanciais de descontinuação. Porém, existem dados desfavoráveis em relação à segurança ou à eficácia dessa abordagem.

Ao iniciar um IMAO depois da descontinuação de um ISRS, o período seguro de intervalo depende da meia-vida do medicamento e de seus metabólitos. Para a fluoxetina, o fabricante recomenda esperar cinco semanas quando de sua substituição por um IMAO. Esse período é o quíntuplo da meia-via do metabólito ativo da fluoxetina, a norfluoxetina. É aceitável que um intervalo mais curto (p. ex., três semanas) seja suficiente, mas não há qualquer dado disponível sobre isso. Os outros ISRSs têm ação mais curta do que a fluoxetina, e um intervalo de duas semanas parece adequado. Ao sair de um IMAO para um ISRS, sugere-se um período de duas semanas sem administração do IMAO antes de iniciar o ISRS.

Uma pergunta comum na prática clínica é: "Faz sentido mudar de um ISRS que não foi eficaz para outro?". Embora a prática de substituição de um ISRS por outro seja comum, existem poucos dados de estudos controlados prospectivos justificando essa prática. Entretanto, está claro que os indivíduos que desenvolvem intolerância a um ISRS podem se beneficiar com tal troca. Brown e Harrison (1995) relataram que pacientes podem responder à sertralina e, depois, não responder à fluoxetina. Até o momento, o maior estudo sobre a substituição de um ISRS ineficaz por outro é o STAR*D (Rush et al. 2006). Nesse estudo, 727 pacientes que não conseguiram remissão durante a terapia com citalopram foram encaminhados para o uso de sertralina, venlafaxina ou bupropiona. A remissão e as taxas de resposta na troca para sertralina foram quase iguais àquelas verificadas na substituição para venlafaxina ou bupropiona. Embora esse projeto de estudo aberto possa contribuir para a comparação com outras pesquisas, os agentes tendem a ser consistentemente similares nos resultados, e o estudo sustenta que a troca dentro da classe dos ISRSs pode ser tão eficaz quanto a substituição por outra classe. Thase e colaboradores (1997) perceberam que pacientes que apresentavam resposta insatisfatória a um ensaio inicial com sertralina em geral obtinham boa resposta na troca para fluoxetina. Praticamente 50% dos sujeitos que não respondem a um ISRS podem responder a outro. Entretanto, indivíduos melancólicos hospitalizados, que não responderam a um ensaio adequado com um ISRS, parecem ter uma chance muito pequena de responder a outro fármaco da mesma classe. Na mesma linha de pesquisa, Sacchetti e colaboradores (1994) observaram que pacientes com depressão maior recorrente apresentavam maior probabilidade de responder ao mesmo ISRS a que haviam respondido em um episódio anterior do que a um

ISRS diferente. Por exemplo, se um paciente respondeu à fluoxetina em um episódio depressivo índice, ele tem uma chance de 90% de responder a esse mesmo fármaco em um episódio subsequente, mas apenas 50% de chance de responder à fluvoxamina. Não está claro no relato se os pacientes eram cegos para o estudo. É evidente que, na prática clínica, muitos indivíduos que iniciam com um ISRS terminam com outro agente. Em uma revisão prospectiva, pelo menos 25% dos indivíduos tratados com um ISRS subsequentemente terminaram usando outro fármaco dessa mesma classe (Nurnberg et al. 1999c). Os autores concluíram que os ISRSs não são intercambiáveis, já que pacientes que descontinuam um desses medicamentos, tanto por ausência de eficácia quanto por falta de tolerância, podem apresentar resposta com outro agente. De forma semelhante, em outro estudo, 91% dos pacientes que eram intolerantes à fluoxetina toleraram a sertralina (Brown e Harrison 1995).

Inibidores da recaptação de serotonina e noradrenalina (venlafaxina, desvenlafaxina, duloxetina, levomilnaciprano e milnaciprano)

A venlafaxina (Effexor) (Fig. 3-2) é uma feniletilamina que foi liberada para o mercado norte-americano em 1994. Em 1998, foi disponibilizada na fórmula de liberação prolongada (Effexor XR), para administração uma vez ao dia. Com a indicação da FDA para o tratamento da depressão, a venlafaxina de liberação prolongada tornou-se o primeiro antidepressivo aprovado para a abordagem terapêutica do TAG, tendo sido também liberada para a fobia social.

Nos últimos anos, a venlafaxina cresceu em popularidade como um fármaco com eficácia e mecanismo de ação similares àqueles do ADTs, sem o ônus da segurança ou dos efeitos colaterais destes. Seu mais importante metabólito, a desmetilvenlafaxina, tornou-se disponível em 2008 para o tratamento da depressão maior. A desvenlafaxina é um inibidor da recaptação da noradrenalina mais potente do que a venlafaxina, mas menos que a duloxetina.

A duloxetina (Cymbalta) foi liberada em 2004, depois de uma longa espera. Assim como a venlafaxina, possui pouca afinidade por outros receptores neurotransmissores, como os muscarínicos ou histamínicos. Entretanto, é um inibidor da recaptação da noradrenalina (IRN) relativamente mais potente do que a venlafaxina. Se essa maior potência significa ou não maior eficácia ainda é um fato desconhecido. Inicialmente, vemos a duloxetina como um antidepressivo de primeira linha para os pacientes depressivos que apresentam comorbidades, como dor ou incontinência urinária por estresse. Também faz sentido a

FIGURA 3-2 Estrutura química dos inibidores da recaptação de serotonina e noradrenalina – IRSNs (venlafaxina, desvenlafaxina, duloxetina, levomilnaciprano e milnaciprano).

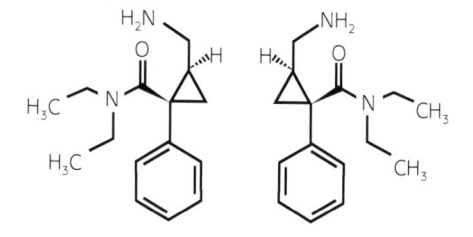

duloxetina ser agente de primeira linha para os pacientes com depressões graves, incluindo aquelas dos subtipos melancólico e psicótico. Acreditamos que ela desempenhará um papel importante no tratamento da depressão resistente. Com o passar do tempo, a venlafaxina e a duloxetina também podem se tornar os agentes de primeira linha para a depressão menos grave.

Em 2009, um quarto IRSN, o milnaciprano (Savella), foi aprovado nos Estados Unidos para o tratamento da fibromialgia. Vários estudos randomizados estrangeiros do tratamento da depressão maior apresentaram resultados diversos. Em 2013, o enantiômero ativo do milnaciprano, o levomilnaciprano (Fetzima), foi aprovado para o tratamento da depressão maior.

Efeitos farmacológicos

De forma distinta dos ISRSs, os efeitos potentes do bloqueio da serotonina da venlafaxina são complementados pela inibição moderada do transportador de noradrenalina (NET). Em geral, são necessárias dosagens da venlafaxina acima de 150 mg/dia para um efeito clinicamente significativo sobre a noradrenalina. Em oposição, a duloxetina é um potente inibidor da recaptação de serotonina e noradrenalina, enquanto a desvenlafaxina é um inibidor do NET mais potente do que a venlafaxina, mas menos que a duloxetina.

Várias outras propriedades farmacológicas distinguem os IRSNs – por exemplo, a promoção de uma rápida regulação descendente da cAMP (adenosina monofosfato cíclico) acoplada ao receptor β-adrenérgico. Esse efeito pode estar correlacionado com o início antecipado de ação dos IRSNs, como alguns estudos pré-marketing sugeriram. Além disso, a venlafaxina e a desvenlafaxina ligam-se mais fracamente a proteína (27%) do que outros antidepressivos; essa ligação fraca pode diminuir a probabilidade de deslocamento de fármacos ligados firmemente, como a varfarina e a fenitoína. A venlafaxina e a desvenlafaxina também compartilham com o citalopram e o escitalopram um potencial muito baixo para interações farmacocinéticas, porque elas não são inibidores potentes de quaisquer das enzimas hepáticas do sistema citocromo P450. Porém, ao contrário da desvenlafaxina, a venlafaxina é um substrato da CYP2D6. Portanto, o metabolismo da desvenlafaxina não é afetado por fármacos inibidores (p. ex., fluoxetina) ou indutores (carbamazepina) da CYP2D6. Na verdade, a desvenlafaxina não sofre metabolismo hepático importante. Em relação a outros antidepressivos, o metabolismo hepático desse fármaco está entre os mais limitados. De forma semelhante, o milnaciprano sofre muito pouco tal metabolismo. Tanto o milnaciprano quanto o levomilnacipran têm meias-vidas muito curtas e ligação proteica mais fraca em comparação à venlafaxina. Além disso, o milnaciprano e o levomilnaciprano são excretados praticamente sem alteração na urina. O levomilnaciprano é desmetilado via 3A3/4. Os dois fármacos também são bem absorvidos por via oral.

Indicações

Os IRSNs provaram ser eficazes no tratamento de pacientes ambulatoriais com depressão maior e hospitalizados com melancolia. Em virtude dos contínuos debates sobre a eficácia dos ISRSs nos pacientes hospitalizados com depressão grave, os IRSNs parecem ser uma alternativa segura e eficaz aos ADTs no tratamento de indivíduos melancólicos. Em um estudo, a venlafaxina demonstrou ser acentuadamente mais eficaz do que a fluoxetina no tratamento de pacientes hospitalizados melancólicos (Clerc et al. 1994). Estudos similares sugeriram que a duloxetina pode ser mais eficaz do que os ISRSs na obtenção da remissão, mas outros trabalhos não demonstraram esse fato (Khan et al. 2011).

Assim como a venlafaxina, a duloxetina demonstra ser um antidepressivo eficaz. Vários estudos duplos-cegos, mas não todos, demonstram a eficácia dessa medicação, especialmente na obtenção da remissão dos sintomas depressivos em relação ao placebo. Em um ensaio de nove semanas, a duloxetina de 60 mg foi administrada uma vez ao dia e comparada ao placebo no tratamento de pacientes com depressão maior. Ao final do período, 44% dos 123 indivíduos tratados com duloxetina obtiveram a remissão, contra apenas 16% dos 122 sujeitos que receberam placebo (Detke et al. 2002). Em um segundo ensaio de oito semanas, 173 pacientes foram randomizados para tratamento com até 120 mg/dia de duloxetina, com 20 mg/dia de fluoxetina ou com placebo. A duloxetina demonstrou maior probabilidade de produzir resposta e remissão do que os demais (Goldstein et al. 2002).

A desvenlafaxina é indicada apenas para o tratamento da depressão maior, e sua eficácia parece comparável a de outros IRSNs. As dosagens de 50 a 400 mg/dia foram estudadas e demonstraram ser eficazes no tratamento da depressão maior (DM). As dosagens mais elevadas não foram mais eficazes do que as mais baixas, mas foram associadas a mais eventos adversos. Por isso, 50 mg/dia é a dosagem inicial do fármaco (Lohoff e Rickels, 2008).

A segunda indicação da FDA em relação ao Effexor XR e à duloxetina é para o tratamento do TAG. Os cinco ensaios controlados de Effexor XR (venlafaxina) no manejo do transtorno, até o momento, relataram que esse medicamento foi superior ao placebo e, às vezes, a fármacos como a buspirona (Davidson et al. 1999; Diaz-Martinez et al. 1998). Alguns estudos indicaram que doses relativamente baixas de Effexor XR (75 a 150 mg/dia) são eficazes no tratamento do TAG, e a maioria dos pacientes obtém algum benefício em duas semanas, com melhora adicional observada nas seis semanas seguintes de farmacoterapia. Estudos abertos de seis meses relataram maior eficácia significativa do Effexor XR sobre o placebo, com melhora contínua de muitos pacientes após as respostas agudas (Gelenberg et al. 2000). A venlafaxina XR está aprovada para o tratamento da fobia social (Altamura et al. 1999; Lenderking et al. 1999). Ela também demonstra alguma eficácia no tratamento do TEPT, inclusive no caso de o transtorno não ter respondido a um ISRS (Hamner e Frueh 1998).

A eficácia da duloxetina no tratamento do TAG parece similar àquela da venlafaxina. Três ensaios pivotais sobre o transtorno, envolvendo cerca de 800 pacientes, indicaram que os pacientes tratados com duloxetina apresentaram maior probabilidade de melhora, resposta e remissão significativas do que aqueles que receberam placebo, segundo a Hamilton Anxiety Scale. A duloxetina foi eficaz nas doses de 60 a 120 mg/dia, mas doses mais elevadas não foram necessariamente mais eficazes do que as mais baixas (Rynn et al. 2008).

Uma vez que o mecanismo de ação dos IRSNs é similar ao dos ADTs, eles também são eficazes no tratamento de algumas condições dolorosas. A venlafaxina foi estudada no tratamento da dor neuropática, da fibromialgia e de outras condições dolorosas crônicas (Davis e Smith 1999; Kiayias et al. 2000; Pernia et al. 2000), demonstrando ser tão eficaz quanto os ADTs e superior aos ISRSs para a dor crônica. Normalmente, são necessárias doses acima de 150 mg/dia. A duloxetina também demonstra eficácia no tratamento de alguns sintomas somáticos e dolorosos. Em um estudo realizado por Detke e colaboradores (2002), os pacientes tratados com duloxetina não apresentaram melhora na sua depressão, mas demonstraram redução significativa em dores nos ombros e nas costas, bem como na dor que interferia com suas atividades diárias. É provável que, como no caso dos ADTs, a melhora da dor seja independente da melhora da depressão. Na verdade, estudos da duloxetina no tratamento da neuropatia diabética mostram benefícios claros, e ela foi aprovada para tal condição logo após ter sido liberada para a intervenção terapêutica da depressão.

Em 2008, a duloxetina também foi o segundo fármaco (depois da pregabalina) aprovado para o tratamento da fibromialgia. Dois ensaios pivotais envolvendo cerca de 900 pacientes demonstraram que a medicação nas dosagens de 60 a 120 mg/dia reduziu a dor de modo geral, conforme relato dos pacientes no inventário resumido da dor, realizado nos três meses de ambos os estudos.

Em um deles, o benefício na dor foi mantido e observado nos seis meses de tratamento da fibromialgia com duloxetina (Russell et al. 2008). O fabricante da duloxetina, Lilly, obteve aprovação adicional para o fármaco na indicação estendida para a dor musculoesquelética, com base em dois ensaios do tratamento da dor no joelho associada à osteoartrite e em um estudo do tratamento da dor crônica nas costas. Durante alguns anos, o milnaciprano foi usado para as condições dolorosas crônicas na Europa e recebeu a indicação para fibromialgia nos Estados Unidos em janeiro de 2009. Ensaios controlados com milnaciprano demonstraram evidente benefício no componente doloroso da fibromialgia, mas também em características associadas, como o sono e a cognição. O fabricante da desvenlafaxina também aguarda as indicações para várias condições dolorosas. Estudos recentes sugerem um papel desse fármaco no tratamento da dor neuropática, mas isso não foi confirmado nos estudos de acompanhamento. Não é surpresa que, em ensaios controlados, a venlafaxina também tenha demonstrado benefício nas condições dolorosas, incluindo a dor neuropática associada ao diabetes.

Os IRSNs estão sendo estudados para uso em outros transtornos. Por exemplo, uma série de pesquisas sugere que a venlafaxina pode ser eficaz no tratamento do transtorno de déficit de atenção/hiperatividade (TDAH), tanto na infância quanto na vida adulta, em doses de 150 a 300 mg/dia. Assim como outros antidepressivos eficazes no TDAH, incluindo a desipramina e a bupropiona, a venlafaxina não tem as desvantagens de medicamentos como o metilfenidato, que apresentam algum potencial para uso abusivo e requerem fórmulas triplicadas da Drug Enforcement Administration.

A duloxetina também pode ser valiosa no tratamento da incontinência urinária de estresse. Na verdade, está aprovada fora dos Estados Unidos para a abordagem desse tipo de incontinência. Em um ensaio de grande porte, envolvendo 533 mulheres, a duloxetina nas dosagens de 20 a 80 mg/dia foi superior ao placebo na redução da frequência dos episódios de incontinência. Os pacientes tratados com duloxetina apresentaram uma redução de até 64% nos episódios de incontinência, enquanto os indivíduos tratados com placebo obtiveram redução de 41% (Norton et al. 2002). As diferenças do placebo foram igualmente maiores nos pacientes que tinham alta frequência basal de episódios de incontinência.

A desvenlafaxina demonstra eficácia no tratamento dos sintomas vasomotores associados à menopausa. Nas dosagens de 100 e 150 mg/dia, ela reduziu o número e a intensidade dos acessos de calor associados à menopausa em 454 mulheres (Archer et al. 2009) – embora, nesse caso, também tenha havido ensaios clínicos que não comprovaram tais resultados. Um trabalho recente com a venlafaxina também sugeriu benefício no tratamento dos sintomas vasomotores.

O levomilnaciprano recebeu aprovação da FDA para o tratamento da depressão maior, e o milnaciprano, somente indicação para a fibromialgia. Até a edição deste manual, apenas o milnaciprano, a duloxetina e a pregabalina estavam aprovados para o tratamento da fibromialgia. No entanto, é preciso admitir que todos os IRSNs produzem algum benefício no tratamento da fibromialgia e de outras condições dolorosas. A relativa equiparação potencial do milnaciprano ao transportador da serotonina e ao da noradrenalina parece tornar o fármaco bem satisfatório para o tratamento das condições dolorosas. Já o levomilnaciprano é um agente noradrenérgico mais potente. Ao mesmo tempo em que é bem apreciado na abordagem terapêutica da depressão, ele pode ser menos bem tolerado que outros IRSNs no tratamento dos transtornos de ansiedade. Em contrapartida, suas propriedades noradrenérgicas conferem-lhe adequação para o tratamento do TDAH. Alguns estudos recentes, ainda não publicados, sugerem que o levomilnaciprano pode ser eficaz no tratamento do TDAH infantil.

Efeitos colaterais

Os IRSNs compartilham muitos dos efeitos colaterais dos ISRSs. Por exemplo, os efeitos colaterais GIs são comuns com os IRSNs. Na verdade, os IRSNs podem apresentar uma propensão um pouco maior para causar náuseas do que alguns dos ISRSs. Assim como acontece com os ISRSs, a adaptação a esses efeitos colaterais ocorre rapidamente, nas primeiras 2 a 3 semanas de terapia. Embora alguns estudos tenham sugerido uma taxa mais baixa de efeitos colaterais sexuais com a duloxetina do que com os ISRSs, consideramos esses dados duvidosos. Qualquer inibidor potente da recaptação da serotonina pode causar efeitos colaterais sexuais, e os três IRSNs são potencialmente serotonérgicos. Não é provável que os efeitos noradrenérgicos do fármaco mitiguem os efeitos colaterais sexuais dependentes da serotonina. A venlafaxina e a desvenlafaxina, que são menos noradrenérgicos, podem apresentar uma maior tendência para efeitos colaterais sexuais, mas ainda não foi realizado qualquer estudo comparativo para examinar essa questão.

Um efeito colateral dos IRSNs que difere daqueles dos ISRSs é a hipertensão surgida durante o tratamento. Esse efeito colateral noradrenergicamente mediado ocorre em cerca de 5% dos pacientes com dosagens de venlafaxina (de liberação rápida) abaixo de 200 mg/dia e em 13% daqueles que recebem doses de venlafaxina acima de 300 mg/dia. Normalmente, o aumento na pressão arterial é modesto; o aumento médio na pressão arterial diastólica é de 5 a 7 mmHg com venlafaxina em doses altas e cerca de 2 mmHg com duloxetina. A desvenlafaxina também demonstra um aumento dose-relacionado na pressão arterial, com 0,5% dos pacientes apresentando um aumento sustentado na pressão arterial diastólica de > 90 mmHg e 10 pontos acima do patamar; em comparação, cerca de 2,3% dos pacientes tratados com 400 mg/dia demonstram essa elevação. A duloxetina também pode aumentar a pressão arterial, mas, talvez, menos do que outros IRSNs. Uma explicação razoável para as taxas mais baixas de hipertensão sob o uso da duloxetina pode ser a sua relativa maior ligação proteica em relação à desvenlafaxina e à venlafaxina. Entretanto, é importante monitorar a pressão arterial, especialmente nos dois primeiros meses de tratamento com doses mais altas de IRSNs. Observamos pacientes com um aumento na pressão arterial de 20 a 30 mmHg durante o tratamento com esses fármacos. Se ocorrer hipertensão, a redução da dose costuma ser de grande auxílio. Se isso não for possível, os médicos devem considerar a adição de um β-bloqueador ou de um α-bloqueador. A impressão é de que a hipertensão é menos problemática com a fórmula de liberação prolongada, o que talvez seja reflexo das doses diárias totais menores ou da ausência de efeitos do pico.

Um efeito colateral noradrenérgico dos IRSNs é o aumento da frequência cardíaca. O aumento médio com esses fármacos é de cerca de 1 a 4 bpm (batimentos por minuto), mas doses mais altas estão claramente associadas a aumentos maiores do que doses mais baixas. Alguns pacientes, sobretudo os idosos com história de taquiarritmia, devem ser monitorados de modo mais atento. Um ISRS poderá ser uma escolha melhor para esses indivíduos.

Há relatos de hepatoxicidade com o emprego de duloxetina em pacientes com doença hepática pré-existente, e a bula da embalagem da duloxetina contém uma advertência sobre esse efeito. A inclusão dessa advertência foi baseada no achado de 77 casos de eventos hepáticos manifestados em mais de 8 mil pacientes tratados com duloxetina *versus* 34 casos em mais de 6 mil pacientes tratados com placebo. A taxa geral dos eventos hepáticos, como a elevação das enzimas hepáticas três vezes acima dos limites normais máximos, é cerca de 0,008%, uma taxa similar àquela observada em ISRSs e muitos outros fármacos. Do ponto de vista clínico, faz sentido monitorar a função hepática em qualquer paciente com doença hepática pré-existente que esteja recebendo um medicamento que passa pelo metabolismo hepático extensivo. Parece que o milnaciprano também possui alguma associação com elevações da função hepática observadas nos testes, especialmente nos pacientes com doença hepática pré-existente. Por isso, esse fármaco apresenta em sua bula a mesma advertência da duloxetina.

Os efeitos noradrenérgicos mais potentes do levomilnaciprano, do milnaciprano, da duloxetina e, em menor proporção, da desvenlafaxina também resultam em uma variedade de efeitos colaterais do tipo anticolinérgicos, incluindo boca seca, constipação e retenção urinária. Pacientes idosos do sexo masculino podem ser particularmente suscetíveis a retenção urinária e, portanto, devem ser monitorados.

Overdose

Overdoses fatais com venlafaxina, assim como com os ISRSs, são muito raras, mas, ocasionalmente, relatadas. Como acontece com os ISRSs, superdosagens moderadas, abaixo de 30 vezes a dose diária, tendem a estar mais associadas a desconforto GI do que a outros sintomas. Normalmente, a lavagem gástrica é eficaz nesses casos. *Overdoses* mais substanciais, envolvendo 10 g ou mais, resultam, às vezes, em convulsões (Bhattacharjee et al. 2001; Gittelman e Kirby 1993; Mainie et al. 2001) e síndrome serotonérgica (Spiller et al. 1994). No Reino Unido, existe uma preocupação considerável em relação à margem de segurança da venlafaxina nas superdosagens (Buckley e McManus 2002). Recentemente, um aviso sobre o risco de letalidade na *overdose* foi incluído na bula do fármaco; o mecanismo não está claro. Até hoje, não há relatos de superdosagens fatais com duloxetina. Doses de até 1.200 mg são tratadas com lavagem e medidas de suporte. Da mesma forma, nos ensaios clínicos, a desvenlafaxina não esteve associada a casos fatais em *overdoses* até 5.200 mg. Entretanto, na averiguação pós-marketing, as superdosagens desse fármaco em combinação com outros medicamentos estão, às vezes, associadas a arritmias, síndrome serotonérgica, rabdomiólise e outros eventos que apresentam risco de óbito. Uma vez que os casos averiguados não incluíam um único medicamento, não está claro o grau com que a desvenlafaxina contribuiu para a toxicidade. Em virtude da preocupação adicional sobre as *overdoses* com venlafaxina relativas aos ISRSs, é também prudente ter mais atenção com o uso da desvenlafaxina em pacientes com comportamento suicida.

Interações medicamentosas

Os IRSNs podem precipitar uma síndrome serotonérgica quando usados com IMAOs, portanto, essa combinação é contraindicada. De modo similar, deve haver um intervalo de duas semanas sem medicamento entre a descontinuação do IMAO e o início de um IRSN. Em virtude de a venlafaxina ter uma meia-vida curta (5 horas para venlafaxina e 11 horas para seu metabólito mais importante, o *O*-desmetilvenlafaxina), uma semana de intervalo é suficiente antes de iniciar um IMAO.

A venlafaxina e a duloxetina são inibidores fracos do citocromo 2D6. Assim como o citalopram e o escitalopram, os IRSNs não demonstram ser inibidores potentes de outras enzimas hepáticas. Entretanto, tanto a duloxetina quanto a venlafaxina são metabolizadas pela enzima 2D6 e, em algum grau, também pela enzima 1A2; por essa razão, a cimetidina, a paroxetina ou outros medicamentos que inibem o metabolismo da enzima 2D6 causam uma elevação mais acentuada na pressão arterial ou outros efeitos colaterais. A venlafaxina pode elevar os níveis séricos do haloperidol, mas isso não é mediado por um efeito nas enzimas 1A2 e 2D6. É provável que seja um efeito na excreção.

A desvenlafaxina não é um substrato nem um inibidor da CYP2D6. Por isso, ela tem menor probabilidade de ser um problema do que outros IRSNs, tanto em indivíduos que geneticamente possuem um metabolismo lento ou rápido da CYP2D6 quanto naqueles que recebem um inibidor ou indutor da CYP2D6.

Da mesma forma que a desvenlafaxina, o milnaciprano é minimamente metabolizado pela CYP450, e a maioria dos fármacos é excretada sem alterações. Seu grau de ligação proteica é menor (13%) do que o da desvenlafaxina ou da venlafaxina. O risco de interações farmacocinéticas com o milnaciprano parece pequeno. Do mesmo modo, o grau de ligação proteica do levomilnaciprano é de apenas 22%, e não é provável que ele desloque outros fármacos que estão firmemente ligados a proteínas. O levomilnaciprano é um substrato da CYP3A4, e sua dosagem não deve exceder 80 mg/dia nos pacientes que estão sob regime de medicamentos potentes inibidores da CYP3A4, como o cetoconazol.

Dosagem e administração

O fabricante recomenda que a fórmula de liberação prolongada da venlafaxina (Effexor XR) seja iniciada com 37,5 mg. Dessa maneira, as doses podem ser aumentadas em 37,5 mg a cada três dias ou em 75 mg semanalmente até atingir a dosagem de 150 mg/dia. Além disso, os aumentos não devem ultrapassar essa taxa de 75 mg por semana. Embora o fabricante sugira que idosos não precisem iniciar com uma dose mais baixa, muitos psiquiatras geriátricos observaram que a dosagem inicial de 37,5 mg/dia é mais bem tolerada. O aumento da dose deve ser gradual. Para a venlafaxina na fórmula de liberação prolongada, a dosagem máxima recomendada é de 225 mg/dia; para a fórmula de liberação rápida, de 375 mg/dia. Orientamos usar a fórmula de liberação prolongada. A maioria dos pacientes ambulatoriais depressivos demonstra responder na faixa entre 75 e 225 mg/dia. Portanto, se nenhuma resposta for observada com a dose inicial por duas semanas, a dosagem pode ser titulada ascendentemente em incrementos de

37,5 mg a cada três dias ou conforme a tolerância. Nos estudos de pré-marketing, algumas vezes, a dosagem foi aumentada rapidamente até a dose máxima, na primeira semana de tratamento. Essa rápida titulação esteve associada, em alguns casos, a um início de ação mais rápido, mas também foi insatisfatoriamente tolerada com grande frequência. A venlafaxina não apresenta uma curva dose-resposta linear, e dosagens mais altas estão associadas a respostas melhores (bem como a efeitos colaterais mais acentuados). Pacientes hospitalizados com depressão melancólica e aqueles com depressão refratária a outros tratamentos geralmente precisam de doses perto do máximo de 375 mg/dia (para a fórmula de liberação rápida), administrados de forma dividida. De vez em quando, empregamos dosagens bem altas (450 a 600 mg/dia) sem problemas.

Tentamos uma série de doses de duloxetina, e, de modo geral, a abordagem de iniciar a duloxetina com 20 ou 30 mg pela manhã junto com alimentos foi bastante razoável. Depois de 3 a 7 dias, aumentamos a dose para 60 mg/dia. Alguns pacientes apresentaram menos náuseas com 30 mg, duas vezes ao dia, mas a maioria tolerou 60 mg, uma vez ao dia. É sensato manter a dosagem em 60 mg/dia por quatro semanas antes de elevá-la para 90 mg/dia e, depois, para 120 mg/dia em doses divididas; entretanto, doses acima de 60 mg/dia não são necessariamente mais eficazes.

Um estudo recente comparou a venlafaxina (de liberação rápida) à duloxetina em um tratamento da depressão maior. As doses iniciais foram de 75 mg/dia para a primeira e de 60 mg/dia para a segunda. Em relação aos abandonos devido aos efeitos colaterais, a taxa da duloxetina foi o dobro daquela da venlafaxina. Esses dados sugerem que 30 mg/dia de duloxetina equivalem a 75 mg/dia de venlafaxina, do ponto de vista da tolerabilidade.

A dosagem inicial da desvenlafaxina é de 50 mg/dia. Ensaios da fase de registro desse fármaco não demonstraram que doses mais elevadas tenham sido mais eficazes do que aquelas mais baixas. Entretanto, esses estudos não foram projetados ou robustos o suficiente para apontar diversidades entre as diferentes dosagens. Portanto, para um paciente que não respondeu a 50 mg de desvenlafaxina por quatro semanas, é aceitável aumentar a dose para 100 mg. Dosagens de até 400 mg/dia estão em estudo. As doses muito elevadas estão claramente associadas a mais efeitos colaterais, mas não necessariamente a maior eficácia. Por isso, para a maioria dos pacientes, recomenda-se de 50 a 100 mg/dia.

Muitos dos estudos de verificação da eficácia do milnaciprano no tratamento da depressão iniciaram com 50 mg. As náuseas foram um problema nessa dosagem. Para a fibromialgia, a dose inicial é de 12,5 mg/dia, com aumentos para 25 mg/dia por volta do terceiro dia e para 50 mg/dia pelo sétimo dia. A dose-alvo é de 100 a 200 mg/dia. Geralmente, essas dosagens também são as utilizadas nos ensaios com antidepressivos. A dosagem do levomilnaciprano é mais precisa: sua dose inicial é de 20 mg/dia e mantida assim por dois dias; depois, é aumentada para 40 mg/dia. A dosagem de 40 mg/dia pode ser eficaz em muitos pacientes, mas, como acontece com outros IRSNs, alguns indivíduos responderão apenas a doses mais altas (até 120 mg/dia). Uma vez que o levomilnaciprano possui depuração renal, sua dose máxima presumível nos pacientes com insuficiência renal grave é de 40 mg/dia. Entretanto, mesmo aqueles com doença hepática mais avançada parecem tolerar doses mais altas, devido à relativa baixa metabolização hepática desse medicamento.

Descontinuação

A meia-vida relativamente curta e a fraca ligação proteica da venlafaxina, da desvenlafaxina e do milnaciprano podem predispor os pacientes ao aumento do risco dos sintomas de abstinência quando tais fármacos são descontinuados subitamente. Pelo menos a metade dos pacientes que recebem desvenlafaxina (e um terço daqueles que recebem placebo) vivencia os sintomas de abstinência quando o medicamento é descontinuado de modo abrupto, mesmo na dosagem de 50 mg/dia. Tontura significativa foi relatada com a descontinuação rápida da venlafaxina, assim como parestesia e os típicos sintomas de abstinência de ISRS. Por isso, o fabricante recomenda a diminuição gradual da dose de qualquer paciente que esteja recebendo o medicamento por mais de sete dias.

Para os indivíduos que usam a venlafaxina há mais de duas semanas, uma redução gradual por pelo menos duas semanas é aconselhável; para determinados pacientes, pode ser necessário um período de quatro semanas ou mais. Reduzir a dosagem em 37,5 mg, a cada três dias, ou em 75 mg, semanalmente, evita os sintomas de abstinência em muitos pacientes. Uma vez que a dose mais baixa da desvenlafaxina é de 50 mg, pode ser benéfico orientar o paciente a usar o medicamento em dias alternados por uma semana. O milnaciprano pode ser reduzido em 25 mg semanalmente, mas pode ser necessária uma redução gradual de 12,5 mg quando abaixo de 50 mg/dia. A dose do levomilnaciprano pode ser reduzida em 20 mg, a cada 3 a 7 dias, na maioria dos pacientes. Também é eficaz a troca para sertralina (Luckhaus e Jacob, 2001) ou a suplementação com o antiemético ondansetrona (Raby 1998). Em estudos duplos-cegos de duloxetina, a descontinuação rápida esteve associada aos sintomas esperados. Entretanto, a meia-vida mais longa e a ligação proteica mais forte desse fármaco podem estar associadas a menor frequência dos sintomas de abstinência, se comparados à venlafaxina. A duloxetina pode ser reduzida com segurança, na maioria dos pacientes, pela diminuição da dose total em 30 mg semanalmente.

Antagonistas do receptor 5-HT$_2$ (trazodona e nefazodona)

Outra classe de antidepressivos age como antagonistas do 5-HT$_2$ (Fig. 3-3 e Tab. 3-5). Além disso, tais agentes exercem outros efeitos diretos sobre os receptores da serotonina, efeitos esses que os distinguem dos ISRSs. Atualmente, a classe inclui a fenilpiperazina, a nefazodona, a triazolopiridina e a trazodona. Esta última foi sintetizada na Itália, em meados da década de 1960, e finalmente liberada no mercado norte-americano, em 1981. Ela representa o primeiro agente específico de serotonina nos Estados Unidos. A nefazodona foi sintetizada na década de 1980, pelo laboratório Bristol-Myers Squibb (BMS), com o objetivo específico de melhorar o perfil de efeito colateral da trazodona. A nefazodona foi disponibilizada nos Estados Unidos em 1995. Em dezembro de 2001, a FDA estipulou a advertência de nível "tarja preta" sobre o risco de hepatoxicidade associado à nefazodona. No final de 2003, o BMS retirou o Serzone dos mercados norte-americano e canadense, mas a nefazodona ainda está disponível na forma genérica.

Efeitos farmacológicos

A farmacologia dos antagonistas do 5-HT$_2$ é um pouco mais complexa do que o nome sugere, e diversas questões a seu respeito ainda permanecem sem respostas. O principal efeito da trazodona e da nefazodona parece ser o antagonismo dos receptores pós-sinápticos 5-HT$_{2A}$ e 5-HT$_{2C}$. A nefazodona é o antagonista mais potente. Esse antagonismo causa uma regulação descendente paradóxica dos sítios 5-HT$_2$, o que pode explicar os seus efeitos antidepressivos. O receptor 5-HT$_2$ também está ligado a outros receptores, incluindo o receptor 5-HT$_{1A}$, considerado importante na depressão, na ansiedade e no comportamento violento. É crescente a evidência de que tanto a nefazodona quanto a trazodona estimulam o sítio 5-HT$_{1A}$, possivelmente por meio do receptor antagonista 5-HT$_2$. Além desses efeitos como antagonistas do 5-HT$_2$, a trazodona e a nefazodona bloqueiam a recaptação da serotonina em algum grau. Embora a inibição do transportador da serotonina por esses dois fármacos seja fraca em comparação àquela dos ISRSs, ela pode ser clinicamente significativa.

Por fim, o *m*-clorofenilpiperazina (m-CPP), importante metabólito ativo da nefazodona e da trazodona, é um potente agonista direto da serotonina, sobretudo do receptor 5-HT$_{2C}$, o que pode contribuir para a eficácia dos medicamentos e dos seus efeitos colaterais.

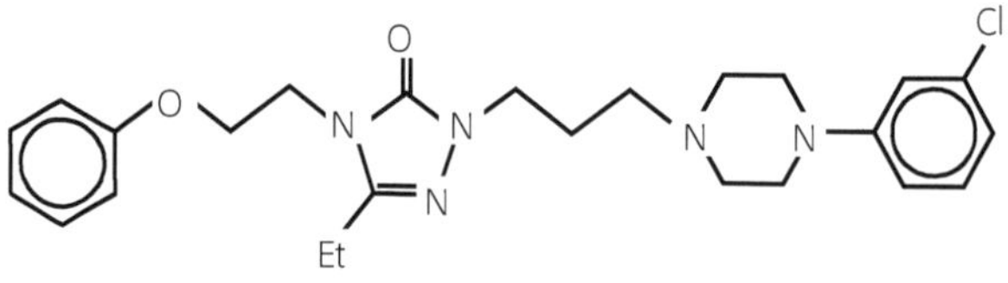

Nefazodona

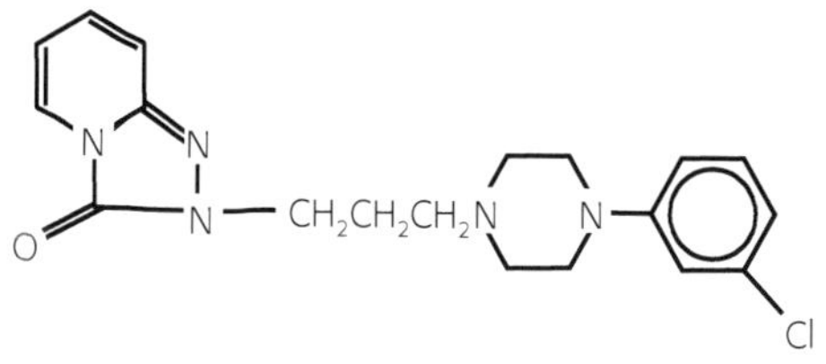

Trazodona

FIGURA 3-3 Estruturas químicas dos antagonistas da serotonina$_2$ (5-HT$_2$).

Indicações

A trazodona e a nefazodona são indicadas para a depressão maior. Há mais de vinte de estudos duplos-cegos, controlados por placebo, sobre a trazodona e pelo menos oito estudos duplos-cegos sobre a nefazodona estabelecendo a eficácia desses fármacos no tratamento dessa patologia. A maioria desses estudos sugere que ambas as medicações são comparativamente tão eficazes quanto os fundamentais ADTs na abordagem terapêutica do referido transtorno. Entretanto, muitos estudos controlados envolveram pacientes ambulatoriais com depressão maior de leve a moderada, e ainda há dúvidas sobre a eficácia da trazodona no tratamento de casos mais graves. Alguns pesquisadores sugeriram que esse fármaco não é especialmente eficaz nas depressões tardias. Entretanto, uma revisão de estudos da eficácia (Schatzberg 1987) revelou que parece não haver diferença entre os ADTs e a trazodona no tratamento de pacientes depressivos hospitalizados e aqueles com características endógenas mais clássicas. É importante notar que estudos relataram resultados insatisfatórios com a trazodona empregada em dosagens agressivas, que atingiram um total de 300 a 450 mg na primeira semana de tratamento. Por isso, a trazodona pode ser mais eficaz e

TABELA 3-5 Antagonistas da serotonina$_2$ (5-HT$_2$)

Medicamento	Dosagem inicial (mg/dia)	Dosagem máxima (mg/dia)
trazodona (Desyrel)	50-100	600
trazodona liberação prolongada (Oleptro)	150, 300	
nefazodona (Serzone)	50-100	600

mais bem tolerada em doses mais baixas do que em mais altas, especialmente na primeira semana de tratamento. Finalmente, um estudo também concluiu que a nefazodona é efetiva no tratamento de pacientes hospitalizados com depressão grave (Ansseau et al. 1994).

Tanto a trazodona quanto a nefazodona parecem ser agentes ansiolíticos eficazes. Os efeitos ansiolíticos dos fármacos costumam ser mais evidentes logo no início do que os efeitos antidepressivos. Uma comparação da trazodona em baixa dose com o clordiazepóxido para a ansiedade generalizada sugeriu que os dois agentes apresentam a mesma eficácia (Schwartz e Blendl 1974). Da mesma forma, um estudo indicou que a trazodona foi favoravelmente comparada à imipramina e ao diazepam no tratamento do TAG (Rickels et al. 1993). Nos pacientes depressivos, os efeitos ansiolíticos da nefazodona foram observados com dosagens abaixo de 250 mg/dia (Fontaine et al. 1994), mas a trazodona, um antidepressivo, apresentou eficácia significativa como hipnótico em doses de 25 a 100 mg à noite. Em virtude de a trazodona ser totalmente sedativa e não ter potencial para adição, consiste em uma alternativa segura aos benzodiazepínicos. Da mesma forma, esse fármaco é usado com sucesso para tratar a insônia induzida pelos ISRSs e IMAOs.

Depois da depressão, o transtorno mais bem compreendido e tratado com nefazodona é o TEPT. Atualmente, a nefazodona está entre os agentes mais prescritos no tratamento desse transtorno, devido ao distúrbio do sono, à agitação e aos problemas comórbidos resultantes do abuso de substâncias e da depressão. Pelo menos seis estudos abertos sobre a nefazodona no tratamento do TEPT sugeriram que ela pode ajudar a melhorar sintomas como pesadelos e hiperexcitação, bem como diminuir a raiva (Hidalgo et al. 1999). Dosagens entre 300 e 600 mg/dia parecem mais efetivas, e ensaios altamente controlados estão em andamento para determinar sua eficácia.

A nefazodona não compartilha a vantagem da trazodona como hipnótico, porque esta costuma ser menos sedativa. Entretanto, os dados preliminares

(Armitage et al. 1994) sugeriram que a nefazodona, diferentemente de muitos psicotrópicos, pode melhorar a fase de movimento rápido dos olhos (REM) do sono e, por isso, aumentar o sono profundo em alguns pacientes. Relatos de casos sugerem uma série de outros papéis potenciais para a nefazodona. Ela tem sido relatada como benéfica no tratamento da fobia social, do transtorno de pânico e do TDPM e como agente auxiliar no tratamento dos sintomas negativos da esquizofrenia.

Efeitos colaterais

Embora os antagonistas do $5\text{-}HT_2$ sejam agentes específicos do 5-HT, eles diferem dos ISRSs no mecanismo de ação e, consequentemente, no perfil de efeitos colaterais (Tab. 3-6). Um efeito colateral comum de todos os antidepressivos serotonérgicos disponíveis no momento é o desconforto GI. A incidência de náuseas com trazodona e nefazodona é menor do que aquela observada com os ISRSs. No entanto, ela ainda é a principal causa para a descontinuação da nefazodona nos ensaios de pré-liberação. Doses mais altas de trazodona, especialmente quando ingeridas com o estômago vazio, também podem estar correlacionadas a náuseas. Assim como ocorre com os ISRSs, os efeitos colaterais GIs da nefazodona e trazodona ficam reduzidos quando os medicamentos são ingeridos com alimentos.

Conforme relatado, nem a trazodona nem a nefazodona possuem efeitos anticolinérgicos especialmente fortes. Entretanto, elas podem produzir boca seca por causa do seu bloqueio ao receptor α_1-adrenérgico. (A salivação é controlada pelos sistemas colinérgico e noradrenérgico.) O bloqueio α_1-adrenérgico também pode resultar em hipotensão ortostática significativa com trazodona, especialmente em idosos. Tontura e até mesmo síncope evidente podem ocorrer em pacientes que ingerem altas doses do medicamento com o estômago vazio, assim como em alguns idosos usando nefazodona. Por essas razões, é importante monitorar a pressão arterial em relação à hipotensão ortostática nos pacientes vulneráveis e incentivar a hidratação apropriada. O uso de dispositivos de apoio também pode ajudar. Acredita-se que a incidência de hipotensão ortostática com nefazodona seja menor do que aquela com trazodona. Entretanto, tal complicação tem sido relatada com doses mais altas de nefazodona e em pacientes vulneráveis. As medicações também diferem no nível da sedação produzido. Conforme descrito, a trazodona é muito sedativa, sendo eficaz como hipnótico em doses moderadas. Já a nefazodona pode produzir sonolência diurna, mas isso costuma ocorrer com doses mais altas. Alterar a maior parte da dose para a hora de dormir mitigará esse problema.

TABELA 3-6 Efeitos colaterais comuns ou problemáticos da trazodona e da nefazodona

Gastrintestinal
 Náuseas
 Dispepsia
 Falência hepática (nefazodona – raro)
Bloqueio adrenérgico
 Hipotensão ortostática (trazodona >> nefazodona)
 Tontura
Neurológico
 Cefaleias
 Visão borrrada (nefazodona > trazodona)
Depressão do SNC
 Sedação (trazodona >> nefazodona)
Ativação do SNC
 Agitação (nefazodona > trazodona)
Sexual
 Priapismo (trazodona)

Nota: >> = muito maior do que; SNC = sistema nervoso central.

Geralmente, a ativação do SNC não é relatada como um problema com ambos os medicamentos. No entanto, pacientes com deficiência da enzima 2D6 do citocromo P450 ou que estão usando ISRSs podem vivenciar ativação secundária aos efeitos do metabólito m-CPP, que é depurado por essa enzima. Também é observada, em alguns pacientes, ativação disfórica com nefazodona, mesmo sem exposição recente aos ISRSs. Por isso, é prudente iniciar esse fármaco com doses mais baixas.

Foram relatados mais de 200 casos de priapismo em homens tratados com trazodona. Embora rara, essa condição – cuja incidência é de 1/6 mil pacientes – é bastante séria. O risco de priapismo associado à trazodona é considerado mais alto em homens jovens com ereções prolongadas pela manhã, ao acordar, ou naqueles que têm frequentes ereções ao longo de um período relativamente curto (várias horas). Alguns pacientes podem precisar de intervenção cirúrgica. O tratamento agudo envolve injeções de um agonista do receptor α-adrenérgico (p. ex., adrenalina) no pênis. Se não tratado imediatamente, o priapismo pode resultar em impotência permanente. Os homens devem ser avisados para interromper imediatamente o uso do medicamento se vivenciarem quaisquer sintomas sugestivos da condição (ereções ocasionais não são problemáticas). Também devem procurar o atendimento emergencial se a ereção persistir por mais de uma hora. Ao menos um caso de priapismo clitoriano também foi relatado (Pescatori et al. 1993).

Uma vez que o priapismo é mediado pelas vias adrenérgicas, considera-se que a nefazodona representa um problema menor do que a trazodona em relação a essa condição. Não há relatos de priapismo induzido pela nefazodona, mas há casos isolados de ereções prolongadas em homens e aumento da tumescência peniana à noite. Também foi encontrado um caso de obstrução clitoriana, mas não de priapismo, com nefazodona.

Efeitos colaterais sexuais costumam ser raros com a nefazodona. Na verdade, é difícil demonstrar que a taxa de disfunção sexual no tratamento com nefazodona é mais alta do que na abordagem com placebo. Feiger e colaboradores (1996) observaram que a sertralina e a nefazodona eram comparáveis na eficácia antidepressiva. Entretanto, a sertralina apresentou efeitos negativos na função sexual, ao contrário da nefazodona.

Efeitos colaterais visuais também podem ocorrer em até 12% dos pacientes que usam a nefazodona. Geralmente, esses efeitos tomam a forma de uma pós-imagem durante a fixação de objetos em movimento. É importante notar que a pós-imagem durante a fixação pode ser um efeito aumentado pela serotonina, porque outros agonistas, como a dietilamida do ácido lisérgico (LSD), também produzem esse efeito. Os pacientes devem ser avisados de que os efeitos colaterais visuais em geral melhoram com o tempo.

No ano de 1999, em um centro de pesquisa, foi feito um relato isolado de três mulheres, entre 16 e 57 anos, portadoras de insuficiência hepática, que estavam sendo tratadas com 200 a 400 mg de nefazodona por vários meses (Aranda-Michel et al. 1999). Todas elas apresentavam lesões hepatocelulares significativas, e duas foram submetidas a um transplante de fígado. A terceira recuperou-se sem transplante. Em pelo menos uma das pacientes, um medicamento concomitante pode ter contribuído para a hepatotoxicidade. Desde o primeiro relato, uma série de outros casos surgiu, levando a FDA a sugerir ao BMS que incluísse uma tarja preta na embalagem e uma advertência na bula, a qual alertasse o público para o risco de toxicidade hepática grave. O risco foi estimado em 1/250.000 para cada ano-paciente de tratamento com nefazodona. Em outras palavras, se 250 mil pacientes ingerirem a medicação por um ano, será esperado que um deles desenvolva lesões hepáticas graves. Apesar de essa probabilidade ser muito pequena, é cerca de 3 a 4 vezes a taxa reconhecida para lesão grave no fígado, e o uso de nefazodona diminuiu de forma drástica com a advertência nas embalagens com tarja preta. Voluntariamente, o BMS retirou o Serzone do mercado, mas a nefazodona ainda está disponível na forma genérica. Muitos antidepressivos, incluindo os ADTs, de forma rara e idiossincrática, foram associados à falência hepática fulminante. As variáveis demográficas, que prognosticam a toxicidade hepática de determinado antidepressivo, não são raras. Entretanto, em alguns pacientes com história de complicações hepáticas, é sensato obter as enzimas hepáticas basais e monitorá-las periodicamente. A nefazodona não deve ser prescrita para indivíduos com história de doença hepática. Com frequência, somos questionados se o paciente que passou bem durante o uso desse fármaco deve continuar seu uso. Se existe uma alternativa racional para a nefazodona, ela deverá ser considerada. Se algumas alternativas não são eficazes ou são toleradas de forma insatisfatória, é particularmente razoável continuar com a medicação ao mesmo tempo em que o indivíduo é informado sobre o risco conhecido. Os pacientes também devem ser orientados a respeito dos sintomas de doença hepática, incluindo icterícia, anorexia, distúrbios GIs e mal-estar, e o medicamento deve ser descontinuado se houver quaisquer indícios de toxicidade.

Overdose

A trazodona e a nefazodona demonstram uma margem de segurança larga nos casos de *overdose*. Doses altas, de até 10 g de trazodona, são consumidas sem maiores incidentes. A dose letal média em animais é cerca de 500 mg/kg.

Embora o risco de *overdoses* fatais com nefazodona ou trazodona seja muito pequeno, uma série de relatos sugere que a combinação de trazodona e outros depressores do SNC, como o álcool, pode ser letal quando as substâncias são consumidas em doses excessivas. A causa comum dos óbitos é a depressão respiratória. Apesar de a *overdose* de trazodona poder, sozinha, resultar em convulsões ou depressão respiratória, a dose letal em animais é aproximadamente a metade do peso corporal, ou cerca de 500 mg/kg. A nefazodona tem sido consumida em *overdoses* de até 12 g, ou 20 vezes a dose diária máxima, sem efeitos significativos.

Interações medicamentosas

Os antagonistas da 5-HT$_2$ são totalmente seguros em termos de interações medicamentosas. A trazodona pode potencializar os efeitos de outros depressores do SNC e ocasionar sedação excessiva. Similarmente, a hipotensão postural, associada à trazodona, é exacerbada pelos agentes anti-hipertensivos concomitantes, e essas combinações devem ser monitoradas com frequentes verificações da pressão arterial ortostática. Em virtude de os medicamentos antagonistas da

5-HT$_2$ apresentarem efeitos pró-serotonérgicos, existe o risco teórico de precipitação da síndrome serotonérgica com os IMAOs, especialmente em doses mais elevadas. Entretanto, nem a trazodona nem a nefazodona são inibidores potentes da recaptação de catecolamina (embora a nefazodona produza alguma inibição da recaptação); por isso, o risco de crises hipertensivas com o uso simultâneo de antagonistas da 5-HT$_2$ e IMAOs é baixo.

A nefazodona é um inibidor potente da enzima 3A3/4 do citocromo P450. Conforme dito anteriormente, essa enzima é responsável pelo metabolismo de fármacos comuns, como os triazolobenzodiazepínicos alprazolam e triazolam, o cetoconazol, a eritromicina e a carbamazepina. A combinação de nefazodona e antiarrítmicos, pimozida ou ziprasidona pode aumentar a toxicidade cardíaca. O uso concomitante de nefazodona com esses agentes pode elevar os níveis séricos, e os médicos devem ter cautela ao combinar esses medicamentos.

Ocasionalmente, a troca de ISRSs por medicamentos antagonistas da 5-HT$_2$, sobretudo a nefazodona, pode ser problemática. Um dos metabólitos da nefazodona é o m-CPP, que é metabolizado via enzima 2D6 do citocromo P450. A elevação dos níveis séricos do m-CPP foi associada à agitação disfórica. Por isso, o uso simultâneo de um ISRS e da nefazodona, atual ou recente (antes de o período de intervalo terminar), pode ser mal tolerado por alguns pacientes. A fluoxetina pode contribuir para elevar os níveis do m-CPP por 4 a 5 semanas depois de ser descontinuada, e os outros ISRSs podem ter esse efeito por 1 a 2 semanas após sua retirada. Por essa razão, do ponto de vista ideal, seria útil estabelecer um intervalo entre a descontinuação do ISRS e o início da nefazodona. Uma estratégia alternativa é eliminar o período de intervalo, iniciando a nefazodona com dosagens bem baixas (50 a 100 mg/dia) e realizar a titulação ascendente mais gradualmente depois da descontinuação do ISRS.

Dosagem e administração

O fabricante recomenda que a trazodona seja iniciada com 150 mg/dia e tenha sua dosagem aumentada até 600 mg/dia (Tab. 3-5). Nossa experiência revela que o medicamento é totalmente sedativo, e iniciamos os pacientes com 50 mg/dia, aumentando a dosagem até 150 mg/dia por volta do sétimo dia. Então, a cada semana, aumentamos a dosagem diária em 50 a 75 mg, até 300 mg/dia. Em nossa prática, os pacientes respondem a uma dosagem média de 150 a 300 mg/dia.

Por causa da meia-vida curta da trazodona, a dosagem terapêutica no tratamento da depressão é dividida em 2 ou 3 doses ao dia. A maior parte da dose pode ser ingerida na hora de dormir, a fim de mitigar a sonolência diurna.

Alguns pesquisadores propuseram que a trazodona possui uma janela terapêutica; como a nortriptilina, os níveis plasmáticos muito altos estão associados a respostas insatisfatórias. Nossa experiência vai ao encontro dessa teoria, e vários estudos sustentam uma correlação entre os níveis plasmáticos e a eficácia (Montelone e Gnocchi 1990; Spar 1987). Níveis plasmáticos do nível sérico da trazodona acima de 650 ng/mL podem ser ideais para a resposta ao antidepressivo. No entanto, outros estudos são necessários para determinar se vale a pena obter os níveis plasmáticos da trazodona de forma rotineira.

A recomendação do fabricante é iniciar a nefazodona com 100 mg, duas vezes ao dia. No entanto, indicamos iniciar com 50 mg ou menos, duas vezes ao dia, e aumentar a dose em 50 mg, a cada quatro dias, até atingir 200 mg/dia. Dessa forma, a cada semana, a dose diária pode ser aumentada em 100 mg até que se atinja a dose terapêutica. A dosagem terapêutica mínima é de 300 mg/dia, e a maioria dos pacientes precisa de pelo menos 400 mg/dia. Por isso, é aceitável titular a dosagem para 400 mg/dia e manter essa dose por 3 a 4 semanas. Se não for observada resposta, é possível aumentar um pouco mais, até o máximo de 600 mg/dia. A dose inicial nos idosos deve ser de 50 mg/dia.

Alguns pacientes podem se sentir sedados ou ativados com 100 mg, duas vezes ao dia, mas geralmente toleram bem uma dose inicial de 50 mg, duas vezes ao dia. Por isso, recentemente, passamos a iniciar todos os pacientes com 50 a 100 mg/dia. O fabricante recomenda a dosagem duas vezes ao dia, mas alguns médicos prescrevem o medicamento para administração noturna, o que é viável desde que os pacientes estejam com nível sérico terapêutico por algumas semanas. A fórmula de liberação prolongada está sendo desenvolvida e permitirá uma única dose ao dia. Entretanto, durante a produção deste manual, essa fórmula ainda não estava disponível.

Descontinuação

As síndromes de abstinência parecem raras tanto para a trazodona quanto para a nefazodona, mas há relatos de sua ocorrência. Alguns casos sugeriram que a descontinuação rápida da trazodona pode, ocasionalmente, levar aos sintomas de abstinência, sobretudo insônia de rebote (Otani et al. 1994). Assim como os ISRSs, há relatos de parestesia e tontura associadas à descontinuação súbita da nefazodona (Benazzi 1998; Kotlyar et al. 1999; Lauber 1999). Por essa razão, de forma geral, é prudente reduzir esses medicamentos em vez de retirá-los subitamente. A dose diária total de nefazodona e trazodona pode ser reduzida em 50 a 100 mg por semana.

Antidepressivo combinado noradrenérgico e dopaminérgico (bupropiona)

A bupropiona (Wellbutrin) é um antidepressivo unicíclico (Fig. 3-4); sua liberação, prevista para 1986, ficou pendente devido à avaliação do risco de induzir convulsões. A medicação não foi liberada até meados de 1989, quando ficou claro que o aumento desse risco estava relacionado à dosagem e tendia a ocorrer em populações específicas. Em 1998, a bupropiona foi disponibilizada na fórmula de liberação sustentada (Wellbutrin SR), que possibilita a administração duas vezes ao dia e demonstra reduzir o risco de convulsões associado aos ISRSs. Em 2003, foi disponibilizada na fórmula de liberação prolongada (Wellbutrin XL) para administração uma vez ao dia. Hoje, todas as fórmulas estão disponíveis na forma genérica.

Efeitos farmacológicos

A bupropiona não é um bloqueador da recaptação da serotonina e não inibe a monoaminoxidase. Seu modo bioquímico de ação não está completamente compreendido. Havia a hipótese de que ela agisse via bloqueio da recaptação da dopamina; entretanto, seus efeitos de potencialização da dopamina em animais parecem ocorrer em doses e níveis séricos altos, muito acima daqueles normalmente usados em humanos. As propriedades de bloqueio da recaptação da dopamina da bupropiona são, em ordem de grandeza, menores do que aquelas da sertralina. A ativação do *nucleus accumbens*, uma consequência comum do aumento da transmissão dopaminérgica, é mais fácil de demonstrar em estudos com animais da bupropiona do que em estudos de imagem funcional com humanos. Entretanto, os efeitos dopaminérgicos podem ser importantes, porque os níveis plasmáticos do ácido homovanílico, o metabólito primário da dopamina, diminuem nos pacientes responsivos à bupropiona, mas não naqueles que não respondem (Golden et al. 1988).

Há alguns anos, os efeitos noradrenérgicos da bupropiona tornaram-se bastante evidentes. O principal metabólito ativo da bupropiona, o hidroxibupropiona, não parece bloquear a recaptação da noradrenalina em ratos. Estudos mais antigos, envolvendo camundongos, não demonstraram qualquer efeito no neurotransmissor, mas essa espécie metaboliza o medicamento de forma diferente. Evidências indiretas de efeito na atividade noradrenérgica também constam nos dados que demonstram que o fármaco reduz a excreção dos metabólitos da noradrenalina por 24 horas.

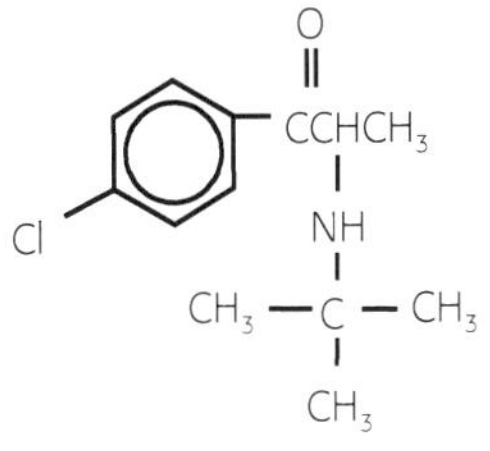

Bupropiona

FIGURA 3-4 Estrutura química da bupropiona.

Indicações

A bupropiona demonstra eficácia em muitos tipos de depressão, tanto nos pacientes ambulatoriais com o tipo leve a moderado quanto naqueles hospitalizados com o tipo mais grave. O fármaco parece seguro para pacientes cardíacos depressivos. Há relatos de que o medicamento apresenta menor probabilidade de produzir mania ou ciclagem rápida; mesmo assim, podem ocorrer episódios de mania. De forma oposta, a bupropiona é relatada como um não indutor de ciclagem rápida nos pacientes com transtorno bipolar. Uma vez que não foram realizadas comparações cabeça a cabeça desse fármaco com outros antidepressivos no tratamento da depressão bipolar, é difícil avaliar totalmente a propensão desse medicamento em induzir a mania em comparação àquela de outros agentes. Portanto, para o tratamento da depressão bipolar, a bupropiona é um agente de primeira linha aceitável para adição aos estabilizadores do humor.

A segunda indicação da FDA para a bupropiona é para a cessação do tabagismo. Dois ensaios clínicos controlados indicaram que a fórmula de liberação sustentada da bupropiona (que também é comercializada com o nome de Zyban), administrada em uma dose de 300 mg/dia, ajuda na eliminação do hábito de fumar (Goldstein 1998). Mais de 3 mil pacientes foram estudados em um ensaio clínico da fórmula de liberação sustentada da bupropiona no tratamento da cessação do tabagismo. Assim como na abordagem terapêutica da depressão, os benefícios da bupropiona de liberação sustentada não são imediatos e levam várias semanas, ou mais, para tornarem-se evidentes. Depois de sete semanas de tratamento, o dobro de pacientes usando bupropiona na dosagem de 300 mg/dia (36%) ficou abstinente da nicotina em relação àqueles que receberam placebo (17%). Em 26 semanas de acompanhamento, apenas 19% dos indivíduos tratados com bupropiona e 11% daqueles tratados com placebo permaneceram abstinentes do tabagismo. Esses resultados espelham aqueles normalmente observados nos estudos de eliminação do hábito de fumar com compostos de nicotina. Em um recente trabalho, relatamos que a bupropiona não foi melhor do que o placebo para a obtenção da abstinência do tabagismo em adolescentes. Entretanto, a bupropiona pareceu reduzir significativamente o uso da nicotina (Killen et al. 2004). Durante a produção deste manual, a bupropiona estava sendo estudada para a supressão do apetite em combinação com a naltrexona e, recentemente, foi aprovada como Contrave.*

A mais recente indicação para a bupropiona é no tratamento do transtorno afetivo sazonal (TAS). Esse tipo de transtorno tem sido historicamente tratado com fototerapia, antidepressivos e estabilizadores do humor. Entretanto, não houve qualquer terapia aprovada pela FDA para o TAS até a aprovação da bupropiona XL. Estudos sugerem iniciar o tratamento com bupropiona enquanto os pacientes estão bem; o medicamento parece prevenir a recaída e o tempo de início dos sintomas do novo episódio depressivo se comparado ao placebo (Modell et al. 2005). Uma vez que alguns pacientes com TAS podem apresentar uma doença do espectro bipolar, notamos que um estabilizador do humor, como a lamotrigina ou o lítio, também pode ser eficaz, embora existam poucos dados empíricos sobre o uso dessa classe de medicamentos.

Outro uso bastante comum da bupropiona é no tratamento do TDAH. A bupropiona demonstra eficácia na abordagem do TDAH tanto em adultos quanto em crianças (Cantwell 1998). Por ser metabolizada em uma série de produtos do tipo anfetamina, ela parece ser uma alternativa segura para os estimulantes no tratamento desse transtorno. Nos adolescentes que apresentam problemas comórbidos de abuso de substâncias, o fármaco pode ser o tratamento de primeira linha (Riggs et al. 1998).

Dois importantes empregos da bupropiona são como auxiliar no tratamento com ISRS para intensificar o efeito do antidepressivo e como agente para contrabalançar os efeitos colaterais sexuais dos ISRSs. A bupropiona aparenta intensificar os efeitos antidepressivos do ISRS e, geralmente, é menos complicada de usar do que o lítio e os suplementos tireoidianos. O estudo STAR*D revelou que a bupropiona adicionada a um ISRS foi eficaz, mas não mais efetiva do que um ensaio não randomizado paralelo em que a buspirona foi adicionada

---

* N. de T.: Em setembro de 2014, a FDA aprovou a comercialização nos Estados Unidos do Contrave, na fórmula de liberação sustentada. Em março de 2015, esse fármaco foi liberado pela European Medicines Agency-EMA na União Europeia sob o nome comercial de Mysimba (FDA Press Release 10/09/2014 e EMA Authorization 26/03/2015, respectivamente).

(Trivedi et al. 2006). (A potencialização da bupropiona é discutida com mais detalhes no Cap. 9.)
De todos os antidepressivos, a bupropiona é a única que, provavelmente, não seja eficaz no tratamento dos transtornos de ansiedade. Um estudo-piloto do medicamento no tratamento do transtorno de pânico revelou achados negativos (Sheehan et al. 1983). Segundo nosso conhecimento, nenhuma pesquisa recente examinou a eficácia da bupropiona no tratamento do transtorno de pânico. Muitos pacientes ansiosos consideram o fármaco muito ativador e preferem outros agentes.

É provável que o metabolismo da bupropiona dependa de uma série de enzimas hepáticas; entretanto, as interações com os ISRSs podem ser menos problemáticas do que pensávamos. Mesmo assim, existe pelo menos um relato de caso de convulsão associada à combinação da fluoxetina com a bupropiona.

Efeitos colaterais

A bupropiona apresenta um perfil de efeito colateral favorável, em parte por causa da sua baixa afinidade pelos receptores muscarínicos, α-adrenérgicos e histamínicos. Os únicos efeitos colaterais da versão de liberação sustentada que ocorreram com maior frequência em comparação ao placebo, nos ensaios clínicos de 100 a 300 mg/dia, foram insônia, boca seca e tremores. A insônia é mais bem controlada mudando a dose noturna para o final da tarde. Aconselha-se um intervalo de pelo menos oito horas entre as doses da manhã e da noite.

A bupropiona não induz hipotensão ortostática nem estimula o apetite. Alguns pesquisadores afirmam que ela pode ser especialmente eficaz nos indivíduos que ganham peso durante o uso de outros agentes. Existem relatos de pacientes com disfunção sexual usando outros antidepressivos que obtiveram melhora ao receber tratamento com a bupropiona. Novamente, o fármaco foi relatado como neutralizador da disfunção sexual induzida pelo ISRS.

As convulsões com a fórmula de liberação rápida do medicamento são relatadas na proporção de 4 para 1.000 em dosagens abaixo de 450 mg/dia; acima disso, o risco aumenta para a proporção de 4 para 100. A fórmula de liberação sustentada, que suplantou vantajosamente a de liberação rápida, parece causar risco de convulsão na proporção de 1 para 1.000 pacientes, em dosagens abaixo de 400 mg/dia. Esse risco é similar àquele associado à maioria dos antidepressivos. O risco de convulsão parece aumentar em pacientes com história anterior de transtornos convulsivos, lesões cerebrais, bulimia e anorexia. O uso concomitante de álcool, estimulantes ou cocaína aumenta o risco de convulsões para tais indivíduos. O fabricante também adverte que doses únicas do medicamento nunca devem exceder 150 mg para a fórmula de liberação rápida e 200 mg para a de liberação sustentada. A fórmula de liberação prolongada (XL) pode ser consumida em uma única dose de até 450 mg.

Overdose

A bupropiona é relativamente segura na *overdose*. Entretanto, há ocorrências de suicídio consumado com bupropiona isolada (Rohrig e Ray 1992). Em alguns casos, os pacientes com *overdose* de bupropiona apresentaram complicações neurológicas significativas, incluindo convulsões e estado epilético (Spiller et al. 1994; Storrow 1994). Por isso, deve haver cautela na prescrição de grandes suprimentos de bupropiona para indivíduos suicidas.

Interações medicamentosas

Interações medicamentosas graves são raras com a bupropiona. Ela é metabolizada pela enzima 2B6 do citocromo P450, responsável pela metabolização de poucos fármacos (orfenadrina e ciclosfosfamida). Por isso, potenciais interações farmacocinéticas com outros antidepressivos ou medicamentos em geral são improváveis.

Qualquer agente que reduza o limiar convulsivo deve ser usado criteriosamente com a bupropiona. Medicamentos como clozapina, teofilina e clomipramina devem ser empregados com cuidado ou evitados. Da mesma forma, é prudente evitar o uso do fármaco nos pacientes que são dependentes de álcool ou benzodiazepínicos, já que a descontinuação súbita dessas substâncias, no contexto do uso concomitante da bupropiona, pode aumentar o risco de convulsão.

O uso combinado com um IMAO é contraindicado. Parece haver um aumento do risco de toxicidade geral com fenelzina e bupropiona e um risco maior de crises hipertensivas.

Dosagem e administração

A bupropiona tem uma faixa de dosagem usual relativamente ampla (de 200 a 450 mg/dia). A faixa da dosagem média ideal, segundo nossas experiências, tem sido de 300 a 400 mg/dia. A bupropiona está disponível em fórmulas de liberação rápida (comprimidos de 75 e 100 mg); de liberação sustentada (Wellbutrin SR) (comprimidos de 100, 150 e 200 mg), administrada duas vezes ao dia; e em uma fórmula de liberação prolongada para administração uma vez ao dia (comprimidos de 150 e 300 mg).

Mirtazapina

A mirtazapina (Remeron), liberada nos Estados Unidos em 1996, está quimicamente relacionada à mianserina, um agente utilizado há vários anos na Europa. A mirtazapina foi aprovada pela FDA para o tratamento da depressão, mas parece eficaz também em outros transtornos. Embora não tenha estado entre os antidepressivos mais populares durante os últimos anos de 1990, ela estabeleceu nichos importantes na prática clínica e, desde 2004, está disponível na fórmula genérica.

Efeitos farmacológicos

A mirtazapina apresenta uma estrutura química tetracíclica (Fig. 3-5), mas não está relacionada aos ADTs. Seu mecanismo de ação é totalmente singular entre os antidepressivos disponíveis. Ela parece ser um antagonista dos receptores centrais pré-sinápticos α_2-adrenérgicos. Como bloqueador do receptor α_2-adrenérgico, a mirtazapina age aumentando a liberação da noradrenalina. O aumento do tônus noradrenérgico resulta em rápida elevação dos níveis sinápticos da serotonina, por meio da mobilização da sua liberação secundária à estimulação dos receptores α_1-adrenérgicos nos corpos celulares. A mirtazapina também bloqueia os receptores $5-HT_2$ e $5-HT_3$. Ela não é um receptor específico da recaptação de qualquer neurotransmissor monoamina. Entretanto, parece ser um potente antagonista dos receptores H_1 – uma característica que confere alguns dos efeitos colaterais mais problemáticos do medicamento. A mirtazapina não possui efeitos anticolinérgicos significativos e não bloqueia de forma considerável os receptores α-adrenérgicos pós-sinápticos. Assim, de modo geral, a hipotensão postural não está associada ao uso da mirtazapina.

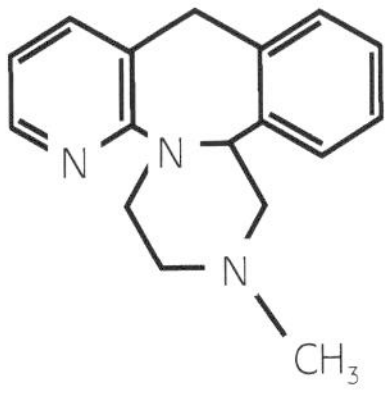

Mirtazapina

FIGURA 3-5 Estrutura química da mirtazapina.

Esse medicamento está disponível em comprimidos de 7,5, 15, 30 e 45 mg. A fórmula orodispersível, que se desfaz rapidamente (Remeron SolTabs), é frequentemente usada nos pacientes geriátricos. A mirtazapina é bem absorvida no trato GI e extensivamente metabolizada em, pelo menos, quatro produtos ativos. Cada um desses metabólitos, incluindo o mais comum, o desmetilmirtazapina, é menos ativo do que o medicamento original. A mirtazapina é metabolizada pelas enzimas 2D6, 3A3/4 e 1A2 do citocromo P450, mas não é um indutor nem um inibidor dessas enzimas hepáticas (Fawcett e Barkin 1998). Por isso, pode ser administrada seguramente com outros agentes psicotrópicos.

Indicações

Em ensaios pré-marketing de mirtazapina, que envolveram milhares de indivíduos, o medicamento demonstrou ser tão eficaz quanto os ADTs amitriptilina e clomipramina. Tanto os pacientes ambulatoriais com depressão mais leve quanto os hospitalizados com depressão mais grave responderam ao medicamento. Comparada à trazodona, a mirtazapina demonstrou ser superior no tratamento de pacientes hospitalizados com depressão (van Moffaert et al. 1995). Também foi estudada no tratamento da depressão breve recorrente, que satisfez todos os critérios do DSM-IV (American Psychiatric Association 1994) para depressão maior, exceto o tempo. A depressão breve dura menos de duas semanas, mas tende a recorrer muitas vezes durante o curso de um ano. A mirtazapina em doses baixas demonstra, com base em relatos de casos, tratar efetivamente esses episódios depressivos (Stamenkovic et al. 1998). Outros subtipos de depressão, incluindo a atípica e a sazonal, também podem ser responsivos à medicação (Falkai 1999).

Estudos mais recentes compararam diretamente a mirtazapina a ISRSs no tratamento da depressão (Fava et al. 2001; Leinonen et al. 1999; Quitkin et al. 2001; Wheatley et al. 1998). Em eficácia, a mirtazapina foi relatada como comparável à fluoxetina, à paroxetina e ao citalopram, e em todos os estudos foi levemente mais eficaz, mas não de modo significativo. Comparada aos ISRSs, a mirtazapina pode produzir efeitos ansiolíticos e antidepressivos mais rápidos (Thompson 1999). Os efeitos antidepressivos e ansiolíticos do fármaco, em contraste ao citalopram e à paroxetina, são, às vezes, observados na segunda semana. Uma metanálise realizada por Thase (2003) revelou que a mirtazapina foi significativamente mais eficaz do que os ISRSs. Entretanto, outra metanálise mais recente não encontrou tal resultado (Papakostas et al. 2008). Por essa razão, as vantagens da mirtazapina sobre os ISRSs podem ser devidas mais ao perfil de efeitos colaterais (menos efeitos colaterais sexuais, maior efeito sedativo à noite) do que à eficácia.

Uma vez que a mirtazapina, com sua maior propensão para sedação e ganho de peso, é geralmente usada depois de ISRSs, o estudo STAR*D avaliou a sua utilidade para a obtenção da remissão depois da falta de sucesso em dois ensaios (Fava et al. 2006b). O medicamento foi tão eficaz (ou ineficaz) quanto a nortriptilina na obtenção da remissão depois de duas tentativas de tratamento sem sucesso com antidepressivo. A taxa de remissão para a mirtazapina na escala HDRS nessa última fase do estudo foi de apenas 8%.

Além disso, a taxa de abandono devido aos efeitos adversos com mirtazapina demonstrou ser habitualmente similar àquela com ISRSs.

Relatamos um estudo que compara paroxetina e mirtazapina em pacientes geriátricos depressivos (Schatzberg et al. 2002). A mirtazapina esteve associada a resposta significativamente precoce e a bem menos abandonos devido a efeitos adversos do que a paroxetina.

Dados preliminares de estudos abertos sugerem que a mirtazapina pode ser eficaz na maioria dos transtornos de ansiedade responsivos aos ISRSs ou à venlafaxina. Por exemplo, pode ser efetiva no tratamento do transtorno de pânico, com ou sem depressão concomitante (Carpenter et al. 1999b). Pacientes com depressão e TAG comórbido aparentam melhorar com mirtazapina em dosagens de 15 a 45 mg/dia (Goodnick et al. 1999). Estudos-piloto do medicamento para o TEPT também parecem promissores (Connor et al. 1999).

Outro uso em potencial para a mirtazapina é na potencialização dos efeitos antidepressivos. Por causa do seu baixo risco para interações farmacocinéticas, ela deve proporcionar relativa facilidade de combinação com muitos antidepressivos. O medicamento, com sua farmacologia complexa, pode complementar os antidepressivos que agem de modo mais específico. Dados preliminares mostram que a mirtazapina potencializa efetivamente os ISRSs (Carpenter et al. 1999a). Em um estudo mais recente, realizado por Blier e colaboradores (2010), foi demonstrado que a combinação fluoxetina-mirtazapina foi significativamente mais eficaz do que a fluoxetina isolada em pacientes com depressão maior. Em oposição, Rush e colaboradores (2011), no estudo CoMED, não encontraram, desde o início, diferenças entre escitalopram e placebo, bupropiona SR e escitalopram ou venlafaxina e mirtazapina. No estudo STAR*D, a combinação de mirtazapina (dosagem média = 36 mg/dia) com venlafaxina (dosagem média = 210 mg/dia) resultou em respostas no nível de remissão em exatamente 13% dos pacientes que falharam em três ensaios consecutivos (McGrath et al. 2006). Esse resultado foi similar à taxa de remissão para a tranilcipromina nos pacientes que falharam em três ensaios. Entretanto, a combinação de venlafaxina e mirtazapina foi mais bem tolerada do que a tranilcipromina.

A mirtazapina foi relatada como adjuvante na reversão dos efeitos colaterais sexuais induzidos por ISRSs, mas um dos últimos ensaios duplos-cegos não demonstrou benefícios do fármaco no tratamento desses efeitos (Michelson et al. 2000). Além disso, o medicamento foi relatado como benéfico na melhora dos sintomas negativos na esquizofrenia (Berk et al. 2001) e na melhora dos sintomas extrapiramidais induzidos por antipsicótico.

Conforme dito antes, a mirtazapina foi eficaz contra náuseas em pacientes sob quimioterapia (Kim et al. 2008) e naqueles no pós-anestésico (Chen et al. 2008). Em um estudo mais recente, o fármaco foi significativamente mais eficaz do que o placebo na redução de náuseas e vômitos em pacientes ortopédicos tratados com morfina intratecal (Chang et al. 2010). Comparada aos antagonistas $5-HT_3$ mais comumente utilizados, como a ondansetrona (Zofran), a mirtazapina genérica custa muito menos e produz benefícios adicionais, como efeitos sedativos e ansiolíticos. Embora a experiência anedótica sugira que o fármaco possa ser tão útil como medicamento antináuseas quanto outro antagonista $5-HT_3$, nenhum estudo comparativo foi realizado até o momento.

Efeitos colaterais

De modo geral, a mirtazapina demonstra boa tolerância nos estudos clínicos. Seus efeitos colaterais mais comuns são: boca seca, sedação, sonolência e ganho de peso. Mais da metade de todos os pacientes tratados com mirtazapina experimentou sonolência, em comparação a menos de 20% dos indivíduos tratados com placebo. A sonolência é mais evidente em doses mais baixas do que nas mais altas, porque os efeitos anti-histamínicos predominam em relação aos efeitos noradrenérgicos ou serotonérgicos nas dosagens abaixo de 15 mg/dia. Por isso, em oposição à sedação, uma dosagem inicial de 30 mg/dia em geral é melhor e, normalmente, tão bem tolerada quanto 7,5 mg/dia. Um ensaio europeu comparou a mirtazapina em dosagens de 15 e 30 mg/dia sem encontrar diferenças na sedação entre os dois grupos.

O ganho de peso e o aumento do apetite são problemas evidentes para alguns pacientes sob uso desse fármaco. Em ensaios de curto prazo, de 6 a 12 semanas, cerca de 20% dos pacientes tratados com mirtazapina relataram aumento do apetite e 7,5% apresentaram aumento no peso de, pelo menos, 7%. Em nossa experiência clínica, pelo menos 20% dos pacientes ganham peso com o uso prolongado da medicação. A estratégia mais segura para a manutenção do peso, quando em uso de mirtazapina, é controlar o apetite e fazer exercícios físicos. A ideia de que doses mais altas podem ser menos problemáticas para o ganho de peso é menos evidente do que os efeitos na sonolência. Alguns médicos anedoticamente relatam que o uso de antagonistas de H_2, como 150 mg de ranitidina, duas vezes ao dia, mitiga o ganho de peso associado à mirtazapina, mas essa abordagem não foi testada. Da mesma forma, há médicos que usam estimulantes ou sibutramina (Orlistat) para ajudar no controle de peso. No entanto, a sibutramina é um fármaco serotonérgico e pode aumentar o risco de efeitos colaterais serotonérgicos, enquanto estimulantes, de modo geral, requerem prescrições de fórmulas triplicadas e possuem um potencial estabelecido para abuso. O ganho de peso nos idosos aparenta ser menos comum.

Os efeitos da mirtazapina no colesterol e nos triglicerídeos tornaram-se mais bem reconhecidos há poucos anos. Cerca de 15% dos pacientes apresentam um aumento significativo (> 20%) no colesterol, e 6% experimentam um aumento significativo nos triglicerídeos. Assim, é vantajoso obter níveis de triglicerídeos e de colesterol de jejum na fase do tratamento basal e periodicamente, sobretudo no caso de pacientes com reconhecida hipercolesterolemia reconhecida ou que apresentam história de altos níveis de triglicerídeos. O uso concomitante de um inibidor da HMG-CoA redutase (3-hidróxi-3-metilglutaril-coenzima A), como a atorvastatina (Lipitor), tem sido relatado anedoticamente como redutor do colesterol e dos efeitos lipídicos da mirtazapina, nas dosagens de 10 a 80 mg/dia. A menos que os benefícios da mirtazapina sejam substanciais, poderá ser mais adequado trocá-la por outro agente, caso haja aumentos clinicamente significativos nos níveis de colesterol e triglicerídeos.

Junto com a bupropiona e a nefazodona, a mirtazapina é um dos poucos antidepressivos que têm efeitos colaterais sexuais limitados. A troca de um ISRS para mirtazapina parece resolver a disfunção sexual associada ao uso de ISRSs (Koutouvidis et al. 1999). Há também relatos de casos que indicam que a adição de mirtazapina, nas dosagens de 15 a 30 mg/dia, a um ISRS pode aliviar os efeitos colaterais sexuais induzidos por este (Koutouvidis et al. 1999). Entretanto, um estudo duplo-cego mais recente sobre o uso da mirtazapina no tratamento dos efeitos colaterais sexuais induzidos por ISRSs não demonstrou benefícios sobre o placebo (Michelson et al. 2002).

A hipotensão ortostática ou, de modo inverso, a hipertensão são ocasionalmente observadas nos indivíduos tratados com mirtazapina. Cerca de

7% dos pacientes vivenciam tonturas significativas, e algumas delas podem ser oriundas da alteração postural. É aconselhável monitorar eventualmente a pressão arterial dos indivíduos que recebem a medicação, sobretudo se idosos. Outro efeito colateral raro, mas significativo, associado à mirtazapina inclui a elevação na transaminase hepática em cerca de 2% dos pacientes – uma taxa similar a essa foi observada para os ISRSs. Não houve preocupações em relação à agranulocitose na época da liberação do medicamento para o mercado.

Overdose

Parece que a mirtazapina é totalmente segura na superdosagem. Desconhecemos *overdoses* fatais com essa substância em doses de até 2 g. O mais comum dos efeitos da dosagem excessiva desse medicamento é a sedação. Lavagem gástrica e medidas de suporte são suficientes no tratamento da condição.

Interações medicamentosas

Conforme dito anteriormente, a mirtazapina apresenta um baixo risco de interações farmacocinéticas. A interação mais comum é o sinergismo com outros depressores do SNC. O uso concomitante de benzodiazepínicos, barbitúricos ou álcool aumenta o risco de sonolência e sedação significativas. A combinação entre mirtazapina e um depressor do SNC também tem um efeito aditivo na deficiência motora.

Os efeitos pró-serotonérgicos da mirtazapina favorecem um potencial risco para a síndrome serotonérgica, embora esse risco seja basicamente evitado pelo seu bloqueio aos receptores pós-sinápticos $5\text{-}HT_2$ e $5\text{-}HT_3$. Os efeitos α_2-noradrenérgicos representam um risco para crises de hipertensão quando o medicamento é usado em combinação com um IMAO. Consequentemente, a mirtazapina deve ser descontinuada por, pelo menos, duas semanas antes de se iniciar um IMAO, e vice-versa.

Dosagem e administração

Embora a dosagem inicial recomendada seja de 15 mg/dia, sugerimos iniciar a maioria dos pacientes com 30 mg/dia. Os idosos e os indivíduos com insônia grave devem ser iniciados com 15 mg/dia. A mirtazapina é administrada uma vez ao dia, cerca de uma hora antes de dormir. A dose pode ser aumentada em 15 mg a cada duas semanas, até atingir a dosagem máxima recomendada de 45 mg/dia. Na Europa, a dosagem máxima desse medicamento é de 60 mg/dia, e, às vezes, é necessário elevá-la até esse nível no caso de pacientes resistentes ao tratamento.

Vilazodona

A vilazodona é um agente serotonérgico aprovado pela FDA, em 2011, para o tratamento da depressão maior. Ela possui uma estrutura multianelar que proporciona uma forte ligação ao transportador de serotonina, mas uma ligação fraca aos transportadores de dopamina e de noradrenalina. A melhor maneira de descrever seu mecanismo de ação é dizer que ela apresenta uma inibição seletiva da recaptação da serotonina com atividade agonista parcial no receptor 5-HT_{1A} (Guay 2012). Por isso, a vilazodona, em alguns aspectos, é como a combinação de um ISRS com a buspirona.

A vilazodona é bem absorvida, em especial quando ingerida com alimentos gordurosos. O metabolismo desse fármaco ocorre, essencialmente, por meio da isoenzima CYP3A4 e, em menor escala, pelas isoenzimas CYP2C19 e CYP2D6. Apenas 1% do medicamento é excretado sem modificação pela urina. Uma vez que a vilazodona é essencialmente um substrato da CYP3A4, fortes inibidores dessa isoenzima, como o cetoconazol, aumentam sua concentração plasmática em 50% ou mais. Em contrapartida, a vilazodona não é nem um inibidor nem um indutor potente de qualquer isoenzima. Ela pode ser considerada um indutor moderado da CYP2C19.

A aprovação da vilazodona baseia-se primariamente nos achados de dois estudos randomizados e controlados por placebo. Em ambos os trabalhos, uma dose de 40 mg/dia no seguimento de 8 semanas foi superior ao placebo na melhora dos sintomas depressivos, avaliados pela Montgomery-Åsberg Depression Rating Scale (MADRS) (Khan et al. 2011; Rickels et al. 2009). Os pacientes tratados com a medicação apresentaram uma redução de 2,5 a 3,2 pontos na escala MADRS se comparados àqueles que receberam placebo. No entanto, no critério "nível de remissão", a vilazodona não foi muito mais eficaz do que o placebo. Do ponto de vista da eficácia, não há razão para considerar a medicação como dotada de quaisquer vantagens sobre outros antidepressivos.

Porém, em relação à tolerabilidade, a vilazodona pode apresentar alguns relativos benefícios em certos pacientes. Por exemplo, as taxas relatadas dos efeitos colaterais sexuais e do ganho de peso são mais baixas do que aquelas observadas para muitos outros antidepressivos. No entanto, o fármaco está associado a altas taxas de efeitos colaterais GIs, como diarreia, náuseas e vômitos. Assim como ocorre com outros antidepressivos serotonérgicos, as náuseas e os vômitos melhoram com o tempo na maioria dos pacientes; além disso, a lenta titulação da dosagem e a ingestão do medicamento com alimentos (preferencialmente gordurosos) ajudam a mitigar as náuseas. Infelizmente, a diarreia pode persistir em alguns indivíduos.

A vilazodona requer titulação gradual da dose para limitar os efeitos colaterais GIs. A dosagem inicial comum é de 10 mg/dia na primeira semana; após esse período, eleva-se a dose para 20 mg/dia por mais sete dias, até que se alcance a recomendação de 40 mg/dia na terceira semana. Não há evidência de que a titulação ascendente rápida acelere a resposta, embora seja provável que isso aumente o risco de efeitos colaterais GIs. Da mesma forma, não há evidência de que, aumentando a dosagem acima de 40 mg/dia, a taxa de resposta venha a aumentar, mas alguns indivíduos podem tolerar e responder a 60 ou mesmo 80 mg/dia.

Vortioxetina

A vortioxetina é o mais novo agente inibidor da recaptação da serotonina como os ISRSs. Além disso, ela parece agir diretamente em muitos receptores 5-HT (Stenkrona et al. 2013). Estudos *in vitro* indicam que o fármaco é um antagonista dos receptores $5-HT_3$, $5-HT_7$ e $5-HT_{1D}$, um agonista parcial do receptor $5-HT_{1B}$ e um agonista do receptor $5-HT_{1A}$. A vortioxetina não é um inibidor potente das isoenzimas CYP. Entretanto, ela é extensivamente metabolizada por oxidação via CYP2D6 e, em menor extensão, por outras isoenzimas, passando, portanto, pela subsequente conjugação com o ácido glucurônico. Ela possui forte ligação proteica e farmacocinética linear proporcional à dose. A vortioxetina é um substrato da CYP2D6 e da 2B6, e sua dosagem pode precisar sofrer redução quando coadministrada com inibidores da CYP2D6, como a paroxetina. Os indutores das isoenzimas CYP, como a rifampina, a carbamazepina e a fenitoína, reduzem os níveis plasmáticos da vortioxetina, o que pode exigir o aumento da sua dosagem.

Os estudos clínicos para registro da vortioxetina incluíram seis fortes estudos controlados (p. ex., Alvarez et al. 2012; Boulenger et al. 2014), dos quais um envolvia pacientes geriátricos (Gibb e Deeks 2014). Todos esses trabalhos foram estatisticamente significativos em comparação ao placebo, com base nas alterações desde a fase de tratamento basal até o término, nas semanas 6 a 8, de 24 itens da Hamilton Depression Rating Scale e MADRS. Além disso, a vortioxetina também foi estudada como tratamento de manutenção por períodos de até 64 semanas e parece ter reduzido o risco de recaída, como é esperado com o uso contínuo de todos os antidepressivos.

Os efeitos colaterais mais comuns da vortioxetina foram os GIs, incluindo náuseas, vômitos e constipação (Alam et al. 2014). As náuseas parecem estar relacionadas à dose; até 32% dos pacientes na dosagem de 20 mg/dia experimentaram náuseas contra 21% daqueles que receberam 5 mg. Da mesma forma, constipação e náuseas também pareceram estar relacionadas à dose, com o dobro dos pacientes vivenciando esses efeitos colaterais sob o regime de 20 mg/dia *versus* 5 mg/dia (6 vs. 3%). Náusea é a razão mais comum pela qual os indivíduos abandonaram os estudos clínicos desse medicamento.

Normalmente, a dosagem inicial da vortioxetina é de 10 mg/dia na primeira semana, e a recomendação é de 20 mg/dia na segunda semana. Se o paciente não tolerar a medicação a 10 mg/dia, a dose poderá ser reduzida para 5 mg/dia e titulada ascendentemente conforme a tolerância. Nos estudos controlados, 20 mg/dia foi superior tanto a 5 como a 10 mg/dia em relação à eficácia. Entretanto, dosagens acima de 20 mg/dia não estão bem estudadas, e também não está claro se seria observado benefício adicional.

Antidepressivos tricíclicos e tetracíclicos

Estruturas

As estruturas químicas dos ADTs e compostos relacionados são extremamente similares (Fig. 3-6). A desipramina e a nortriptilina são metabólitos desmetilados da imipramina e da amitriptilina, respectivamente. A amoxapina é um derivado do antipsicótico loxapina e possui um quarto anel extra anexo à cadeia principal. A maprotilina é um composto de quatro anéis, sendo o quarto perpendicular aos três anéis tradicionais da cadeia principal. Sua cadeia lateral é idêntica àquela da desipramina.

Efeitos farmacológicos

Os efeitos farmacológicos dos antidepressivos tricíclicos e tetracíclicos são muito similares. Inicialmente, foi dada ênfase especial aos seus relativos efeitos no bloqueio da recaptação da noradrenalina ou serotonina. Essas diferenças vieram à luz com as teorias subjacentes sobre a biologia da depressão, em especial a hipótese da baixa da noradrenalina *versus* a da baixa da serotonina.

Há poucos anos, as teorias tornaram-se mais complexas, como a de que os efeitos farmacológicos desses medicamentos vão além dos seus meros efeitos de bloqueio imediato da recaptação, incluindo os efeitos secundários tardios nos receptores pré e pós-sinápticos, nos sistemas de segundo mensageiro e em outros sistemas neurotransmissores. Tais efeitos podem ser responsáveis pelas diferenças entre os vários medicamentos, na variação tanto da eficácia quanto dos efeitos colaterais. Antigamente, o contraste dos efeitos relativos ao bloqueio da recaptação da noradrenalina *versus* serotonina era usado para explicar as relativas propriedades sedativas (serotonina) em oposição às ativadoras

118 Manual de psicofarmacologia clínica

Antidepressivos tricíclicos (ADTs): visão geral	
Eficácia	Agentes de segunda ou terceira linha para DM (aprovação da FDA para todos) Transtorno de pânico TOC (aprovação da FDA para clomipramina) Síndromes dolorosas Profilaxia da enxaqueca Enurese (aprovação da FDA para imipramina)
Efeitos colaterais	Boca seca, constipação, retenção urinária, visão borrada, confusão Ganho de peso Sedação Disfunção sexual Hipotensão ortostática Taquicardia Anormalidades na condução cardíaca
Dosagem e administração	Individualizar com dosagem/hora baixa (25-50 mg) para imipramina e amitriptilina. Aumentar em 25-50 mg a cada 3-7 dias para alcançar a dosagem-alvo de 150-300 mg/dia. (A nortriptilina deverá ser iniciada com 10-25 mg e aumentada conforme a necessidade até a dose máxima de 150 mg/dia.) Monitorar níveis séricos e ECGs depois da estabilização da dose.
Segurança na *overdose*	Letal na *overdose* (induz arritmias). Lavagem gástrica e monitoramento cardíaco para alargamento do intervalo QRS.
Descontinuação	Sintomas do tipo gripe e GIs do rebote colinérgico. Reduzir em 25-50 mg a cada 3 dias.
Interações medicamentosas	Depressores SNC: ↑ sedação, ataxia Anticoagulantes: ↑ níveis da varfarina Antipsicóticos: ↑ níveis do ADT e antipsicótico Cimetidina: ↑ níveis do ADT Clonidina: crise hipertensiva (**evitar**) L-Dopa: ADTs ↓ absorção IMAOs: síndrome serotonérgica (evitar clomipramina; imipramina e amitriptilina podem ser usadas com monitoramento intensivo) Estimulantes: ↑ níveis do ADT Contraceptivos orais: ↑ níveis do ADT Quinidina: ↑ arritmias (**evitar**) ISRSs: ↑ níveis do ADT Simpatomiméticos: ↑ arritmias, hipertensão, taquicardia

Nota: DM = depressão maior; ECG = eletrocardiograma; FDA = U.S. Food and Drug Administration; GI = gastrintestinal; IMAO = inibidor da monoaminoxidase; ISRS = inibidor seletivo da recaptação de serotonina; SNC = sistema nervoso central; TOC = transtorno obsessivo-compulsivo.

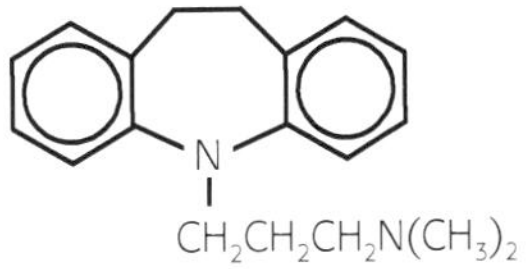
N
$CH_2CH_2CH_2N(CH_3)_2$

Imipramina

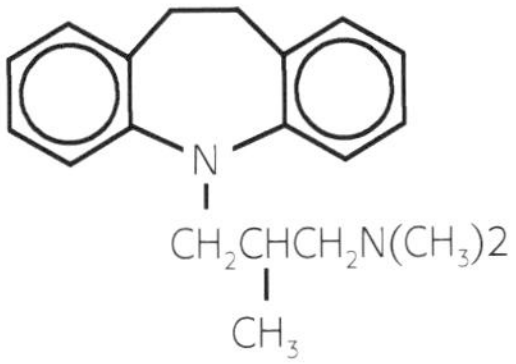
N
$CH_2CHCH_2N(CH_3)2$
CH_3

Trimipramina

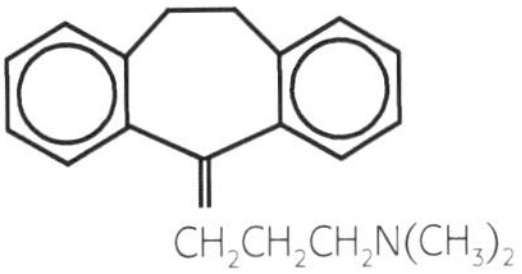
$CH_2CH_2CH_2N(CH_3)_2$

Amitriptilina

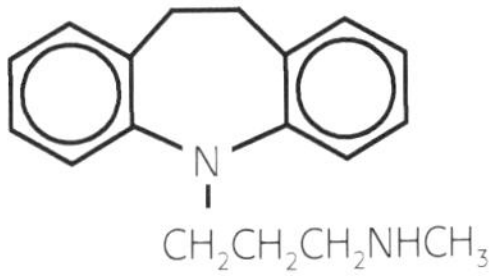
N
$CH_2CH_2CH_2NHCH_3$

Desipramina

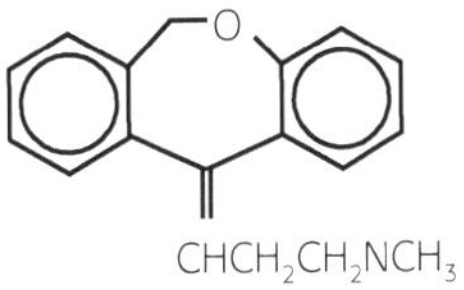
O
$CHCH_2CH_2NCH_3$

Doxepina

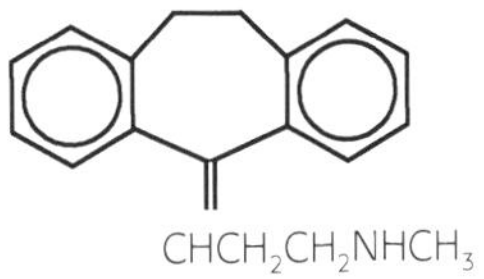
$CHCH_2CH_2NHCH_3$

Nortriptilina

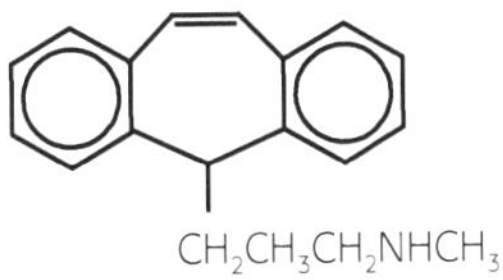
$CH_2CH_3CH_2NHCH_3$

Protriptilina

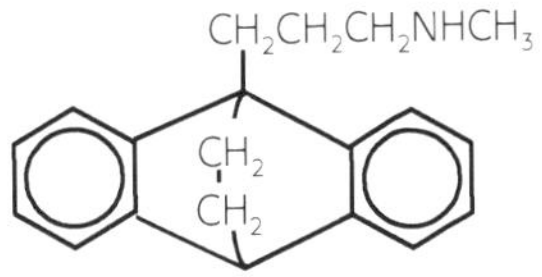
$CH_2CH_2CH_2NHCH_3$
CH_2
CH_2

Maprotilina

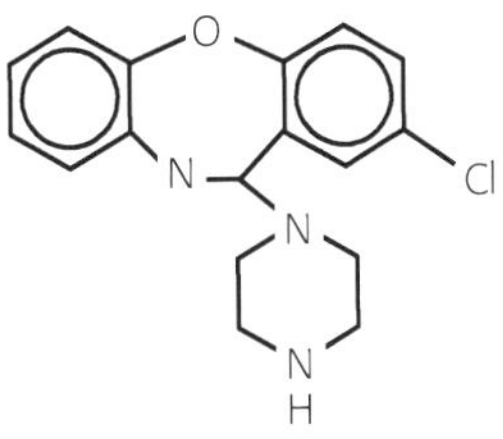
O
N
Cl
N
N
H

Amoxapina

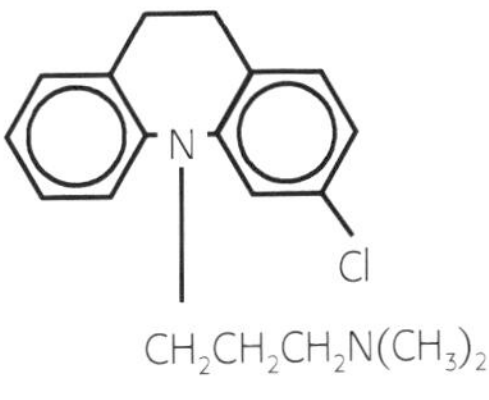
N
Cl
$CH_2CH_2CH_2N(CH_3)_2$

Cloridrato de clomipramina

FIGURA 3-6 Estruturas químicas dos antidepressivos tricíclicos e tetracíclicos.

(noradrenalina) desses medicamentos. A sedação, que no início foi atribuída aos efeitos serotonérgicos e anticolinérgicos, tem sido imputada, em parte, às ações anti-histamínicas (receptor H_1) dos ADTs. Alguns pesquisadores defendem que o ganho de peso também pode ser devido aos efeitos do bloqueio do receptor H_1. Os efeitos anticolinérgicos incluem boca seca, constipação, incontinência urinária, visão borrada e confusão. Os efeitos de bloqueio do receptor H_2 desses medicamentos podem desempenhar um papel na promoção da cura das úlceras pépticas.

Os efeitos dos antidepressivos não IMAOs relativos ao bloqueio da recaptação da noradrenalina, em comparação aos efeitos do bloqueio da recaptação da serotonina, estão resumidos na Tabela 3-7. Os efeitos relativos a esses agentes nos receptores da acetilcolina, α_1, H_1, 5-HT_1 e 5-HT_2, estão resumidos na Tabela 3-8. As intensidades representam as melhores estimativas baseadas na ligação ao receptor e em estudos clínicos. Os ADTs atualmente disponíveis nos Estados Unidos são bloqueadores da recaptação da serotonina relativamente fracos. A clomipramina é uma exceção a essa regra. Na verdade, em alguns modelos *in vivo*, os ADTs – exceto a clomipramina – são isentos dos efeitos de bloqueio da serotonina, como a trazodona. Ademais, uma pesquisa recente revela que certos antidepressivos possuem efeitos de bloqueio do receptor da serotonina, sugerindo que alguns são seus antagonistas. Administrados juntos, os dados laboratoriais indicam que os tricíclicos – exceto a clomipramina (ver Cap. 6) – são agentes serotonérgicos fracos. Em contraste, os ISRSs são bloqueadores da recaptação da serotonina relativamente puros, com poucos efeitos antagonistas. Por isso, esses medicamentos oferecem uma alternativa para o médico. Os antidepressivos tricíclicos e tetracíclicos são praticamente destituídos dos efeitos de bloqueio da recaptação da dopamina. Dos antidepressivos disponíveis, apenas a sertralina e a bupropiona apresentam tais efeitos, os quais são fracos. As variações nos efeitos biológicos ajudam na seleção do medicamento em termos de eficácia clínica e de efeitos colaterais. Os tipos de efeitos colaterais observados com os compostos tricíclicos e tetracíclicos estão resumidos na Tabela 3-9.

Indicações

A principal indicação da FDA com relação aos ADTs e compostos relacionados é para a depressão maior. Outras indicações aprovadas pela instituição incluem ansiedade (doxepina) e enurese infantil (imipramina como tratamento coadjuvante). Indicações não aprovadas, mas de uso comum, incluem insônia (especialmente para amitriptilina e doxepina), cefaleia (muito co-

TABELA 3-7 Efeitos do bloqueio da recaptação de noradrenalina (NA) e serotonina (5-HT) dos antidepressivos não IMAOs

Antidepressivo	NA	5-HT
Amitriptilina	+	++
Amoxapina	++	+
Bupropiona	+/−	0
Citalopram/escitalopram	0	+++
Clomipramina	++	+++
Desipramina	+++	+
Doxepina	+	+
Fluoxetina	0	+++
Fluvoxamina	0	+++
Imipramina	+	++
Levomilnaciprano	++	
Maprotilina	++	0
Mirtazapina	+	−
Nefazodona	0/+	+
Nortriptilina	++	+
Paroxetina	+[a]	+++
Protriptilina	+++	+
Sertralina	0	+++
Trazodona	0	+
Trimipramina	0	0
Venlafaxina	+	++

Nota: Os dados são aproximações da atividade relativa *in vivo*, *in vitro* e em estudos clínicos. Os dados sobre a clomipramina incluem resultados da desmetilclomipramina em ambos os metabólitos ativos com pronunciados efeitos nos sistemas noradrenérgicos. Em certos modelos *in vivo*, os antidepressivos tricíclicos (exceto a clomipramina) e a trazodona são relatados como não bloqueadores da recaptação da 5-HT. IMAO = inibidor da monoaminoxidase. Intensidade do efeito representada em uma escala de 0 (sem efeito) até +++ (efeito acentuado). +/- indica efeito marginal.
[a] Efeito em altas doses.

mum para amitriptilina, imipramina e doxepina), agorafobia com ataques de pânico (especialmente para imipramina e clomipramina), síndromes dolorosas crônicas (muito frequentes para doxepina e maprotilina) e bulimia (para imipramina e desipramina). A imipramina também é relatada como eficaz no tratamento do TAG, e, no passado, a trimipramina e a doxepina fo-

TABELA 3-8 Efeitos relativos ao bloqueio do receptor de antidepressivos

Antidepressivo	ACh	α_1	H_1	5-HT_1	5-HT_2
Amitriptilina	+++	+++	++	+/−	+/−
Amoxapina	+	++	+	+/−	+++
Bupropiona	0	0	0	0	0
Citalopram/escitalopram	0	0	0	0	
Clomipramina	+	++	+	0	+
Desipramina	+	+	+	0	+/−
Doxepina	++	+++	+++	+/−	+/−
Fluoxetina	0	0	0	0	+/−
Fluvoxamina	0	0	0	0	0
Imipramina	++	+	+	0	+/−
Maprotilina	+	+	++	0	+/−
Mirtazapina	0	0	+++	+	+
Nefazodona	0	+	0	+	++
Nortriptilina	+	+	+	+/−	+
Paroxetina	+	0	0	0	0
Protriptilina	+++	+	+	0	+
Sertralina	0	0	0	0	0
Trazodona	0	++	+/−	+	++
Trimipramina	++	++	+++	0	+/−
Venlafaxina	0	0	0	0	0

Nota: Os dados são aproximações da atividade relativa *in vivo*, *in vitro* e em estudos clínicos. ACh = receptor muscarínico da acetilcolina; α_1 = receptor adrenérgico-α_1; H_1 = receptor da histamina$_1$; 5-HT_1 = receptor da serotonina$_1$; 5-HT_2 = receptor da serotonina$_2$. Intensidade do efeito representada em uma escala de 0 (sem efeito) até +++ (efeito acentuado). +/− indica efeito marginal.

ram consideradas efetivas no tratamento de úlceras pépticas. O mais recente ADT liberado, a clomipramina, apresenta potentes efeitos antiobsessivo--compulsivos, como os ISRSs, e foi aprovada pela FDA para essa utilização. É óbvio que esses fármacos exercem efeitos farmacológicos mais abrangentes, responsáveis por suas ações de amplo espectro. (Para uma discussão a respeito do uso dos ADTs no tratamento dos transtornos de ansiedade, ver a seção "Antidepressivos", no Cap. 6.)

Atualmente, oito antidepressivos tricíclicos e dois tetracíclicos estão disponíveis nos Estados Unidos. Um dos tricíclicos, a clomipramina, está aprovada para o tratamento do TOC, mas não para a depressão. Ela é utilizada em

TABELA 3-9 Efeitos colaterais comuns ou problemáticos dos antidepressivos tricíclicos e tetracíclicos

Anticolinérgicos	Sistema nervoso central
Boca seca	Tremores
Constipação	Sedação
Visão borrada	Estimulação
Incontinência urinária	Contrações mioclônicas
Refluxo esofageano	Convulsões (maprotilina)
Cardiovascular	Sintomas extrapiramidais (amoxapina)
Hipotensão ortostática	Outros
Palpitações	Transpiração
Bradicardia	Ganho de peso
Hipertensão	Disfunção sexual
	Impotência

todo o mundo como um antidepressivo importante, especialmente nos casos de depressão refratária. Os nomes genérico e comercial, as formas farmacêuticas e concentrações e as variações da dosagem terapêutica dos antidepressivos tricíclicos e tetracíclicos estão relacionados na Tabela 3-10.

As patentes originais expiraram para todos esses medicamentos, e as fórmulas genéricas estão disponíveis. Nos Estados Unidos, o uso dos compostos genéricos é polêmico. Embora os medicamentos genéricos ofereçam garantias para o consumidor, alguns médicos questionam sua equivalência farmacológica. Uma dificuldade surgiu da definição da FDA de bioequivalência, a qual recai fortemente na demonstração de que uma dosagem idêntica de um fármaco genérico produz níveis séricos dentro da faixa especificada (20 a 30%) acima e abaixo daqueles produzidos pelos compostos originais. Mesmo com os compostos genéricos aprovados, alguns estudos sugeriram que eles não são realmente equivalentes aos medicamentos comerciais-padrão. Entretanto, as companhias farmacêuticas não exigiram a prova de que os compostos genéricos têm equivalência na potência clínica ou biológica. No momento, esse assunto não é considerado um problema, já que os fabricantes de medicamentos genéricos aperfeiçoaram seus métodos de produção.

Níveis séricos

Há algumas décadas, muita atenção era dada aos níveis séricos dos medicamentos em uso para monitorar o tratamento com vários agentes psicotrópicos. Hoje, os níveis séricos são comumente empregados nos pacientes

TABELA 3-10 Antidepressivos tricíclicos e tetracíclicos: nomes, forma farmacêutica e concentrações e dosagem

Nome genérico	Nome comercial[a]	Forma farmacêutica e concentrações	Variação da dosagem terapêutica (mg/dia)[b]
Tricíclicos			
Amitriptilina	Elavil	Comprimidos: 10, 25, 50, 75, 100, 150 mg	150-300
Clomipramina	Anafranil	Cápsulas: 25, 50, 75 mg	100-250
Desipramina	Norpramin	Comprimidos: 10, 25, 50, 75, 100, 150 mg	150-300
Doxepina	Sinequan	Cápsulas: 10, 25, 50, 75, 100, 150 mg Solução oral: 10 mg/mL (frasco de 120 mL)	150-300
Imipramina	Tofranil	Comprimidos: 10, 25, 50 mg	150-300
Pamoato de imipramina	Tofranil-PM[c]	Cápsulas: 75, 100, 125, 150 mg	150-300
Nortriptilina	Aventyl, Pamelor	Cápsulas: 10, 25, 50, 75 mg Solução oral: 10 mg/5 mL (frasco de 480 mL)	50-150
Protriptilina	Vivactil	Comprimidos: 5, 10 mg	15-60
Maleato de trimipramina	Surmontil	Cápsulas: 25, 50, 100 mg	150-300
Tetracíclicos			
Amoxapina	Asendin	Comprimidos: 25, 50, 100, 150 mg	150-400
Maprotilina	Ludiomil	Comprimidos: 25, 50, 75 mg	150-225

[a] Com exceção do pamoato de imipramina e da protriptilina, todos os antidepressivos tricíclicos e tetracíclicos apresentados estão disponíveis na forma genérica.
[b] As variações das dosagens são aproximadas. Muitos pacientes respondem a dosagens relativamente baixas (até mesmo abaixo daquelas variações apresentadas nesta tabela); outros podem precisar de doses mais elevadas.
[c] Liberação sustentada.

tratados com ADTs, neurolépticos, clozapina, carbonato de lítio e anticonvulsivantes. Os níveis séricos não se mostraram úteis com os ISRSs e a maioria dos antidepressivos mais novos. Da mesma forma, não estão muito disponíveis nem são usados de forma habitual para os benzodiazepínicos. As concentrações dos medicamentos são determinadas fundamentalmente no soro (p. ex., para o carbonato de lítio e anticonvulsivantes) ou no plasma (p. ex., para os ADTs). Além disso, para mensurar a concentração de neurolépticos no sangue, alguns laboratórios comparam a ligação relativa aos receptores da dopamina (conhecida como análise radiorreceptor). Entretanto, essa prática não é amplamente adotada.

Geralmente, os níveis séricos do ADT são determinados no sangue retirado 8 a 12 horas depois de o paciente ter ingerido a última dose do medicamento, a fim de evitar picos falsos nos níveis séricos que ocorreriam se o sangue fosse retirado imediatamente após a ingestão. Os níveis plasmáticos também são bastante precisos quando o sangue é retirado depois de o paciente ter alcançado o nível sérico – o ponto em que uma dose específica do medicamento administrada durante um período de vários dias produz um nível séricos constante. Para a maioria dos ADTs, esse período é de aproximadamente 5 a 7 dias.

Os níveis plasmáticos podem servir como barômetros eficazes do metabolismo do medicamento. Existe uma diferença de aproximadamente 30 vezes nos níveis séricos dos ADTs dos pacientes produzidos por uma única dose fixa em miligrama por quilograma, refletindo o grau no qual os metabolizadores mais lentos e mais rápidos diferem na absorção e no metabolismo do medicamento. Os ADTs são metabolizados, em parte, via enzima 2D6 do citocromo P450. Aproximadamente 5 a 7% da população branca apresenta deficiência dessa enzima. Além disso, o metabolismo dos ADTs é afetado pela idade e pela inibição ou ativação produzida por outros medicamentos. É óbvio que os metabolizadores lentos (como os idosos) correm um risco maior de atingir os níveis tóxicos dos medicamentos; já os metabolizadores mais rápidos podem apresentar dificuldade de alcançar os níveis terapêuticos do fármaco. Entretanto, a maioria dos pacientes está na faixa média da curva normal de distribuição, em forma de sino.

A utilização mais evidente dos ADTs é para os pacientes com depressão maior grave. Existe uma pequena, ou até nenhuma, relação entre o nível do ADT e a resposta clínica nos pacientes com depressão não endógena ou naqueles com distimia. Dois tipos de relações "positivas" entre o nível do fármaco e a resposta clínica nos pacientes depressivos endogenamente são descritos na literatura. Glassman e colaboradores (1997) relataram uma re-

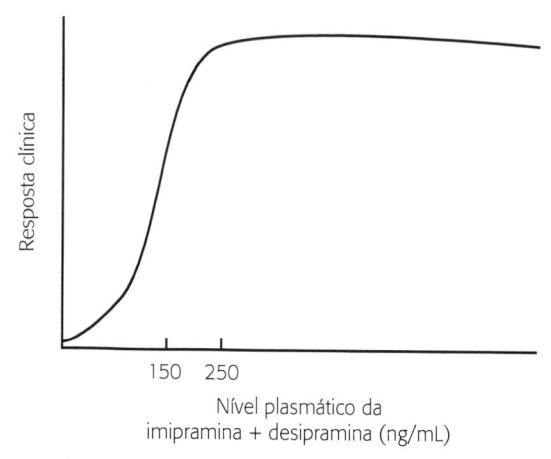

FIGURA 3-7 Relação sigmoide entre a resposta clínica e os níveis plasmáticos da imipramina mais desipramina.

lação sigmoide entre a resposta e os níveis da imipramina mais desipramina; a resposta clínica aumenta com o nível plasmático de até aproximadamente 250 ng/mL, e depois os níveis desaparecem (Fig. 3-7). Glassman e colaboradores demonstraram taxas de resposta de 30, 67 e 93% para os pacientes com níveis plasmáticos nas faixas abaixo de 150, 150 a 225 e acima de 225 ng/mL, respectivamente. Para a nortriptilina, foi descrita uma relação curvilínea, conforme mostrado na Figura 3-8. A resposta aumenta com o nível plasmático e, depois, estabiliza na faixa de 50 a 150 ng/mL, com uma redução na resposta nos níveis plasmáticos acima de 150 ng/mL. A faixa crítica de 50 a 150 ng/mL é chamada de "janela terapêutica". Os pacientes não responsivos com níveis plasmáticos de aproximadamente 150 ng/mL podem responder à redução da dosagem e ao nível plasmático dentro da janela. A diminuição da responsividade nos níveis acima da janela não se deve aos efeitos colaterais. As janelas terapêuticas têm sido descritas para outros medicamentos, mas não são tão evidentes como aquela observada com a nortriptilina. As variações aproximadas dos níveis plasmáticos terapêuticos para os medicamentos tricíclicos e tetracíclicos estão resumidas na Tabela 3-11.

Uma série de medicamentos pode aumentar ou diminuir os níveis plasmáticos – geralmente pela interferência com ou aumento da atividade enzimática microssomal do fígado. Por exemplo, a nicotina, os barbitúricos (incluindo o butalbital [Fiorinal]), o hidrato de cloral, a fenitoína e a carbamazepina indu-

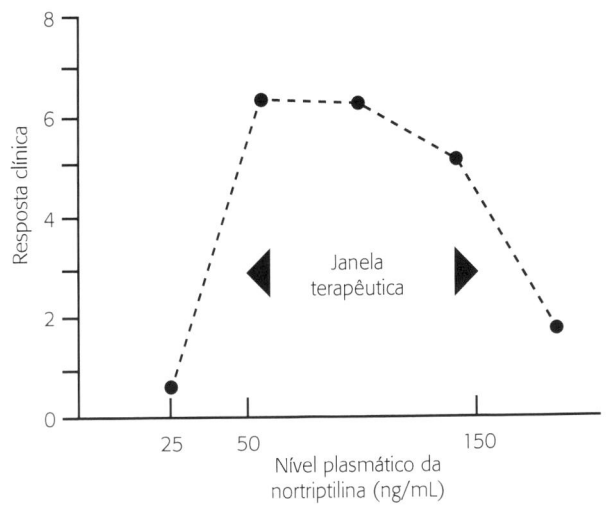

FIGURA 3-8 Relação curvilínea entre a resposta clínica e os níveis plasmáticos da nortriptilina.

zem a quebra dos ADTs, e os médicos devem ter isso em mente ao prescrever ADTs para pacientes que estejam usando esses compostos. Em comparação, os antipsicóticos (especialmente as fenotiazinas), os ISRSs, o metilfenidato, o dissulfiram e a fenfluramina aumentam os níveis plasmáticos pela redução do metabolismo do medicamento no fígado. (A fenfluramina [Pondimin] foi retirada do mercado em 1997, quando descobriu-se que a "*fen-phen*" estava associada a cardiopatia valvar.) Os ISRSs tornaram-se os agentes de maior preocupação, porque são inibidores competitivos potentes da enzima 2D6 do citocromo P450 e, por isso, podem elevar substancialmente os níveis plasmáticos do ADT. De forma oposta, os ADTs elevam os níveis plasmáticos da fenotiazina. Os benzodiazepínicos e os medicamentos antiparkinsonianos causam pouco ou nenhum efeito nos níveis do ADT.

Uma série de questões surge quando são considerados os dados do nível plasmático. Em geral, os estudos usam a dosagem fixada em miligrama por quilograma, e, consequentemente, é possível que um paciente com determinado nível plasmático do ADT (p. ex., 250 ng/mL), usando um medicamento em certa dosagem (p. ex., 300 mg/dia de imipramina), responda bem a uma dose menor e a um nível plasmático mais baixo. É consenso que os níveis plasmáticos podem ser considerados como barômetros da adequação do tratamento.

TABELA 3-11 Variações aproximadas do nível sérico terapêutico para os antidepressivos tricíclicos e tetracíclicos

Antidepressivo	Nível sérico (ng/mL)
Amitriptilina	100-250[a]
Amoxapina	Desconhecido
Desipramina	150-300
Doxepina	120-250[a]
Imipramina	150-300[a]
Maprotilina	150-250
Nortriptilina[b]	50-150
Protriptilina	75-250
Trimipramina	Desconhecido

[a] Concentração total do medicamento e metabólito desmetilado.
[b] Apresenta uma clara janela terapêutica.

Os pacientes que não respondem a um ensaio de 4 a 6 semanas de imipramina, mas atingem um nível plasmático de 150 ng/mL ou menor, podem responder a um aumento na dosagem e a um nível plasmático acima de 200 ng/mL. Todavia, aqueles que respondem a mesma dosagem e nível plasmático não precisam que o nível plasmático ou a dosagem sejam aumentados, mesmo que o nível plasmático esteja abaixo da faixa terapêutica. Alguns pesquisadores defendem a determinação do nível plasmático para qualquer paciente que esteja respondendo a um ADT, a fim de registrar esse nível plasmático terapêutico enquanto o indivíduo está usando o medicamento. Isso pode ser importante em caso de recorrência e necessidade de novo tratamento.

Às vezes, uma verificação de rotina do nível sérico do ADT em um paciente que está muito melhor do ponto de vista clínico e apresenta apenas efeitos colaterais mínimos revela um nível plasmático acima de 400 ng/mL, e o indivíduo recai quando a dose é reduzida para diminuir o nível plasmático. Esse resultado sugere que, para determinados pacientes, um nível plasmático muito alto é necessário para a melhora. Na verdade, houve um relato prospectivo de que alguns indivíduos necessitam de dosagens e níveis sérico muito altos para obter uma resposta adequada, embora exista um risco inerente com essa abordagem.

Por enquanto, apenas a amitriptilina demonstra claramente toxicidade relacionada a níveis plasmáticos em torno de 500 ng/mL. É óbvio que o julgamento clínico é necessário. O ECG é de grande ajuda no caso de pacientes que só passam bem com níveis plasmáticos do medicamento muito altos, a fim de garantir que a condução cardíaca não esteja seriamente afetada – isto é, assegurar que nenhum retardo da condução cardíaca esteja ocorrendo.

Inicialmente, a variação nas análises do ADT entre os laboratórios era preocupante, porque os médicos eram incapazes de interpretar determinado valor em seus próprios laboratórios. A realização de esforços nacionais significativos para validar de forma cruzada os resultados dos laboratórios parece ter resolvido esse problema.

Em resumo, os níveis plasmáticos podem fornecer informações clínicas muito úteis se o médico mantiver essas questões em mente.

Efeitos colaterais

Uma revisão no *Physicians' Desk Reference* (PDR) sobre as informações contidas nas embalagens de cada ADT e agentes relacionados revela seus inúmeros efeitos colaterais. Esses efeitos podem ser agrupados de forma abrangente por categorias: anticolinérgicos, cardiovasculares e assim por diante (Tab. 3-9). Essa organização é um pouco artificial, porque um único efeito colateral (p. ex., sedação) pode, na verdade, dever-se a qualquer um dos vários efeitos neuroquímicos distintos (p. ex., bloqueio da histamina, aumento da disponibilidade da serotonina, antagonismo ao 5-HT_2) ou a combinações deles. Além do mais, alguns efeitos colaterais podem refletir a ação do medicamento tanto no cérebro quanto na periferia – ou, ainda, em ambos (p. ex., hipotensão ortostática).

Como os médicos podem ajudar no controle dos efeitos colaterais? Em alguns pacientes, especialmente naqueles com doença clínica complicada, as reações colaterais não podem ser totalmente controladas ou administradas. No entanto, existem algumas ações que podem ser tomadas, sobretudo para reações menos graves nos indivíduos clinicamente saudáveis.

Uma questão muito importante é a *atitude*. Antigamente, era comum que alguns psiquiatras tivessem uma visão muito negativa em relação aos medicamentos, a qual era transmitida de forma indireta ou excessiva para o paciente, sobretudo se o impulso de tentar o fármaco tivesse partido do paciente e não do médico. Segundo nossa experiência, essas atitudes podem ser um problema para o paciente, que deve confiar na crença do médico em relação à importância das tentativas de medicação e em sua capacidade de lidar com os efeitos colaterais. A necessidade de que os médicos desenvolvessem visões bem racionais e equilibradas em relação à prescrição de medicamentos diminuiu esse problema nos últimos anos.

Um princípio geral da prescrição de medicamentos é que alguns dos efeitos colaterais podem ser controlados pela redução ou pelo aumento gradual da dosagem. Pela nossa experiência, esse princípio é especialmente verdadeiro para o surgimento precoce de "lapsos de memória", despersonalização, confusão, hipotensão ortostática ou sedação acentuada. Se essas reações persistirem na presença de um escalonamento de dosagem mais moderado, a troca para outro ADT ou para outra classe de medicamento poderá ser necessária. A substituição por desipramina é justificada para lidar com os efeitos colaterais anticolinérgicos ou de sedação. Para os pacientes que desenvolvem hipotensão ortostática, a nortriptilina costuma ser uma alternativa eficaz, porque tende a produzir alterações ortostáticas com níveis séricos acima das chamadas janelas terapêuticas. Por isso, essa medicação é mais facilmente tolerada do que a imipramina, cujos efeitos ortostáticos em geral são produzidos com níveis plasmáticos baixos (ver subseção anterior sobre níveis séricos do ADT). A nortriptilina tem sido empregada com sucesso em vários estudos sobre pós-AVC e depressão em idosos.

Também foi relatada melhora dos efeitos colaterais anticolinérgicos periféricos com a administração de betanecol, um medicamento pró-colinérgico, na dosagem de 25 a 50 mg, 3 a 4 vezes ao dia, e geralmente continuado por todo o período em que o paciente usou os ADTs. Esse medicamento pode ser particularmente benéfico nos indivíduos com incontinência urinária. Nos casos de delírios anticolinérgicos, a fisostigmina (um agente pró-colinérgico de ação central) pode ser administrada tanto de forma intravenosa quanto intramuscular para esclarecer o diagnóstico.

A visão borrada resultante do uso dos ADTs pode ser tratada com gotas de pilocarpina a 4% ou betanecol oral. Os pacientes que estão passando bem com o tratamento de manutenção com ADT e que, por isso, provavelmente continuarão usando o medicamento por mais algum tempo podem precisar de uma alteração na prescrição de óculos, a fim de corrigir a visão borrada.

Para boca seca grave, pode-se preparar uma solução de pilocarpina a 1%, a partir da mistura da solução de 4% disponível para colírio com três partes de água. Essa solução é aplicada ao redor da boca por alguns minutos, 30 a 60 minutos antes que um aumento da salivação seja necessário. Por exemplo, os pacientes podem usar essa solução antes de fazer uma palestra. O betanecol em comprimidos de 5 ou 10 mg pode ser administrado sublingualmente para um efeito similar. Embora não existam quaisquer estudos a respeito, os efeitos anticolinérgicos podem ser aliviados com os inibidores da colinesterase.

Um efeito colateral importante, possivelmente anti-histamínico, dos ADTs é o ganho de peso – sobretudo com a amitriptilina e a doxepina –, que pode ser difícil de controlar por meios farmacológicos. Normalmente, os pacientes que demonstram esse efeito colateral durante o uso de um ADT continuam ganhando peso quando este é substituído por outro medicamento relacionado. Para alguns indivíduos, a substituição por outro antidepressivo mais recente pode ser a única maneira de manter um efeito antidepressivo e promover a redução do peso, porque os IMAOs também causam ganho de peso. Infelizmente, alguns pacientes ainda continuam ganhando peso durante o uso do medicamento para o qual estão demonstrando resposta antidepressiva. Nesses casos, o apoio e os conselhos em relação a dietas podem ser os únicos recursos. A associação de topiramato pode facilitar a perda de peso.

Os dois agentes tetracíclicos, maprotilina e amoxapina, são mencionados como causadores de efeitos colaterais problemáticos – convulsões e sintomas extrapiramidais – que são menos frequentemente relatados com os ADTs-padrão. Convulsões induzidas são mencionadas em uma série de relatos de casos isolados de pacientes usando a maprotilina. Nosso grupo apresentou uma série de 11 pacientes com convulsões relacionadas ao uso desse medicamento em um hospital e um estudo de todas as convulsões relacionadas a ele nos Estados Unidos (Dessain et al. 1986). Em nossa série, o tratamento prolongado (mais de seis semanas) com altas doses (225 a 400 mg/dia) pareceu ser um fator importante. Isso foi confirmado na avaliação em todo o país. Além disso, o escalonamento rápido da dose – atingindo 150 mg/dia em sete dias – foi um aspecto importante na avaliação geral. Quando esses dois fatores foram eliminados, o risco de convulsões pareceu se aproximar daquele associado aos antidepressivos clássicos (cerca de 0,2%). O fabricante da maprotilina alterou suas orientações de dosagem, recomendando iniciar o tratamento com 75 mg/dia por duas semanas, com uma dosagem máxima de 225 mg/dia por até seis semanas, e a manutenção com 175 mg/dia ou menos. A escala de dosagem anterior foi similar àquela da imipramina.

A amoxapina é relatada como causadora de uma série de efeitos colaterais associados ao bloqueio do receptor da dopamina. Esses efeitos colaterais são similares àqueles mais frequentemente observados com o neuroléptico loxapina – por exemplo, galactorreia, acatisia e outros sintomas extrapiramidais e até mesmo alguns poucos casos de discinesia. A amoxapina é metabolizada para um metabólito 7-OH. Em alguns indivíduos, a hidroxilação alternada na posição 8 resulta no acúmulo de um metabólito neuroléptico. De modo geral, recomendamos a redução ou a interrupção dos medicamentos se esses sintomas ocorrerem (ver subseção anterior sobre níveis séricos).

Overdose

As *overdoses* podem resultar em óbito. Os tricíclicos possuem margens de segurança estreitas, e o retardo de condução cardíaca e as arritmias podem ocasionar morte em caso de superdosagem. Além disso, os pacientes podem apresentar confusão, delírios e perda da consciência.

Dosagem e administração

Na avaliação de um paciente depressivo, o médico deve determinar se os ADTs constituem um tratamento adequado. Na primeira edição deste manual, aprovamos a abordagem do uso inicial de um ADT no tratamento da depressão endógena ou maior. Em função de maior segurança e tolerabilidade dos agentes mais novos, especialmente os ISRSs, os ADTs foram relegados à segunda linha de tratamento na segunda edição. Entretanto, alguns pesquisadores continuam achando que esses fármacos são superiores aos agentes mais novos no tratamento de episódios depressivos melancólicos mais graves. Embora seja difícil demonstrar sua maior eficácia (ver subseção "Indicações", na seção sobre ISRSs deste capítulo), ainda não existe um consenso. Em virtude de a maioria dos estudos ter empregado ADTs no tratamento de pacientes hospitalizados e daqueles com depressão melancólica, esses agentes ainda precisam ser considerados no início do tratamento de depressão grave.

A escolha do ADT a ser empregado no tratamento é uma preferência pessoal. Na realidade, existe uma considerável sobreposição entre esses diversos medicamentos, embora alguns sejam um pouco mais estimulantes (desipramina e protriptilina), e outros, mais sedativos (amitriptilina e doxepina). Entre as aminas secundárias, a desipramina e a nortriptilina tornaram-se os dois ADTs de maior popularidade para iniciar o tratamento. Esses dois novos agentes possuem os perfis de efeitos colaterais mais favoráveis do grupo ADT; além disso, apresentam dados confiáveis sobre os níveis séricos em relação à resposta clínica. Entretanto, a amitriptilina possui um perfil de efeitos colaterais mais insatisfatório, secundário aos seus efeitos colaterais anticolinérgicos e anti-histamínicos, e pode não ser a mais adequada como primeira escolha para muitos pacientes, especialmente os mais idosos. Com qualquer um desses fármacos, o médico está orientado a iniciar com uma dose relativamente baixa, que possa ser aumentada de forma gradual.

As doses e os regimes iniciais variam para a imipramina. Um regime comum para esse fármaco é prescrever 75 mg/dia durante os primeiros sete dias e aumentar a dosagem semanalmente, conforme a necessidade, para 150 mg/dia durante a segunda semana, para 225 mg/dia durante a terceira e para 300 mg/dia durante a quarta. Outra abordagem é iniciar com 50 mg/dia, aumentando a dosagem em 25 mg a cada poucos dias, conforme a tolerância, até 150 mg/dia; então, na proporção de 50 mg a cada três dias, aumentar até

300 mg/dia. (Regimes de dosagem similares são recomendados para outras indicações do medicamento, como para o pânico e os quadros dolorosos).

Na prescrição de imipramina para certos pacientes, principalmente os idosos (que podem ser intolerantes ou estar usando outros medicamentos), é prudente iniciar com 25 mg no primeiro dia e aumentar para 50 mg no segundo, permitindo que os indivíduos se acostumem com uma pequena dose única. Também aconselhamos uma escala mais conservadora de aumentos para os idosos, mantendo a dose em 50 mg/dia por uma semana e, depois, aumentando na proporção de 25 mg a cada dois dias até 150 mg/dia. Após sete dias com 150 mg/dia, a dose pode ser incrementada conforme a tolerância. Os pacientes geriátricos apresentam alguns problemas distintos relacionados às interações medicamentosas (ver Cap. 12). Os problemas médicos comuns dessa população e seu metabolismo relativamente lento costumam impor um controle cuidadoso. Entretanto, os médicos devem ser cautelosos: alguns pacientes idosos não são metabolizadores lentos, mas, ao contrário, precisam de altas dosagens, portanto, correm o risco de não receber o tratamento ideal. A intensidade dos efeitos colaterais pode ser um barômetro eficaz da capacidade de tolerar determinada dose, e os níveis plasmáticos podem ajudar na prescrição das dosagens ideais (ver subseções sobre os níveis séricos do ADT e efeitos colaterais prematuros).

Para a doxepina, a amitriptilina e a trimipramina, a dosagem varia de forma similar àquela da imipramina tanto para pacientes mais jovens como para aqueles mais idosos. A trimipramina possui um perfil de efeito colateral relativamente baixo nos idosos e produz um efeito rápido na promoção do sono.

A protriptilina e a nortriptilina são prescritas das mais diferentes maneiras. Para pacientes mais jovens, a protriptilina é geralmente iniciada com 15 mg/dia (5 mg, três vezes ao dia) durante uma semana, com um aumento de 5 a 10 mg na dose diária a cada semana, até a dosagem máxima de 60 mg/dia. Para os idosos, a protriptilina costuma ser iniciada com 10 mg/dia, objetivando a dosagem máxima de 30 a 40 mg/dia. A nortriptilina, que é o único ADT que realmente apresenta a chamada janela terapêutica, poderá ser ineficaz se os níveis plasmáticos estiverem muito baixos ou muito altos. A dosagem terapêutica para esse fármaco, em adultos, varia de 50 a 150 mg/dia. Recomendamos iniciar com 50 mg/dia e aumentar semanalmente a dose diária em 50 a 100 mg/dia. (Nos pacientes geriátricos, iniciar com 25 mg/dia e aumentar a dose para 50 mg/dia depois de 3 a 4 dias.) Após três semanas, uma redução na dosagem pode ser realmente eficaz – uma situação bem diferente daquela de outros ADTs (ver subseção anterior sobre os níveis séricos do ADT).

A dose inicial da amoxepina em adultos saudáveis é de 150 mg/dia, com uma dosagem máxima de 400 mg/dia. Poucos pacientes são tratados com até 600 mg/dia. No entanto, essa dosagem aumenta o risco de convulsões. Esse medicamento pode ser particularmente eficaz no tratamento da depressão psicótica (Anton e Sexauer 1983).

As dosagens inicial e máxima da maprotilina são de 75 e 225 mg/dia, respectivamente. Para evitar as convulsões, a dose inicial da maprotilina deve ser mantida por duas semanas e, depois de seis semanas de tratamento, reduzida para o máximo de 175 mg/dia (Dessain et al. 1986).

Descontinuação

Na descontinuação ou redução dos ADTs, é sensato chegar até a proporção máxima de 25 a 50 mg a cada 2 a 3 dias. Muitos pacientes demonstraram sintomas de rebote colinérgico quando o ADT foi descontinuado de modo muito súbito. Esses sintomas incluem náuseas, desconforto estomacal, cólicas, transpiração, cefaleia, dores no pescoço e vômitos. Observamos vários pacientes que vivenciaram sintomas GIs intensos durante e depois da retirada do ADT. Para esses indivíduos, o brometo de propantelina (15 mg, três vezes ao dia, conforme a necessidade) foi extremamente eficaz. Além disso, Nelson e colaboradores (1983) relataram que alguns pacientes demonstraram hipomania ou mania de rebote com a retirada súbita dos ADTs, uma observação confirmada por outros pesquisadores.

Quando a questão de sintomas rebote *versus* doença clínica ou recorrência de sintomas psiquiátricos é uma dúvida, normalmente uma dose única do medicamento descontinuado alivia os sintomas de forma rápida, confirmando o diagnóstico de uma síndrome de abstinência. Há um relato em que a mania resultante de retirada respondeu à reinstituição da terapia com desipramina (Nelson et al. 1983).

Inibidores da monoaminoxidase

Efeitos farmacológicos

Os IMAOs de primeira geração – isocarboxazida, fenelzina e tranilcipromina – causam poucos efeitos diretos no bloqueio da recaptação ou do receptor. Eles inibem a MAO em vários órgãos, exercendo mais efeitos na monoaminoxidase A (MAO-A) – para a qual a noradrenalina e a serotonina são substratos primários – do que na MAO-B, que age primariamente em outras aminas (p. ex., feniletilamina) e na dopamina. A MAO-A é encontrada na mucosa intestinal e

Inibidores da monoaminoxidase (IMAOs): visão geral

Eficácia	Agentes de terceira linha para DM (aprovação da FDA para depressão resistente) Fobia social Transtorno de pânico Agentes de segunda linha para a doença de Parkinson (a selegilina está aprovada pela FDA)
Efeitos colaterais	Ganho de peso Hipotensão ortostática Disfunção sexual Boca seca Insônia/sonolência Cefaleia
Segurança na *overdose*	Pode ser letal na *overdose*. Há relatos de crises de hipertensão, AVC e infarto do miocárdio. Controle com lavagem gástrica, indução de vômitos e monitoramento intensivo da pressão arterial e das vias respiratórias.
Dosagem e administração	Fenelzina: iniciar com 15 mg, 2-3 vezes ao dia, e aumentar 15 mg por semana até alcançar a dosagem-alvo de 60-90 mg/dia.
	Tranilcipromina: iniciar com 10 mg, 2-3 vezes ao dia, e aumentar 10 mg por semana até alcançar a dosagem-alvo de 40-60 mg/dia.
	Isocarboxazida: iniciar com 10 mg, 2 vezes ao dia, e aumentar a dosagem, se o medicamento for tolerado, em 10 mg a cada 2-4 dias até 40 mg/dia no final da primeira semana. Dosagem máxima recomendada de 60 mg/dia, administrada em doses divididas.
	Sistema selegilina transdérmica (Emsam): iniciar com a porção diária de 6 mg por quatro semanas; depois aumentar para uma porção de 9 mg por duas semanas; então para uma porção de 12 mg conforme a necessidade. Sem restrições dietéticas com 6 mg/dia.
Descontinuação	Relatados sintomas do tipo gripe, alucinações, hipomania e disforia na descontinuação súbita. Reduzir a dose em 25% por semana.

(*continua*)

Inibidores da monoaminoxidase (IMAOs): visão geral (*continuação*)	
Interações medicamentosas	Alimentos com alto teor de tiramina (**contraindicados**) (ver Tab. 3-14): crise de hipertensão β-bloqueadores: ↑ hipotensão, bradicardia Hipoglicêmicos orais: ↑ efeitos hipoglicêmicos Bupropiona (**contraindicada**): crises de hipertensão, convulsão Carbamazepina (**contraindicada**): crises de hipertensão Meperidina (**contraindicada**): síndrome serotonérgica Nefazodona: possível síndrome serotonérgica Simpatomiméticos: crises de hipertensão ISRSs (**contraindicados**): síndrome serotonérgica ADTs: clomipramina **contraindicada** Mirtazapina (**contraindicada**): crises de hipertensão IRSNs (**contraindicados**): síndrome serotonérgica
Nota: ADT = antidepressivo tricíclico; DM = depressão maior; FDA = U.S. Food and Drug Administration; IRSN = inibidor da recaptação de serotonina e noradrenalina; ISRS = inibidor seletivo da recaptação de serotonina.	

também é responsável pela degradação de várias aminas que podem agir como falsos neurotransmissores, produzindo crises de hipertensão (ver adiante nesta seção). A isocarboxida, a fenelzina e a tranilcipromina também são chamadas de inibidores irreversíveis. Quando a enzima é inibida por esses agentes, a regeneração proteica é necessária antes que a atividade enzimática MAO seja restaurada. A selegilina (Eldepryl), um inibidor seletivo irreversível da MAO usado no tratamento da doença de Parkinson, exerce seus efeitos na MAO-B, e, geralmente, considera-se que representa um risco muito baixo de produção de crises hipertensivas. Entretanto, em dosagens baixas, usadas no tratamento de pessoas com a doença de Parkinson (5 a 10 mg/dia), esse medicamento é um antidepressivo fraco. Os dados de Sunderland e colaboradores (1989) sugerem que, em dosagens mais altas do antidepressivo, o medicamento afeta a MAO-A e a MAO-B e, por isso, não protege contra as crises de hipertensão. Mais informações sobre a selegilina estão na seção "Inibidores seletivos e reversíveis da monoaminoxidase", mais adiante neste capítulo).

Existem duas classes estruturais de IMAOs: as hidrazinas (i.e., fenelzina) e as não hidrazinas (tranilcipromina e selegilina) (Fig. 3-9; Tab. 3-12).

Indicações

A indicação clínica primária do PDR dos IMAOs é para o tratamento da depressão refratária à terapia com ADT. Hoje, com muitos outros antidepressivos

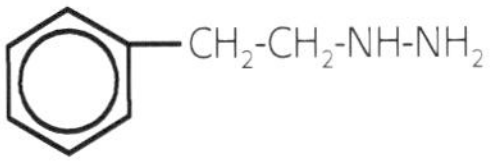

Fenelzina: ⌬—CH$_2$-CH$_2$-NH-NH$_2$

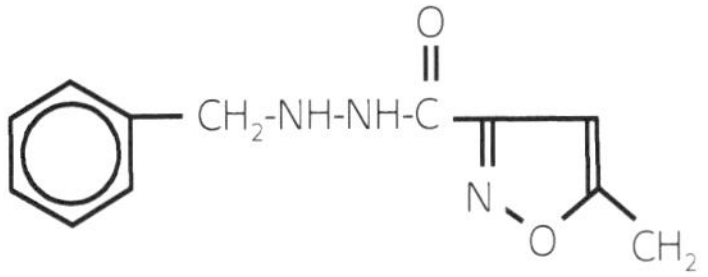

Isocarboxazida: ⌬—CH$_2$-NH-NH-C(=O)—(isoxazol com CH$_3$)

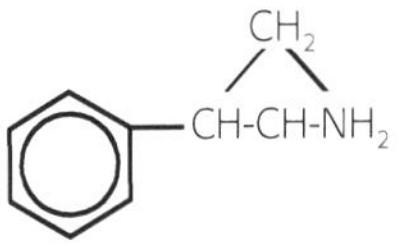

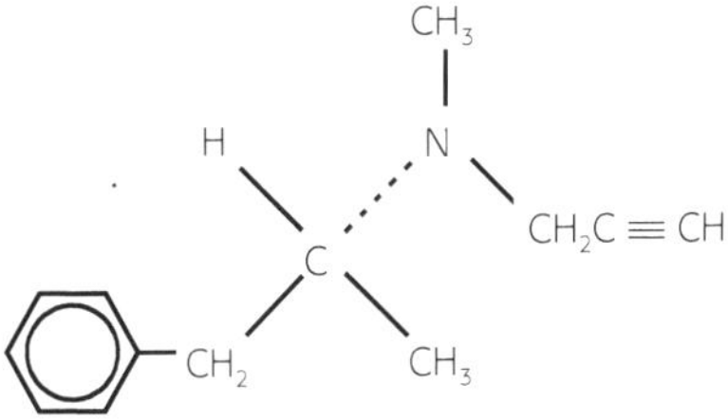

Tranilcipromina: ⌬—CH-CH-NH$_2$ (com CH$_2$ em ciclopropano)

Selegilina: ⌬—CH$_2$—C(H)(CH$_3$)—N(CH$_3$)—CH$_2$C≡CH

FIGURA 3-9 Estruturas químicas dos inibidores da monoaminoxidase (IMAOs).

mais seguros à disposição, os IMAOs costumam ser indicados quando muitas tentativas tenham falhado. Alguns pacientes respondem melhor aos IMAOs do que a qualquer outra classe de agentes. A indicação da fenelzina foi aprovada pela FDA para a depressão ansiosa. Embora as experiências britânicas tenham enfatizado que os IMAOs não são eficazes no tratamento de formas graves da depressão maior, antigamente chamadas de endógenas, as experiências norte-americanas, incluindo a nossa, foram diferentes. Esses medicamentos constituíram a salvação de muitos pacientes gravemente depressivos, em especial aqueles cuja depressão não respondia aos ADTs.

Por que a discrepância? Para alguns, havia uma pequena dúvida sobre a eficácia dos IMAOs em pacientes com ataques de pânico ou com depressão ansiosa ou atípica. Entretanto, para que haja eficácia em indivíduos com depressão melancólica ou endógena, às vezes é necessária a prescrição de doses muito maiores do que aquelas usadas nos antigos ensaios britânicos, em que dosagens

TABELA 3-12 Inibidores da monoaminoxidase (IMAOs): nomes, forma farmacêutica e concentrações e dosagem

Nome genérico	Nome comercial	Comprimidos e cápsulas	Concentrado oral	Dosagem terapêutica usual (mg/dia)[a]
Fenelzina	Nardil	Comprimido: 15 mg	Nenhum	45-90
Selegilina	Eldepryl	Cápsula: 5 mg	Nenhum	20-50
	Carbex	Comprimido: 5 mg		
	Zelapar	Comprimido oral com efeito desintegrante 1,25 mg		
	Emsam	Adesivo: 6 mg/24 h, 9 mg/24 h, 12 mg/24 h		
Tranilcipromina	Parnate	Comprimido: 10 mg	Nenhum	30-60
Isocarboxazida	Marplan	Comprimido: 10 mg	Nenhum	30-60

[a] As variações das dosagens são aproximadas. Muitos pacientes respondem a dosagens relativamente baixas (até mesmo abaixo daquelas variações apresentadas na tabela).

relativamente baixas foram usadas. Outra dificuldade com as faixas de determinação da eficácia gira em torno da ocorrência de sintomas obsessivos, agitação e ansiedade pronunciados em muitos pacientes com depressão endógena, os quais podem ter sido, nos estudos antigos, diagnosticados erroneamente como apenas depressivos ansiosos.

Pesquisadores da Universidade de Columbia tentaram definir uma síndrome depressiva atípica, que preferencialmente responde à fenelzina e outros IMAOs, como a moclobemida. Seus dados sugerem que os pacientes com depressão atípica respondem melhor aos IMAOs do que os ADTs. Os ISRSs também são eficazes no tratamento da depressão atípica, pois são consideravelmente mais seguros do que os IMAOs; por conseguinte, o uso destes no tratamento da depressão atípica caiu de forma drástica desde a introdução da fluoxetina. Além disso, os IMAOs são eficazes no tratamento da fobia social.

Efeitos colaterais

Os efeitos colaterais comuns no uso de IMAOs estão listados na Tabela 3-13. Em virtude de não bloquearem os receptores da acetilcolina, esses fármacos produzem menos boca seca, visão borrada, constipação e incontinência urinária do que os ADTs. Entretanto, observamos pacientes que apresentaram incontinência urinária, provavelmente como resultado de um aumento na atividade noradrenérgica. Quando esse problema ocorre, a redução na dosagem pode ser eficaz. Ficamos menos convencidos do uso adjuvante do betanecol com os IMAOs do que com os ADTs.

O efeito colateral mais comum dos IMAOs é a tontura, especialmente do tipo ortostática. Esse efeito parece ser um pouco mais comum com os IMAOs do que com os ADTs. A redução da dose pode ser eficaz; porém, novamente, constatamos que a diminuição na dose com frequência é problemática, porque uma redução muito grande pode levar ao reaparecimento dos sintomas depressivos. As abordagens alternativas incluem: 1) manutenção de hidratação adequada – cerca de oito copos de líquido por dia – e aumento da ingestão de sal; 2) uso de dispositivos de apoio, "faixa abdominal" ou coletes; e 3) associação de um mineralocorticoide (fludrocortisona [Florinef]). Embora esse mineralocorticoide seja usado nos pacientes com hipotensão ortostática não induzida pelo medicamento, observamos raros casos em que ele foi eficaz na dose usual diária de 0,3 mg. Alguns médicos narraram que a fludrocortisona pode ser eficaz na dose diária total de 0,6 a 0,8 mg. Um relato intrigante surgiu antes da nossa segunda edição, afirmando que o uso de pequenas quantidades de queijo pode ajudar a manter a pressão arterial – uma solução con-

TABELA 3-13 Efeitos colaterais comuns ou problemáticos dos inibidores da monoaminoxidase (IMAOs)

Hipotensão ortostática
Crises de hipertensão (interações com gêneros alimentícios[a] ou medicamentos)
Reações de hiperpirexia
Anorgasmia ou impotência sexual
Insônia durante a noite
Sedação (especialmente durante o dia; devido à insônia durante a noite)
Estimulação durante o dia
Espasmos musculares e reações do tipo miosite
Incontinência urinária[b]
Constipação[b]
Boca seca[b]
Ganho de peso
Espasmos mioclônicos
Irritação cutânea no local do adesivo (Emsam)

[a] Ver Tabela 3-14.
[b] Menor do que com antidepressivos tricíclicos.

traintuitiva, mas imaginativa. No entanto, a maioria dos médicos foi cautelosa com o risco conhecido de crises de hipertensão com queijo, sobretudo quando não se sabia a quantidade exata de tiramina desse alimento. Não temos conhecimento de quaisquer relatos recentes sobre esse assunto. Similarmente, imaginaríamos que a adição de um estimulante (D-anfetamina ou metilfenidato) a um IMAO resultaria em oscilações acentuadas na pressão arterial. Na verdade, entretanto, Feighner e colaboradores (1985) indicaram que a associação de estimulantes ao IMAO ou a combinação de IMAO e ADT normalizaram a pressão arterial nos depressivos com hipotensão ortostática grave ou apresentaram resposta clínica nos pacientes resistentes. Não houve incidentes de crises de hipertensão; de fato, muitos pacientes desenvolveram hipotensão ortostática. As dosagens diárias usadas foram de 5 a 20 mg de D-anfetamina e 10 a 15 mg de metilfenidato. Esses autores recomendaram a dosagem inicial de 2,5 mg/dia de ambos os medicamentos. Soubemos que vários médicos da comunidade usaram essas abordagens com sucesso, mas também tomamos conhecimento de crises de hipertensão ocasionais quando estimulantes foram combinados com IMAOs.

A sedação e a ativação também são problemas potenciais, sendo a última mais comum. A ativação apresenta-se de duas maneiras: estimulação durante o dia (especialmente com a tranilcipromina) e insônia à noite. Os efeitos estimulatórios da tranilcipromina estão relacionados com sua estrutura similar à das anfetaminas, embora essa ligação farmacológica não esteja claramente estabelecida. A superestimulação pode apresentar relativa melhora por meio da redução da dose, embora o efeito colateral não seja facilmente eliminado. Se tal redução não resultar na diminuição da estimulação, talvez seja necessária a substituição por outro medicamento.

A fenelzina é, de modo geral, bem menos estimulante e mais sedativa do que a tranilcipromina. Como tal, ela oferece uma alternativa importante para a superestimulação diurna. No entanto, esse fármaco pode produzir insônia e sedação diurna secundária. Casualmente, encontra-se insônia frequente nos pacientes que apresentam uma boa resposta clínica ao medicamento, o que torna esse efeito colateral bastante difícil de controlar. Trocar o regime de dosagem pode ser eficaz. Pacientes que não estão fazendo uso da fenelzina à noite podem se beneficiar com a mudança da administração do medicamento para um horário noturno. Ao contrário, aqueles que estão recebendo grande parte da medicação à noite podem responder à administração durante o dia. Essas manipulações podem ser eficazes, embora, segundo a nossa experiência, elas sejam altamente variáveis na sua efetividade. Alguns pacientes, no final de tudo, podem precisar de agentes hipnóticos para superar a insônia persistente. Na segunda edição deste manual, ficamos bastante convencidos com a associação de doses baixas de amitriptilina, trimipramina ou trazodona (50 a 100 mg na hora de deitar) para neutralizar os distúrbios do sono induzidos pelo IMAO. Deve haver muita cautela no uso da trazodona ou de ADTs com IMAOs, por causa do leve risco de desenvolvimento da síndrome serotonérgica. Com a trazodona, recomendamos tentar doses de 50 a 100 mg por noite. Pode-se tentar um aumento para 150 mg na hora de dormir se não houver resposta com a dose mais baixa e o medicamento estiver sendo bem tolerado.

Ao mesmo tempo em que a dose de um IMAO é alterada para níveis altos na tentativa de obter o efeito terapêutico, ocasionalmente os pacientes tornam-se "intoxicados" – ébrios, atáxicos, confusos e, às vezes, eufóricos. Esses sintomas são sinais de *overdose*, de modo que a dose deverá ser reduzida. Alguns pacientes desenvolvem dores musculares ou parestesias – provavelmente resultantes da interferência dos IMAOs no metabolismo da piridoxina (vitamina B_6). A administração de piridoxina em dosagens de mais ou menos 100 mg/dia pode ser eficaz.

Um efeito colateral especialmente incômodo é a anorgasmia, que em alguns pacientes desaparece com o tempo. Não ficamos convencidos com quaisquer tentativas farmacológicas de neutralizar esse efeito colateral, embora seja dito que a ciproeptadina é eficaz. O melhor é que agentes como a buspirona e a bupropiona sejam evitados em combinação com IMAOs.

Overdose

As *overdoses* não são necessariamente letais. Os pacientes apresentam sedação e hipotensão ortostática. Entretanto, as ocorrências normalmente envolvem outros medicamentos, resultando em síndromes serotonérgicas ou reações hipertensivas.

Interações medicamentosas

Os maiores problemas dos efeitos colaterais com IMAOs envolvem interações adversas com certos gêneros alimentícios ou medicamentos, as quais podem produzir crises de hipertensão com acidentes cerebrovasculares violentos ou síndromes serotonérgicas – consistindo em hiperpirexia, alterações do estado mental, mioclonia e delírios – que podem levar ao coma e ao óbito. A MAO no trato intestinal degrada a tiramina. Quando é inibida pelos IMAOs, a pessoa corre o risco de absorver grandes quantidades de tiramina e, provavelmente, outras substâncias (p. ex., feniletilamina), que podem agir como neurotransmissores falsos ou agonistas indiretos, elevando a pressão arterial. Felizmente, as restrições dietéticas podem reduzir de forma significativa o risco (Tab. 3-14). Vários alimentos proibidos estão incluídos nas listas do PDR. Essas listas são revisadas por vários pesquisadores, e os riscos relativos são atribuídos a muitos alimentos. Como regra, iniciamos alertando os pacientes para evitar especificamente pratos da culinária chinesa por causa dos ingredientes usados (p. ex., molho de soja, xerez).

Em geral, a síndrome serotonérgica não se deve a interações com alimentos. Ela representa um aumento da atividade central da serotonina e pode ser particularmente produzida pela associação de certos medicamentos.

Em alguns casos de reações hipertensivas e hiperpiréxicas, a causa exata não é clara. Em relação às interações medicamentosas, é de especial importância orientar os pacientes para consultar seus médicos antes de consumir outros fármacos junto com os IMAOs. A meperidina (Demerol), a adrenalina, os anestésicos locais (contendo agentes simpatomiméticos) e os descongestionantes podem ser especialmente perigosos.

Com frequência, questiona-se se descongestionantes ou anti-histamínicos podem ser usados com IMAOs. Infelizmente, há muito pouco em matéria de dados prospectivos a esse respeito. A difenidramina é usada por muitos profissionais com aparente sucesso. Entretanto, um problema dessa abordagem é

TABELA 3-14 Alimentos a serem evitados com os inibidores da monoaminoxidase (IMAOs)

Alimentos que devem ser evitados:
  Cerveja, vinho tinto
  Queijos maturados (*cottage* e requeijão são permitidos)
  Linguiça seca
  Ervilha em grão ou em fava
  Levedo de cerveja
  Peixe defumado
  Fígado (bovino ou de aves)
Alimentos que podem causar complicações em grandes quantidades, mas menos problemáticos:
  Álcool
  Abacate maduro
  Iogurte
  Bananas (maduras)
  Molho de soja
Alimentos que eram considerados problemáticos, mas provavelmente seguros nas quantidades usuais:
  Chocolate
  Figos
  Amaciantes de carne
  Bebidas contendo cafeína
  Passas

Fonte: Baseada em McCabe e Tsuang 1982.

que alguns elixires de difenidramina *over-the-counter** contêm pseudoefedrina, e pelo menos uma interação adversa com o último agente foi observada por nosso grupo. Outra opção é o *spray* nasal, mas também com essa forma alguns pacientes podem apresentar elevações na pressão arterial.

Outra questão tem a ver com a anestesia geral – durante a ECT ou a cirurgia – nos pacientes tratados com IMAOs. Embora, à primeira vista, a perspectiva seja assustadora, muitos pacientes que foram submetidos a procedimentos que requerem anestesia geral foram bem-sucedidos, sem consequências. Na verdade, o Dr. George Murray informou, na segunda edição deste manual,

---

* N. de T.: Medicamentos "*over-the-counter*" são aqueles que podem ser comprados sem receita médica.

que o Massachusetts General Hospital havia coletado cerca de 2 mil relatos desses casos. É óbvio que os anestesistas precisam ser informados a respeito dos medicamentos que o paciente está usando, a fim de que determinem a abordagem mais segura. Nesse sentido, provavelmente o mais sensato é que os pacientes usando IMAOs portem um MedAlert Card.* Em muitas instituições, os cirurgiões e anestesistas solicitam aos pacientes que interrompam os IMAOs antes da cirurgia. Outros estudos são necessários para determinar a abordagem mais prudente para esse problema complicado.

Se um paciente apresentar oscilação na pressão arterial e cefaleias violentas, ele deve ser instruído a procurar uma emergência médica. A fentolamina (Regitine), um α-bloqueador central, pode ser administrada por via intravenosa a fim de reverter a elevação aguda na pressão arterial. Há alguns anos, determinados psicofarmacologistas recomendavam o uso de clorpromazina oral em casos de cefaleia. Deixamos de empregar essa prática, exceto nos casos em que o paciente não tenha apresentado elevação documentada na pressão arterial, porque alguns indivíduos podem exibir cefaleias acentuadas secundárias a uma baixa da pressão arterial. Passamos a prescrever para nossos pacientes a nifedipina, um bloqueador do canal de cálcio, caso experimentem elevações acentuadas na pressão arterial; 10 mg por hora até que ocorra o alívio (geralmente com 1 a 2 doses) demonstram ser eficazes. Para melhorar a absorção, os pacientes devem ser orientados a morder a cápsula antes de engoli-la. Essa abordagem pode ser problemática nos idosos, porque há relatos de ocorrência de diminuição aguda da pressão arterial e de infarto do miocárdio nessa população.

Orientamos nossos pacientes com cefaleias a verificar sua pressão arterial. Além disso, é prudente o monitoramento rotineiro da pressão arterial dos indivíduos que usam IMAO, especialmente durante as primeiras seis semanas de tratamento (para os efeitos de hipotensão e hipertensão do medicamento).

Dosagem e administração

A dosagem terapêutica tradicional desses três IMAOs variam da seguinte forma: fenelzina, 45 a 90 mg/dia; tranilcipromina, 30 a 60 mg/dia; e selegilina oral, 20 a 50 mg/dia. Alguns pacientes requerem tratamento com a dosagem mais alta. Por exemplo, 90 mg/dia de fenelzina são normalmente necessários nos indivíduos com doença depressiva grave.

---

* N. de T.: MedAlert Card é um cartão que contém os medicamentos em uso pelo paciente e outras informações importantes.

Um paciente tratado com fenelzina deve iniciar o medicamento com 30 mg/dia, e a dosagem deve ser aumentada para 45 mg/dia depois de três dias. A partir daí, a dosagem pode ser aumentada na proporção de 15 mg por semana até 90 mg/dia. Observamos pacientes que precisam de 120 mg/dia; entretanto, muitos indivíduos não toleram os efeitos colaterais ortostáticos desses medicamentos. Alguns pesquisadores recomendaram a dosagem de 1 mg/kg por dia como uma diretriz para a adequação ao tratamento.

Para a tranilcipromina, a dosagem inicial de 20 mg/dia por três dias parece razoável. A dose pode ser aumentada para 30 mg/dia por uma semana, com incrementos de 10 mg por semana até 50 a 60 mg/dia. A dosagem máxima atualmente recomendada pelo fabricante do medicamento é de 40 mg/dia. Um pesquisador, o Dr. Jay Amsterdam, relatou que dosagens extremamente altas do medicamento (110 a 130 mg/dia) podem ajudar até mesmo os pacientes com a depressão mais refratária. Alguns pesquisadores cogitam que essas altas dosagens do medicamento ampliam alternativas e efeitos adicionais – possivelmente agindo como um bloqueador da recaptação (Amsterdam e Berwish 1989). Uma vez que o paciente tenha respondido ao tratamento, o medicamento deve ser mantido por um período similar àquele recomendado para os ADTs.

Descontinuação

Os IMAOs atualmente disponíveis ligam-se de forma irreversível à MAO em tal grau que a enzima leva cerca de duas semanas para se regenerar depois de a medicação ter sido descontinuada. Durante esse período, as interações medicamentosas com tiramina podem ocorrer. Por isso, é importante informar o paciente de que ele deve manter a dieta e as restrições medicamentosas por até duas semanas após o IMAO ter sido descontinuado. Além disso, a dose desses medicamentos deve ser diminuída de forma paulatina para evitar a hipomania de rebote. Raramente, a retirada de um IMAO induz excitamento psiquiátrico ou psicose mais parecida com delírio do que mania. Se o médico desejar trocar um IMAO por outro, precisará prestar atenção para evitar as interações medicamentosas. Deve-se reduzir o primeiro IMAO e obedecer a um intervalo de 10 a 14 sem medicação dias antes de se iniciar o outro. Alguns pacientes vivenciaram reações adversas graves na substituição de um IMAO por outro, especialmente da fenelzina pela tranilcipromina – talvez refletindo as propriedades do tipo anfetamina do medicamento posterior. Em geral, uma boa razão para a troca de um IMAO por outro é a intolerância aos efeitos colaterais. Se uma experiência adequada com um medicamento dessa classe falhar, existe uma pequena evidência de que a substituição por outro será efetiva.

Quando uma transição entre um ADT e um IMAO está sendo realizada, o PDR recomenda que os pacientes suspendam todos os medicamentos entre os ensaios por 10 a 14 dias. Muitos médicos, entretanto, relataram que um período de intervalo curto (i.e., 1 a 5 dias) é suficiente para tal transição. Já no sentido oposto, isto é, para a transição de um IMAO para um ADT, em geral o período de 10 a 14 dias é recomendado. A diferença nessas estratégias provavelmente se deve ao período de 10 a 14 dias necessário para a regeneração da MAO.

No entanto, os pacientes usando IMAOs devem esperar duas semanas antes de iniciar a fluoxetina. Já na transição da fluoxetina para um IMAO, um período de cinco semanas é recomendado pelo fabricante, por causa da meia--vida longa do metabólito desmetilado, a norfluoxetina. Para outros ISRSs, um intervalo de duas semanas sem medicamento antes de iniciar um IMAO é adequado. Da mesma forma, um intervalo de 1 a 2 semanas sem medicação deve ser obedecido antes da troca da venlafaxina e bupropiona por um IMAO. Os antagonistas da 5-HT$_2$, nefazodona e trazodona, parecem exigir intervalos bem pequenos: uma semana é suficiente.

Inibidores seletivos e reversíveis da monoaminoxidase

Conforme descrito anteriormente, todos os IMAOs hoje disponíveis em doses antidepressivas são inibidores não seletivos e irreversíveis da MAO. Em outras palavras, eles inibem a MAO-A e a MAO-B de modo irreversível, e, para que a atividade enzimática seja iniciada, uma nova MAO precisa ser criada. Os medicamentos que bloqueiam seletivamente a MAO-B, como a selegilina, podem reduzir de forma substancial o risco de crises de hipertensão, porque não afetam de modo significativo a MAO no intestino. De maneira similar, um inibidor reversível da MAO-A apresenta uma baixa afinidade pela MAO e pode ser substituído de imediato pelas aminas pressoras, reduzindo o risco de uma crise de hipertensão. Dois RIMAs, moclobemida e brofaromina, estavam sendo estudados, mas o interesse comercial norte-americano nesses fármacos diminuiu consideravelmente por causa da limitada eficácia demonstrada nos ensaios clínicos.

No ano de 1991, a FDA aprovou a selegilina para o uso na doença de Parkinson sob o nome comercial de Eldepryl. Grande parte da literatura clínica e científica mais antiga refere-se a esse fármaco por seu nome anterior, L-deprenyl. A selegilina demonstra eficácia na doença de Parkinson e talvez seja o único medicamento antiparkinsoniano que apresenta qualidades neuroprotetoras, afetando modestamente a progressão da doença. Nas dosagens usadas na doença de Parkinson, 5 a 10 mg/dia, o medicamento é um inibidor seletivo e irreversível da MAO-B. Infelizmente, os estudos hoje disponíveis do uso da selegilina na depressão sugerem que são necessárias dosagens de 20 a 60 mg/dia para obtenção de alívio. Nessas doses mais altas, tanto a MAO-A quanto a MAO-B são inibidas, possibilitando a ocorrência de crises de hipertensão após a ingestão da tiramina dos alimentos. Um caso desses, embora leve, foi relatado em um paciente tratado com 20 mg/dia de selegilina.

Há vários anos, uma fórmula transdérmica de selegilina também foi estudada no tratamento da depressão. Um sistema transdérmico da selegilina, comercializado sob o nome de Emsam, foi aprovado pela FDA em fevereiro de 2006. A administração transdérmica evita altas concentrações da medicação no instestino e também apresenta menor inibição da MAO-A intestinal e menor risco de crises hipertensivas com a ingestão de gêneros alimentícios específicos. Essa formulação, entretanto, parece proporcionar níveis razoavelmente altos de inibição da MAO-A e MAO-B no cérebro.

Existem vários estudos clínicos publicados do uso da selegilina na depressão (Agosti et al. 1991; Mann et al. 1989; Sunderland et al. 1994). Esses trabalhos podem ser interpretados como uma confirmação do claro efeito terapêutico da selegilina nos pacientes com depressão atípica e crônica, bem como com depressão mais grave. Além disso, o estudo de Sunderland e colaboradores sugere que, na dosagem de 60 mg/dia, a selegilina é eficaz e bem tolerada pelos idosos com depressão resistente ao tratamento. O medicamento é de substancial interesse clínico, porque seu padrão de efeitos colaterais nas dosagens de até 40 mg/dia parece completamente favorável em comparação àquele dos IMAOs mais antigos. A selegilina parece não causar hipotensão ortostática ou disfunção sexual clinicamente significativas e pode ocasionar menos insônia do que os medicamentos mais antigos. Vários pacientes que eram incapazes de tolerar os efeitos colaterais dos IMAOs mais antigos toleram muito bem a selegilina. Deve ser observado que a maioria dos ensaios publicados sobre o fármaco teve duração de apenas 4 a 6 semanas, e alguns pacientes tratados com IMAOs mais antigos desenvolveram efeitos colaterais clinicamente incontroláveis apenas depois da administração do medicamento por 2 a 3 meses. Os psiquiatras já vivenciaram, durante o controle do IMAO de pacientes, a descoberta de que vale a pena tentar o uso da selegilina nos casos de condições de resistência ao tratamento. Os indivíduos que apresentam uma boa resposta antidepressiva aos IMAOs, mas estão experimentando efeitos colaterais intoleráveis, podem ser os melhores candidatos para a medicação.

Hoje a selegilina oral não está aprovada para uso na depressão, mas a versão transdérmica sim. Em virtude de o fármaco ser metabolizado no corpo para isômeros R da anfetamina e metanfetamina, bem como por tratar-se de um inibidor da recaptação da dopamina, sugerimos enfaticamente um intervalo de duas semanas entre a descontinuação de um IMAO antigo e o início da selegilina. Os pacientes tratados com selegilina transdérmica, em dosagens superiores a 6 mg/dia, devem aderir às restrições usuais de uma dieta baixa em tiramina. Dito isso, estudamos a selegilina transdérmica em dosagens acima de 6 mg/dia, mas não observamos quaisquer efeitos dietéticos.

Três outros comentários são importantes. Primeiro, é provável que a contagem das plaquetas de IMAO nos pacientes que estão recebendo selegilina não seja útil, porque a inibição quase completa ocorre uma semana depois da dosagem de 10 mg/dia. Segundo, o medicamento é muito caro: uma farmácia local cobra, nos Estados Unidos, em torno de US$5 por uma pílula de 5 mg. Finalmente, a selegilina não deve ser descontinuada de forma súbita, porque está associada à síndrome de abstinência, a qual consiste em náuseas, tontura e alucinações.

Pelo menos dois estudos demonstraram a eficácia da selegilina transdérmica *versus* placebo na depressão maior (Amsterdam 2003; Bodkin e Amsterdam 2002). É interessante notar que, na liberação por meio do adesivo, a selegilina no cérebro pode ser um inibidor da MAO-A mais potente, e isso pode conferir-lhe maior eficácia. O medicamento (na forma de adesivo) obteve aprovação da FDA para a depressão maior. Conforme já mencionado, a fórmula transdérmica não envolve o intestino nem o fígado e possibilita níveis plasmáticos mais altos, com um risco baixo de interações alimentares. O medicamento está disponível em adesivos de 20, 30 e 40 mg/cm^2 (6, 9 e 12 mg/24 h, respectivamente), os quais são aplicados todos os dias. Nos ensaios clínicos, a dose inicial diária típica foi de 20 mg (6 mg/24 h), sendo aumentada em 10 mg (3 mg/24 h) a cada 1 a 2 semanas até o máximo de 40 mg (12 mg/24 h). A bula indica que há necessidade de modificações na dieta alimentar dos pacientes sob o uso de EmSam 9 e 12 mg/24 h, por causa do maior risco de interação com a tiramina em comparação ao adesivo de 6 mg/24 h. Essa observação está baseada em um estudo de controles saudáveis no qual uma dieta alta em tiramina foi associada a aumentos na pressão arterial com adesivos de 9 e 12 mg. O risco de interações adversas é extremamente teórico. Realizamos estudos que utilizaram doses de 9 e 12 mg sem uma dieta restritiva e não observamos elevações na pressão arterial.

O efeito colateral primário é o *rash*, cuja incidência observada foi maior com a selegilina transdérmica do que com o placebo. A maioria dos pacientes não apresenta reações significativas ao adesivo; no entanto, algumas reações de pele podem ser bastante intensas. Observamos poucos indivíduos com eritema que se estende além dos limites do adesivo, e o prurido não é raro. A difenidramina parece ajudar na coceira. Depois das reações locais, a insônia é o segundo efeito colateral mais comum, consistente com os efeitos do tipo anfetamina do medicamento. Os medicamentos-padrão do sono, como zolpidem ou temazepam, parecem eficazes e são bem tolerados. Caso o sono não normalize depois de o paciente ter recebido o medicamento por algumas semanas, simplesmente tirar o adesivo à noite parece ajudar. Infelizmente, suprimir a dose à noite também reduz a eficácia da selegilina transdérmica. O adesivo, projetado para liberação por 24 horas, precisa ser trocado todos os dias. Alguns pacientes cortam o adesivo de 6 mg/24 h ao meio por não tolerar a dose integral. Embora essa prática reduza a dose diária na proporção da quantidade cortada (já que a área do adesivo está diretamente relacionada à dose integral do medicamento), o fabricante não recomenda tal procedimento porque compromete a integridade do adesivo e pode afetar a confiabilidade da liberação transdérmica do agente. O risco de uma síndrome serotonérgica quando a selegilina transdérmica é utilizada em combinação com um medicamento serotonérgico parece reduzido, mas não ausente. Por isso, o medicamento não deve ser combinado com os ISRSs, os IRSNs ou a maioria dos ADTs. No entanto, a hipotensão ortostática, o ganho de peso e a disfunção sexual parecem ser um problema muito menor com a selegilina transdérmica do que com os IMAOs orais.

Em virtude do fácil uso e da melhor tolerabilidade da selegilina transdérmica *versus* os IMAOs orais, estamos usando normalmente a selegilina transdérmica antes de considerar outros IMAOs. O perfil do paciente que pode se adaptar melhor à selegilina transdérmica inclui aqueles que experimentaram sem sucesso uma ou mais classes de antidepressivos, os depressivos com fadiga proeminente ou déficits cognitivos e também indivíduos com depressão atípica.

A moclobemida é o RIMA mais bem estudado. Suas ações sobre a MAO são facilmente revertidas (i.e., não requerem regeneração da enzima). Ela possui uma meia-vida de apenas 1 a 3 horas, e está disponível na Europa, no Canadá e em outras partes do mundo, mas não nos Estados Unidos. Milhares de pacientes depressivos estiveram envolvidos nos estudos da moclobemida durante os últimos 10 anos, e foi demonstrado que a eficácia do fármaco nas doenças depressivas é de amplo espectro, inclusive na depressão dos tipos melancólica, endógena, atípica, psicótica (em combinação com um neuroléptico) e nos subtipos bipolares (Fitton et al. 1992).

Parece que a moclobemida é eficaz nos pacientes geriátricos, bem como nos mais jovens, e também pode ser utilizada no tratamento da fobia social. Em ensaios sul-americanos, não publicados, a moclobemida demonstrou ser tão eficaz – senão mais – quanto a imipramina, bem como superior ao placebo. Entretanto, uma metanálise realizada na Europa (Lotufo-Neto et al. 1999) sugeriu que o fármaco não era um antidepressivo especialmente eficaz em comparação à imipramina e ao placebo. Em outro estudo sul-americano, a moclobemida foi significativamente mais eficaz do que o placebo no tratamento da fobia social.

As vantagens essenciais desse fármaco sobre os IMAOs-padrão são sua tolerabilidade e sua segurança. As náuseas são o único efeito colateral mais comumente relatado para a moclobemida do que para o placebo. Hipotensão ortostática significativa e outros efeitos colaterais cardiovasculares não costumam ser observados. Além disso, a moclobemida é comprovadamente segura nas *overdoses* de até 20 g.

Em virtude de a moclobemida não aumentar a sensibilidade à tiramina (Cusson et al. 1991), o risco de interações alimentares parece baixo. Na Europa, a única restrição alimentar significativa é evitar grandes quantidades de queijos maturados depois da administração do medicamento. A moclobemida é normalmente administrada após as refeições ou na hora de deitar, a fim de minimizar as interações alimentares.

O risco de interações medicamentosas graves também parece ser mais baixo com esse fármaco. No entanto, interações significativas foram relatadas com meperidina, clomipramina e, possivelmente, ISRSs. Há um relato de que a moclobemida foi administrada de forma segura com a fluvoxamina e com a fluoxetina (Dingemanse 1993). É improvável que essa medicação seja introduzida em breve nos Estados Unidos por causa de uma série de ensaios que não foram bem-sucedidos, mas ela está disponível nas farmácias da Europa e do Canadá. O desenvolvimento de outro RIMA, a brofaromina, também foi cancelado por causa de uma aparente ausência de eficácia.

Inibidores da recaptação de noradrenalina: reboxetina e atomoxetina

A reboxetina, um antidepressivo IRN seletivo, está em uso há muitos anos na Europa e na América do Sul. Da mesma forma, a atomoxetina (Strattera) é um IRN aprovado para o tratamento do TDAH. Nenhum desses agentes está liberado para o tratamento da depressão nos Estados Unidos, mas estão sendo estudados como potenciais antidepressivos. A experiência norte-americana com a reboxetina e a atomoxetina como antidepressivos ou tratamento auxiliar para antidepressivos serotonérgicos é irregular. Os estudos monoterápicos realizados no país não são consistentes em demonstrar os benefícios de ambos os IRNs no tratamento da depressão. Para a reboxetina, um estudo norte-americano com resultados estatisticamente significativos foi relatado, mas o tamanho do efeito foi pequeno. De modo geral, os estudos monoterápicos com a atomoxetina não foram bem-sucedidos. Da mesma forma, apesar de pequenos estudos abertos terem demonstrado benefícios da atomoxetina ou da reboxetina adicionadas a um ISRS no tratamento da depressão resistente (Carpenter et al. 2005; Lucca et al. 2000; Papakostas et al. 2006), um estudo recente realizado por Michelson e colaboradores (2006) não apresentou eficácia no acréscimo da atomoxetina em pacientes que não responderam à sertralina.

Embora os sistemas neurotransmissores estejam interconectados de forma clara, é igualmente evidente que nem todos os indivíduos que respondem a um antidepressivo responderão a outro. O papel dos IRNs no tratamento da depressão permanece obscuro.

Efeitos farmacológicos

A reboxetina e a atomoxetina melhoram a neurotransmissão central da noradrenalina pelo bloqueio seletivo de sua recaptação. Portanto, são IRNs *seletivos*. Há evidências de que a reboxetina modula diretamente a atividade do *locus ceruleus*, rico em noradrenalina, localizado no cérebro. Além disso, os IRNs bloqueiam a recaptação da dopamina no córtex frontal, uma vez que, nessa área, os sítios de captação da dopamina são limitados e a recaptação desse neurotransmissor é controlada pelos sítios de recaptação da noradrenalina.

Alterações no sistema noradrenérgico têm sido observadas há bastante tempo nos pacientes depressivos. Por exemplo, os níveis de MHPG, o principal metabólito da noradrenalina, normalmente ficam elevados na urina, no plasma e no líquido cerebrospinal dos pacientes depressivos se comparados aos controles. Nos indivíduos depressivos, anormalidades têm sido observadas em vários receptores da noradrenalina, incluindo os receptores pré-sinápticos α_2 e pós-sinápticos α_1 e β. A maioria dos antidepressivos, mesmo os ISRSs, é conhecida por causar efeitos específicos nos receptores da noradrenalina. Por exemplo, sabe-se que a maioria dos antidepressivos regula de forma descendente os receptores pós-sinápticos β pela administração crônica. Na verdade, essa redução nos receptores β demora várias semanas e está correlacionada a uma defasagem típica de 3 a 6 semanas, necessária para que os antidepressivos façam efeito.

Muitos sintomas da depressão podem estar mais estritamente relacionados à função da noradrenalina do que da serotonina. Por exemplo, existe a hipótese de que os sintomas como fadiga, hipersonia, retardo motor e anedonia estejam mais relacionados às alterações na noradrenalina do que na serotonina, embora ambas sejam obviamente importantes (Montgomery, 1998). Existe uma forte inter-relação entre os sistemas noradrenérgico e serotonérgico. Ainda não se sabe se um IRN seletivo é mais eficaz no tratamento de alguns tipos de depressão do que outras classes de agentes. No entanto, a seletividade da reboxetina na recaptação de noradrenalina torna-a única entre os antidepressivos disponíveis nos Estados Unidos e na Europa.

Indicações

A única indicação bem estudada da reboxetina é para o tratamento da depressão maior. Estudos europeus compararam a medicação a vários antidepressivos e placebo. Para o tratamento da depressão em geral, o fármaco pareceu ser tão eficaz quanto a desipramina e a fluoxetina (Massana 1998; Massana et al. 1999). Entretanto, revelou ser superior à fluoxetina quanto à melhora do funcionamento social. Além disso, foi significativamente melhor do que a fluoxetina na redução dos sintomas da depressão grave e da melancólica. Conforme esperado, dados de um ano demonstraram que a reboxetina é significativamente mais efetiva do que o placebo na prevenção da recaída e da recorrência. Experiências anedóticas de alguns psiquiatras europeus revelaram que o fármaco não é um antidepressivo especialmente potente. Na verdade, Cipriani e colaboradores (2009) relataram que, dos 12 antidepressivos da mais nova geração disponíveis na Europa, a reboxetina foi consistentemente o agente menos eficaz. Além disso, alguns pacientes podem responder melhor a agentes noradrenérgicos do que a outros.

Embora não fosse necessariamente esperado que um medicamento noradrenérgico constituísse um tratamento eficaz para o transtorno de pânico, está claro que esses agentes, como nortriptilina e desipramina, são fármacos antipânico eficazes. Em estudos duplos-cegos comparando a reboxetina ao placebo no tratamento do transtorno de pânico, a medicação pareceu ser mais eficaz. No entanto, os efeitos não foram observados depois de cinco semanas de farmacoterapia contínua, e doses relativamente mais altas do medicamento podem ser necessárias.

Dois estudos norte-americanos de grande porte produziram resultados mistos. Em um deles, a reboxetina foi muito pouco eficaz, mas estatisticamente significativa em relação ao placebo. A paroxetina pareceu produzir maior eficácia. No outro estudo, não foram observadas diferenças entre a reboxetina e o placebo. Esses estudos justificaram o bloqueio da FDA para a reboxetina.

A amoxetina está liberada apenas para o tratamento do TDAH em crianças e adultos. O fabricante, Eli Lilly, pesquisou a atomoxetina para potencial antidepressivo sem demonstrar eficácia consistente. Esse fármaco também foi estudado no tratamento da enurese infantil (Sharkin 2004), do transtorno de Tourette (Niederhofer 2006) e da obesidade (Gadde et al. 2006).

Efeitos colaterais

Seria esperado que um bloqueador específico da recaptação da noradrenalina apresentasse um perfil de efeitos colaterais distinto daquele de outras classes de antidepressivos. Comparadas aos ISRSs, a reboxetina e a atomoxetina apresentam menos probabilidade de produzir náuseas, diarreia, sonolência e efeitos colaterais sexuais (Mucci 1997). Diferentemente dos ADTs, a reboxetina não apresenta efeitos anticolinérgicos fortes. Por isso, em relação aos ADTs, a reboxetina e a amoxetina estão menos associadas aos efeitos antimuscarínicos. No entanto, os efeitos colaterais comuns do tipo anticolinérgicos, como boca seca, também são mediados pelo sistema noradrenérgico ou por uma alteração no equilíbrio noradrenérgico/anticolinérgico. Entre os efeitos colaterais, boca seca, constipação, incontinência urinária e hipotensão são mais comumente relatados com a reboxetina do que com os ISRSs. A incontinência urinária é mais comum entre os homens tratados com IRNs do que naqueles tratados com fluoxetina, portanto é necessária cautela no tratamento de idosos. Anedoticamente, antagonistas α_1, como o prazosin e a tansulosina, podem reverter a incontinência urinária associada aos IRNs (Kasper e Wolf 2002). Em raros casos, a reboxetina esteve associada ao encolhimento escrotal, refletindo a contração muscular, que não foi considerada um aspecto grave relacionado ao medicamento.

Os efeitos cardiovasculares dos IRNs parecem limitados, com apenas 3% dos pacientes relatando hipertensão *versus* 1% daqueles que receberam placebo. O aumento na frequência cardíaca foi tão comum quanto com placebo, mas a hipotensão, embora leve, foi mais comum nos pacientes tratados com reboxetina do que naqueles que receberam fluoxetina ou placebo.

Overdose

Como acontece com os antidepressivos mais novos, a reboxetina e a amoxetina parecem ser relativamente seguras na *overdose*. Não há ocorrências fatais atribuídas a um IRN isolado até a data deste trabalho. No entanto, as *overdoses* com IRN estão associadas a êmese, confusão e taquicardia.

Dosagem e administração

A dosagem inicial de reboxetina para adultos costuma ser de 4 mg, duas vezes ao dia. Para a maioria dos pacientes, a dose inicial será a dose terapêutica. Caso nenhuma resposta seja observada em 3 a 4 semanas, a dosagem deverá ser aumentada até a dosagem máxima de 10 mg/dia. A meia-vida do fármaco exige uma dose duas vezes ao dia, embora uma única aplicação diária possa ser tentada. Em pacientes geriátricos, a dosagem inicial típica é de 2 mg, duas vezes ao dia, sendo a máxima de 6 mg/dia.

A atomoxetina no tratamento do TDAH adulto costuma ser iniciada com a dosagem de 40 mg/dia, sendo aumentada para 80 mg/dia após pelo menos três dias com a dosagem mais baixa. A dose usual máxima é de 100 mg/dia.

Interações medicamentosas

Em virtude da ausência de efeitos significativos nas enzimas do citocromo P450, a reboxetina participa de pouquíssimas interações medicamentosas. Pode haver um efeito sinérgico da combinação de IRNs com outros agentes estimulantes, como a anfetamina e a bupropiona. Além disso, pode haver efeitos sinérgicos dos IRNs com um agente pressor ou albuterol. A combinação de IRNs com outros antidepressivos não foi confirmada, mas faz sentido no tratamento da depressão resistente. Pelo menos um estudo da combinação da sertralina com a reboxetina em ratos indicou alterações mais rápidas nos receptores da serotonina e da noradrenalina do que poderiam ser produzidas por ambos os medicamentos isoladamente (Harkin et al. 1999).

Em geral, o uso de um IRN junto com um IMAO é contraindicado. Embora uma síndrome serotonérgica seja improvável, ainda é possível que um IRN venha a interagir com um IMAO de forma problemática. Especula-se que a reboxetina possa aliviar os efeitos hipertensivos da tiramina dietética nos pacientes sob o uso de IMAOs (Dostert et al. 1997).

Descontinuação

Em virtude da meia-vida curta da reboxetina, ela pode apresentar um grande risco de sintomas de abstinência. Até o momento, as síndromes específicas não estão associadas à descontinuação súbita de um IRN. Entretanto, dado ao perfil farmacocinético desse agente, é prudente descontinuá-lo de forma gradual. A escala de redução sugerida propõe um decréscimo da dose total diária que não ultrapasse 2 a 4 mg por semana.

Agentes antidepressivos novos e em desenvolvimento

Nos últimos 10 anos, uma série de antidepressivos que realmente apresentam mecanismos de ação novos tem sido pesquisada. A maioria desses estudos fracassou. É certo que novos agentes surgirão, mas os antidepressivos dotados de algum tipo de ação monoamina são, sem dúvidas, os mais eficazes.

Entre os agentes monoaminas, a classe de maior interesse é a dos *inibidores da recaptação triplos*. Esses fármacos bloqueiam a recaptação da dopamina além da 5-HT e da noradrenalina. Especula-se que os efeitos estimulantes da dopamina desses agentes possam levar a uma resposta precoce e maior eficácia em alguns pacientes. Dois agentes de recaptação triplo que estão em início de desenvolvimento são o DOV 216303 e a tesofensina. Esta última mostrou consistente eficácia como anorexiante em ensaios recentes. Os pacientes perderam em média 14 kg em 24 semanas durante o tratamento com 0,5 mg de tesofensina. Esse medicamento também pode ajudar no controle da glicose no diabetes tipo 2 e no alívio de sintomas motores da doença de Parkinson. Entretanto, há poucos dados sobre seus benefícios como antidepressivo além daqueles provenientes de estudos com animais, em que os resultados são promissores. Assim como a tesofensina, o DOV 216303 apresentou efeitos antidepressivos em modelos animais e parece bem tolerado nos ensaios de fase I. Uma preocupação sobre os inibidores da recaptação da dopamina é o seu potencial para utilização abusiva. Até agora, estudos com tesofensina não apresentaram tolerância ou efeitos de abstinência.

Outra abordagem nova para o tratamento da depressão é o uso de agentes cortisol específicos. A depressão – especialmente nas formas mais graves, como a psicótica – é conhecida por estar associada a anormalidades no eixo hipotálamo-hipófise-adrenal, incluindo alterações nos níveis de cortisol, na secreção e aumentos nos níveis do fator de liberação de corticotropina (CRF). O cortisol e seus análogos, os glicocorticoides, são conhecidos por produzir sintomas humorais, cognitivos e psicóticos que imitam, em algum grau, o que é observado nas formas graves de depressão. Inibidores da síntese do cortisol, como cetoconazol, apresentam alguns benefícios em um subgrupo de pacientes com hipercortisolemia. No entanto, o cetoconazol pode ser muito tóxico nas doses necessárias para inibir tal síntese. O agonista do receptor CRF1 (CRFR) demonstrou eficácia em estudos recentes, mas, por enquanto, nenhum ensaio de grande porte controlado demonstrou os benefícios desses agentes. Na verdade, um relato recente sobre um antagonista CRFR1 da Pfizer na depressão maior foi negativo. Estudamos um antagonista do receptor glicocorticoide, a mifepristona, que demonstrou eficácia no tratamento dos sintomas psicóticos da depressão psicótica em recentes estudos-piloto e em um ensaio multicêntrico de fase II. (A.F.S. e C.D. manifestaram conflito de interesses por ter participação acionista na empresa que recebeu essa indicação.) Entretanto, três ensaios subsequentes falharam em replicar os achados iniciais. Ensaios controlados adicionais com mifepristona guiados pelos níveis séricos e pelos antagonistas CRFR1 estão atualmente em andamento. Por isso, a eficácia clínica dos tratamentos específicos com cortisol na depressão aguarda por outros estudos.

Outra linha de pesquisa dos antidepressivos envolve o uso de antagonistas do hormônio peptídeo, incluindo antagonistas da substância P, como os antidepressivos. Nos estudos preliminares, dois antagonistas da substância P desenvolvidos pela Merk foram relatados como superiores ao placebo no tratamento da depressão maior (Kramer et al. 1998, 2004). O medicamento também foi bem tolerado e apresentou poucos efeitos colaterais. Infelizmente, ensaios subsequentes do MK-0869 não demonstraram benefícios suficientes nos cinco ensaios de fase III (Keller et al. 2006), o que ocasionou o cancelamento da pesquisa. Entretanto, outras companhias farmacêuticas desenvolveram antagonistas da substância P que estão sendo estudados na depressão maior e na fobia social. Pressentimos que esses fármacos podem ser mais eficazes no tratamento dos transtornos de ansiedade do que no manejo da depressão. Outros peptídeos neurotransmissores estão sendo pesquisados para o desenvolvimento de agentes com efeitos antidepressivos, como, por exemplo, somatostatina e colecistoquinina.

Outro grupo de fármacos pesquisados objetiva o sistema glutamatérgico. Por muito tempo, acreditou-se que os receptores de glutamato participavam da patofisiologia da depressão. Os antagonistas do N-metil-D-aspartato (NMDA) e os agonistas do receptor AMPA/cainato (α-amino-3-hidróxi-5-metil-4-isoxazolepropiônico/cainato) apresentaram efeitos antidepressivos em modelos animais.

Em uma série de estudos, a cetamina, considerada como um antagonista dos receptores NMDA, demonstrou efeitos antidepressivos rápidos em pacientes com depressão resistente quando uma única dose intravenosa foi administrada. Doses repetidas três vezes por semana por duas ou mais semanas podem promover uma melhora no estado mais sustentada (Shiroma et al. 2014). Além disso, é possível usar a cetamina oral a 0,5 mg/kg em vez da sua fórmula intravenosa, conforme realizado em um grupo de pacientes manicomiais objetivando a melhora da depressão (Irwin et al. 2013). Empregamos a abordagem terapêutica de iniciar com uma infusão a 0,5 mg/kg por semana durante 14 dias e depois substituir por 0,5 mg/kg oral, em alguns pacientes com depressão refratária, e observamos alguma melhora sustentada. Infelizmente, a cetamina pode provocar efeitos desfavoráveis na percepção, cognição e pressão arterial. Além disso, é um agonista opioide μ, e não está claro se o seu efeito na fórmula intravenosa é simplesmente analgésico, parecido com aquele da ingestão de uma dose de heroína ou de meperidina. Ademais, a cetamina é um medicamento com potencial de utilização abusiva, e é comum que os pacientes exagerem sua ingestão pela mesma razão que abusam do uso dos opioides: seus temporários efeitos analgésico e hipnótico, que produzem alívio dos sintomas. Atualmente, a cetamina intravenosa é empregada no controle das condições de dor refratária crônica. O potencial para utilização abusiva junto com a via de administração (intravenosa) e a ausência de compostos de acompanhamento limitam a eficácia da cetamina. Também é possível que a administração crônica da cetamina possa ser neurotóxica. Outro fármaco glutamato específico, o riluzol, é um antagonista funcional dos receptores de glutamato aprovado para uso no tratamento da esclerose lateral amiotrófica. O medicamento demonstrou eficácia no tratamento da depressão resistente em quatro pequenos estudos abertos. Embora seja eficaz na forma oral, provavelmente não é um medicamento prático, por causa do seu custo muito elevado. O riluzol também não demonstrou eficácia no único estudo controlado para avaliar sua capacidade de sustentar os efeitos antidepressivos após uma única infusão de cetamina (Ibrahim et al. 2012). A memantina, aprovada para demência, é um antagonista NMDA que não apresentou eficácia na depressão em estudos duplos-cegos (Smith et al. 2013).

Em virtude das propriedades de elevação do humor de alguns opioides, das características analgésicas da cetamina e do fato de muitos antidepressivos apresentarem propriedades analgésicas, é aceitável a hipótese de que os opioides também possam desempenhar um papel no tratamento da depressão. Um estudo realizado por Bodkin e colaboradores, em 1995, sugeriu que alguns pacientes com depressão refratária ao tratamento sentiram-se bem com a buprenorfina. Da mesma forma, Nyhuis e colaboradores (2008) relataram que cinco dos seis pacientes hospitalizados com depressão refratária melhoraram com 0,6 a 2 mg/dia do fármaco. Ocasionalmente, prescrevemos com sucesso moderado analgésicos orais para determinados indivíduos com depressão refratária que apresentavam baixo risco de uso abusivo e não tinham outras opções. O maior desafio do uso de opioides é o risco significativo de que sua ingestão passe a ser um hábito, e o paciente desenvolva tolerância com o tempo. A buprenorfina requer treinamento especial e a certificação DEA* para sua prescrição. Em virtude

---

* N. de T.: DEA = Drug Enforcement Administration, órgão da polícia federal norte-americana, do Departamento de Justiça, encarregado da repressão e do controle de narcóticos.

da preocupação da DEA com o uso crônico de opioides, os psiquiatras devem ser cuidadosos ao prescrever esses medicamentos para pacientes com depressão resistente sem o protocolo de pesquisa aprovado. Uma companhia farmacêutica está desenvolvendo uma combinação de buprenorfina com um agonista opioide para o tratamento da depressão maior.

Considera-se que as citocinas pró-inflamatórias desempenham um papel na patofisiologia da depressão. É sabido que algumas delas, como a interleucina-6 e o fator de necrose tumoral-α (TNF-α), ficam aumentadas na depressão. Essas elevações parecem desempenhar um papel no aumento da CRF e dos níveis de cortisol nessa condição. Em modelos animais, a administração aguda dessas citocinas induz anedonia, diminuição da libido e redução da interação social. Portanto, faz sentido que um fármaco anti-inflamatório tenha propriedades antidepressivas. Em um estudo de etanercepte, um agente específico do fator de necrose tumoral (TNF) investigado para o tratamento da psoríase, os pacientes tratados com esse medicamento obtiveram melhora significativa no humor, segundo o Beck Depression Inventory, se comparados aos indivíduos que receberam placebo (Krishnan et al. 2007). Esse benefício foi independente da dimensão da resposta obtida para a psoríase. Como dito antes, diversos outros medicamentos, incluindo o anti-TNF infliximabe, foram considerados candidatos a pesquisas no tratamento da depressão. Na verdade, Raison e colaboradores (2013) recentemente relataram que o infliximabe foi ineficaz em pacientes com depressão refratária, embora tenha apresentado eficácia em indivíduos com níveis elevados de proteína-C reativa, indicativos de processos inflamatórios.

Portanto, existem muitos novos alvos no tratamento da depressão. Contudo, até o momento, os fármacos monoaminas são a única classe consistente de medicamentos que demonstra eficácia no tratamento da depressão maior. Já que muitos pacientes não respondem adequadamente a tais agentes, a esperança de médicos e pacientes é que novos agentes eficazes tornem-se disponíveis nos próximos anos.

Referências

Agosti V, Stewart JW, Quitkin FM: Life satisfaction and psychosocial functioning in chronic depression: effect of acute treatment with antidepressants. J Affect Disord 23(1):35–41, 1991 1774421

Aguglia E, Casacchia M, Cassano GB, et al: Double-blind study of the efficacy and safety of sertraline versus fluoxetine in major depression. Int Clin Psychopharmacol 8(3):197–202, 1993 8263318

Aizenberg D, Zemishlany Z, Weizman A: Cyproheptadine treatment of sexual dysfunction induced by serotonin reuptake inhibitors. Clin Neuropharmacol 18(4):320–324, 1995 8665544

Alam MY, Jacobsen PL, Chen Y, et al: Safety, tolerability, and efficacy of vortioxetine (Lu AA21004) in major depressive disorder: results of an open-label, flexible-dose, 52-week extension study. Int Clin Psychopharmacol 29(1):36–44, 2014 24169027

Altamura AC, Pioli R, Vitto M, Mannu P: Venlafaxine in social phobia: a study in selective serotonin reuptake inhibitor non-responders. Int Clin Psychopharmacol 14(4):239–245, 1999 10468317

Alvarez E, Perez V, Dragheim M, et al: A double-blind, randomized, placebocontrolled, active reference study of Lu AA21004 in patients with major depressive disorder. Int J Neuropsychopharmacol 15(5):589–600, 2012 21767441

American Psychiatric Association: Diagnostic and Statistical Manual of Mental Disorders, 4th Edition. Washington, DC, American Psychiatric Association, 1994

Amsterdam JD: A double-blind, placebo-controlled trial of the safety and efficacy of selegiline transdermal system without dietary restrictions in patients with major depressive disorder. J Clin Psychiatry 64(2):208–214, 2003 12633131

Amsterdam JD, Berwish NJ: High dose tranylcypromine therapy for refractory depression. Pharmacopsychiatry 22(1):21–25, 1989 2710808

Amsterdam JD, Hornig-Rohan M, Maislin G: Efficacy of alprazolam in reducing fluoxetine-induced jitteriness in patients with major depression. J Clin Psychiatry 55(9):394–400, 1994a 7929020

Amsterdam JD, Maislin G, Potter L: Fluoxetine efficacy in treatment resistant depression. Prog Neuropsychopharmacol Biol Psychiatry 18(2):243–261, 1994b 8208976

Ansseau M, Darimont P, Lecoq A, et al: Controlled comparison of nefazodone and amitriptyline in major depressive inpatients. Psychopharmacology (Berl) 115(1-2):254–260, 1994 7862904

Anton RF, Sexauer JD: Efficacy of amoxapine in psychotic depression. Am J Psychiatry 140(10):1344–1347, 1983 6624968

Aranda-Michel J, Koehler A, Bejarano PA, et al: Nefazodone-induced liver failure: report of three cases. Ann Intern Med 130(4 Pt 1):285–288, 1999 10068386

Aranow AB, Hudson JI, Pope HG Jr, et al: Elevated antidepressant plasma levels after addition of fluoxetine. Am J Psychiatry 146(7):911–913, 1989 2787124

Archer DF, Dupont CM, Constantine GD, et al: Desvenlafaxine for the treatment of vasomotor symptoms associated with menopause: a double-blind, randomized, placebo-controlled trial of efficacy and safety. Am J Obstet Gynecol 200(3):238.e1–238.e10, 2009

Arminen SL, Ikonen U, Pulkkinen P, et al: A 12-week double-blind multi-centre study of paroxetine and imipramine in hospitalized depressed patients. Acta Psychiatr Scand 89(6):382–389, 1994 8085467

Armitage R, Rush AJ, Trivedi M, et al: The effects of nefazodone on sleep architecture in depression. Neuropsychopharmacology 10(2):123–127, 1994 8024673

Asakura S, Tajima O, Koyama T: Fluvoxamine treatment of generalized social anxiety disorder in Japan: a randomized double-blind, placebo-controlled study. Int J Neuropsychopharmacol 10(2):263–274, 2007 16573847

Åsberg M, Crönholm B, Sjöqvist F, Tuck D: Relationship between plasma level and therapeutic effect of nortriptyline. BMJ 3(5770):331–334, 1971 5558186

Ashton AK, Bennett RG: Sildenafil treatment of serotonin reuptake inhibitor-induced sexual dysfunction (letter). J Clin Psychiatry 60(3):194–195, 1999 10192597

Ashton AK, Rosen RC: Bupropion as an antidote for serotonin reuptake inhibitor- induced sexual dysfunction. J Clin Psychiatry 59(3):112–115, 1998 9541153

Asnis GM, Bose A, Gommoll CP, et al: Efficacy and safety of levomilnacipran sustained release 40 mg, 80 mg, or 120 mg in major depressive disorder: a phase 3, ran- domized, double-blind, placebo-controlled study. J Clin Psychiatry 74(3):242–248, 2013 23561229

Bakish D, Bose A, Gommoll C, et al: Levomilnacipran ER 40 mg and 80 mg in patients with major depressive disorder: a phase III, randomized, double-blind, fixed-dose, placebo-controlled study. J Psychiatry Neurosci 39(1):40–49, 2014 24144196

Balon R: Intermittent amantadine for fluoxetine-induced anorgasmia. J Sex Marital Ther 22(4):290–292, 1996 9018655

Banasr M, Soumier A, Hery M, et al: Agomelatine, a new antidepressant, induces regional changes in hippocampal neurogenesis. Biol Psychiatry 59(11):1087–1096, 2006 16499883

Banham ND: Fatal venlafaxine overdose (letter; comment). Med J Aust 169:445, 448, 1998

Barbey JT, Roose SP: SSRI safety in overdose. J Clin Psychiatry 59(Suppl 15):42–48, 1998 9786310

Beasley CM Jr, Dornseif BE, Bosomworth JC, et al: Fluoxetine and suicide: a meta-analysis of controlled trials of treatment for depression (also see comments) (erratum: BMJ 23:968, 1991). BMJ 303(6804):685–692, 1991 1833012

Beasley CM Jr, Potvin JH, Masica DN, et al: Fluoxetine: no association with suicidality in obsessive-compulsive disorder. J Affect Disord 24(1):1–10, 1992 1545040

Belanoff JK, Flores BH, Kalezhan M, et al: Rapid reversal of psychotic depression using mifepristone. J Clin Psychopharmacol 21(5):516–521, 2001 11593077

Belanoff JK, Rothschild AJ, Cassidy F, et al: An open label trial of C-1073 (mifepristone) for psychotic major depression (also see comment). Biol Psychiatry 52(5):386–392, 2002 12242054

Bell IR, Cole JO: Fluoxetine induces elevation of desipramine level and exacerbation of geriatric nonpsychotic depression (letter). J Clin Psychopharmacol 8(6):447–448, 1988 3266222

Bellino S, Paradiso E, Bogetto F: Efficacy and tolerability of pharmacotherapies for borderline personality disorder. CNS Drugs 22(8):671–692, 2008 18601305

Benazzi F: Nefazodone withdrawal symptoms (also see comment: Can J Psychiatry44:286–287, 1999). Can J Psychiatry 43(2):194–195, 1998 9533975

Berk M, Ichim C, Brook S: Efficacy of mirtazapine add on therapy to haloperidol in the treatment of the negative symptoms of schizophrenia: a double-blind ran- domized placebo-controlled study. Int Clin Psychopharmacol 16(2):87–92, 2001 11236073

Bertschy G, Vandel S, Vandel B, et al: Fluvoxamine-tricyclic antidepressant interaction. An accidental finding. Eur J Clin Pharmacol 40(1):119–120, 1991 1905641

Bhagwagar Z, Cowen PJ: 'It's not over when it's over': persistent neurobiological abnormalities in recovered depressed patients. Psychol Med 38(3):307–313, 2008 18444278

Bhatara VS, Bandettini FC: Possible interaction between sertraline and tranylcypromine. Clin Pharm 12(3):222–225, 1993 8491079

Bhattacharjee C, Smith M, Todd F, Gillespie M: Bupropion overdose: a potential problem with the new 'miracle' anti-smoking drug. Int J Clin Pract 55(3):221–222, 2001 11351778

Bielski RJ, Cunningham L, Horrigan JP, et al: Gepirone extended-release in the treatment of adult outpatients with major depressive disorder: a double-blind, randomized, placebo-controlled, parallel-group study. J Clin Psychiatry 69(4):571–577, 2008 18373383

Bielski RJ, Ventura D, Chang CC: A double-blind comparison of escitalopram and venlafaxine extended release in the treatment of major depressive disorder. J Clin Psychiatry 65(9):1190–1196, 2004 15367045

Black DW, Wesner R, Gabel J: The abrupt discontinuation of fluvoxamine in patients with panic disorder. J Clin Psychiatry 54(4):146–149, 1993 8486592

Blier P, Ward HE, Tremblay P, et al: Combination of antidepressant medications from treatment initiation for major depressive disorder: a double-blind randomized study. Am J Psychiatry 167(3):281–288, 2010 20008946

Bodkin JA, Amsterdam JD: Transdermal selegiline in major depression: a double--blind, placebo-controlled, parallel-group study in outpatients. Am J Psychiatry 159(11):1869–1875, 2002 12411221

Bodkin JA, Zornberg GL, Lukas SE, Cole JO: Buprenorphine treatment of refractory depression. J Clin Psychopharmacol 15(1):49–57, 1995 7714228

Borys DJ, Setzer SC, Ling LJ, et al: Acute fluoxetine overdose: a report of 234 cases. Am J Emerg Med 10(2):115–120, 1992 1586402

Boulenger JP, Loft H, Olsen CK: Efficacy and safety of vortioxetine (Lu AA21004), 15 and 20 mg/day: a randomized, double-blind, placebo-controlled, duloxetine-referenced study in the acute treatment of adult patients with major depressive disorder. Int Clin Psychopharmacol 29(3):138–149, 2014 24257717

Boyd IW: Venlafaxine withdrawal reactions. Med J Aust 169(2):91–92, 1998 9700345

Brown WA, Harrison W: Are patients who are intolerant to one serotonin selective reuptake inhibitor intolerant to another? J Clin Psychiatry 56:30–34, 1995 7836337

Buckley NA, McManus PR: Fatal toxicity of serotoninergic and other antidepressant drugs: analysis of United Kingdom mortality data (also see comment). BMJ 325(7376):1332–1333, 2002 12468481

Cankurtaran ES, Ozalp E, Soygur H, et al: Mirtazapine improves sleep and lowers anxiety and depression in cancer patients: superiority over imipramine. Support Care Cancer 16(11):1291–1298, 2008 18299900

Cantwell DP: ADHD through the life span: the role of bupropion in treatment. J Clin Psychiatry 59(4)(Suppl 4):92–94, 1998 9554326

Carpenter LL, Jocic Z, Hall JM, et al: Mirtazapine augmentation in the treatment of refractory depression. J Clin Psychiatry 60(1):45–49, 1999a 10074878

Carpenter LL, Leon Z, Yasmin S, Price LH: Clinical experience with mirtazapine in the treatment of panic disorder. Ann Clin Psychiatry 11(2):81–86, 1999b 10440525

Carpenter LL, Milosavljevic N, Schecter JM, et al: Augmentation with open-label atomoxetine for partial or nonresponse to antidepressants. J Clin Psychiatry 66(10):1234–1238, 2005 16259536

Chang FL, Ho ST, Sheen MJ: Efficacy of mirtazapine in preventing intrathecal morphine-induced nausea and vomiting after orthopaedic surgery. Anaesthesia 65(12):1206–1211, 2010 21182602

Chen CC, Lin CS, Ko YP, et al: Premedication with mirtazapine reduces preoperative anxiety and postoperative nausea and vomiting. Anesth Analg 106(1):109–113, 2008 18165563

Chouinard G, Goodman W, Greist J, et al: Results of a double-blind placebo con- trolled trial of a new serotonin uptake inhibitor, sertraline, in the treatment of obsessive-compulsive disorder. Psychopharmacol Bull 26(3):279–284, 1990 2274626

Cipriani A, Furukawa TA, Salanti G, et al: Comparative efficacy and acceptability of 12 new-generation antidepressants: a multiple-treatments meta-analysis. Lancet 373(9665):746–758, 2009 19185342

Citrome L: Vilazodone for major depressive disorder: a systematic review of the efficacy and safety profile for this newly approved antidepressant—what is the number needed to treat, number needed to harm and likelihood to be helped or harmed? Int J Clin Pract 66(4):356–368, 2012 22284853

Citrome L: Levomilnacipran for major depressive disorder: a systematic review of the efficacy and safety profile for this newly approved antidepressant—what is the number needed to treat, number needed to harm and likelihood to be helped or harmed? Int J Clin Pract 67(11):1089–1104, 2013 24016209

Citrome L: Vortioxetine for major depressive disorder: a systematic review of the efficacy and safety profile for this newly approved antidepressant—what is the number needed to treat, number needed to harm and likelihood to be helped or harmed? Int J Clin Pract 68(1):60–82, 2014 24165478

Claghorn J: A double-blind comparison of paroxetine and placebo in the treatment of depressed outpatients. Int Clin Psychopharmacol 6(Suppl 4):25–30, 1992 1431007

Claghorn JL, Feighner JP: A double-blind comparison of paroxetine with imipramine in the long-term treatment of depression. J Clin Psychopharmacol 13(6)(Suppl 2):23S–27S, 1993 8106652

Clayton AH, Warnock JK, Kornstein SG, et al: A placebo-controlled trial of bupropion SR as an antidote for selective serotonin reuptake inhibitor-induced sexual dysfunction. J Clin Psychiatry 65(1):62–67, 2004 14744170

Clerc GE, Ruimy P, Verdeau-Pallès J; The Venlafaxine French Inpatient Study Group: A double-blind comparison of venlafaxine and fluoxetine in patients hospitalized for major depression and melancholia. Int Clin Psychopharmacol 9(3):139–143, 1994 7814822

Cohn CK, Shrivastava R, Mendels J, et al: Double-blind, multicenter comparison of sertraline and amitriptyline in elderly depressed patients. J Clin Psychiatry 51(12)(Suppl B):28–33, 1990 2258379

Cole JO, Bodkin JA: Antidepressant drug side effects. J Clin Psychiatry 51(1)(suppl):21–26, 1990 2404000

Connor KM, Davidson JR, Weisler RH, Ahearn E: A pilot study of mirtazapine in post-traumatic stress disorder. Int Clin Psychopharmacol 14(1):29–31, 1999 10221639

Cooper GL: The safety of fluoxetine—an update. Br J Psychiatry 153(suppl 3):77–86, 1988

Cougnard A, Verdoux H, Grolleau A, et al: Impact of antidepressants on the risk of suicide in patients with depression in real-life conditions: a decision analysis mod- el. Psychol Med 39(8):1307–1315, 2009 19063772

Cusson JR, Goldenberg E, Larochelle P: Effect of a novel monoamine-oxidase inhibitor, moclobemide on the sensitivity to intravenous tyramine and norepinephrine in humans. J Clin Pharmacol 31(5):462–467, 1991 2050833

Dalfen AK, Stewart DE: Who develops severe or fatal adverse drug reactions to selective serotonin reuptake inhibitors? Can J Psychiatry 46(3):258–263, 2001 11320680

Dallal A, Chouinard G: Withdrawal and rebound symptoms associated with abrupt discontinuation of venlafaxine (letter). J Clin Psychopharmacol 18(4):343–344, 1998 9690703

Daniels RJ: Serotonin syndrome due to venlafaxine overdose. J Accid Emerg Med 15(5):333–334, 1998 9785164

Danish University Antidepressant Group: Paroxetine: a selective serotonin reuptake inhibitor showing better tolerance, but weaker antidepressant effect than clomip- ramine in a controlled multicenter study. J Affect Disord 18(4):289–299, 1990 2140382

Davidson JR, DuPont RL, Hedges D, Haskins JT: Efficacy, safety, and tolerability of venlafaxine extended release and buspirone in outpatients with generalized anxiety disorder. J Clin Psychiatry 60(8):528–535, 1999 10485635

Davidson JR, Weisler RH, Butterfield MI, et al: Mirtazapine vs. placebo in posttrau- matic stress disorder: a pilot trial. Biol Psychiatry 53(2):188–191, 2003 12547477

Davis JL, Smith RL: Painful peripheral diabetic neuropathy treated with venlafaxine HCl extended release capsules. Diabetes Care 22(11):1909–1910, 1999 10546032

DeBattista C, Doghramji K, Menza MA, et al; Modafinil in Depression Study Group: Adjunct modafinil for the short-term treatment of fatigue and sleepiness in patients with major depressive disorder: a preliminary double-blind, placebo- controlled study. J Clin Psychiatry 64(9):1057–1064, 2003 14628981

DeBattista C, Lembke A, Solvason HB, et al: A prospective trial of modafinil as an adjunctive treatment of major depression. J Clin Psychopharmacol 24(1):87–90, 2004 14709953

DeBattista C, Solvason B, Poirier J, et al: A placebo-controlled, randomized, double-blind study of adjunctive bupropion sustained release in the treatment of SSRI-induced sexual dysfunction. J Clin Psychiatry 66(7):844–848, 2005 16013899

DeBattista C, Belanoff J, Glass S, et al: Mifepristone versus placebo in the treatment of psychosis in patients with psychotic major depression. Biol Psychiatry 60(12):1343–1349, 2006 16889757

den Boer JA, Bosker FJ, Meesters Y: Clinical efficacy of agomelatine in depression: the evidence. Int Clin Psychopharmacol 21(Suppl 1):S21–S24, 2006 16436936

Dessain EC, Schatzberg AF, Woods BT, Cole JO: Maprotiline treatment in depression. A perspective on seizures. Arch Gen Psychiatry 43(1):86–90, 1986 3942475

Detke MJ, Lu Y, Goldstein DJ, et al: Duloxetine, 60 mg once daily, for major depressive disorder: a randomized double-blind placebo-controlled trial. J Clin Psychiatry 63(4):308–315, 2002 12000204

Diaz-Martinez A, Benassinni O, Ontiveros A, et al: A randomized, open-label comparison of venlafaxine and fluoxetine in depressed outpatients. Clin Ther 20(3):467–476, 1998 9663362

Dingemanse J: An update of recent moclobemide interaction data. Int Clin Psychopharmacol 7(3-4):167–180, 1993 8468439

Dolder CR, Nelson M, Snider M: Agomelatine treatment of major depressive disorder. Ann Pharmacother 42(12):1822–1831, 2008 19033480

Doogan DP, Langdon CJ: A double-blind, placebo-controlled comparison of sertraline and dothiepin in the treatment of major depression in general practice. Int Clin Psychopharmacol 9(2):95–100, 1994 8057000

Dostert P, Benedetti MS, Poggesi I: Review of the pharmacokinetics and metabolism of reboxetine, a selective noradrenaline reuptake inhibitor. Eur Neuropsycho- pharmacol 7 (suppl 1):S23–S35 [discussion S71–S73], 1997

Dubocovich ML: Agomelatine targets a range of major depressive disorder symptoms. Curr Opin Investig Drugs 7(7):670–680, 2006 16869122

Dunner DL: An overview of paroxetine in the elderly. Gerontology 40(Suppl 1):21–27, 1994 8020767

Einarson TR, Arikian SR, Casciano J, Doyle JJ: Comparison of extended-release venlafaxine, selective serotonin reuptake inhibitors, and tricyclic antidepressants in the treatment of depression: a meta-analysis of randomized controlled trials. Clin Ther 21(2):296–308, 1999 10211533

Ellingrod VL, Perry PJ: Venlafaxine: a heterocyclic antidepressant. Am J Hosp Pharm 51(24):3033–3046, 1994 7856422

Falkai P: Mirtazapine: other indications. J Clin Psychiatry 60 (suppl 17):36–40 [discussion 46–48], 1999

Farah A: Relief of SSRI-induced sexual dysfunction with mirtazapine treatment (letter). J Clin Psychiatry 60(4):260–261, 1999 10221289

Fava M, Rosenbaum JF, McGrath PJ, et al: Lithium and tricyclic augmentation of fluoxetine treatment for resistant major depression: a double-blind, controlled study. Am J Psychiatry 151(9):1372–1374, 1994 8067495

Fava M, Dunner DL, Greist JH, et al: Efficacy and safety of mirtazapine in major depressive disorder patients after SSRI treatment failure: an open-label trial. J Clin Psychiatry 62(6):413–420, 2001 11465517

Fava M, Nurnberg HG, Seidman SN, et al: Efficacy and safety of sildenafil in men with serotonergic antidepressant-associated erectile dysfunction: results from a randomized, double-blind, placebo-controlled trial. J Clin Psychiatry 67(2):240–246, 2006a 16566619

Fava M, Rush AJ, Wisniewski SR, et al: A comparison of mirtazapine and nortriptyline following two consecutive failed medication treatments for depressed outpatients: a STAR*D report. Am J Psychiatry 163(7):1161–1172, 2006b 16816220

Fava M, Rush AJ, Alpert JE, et al: Difference in treatment outcome in outpatients with anxious versus nonanxious depression: a STAR*D report. Am J Psychiatry 165(3):342–351, 2008 18172020

Fawcett J, Barkin RL: Review of the results from clinical studies on the efficacy, safety and tolerability of mirtazapine for the treatment of patients with major depression. J Affect Disord 51(3):267–285, 1998 10333982

Feiger AD: A double-blind comparison of gepirone extended release, imipramine, and placebo in the treatment of outpatient major depression. Psychopharmacol Bull 32(4):659–665, 1996 8993088

Feiger A, Kiev A, Shrivastava RK, et al: Nefazodone versus sertraline in outpatients with major depression: focus on efficacy, tolerability, and effects on sexual function and satisfaction. J Clin Psychiatry 57(2)(Suppl 2):53–62, 1996 8626364

Feiger AD, Tourian KA, Rosas GR, Padmanabhan SK: A placebo-controlled study evaluating the efficacy and safety of flexible-dose desvenlafaxine treatment in out- patients with major depressive disorder. CNS Spectr 14(1):41–50, 2009 19169187

Feighner JP, Aden GC, Fabre LF, et al: Comparison of alprazolam, imipramine, and placebo in the treatment of depression. JAMA 249(22):3057–3064, 1983 6133970

Feighner JP, Herbstein J, Damlouji N: Combined MAOI, TCA, and direct stimulant therapy of treatment-resistant depression. J Clin Psychiatry 46(6):206–209, 1985 3997787

Fisher S, Bryant SG, Kent TA: Postmarketing surveillance by patient self-monitoring: trazodone versus fluoxetine. J Clin Psychopharmacol 13(4):235–242, 1993 8376610

Fitton A, Faulds D, Goa KL: Moclobemide. A review of its pharmacological properties and therapeutic use in depressive illness. Drugs 43(4):561–596, 1992 1377119

Fluoxetine Bulimia Nervosa Collaborative Study Group: Fluoxetine in the treatment of bulimia nervosa. A multicenter, placebo-controlled, double-blind trial. Arch Gen Psychiatry 49(2):139–147, 1992 1550466

Fontaine R, Ontiveros A, Elie R, et al: A double-blind comparison of nefazodone, imipramine, and placebo in major depression. J Clin Psychiatry 55(6):234–241, 1994 8071277

Frank E, Kupfer DJ, Perel JM, et al: Three-year outcomes for maintenance therapies in recurrent depression. Arch Gen Psychiatry 47(12):1093–1099, 1990 2244793

Friel PN, Logan BK, Fligner CL: Three fatal drug overdoses involving bupropion. J Anal Toxicol 17(7):436–438, 1993 8309220

Gadde KM, Yonish GM, Wagner HR 2nd, et al: Atomoxetine for weight reduction in obese women: a preliminary randomised controlled trial. Int J Obes (Lond) 30(7):1138–1142, 2006 16418753

Gambi F, De Berardis D, Campanella D, et al: Mirtazapine treatment of generalized anxiety disorder: a fixed dose, open label study. J Psychopharmacol 19(5):483–487, 2005 16166185

Gelenberg AJ, Lydiard RB, Rudolph RL, et al: Efficacy of venlafaxine extended-release capsules in nondepressed outpatients with generalized anxiety disorder: a 6-month randomized controlled trial. JAMA 283(23):3082–3088, 2000 10865302

Gibb A, Deeks ED: Vortioxetine: first global approval. Drugs 74(1):135–145, 2014 24311349

Gittelman DK, Kirby MG: A seizure following bupropion overdose (letter). J Clin Psychiatry 54(4):162, 1993 8486598

Glassman AH, Perel JM, Shostak M, et al: Clinical implications of imipramine plasma levels for depressive illness. Arch Gen Psychiatry 34(2):197–204, 1977 843179

Golden RN, Rudorfer MV, Sherer MA, et al: Bupropion in depression. I. Biochemical effects and clinical response. Arch Gen Psychiatry 45(2):139–143, 1988 3122698

Goldstein D, Bitter I, Lu Y, et al: Duloxetine in the treatment of depression: a double-blind, placebo-controlled comparison with paroxetine. Eur Psychiatry 17(suppl 1):98, 2002

Goldstein MG: Bupropion sustained release and smoking cessation. J Clin Psychiatry 59(4)(Suppl 4):66–72, 1998 9554323

Goodnick PJ: Pharmacokinetics of second generation antidepressants: bupropion. Psychopharmacol Bull 27(4):513–519, 1991 1813898

Goodnick PJ, Puig A, DeVane CL, Freund BV: Mirtazapine in major depression with comorbid generalized anxiety disorder. J Clin Psychiatry 60(7):446–448, 1999 10453798

Gorwood P, Corruble E, Falissard B, Goodwin GM: Toxic effects of depression on brain function: impairment of delayed recall and the cumulative length of depressive dis- order in a large sample of depressed outpatients. Am J Psychiatry 165(6):731–739, 2008 18381906

Grimsley SR, Jann MW: Paroxetine, sertraline, and fluvoxamine: new selective sero- tonin reuptake inhibitors. Clin Pharm 11(11):930–957, 1992 1464219

Guay DR: Vilazodone hydrochloride, a combined SSRI and 5-HT1A receptor agonist for major depressive disorder. Consult Pharm 27(12):857–867, 2012 23229074

Gupta S, Ghaly N, Dewan M: Augmenting fluoxetine with dextroamphetamine to treat refractory depression. Hosp Community Psychiatry 43(3):281–283, 1992 1555827

Gupta S, Droney T, Masand P, Ashton AK: SSRI-induced sexual dysfunction treated with sildenafil. Depress Anxiety 9(4):180–182, 1999 10431684

Hamilton MS, Opler LA: Akathisia, suicidality, and fluoxetine (also see comments). J Clin Psychiatry 53(11):401–406, 1992 1364815

Hammad TA, Laughren T, Racoosin J: Suicidality in pediatric patients treated with antidepressant drugs. Arch Gen Psychiatry 63(3):332–339, 2006a 16520440

Hammad TA, Laughren TP, Racoosin JA: Suicide rates in short-term randomized controlled trials of newer antidepressants. J Clin Psychopharmacol 26(2):203–207, 2006b 16633153

Hamner MB, Frueh BC: Response to venlafaxine in a previously antidepressant treatment-resistant combat veteran with post-traumatic stress disorder. Int Clin Psychopharmacol 13(5):233–234, 1998 9817630

Haria M, Fitton A, McTavish D: Trazodone. A review of its pharmacology, therapeutic use in depression and therapeutic potential in other disorders. Drugs Aging 4(4):331–355, 1994 8019056

Harkin A, Kelly JP, McNamara M, et al: Activity and onset of action of reboxetine and effect of combination with sertraline in an animal model of depression. Eur J Pharmacol 364(2-3):123–132, 1999 9932714

Harris MG, Benfield P: Fluoxetine. A review of its pharmacodynamic and pharmacokinetic properties, and therapeutic use in older patients with depressive illness. Drugs Aging 6(1):64–84, 1995 7696780

Henry JA: Overdose and safety with fluvoxamine. Int Clin Psychopharmacol 6 (suppl 3):41–45 [discussion 45–47], 1991

Hidalgo R, Hertzberg MA, Mellman T, et al: Nefazodone in post-traumatic stress disorder: results from six open-label trials. Int Clin Psychopharmacol 14(2):61–68, 1999 10220119

Hirschfeld RM: Efficacy of SSRIs and newer antidepressants in severe depression: comparison with TCAs. J Clin Psychiatry 60(5):326–335, 1999 10362442

Holliday SM, Benfield P: Venlafaxine: a review of its pharmacology and therapeutic potential in depression. Drugs 49(2):280–294, 1995 7729333

Holliday SM, Plosker GL: Paroxetine. A review of its pharmacology, therapeutic use in depression and therapeutic potential in diabetic neuropathy. Drugs Aging 3(3):278–299, 1993 8324301

Howland RH: Pharmacotherapy of dysthymia: a review. J Clin Psychopharmacol 11(2):83–92, 1991 2056146

Ibrahim L, Diazgranados N, Franco-Chaves J, et al: Course of improvement in depressive symptoms to a single intravenous infusion of ketamine vs add-on riluzole: results from a 4-week, double-blind, placebo-controlled study. Neuropsychopharmacology 37(6):1526–1533, 2012 22298121

Irwin SA, Iglewicz A, Nelesen RA, et al: Daily oral ketamine for the treatment of depression and anxiety in patients receiving hospice care: a 28-day open-label proof-of--concept trial. J Palliat Med 16(8):958–965, 2013 23805864

Jacobsen FM: Fluoxetine-induced sexual dysfunction and an open trial of yohimbine (also see comments). J Clin Psychiatry 53(4):119–122, 1992 1564046

Jaffe PD, Batziris HP, van der Hoeven P, et al: A study involving venlafaxine overdoses: comparison of fatal and therapeutic concentrations in postmortem specimens. J Forensic Sci 44(1):193–196, 1999 9987886

Jain R, Chen D, Edwards J, Mathews M: Early and sustained improvement with vilazodone in adult patients with major depressive disorder: post hoc analyses of two phase III trials. Curr Med Res Opin 30(2):263–270, 2014 24127687

Jermain DM, Preece CK, Sykes RL, et al: Luteal phase sertraline treatment for premenstrual dysphoric disorder: results of a double-blind, placebo-controlled, crossover study. Arch Fam Med 8(4):328–332, 1999 10418540

Johnson H, Bouman WP, Lawton J: Withdrawal reaction associated with venlafaxine. BMJ 317(7161):787, 1998 9740568

Kaizar EE, Greenhouse JB, Seltman H, et al: Do antidepressants cause suicidality in children? A Bayesian meta-analysis. Clin Trials 3(2):73–90 [discussion 91–98], 2006

Kamath J, Handratta V: Desvenlafaxine succinate for major depressive disorder: a critical review of the evidence. Expert Rev Neurother 8(12):1787–1797, 2008 19086875

Kasper S, Wolf R: Successful treatment of reboxetine-induced urinary hesitancy with tamsulosin. Eur Neuropsychopharmacol 12(2):119–122, 2002 11872327

Kast RE, Foley KF: Cancer chemotherapy and cachexia: mirtazapine and olanzapine are 5-HT3 antagonists with good antinausea effects. Eur J Cancer Care (Engl) 16(4):351–354, 2007 17587360

Katona CL, Abou-Saleh MT, Harrison DA, et al: Placebo-controlled trial of lithium augmentation of fluoxetine and lofepramine. Br J Psychiatry 166(1):80–86, 1995 7894881

Kavoussi RJ, Liu J, Coccaro EF: An open trial of sertraline in personality disordered patients with impulsive aggression. J Clin Psychiatry 55(4):137–141, 1994 8071257

Kaye WH, Weltzin TE, Hsu LK, Bulik CM: An open trial of fluoxetine in patients with anorexia nervosa. J Clin Psychiatry 52(11):464–471, 1991 1744064

Keller M, Montgomery S, Ball W, et al: Lack of efficacy of the substance p (neurokinin 1 receptor) antagonist aprepitant in the treatment of major depressive disorder. Biol Psychiatry 59(3):216–223, 2006 16248986

Keller MB, Trivedi MH, Thase ME, et al: The Prevention of Recurrent Episodes of Depression with Venlafaxine for Two Years (PREVENT) Study: outcomes from the 2-year and combined maintenance phases. J Clin Psychiatry 68(8):1246–1256, 2007 17854250

Keller Ashton A, Hamer R, Rosen RC: Serotonin reuptake inhibitor-induced sexual dysfunction and its treatment: a large-scale retrospective study of 596 psychiatric outpatients. J Sex Marital Ther 23(3):165–175, 1997 9292832

Kennedy SH, Emsley R: Placebo-controlled trial of agomelatine in the treatment of major depressive disorder. Eur Neuropsychopharmacol 16(2):93–100, 2006 16249073

Keppel Hesselink JM, de Jongh PM: Sertraline in the prevention of depression (comment). Br J Psychiatry 161:270–271, 1992 1521116

Khan A, Khan S: Placebo response in depression: a perspective for clinical practice. Psychopharmacol Bull 41(3):91–98, 2008 18779778

Khan A, Cutler AJ, Kajdasz DK, et al: A randomized, double-blind, placebo-controlled, 8-week study of vilazodone, a serotonergic agent for the treatment of major depressive disorder. J Clin Psychiatry 72(4):441–447, 2011 21527122

Kiayias JA, Vlachou ED, Lakka-Papadodima E: Venlafaxine HCl in the treatment of painful peripheral diabetic neuropathy. Diabetes Care 23(5):699, 2000 10834432

Killen JD, Robinson TN, Ammerman S, et al: Randomized clinical trial of the efficacy of bupropion combined with nicotine patch in the treatment of adolescent smokers. J Consult Clin Psychol 72(4):729–735, 2004 15301658

Kim SW, Shin IS, Kim JM, et al: Effectiveness of mirtazapine for nausea and insomnia in cancer patients with depression. Psychiatry Clin Neurosci 62(1):75–83, 2008 18289144

Kline NS: Clinical experience with iproniazid (Marsilid). J Clin Exp Psychopathol 19 (2, suppl 1): 72–78 [discussion 78–79], 1958

Kornstein SG: Maintenance therapy to prevent recurrence of depression: summary and implications of the PREVENT study. Expert Rev Neurother 8(5):737–742, 2008 18457530

Kotlyar M, Golding M, Brewer ER, Carson SW: Possible nefazodone withdrawal syndrome (letter). Am J Psychiatry 156(7):1117, 1999 10401469

Koutouvidis N, Pratikakis M, Fotiadou A: The use of mirtazapine in a group of 11 patients following poor compliance to selective serotonin reuptake inhibitor treatment due to sexual dysfunction. Int Clin Psychopharmacol 14(4):253–255, 1999 10468319

Kramer MS, Cutler N, Feighner J, et al: Distinct mechanism for antidepressant activity by blockade of central substance P receptors (also see comments). Science 281(5383):1640–1645, 1998 9733503

Kramer MS, Winokur A, Kelsey J, et al: Demonstration of the efficacy and safety of a novel substance P (NK1) receptor antagonist in major depression. Neuropsychopharmacology 29(2):385–392, 2004 14666114

Krishnan R, Cella D, Leonardi C, et al: Effects of etanercept therapy on fatigue and symptoms of depression in subjects treated for moderate to severe plaque psoriasis for up to 96 weeks. Br J Dermatol 157(6):1275–1277, 2007 17916204

Kuhn R: [Treatment of depressive states with an iminodibenzyl derivative (G 22355)] (in German). Schweiz Med Wochenschr 87(35-36):1135–1140, 1957 13467194

Kuhn R: The treatment of depressive states with G 22355 (imipramine hydrochloride). Am J Psychiatry 115(5):459–464, 1958 13583250

Kupfer DJ, Frank E, Perel JM, et al: Five-year outcome for maintenance therapies in recurrent depression. Arch Gen Psychiatry 49(10):769–773, 1992 1417428

Labbate LA, Pollack MH: Treatment of fluoxetine-induced sexual dysfunction with bupropion: a case report. Ann Clin Psychiatry 6(1):13–15, 1994 7951639

Landén M, Eriksson E, Agren H, Fahlén T: Effect of buspirone on sexual dysfunction in depressed patients treated with selective serotonin reuptake inhibitors. J Clin Psychopharmacol 19(3):268–271, 1999 10350034

Lauber C: Nefazodone withdrawal syndrome (letter). Can J Psychiatry 44(3):285–286, 1999 10225135

Leaf EV: Comment: venlafaxine overdose and seizure. Ann Pharmacother 32(1):135–136, 1998 9475842

Leinonen E, Skarstein J, Behnke K, et al; Nordic Antidepressant Study Group: Efficacy and tolerability of mirtazapine versus citalopram: a double-blind, randomized study in patients with major depressive disorder. Int Clin Psychopharmacol 14(6):329–337, 1999 10565799

Lenderking WR, Tennen H, Nackley JF, et al: The effects of venlafaxine on social activity level in depressed outpatients. J Clin Psychiatry 60(3):157–163, 1999 10192590

Liappas J, Paparrigopoulos T, Tzavellas E, Rabavilas A: Mirtazapine and venlafaxine in the management of collateral psychopathology during alcohol detoxification. Prog Neuropsychopharmacol Biol Psychiatry 29(1):55–60, 2005 15610945

Liebowitz MR, Quitkin FM, Stewart JW, et al: Antidepressant specificity in atypical depression. Arch Gen Psychiatry 45(2):129–137, 1988 3276282

Lohoff FW, Rickels K: Desvenlafaxine succinate for the treatment of major depressive disorder. Expert Opin Pharmacother 9(12):2129–2136, 2008 18671467

Lonnqvist J, Sihvo S, Syvälahti E, Kiviruusu O: Moclobemide and fluoxetine in atypical depression: a double-blind trial. J Affect Disord 32(3):169–177, 1994 7852659

Lôo H, Daléry J, Macher JP, Payen A: [Pilot study comparing in blind the therapeutic effect of two doses of agomelatine, melatoninergic agonist and selective 5HT2C receptors antagonist, in the treatment of major depressive disorders] (in French). Encephale 28(4):356–362, 2002a 12232545

Lôo H, Hale A, D'haenen H: Determination of the dose of agomelatine, a mela- toninergic agonist and selective 5-HT(2C) antagonist, in the treatment of major depressive disorder: a placebo-controlled dose range study. Int Clin Psychopharmacol 17(5):239–247, 2002b 12177586

Lotufo-Neto F, Trivedi M, Thase ME: Meta-analysis of the reversible inhibitors of mono- amine oxidase type A moclobemide and brofaromine for the treatment of depression. Neuropsychopharmacology 20(3):226–247, 1999 10063483

Louie AK, Lewis TB, Lannon RA: Use of low-dose fluoxetine in major depression and panic disorder. J Clin Psychiatry 54(11):435–438, 1993 8270588

Lucca A, Serretti A, Smeraldi E: Effect of reboxetine augmentation in SSRI resistant patients. Hum Psychopharmacol 15(2):143–145, 2000 12404342

Luckhaus C, Jacob C: Venlafaxine withdrawal syndrome not prevented by maprotiline, but resolved by sertraline (letter). Int J Neuropsychopharmacol 4(1):43–44, 2001 11343628

Mago R, Forero G, Greenberg WM, et al: Safety and tolerability of levomilnacipran ER in major depressive disorder: results from an open-label, 48-week extension study (erratum: Clin Drug Investig 33(11):861, 2013). Clin Drug Investig 33(10):761–771, 2013

Mahableshwarkar AR, Jacobsen PL, Chen Y: A randomized, double-blind trial of 2.5 mg and 5 mg vortioxetine (Lu AA21004) versus placebo for 8 weeks in adults with major depressive disorder. Curr Med Res Opin 29(3):217–226, 2013 23252878

Mahableshwarkar AR, Jacobsen PL, Chen Y, Simon JS: A randomised, double-blind, placebo-controlled, duloxetine-referenced study of the efficacy and tolerability of vortioxetine in the acute treatment of adults with generalised anxiety disorder. Int J Clin Pract 68(1):49–59, 2014 24341301

Mainie I, McGurk C, McClintock G, Robinson J: Seizures after buprorion overdose (letter). Lancet 357(9268):1624, 2001 11386326

Maletic V, Robinson M, Oakes T, et al: Neurobiology of depression: an integrated view of key findings. Int J Clin Pract 61(12):2030–2040, 2007 17944926

Mann JJ, Aarons SF, Wilner PJ, et al: A controlled study of the antidepressant efficacy and side effects of (–)-deprenyl. A selective monoamine oxidase inhibitor. Arch Gen Psychiatry 46(1):45–50, 1989 2491941

Massana J: Reboxetine versus fluoxetine: an overview of efficacy and tolerability. J Clin Psychiatry 59(Suppl 14):8–10, 1998 9818624

Massana J, Möller HJ, Burrows GD, Montenegro RM: Reboxetine: a double-blind comparison with fluoxetine in major depressive disorder. Int Clin Psychophar- macol 14(2):73–80, 1999 10220121

McCabe B, Tsuang MT: Dietary consideration in MAO inhibitor regimens. J Clin Psychiatry 43(5):178–181, 1982 7076627

McGrath PJ, Quitkin FM, Harrison W, Stewart JW: Treatment of melancholia with tranylcypromine. Am J Psychiatry 141(2):288–289, 1984 6691499

McGrath PJ, Stewart JW, Quitkin FM, et al: Gepirone treatment of atypical depression: preliminary evidence of serotonergic involvement. J Clin Psychopharmacol 14(5):347–352, 1994 7806692

McGrath PJ, Stewart JW, Fava M, et al: Tranylcypromine versus venlafaxine plus mir- tazapine following three failed antidepressant medication trials for depression: a STAR*D report. Am J Psychiatry 163(9):1531–1541, quiz 1666, 2006 16946177

McKenzie MS, McFarland BH: Trends in antidepressant overdoses. Pharmacoepidemiol Drug Saf 16(5):513–523, 2007 17200994

Mendlewicz J: Efficacy of fluvoxamine in severe depression. Drugs 2:32–37 [discussion 37–39], 1992

Michelson D, Bancroft J, Targum S, et al: Female sexual dysfunction associated with antidepressant administration: a randomized, placebo-controlled study of pharmacologic intervention. Am J Psychiatry 157(2):239–243, 2000 10671393

Michelson D, Kociban K, Tamura R, Morrison MF: Mirtazapine, yohimbine or olan- zapine augmentation therapy for serotonin reuptake-associated female sexual dys- function: a randomized, placebo controlled trial. J Psychiatr Res 36(3):147–152, 2002 11886692

Michelson D, Adler LA, Amsterdam JD, et al: Addition of atomoxetine for depression incompletely responsive to sertraline: a randomized, double-blind, placebo—controlled study, in 2006 Syllabus and Proceedings Summary, American Psychiatric Association 159th Annual Meeting, New York, May 20–25, 2006. Arlington, VA, American Psychiatric Association, 2006, p 74

Mitchell AJ: The role of corticotropin releasing factor in depressive illness: a critical review. Neurosci Biobehav Rev 22(5):635–651, 1998 9662725

Modell JG, Rosenthal NE, Harriett AE, et al: Seasonal affective disorder and its pre- vention by anticipatory treatment with bupropion XL. Biol Psychiatry 58(8):658–667, 2005 16271314

Monoamine oxidase inhibitors and anesthesia: update. Int Drug Ther Newsl 24:13–14, 1989

Monteleone P, Gnocchi G: Evidence for a linear relationship between plasma trazodone levels and clinical response in depression in the elderly. Clin Neuropharmacol 13(Suppl 1):S84–S89, 1990 2379183

Montgomery SA: Chairman's overview. The place of reboxetine in antidepressant therapy. J Clin Psychiatry 59(Suppl 14):26–29, 1998 9818628

Montgomery SA, Baldwin DS, Blier P, et al: Which antidepressants have demonstrated superior efficacy? A review of the evidence (erratum: Int Clin Psychopharmacol 23:61, 2008). Int Clin Psychopharmacol 22(6):323–329, 2007 17917550

Montgomery SA, Mansuy L, Ruth AC, et al: The efficacy of extended-release levomilnacipran in moderate to severe major depressive disorder: secondary and post-hoc analyses from a randomized, double-blind, placebo-controlled study. Int Clin Psychopharmacol 29(1):26–35, 2014 24172160

Mooney JJ, Schatzberg AF, Cole JO, et al: Enhanced signal transduction by adenylate cyclase in platelet membranes of patients showing antidepressant responses to alprazolam: preliminary data. J Psychiatr Res 19(1):65–75, 1985 2985777

Mucci M: Reboxetine: a review of antidepressant tolerability. J Psychopharmacol 11(4) (suppl):S33–S37, 1997 9438231

Muehlbacher M, Nickel MK, Nickel C, et al: Mirtazapine treatment of social phobia in women: a randomized, double-blind, placebo-controlled study. J Clin Psychopharmacol 25(6):580–583, 2005 16282842

Murdoch D, McTavish D: Sertraline: a review of its pharmacodynamic and phar- macokinetic properties, and therapeutic potential in depression and obsessive- compulsive disorder. Drugs 44(4):604–624, 1992 1281075

Murphy GM Jr, Kremer C, Rodrigues HE, Schatzberg AF: Pharmacogenetics of antide- pressant medication intolerance (also see comment). Am J Psychiatry 160(10):1830–1835, 2003 14514498

National Center for Health Statistics: Health, United States, 2007, With Chartbook on Trends in the Health of Americans. Hyattsville, MD, Centers for Disease Control and Prevention, U.S. Department of Health and Human Services, 2007. Available at: http://www.cdc.gov/nchs/data/hus/hus07.pdf. Accessed August 5, 2009.

Nefazodone for depression. Med Lett Drugs Ther 37(946):33–35, 1995 7707998

Nelson JC, Schottenfeld RS, Conrad CD: Hypomania after desipramine withdrawal. Am J Psychiatry 140(5):624–625, 1983 6846597

Nemeroff CB: The clinical pharmacology and use of paroxetine, a new selective sero- tonin reuptake inhibitor. Pharmacotherapy 14(2):127–138, 1994 8197030

Nemeroff CB, Entsuah RA, Willard B, et al: Venlafaxine and SSRIs pooled remission analysis (NR263), in 2003 New Research Program and Abstracts, American Psychiatric Association 156th Annual Meeting, San Francisco, CA, May 17–22, 2003. Washington, DC, American Psychiatric Association, 2003

Niederhofer H: Is atomoxetine also effective in patients suffering from Tourette syn- drome? J Child Neurol 21(9):823, 2006 16970897

Nierenberg AA: The treatment of severe depression: is there an efficacy gap between the SSRIs and TCA antidepressant generations? J Clin Psychiatry 55 (9, suppl): 55–61 [discussion 60–61, 98–100], 1994

Nierenberg AA, Keck PE Jr: Management of monoamine oxidase inhibitor-associated insomnia with trazodone. J Clin Psychopharmacol 9(1):42–45, 1989 2708555

Nierenberg AA, Cole JO, Glass L: Possible trazodone potentiation of fluoxetine: a case series. J Clin Psychiatry 53(3):83–85, 1992 1548249

Nierenberg AA, Feighner JP, Rudolph R, et al: Venlafaxine for treatment-resistant unipolar depression. J Clin Psychopharmacol 14(6):419–423, 1994 7884023

Nierenberg AA, McLean NE, Alpert JE, et al: Early nonresponse to fluoxetine as a predictor of poor 8-week outcome. Am J Psychiatry 152(10):1500–1503, 1995 7573590

Nierenberg AA, Farabaugh AH, Alpert JE, et al: Timing of onset of antidepressant response with fluoxetine treatment. Am J Psychiatry 157(9):1423–1428, 2000 10964858

Norden MJ: Fluoxetine in borderline personality disorder. Prog Neuropsychopharmacol Biol Psychiatry 13(6):885–893, 1989 2813806

Norden MJ: Buspirone treatment of sexual dysfunction associated with selective serotonin reuptake inhibitors. Depression 2:109–112, 1994

Norton PA, Zinner NR, Yalcin I, Bump RC; Duloxetine Urinary Incontinence Study Group: Duloxetine versus placebo in the treatment of stress urinary incontinence. Am J Obstet Gynecol 187(1):40–48, 2002 12114886

Nurnberg HG, Hensley PL, Lauriello J, et al: Sildenafil for women patients with antidepressant-induced sexual dysfunction. Psychiatr Serv 50(8):1076–1078, 1999a 10445658

Nurnberg HG, Lauriello J, Hensley PL, et al: Sildenafil for iatrogenic serotonergic antidepressant medication-induced sexual dysfunction in 4 patients. J Clin Psy- chiatry 60(1):33–35, 1999b 10074875

Nurnberg HG, Thompson PM, Hensley PL: Antidepressant medication change in a clinical treatment setting: a comparison of the effectiveness of selective serotonin reuptake inhibitors. J Clin Psychiatry 60(9):574–579, 1999c 10520974

Nurnberg HG, Gelenberg A, Hargreave TB, et al: Efficacy of sildenafil citrate for the treatment of erectile dysfunction in men taking serotonin reuptake inhibitors. Am J Psychiatry 158(11):1926–1928, 2001 11691705

Nurnberg HG, Hensley PL, Heiman JR, et al: Sildenafil treatment of women with antidepressant-associated sexual dysfunction: a randomized controlled trial. JAMA 300(4):395–404, 2008 18647982

Nyhuis PW, Gastpar M, Scherbaum N: Opiate treatment in depression refractory to antidepressants and electroconvulsive therapy. J Clin Psychopharmacol 28(5):593–595, 2008 18794671

Olfson M, Marcus SC, Shaffer D: Antidepressant drug therapy and suicide in se- verely depressed children and adults: A case-control study. Arch Gen Psychiatry 63(8):865–872, 2006 16894062

Oslin DW, Ten Have TR, Streim JE, et al: Probing the safety of medications in the frail elderly: evidence from a randomized clinical trial of sertraline and venlafaxine in depressed nursing home residents. J Clin Psychiatry 64(8):875–882, 2003 12927001

Otani K, Tanaka O, Kaneko S, et al: Mechanisms of the development of trazodone withdrawal symptoms. Int Clin Psychopharmacol 9(2):131–133, 1994 8056996

Pande AC, Sayler ME: Severity of depression and response to fluoxetine. Int Clin Psychopharmacol 8(4):243–245, 1993 8277142

Papakostas GI, Petersen TJ, Burns AM, Fava M: Adjunctive atomoxetine for residual fatigue in major depressive disorder. J Psychiatr Res 40(4):370–373, 2006 15978621

Papakostas GI, Thase ME, Fava M, et al: Are antidepressant drugs that combine serotonergic and noradrenergic mechanisms of action more effective than the selective serotonin reuptake inhibitors in treating major depressive disorder? A meta- -anal- ysis of studies of newer agents. Biol Psychiatry 62(11):1217–1227, 2007 17588546

Papakostas GI, Homberger CH, Fava M: A meta-analysis of clinical trials comparing mirtazapine with selective serotonin reuptake inhibitors for the treatment of major depressive disorder. J Psychopharmacol 22(8):843–848, 2008 18308801

Papp M, Litwa E, Gruca P, Mocaër E: Anxiolytic-like activity of agomelatine and melatonin in three animal models of anxiety. Behav Pharmacol 17(1):9–18, 2006 16377959

Paris PA, Saucier JR: ECG conduction delays associated with massive bupropion overdose. J Toxicol Clin Toxicol 36(6):595–598, 1998 9776964

Patten SB: The comparative efficacy of trazodone and imipramine in the treatment of depression. CMAJ 146(7):1177–1182, 1992 1532532

Pearlstein TB, Stone AB: Long-term fluoxetine treatment of late luteal phase dysphoric disorder. J Clin Psychiatry 55(8):332–335, 1994 8071300

Pernia A, Micó JA, Calderón E, Torres LM: Venlafaxine for the treatment of neuropathic pain. J Pain Symptom Manage 19(6):408–410, 2000 10991644

Pescatori ES, Engelman JC, Davis G, Goldstein I: Priapism of the clitoris: a case report following trazodone use. J Urol 149(6):1557–1559, 1993 8501813

Phanjoo A: The elderly depressed and treatment with fluvoxamine. Int Clin Psychopharmacol 6 (suppl 3):33–37 [discussion 37–39], 1991

Pinzani V, Giniès E, Robert L, et al: [Venlafaxine withdrawal syndrome: report of six cases and review of the literature] (in French). Rev Med Interne 21(3):282–284, 2000 10763190

Pope HG Jr, Hudson JI, Jonas JM, Yurgelun-Todd D: Bulimia treated with imipramine: a placebo-controlled, double-blind study. Am J Psychiatry 140(5):554–558, 1983 6342421

Pratt LA, Brody DJ, Gu Q: Antidepressant use in persons aged 12 and over: United States, 2005–2008. NCHS Data Brief No. 76. Hyattsville, MD, National Center for Health Statistics, October 2011. Available at: http://www.cdc.gov/nchs/data/databriefs/db76.pdf. Accessed October 2, 2014.

Price J, Grunhaus LJ: Treatment of clomipramine-induced anorgasmia with yohimbine: a case report. J Clin Psychiatry 51(1):32–33, 1990 2295589

Prien RF, Kupfer DJ, Mansky PA, et al: Drug therapy in the prevention of recurrences in unipolar and bipolar affective disorders: report of the NIMH Collaborative Study Group comparing lithium carbonate, imipramine, and a lithium carbonate- imipramine combination. Arch Gen Psychiatry 41(11):1096–1104, 1984 6437366

Quitkin F, Gibertine M: Patients with probable atypical depression are responsive to the 5-HT1a partial agonist, gepirone-ER. Presentation at the annual meeting of the American College of Neuropsychopharmacology, San Juan, Puerto Rico, 2001

Quitkin F, Rifkin A, Klein DF: Monoamine oxidase inhibitors: a review of antidepressant effectiveness. Arch Gen Psychiatry 36(7):749–760, 1979 454092

Quitkin FM, Rabkin JG, Ross D, McGrath PJ: Duration of antidepressant drug treat- ment. What is an adequate trial? Arch Gen Psychiatry 41(3):238–245, 1984 6367689

Quitkin FM, McGrath PJ, Stewart JW, et al: Chronological milestones to guide drug change. When should clinicians switch antidepressants? Arch Gen Psychiatry 53(9):785–792, 1996 8792755

Quitkin FM, Taylor BP, Kremer C: Does mirtazapine have a more rapid onset than SSRIs? J Clin Psychiatry 62(5):358–361, 2001 11411818

Raby WN: Treatment of venlafaxine discontinuation symptoms with ondansetron (letter). J Clin Psychiatry 59(11):621–622, 1998 9862610

Raison CL, Rutherford RE, Woolwine BJ, et al: A randomized controlled trial of the tumor necrosis factor antagonist infliximab for treatment-resistant depression: the role of baseline inflammatory biomarkers. JAMA Psychiatry 70(1):31–41, 2013 22945416

Raskin J, Wiltse CG, Siegal A, et al: Efficacy of duloxetine on cognition, depression, and pain in elderly patients with major depressive disorder: an 8-week, double- blind, placebo-controlled trial. Am J Psychiatry 164(6):900–909, 2007 17541049

Reimherr FW, Chouinard G, Cohn CK, et al: Antidepressant efficacy of sertraline: a double-blind, placebo- and amitriptyline-controlled, multicenter comparison study in outpatients with major depression (also see comments). J Clin Psychiatry 51(12)(Suppl B):18–27, 1990 2258378

Richelson E: Synaptic pharmacology of antidepressants: an update. McLean Hospital Journal 13:67–88, 1988

Richelson E, Nelson A: Antagonism by antidepressants of neurotransmitter receptors of normal human brain in vitro. J Pharmacol Exp Ther 230(1):94–102, 1984 6086881

Rickels K, Schweizer E: Clinical overview of serotonin reuptake inhibitors. J Clin Psychiatry 51(12)(Suppl B):9–12, 1990 2147922

Rickels K, Chung HR, Csanalosi IB, et al: Alprazolam, diazepam, imipramine, and placebo in outpatients with major depression. Arch Gen Psychiatry 44(10):862–866, 1987 3310952

Rickels K, Downing R, Schweizer E, Hassman H: Antidepressants for the treatment of generalized anxiety disorder: a placebo-controlled comparison of imipramine, trazodone, and diazepam. Arch Gen Psychiatry 50(11):884–895, 1993 8215814

Rickels K, Schweizer E, Clary C, et al: Nefazodone and imipramine in major depression: a placebo-controlled trial. Br J Psychiatry 164(6):802–805, 1994 7952987

Rickels K, Athanasiou M, Robinson DS, et al: Evidence for efficacy and tolerability of vilazodone in the treatment of major depressive disorder: a randomized, double- blind, placebo-controlled trial. J Clin Psychiatry 70(3):326–333, 2009 19284933

Riggs PD, Leon SL, Mikulich SK, Pottle LC: An open trial of bupropion for ADHD in adolescents with substance use disorders and conduct disorder. J Am Acad Child Adolesc Psychiatry 37(12):1271–1278, 1998 9847499

Rinne T, van den Brink W, Wouters L, van Dyck R: SSRI treatment of borderline personality disorder: a randomized, placebo-controlled clinical trial for female patients with borderline personality disorder. Am J Psychiatry 159(12):2048–2054, 2002 12450955

Rohrig TP, Ray NG: Tissue distribution of bupropion in a fatal overdose. J Anal Toxicol 16(5):343–345, 1992 1294844

Roose SP, Glassman AH: Cardiovascular effects of tricyclic antidepressants in depressed patients with and without heart disease. J Clin Psychiatry 50 (July suppl):1–18, 1989

Roose SP, Glassman AH, Attia E, et al: Selective serotonin reuptake inhibitor efficacy in melancholia and atypical depression. Paper presented at the 147th annual meeting of the American Psychiatric Association, Philadelphia, PA, May 21–26, 1994

Rosen R, Shabsigh R, Berber M, et al; Vardenafil Study Site Investigators: Efficacy and tolerability of vardenafil in men with mild depression and erectile dysfunction: the depression-related improvement with vardenafil for erectile response study. Am J Psychiatry 163(1):79–87, 2006 16390893

Rothschild AJ, Locke CA: Reexposure to fluoxetine after serious suicide attempts by three patients: the role of akathisia. J Clin Psychiatry 52(12):491–493, 1991 1752848

Rothschild AJ, Samson JA, Bessette MP, Carter-Campbell JT: Efficacy of the combination of fluoxetine and perphenazine in the treatment of psychotic depression. J Clin Psychiatry 54(9):338–342, 1993 8104930

Rothschild BS: Fluoxetine-nortriptyline therapy of treatment-resistant major depression in a geriatric patient. J Geriatr Psychiatry Neurol 7(3):137–138, 1994 7916935

Rush AJ, Trivedi MH, Wisniewski SR, et al; STAR*D Study Team: Bupropion-SR, sertraline, or venlafaxine-XR after failure of SSRIs for depression. N Engl J Med 354(12):1231–1242, 2006 16554525

Rush AJ, Trivedi MH, Stewart JW, et al: Combining medications to enhance depression outcomes (CO-MED): acute and long-term outcomes of a single-blind randomized study. Am J Psychiatry 168(7):689–701, 2011 21536692

Russell IJ, Mease PJ, Smith TR, et al: Efficacy and safety of duloxetine for treatment of fibromyalgia in patients with or without major depressive disorder: results from a 6-month, randomized, double-blind, placebo-controlled, fixed-dose trial. Pain 136(3):432–444, 2008 18395345

Rynn M, Russell J, Erickson J, et al: Efficacy and safety of duloxetine in the treatment of generalized anxiety disorder: a flexible-dose, progressive-titration, placebo- controlled trial. Depress Anxiety 25(3):182–189, 2008 17311303

Sacchetti E, Conte G, Guarneri L: Are SSRI antidepressants a clinically homogeneous class of compounds? Lancet 344(8915):126–127, 1994 7912358

Sackeim HA, Roose SP, Burt T: Optimal length of antidepressant trials in late-life depression. J Clin Psychopharmacol 25(4)(Suppl 1):S34–S37, 2005 16027559

Sambunaris A, Bose A, Gommoll CP, et al: A phase III, double-blind, placebo-controlled, flexible-dose study of levomilnacipran extended-release in patients with major depres- sive disorder. J Clin Psychopharmacol 34(1):47–56, 2014 24172209

Saraceni MM, Venci JV, Gandhi MA: Levomilnacipran (Fetzima): a new serotonin- norepinephrine reuptake inhibitor for the treatment of major depressive disorder. J Pharm Pract 27(4):389–395, 2013 24381243

Sarchiapone M, Amore M, De Risio S, et al: Mirtazapine in the treatment of panic disorder: an open-label trial. Int Clin Psychopharmacol 18(1):35–38, 2003 12490773

Sargant W: The treatment of anxiety states and atypical depressions by the monoamine oxidase inhibitor drugs. J Neuropsychiatry 3(Suppl 1):96–103, 1962 13991481

Schatzberg AF: Trazodone: a 5-year review of antidepressant efficacy. Psychopathology 20(Suppl 1):48–56, 1987 3321130

Schatzberg AF, Cole JO: Benzodiazepines in depressive disorders. Arch Gen Psychiatry 35(11):1359–1365, 1978 30428

Schatzberg AF, Rosenbaum AH, Orsulak PJ, et al: Toward a biochemical classification of depressive disorders, III: pretreatment urinary MHPG levels as predictors of response to treatment with maprotiline. Psychopharmacology (Berl) 75(1):34–38, 1981 6795656

Schatzberg AF, Kremer C, Rodrigues HE, Murphy GM Jr; Mirtazapine vs. Paroxetine Study Group: Double-blind, randomized comparison of mirtazapine and paroxetine in elderly depressed patients. Am J Geriatr Psychiatry 10(5):541–550, 2002 12213688

Schneier FR, Liebowitz MR, Davies SO, et al: Fluoxetine in panic disorder. J Clin Psychopharmacol 10(2):119–121, 1990 2341585

Schwartz D, Blendl M: Sedation and anxiety reducing properties of trazodone, in Trazodone: Modern Problems in Pharmacopsychiatry, Vol 9. Edited by Ban TA, Silvestrini B. Basel, Switzerland, S Karger, 1974, pp 29–46

Segraves RT, Lee J, Stevenson R, et al: Tadalafil for treatment of erectile dysfunction in men on antidepressants. J Clin Psychopharmacol 27(1):62–66, 2007 17224715

Shatkin JP: Atomoxetine for the treatment of pediatric nocturnal enuresis. J Child Adolesc Psychopharmacol 14(3):443–447, 2004 15650501

Sheehan DV, Davidson J, Manschreck T, Van Wyck Fleet J: Lack of efficacy of a new antidepressant (bupropion) in the treatment of panic disorder with phobias. J Clin Psychopharmacol 3(1):28–31, 1983 6403599

Shiroma PR, Johns B, Kuskowski M, et al: Augmentation of response and remission to serial intravenous subanesthetic ketamine in treatment resistant depression. J Affect Disord 155:123–129, 2014 24268616

Shrivastava RK, Cohn C, Crowder J, et al: Long-term safety and clinical acceptability of venlafaxine and imipramine in outpatients with major depression. J Clin Psychopharmacol 14(5):322–329, 1994 7806687

Shrivastava RK, Shrivastava S, Overweg N, Schmitt M: Amantadine in the treatment of sexual dysfunction associated with selective serotonin reuptake inhibitors (letter). J Clin Psychopharmacol 15(1):83–84, 1995 7714234

Simon GE, VonKorff M, Heiligenstein JH, et al: Initial antidepressant choice in primary care. Effectiveness and cost of fluoxetine vs tricyclic antidepressants. JAMA 275(24):1897–1902, 1996 8648870

Simon GE, Savarino J, Operskalski B, Wang PS: Suicide risk during antidepressant treatment. Am J Psychiatry 163(1):41–47, 2006 16390887

Smith EG, Deligiannidis KM, Ulbricht CM, et al: Antidepressant augmentation using the N-methyl-D-aspartate antagonist memantine: a randomized, double-blind, placebo-controlled trial. J Clin Psychiatry 74(10):966–973, 2013 24229746

Søndergård L, Kvist K, Andersen PK, Kessing LV: Do antidepressants precipitate youth suicide? A nationwide pharmacoepidemiological study. Eur Child Adolesc Psychiatry 15(4):232–240, 2006a 16502208

Søndergård L, Kvist K, Andersen PK, Kessing LV: Do antidepressants prevent suicide? Int Clin Psychopharmacol 21(4):211–218, 2006b 16687992

Spar JE: Plasma trazodone concentrations in elderly depressed inpatients: cardiac effects and short-term efficacy. J Clin Psychopharmacol 7(6):406–409, 1987 3429702

Spiegel K, Kalb R, Pasternak GW: Analgesic activity of tricyclic antidepressants. Ann Neurol 13(4):462–465, 1983 6838179

Spiller HA, Ramoska EA, Krenzelok EP, et al: Bupropion overdose: a 3-year multi-center retrospective analysis. Am J Emerg Med 12(1):43–45, 1994 8285970

Stamenkovic M, Pezawas L, de Zwaan M, et al: Mirtazapine in recurrent brief depression. Int Clin Psychopharmacol 13(1):39–40, 1998 9988366

Stark P, Fuller RW, Wong DT: The pharmacologic profile of fluoxetine. J Clin Psychiatry 46(3 Pt 2):7–13, 1985 3871767

Stein MB, Liebowitz MR, Lydiard RB, et al: Paroxetine treatment of generalized social phobia (social anxiety disorder): a randomized controlled trial. JAMA 280(8):708–713, 1998 9728642

Steiner M, Steinberg S, Stewart D, et al; Canadian Fluoxetine/Premenstrual Dysphoria Collaborative Study Group: Fluoxetine in the treatment of premenstrual dysphoria (also see comments). N Engl J Med 332(23):1529–1534, 1995 7739706

Stenkrona P, Halldin C, Lundberg J: 5-HTT and 5-HT(1A) receptor occupancy of the novel substance vortioxetine (Lu AA21004): a PET study in control subjects. Eur Neuropsychopharmacol 23(10):1190–1198, 2013 23428337

Stokes PE: Fluoxetine: a five-year review. Clin Ther 15:216–243 [discussion 215], 1993

Storrow AB: Bupropion overdose and seizure. Am J Emerg Med 12(2):183–184, 1994 8161393

Stuppaeck CH, Geretsegger C, Whitworth AB, et al: A multicenter double-blind trial of paroxetine versus amitriptyline in depressed inpatients. J Clin Psychopharmacol 14(4):241–246, 1994 7962679

Sunderland T, Cohen RM, Thompson KE, et al: l-Deprenyl treatment of older depressives (NR159), in 1989 New Research Program and Abstracts, American Psychiatric Association 142nd Annual Meeting, San Francisco, May 6–11, 1989. Washington, DC, American Psychiatric Association, 1989, p 101

Sunderland T, Cohen RM, Molchan S, et al: High-dose selegiline in treatment-resistant older depressive patients. Arch Gen Psychiatry 51(8):607–615, 1994 7519005

Taylor MJ, Rudkin L, Hawton K: Strategies for managing antidepressant-induced sexual dysfunction: systematic review of randomised controlled trials. J Affect Disord 88(3):241–254, 2005 16162361

Teicher MH, Cohen BM, Baldessarini RJ, Cole JO: Severe daytime somnolence in patients treated with an MAOI. Am J Psychiatry 145(12):1552–1556, 1988 3273886

Teicher MH, Glod C, Cole JO: Emergence of intense suicidal preoccupation during fluoxetine treatment. Am J Psychiatry 147(2):207–210, 1990 2301661

Teicher MH, Glod CA, Cole JO: Antidepressant drugs and the emergence of suicidal tendencies. Drug Saf 8(3):186–212, 1993 8452661

Thase ME: Effectiveness of antidepressants: comparative remission rates. J Clin Psychiatry 64(Suppl 2):3–7, 2003 12625792

Thase ME: Are SNRIs more effective than SSRIs? A review of the current state of the controversy. Psychopharmacol Bull 41(2):58–85, 2008 18668017

Thase ME, Blomgren SL, Birkett MA, et al: Fluoxetine treatment of patients with major depressive disorder who failed initial treatment with sertraline. J Clin Psychiatry 58(1):16–21, 1997 9055832

Thase ME, Entsuah AR, Rudolph RL: Remission rates during treatment with venlafaxine or selective serotonin reuptake inhibitors. Br J Psychiatry 178:234–241, 2001 11230034

Thompson C: Mirtazapine versus selective serotonin reuptake inhibitors. J Clin Psychiatry 60 (suppl 17):18–22 [discussion 46–48], 1999

Tignol J, Stoker MJ, Dunbar GC: Paroxetine in the treatment of melancholia and severe depression. Int Clin Psychopharmacol 7(2):91–94, 1992 1487627

Tollefson GD, Rampey AH Jr, Potvin JH, et al: A multicenter investigation of fixed-dose fluoxetine in the treatment of obsessive-compulsive disorder. Arch Gen Psychiatry 51(7):559–567, 1994 8031229

Trivedi MH, Fava M, Wisniewski SR, et al; STAR*D Study Team: Medication augmentation after the failure of SSRIs for depression. N Engl J Med 354(12):1243–1252, 2006 16554526

van Bemmel AL, Havermans RG, van Diest R: Effects of trazodone on EEG sleep and clinical state in major depression. Psychopharmacology (Berl) 107(4):569–574, 1992 1603901

van Laar MW, van Willigenburg AP, Volkerts ER: Acute and subchronic effects of nefazodone and imipramine on highway driving, cognitive functions, and daytime sleepiness in healthy adult and elderly subjects. J Clin Psychopharmacol 15(1):30–40, 1995 7714226

van Moffaert M, de Wilde J, Vereecken A, et al: Mirtazapine is more effective than trazodone: a double-blind controlled study in hospitalized patients with major depression. Int Clin Psychopharmacol 10(1):3–9, 1995 7622801

Vartiainen H, Leinonen E: Double-blind study of mirtazapine and placebo in hospitalized patients with major depression. Eur Neuropsychopharmacol 4(2):145–150, 1994 7919944

Volicer L, Rheaume Y, Cyr D: Treatment of depression in advanced Alzheimer's disease using sertraline. J Geriatr Psychiatry Neurol 7(4):227–229, 1994 7826491

Walker PW, Cole JO, Gardner EA, et al: Improvement in fluoxetine-associated sexual dysfunction in patients switched to bupropion. J Clin Psychiatry 54(12):459–465, 1993 8276736

Walsh BT, Kaplan AS, Attia E, et al: Fluoxetine after weight restoration in anorexia nervosa: a randomized controlled trial (erratum: JAMA 296(8):934, 2006). JAMA 295(22):2605–2612, 2006 16772623

Wang SM, Han C, Lee SJ, et al: A review of current evidence for vilazodone in major depressive disorder. Int J Psychiatry Clin Pract 17(3):160–169, 2013 23578403

Weilburg JB, Rosenbaum JF, Biederman J, et al: Fluoxetine added to non-MAOI antidepressants converts nonresponders to responders: a preliminary report. J Clin Psychiatry 50(12):447–449, 1989 2600061

Weinmann S, Becker T, Koesters M: Re-evaluation of the efficacy and tolerability of venlafaxine vs SSRI: meta-analysis. Psychopharmacology (Berl) 196:511–520, 521–522 (discussion), 2008

Weisler RH, Johnston JA, Lineberry CG, et al: Comparison of bupropion and trazodone for the treatment of major depression. J Clin Psychopharmacol 14(3):170–179, 1994 8027413

Wheadon DE, Rampey AH Jr, Thompson VL, et al: Lack of association between fluoxetine and suicidality in bulimia nervosa. J Clin Psychiatry 53(7):235–241, 1992 1639742

Wheatley D: Triple-blind, placebo-controlled trial of Ginkgo biloba in sexual dysfunction due to antidepressant drugs. Hum Psychopharmacol 19(8):545–548, 2004 15378664

Wheatley DP, van Moffaert M, Timmerman L, Kremer CM; Mirtazapine-Fluoxetine Study Group: Mirtazapine: efficacy and tolerability in comparison with fluoxetine in patients with moderate to severe major depressive disorder. J Clin Psychiatry 59(6):306–312, 1998 9671343

Wilcox CS, Ferguson JM, Dale JL, Heiser JF: A double-blind trial of low- and high- dose ranges of gepirone-ER compared with placebo in the treatment of depressed outpatients. Psychopharmacol Bull 32(3):335–342, 1996 8961776

Wolfe F, Cathey MA, Hawley DJ: A double-blind placebo controlled trial of fluoxetine in fibromyalgia. Scand J Rheumatol 23(5):255–259, 1994 7973479

Wolfersdorf M, Barg T, König F, et al: Paroxetine in the treatment of inpatients with non-delusional endogenous or neurotic depression. Schweiz Arch Neurol Psychiatr 145(6):15–18, 1994 7533940

Yoon SJ, Pae CU, Kim DJ, et al: Mirtazapine for patients with alcohol dependence and comorbid depressive disorders: a multicentre, open label study. Prog Neuropsychopharmacol Biol Psychiatry 30(7):1196–1201, 2006 16624467

Young AH, Gallagher P, Watson S, et al: Improvements in neurocognitive function and mood following adjunctive treatment with mifepristone (RU-486) in bipolar disorder. Neuropsychopharmacology 29(8):1538–1545, 2004 15127079

Zisook S, Rush AJ, Haight BR, et al: Use of bupropion in combination with serotonin reuptake inhibitors. Biol Psychiatry 59(3):203–210, 2006 16165100

Zobel AW, Nickel T, Künzel HE, et al: Effects of the high-affinity corticotropin- releasing hormone receptor 1 antagonist R121919 in major depression: the first 20 patients treated. J Psychiatr Res 34(3):171–181, 2000 10867111

4

Medicamentos antipsicóticos

As observações no final do século XIX sobre o fato de a tintura de anilina produzir efeitos calmantes e sedativos acabou por levar ao desenvolvimento da primeira fenotiazina, a prometazina. Em 1952, uma fenotiazina relacionada, a clorpromazina, foi pesquisada como agente antiautonômico para proteger o corpo contra suas próprias reações compensatórias excessivas durante cirurgias de grande porte. Esse fármaco foi difundido na psiquiatria a partir do campo da anestesia, após um relato clínico inicial de Delay e colaboradores (1952) que demonstrava seu perfil de efeito colateral favorável e sua eficácia no tratamento da psicose aguda. Intermináveis estudos duplos-cegos subsequentes serviram principalmente para confirmar os efeitos já óbvios para os médicos franceses que iniciaram a pesquisa.

Hoje, sabe-se muito mais sobre os efeitos colaterais e as limitações dos medicamentos antipsicóticos disponíveis e mais ainda a respeito de seus mecanismos de ação. Começamos a compreender as relações dose-resposta e a nova geração de agentes atípicos (SGAs), os quais, agora, representam os medicamentos mais comumente prescritos. São consideráveis os debates sobre se os benefícios dos agentes de segunda geração são superiores àqueles de primeira geração em relação ao custo e aos efeitos colaterais.

Os antipsicóticos de segunda geração, ou atípicos, tais como a clozapina, a olanzapina, a risperidona, a quetiapina, a ziprasidona, o aripiprazol – e, os mais recentes, paliperidona, iloperidona, lurasidona e asenapina – superam com vantagem, hoje, os agentes de primeira geração, ou "típicos", como a perfenazina e o haloperidol. O conceito de atipicalidade surgiu da crença de que os agentes atípicos possuíam maior proporção de serotonina (5-HT)/dopamina (DA) do que os agentes antigos e estariam associados ao aumento da eficácia (particularmente em relação aos chamados sintomas negativos) e à redução dos efeitos extrapiramidais. Por exemplo, acreditava-se que os grandes efeitos serotonérgicos dos SGAs estavam associados a menos sintomas extrapiramidais (EPS), e maior eficácia na redução dos sintomas cognitivos e negativos. Entretanto, dados recentes nem sempre demonstram que os agentes atípicos diferem dos agentes típicos. Assim, no fim das contas, os atípicos podem não ser "atípicos" (Gründer et al. 2009).

Os agentes atípicos, assim como os típicos, pertencem a um grupo de agentes heterogêneos, cada um com vantagens e desvantagens potenciais em relação a cada um dos fármacos de primeira geração. Por exemplo, a taxa de EPS parece ser mais baixa na maioria dos atípicos se comparada à dos agentes típicos. No entanto, o Clinical Antipsychotic Trials of Intervention Effectiveness (CATIE; Lieberman et al. 2005) não demonstrou vantagens definidas dos atípicos sobre a perfenazina, incluindo as taxas de EPS. Contudo, a duração relativamente curta do ensaio CATIE talvez tenha evitado uma clara determinação dos EPSs, como parkinsonismo e discinesia tardia, cujo desenvolvimento pode levar anos. Além disso, no CATIE, os pacientes com história de EPSs durante o uso de neurolépticos não foram randomizados para o agente típico, o que pode ter afetado a incidência desses sintomas no grupo em uso de perfenazina.

Em contrapartida, as taxas de discinesia tardia associadas aos antipsicóticos típicos devem ter sido aumentadas historicamente pelo seu uso em altas doses. Por exemplo, o haloperidol nos primeiros ensaios e no uso clínico era normalmente administrado em doses de 20 mg/dia ou mais. Agora, sabemos que 2 a 5 mg/dia de haloperidol resulta em 80% de ligação com os receptores D_2 necessários para a eficácia. Uma vez que doses que resultam em mais de 80% de ligação aumentam o EPS, sem necessariamente aumentar a eficácia, é provável que as taxas reais de discinesia tardia dos agentes de primeira geração sejam menores do que 4% por ano, que é a frequentemente observada. Alguns médicos, sobretudo aqueles das unidades de cuidados primários, assumiram de forma equivocada que não há risco de acatisia, distonias e discinesia tardia com os antipsicóticos atípicos. Embora os riscos de EPSs sejam um pouco menores se comparados aos dos antipsicóticos típicos, eles não são insignificantes, especialmente com a risperidona em doses mais elevadas.

Considera-se que os agentes antipsicóticos atípicos possuem uma série de outras vantagens sobre os antipsicóticos típicos. Conforme mencionado antes, os antipsicóticos atípicos podem ser um pouco mais eficazes do que os agentes típicos no tratamento dos sintomas negativos da esquizofrenia. Tais sintomas resultam de uma deficiência consideravelmente maior para os pacientes com esquizofrenia do que os sintomas positivos, como alucinações e delírios. Os resultados dos ensaios CATIE e European Cost Utility of the Latest Antipsychotic Drugs in Schizophrenia Study (CUtLASS) não sustentaram necessariamente o benefício dos antipsicóticos atípicos sobre os típicos no tratamento dos sintomas negativos. Da mesma forma, uma metanálise de ensaios controlados, randomizados, até o momento, não identificou maior eficácia dos agentes de segunda geração em relação aos de primeira geração na redução dos sintomas negativos (Leucht et al. 2009c). Além disso, os antipsicóticos atípicos podem apresentar benefícios no tratamento dos déficits cognitivos e da disfunção executiva, geralmente incapacitantes nos esquizofrênicos. Alguns, mas não todos, os estudos sugerem uma modesta vantagem dos agentes atípicos *versus* típicos. Entretanto, esses benefícios aparentes não foram traduzidos na evidência de que os agentes de segunda geração são superiores aos de primeira geração na avaliação da qualidade de vida (Jones et al. 2006). A clozapina demonstrou claramente sua eficácia no tratamento da esquizofrenia não responsiva aos agentes de primeira geração. Ambos os ensaios, CATIE e CUtLASS, parecem confirmar esse resultado. Foi essa efetividade nos pacientes com esquizofrenia refratária ao tratamento que finalmente levou à aprovação da clozapina nos Estados Unidos. Enfim, os antipsicóticos atípicos parecem ter mais propriedades de estabilizador e, talvez, de elevação do humor do que os típicos. Enquanto os agentes típicos, como a clorpromazina, são agentes antimaníacos claramente eficazes, não há evidência de que sejam efetivos no tratamento de manutenção do transtorno bipolar ou da depressão bipolar. De modo geral, os antipsicóticos atípicos são mais eficazes na melhora dos sintomas da depressão na esquizofrenia do que os medicamentos mais antigos. Na verdade, a clozapina foi o primeiro fármaco com a indicação específica de redução da tendência suicida nos esquizofrênicos.

Ao mesmo tempo em que parece haver alguns benefícios dos agentes atípicos na esquizofrenia, provavelmente o tamanho do efeito desses fármacos em tal condição não é maior do que aquela observada com os medicamentos típicos. Em uma metanálise com a comparação de 127 ensaios, Davis e colaboradores (2003) relataram que apenas a clozapina apresentou um tamanho de efeito mais expressivo do que o haloperidol no tratamento dessa doença. Estudos mais recentes confirmaram esses achados mais antigos (Leucht et al. 2009a, 2009b). Os demais antipsicóticos, apesar de causarem algum impacto em diferentes aspectos da esquizofrenia, possuem um efeito geral semelhante àquele do haloperidol. Entretanto, a eficácia dos agentes atípicos *versus* típicos, no tratamento dos transtornos do humor, pode constituir outra questão.

Hoje, está claro que todos os antipsicóticos atípicos são medicamentos antimaníacos eficazes, além de provavelmente funcionarem mais rápido e, no mínimo, tão bem quanto os estabilizadores do humor, como o lítio, em relação a esse aspecto (ver Cap. 5). Há algum tempo, a utilização dos agentes atípicos nos transtornos do humor parece ter obscurecido seu emprego na esquizofrenia. A olanzapina, já aprovada pela U.S. Food and Drug Administration (FDA) para o tratamento da mania aguda, também recebeu aprovação para a monoterapia de manutenção do transtorno bipolar. Além disso, foi liberada em uma fórmula combinada com fluoxetina (Symbyax) para o tratamento da depressão bipolar e, recentemente, para depressão refratária. A olanzapina e outros atípicos, como a quetiapina, também estão sendo imensamente empregados como agentes coadjuvantes e potencializadores no tratamento da depressão unipolar. Recentemente, a quetiapina foi aprovada como monoterapia para a depressão bipolar. O papel dos antipsicóticos atípicos no tratamento dos transtornos do humor continua indefinido (ver Cap. 5).

Apesar de os antagonistas $D_2/5\text{-}HT_2$ oferecerem muitas vantagens em relação aos antipsicóticos típicos, eles também apresentam algumas desvantagens distintas. Entre elas está o custo: os agentes atípicos são muito mais caros que os medicamentos mais antigos, e alguns programas municipais de saúde mental, como o San Francisco County, na Califórnia, possuem medicamentos que estão sendo restringidos, como a olanzapina, nos seus formulários de prescrição, porque não haviam mais recursos para comprá-los. É claro que muitos dos atípicos, incluindo a olanzapina, a risperidona, a quetiapina e a ziprasidona, já estão disponíveis na forma genérica. Por isso, o custo não é mais uma questão como era antes. Conforme relatado anteriormente, é difícil demonstrar uma vantagem óbvia dos atípicos na eficácia (para o tratamento da esquizofrenia, pelo menos) que justifique seu enorme custo. Outra desvantagem importante dos antagonistas $D_2/5\text{-}HT_2$ é o seu efeito metabólico. Em 2003, a FDA determinou que todos os fabricantes de antipsicóticos atípicos mudassem os rótulos dos medicamentos, advertindo a respeito de sua associação com o aumento do risco de hiperglicemia e diabetes. Enquanto a extensão dos riscos metabólicos associados aos antipsicóticos atípicos continua sendo debatida, há pouca dúvida de que alguns aumentos no risco de ganho de peso e efeitos metabólicos ocorram com a maioria desses agentes.

Princípios gerais do uso de antipsicóticos

Agentes

Até o momento da produção deste trabalho, havia 20 medicamentos antipsicóticos disponíveis para prescrição nos Estados Unidos: 10 agentes antipsicóticos típicos e 10 atípicos (Tab. 4-1; Fig. 4-1). Um dos típicos, a pimozida, está aprovado pela FDA apenas para uso no transtorno de Tourette, sendo raramente empregado hoje em dia por causa do seu conhecido risco de prolongamento do intervalo QT_c. Da mesma forma, o droperidol, outro agente de tarja preta com advertência sobre esse prolongamento, está aprovado apenas para uso parenteral na anestesia. Estudos realizados sobre a taxa de arritmias nos pacientes tratados com droperidol, desde a instituição da tarja preta com advertência, em 2001, não sustentaram necessariamente um aumento do risco (Nuttal et al. 2007). Todos os agentes antipsicóticos, exceto a clozapina, são bloqueadores do receptor da dopamina pós-sináptico razoavelmente potentes (antagonistas dopaminérgicos). Embora seja aceitável que os efeitos antipsicóticos desses medicamentos sejam atribuídos a outros mecanismos, isso parece improvável. Enquanto alguns dos efeitos dos agentes atípicos podem ser explicados devido ao antagonismo $5-HT_2$ ou ao bloqueio de outros receptores dopaminérgicos, os fármacos que apenas bloqueiam $5-HT_2$ ou os receptores dopaminérgicos diferentes do D_2 não apresentaram eficácia como antipsicóticos.

Todos os medicamentos antipsicóticos eficazes, exceto a clozapina, agem no sistema nigroestriatal de forma previsível e podem produzir EPSs. Para que um antipsicótico seja eficaz, normalmente é preciso que apresente um antagonismo dopaminérgico em 60 a 80% dos receptores D_2 dopaminérgicos. Níveis inferiores a este tendem a não estar associados às propriedades antipsicóticas, considerando que níveis mais elevados produzem mais EPSs vastos. Estudos de tomografia por emissão de pósitrons (PET) indicam que a dosagem de 2,5 a 6,0 mg/dia de haloperidol resulta na ocupação de 60 a 80% dos receptores D_2 (Remington e Kapur 1999). Esses estudos também sinalizam que a dosagem terapêutica-padrão de olanzapina (10 a 20 mg/dia) e de risperidona (2 a 6 mg/dia) resulta em uma ligação de 60 a 80% dos receptores D_2. Apenas a clozapina não demonstrou afinidade pela ligação D_2, com menos de 60% na dosagem terapêutica. Nos antipsicóticos típicos, dosagens superiores às mencionadas não estão claramente associadas a melhoras na psicose, mas aumentam o risco de EPSs (Kapur et al. 1999). A ausência de efeitos colaterais parkinsonianos também pode refletir o tempo limitado que esses agentes ocupam os receptores dopaminérgicos. Mais recentemente, foi

TABELA 4-1 Medicamentos antipsicóticos: nomes, forma farmacêutica e concentrações

Nome genérico	Nome comercial	Forma farmacêutica e concentrações
Aripiprazol	Abilify	Comprimidos: 2, 5, 10, 15, 20, 30 mg
	Abilify Disc Melt	Comprimidos orodispersíveis: 10, 15 mg
		Solução oral: 1 mg/mL (150 mL)
		Injeção: 9,75 mg/1,3 mL
	Abilify Maintena	Injeção intramuscular: 300, 400 mg
Asenapina	Saphris	Comprimidos (sublingual): 5, 10 mg
Clorpromazina	Thorazine[a]	Comprimidos: 10, 25, 50, 100, 200 mg
		Injeção: 25 mg/mL (ampolas de 1 e 2 mL)
Clozapina	Clozaril[a,b]	Comprimidos: 25, 50, 100, 200 mg
		Suspensão oral: 50 mg/mL
	FazaClo	Comprimidos orodispersíveis: 12,5, 25, 50, 100, 150, 200 mg
Droperidol	Inapsine[a]	Injeção: 2,5 mg/mL (ampolas e frascos de 1 e 2 mL)
Flufenazina	Prolixin[a]	Comprimidos: 1, 2,5, 5, 10 mg
		Concentrado: 5 mg/mL (frasco de 120 mL)
		Elixir: 2,5 mg/5 mL (frascos de 60 e 473 mL)
		Injeção: 2,5 mg/mL (frasco multidoses de 10 mL)
Decanoato de flufenazina	Prolixin Decanoate[a]	Injeção: 25 mg/mL (frasco multidoses de 5 mL)

Haloperidol	Haldol[a]	Comprimidos: 0,5, 1, 2, 5, 10, 20 mg
		Concentrado: 2 mg/mL
		Injeção: 5 mg/mL (ampola e frasco de dose única de 1 mL; frasco multidoses de 10 mL)
Decanoato de haloperidol	Haldol Decanoate[a]	Injeção: 50 mg/mL (ampola de 1 mL e frasco multidoses de 5 mL), 100 mg/mL (frasco multidoses de 5 mL)
Iloperidona	Fanapt	Comprimidos: 1, 2, 4, 6, 8, 10, 12 mg
Loxapina	Loxitane[a]	Cápsulas: 5, 10, 25, 50 mg
	Adasuve	Pó para inalação: unidade de dose única no inalador de 10 mg; deve ser administrado por profissional da saúde
Lurasidona	Latuda	Comprimidos: 20, 40, 60, 80, 120 mg
Olanzapina	Zyprexa[a]	Comprimidos: 2,5, 5, 7,5, 10, 15, 20 mg
	Zydis[a]	Comprimidos orodispersíveis: 5, 10, 15, 20 mg
	Zyprexa Intramuscular	Injeção: frasco de 10 mg (antes da reconstituição)
Paliperidona	Invega	Comprimidos (liberação prolongada): 1,5, 3, 6, 9 mg
Palmitato de paliperidona	Invega Sustenna	Injeção: 39, 78, 117, 156, 234 mg
Perfenazina	Trilafon[a]	Comprimidos: 2, 4, 8, 16 mg

(continua)

TABELA 4-1 Medicamentos antipsicóticos: nomes, forma farmacêutica e concentrações *(continuação)*

Nome genérico	Nome comercial	Forma farmacêutica e concentrações
Pimozida	Orap	Comprimidos: 1, 2 mg
Quetiapina	Seroquel[a]	Comprimidos: 25, 50, 100, 200, 300, 400 mg
	Seroquel XR	Comprimidos (liberação prolongada): 50, 150, 200, 300, 400 mg
Risperidona	Risperdal[a]	Comprimidos: 0,25, 0,5, 1, 2, 3, 4 mg
		Solução oral: 1 mg/mL (frasco de 30 mL)
	Risperdal M-TAB[a]	Comprimidos orodispersíveis: 0,5, 1, 2, 3, 4 mg
	Risperdal Consta	Injetável de ação prolongada: 12,5, 25, 37,5, 50 mg
Tioridazina	Mellaril[a]	Comprimidos: 10, 25, 50, 100 mg
		Concentrado: 30 mg/mL (frasco de 120 mL)
Tiotixena	Navane[a]	Cápsulas: 1, 2, 5, 10 mg
Trifluoperazina	Stelazine[a]	Comprimidos: 1, 2, 5, 10 mg
Ziprasidona	Geodon[a]	Comprimidos: 20, 40, 60, 80 mg
		Injeção: frasco de 20 mg (antes da reconstituição)

[a] Disponível na forma genérica
[b] O uso de clozapina deve ser informado junto ao registro nacional de monitoramento do fabricante (ver subseção "Clozapina", neste capítulo).

A. Fenotiazinas

1. Grupo alifático

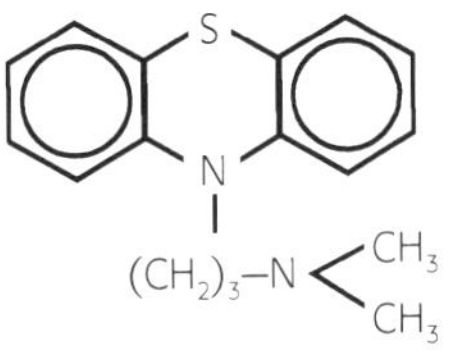

Promazina*

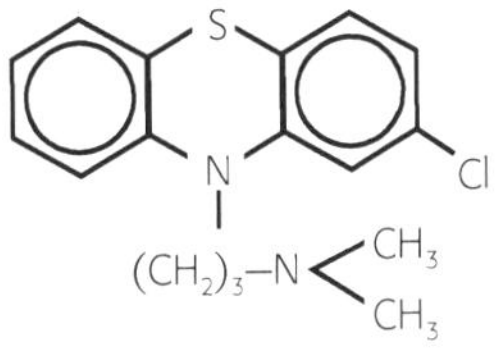

Clorpromazina

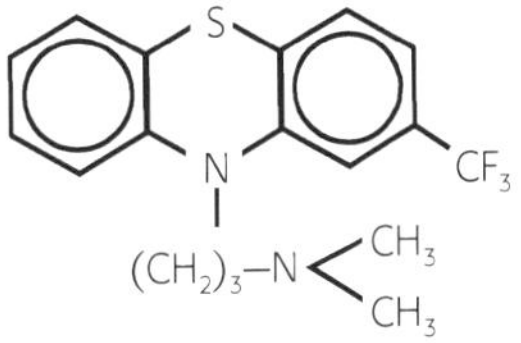

Triflupromazina

2. Grupo piperidina

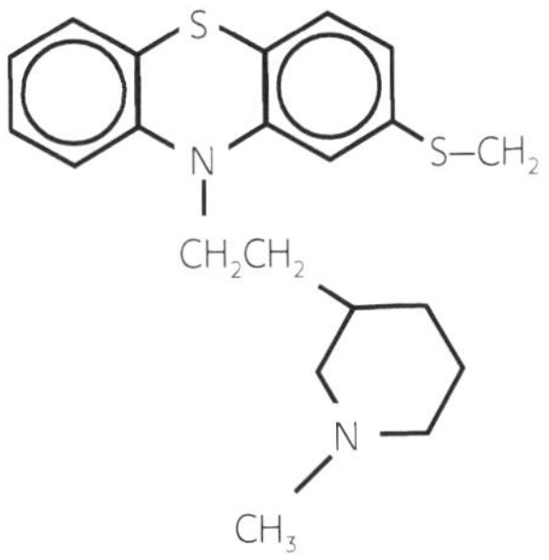

Tioridazina

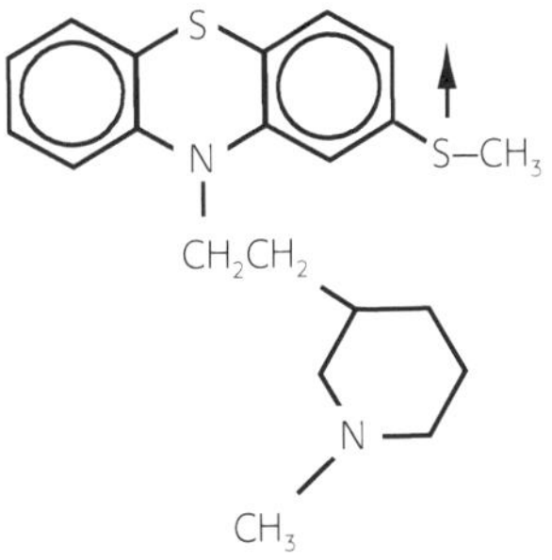

Mesoridazina*

FIGURA 4-1 Estruturas químicas dos medicamentos antipsicóticos.
* Não mais disponíveis nos Estados Unidos.

(*continua*)

3. Grupo piperazina

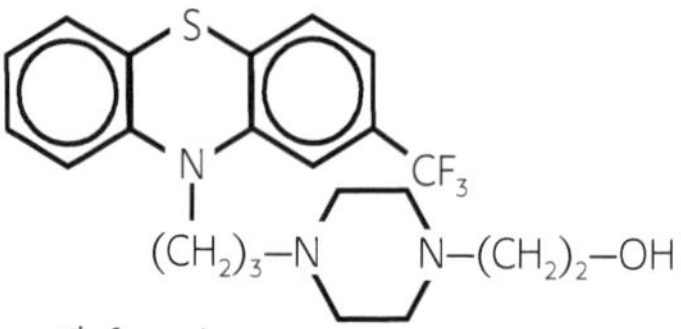

Flufenazina

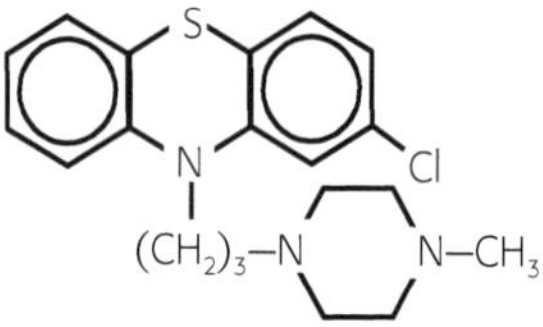

Proclorperazina

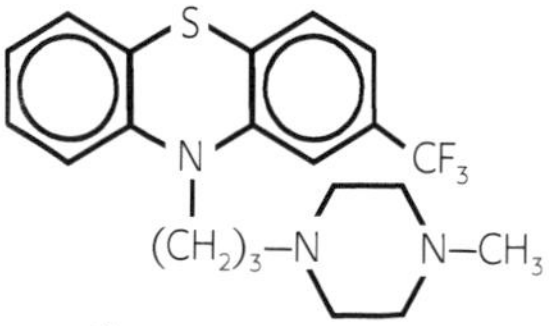

Trifluoperazina

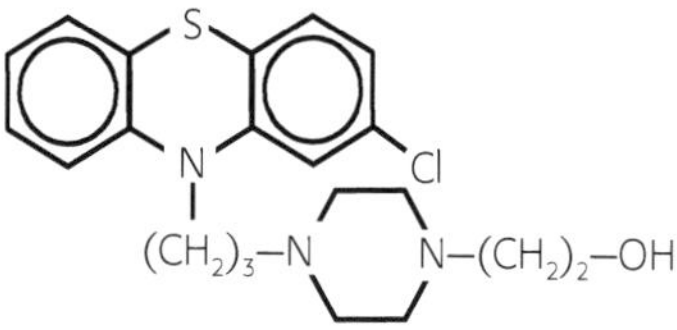

Perfenazina

B. Tipo butirofenona

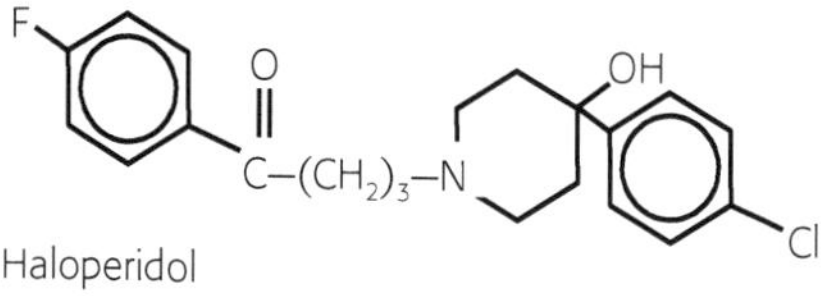

Haloperidol

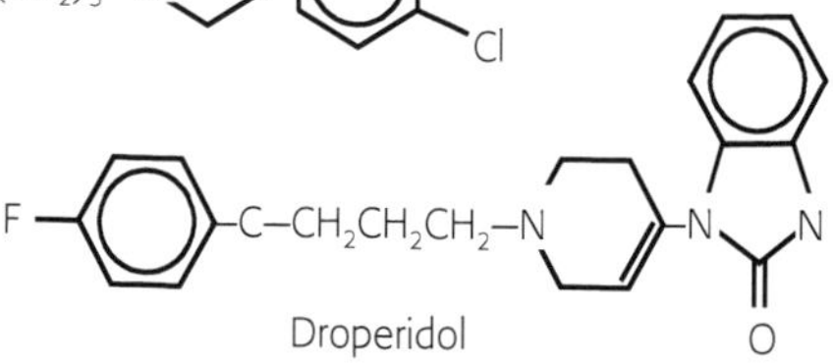

Droperidol

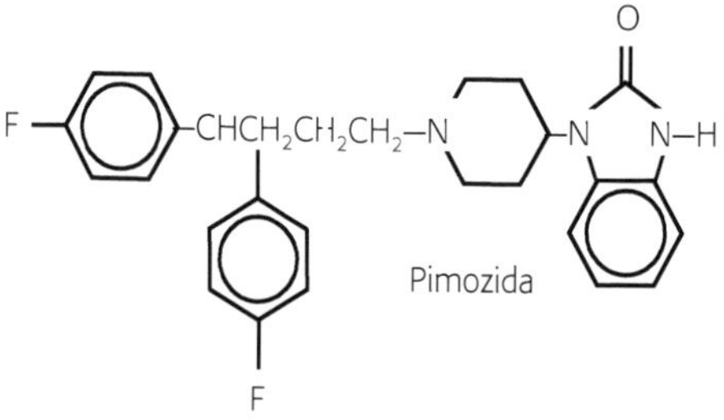

Pimozida

FIGURA 4-1 Estruturas químicas dos medicamentos antipsicóticos. *(continuação)*

C. Tioxantinas

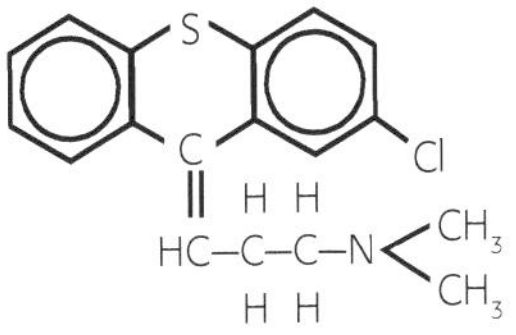

Clorprotixina*

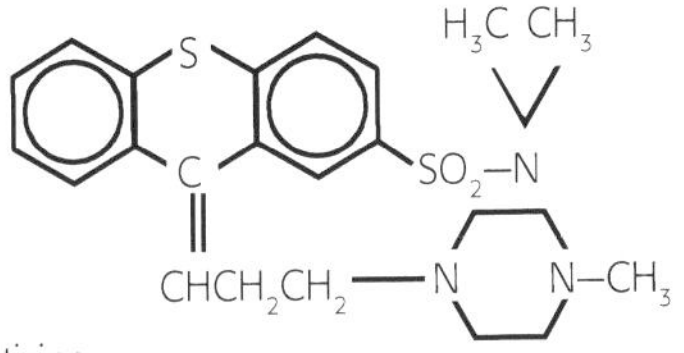

Tiotixina

D. Indol

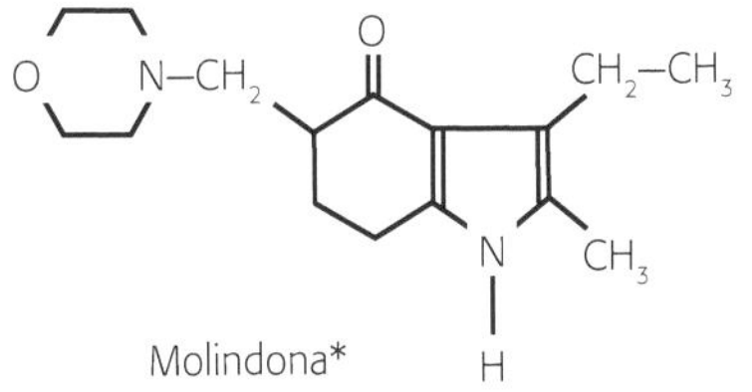

Molindona*

E. Dibenzazepinas

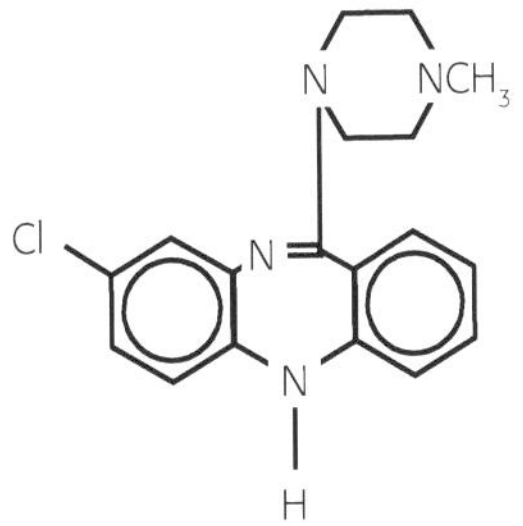

Clozapina

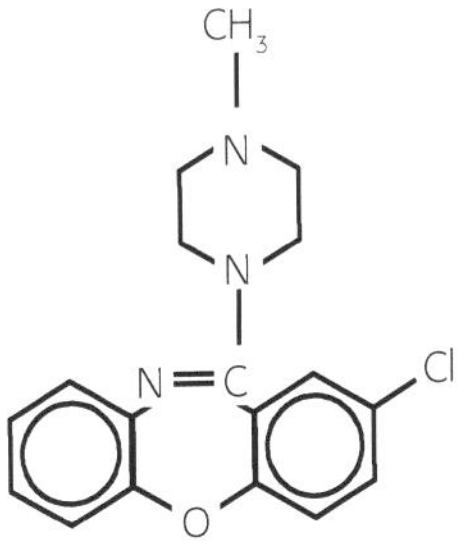

Loxapina

FIGURA 4-1 Estruturas químicas dos medicamentos antipsicóticos. *(continuação)*
* Não mais disponíveis nos Estados Unidos.

F. Benzisoxazole

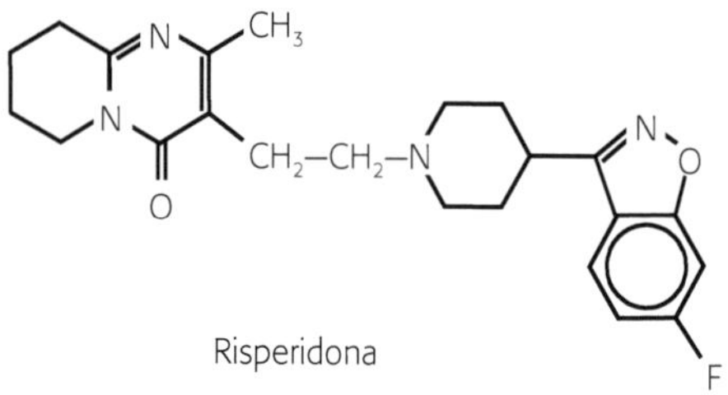

Risperidona

G. Tienobenzodiazepínico

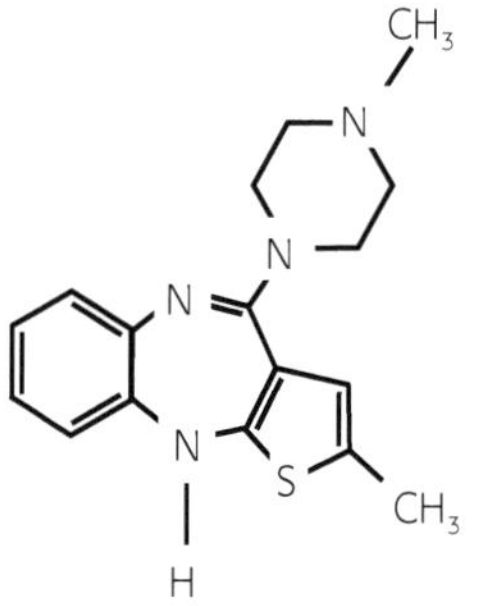

Olanzapina

FIGURA 4-1 Estruturas químicas dos medicamentos antipsicóticos. *(continuação)*

H. Outros

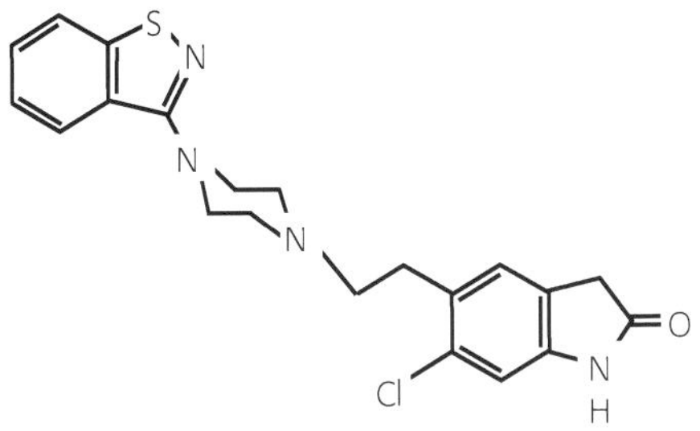

Ziprasidona

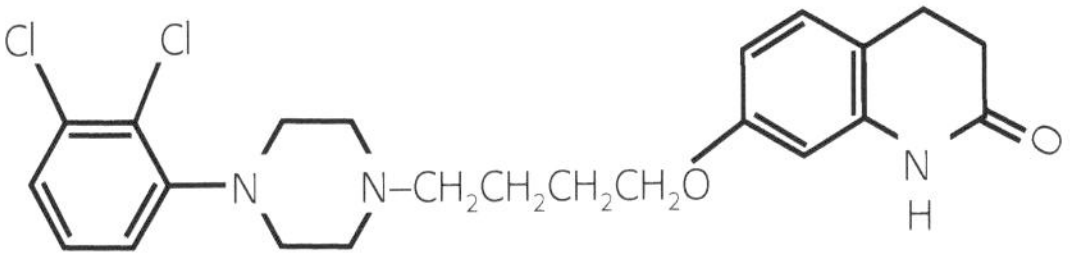

Aripiprazol

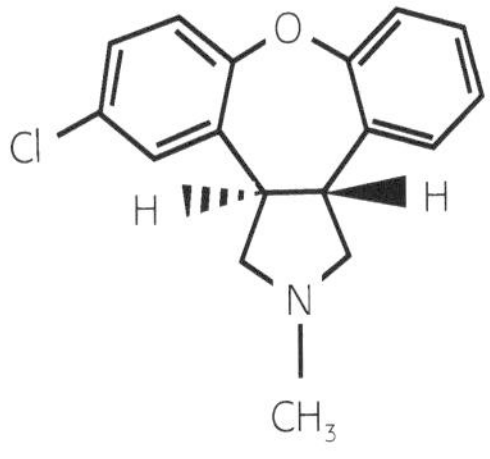

Asenapina

FIGURA 4-1 Estruturas químicas dos medicamentos antipsicóticos. *(continuação)*

H. Outros (continuação)

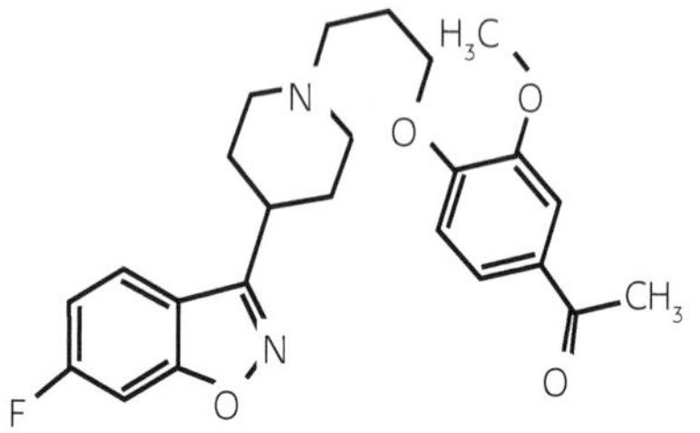

Iloperidona

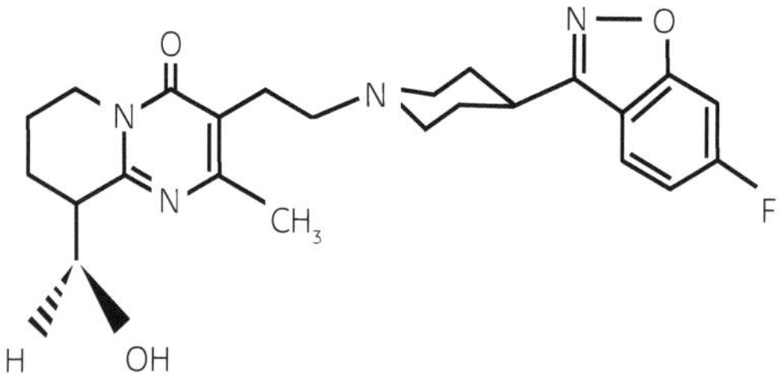

Paliperidona

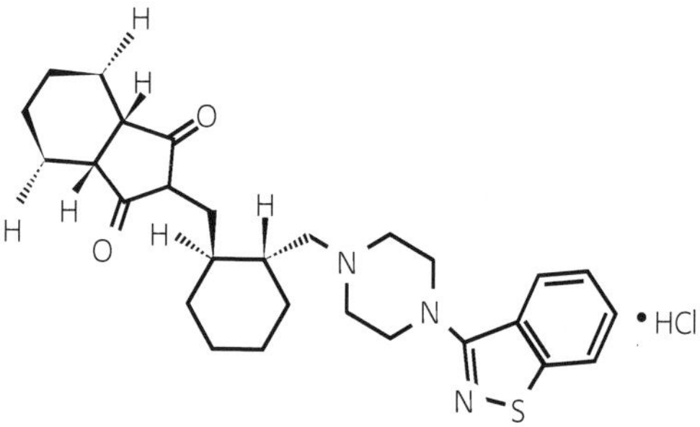

Lurasidona

FIGURA 4-1 Estruturas químicas dos medicamentos antipsicóticos. *(continuação)*

considerado que os antipsicóticos atípicos ligam-se de forma mais fraca – ou por períodos muito breves – aos receptores D_2 se comparados aos agentes típicos, resultando em menos EPSs.

A clozapina, com seu risco de agranulocitose, é conhecida há mais de 30 anos por ser única em sua ação sobre a psicose e por ser relativamente isenta de

EPSs que não acastisia. Até hoje, entretanto, nenhum medicamento realmente comparável foi descoberto para substituí-la, a despeito dos esforços de muitas empresas farmacêuticas importantes. A olanzapina parece bastante similar à clozapina em seus efeitos farmacológicos, mas muito superior em seu perfil de efeito colateral. Nos estudos CATIE e CUtLASS, a olanzapina demonstrou mais eficácia nas medidas de eficácia na esquizofrenia em relação a outros agentes típicos e atípicos. Entretanto, a clozapina tende a ser mais consistentemente eficaz nos pacientes que não responderam a outros agentes antipsicóticos.

Eficácia

Todos os medicamentos antipsicóticos disponíveis demonstram claramente ser mais eficazes do que placebo no tratamento da esquizofrenia, tanto aguda quanto crônica. A maioria dos estudos dos antipsicóticos típicos foi realizada há anos e empregou alguns critérios variantes do DSM-II (American Psychiatric Association 1968). Esses trabalhos envolveram uma desconhecida, mas possivelmente grande, proporção de pacientes agudos, que seriam considerados pelos padrões do DSM-IV (American Psychiatric Association 1994) como portadores de transtorno esquizofreniforme, esquizoafetivo ou bipolar. Por essa razão, é clinicamente sensato assumir que todos os medicamentos são eficazes em todas essas condições do DSM-IV e também incluir a mania como uma indicação demonstrada. Os antipsicóticos atípicos foram estudados sob os critérios do DSM-III-R e do DSM-IV para esquizofrenia e transtorno bipolar.

Em muitos casos, a natureza e o tempo de resposta clínica dos antipsicóticos são insatisfatórios. Em ensaios de grande porte, de seis semanas, controlados por placebo, envolvendo indivíduos hospitalizados, 75% dos pacientes tratados com medicamento demonstraram, no mínimo, melhora moderada – contra apenas 25% daqueles tratados com placebo –, e alguns pioraram. Entretanto, muitos pacientes nunca alcançaram a remissão completa, e poucos são capazes de funcionar em um nível totalmente eficaz ou retornar à comunidade. Os antipsicóticos atípicos parecem ser mais efetivos do que agentes típicos quanto à melhora do funcionamento social. Estudos da qualidade de vida dos pacientes que recebem clozapina para esquizofrenia refratária ao tratamento, às vezes, demonstram uma drástica melhora na atividade relacionada ao trabalho e uma redução substancial na taxa de re-hospitalização. Cerca de 30% dos indivíduos não responsivos aos antipsicóticos típicos respondem à clozapina em um ensaio de 12 semanas; outros 15 a 30% daqueles que não respondem nos primeiros meses o fazem em 6 a 12 meses (Meltzer 1997; Meltzer et al. 1989).

Os antipsicóticos tendem a agir de forma lenta. Poucos pacientes demonstram uma resposta excelente rapidamente; a maioria apresenta melhora gradual, e alguns não respondem de modo pleno ou o fazem apenas de maneira muito lenta. Às vezes, a resposta é tão lenta e variável que os médicos, no esforço compreensível, mas provavelmente mal direcionado, de acelerar a resposta clínica, prescrevem dosagens muito altas do medicamento no início do tratamento. Em estudos recentes, bem como naqueles realizados ao longo das últimas quatro décadas, a melhora aumentou relativamente rápido entre a primeira e a sexta semanas de farmacoterapia. Depois disso, uma melhora mais modesta ocorreu entre a sexta e a décima terceira semanas, com pouca melhora adicional em torno da vigésima sexta semana. Essas alterações são, naturalmente, uma *média* de melhora – cada indivíduo pode apresentar melhora maior ou menor, mais cedo ou mais tarde. De modo similar, uma vez que a condição do paciente tenha melhorado, é difícil saber a dose mínima eficaz de manutenção por qualquer método aceitável. É possível imaginar que o médico pode reduzir gradualmente a dosagem com a qual o paciente se recuperou. Infelizmente, quando realizada a troca de um antipsicótico para o placebo de forma súbita, alguns pacientes cuja condição era estável podem experimentar recaída relativamente imediata, enquanto outros vivenciam recaída vagarosa e taxa imprevisível por meses e até mesmo anos. Em apenas alguns casos, a recaída é tão rápida que uma dosagem mínima de manutenção pode ser inicialmente determinada.

Revisões da literatura sobre a descontinuação do antipsicótico, realizadas por Baldessarini e Viguera (1995) e por Gilbert e colaboradores (1995), demonstraram que as taxas de recaída foram muito altas nos primeiros três meses depois da descontinuação súbita dos antipsicóticos. A não adesão aos agentes atípicos prescritos, muito comum na esquizofrenia, também resulta em taxas de recaídas mais elevadas e maior probabilidade de hospitalizações (Sun et al. 2007). As revisões também indicam que a redução lenta dos antipsicóticos (ou sua suspensão de fórmula depot, com suas meias-vidas longas) não apenas diminui substancialmente a taxa de recaída inicial, mas também propicia um número maior de pacientes com funcionamento estável na comunidade por dois anos após o término rápido da terapia com neuroléptico. Parece que a descontinuação súbita do medicamento antipsicótico pelos cuidadores ou pelos pacientes é quase tão ruim para os portadores de esquizofrenia crônica quanto a descontinuação súbita do carbonato de lítio para os indivíduos com transtorno bipolar (Suppes et al. 1993).

Essa nova visão dos antigos dados, sustentada por um estudo realizado por Green e colaboradores (1990), levou a debate muitos relatos de longa data a respeito das diferenças entre o medicamento e o placebo, as quais foram observadas nos estudos de acompanhamento destinados a avaliar os valores relativos das terapias ativas e inertes para a psicose crônica. Se o término súbito da terapia medicamentosa aumentar artificialmente as taxas, muitos trabalhos precisarão ser reavaliados ou refeitos. O valor dos medicamentos de fórmula depot no controle de longo prazo da psicose crônica precisa ser mais bem considerado (Glazer e Kane 1992). Nos últimos anos, trabalhando com estratégias de medicação antipsicótica intermitente em pacientes com esquizofrenia crônica, os médicos afirmaram que a identificação dos sinais singulares de recaída iminente de cada paciente (p. ex., sono insatisfatório, caminhar sem destino, medos ou preocupações especiais) pode permitir que o psiquiatra volte a instituir o antipsicótico rapidamente, evitando um episódio psicótico pleno (Carpenter e Heinrichs 1983; Herz et al. 1982). Pode ser benéfico recrutar o paciente e sua família para identificar tais sinais e sintomas de alerta e observar a reemergência. Essa técnica pode ser aplicada, bem como as estratégias de redução gradual da dose. Para essa tática funcionar bem, é necessário o monitoramento cuidadoso do paciente pela família ou pelos cuidadores e pelos profissionais da saúde mental. Infelizmente, estudos tentando demonstrar a eficácia dessa abordagem não foram bem-sucedidos. As estratégias de medicação intermitente demonstram repetidamente que são menos eficazes do que os regimes de dosagem baixa, fixa e estável (Carpenter et al. 1990; Herz et al. 1991). Além do mais, um ensaio indicou que doses mais elevadas de haloperidol depot na terapia de manutenção foram mais eficazes na prevenção da recaída do que dosagens mais baixas (Kane et al. 2002). Estas últimas são claramente mais bem toleradas do que as mais altas e são mais eficazes do que o placebo na prevenção da recaída. Atualmente, a disponibilização de uma fórmula de ação prolongada de uma série de agentes atípicos (Risperdal Consta, Abilify Maintena, Zyprexa Relprevv, Invega Sustenna) proporciona aos médicos um antipsicótico atípico que pode ser administrado uma vez ao mês.

Tratamento agudo com antipsicótico

A decisão sobre qual agente antipsicótico a ser administrado no primeiro episódio de psicose ou na sala de emergência (SE) passou a ser complexa com a disponibilidade dos medicamentos atípicos. Em geral, hoje em dia, os agentes atípicos são os antipsicóticos de primeira linha no tratamento da maioria dos episódios psicóticos. Ao mesmo tempo em que estudos como o CATIE e o CUtLASS falharam em demonstrar qualquer benefício na eficácia dos agentes atípicos sobre os antipsicóticos típicos no tratamento da esquizofrenia, é improvável que os médicos adotem os típicos novamente. Há uma série de fatores que podem explicar por que os profissionais hesitam em retornar aos agentes mais antigos, independentemente da potencial economia sobre os altos custos dos medicamentos atípicos não genéricos. Há um consenso a respeito do risco de EPS, especialmente a discinesia tardia. Ao mesmo tempo que o CATIE não demonstrou grandes diferenças entre a perfenazina e os agentes atípicos, a perfenazina e a risperidona apresentaram uma probabilidade um pouco maior de estar associadas à acatisia (Miller et al. 2005). As taxas de discinesia tardia e de distonia no estudo CATIE foram equivalentes às dos agentes atípicos e da perfenazina. Entretanto, conforme já mencionado, é provável que esse estudo não tenha sido longo o suficiente para demonstrar diferenças nas taxas de discinesia tardia. As taxas conhecidas da discinesia tardia nos agentes atípicos, em ensaios de longo prazo da esquizofrenia, parecem ser mais baixas do que aquelas relatadas nos ensaios de agentes típicos nessa doença, mesmo levando em consideração dosagens mais agressivas. Nos agentes atípicos, a taxa geral parece ser em torno de 1% ao ano, ou menos, enquanto, nos agentes típicos, incluindo os de potência média, ela parece ser pelo menos duas ou mais vezes superior. Mesmo que a taxa geral de discinesia tardia passasse para apenas 2% ao ano nos agentes típicos, em vez dos 4% geralmente observados, um aumento de duas vezes já seria suficiente para assustar muitos médicos quanto ao emprego dos agentes típicos. Uma vez que, atualmente, o padrão terapêutico é o uso dos agentes atípicos, a prescrição de fármacos de primeira geração para economizar no custo pode gerar um dilema real quando um paciente desenvolve uma discinesia tardia irreversível.

A evidência disponível sugere que os fármacos de primeira geração são subutilizados em favor de outros, às vezes mais caros, mas não mais eficazes, como os agentes atípicos. Estamos mais inclinados ao emprego dos agentes típicos do que ao dos atípicos como primeira intervenção terapêutica em algumas situações. A primeira delas é no controle de pacientes psicóticos agudamente agitados. A combinação de um agente de alta potência, como o haloperidol intramuscular, e um benzodiazepínico é uma estratégia de baixo custo e há muito tempo utilizada no tratamento de agitação grave nas unidades emergenciais. Ao mesmo tempo em que, em geral, é inadequado empregar um agente típico por um longo período, sua utilização por curto prazo na SE ou na unidade de terapia intensiva (UTI) geralmente é justificada. A disponibilidade dos preparados intramusculares de aripiprazol, ziprasidona e olanzapina para o tratamento da agitação aguda é um importante progresso na psiquiatria de emergência. Os agentes atípicos intramusculares produzem menos EPS e podem funcionar mais rápido do que o haloperidol isolado. Entretanto, essas fórmulas intramusculares dos agentes atípicos são pouco utilizadas nas SEs, talvez por causa de custo e relativa dificuldade, além da disponibilidade de opções eficazes mais antigas, como a combinação de benzodiazepínicos e agentes antipsicóticos típicos de alta potência. As fórmulas intramusculares do aripiprazol, da olanzapina e da ziprasidona causam sem dúvida menos distonia e parkinsonismo do que o haloperidol intramuscular. No entanto, os atípicos intramusculares não estão isentos de EPS e estão associados à acatisia. Os pacientes com risco evidente para distonia (p. ex., homens jovens agitados) ou parkinsonismo (p. ex., pacientes geriátricos) podem ser mais bem tratados com os atípicos intramusculares na intervenção inicial. Às vezes, empregamos o haloperidol intramuscular na SE e, simultaneamente, iniciamos agentes atípicos orais para o controle de longo prazo.

A escolha entre os antipsicóticos atípicos é uma questão de melhor combinar as características do paciente com os perfis de efeitos colaterais dos vários agentes. Para uma titulação rápida no tratamento de um indivíduo psicótico agudo, as melhores escolhas hoje em dia são: risperidona, aripiprazol e olanzapina em comprimidos orodispersíveis (Risperdal M-TAB, Abilify Disc Melt e Zyprexa Zydis).

A quetiapina e a clozapina precisam de mais tempo para alcançar uma dose terapêutica do que os antipsicóticos atípicos e, por isso, apresentam menos vantagens no quadro agudo. Assim como na SE, às vezes empregamos um antipsicótico de alta potência, como o haloperidol oral, concorrentemente com titulação ascendente da quetiapina. Então, em cerca de 2 a 4 semanas, reduzimos o haloperidol e continuamos a titulação do atípico.

A escolha entre os antipsicóticos típicos segue o mesmo princípio de combinar as características do paciente com os perfis de efeitos colaterais dos agentes. Tendemos em favor dos fármacos de primeira geração de potência média, como, por exemplo, a perfenazina, que produz melhor equilíbrio entre os efeitos colaterais, incluindo EPS, e o ganho de peso. O médico pode supor que um medicamento sedativo, como a clorpromazina, pode provocar melhor resposta em um paciente ansioso, excitado, agudamente psicótico, ou que um fármaco menos sedativo, como o haloperidol, é uma alternativa eficaz, porque doses relativamente grandes podem ser mais bem toleradas. Ambas as escolhas são aceitáveis. Uma série pequena de estudos realizados por Van Putten (1974) demonstrou que, quando a primeira dose de um antipsicótico foi considerada eficaz por um paciente, mesmo que apenas ligeiramente, este teve uma resposta boa ao medicamento após mais de quatro semanas de ensaio. Todavia, quando a primeira dose foi desagradável por causa da supersedação ou dos sinais iniciais de acatisia, o indivíduo passou mal durante um ensaio de quatro semanas, mesmo que medicamentos antiparkinsonianos e ajustes de dosagem tenham sido empregados. Pode ser – embora ninguém tenha tentado tal abordagem irregular – administrado aos indivíduos agudamente doentes um fármaco diferente a cada dia até que um deles faça o paciente se sentir bem. O inverso dessa intervenção é obter um bom histórico dos medicamentos, sempre que possível, para evitar aqueles aos quais o paciente relatou não ter se adaptado bem.

Os medicamentos antipsicóticos diferem nas dosagens e fórmulas em que estão disponibilizados. A tioridazina, a pimozida e alguns dos atípicos não estão disponíveis na fórmula parenteral. As fórmulas genéricas e, por isso, mais baratas estão disponíveis para clorpromazina, haloperidol e flufenazina. Entre os agentes atípicos, a clozapina, a olanzapina, a quetiapina, a risperidona e a ziprasidona estão disponíveis na forma genérica. Por enquanto, não há evidência de que as fórmulas genéricas dos medicamentos antipsicóticos sejam significativamente diferentes dos produtos originais, mas alguns pacientes preferem muito mais estes útimos. Talvez o haloperidol tenha uma vantagem tática na disponibilização como elixir insípido e incolor. A relação das fórmulas e concentrações disponíveis dos agentes antipsicóticos é apresentada na Tabela 4-1.

Vários especialistas tentaram comparar as potências dos diversos agentes antipsicóticos disponíveis; nossa versão a respeito desse aspecto, com base nos dados de ligação do D_2, é apresentada na Tabela 4-2.

Tratamento precoce do primeiro episódio psicótico

Há evidências de que o tratamento precoce do primeiro episódio psicótico produz um resultado mais favorável no longo prazo. Assim como na depressão, observa-se uma perda de massa cinzenta na esquizofrenia que começa com o início da psicose (Pantelis et al. 2003). Essa perda tem sido observada no início da doença e ocorre no giro cingulado, no córtex órbito-frontal e no córtex cerebelar, entre outras áreas, progridindo ao longo do tempo. Além disso, em geral, existe perda funcional nos pacientes esquizofrênicos, a qual precede o surgimento dos sintomas psicóticos. Por isso, há esperança de que a intervenção precoce pode melhorar o resultado de longo prazo ou até mesmo evitar o desenvolvimento completo da esquizofrenia nos pacientes com sintomas prodrômicos.

Geralmente, há uma relação negativa entre o início do tratamento do primeiro episódio psicótico e o resultado por meio de uma série de medidas de avaliação. Por exemplo, quanto menor a duração dos sintomas psicóticos não tratados, maior a resposta aos antipsicóticos (Perkins et al. 2005). Quanto mais tempo o paciente permanecer psicótico, provavelmente menos medicamentos serão eficazes no alívio de seus sintomas. Isso parece verdade para respostas aos

TABELA 4-2 Potência do medicamento antipsicótico

Nome genérico	Nome comercial	Equivalência à clorpromazina
Aripiprazol	Abilify	10 mg
Clorpromazina	Thorazine	100 mg
Clozapina	Clozaril	50 mg
Cloridrato de flufenazina	Prolixin	2 mg
Decanoato de flufenazina	Prolixin Decanoate	0,25 cc/mês
Haloperidol	Haldol	2 mg
Loxapina	Loxitane	10 mg
Molindona	Moban	10 mg
Olanzapina	Zyprexa	~ 5 mg
Perfenazina	Trilafon	10 mg
Proclorperazina	Compazine	15 mg
Quetiapina	Seroquel	63 mg
Risperidona	Risperdal	0,5 mg
Tioridazina	Mellaril	100 mg
Tiotixina	Navane	4 mg
Trifluoperazina	Stelazine	5 mg

sintomas positivos e negativos, mas os efeitos são mais notados no tratamento dos positivos. O menor intervalo de tempo entre o início da doença e o primeiro tratamento também pode estar associado a uma melhora no resultado funcional e cognitivo, bem como a uma redução do risco de recaída.

O tratamento precoce do primeiro episódio nos pacientes psicóticos tem impacto nas alterações morfológicas progressivas observadas na esquizofrenia? Existe a sugestão de que o tratamento precoce pode ter um efeito neuroprotetor que, presumidamente, estaria associado a melhor prognóstico. Lieberman e colaboradores (2003) destinaram randomicamente um grupo de 300 pacientes com primeiro episódio psicótico para tratamento com haloperidol ou olanzapina. Os indivíduos tratados com olanzapina não demonstraram alterações morfológicas, ao contrário daqueles tratados com haloperidol. Ao longo de dois anos, os pacientes tratados com olanzapina não tiveram a perda de massa cinzenta frontal que ocorreu com aqueles que receberam haloperidol. Além disso, observou-se um modesto aumento no volume das áreas temporais nos indivíduos tratados com olanzapina, mas não naqueles tratados com haloperidol. As implicações desse estudo são obscuras, mas os achados sugerem que a intervenção precoce pode impactar nas áreas corticais em vias importantes e que antipsicóticos diferentes podem agir de maneiras diferentes. Em termos mais gerais, a intervenção precoce e o esforço de evitar recaída na esquizofrenia pode melhorar substancialmente o resultado em longo prazo. A possibilidade de que podemos evitar a síndrome da esquizofrenia na sua totalidade por meio da identificação precoce das crianças e adolescentes de risco é estimulante. Entretanto, as ferramentas de identificação dos pacientes de risco e as intervenções que podem evitar a manifestação da doença ainda não estão totalmente desenvolvidas. Se existirem, são poucos os dados para indicar qual esquizofrenia na fase prodrômica em transição para a esquizofrenia franca pode ser evitada com antipsicóticos atípicos (McGlashan et al. 2006); entretanto, existe sugestão de que os ácidos graxos ômega-3 e o treinamento cognitivo podem de fato impedir a expressão plena do transtorno (ver, p. ex., Amminger et al. 2010).

Paciente hospitalizado

Na era do cuidado monitorado, com a redução do tempo de hospitalização, existe uma considerável pressão para dar alta hospitalar de forma rápida aos pacientes agudamente psicóticos. No entanto, conforme já descrito, todos os antipsicóticos funcionam de maneira lenta. Não há evidências de que a elevação das doses acima daquelas que sabidamente produzem um bloqueio do receptor D_2 de 60 a 80% acelere a resposta. Geralmente, estudos controlados de medicamentos para o tratamento agudo falham em encontrar uma dose antipsicótica tão baixa que a melhora não ocorra, ao passo que esses estudos revelaram que dosagens muito elevadas com frequência são menos eficazes que aquelas mais baixas. Até hoje, sabemos que nenhum estudo de pacientes psicóticos agudos hospitalizados encontrou uma dosagem baixa que seja eficaz. O psiquiatra, diante de um indivíduo perturbado e de uma equipe de apoio aflita e, às vezes, intimidada, costuma usar dosagens altas de antipsicóticos e medicamentos frequentes, o que dificulta a manutenção de um regime de dosagem baixa; embora a primeira intervenção seja sensata, acreditamos fortemente que a última alternativa seja a melhor. Mais uma vez, usar benzodiazepínicos parenterais e orais, como o lorazepam, pode ser mais eficaz do que administrar dosagens mais elevadas de um antipsicótico, e a primeira possibilidade pode propiciar mais benefícios tanto para o paciente como para a equipe.

Escolher o fármaco "certo" para o paciente pode ser impossível, e com frequência o medicamento usado é irrelevante, já que todos os antipsicóticos disponíveis são, em essência, equivalentes na eficácia. Todavia, para os indivíduos que previamente receberam terapia antipsicótica, é válido obter, deles e de seus familiares, bem como dos médicos que os trataram, um histórico detalhado dos medicamentos anteriores. A questão é saber quais fármacos o paciente recebeu e a quais respondeu – ou aqueles para os quais apresentou reações ruins ou recusa ativamente –, e tentar escolher um medicamento que ele aceite e ao qual responda.

Caso a condição do paciente não melhore com uma dosagem adequada de um antipsicótico, várias outras abordagens estão disponíveis, embora as razões para a escolha de uma específica permaneçam obscuras. Um medicamento antipsicótico diferente pode ser tentado, é claro. No entanto, na ausência de efeitos colaterais indesejáveis, é sempre difícil ter certeza se a troca por um medicamento diferente, em uma dosagem mais ou menos equivalente, será melhor do que o agente original por um longo tempo. De modo pragmático, a ausência de resposta em até duas semanas para pacientes acentuadamente psicóticos e em 5 a 6 semanas para aqueles com sintomas mais leves e certa melhora, apesar de inadequada, obriga o médico a substituir o medicamento. Novamente, a escolha do segundo medicamento é determinada de forma mais clara pelas reações passadas do paciente a antipsicóticos específicos do que por qualquer estratégia racional fundamentada no padrão específico da psicopatologia do indivíduo. Alguns médicos terminam escolhendo o último medicamento que, sob seu critério, funcionou para um paciente com uma condição similar de resistência ao tratamento. Uma vez que, de modo geral, para aqueles que não estão respondendo, dosagens mais elevadas do antipsicótico original já foram tentadas sem sucesso, o melhor é usar o tempo da troca para observar se uma dosagem substancialmente mais baixa do novo medicamento é mais eficaz. Mais uma vez, se o segundo fármaco for bem tolerado, ele deverá ser continuado por várias semanas. A única situação em que substituir os fármacos pode ser drástica é na troca para medicamento parenteral ou depot em um paciente que não estava realmente usando agentes por via oral. Como Donald Klein disse certa vez: "A primeira coisa a fazer quando um medicamento não está funcionando é ter certeza de que o paciente está realmente tomando-o!". Quando o indivíduo está consumindo uma dose substancial de um antipsicótico e sua condição não melhora, é possível que a acinesia, a acatisia ou a confusão devido aos efeitos anticolinérgicos dos medicamentos antiparkinsonianos sejam as responsáveis. A dosagem pode ser reduzida rapidamente, e alguma agitação de rebote é esperada – seguida, às vezes, de melhora significativa.

Ainda não está claro se os níveis plasmáticos do antipsicótico são de grande valor na titulação da dose, mas há sugestões suficientes da existência de uma janela terapêutica que o médico pode tentar, com cautela, usando os níveis plasmáticos como um índice-padrão da resposta clínica nos pacientes que não estão apresentando melhora. De fato, não existem faixas terapêuticas para os antipsicóticos, exceto para o haloperidol e, talvez, para a clozapina, mas os laboratórios podem informar as faixas do nível sérico geral normalmente observadas. Se o nível sérico de um paciente (12 horas depois da dose oral ou uma semana depois de uma injeção depot) for muito alto ou quase imperceptível, alterações adequadas poderão ser tentadas. Se o indivíduo já estiver usando uma dosagem muito alta de um neuroléptico e o laboratório informar não haver praticamente nenhum agente no sangue, os medicamentos deverão ser trocados (ou o laboratório), ou uma dupla verificação deverá ser realizada para saber se a adesão é um fator. Contudo, segundo nosso ponto de vista, é preocupante o escalonamento dos antipsicóticos para dosagens grandes com base apenas nos dados laboratoriais, exceto se houver acesso a um laboratório de alta competência.

No momento, a melhor prova da existência das relações racionais entre os níveis plasmáticos e a resposta clínica é a do haloperidol. Pode haver uma relação curvilínea entre os níveis séricos do haloperidol e a resposta clínica, como os níveis abaixo de 4 ng/mL ou acima de 26 ng/mL associados a uma resposta clínica insatisfatória, se comparada aos níveis dentro de uma janela terapêutica de 4 a 26 ng/mL. Entretanto, nem todos os estudos concordam, e os médicos que desejam empregar essa orientação devem determinar para si mesmos os níveis que são eficazes. O outro medicamento para o qual há probabilidade de uma janela terapêutica clinicamente eficaz é a clozapina. Uma série de estudos sugere que a resposta terapêutica está correlacionada com os níveis séricos da clozapina acima de 350 ng/mL (Liu et al. 1996; Vander Zwaag et al. 1996). O evento clinicamente convincente é o caso de um paciente que não respondia, mas melhora quando um nível do antipsicótico fora da janela terapêutica é ajustado para ficar dentro dela. Entretanto, no monitoramento terapêutico da clozapina, os níveis séricos geralmente não acrescentam muito ao cuidado clínico. O problema é que existe grande irregularidade nos níveis séricos da clozapina, não predizendo de modo adequado o resposta ou toxicidade.

Para um paciente que parece não estar respondendo ao tratamento, é necessária uma reavaliação cuidadosa dos efeitos colaterais evidentes e ocultos. Adicionar (ou remover) agentes antiparkinsonianos ou medicamentos destinados a aliviar efeitos colaterais específicos, ou, ainda, trocar para outro antipsicótico podem ser estratégias eficazes. O consumo de toda a dose na hora de dormir pode ser eficaz em reduzir a sedação ou a inércia diurna. Reconsiderar o diagnóstico também ajuda. Para alguns pacientes, inicialmente considerados esquizofrênicos, um diagnóstico de depressão psicótica ou transtorno bipolar pode ser mais correto, e, nesse caso, a adição de um antidepressivo ou lítio é justificada. Conforme o DSM-IV, alguns indivíduos com esquizofrenia resistente ao tratamento que apresentam poucos ou nenhum sintoma afetivo podem experimentar melhora quando lítio ou valproato são adicionados ao antipsicótico, embora essa abordagem raramente resulte em uma remissão total. Outras estratégias de potencialização, incluindo a combinação de dois antipsicóticos, podem ser eficazes (ver Cap. 9).

Se a psicose de um paciente for refratária e grave, bem como no caso de ser totalmente provável que o indivíduo piore ou não melhore durante o uso de medicamentos antipsicóticos, o médico deve interromper todos os antipsicóticos para ter certeza de que a doença não foi agravada por eles. Além disso, o uso de antipsicóticos, em virtude de pequena resposta aparente, precisa ser justificado, por causa do risco de EPS e de efeitos colaterais metabólicos. Infelizmente, alguns pacientes simplesmente não respondem aos tratamentos disponíveis para a psicose. A ausência de resposta a múltiplos antipsicóticos deve motivar uma reavaliação do diagnóstico e consideração de comorbidades que podem afetar a resposta, tais como abuso de substâncias.

Terapia medicamentosa de manutenção

Não há evidências em relação ao tempo de continuação da terapia antipsicótica para um paciente que se recuperou do primeiro episódio psicótico. É provável que a suspensão da farmacoterapia dois dias depois de melhora aparente promoverá o retorno da psicose, considerando que a redução do medicamento depois de três meses poderá ser tolerada pelos pacientes – talvez 85% deles – sem recaída em seguida. Todavia, a esquizofrenia é uma doença crônica caracterizada pelas exacerbações e relativas remissões, de forma que a terapia medicamentosa de manutenção é quase sempre necessária. Em algum momento, a ação do medicamento deixa de ser diretamente antipsicótica e passa a evitar a recaída. Em princípio e, em geral, na prática, os pacientes com esquizofrenia atingem um nível estável de remissão – normalmente com sintomas psicóticos residuais que não melhoram com o aumento do medicamento e talvez não piorem com sua descontinuação. Na verdade, em pouco tempo, alguns pacientes se sentem "melhor" – mais alerta e dinâmicos – sem a medicação. No entanto, o risco de recaída é consideravelmente maior quando não estão recebendo medicamento.

Os antipsicóticos são evidentemente eficazes na prevenção da recaída da esquizofrenia. Infelizmente, cerca de 25 a 50% dos pacientes apresentam recaída dentro de dois anos, independentemente da boa adesão ao medicamento antipsicótico. Em um estudo de grande porte, metade dos esquizofrênicos tratados com antipsicótico experimentou uma recaída no final dos dois anos do período de estudo. Cerca de 85% dos pacientes tratados com placebo recaíram no mesmo período. Estudos recentes sobre a olanzapina no tratamento de manutenção sugerem que em torno de 20% dos pacientes apresentam recaída durante o primeiro ano de uso do medicamento, considerando que cerca de 70% experimentam recaída durante abordagem com placebo (Tran et al. 1998). A taxa de recaída com olanzapina nesses estudos (20%) foi melhor do que aquela vista com haloperidol (30%) durante o mesmo período. Está claro que os antipsicóticos são mais eficazes do que o placebo, mas muitos pacientes apresentam recaída mesmo com terapia medicamentosa adequada.

Hoje, os antipsicóticos atípicos são o tratamento de escolha para a terapia de manutenção da esquizofrenia. O risco reduzido de discinesia tardia, a função cognitiva melhorada e, talvez, a maior eficácia no tratamento dos sintomas negativos resultaram na escolha dos antipsicóticos atípicos como a terapia de manutenção para a esquizofrenia. A maior e única desvantagem do uso dos agentes atípicos na terapia de manutenção é sua enorme propensão a produzir ganho de peso significativo, se comparados aos agentes antipsicóticos típicos (Allison et al. 1999). O ganho de peso é muito problemático nos pacientes tratados com clozapina ou olanzapina. Entre os agentes atípicos, a risperidona, a ziprasidona e o aripiprazol parecem apresentar uma propensão baixíssima de causar ganho de peso, embora a risperidona produza algum peso extra. Além disso, poucos pacientes respondem melhor aos antagonistas do receptor-padrão dopaminérgico do que aos agentes atípicos. Para esses indivíduos, a manutenção com doses eficazes muito baixas de um agente típico é justificada.

Talvez um quinto de todos os pacientes cuja condição esteja estabilizada durante o uso de um fármaco antipsicótico demonstre sinais de aumento da psicose à medida que o medicamento é reduzido – evidência forte de sua necessidade. Para o indivíduo vivendo o primeiro episódio em total remissão, o tratamento antipsicótico prolongado não é indicado, mas, em geral, é sensato continuar o medicamento, sendo a dosagem reduzida de forma gradual. Essa redução deve perdurar, no mínimo, por três meses após a resolução do quadro ou a partir do ponto em que o paciente apresentou melhora acentuada. Se for esperado que o indivíduo fique exposto a um estresse nos próximos 6 a 9 meses (p. ex., conclusão de curso acadêmico, um novo emprego, divorciar-se), somos favoráveis à continuação do neuroléptico até que o evento estressante tenha passado e o paciente esteja reagindo adequadamente. Dados recentes sugerem que, nos esquizofrênicos, a terapia de manutenção, mesmo depois do primeiro episódio, deve alterar o curso da doença de maneira positiva. Por isso, o tratamento de manutenção passou a ser adotado bem no início do curso da doença, mesmo após um único episódio.

A terapia antipsicótica de manutenção é indicada para os indivíduos com história de dois ou mais episódios aparentemente subsequentes à retirada dos antipsicóticos (por decisão do médico ou do próprio paciente). Estudos sistemáticos de grande porte estão em curso e podem alterar nossos pontos de vista. O trabalho de Kanes sugere que a dose baixa de 2,5 mg (0,1 mL) de decanoato de flufenazina a cada duas semanas (10% da dosagem de decanoato de flufenazina com a qual a condição do paciente esteve clinicamente estável) é mais eficaz do que o placebo, embora menos efetiva do que a dose total (100%), na prevenção da recaída (Kane et al. 1983). Dez por cento da dose ilustram os problemas atuais de avaliar os riscos e benefícios da abordagem de dose baixa: os pacientes recebendo essa dosagem parecem se sentir bem e exibir melhor função do que aqueles recebendo 100% da dose, e sua condição é considerada melhor por seus familiares. Eles também desenvolvem muito menos movimentos discinéticos. Entretanto, experimentam com mais frequência a recaída da psicose. Esse resultado é "melhor" ou "pior"? Vários estudos sugeriram que 20% de uma dose (p. ex., cerca de 5 mg, a cada duas semanas) foram tão eficazes quanto a dose total na prevenção da recaída para o primeiro ano. No segundo ano, o grupo de 20% da dose apresentou mais recaídas do que o da dose total. Já para os pacientes esquizofrênicos, preferimos a manutenção de longo prazo com doses totais do antipsicótico, se possível. Aqueles que não toleram as doses--padrão dos antipsicóticos clássicos devem ser trocados para doses-padrão de antipsicóticos atípicos. Para os indivíduos incapazes de tolerar as doses-padrão, sugerimos uma redução gradual da dosagem do antipsicótico por 6 a 9 meses, objetivando a dose mais baixa que controle os sintomas.

Entre os antipsicóticos típicos, apenas a flufenazina e o haloperidol estão disponíveis na fórmula de ação prolongada ou depot nos Estados Unidos. A risperidona é o primeiro antipsicótico atípico a estar também disponível na fórmula de ação prolongada (Risperdal Consta). Essa fórmula requer injeções a cada duas semanas, mas parece ser eficaz. Alguns pacientes nos ensaios de risperidona de ação prolongada, realizados na cidade de Stanford, Califórnia, experimentaram alguma irritação na área ao redor da injeção, mas o medicamento foi acentuadamente mais bem tolerado pela maioria dos esquizofrênicos por vários anos. Desde a introdução da risperidona de ação prolongada, vários outros agentes atípicos de ação prolongada, incluindo olanzapina (Zyprexa Relprevv), paliperidona (Invega Sustenna) e aripiprazol (Abilify Maintena), foram disponibilizados. Todos os agentes atípicos injetáveis de ação prolongada podem ser mais bem tolerados do que os antipsicóticos típicos depot, pelo menos em termos de EPS.

Entretanto, nenhuma fórmula genérica desses agentes está disponível, e eles são substancialmente mais caros que os agentes típicos. Por exemplo, uma dose de aripiprazol injetável de ação prolongada custa em torno de US$1.500 por mês *versus* US$100 mensais do decanoato de haloperidol. Não há evidência de que os agentes atípicos de ação prolongada sejam mais eficazes que os típicos. Vários outros medicamentos depot (fluspirilene, flupentixol, perfenazina), bem como um comprimido oral (penfluridol), que age por uma semana, estão disponíveis na Europa e, em alguns casos, no Canadá. A flufenazina depot e o haloperidol são disponibilizados na forma de decanoato.

Uma das principais razões de os antipsicóticos não funcionarem é o fato de os pacientes não gostarem dos medicamentos e recusarem-se a usá-los; nessas situações, os antipsicóticos depot apresentam a grande vantagem de a quantidade administrada ser conhecida e a equipe ficar sabendo de imediato quando uma injeção é esquecida. Entretanto, vários estudos controlados falharam em demonstrar que a flufenazina depot seja mais eficaz do que a flufenazina oral em evitar recaídas psicóticas pós-internação. Nossa interpretação desses dados contraintuitivos é de que os estudos de pesquisa com enfermeiros dedicados, abrangência satisfatória, monitoramento semanal do medicamento e todos os pacientes recebendo comprimidos e injeções fornecem um nível excelente, mas irreal, de pós-internação, o qual assegura a administração tanto do comprimido como da injeção. Em programas mais típicos, com falta de pessoal, as injeções de flufenazina depot são bem mais fáceis de monitorar do que a administração de comprimidos. Estudos mais "naturais" teriam demonstrado que os medicamentos depot são mais eficazes para evitar a recaída, especialmente nos pacientes com história de não adesão. Não é raro que indivíduos que repetidamente interromperam o antipsicótico oral depois da alta hospitalar e recusaram-se a tomar o comprimido venham a cooperar fielmente com um regime depot de antipsicótico, apresentando-se de espontânea vontade para as injeções no horário, mês após mês. As razões para esse aumento da adesão são desconhecidas. Uma possibilidade é a de que os pacientes que suspenderam os medicamentos orais antipsicóticos tenham se sentido "melhor" alguns dias depois, à medida que os efeitos colaterais desapareceram. Alguns apresentaram euforia transitória antes da manifestação evidente da psicose. Por isso, interromper o medicamento oral pode ser reforçador para o paciente, enquanto atrasar as injeções depot de ação prolongada não o é. O tratamento intermitente com antipsicóticos deve ser evitado na maioria dos esquizofrênicos. A fórmula depot da risperidona já está disponível.

Há outros problemas evidentes na terapia antipsicótica de manutenção. Primeiro, ela evita a recaída em cerca de 50 a 75% dos pacientes nesse regime. Segundo, geralmente é muito difícil determinar se o indivíduo teve uma recaída porque o medicamento antipsicótico foi interrompido ou se ele parou de tomá-lo porque começou a sentir a recaída. Terceiro, muitos portadores de esquizofrenia crônica que estavam bem estabilizados na comunidade tornaram-se muito rígidos em relação aos seus tratamentos; eles ficaram preocupados (e tiveram uma recaída) com o fato de seu medicamento ter sido alterado. Temos vários pacientes na fase pós-internação de longo prazo, os quais recebem antipsicóticos há mais de cinco anos, que recaíram com uma redução pequena de 40% na dose do antipsicótico. Em outro estudo, os pesquisadores retiraram o medicamento dos pacientes esquizofrênicos que estavam estáveis na comunidade há cinco anos e revelaram uma taxa de recaída de 80% ao longo do ano; essa descoberta sugere que a terapia medicamentosa de manutenção com dose baixa pode ser necessária por longos períodos (Hogarty et al. 1995). Novamente, os agentes mais novos podem produzir maior eficácia e menor risco de discinesia tardia. Como a suspensão súbita dos antipsicóticos orais pode precipitar a recaída, o uso mais prolongado dos antipsicóticos depot é indicado para os pacientes com esquizofrenia ou transtorno esquizoafetivo.

Ensaios de retirada do medicamento para demonstrar a necessidade contínua de farmacoterapia não são indicados nos casos de esquizofrenia recorrente. No entanto, esses ensaios podem ser requeridos para justificar o uso da terapia antipsicótica de manutenção nos indivíduos com deficiência intelectual, depressão psicótica ou outras condições depressivas, demência (nos idosos) e transtorno da personalidade *borderline* (TPB), bem como outros transtornos da personalidade. Existe uma crescente quantidade de evidências de que diversas terapias psicossoais podem reduzir as taxas de recaída (ou melhor, de recaída postergada) nos pacientes com esquizofrenia que também recebem a terapia medicamentosa. Entretanto, nenhuma dessas terapias modifica substancialmente os déficits no atual funcionamento interpessoal dos pacientes com esquizofrenia crônica, independentemente de eles estarem usando o medicamento. Além do mais, essas terapias funcionam melhor no primeiro ano de um estudo de longo prazo, decaindo em efetividade à medida que o tempo passa. De qualquer forma, parte desse problema deve-se ao fato de os pacientes considerados "melhores" ingressarem ou serem incluídos em programas de reabilitação, sociais ou de trabalho com demandas além das suas capacidades, levando-os à recaída (Hogarty et al. 1995).

Uso em outros transtornos

Transtorno bipolar

Até o ano de 2000, praticamente toda a literatura sobre os estudos de grande porte do tratamento profilático para pacientes com transtorno bipolar estava relacionada ao lítio e ao ácido valproico. No entanto, o aumento no atendimento desses indivíduos sugere que muitos deles acabam recebendo, e provavelmente solicitando, terapia antipsicótica de longo prazo para permanecer estáveis na comunidade (Sernyak e Woods 1993; White et al. 1993). Os agentes antipsicóticos provaram ser mais versáteis, de ação mais rápida e mais eficazes na fase depressiva da doença do que o lítio ou o valproato. Os agentes atípicos também não exigem os níveis séricos como os estabilizadores do humor. Além disso, diversos agentes atípicos, incluindo a olanzapina, o aripiprazol, a ziprasidona, a risperidona e a quetiapina, estão aprovados no tratamento de manutenção do transtorno bipolar e na prevenção de recaída. Por isso, eles estão entre os agentes mais empregados no tratamento dessa condição.

No momento, a maioria dos agentes atípicos tem pelo menos dois ensaios que sustentam sua eficácia no tratamento da mania aguda. A olanzapina, a quetiapina, a ziprasidona, a asenapina, o aripiprazol e a risperidona estão aprovados pela FDA para essa indicação. Além do mais, são a única classe de agentes que demonstrou eficácia evidente no tratamento da depressão bipolar. A olanzapina combinada com a fluoxetina passou a ser o primeiro medicamento (em uma cápsula combinada, Symbyax) aprovado para o tratamento dessa condição. No entanto, mesmo a olanzapina isolada apresenta notáveis efeitos. O Symbyax está disponível nas combinações de olanzapina-fluoxetina de 6/25 mg, 6/50 mg, 12/25 mg e 12/50 mg. A dose inicial recomendada é de 6/25 mg com ajustes conforme a necessidade. A quetiapina, hoje em dia, demonstra eficácia como monoterapia no tratamento da depressão bipolar e está aprovada pela FDA para essa indicação. A dosagem aprovada varia de 300 a 600 mg/dia, embora não haja diferenças entre as duas em relação à eficácia (Endicott et al. 2008; Thase et al. 2006). Em 2013, a lurasidona tornou-se o terceiro agente aprovado para a depressão bipolar. Sua aprovação para a depressão bipolar derivou de dois ensaios para registro positivos, um que usou a medicação como agente coadjuvante e outro que a empregou como monoterapia no tratamento da depressão maior em pacientes bipolares tipo I. Ambos os estudos de seis semanas indicaram que a lurasidona foi superior ao placebo na redução dos sintomas depressivos nos pacientes bipolares (Loebel et al. 2014a, 2014b). Os dois estudos utilizaram dosagens entre 20 e 60 mg/dia, as quais foram eficazes e mais bem toleradas do que as dosagens mais elevadas.

Os antipsicóticos atípicos já são usados mais comumente no tratamento dos transtornos do humor do que na abordagem terapêutica da esquizofrenia. É provável que a utilização desses medicamentos no tratamento das diferentes fases do transtorno bipolar continuará sendo expandida (ver Cap. 5).

Depressão unipolar

Na depressão psicótica, existe grande evidência de que a combinação de perfenazina e amitriptilina seja superior a ambos os fármacos isolados. Não há razão para acreditar que existe algo mágico nessa dupla de medicamentos; é provável que qualquer antidepressivo em combinação com qualquer antipsicótico funcione igualmente bem. Pouquíssimos estudos da depressão psicótica envolveram antipsicóticos atípicos. Os ensaios com a combinação fluoxetina e olanzapina demonstraram boa eficácia em um estudo, mas ineficácia em outro (Rothschild et al. 2004). A olanzapina isolada não demonstrou diferença do placebo. Em um estudo do National Institute of Mental Health (NIMH), a combinação apresentou diferença do placebo, mas levou seis semanas para ser significativa (Andreescu et al. 2007). Em um estudo mais recente do NIMH, Meyers e colaboradores (2009) relataram que a olanzapina combinada com a sertralina foi significativamente mais eficaz do que a olanzapina isolada. As evidências de que a amoxapina pode ser eficaz no tratamento da depressão psicótica são limitadas. É inegável a efetividade da ECT no tratamento da depressão psicótica – talvez mais eficaz do que as combinações antidepressivo tricíclico (ADT)/neuroléptico. As doses dos neurolépticos usadas na depressão psicótica geralmente são altas (p. ex., 48 a 72 mg de perfenazina), mas não está claro se essas dosagens elevadas são necessárias. Em um estudo duplo-cego (Shelton et al. 2001), a olanzapina combinada com a fluoxetina foi significativamente mais eficaz do que o placebo. Algumas análises não encontraram superioridade da combinação entre um antipsicótico e um antidepressivo em comparação a um antidepressivo isolado (Wijkstra et al. 2005). Entretanto, existe uma pequena evidência de que os antipsicóticos, incluindo os atípicos, são eficazes na monoterapia da depressão psicótica (ver anteriormente).

Quando antipsicóticos típicos são empregados no tratamento da depressão, o prontuário médico deve refletir as razões de forma muito clara. Quando o medicamento é continuado por vários meses, os riscos de discinesia devem ser observados, e a necessidade do uso de neuroléptico de manutenção precisa ser especificamente justificada. Nos Estados Unidos, muitos processos judiciais em relação ao tratamento inadequado da discinesia tardia envolvem pacientes depressivos que desenvolvem essa condição durante o uso de antipsicóticos típicos. Dados do McLean Hospital sugeriram que os pacientes com depressão unipolar ou bipolar, psicóticos ou não, desenvolvem discinesia duas vezes mais cedo, com exposição à metade do medicamento, se comparados aos indivíduos esquizofrênicos. São limitados os dados sobre as taxas de discinesia tardia no uso prolongado de agentes atípicos no tratamento coadjuvante da depressão maior. Entretanto, foram inferiores a 1% as taxas de discinesia tardia em ensaio aberto, com duração de um ano, do aripiprazol como coadjuvante no tratamento da depressão. Dos antipsicóticos típicos disponíveis, apenas a tioridazina está aprovada pela FDA para uso na depressão – especificamente na depressão de moderada a grave com ansiedade ou agitação. Existem pacientes depressivos ocasionais que parecem ser singularmente responsivos aos antipsicóticos e não melhoram durante o uso de antidepressivos mais convencionais.

O uso de antipsicóticos atípicos no tratamento coadjuvante da depressão tem aumentado regularmente desde o ano de 2000. Hoje, uma série de estudos sugere benefícios na adição de olanzapina, quetiapina e aripiprazol aos antidepressivos no tratamento da depressão (Berman et al. 2009; Garakani et al. 2008; Marcus et al. 2008; Thase et al. 2006). Em 2007, o aripiprazol foi aprovado para o tratamento coadjuvante da depressão, nas dosagens de 2 a 15 mg/dia, e a olanzapina combinada com a fluoxetina foi aprovada para o tratamento da depressão resistente em 2009. A quetiapina também foi aprovada como tratamento coadjuvante para a depressão maior no final de 2009. A faixa de dosagem da quetiapina estudada para a depressão foi de 150 a 300 mg/dia. Os dados que indicam eficácia dos agentes atípicos no tratamento da depressão maior são, hoje, mais extensivos do que aqueles para quaisquer agentes potencializadores usados no tratamento da depressão. Por exemplo, existem mais estudos do lítio na potencialização da resposta ao antidepressivo, mas o número de indivíduos participantes em todos os estudos do lítio reunidos é uma pequena parte do número de pacientes estudados com os mais novos antipsicóticos. A vantagem dos agentes atípicos sobre alguns agentes tradicionais de potencialização, como o lítio, é maior segurança (especialmente na *overdose*) e monitoramento sanguíneo mais limitado.

Uma vez que, até o momento, não há estudos randomizados comparando os agentes atípicos a outras estratégias de potencialização comuns, como o lítio, hormônio da tireoide, bupropiona e estimulantes, é difícil comparar a eficácia entre os tratamentos coadjuvantes. Entretanto, os estudos de antipsicóticos não demonstraram consistência em demonstrar benefícios extras. Há muitas perguntas sem respostas em relação aos agentes coadjuvantes no tratamento da depressão maior. Por exemplo, não está claro qual a duração ideal do tratamento com antipsicóticos ou qual a segurança em longo prazo desses fármacos na população depressiva.

Pode haver algumas vantagens, pelo menos da perspectiva metabólica, do aripiprazol sobre outros agentes atípicos no controle de longo prazo de pacientes depressivos. No momento, não há qualquer dado substancial que sustente o uso de agentes atípicos diferentes do aripiprazol, da quetiapina e da olanzapina no tratamento coadjuvante da depressão. Até o momento, apenas a quetiapina XR demonstrou benefícios como monoterapia na depressão maior. Os resultados de quatro estudos controlados e randomizados, envolvendo cerca de 2 mil pacientes, sugeriram que a quetiapina nas dosagens médias de 150 a 300 mg/dia é eficaz na monoterapia da depressão. Pode haver um grupo seleto de indivíduos para os quais a monoterapia com quetiapina possa ser uma opção aceitável. Aqueles pacientes depressivos que estão no espectro bipolar são prováveis candidatos. Além disso, os indivíduos depressivos com proeminente ansiedade, agitação e distúrbio do sono podem se sentir bem usando uma dose de quetiapina isolada à noite. É improvável que esse fármaco venha a ser um agente de primeira linha no tratamento da depressão por causa do ganho de peso e das questões metabólicas; contudo, pode ser um agente de segunda linha e eficaz como tratamento coadjuvante (ver Cap. 9).

Transtornos de ansiedade

Outra potencial indicação dos agentes atípicos é no tratamento do transtorno de ansiedade generalizada (TAG). A quetiapina tem sido estudada em ensaios controlados no tratamento do TAG, e os dados foram revisados por um conselho consultivo da FDA, em 2009. Até o momento, quatro trabalhos demonstraram benefícios da medicação sobre o placebo e comparáveis àqueles de agentes aprovados para o TAG, incluindo paroxetina e escitalopram. Os ensaios costumam envolver dosagens de 50, 150 e 300 mg/dia ao longo de oito semanas de tratamento. Ao mesmo tempo em que o conselho consultivo da FDA concordou com os dados que sustentam a eficácia da quetiapina no tratamento do TAG, ele decidiu contra sua aprovação por causa das preocupações com a segurança nessa população. Embora as questões metabólicas possam ser um compromisso admissível nas doenças muito graves, como o transtorno bipolar ou a esquizofrenia, o conselho consultivo não ficou convencido de que a quetiapina seria uma solução sensata no TAG. Uma vantagem sobre os agentes tradicionais para o tratamento desse transtorno, como os antidepressivos, pode ser o seu início de ação mais rápido. A quetiapina e outros agentes atípicos podem produzir benefícios nos sintomas como distúrbio do sono e agitação. Ela também é uma alternativa não viciante aos benzodiazepínicos. Em contrapartida, pode provocar maiores riscos de ganho de peso, EPS e questões metabólicas do que as alternativas. Conforme observado no Capítulo 3, os ADTs, os ISRSs e a venlafaxina produzem menor risco e são tão eficazes quanto os medicamentos antipsicóticos. Revisões recentes sugerem que tanto os antipsicóticos típicos quanto os atípicos podem ser efetivos em vários transtornos de ansiedade (Gao et al. 2005). Entretanto, os riscos e benefícios de todos os tratamentos disponíveis para o TAG devem ser avaliados para cada paciente antes de se decidir sobre o tratamento.

Ocasionalmente, usamos agentes atípicos no tratamento do transtorno de pânico. Há relatos de casos de eficácia da olanzapina no manejo desse transtorno, e observamos pacientes que não toleraram ou não responderam aos ISRSs ou aos IRSNs, mas passaram bem com a olanzapina (Mandalos e Szarek, 1999) ou a quetiapina (Pitchot e Ansseau, 2012). Da mesma forma, o aripiprazol tem sido empregado para potencializar os antidepressivos nos pacientes com transtorno de pânico que não responderam à monoterapia com antidepressivo (Hoge et al. 2008). De todos os agentes atípicos, observamos que a quetiapina nas dosagens de 150 a 300 mg/dia, em geral, é bem tolerada e eficaz no tratamento coadjuvante do transtorno de pânico nos pacientes que não responderam a um antidepressivo isolado.

Com frequência, a ansiedade acompanha o transtorno bipolar. Os agentes atípicos claramente ajudam a mitigar os sintomas associados nos pacientes bipolares. Por exemplo, Hirschfeld e colaboradores (2006) relataram que a quetiapina nas dosagens de 300 e 600 mg/dia foi significativamente melhor do que o placebo na melhora dos sintomas de ansiedade nos pacientes com depressão bipolar tipo I.

Transtorno obsessivo-compulsivo

Um antipsicótico pode ser especialmente eficaz no tratamento do transtorno de ansiedade quando os pacientes apresentam-se com transtorno obsessivo-compulsivo (TOC) mais personalidade esquizotípica ou esquizofrenia. Em tais casos, o TOC é relatado como demonstrando pouca ou nenhuma resposta ao medicamento-padrão ou a terapias comportamentais. Existem sugestões de que pacientes ocasionais respondem quando a risperidona ou um antipsicótico típico é adicionado ao regime terapêutico, mas as questões estão longe de serem esclarecidas. Alguns pacientes esquizofrênicos podem desenvolver os sintomas de TOC durante o uso de um agente atípico, talvez por causa do seu antagonismo 5-HT$_2$. O uso coadjuvante da pimozida e de outros antipsicóticos ajuda de forma evidente nos tiques associados ao TOC e no transtorno de Tourette. Há evidência de que a adição de olanzapina ou risperidona a um ISRS auxilia alguns pacientes com TOC. A risperidona possui o melhor relatório de evidências como agente potencializador no TOC, mas a olanzapina é, pelo menos, tão eficaz quanto a risperidona (Hollander et al. 2003; Koran et al. 2000; Mottard e de la Sablonnière 1999). O trabalho mais recente sobre a quetiapina como potencializador de ISRSs no TOC é misto (Carey et al. 2012; Vulink et al. 2009).

A paliperidona (Storch et al. 2013) e o aripiprazol (Sayyah et al. 2012) também demonstram benefícios no tratamento coadjuvante do TOC em ensaios controlados de pequeno porte. De modo geral, parece que um terço dos pacientes tratados com ISRSs beneficia-se com a adição de um antipsicótico (Dold et al. 2013). Observamos que dosagens mais baixas de muitos agentes atípicos, como 5 a 10 mg/dia de aripiprazol ou 100 a 150 mg/dia de quetiapina, adicionadas a um ISRS-padrão, apresentam eficácia e boa tolerabilidade em muitos pacientes com TOC.

Transtorno de estresse pós-traumático

Há muito tempo que os antipsicóticos são usados no tratamento do transtorno de estresse pós-traumático (TEPT). Pelo menos 25% dos veteranos combatentes acabaram por ser tratados com um ou mais agentes atípicos na terapia do TEPT no Veteran's Administration. Não há evidências de que os antipsicóticos sejam de grande ajuda para alguns dos sintomas essenciais desse transtorno, incluindo ideação intrusiva e hipervigilância. No entanto, podem ser eficazes como agentes coadjuvantes no controle da agitação, da agressão irritável, da ansiedade e das dificuldades para dormir em alguns indivíduos. Além disso, os pacientes com TEPT parecem se beneficiar de agentes atípicos na redução dos sintomas de reexperiência. Por causa dos benefícios no sono e ação antiagitação da olanzapina, geralmente adicionamos, à noite, 5 a 10 mg do fármaco a um ISRS ou estabilizador do humor. A risperidona, 1 a 3 mg em doses divididas, também parece bastante útil em alguns veteranos combatentes com agressão irritável (Pivac et al. 2004; States e St. Dennis 2003; Wang et al. 2013).

Transtornos da personalidade

Há muito tempo os antipsicóticos são empregados no tratamento dos pacientes com transtornos da personalidade *borderline* e esquizotípica. Entretanto, pouquíssimos estudos sustentam essa prática. A escassez de estudos deve-se, em parte, às dificuldades de realização de ensaios farmacológicos em pacientes com transtornos da personalidade. A comorbidade com transtornos do eixo I é comum e complica a seleção de pacientes para os estudos e a interpretação dos resultados.

Indivíduos esquizotípicos podem corresponder ao final do espectro da esquizofrenia e, normalmente, beneficiam-se com os antipsicóticos. A personalidade esquizotípica nos pacientes mais jovens costuma ser entendida como um sintoma precursor da esquizofrenia. O único ensaio controlado do tratamento de indivíduos com personalidade esquizotípica com um agente atípico, a risperidona, relatou que a dose diária de 0,5 a 2 mg foi benéfica (Koenigsberg et al.

2003). Estudos anteriores de antipsicóticos típicos, não controlados, também demonstraram benefícios. Até recentemente, muitos dos trabalhos com TPB envolviam antipsicóticos típicos. Vários ensaios abertos e controlados sugerem que o haloperidol pode controlar a agressão impulsiva que os pacientes com TPB podem exibir. Entretanto, os antipsicóticos típicos auxiliam pouco na disforia e na instabilidade emocional, que são comuns nos portadores desse transtorno. Em geral, o tratamento de longo prazo com haloperidol é insatisfatoriamente tolerado, com frequência descontinuado e apenas pouco benéfico (Cornelius et al. 1993).

Os antipsicóticos atípicos ainda não foram estudados extensivamente no tratamento de portadores de TPB, mas a crescente evidência sugere que esses agentes desempenham um papel importante na intervenção terapêutica de alguns pacientes (Ripoll 2012). Por exemplo, a olanzapina pode produzir benefícios globais maiores nessa população do que a fluoxetina (Zanarini et al. 2004). Observamos que a adição de olanzapina à terapia comportamental dialética (TCD) nos pacientes com TPB facilitou na redução rápida da irritabilidade e da agressão (Linehan et al. 2008). No entanto, nem todos os estudos controlados por placebo da olanzapina no TPB demonstraram benefícios. Por exemplo, Schulz e colaboradores (2008) não encontraram superioridade da medicação sobre o placebo em relação à eficácia ao longo de 12 semanas de estudo envolvendo mais de 300 pacientes *borderline*. Em oposição, em um estudo de grande porte, Zanarini e colaboradores (2011) concluíram que 5 a 10 mg/dia de olanzapina produziram uma vantagem modesta sobre o placebo em 451 pacientes *borderline* tratados por 12 semanas. Ensaios menores empregando risperidona, aripiprazol, asenapina e quetiapina sugeriram benefícios no tratamento do TPB, mas a melhora da agressão e da impulsividade foi mais favorável do que a de outros sintomas. Estamos inclinados a achar que a combinação de um ISRS e um agente atípico, em geral, é a abordagem terapêutica ideal no tratamento de pacientes com TPB. Esse tipo de combinação parece tratar a disforia, a instabilidade do humor e a impulsividade com boa tolerabilidade. As combinações como paroxetina com risperidona ou fluoxetina com olanzapina, anedoticamente, parecem bem toleradas e eficazes. As questões de autoidentidade dos pacientes *borderline* podem fazer do ganho de peso um problema delicado na prescrição da olanzapina, da quetiapina ou da clozapina. Alguns dados mostram que a risperidona e a clozapina são eficazes no tratamento do comportamento autodestrutivo e da agressão nos pacientes com TPB (Benedetti et al. 1998; Chengappa et al. 1999; Frankenburg e Zanarini 1993). Estudos dos agentes atípicos demonstram mais consistência, embora geralmente modesta, nos efeitos do tratamento dos sintomas essenciais do TPB. Estudos duplos-cegos, mesmo que poucos, em geral sugerem benefícios dos agentes atípicos. Por exemplo, em um desses trabalhos, o aripiprazol foi mais eficaz do que o placebo no tratamento da ansiedade, dos sintomas depressivos e da raiva em pacientes *borderline* (Nickel et al. 2006). Da mesma forma, a adição de olanzapina à TCD foi mais eficaz do que o placebo adicionado à TCD no tratamento dos sintomas essenciais da personalidade *borderline* (Soler et al. 2005).

Uma interpretação aceitável desses resultados é a de que os antipsicóticos têm um efeito estabilizador na irritabilidade, na instabilidade do humor e na impulsividade e que reduzem a ansiedade. Também podem ser empregados nas fases iniciais de um programa de tratamento mais abrangente para pacientes com TPB, como a TCD. No momento, os atípicos demonstram benefícios mais consistentes no tratamento dos sintomas *borderline* do que os agentes típicos. Devido ao menor risco no longo prazo de alguns EPSs e ao espectro mais abrangente de atividade dos sintomas *borderline*, os atípicos devem, de modo geral, ser usados no tratamento desses sintomas, em vez dos antipsicóticos típicos.

Outras condições

Os antipsicóticos são amplamente empregados nos estados orgânicos de agitação, como o *delirium*, a doença de Alzheimer e a deficiência intelectual, com crescente evidência de que podem ser benéficos. Às vezes, os antipsicóticos causam mais mal (pelos efeitos colaterais) do que bem, e sua utilização é estritamente empírica – de valor apenas se apresentarem benefícios (ver Cap. 12). Nas condições como depressão, ansiedade, transtorno da personalidade e síndromes cerebrais orgânicas, para as quais a eficácia desses agentes não está totalmente estabelecida, outras terapias medicamentosas ou nenhuma intervenção talvez seja a melhor decisão. O uso de antipsicóticos nunca deve ser uma rotina, e seus efeitos e sua eficácia para cada paciente em particular devem sempre ser cuidadosamente monitorados e documentados.

Desde que os antipsicóticos atípicos foram introduzidos no mercado, existe um aumento crescente do seu emprego na demência. É difícil demonstrar com clareza o benefício dos agentes atípicos no tratamento da psicose associada à demência. Por isso, independentemente dos vários ensaios controlados, nenhum antipsicótico está aprovado para o controle da demência em pacientes geriátricos, e é improvável que algum deles possa vir a ser. A FDA estabeleceu um grau de advertência em relação ao aumento da mortalidade nos pacientes geriátricos demenciados tratados com antipsicóticos. Quando todos os dados são combinados, fica aparente um aumento de mais ou menos 1,7 vezes na mortalidade dos pacientes tratados com antipsicóticos em comparação àqueles tratados com placebo, a qual parece estar associada a várias causas, incluindo eventos cardiovasculares, acidentes vasculares cerebrais (AVCs) e óbitos relacionados a infecções. São poucas as boas opções ou alternativas aceitáveis para os antipsicóticos no tratamento da psicose ou da agitação associadas com demência. Os benzodiazepínicos, os anticonvulsivantes e outros agentes, todos, possuem limitações significativas na população de pacientes geriátricos demenciados. Em estudos comparativos entre os agentes atípicos em indivíduos demenciados (CATIE AD; Sultzer et al. 2008), os antipsicóticos parecem produzir efeitos melhores do que o placebo em alguns sintomas, incluindo raiva, agressão e ideias paranoides. De modo geral, os antipsicóticos estudados – risperidona, olanzapina e quetiapina – não foram muito diferentes do placebo na melhora do funcionamento ou da qualidade de vida. Nesse estudo, foi observada uma eficácia muito maior para a risperidona e olanzapina do que para quetiapina. Observamos que 2,5 a 7,5 mg de olanzapina, administrados na hora de deitar, costumam auxiliar no tratamento de agitação e insônia em pacientes demenciados. Ficamos menos impressionados com o uso conforme a necessidade da olanzapina no que se refere à obtenção rápida da melhora na agitação; entretanto, estudos realizados meticulosamente colocaram em debate a eficácia dos antipsicóticos atípicos na abordagem da agitação e do descontrole comportamental associados à demência (Schneider et al. 2006). Em virtude da tarja preta advertindo o aumento da mortalidade associado aos agentes atípicos nos idosos, não está claro se os benefícios compensam os riscos. O uso de antipsicóticos nos pacientes demenciados deve ser avaliado conforme cada caso.

Alguns estudos demonstraram uma taxa levemente mais elevada de acidentes vasculares cerebrais (AVCs) nos indivíduos demenciados tratados com olanzapina ou risperidona. Esse achado levou a uma advertência da FDA, e o risco do AVC está agora mencionado como um evento adverso potencial nas bulas das embalagens da olanzapina e da risperidona. Do ponto de vista conceitual, os antipsicóticos atípicos elevam o risco de AVC pelo aumento de outros fatores de risco para tal evento, como a obesidade e o diabetes. Entretanto, análises de grande porte de idosos na comunidade não encontraram aumento na taxa de AVC nos pacientes tratados com risperidona ou olanzapina (Herrmann et al. 2004). Embora o aumento do risco de AVC associado aos antipsicóticos atípicos seja, na melhor das hipóteses, pequeno em pacientes mais jovens, vale a pena monitorar os idosos tratados com agentes atípicos para alterações no peso e nos níveis de glicose e triglicerídeos.

Além do tratamento de pacientes demenciados, os antipsicóticos atípicos estão sendo empregados com algum sucesso em outras condições. Em

2006, por exemplo, a risperidona passou a ser o primeiro medicamento aprovado para o tratamento da autoagressão e da raiva associadas ao transtorno do espectro autista (TEA) infantil (McDougle et al. 2005). Um trabalho anterior com haloperidol no tratamento de TEA demonstrou benefícios modestos, mas significativos EPSs. A risperidona parece ser mais bem tolerada. Outra aplicação potencial dos antipsicóticos é no tratamento da anorexia nervosa. Até o momento, nenhuma farmacoterapia demonstrou ser benéfica na anorexia em bases consistentes. Entretanto, ensaios abertos, relatos de casos e, pelo menos, um ensaio controlado sugerem que a olanzapina e a quetiapina podem auxiliar a reduzir a ansiedade e a obsessão em relação aos alimentos e à imagem corporal, enquanto contribuem para o ganho de peso (Dennis et al. 2006; Mondraty et al. 2005; Powers et al. 2007).

Antipsicóticos de segunda geração (atípicos)

Clozapina

A clozapina (Clozaril) está disponível nos Estados Unidos há 20 anos para uso nos esquizofrênicos resistentes ao tratamento ou nos pacientes incapazes de tolerar os efeitos colaterais dos antipsicóticos típicos. A clozapina foi, de muitas maneiras, o melhor desenvolvimento no tratamento da esquizofrenia desde a descoberta da clorpromazina. Contudo, o fármaco apresenta problemas e perigos; não funciona para todas as pessoas; e os pacientes que são substancialmente beneficiados ainda estão longe de sentir-se bem. Mesmo assim, é o único medicamento antipsicótico que, sem dúvida, demonstrou, nos estudos controlados, ser claramente mais eficaz do que os antipsicóticos mais antigos na esquizofrenia resistente. Ele também é o único medicamento antipsicótico que essencialmente não causa pseudoparkinsonismo ou distonia, e é improvável que ocasione discinesia tardia.

A clozapina é usada clinicamente na Europa há mais de 30 anos. Foi retirada do uso geral depois que óbitos devidos à agranulocitose foram relatados na Finlândia, em meados da década de 1970. Até hoje, nenhum outro antipsicótico com propriedades similares foi descoberto, talvez porque a clozapina possua uma mistura singular de efeitos farmacológicos: mais efeito sobre a dopamina$_1$ (D_1) do que D_2, mais efeito nos sistemas cortical e dopaminérgico do que no gânglio basal e maior bloqueio das atividades serotonérgica (5-HT$_2$), histamínica e α-adrenérgica do que outros neurolépticos disponíveis. A evidência, demonstrada pelos ensaios multicêntricos iniciais (antes de 1978), de que a clozapina é mais eficaz do que o haloperidol ou a clorpromazina levou o Sandoz

Antipsicóticos atípicos (antagonista da dopamina e da serotonina): visão geral	
Eficácia	Esquizofrenia (aprovação da FDA para todos) Esquizofrenia resistente ao tratamento (clozapina) Mania (aprovação da FDA para aripiprazol, asenapina, olanzapina, quetiapina, risperidona e ziprasidona) Depressão bipolar (aprovação da FDA para lurasidona, quetiapina e Symbyax [olanzapina-fluoxetina]) Depressão/ansiedade/agitação (eficácia estabelecida, mas não aprovada pela FDA para esses propósitos)
Efeitos colaterais	Ganho de peso Efeitos gastrintestinais Resistência à insulina Sedação Acatisia Hipotensão ortostática Bradicinesia Taquicardia Tontura ↑ Triglicerídeos (exceto ziprasidona) EPS, SNM (raro) Agranulocitose (clozapina) (raro) Convulsões (clozapina)
Segurança na *overdose*	Convulsões com *overdose* de clozapina. Depressão respiratória em combinação com outros depressores do SNC. Alterações no intervalo QT. Lavagem e controle dos sinais vitais.

(continua)

Antipsicóticos atípicos (antagonista da dopamina e da serotonina): visão geral (*continuação*)	
Dosagem e administração	Clozapina: 12,5-25 mg; depois aumentar a dose 25-50 mg por semana, conforme a necessidade e a tolerabilidade, até 300-600 mg/dia Risperidona: 0,5-1 mg, duas vezes ao dia, até 3 mg, duas vezes ao dia, no final da primeira semana, conforme a tolerabilidade Olanzapina: 2,5-5 mg na hora de dormir; aumentar em 5 mg a cada semana até 20 mg na hora de dormir Quetiapina: 25 mg, duas vezes ao dia, aumentar a dose diária total em 50 mg, conforme a necessidade e a tolerabilidade, até 300-600 mg/dia Ziprasidona: 20 mg, uma ou duas vezes ao dia; aumentar em 20-40 mg por semana, até a dose máxima de 80 mg, duas vezes ao dia Aripiprazol: 15 mg, uma vez ao dia; aumentar até 30 mg/dia depois de uma semana Lurasidona: 20-40 mg/dia; aumentar 20-40 mg/dia até 120-160 mg/dia Asenapina: 5-10 mg sublingual, duas vezes ao dia, e então aumentar 5 mg/dia até o máximo de 10 mg, duas vezes ao dia Iloperidona: 1 mg, duas vezes ao dia, no primeiro dia, 2 mg, duas vezes ao dia, no segundo dia, e então aumentar 2 mg/dia até a dose-alvo de 6-12 mg/dia
	Benefícios totais de quatro semanas a seis meses
Descontinuação	Rebote colinérgico brando, recaída rápida Reduzir tão lentamente quanto titulada no sentido ascendente
Interações medicamentosas	Fluvoxamina (inibidor 1A2): ↑ níveis do antipsicótico atípico ErOH: ↑ a sedação e a hipotensão ortostática Anti-hipertensivos: podem ↑ hipotensão ortostática Carbamazepina: ↓ níveis séricos da olanzapina; ↓ níveis da clozapina; ↑ eventos adversos hematológicos com clozapina Depressores do SNC: ↑ sedação Ciprofloxacino (Cipro) (inibidor potente 1A2): ↑ níveis dos antipsicóticos atípicos

Nota: EPS = sintomas extrapiramidais; ErOH = etanol; FDA = U.S. Food and Drug Administration; SNC = sistema nervoso central; SNM = síndrome neuroléptica maligna.

Pharmaceuticals a recomercializar o fármaco sob condições controladas em alguns países da Europa. Nos Estados Unidos, a FDA insistiu que a eficácia da medicação no tratamento de pacientes com evidente esquizofrenia resistente ao tratamento fosse provada. Essa prova foi obtida, e o estudo resultante foi publicado (Kane et al. 1988). Participaram desse estudo pacientes com esquizofrenia crônica que não responderam a pelo menos três ensaios adequados de neurolépticos e não apresentaram uma remissão em cinco anos. Cerca de um terço dos sujeitos melhorou depois de usar clozapina por quatro semanas *versus* 2% daqueles que melhoraram depois do uso de clorpromazina (Kane et al. 1988).

Parece que a clozapina difere dos antipsicóticos pela modesta redução dos sintomas negativos (p. ex., isolamento, falta de motivação). No entanto, estudos recentes como CATIE e CUtLASS lançaram dúvidas sobre a eficácia real dos agentes atípicos no tratamento dos sintomas negativos. O debate continua em relação a se os antipsicóticos típicos realmente causam sintomas negativos ou se estes são parte integrante da esquizofrenia. Além disso, a clozapina também pode afetar outras dimensões da esquizofrenia, como a tendência ao suicídio. Um estudo de grande porte indicou que esquizofrênicos ou pacientes com transtorno esquizoafetivo tratados com clozapina (dose média = 274 mg/dia) apresentaram uma menor probabilidade de tentar suicídio ou de exigir intervenção de emergência por causa de um risco significativo de suicídio do que os indivíduos tratados com olanzapina (Meltzer et al. 2003). O risco de suicídio concluído foi baixo e estatisticamente igual entre os medicamentos. O achado da redução do comportamento suicida levou à aprovação ímpar da clozapina pela FDA para a diminuição do comportamento suicida recorrente nos pacientes esquizofrênicos ou com transtorno esquizoafetivo. Embora outros antipsicóticos atípicos, como a olanzapina, também pareçam reduzir o comportamento suicida em alguns pacientes – se comparados aos agentes típicos, como o haloperidol –, a clozapina pode ter propriedades únicas na redução do comportamento suicida. Ela pode ser melhor que qualquer um dos medicamentos atípicos na redução da agressão impulsiva, e é essa propriedade que talvez seja a responsável pelos relatos da capacidade dessa medicação de diminuir a autoagressão, a automutilação e as tentativas de suicídio. Embora o perfil de efeitos colaterais da clozapina caracteristicamente reduza seu uso como um agente de primeira ou segunda linha, temos observado vários casos em que ela foi usada de modo efetivo para diminuir o comportamento autodestrutivo na esquizofrenia, no transtorno bipolar e no TPB.

Devido à tendência de causar agranulocitose grave – afetando 1,2% de todos os pacientes tratados nos Estados Unidos –, a clozapina é comercializada sob um único sistema: todos os indivíduos que começam a usá-la são credenciados em um registro nacional (um dos cinco atualmente existentes), e o médico e a farmácia são os responsáveis pela obtenção semanal da contagem dos leucócitos desses pacientes durante o primeiro semestre de tratamento; quinzenal durante o semestre seguinte; e mensalmente após o primeiro ano. Suprimentos semanais de clozapina são distribuídos no momento em que a amostra de sangue é recolhida.

Hoje, cinco companhias farmacêuticas comercializam a medicação: Novartis Pharmaceuticals, Mylan Laboratories, Teva Pharmaceuticals, Caraco Pharmaceuticals Laboratories e Jazz Pharmaceuticals. Cada uma emprega seu próprio registro para monitorar, coletar e relatar a contagem de leucócitos e a contagem absoluta dos neutrófilos (ANCs) dos pacientes. Todos os registros devem conduzir a uma nova exigência de verificação do estado do National Non-Rechallenge Masterfile, que é mantido pelo Novartis, sobre todos os pacientes que estão iniciando ou recomeçando o uso da clozapina. O National Non-Rechallenge Masterfile é um banco de dados nacional que identifica os pacientes cujas contagens de leucócitos e ANCs relatadas estão abaixo dos níveis críticos; esses indivíduos precisam suspender a terapia com clozapina, não sendo mais expostos ao fármaco. Os seis registros da medicação são os seguintes:

- Clozaril National Registry (Novartis Pharmaceuticals Corporation; 1-800-448-5938: www.clozarilcare.com)
- Clozapine Registry (Teva Pharmaceuticals; 1-800-507-8334; www.clozapineregistry.com)
- Clozapine ODT Registry; Teva Pharmaceuticals; 1-877-329-2256; www.clozapineodtregistry.com)
- Clozapine Prescription Access System (CPAS) (Mylan, 1-800843-9915; www.mylanclozapine.com
- Caraco Clozapine Distribution System (CCDS) (Caraco; 1-888-835-2237; www.caracoclozapine.com)
- FazaClo Patient Registry (Jazz Pharmaceuticals; 1-877-329-2256; www.fazacloregistry.com)

Esse sistema de monitoramento laboratorial contribui para o custo da prescrição de clozapina, mas a sua fórmula genérica reduziu consideravelmente o custo dos comprimidos. Entretanto, como o início da agranulocitose é imprevisível – alguns pacientes demonstram reduções lentas e estáveis na contagem de leucócitos, enquanto outros experimentam uma queda repentina, resultando na referida condição –, o objetivo é identificar todos os casos novos rapidamente e instituir o tratamento médico precoce para evitar os óbitos observados na Europa antes de esse efeito adverso ser reconhecido. Poucas mortes ocorreram nos Estados Unidos sob monitoramento semanal. Acredita-se que a agranulocitose associada à clozapina seja uma reação autoimune, não um efeito tóxico direto na medula óssea. Ela não é dose-dependente. A maioria dos casos ocorre entre o segundo e o quarto mês de tratamento, mas algumas reações aconteceram mais tarde, 18 meses depois de o medicamento ter sido iniciado. Os pacientes que desenvolvem agranulocitose uma vez rapidamente a apresentarão de novo se o medicamento for reiniciado.

A clozapina está disponível na fórmula genérica em comprimidos de 25, 50, 100 e 200 mg; em comprimidos orodispersíveis marcados para corte de 12,5, 25 e 100 mg; bem como na suspensão oral de 50 mg/mL. A dosagem inicial é de 25 mg na hora de deitar; o fabricante recomenda a administração duas vezes ao dia, mas muitos pacientes acabam ingerindo a dose total antes de dormir. A dosagem deve ser aumentada lenta e cautelosamente de 25 mg/dia até 200 mg/dia nas primeiras 2 a 3 semanas; depois de estabilizada essa dose por algumas semanas, outros aumentos podem ser realizados, conforme a tolerabilidade. A maioria dos pacientes responde bem a dosagens entre 300 e 500 mg/dia. Se não houver uma melhora evidente, a dosagem poderá ser gradualmente aumentada até 900 mg/dia. Entretanto, devido à ocorrência frequente de convulsões relacionadas à dosagem (em cerca de 15% dos indivíduos), as doses acima de 550 mg/dia devem ser acompanhadas de um anticonvulsivante-padrão. A fenitoína ou o valproato, em doses anticonvulsivantes-padrão, são usados com esse propósito no McLean Hospital.

A sedação é um dos principais efeitos colaterais restritivos do aumento da dosagem. Em muitos pacientes, é desenvolvida tolerância a esse efeito. Os efeitos colaterais cardiovasculares, a hipotensão ortostática grave e a taquicardia acentuada (até 130 a 140 bpm) podem ocorrer no início do tratamento com clozapina. Esses efeitos requerem aumentos muito lentos de dosagem e, às vezes, o uso de medicamento neutralizante, como o modafinil. Entretanto, alguns poucos pacientes desenvolvem desconforto gastrintestinal e sintomas do tipo gripe no início do tratamento, recusando-se a usar essa medicação novamente. As febres em torno de 37,7 ºC relacionadas ao medicamento podem ocorrer no início da terapia, mas desaparecem e não são significativas. As contagens sanguíneas devem ser obtidas, porém, na experiência local com mais de 300 pacientes, elas sempre foram normais ou elevadas. Hipersalivação à noite, umedecendo o travesseiro, é comum; a clonidina pode ser eficaz na neutralização desse efeito colateral. Às vezes, há ocorrência de enurese.

Embora o fabricante recomende enfaticamente que outros antipsicóticos sejam retirados dos pacientes antes de iniciar a clozapina, é difícil seguir essa recomendação no caso de indivíduos psicóticos. Quase sempre adicionamos doses baixas de clozapina e continuamos com o medicamento antipsicótico, o qual é reduzido, depois de a dosagem da clozapina ter atingido 200 mg/dia. Combinamos clozapina, geralmente em incidentes, com benzodiazepínicos, lamotrigina, lítio, ácido valproico, ADTs, trazodona, outros agentes atípicos como aripiprazol, fármacos típicos de alta potência, fluoxetina e até mesmo ECT. Uma vez que 40 a 70% dos pacientes com esquizofrenia resistente também são resistentes à clozapina, as estratégias de potencialização são tentadas com frequência. A evidência, até o momento, sugere que a potencialização da clozapina com agentes como lamotrigina, amisulprida e ácido etileicosapentaenoico pode beneficiar alguns pacientes com esquizofrenia resistente (Kontaxakis et al. 2005; Mouaffak et al. 2006). Alguns pacientes usando ISRSs e clozapina podem apresentar altos níveis desta e sedação. Recomendamos a verificação periódica dos níveis da clozapina quando esses dois fármacos são combinados. A fluvoxamina pode ser especialmente problemática, já que é um inibidor potente do citocromo P450 1A2. Observamos vários casos de síndrome neuroléptica maligna (SNM) associada ao emprego da clozapina, sobretudo nos pacientes com uso concomitante de lítio. Conforme dito anteriormente, às vezes o lítio é considerado um predisponente de SNM. Essa síndrome associada à clozapina pode ser atípica e tender a não ser caracterizada por rigidez, febres e elevação na creatinofosfoquinase, sendo mais leve que aquela observada com agentes de primeira geração. Ademais, a manifestação da SNM nos pacientes tratados com clozapina pode incluir *delirium*, instabilidade autonômica e EPSs leves (Hasan e Buckley 1998; Karagianis et al. 1999). Medicamentos conhecidos por induzir a agranulocitose, como a carbamazepina, devem ser evitados.

    O curso da melhora no tratamento com clozapina é um pouco imprevisível. Os pacientes com demonstração clara de redução substancial nos sintomas psicóticos podem apresentar-se assim nas primeiras semanas de tratamento ou nos últimos 3 a 6 meses, se não ainda mais tarde. Alguns indivíduos – a terça parte ou mais em nossa experiência – demonstram melhora acentuada, embora a maioria não fique totalmente isenta de resíduo psicótico. Os esquizoafetivos podem vivenciar uma melhora mais completa que os esquizofrênicos, embora geralmente apresentem remissões mais significativas antes do tratamento com clozapina. Os pacientes psicóticos e não psicóticos com mania resistente ao tratamento também costumam responder. Os indivíduos que usam clozapina por um ou mais anos podem demonstrar melhora gradual contínua. Mesmo aqueles pacientes psicóticos que obtêm melhora mínima podem apresentar menos raiva, violência ou discussões impulsivas, além de uma ausência gratificante de acatisia, parkinsonismo e acinesia angustiantes. No McLean Hospital, muitos desses indivíduos continuam recebendo clozapina, porque estão menos angustiados pelos seus sintomas, mesmo quando ainda bastante incapacitados pelos sintomas psicóticos.

A discinesia tardia pode permanecer no início do tratamento com clozapina, mas em geral diminui com o tempo até desaparecer. Em alguns pacientes, a discinesia melhora logo no início, enquanto, em outros, diminui apenas muito lentamente. Não está claro se a clozapina elimina a discinesia ou permite sua atenuação, como acontece nos paciente que não estão mais usando antipsicóticos.

Os efeitos colaterais de longo prazo da terapia de manutenção com clozapina são desconhecidos, embora, nos Estados Unidos, alguns pacientes usem o medicamento continuamente há mais de 20 anos sem efeitos adversos conhecidos (incluindo discinesia tardia). No tratamento de longo prazo com o medicamento, a maioria dos pacientes ganha peso, mas alguns poucos o perdem. Existe uma polêmica sobre a clozapina apresentar probabilidade de causar diabetes se cetoacidose. Uma conferência visando um a consenso sobre os medicamentos antipsicóticos, a obesidade e o diabetes concluiu que o fármaco parece estar associado ao aumento do risco de diabetes (American Diabetes Association et al. 2004). Entretanto, essa conclusão não foi uniformemente aceita.

Todos os antipsicóticos atípicos, em especial a clozapina, a olanzapina e a quetiapina, estão associados ao aumento do risco de hiperglicemia e diabetes, o que agora está refletido como aviso nas bulas das embalagens de todos esses medicamentos. O aripiprazol e a ziprasidona podem causar riscos bem menores. Parece que a risperidona é de risco intermediário, entre a olanzapina e a ziprasidona. Existem vários casos de cetoacidose diabética relatados com o uso de clozapina e outros agentes atípicos. Entretanto, a abrangência do aumento do risco de diabetes com antipsicóticos atípicos é muito debatida. A esquizofrenia, por si só, eleva o risco de diabetes, e os antipsicóticos típicos também aumentam esse risco. Seja qual for a extensão do risco, existe pouca dúvida de que vários agentes atípicos estão associados a um significativo ganho de peso e risco de obesidade. O sobrepeso, por sua vez, é considerado um fator evidente de risco de resistência insulínica, hiperglicemia e diabetes tipo II. Entretanto, há casos de diabetes em pacientes tratados com antipsicótico que ocorreram independentemente do ganho de peso, e relatamos que a resistência insulínica que surge com agentes atípicos não está correlacionada a alterações agudas no peso. Por isso, o transtorno e o medicamento parecem estar associados à resistência insulínica independentemente do peso (Meltzer et al. Reaven et al. 2009), conforme evidenciado pela obesidade, pressão arterial elevada e níveis altos de triglicerídeos. Em geral, a síndrome não resulta no diabetes, mas parece predispor a pessoa ao risco de doença cardiovascular. A cetoacidose diabética aguda parece não estar relacionada ao ganho de peso de longo prazo e à subsensibilidade insulínica; ela pode ser uma reação idiossincrática.

Da mesma forma que aconselhamos nossos residentes a rotineiramente monitorar os pacientes que estão usando antipsicóticos típicos para sinais de EPSs e discinesia tardia, também os ensinamos a monitorar aqueles que estão usando antipsicóticos atípicos para sinais de síndrome metabólica. Concordamos com as recomendações da American Psychiatric Association/American Diabetes Association (Tab. 4-3) sobre a triagem dos pacientes. Uma balança e um aparelho de medir a pressão arterial são equipamentos úteis de monitoramento e devem ser mantidos no consultório. Os pacientes com maior probabilidade de problemas de síndrome metabólica ou diabetes são aqueles com os maiores fatores de risco para essas condições antes da farmacoterapia. Por isso, é importante prestar atenção especial aos indivíduos com obesidade, dislipidemia e história pessoal ou familiar de diabetes no exame basal. Se o paciente ganhou mais de 5% de peso corporal ou tem um IMC acima de 30, os níveis lipídicos devem ser monitorados mensalmente até que seja assegurada a sua estabilidade médica. Talvez a glicemia capilar em ponta do dedo seja mais útil do que o teste de hemoglobina A_{1C} (HbA_{1C}), a menos que o paciente já seja diabético. O HbA_{1C} é um pouco mais global e embota a avaliação no sentido de transmitir o que está acontecendo com base no dia a dia. Provavelmente, a glicemia de jejum ou a glicemia capilar em ponta de dedo sejam avaliações mais úteis para o monitoramento dos níveis de glicose. Entretanto, o médico deve ter em mente que, em geral, os pacientes mantêm os níveis de glicose de jejum constantes no período em que estão ficando resistentes à insulina. A resistência pode ser mais bem monitorada pela elevação nos níveis dos triglicerídeos. Além de pesquisar os níveis de glicose e lipídeos, deve-se monitorar o peso e a pressão arterial, e análises dos sintomas de diabetes (polidipsia, poliúria e hiperfagia) precisam ser instituídas quase mensalmente. Ademais, os testes laboratoriais são repetidos três meses após o início da terapia e, então, uma vez ao ano ou conforme indicação.

O problema mais importante em relação ao monitoramento na terapia com clozapina ao longo do tempo, além de rastrear os efeitos metabólicos, é a necessidade de manter atenção permanente para a redução na contagem de leucócitos. Nossa experiência sugere que um contingente de pacientes preocupa o médico regularmente – ou de forma ocasional por algumas semanas – com as contagens de leucócitos em 3.000 a 4.200 células/mm³. Outros apresentam reduções drásticas, de 8.000 para 5.000 células/mm³, de uma semana para outra. Nos indivíduos que parecem se beneficiar do tratamento ou que não estão usando a medicação por tempo o bastante para que o resultado seja totalmente claro, a contagem completa do sangue (CBCs) é obtida duas vezes por semana até que se eleve de novo. Obter as CBCs por várias semanas antes de iniciar o

TABELA 4-3 Recomendações APA/ADA para triagem dos pacientes que estão usando antipsicóticos atípicos

Triagem antes de iniciar o antipsicótico
História pessoal ou familiar de obesidade, diabetes, níveis altos de colesterol, pressão arterial alta ou doença cardíaca
Peso e altura (IMC > 25)
Circunferência da cintura (> 1,0 m nos homens; > 90 cm nas mulheres)
Pressão arterial (> 130/85)
Glicemia de jejum (> 110)
Colesterol de jejum (HDL < 40; total > 200)
Triglicerídeo de jejum (> 175)

Nota. Os níveis anormais estão indicados nos parênteses. ADA = American Diabetes Association; APA = American Psychiatric Association; HDL = High-density lipoprotein (lipoproteína de alta densidade); IMC = índice de massa corporal.

tratamento com clozapina ajuda o médico a identificar os pacientes com probabilidade de apresentar contagens de leucócitos baixas mesmo na ausência do fármaco. A preocupação com esses pacientes será menor se a contagem baixa for uma característica conhecida. Se a ocorrência de agranulocitose for clara ou a contagem cair para menos de 3.000 células/mm^3, o medicamento deverá ser suspenso. As orientações para monitorar o uso da clozapina estão na Tabela 4-4.

Na avaliação dos pacientes com condições de resistência ao tratamento, os quais disseram ter parado de usar a clozapina por causa da leucopenia, vale a pena determinar exatamente o que aconteceu. Os médicos, às vezes, suspendem o fármaco porque o indivíduo apresenta uma contagem de leucócitos baixa transitória (3.000 a 3.999 células/mm^3); esses pacientes, na verdade, nunca tiveram agranulocitose. Geralmente, eles respondem a um segundo ensaio de clozapina sem desenvolver agranulocitose verdadeira. Em casos complexos, consultar um colega antes de a clozapina ser reiniciada pode ajudar. Em nossa opinião, essa medicação é eficaz no tratamento de todos os pacientes que precisam de antipsicóticos e que não responderam a vários outros antipsicóticos; naqueles com discinesia tardia; e nos que têm EPSs graves, incontroláveis, em especial acatisia.

O custo combinado das contagens de leucócitos semanais necessárias e do medicamento é relativamente alto. Entretanto, a maioria dos planos de saúde cobre todas as despesas ou uma parte delas; a proporção fiscal custo-benefício para os pacientes nas instituições públicas ou privadas tem sido determinada, e os resultados favorecem o uso da clozapina. Por exemplo, no Medicare Part D, a clozapina é contemplada pela maioria dos planos de cobertura de medicamentos (Prescription Drug Plans – PDPs) no sistema de faixas, dependendo do plano. Agora que está disponível na fórmula genérica, praticamente todos os programas norte-americanos de saúde mental a estão adquirindo, com grande economia em relação ao medicamento original de marca.

Risperidona

A risperidona (Risperdal) foi, após a clozapina, o próximo agente antipsicótico atípico a ser introduzido no mercado dos Estados Unidos para prescrição no uso geral. O medicamento exerce antagonismo relativamente maior D_2 do que D_1. Também possui efeitos antagonistas nos receptores 5-HT_2 e, possivelmente, 5-HT_1. Vários estudos colaborativos multicêntricos duplos-cegos documentaram a aparente eficácia da risperidona no tratamento de esquizofrênicos e sua relação dose-resposta rara: 6 mg/dia são mais eficazes e estão associados a menos efeitos colaterais do que grandes dosagens, considerando que 2 mg/dia demonstraram ser ineficazes. A dose de 6 mg (3 mg, duas vezes ao dia) é, pelo menos, tão eficaz quanto 20 mg de haloperidol. Entretanto, dados duplos-cegos relativos aos efeitos colaterais são enganosos. Embora a risperidona não pareça produzir muitas formas de EPSs em comparação ao placebo, ambos os "tratamentos" estiveram associados a mais EPSs do que previsto. Um ensaio mais completo deveria comparar 3 a 6 mg de risperidona com 3,5 a 7 mg de haloperidol, já que esses são os níveis em que ambos os fármacos bloqueiam os receptores D_2 com 60 a 80% de eficiência. Nessas doses mais baixas, não está claro se a risperidona mantém uma vantagem significativa sobre o haloperidol em relação às taxas de EPSs.

A risperidona é indicada para o tratamento da esquizofrenia, do transtorno esquizoafetivo, da mania aguda e dos estados mistos (Hirschfeld et al. 2004). Ela também está aprovada como monoterapia e como agente coadjuvante no tratamento da mania aguda, bem como no manejo da irritabilidade e dos estados mistos nos pacientes com TEA. A utilidade da risperidona como terapia de manutenção ou como tratamento para depressão bipolar ainda não está muito clara. Conforme relatado anteriormente neste capítulo, ela também demonstra benefícios na potencialização da abordagem terapêutica da depressão unipolar.

Em estudos duplos-cegos relativamente curtos, com pacientes saudáveis recebendo apenas risperidona, a dose pôde ser elevada de 1 para 2 e até 3 mg – sempre duas vezes ao dia – em poucos dias sem efeitos adversos. Na prática clínica, pode haver a necessidade de aumentar a dose de modo mais lento. No McLean Hospital, a risperidona parecia o medicamento ideal como tratamento de primeira linha para pacientes psicóticos, até que efeitos adversos inquietantes

TABELA 4-4 Orientações para o monitoramento da clozapina

Evento	Ação necessária	Resultados	Outras ações
A WBC é de 3.500[a], ou significativamente mais baixa,[b] ou há formas celulares imaturas	Repetir WBC e contagem diferencial; solicitar ao paciente para relatar imediatamente o surgimento de febre, dor de garganta ou outros sinais de infecção.	Se, na repetição, a WBC é de 3.000-3.500 e a ANC[c] > 2.000 e sem formas celulares imaturas, continuar a terapia com clozapina.	WBC e diferencial bissemanal até > 3.500 e diferencial celular normal.
A WBC < 3.500 ou ANC < 2.000 e nenhum sinal de agranulocitose	Interromper a terapia com clozapina e registrar a notificação. WBC com diferencial semanal até contagem WBC ≥ 3.000 e ANC ≥ 2.000.	WBC ≥ 3.000 e ANC ≥ 2.000, sem presença de sintomas de infecção.	Pode reiniciar clozapina com WBC bissemanal até WBC ≥ 3.500, depois WBC semanalmente por seis meses.
A WBC < 2.000 ou ANC < 1.500 (agranulocitose) com sinais de infecção (febre, mal-estar, fraqueza, letargia); constitui uma emergência médica	Descontinuar a clozapina imediata e definitivamente. Monitorar o paciente atentamente para febre e outros sinais de infecção. Requisitar testes diários até WBC e diferencial retornarem ao normal (WBC ≥ 3.000 e ANC ≥ 2.000).	Se WBC > 3.000, repetir WBC pós-tratamento e diferencial semanalmente por 52 semanas.	Consultar hematologista para opções de tratamento. O farmacêutico notifica registro de descontinuação e providencia resultados WBC séricos.

Frequência do monitoramento	
Início da terapia	Semanalmente por seis meses
6 a 12 meses de terapia contínua com WBC ≥ 3.500/mm² e ANC ≥ 2.000/mm²	A cada duas semanas por seis meses
12 meses de terapia contínua com WBC e ANC normais	Depois, a cada quatro semanas
Descontinuação da terapia	Semanalmente por, pelo menos, quatro semanas desde o dia da descontinuação ou até WBC e ANC estarem em 3.500mm² e 2.000/mm², respectivamente, ou acima

Nota: ANC = contagem absoluta de neutrófilos; WBC = contagem de leucócitos.
[a] WBC e ANC por mm³.
[b] "Queda significativa" definida como uma queda única ou cumulativa de 3.000 mm³ ou mais, ou ANC de 1.500 ou mais dentro de três semanas.
[c] ANC/mm³ = WBC (mm³) x neutrófilo (%). Exemplo: Se WBC = 7.500/mm³ e neutrófilos = 35%, ANC = 7.500 x 0,35 = 2.625 mm³.
Fonte: Adaptada, com autorização, de Wyatt RD, Chew RH: *Wyatt's Practical Psychiatric Practice: Forms and Protocols for Clinicians*, 3ª edição. Washington, DC, American Psychiatric Publishing, 2005, p. 40. Copyright 2005, American Psychiatric Publishing Inc.

começaram a ser relatados: EPSs, hipotensão ortostática, agitação, supersedação, etc. A hipotensão ortostática é particularmente problemática em determinados indivíduos e, algumas vezes, resulta em síncope e quedas. Nossa experiência é de que as distonias são um pouco menos comuns com a risperidona em relação aos antipsicóticos de primeira geração. Entretanto, a bradicinesia e a acatisia são normalmente observadas no tratamento com risperidona. Alguns desses efeitos adversos podem ser evitados se a dose for aumentada de maneira mais lenta ou se mais atenção for prestada às interações farmacocinéticas com outros medicamentos, sobretudo os ISRSs. Temos observado que a combinação de um ISRS com uma risperidona pode melhorar os efeitos colaterais ortostáticos do medicamento. Parece que a risperidona apresenta maior probabilidade de elevar os níveis da prolactina do que a olanzapina. Assim, o entusiasmo local com o medicamento diminuiu um pouco, embora seja amplamente empregado nos Estados Unidos.

Além disso, a proporção de pacientes que se sentiram muito melhor durante o uso da risperidona em vez de outros antipsicóticos típicos parece ter sido boa, mas menos impressionante do que aquela observada com a clozapina. Nas edições anteriores, dissemos que ainda não havíamos aprendido a melhor maneira de utilizar a risperidona. Mantém-se uma dose baixa e progride-se lentamente com todos os pacientes, mas parece mais sensato usar doses baixas e lentas em pacientes geriátricos ou naqueles que recebem múltiplos medicamentos. Nos idosos, iniciar a risperidona na dose de 0,5 mg, 1 ou 2 vezes ao dia, e lentamente titular o medicamento de forma crescente parece prudente, mantendo a dose abaixo de 1 a 2 mg/dia nas primeiras duas semanas, na tentativa de limitar os efeitos colaterais.

A clozapina sempre pareceu muito mais eficaz do que os antipsicóticos mais antigos. A risperidona parece apresentar uma maior probabilidade de ser um pouco melhor do que o haloperidol: ela é tão eficaz quanto o haloperidol, mas, se a dose for mantida baixa, produz uma quantidade menor daqueles efeitos colaterais tipicamente associados ao último medicamento. Nossa impressão é de que os médicos, ao substituir clozapina por risperidona, costumam ficar desapontados com o resultado. Pelo menos um estudo sugeriu que, por um período superior a um ano, a risperidona se igualou em eficácia à clozapina e foi muito mais bem tolerada (Azorin et al. 2001).

Estudos recentes não concluíram que a risperidona ou outro atípico apresentam muitas vantagens sobre os agentes de primeira geração. Por exemplo, no ensaio CATIE (Lieberman et al. 2005; Stroup et al. 2006), ela foi tão bem tolerada e eficaz quanto a perfenazina. Entretanto, o ensaio foi criticado por ter empregado doses de risperidona e de outros agentes consideradas muito baixas. Por exemplo, nesse ensaio, muitos pacientes foram tratados com risperidona em dosagens (< 3 mg/dia) que, geralmente, são consideradas baixas em demasia. As faixas de dosagens foram selecionadas, em parte, pelos fabricantes.

Os benefícios desse fármaco parecem desaparecer quando sua dosagem é aumentada, porque o paciente não melhora rápido o suficiente para adaptar-se ao cuidado orientado ou à administração hospitalar. Entre os psicóticos afetivos, a risperidona, apesar de ser eficaz na depressão, apresenta maior probabilidade de causar mania, considerando que a clozapina é mais efetiva nos estados do tipo mania e pode ser benéfica na depressão.

A risperidona, se usada bem e com sabedoria, pode se tornar o antipsicóticos ideal de primeira linha, por possibilitar um melhor controle dos sintomas negativos e positivos, bem como por causar menos discinesia tardia e SNM. Entretanto, comparada a outros atípicos, ela produz mais EPSs, especialmente quando a dosagem está acima de 6 mg/dia. O risco cumulativo de discinesia tardia no tratamento de um ano com a medicação é cerca de 0,5 a 1% nos pacientes mais jovens, chegando até 2,6% nos idosos. A fórmula depot de ação prolongada (Risperdal Consta), está disponível para a terapia de manutenção. As dosagens típicas variam de 25 a 50 mg, a cada duas semanas.

O ganho de peso durante o uso da risperidona costuma ser muito menos problemático do que com a clozapina, a olanzapina ou a quetiapina. Nossa opinião é que o ganho de peso com a risperidona provavelmente é mais comparável àquele observado com o aripiprazol e a ziprasidona. Devidos aos casos de cetoacidose diabética associada ao uso da risperidona, utilizamos os mesmos métodos de triagem para todos os pacientes recebendo atípicos.

Algumas considerações finais sobre o uso da risperidona:

1. Na troca de um antipsicótico típico (ou clozapina), não é sensato descontinuá-lo, esperar duas semanas e depois iniciar a risperidona. Escalonar o novo medicamento lentamente, enquanto se escalona o fármaco antigo, diminui a chance de recaída.

2. Já tentou-se adicionar risperidona à clozapina, com alguns benefícios, em especial nos pacientes com uma resposta incompleta e/ou supersedação durante o uso da clozapina.

3. Dosagens de 6 mg/dia ou menores tendem a evitar EPSs mais do que doses mais elevadas.

Paliperidona

Em 2006, o 9-hidroxirisperidona (paliperidona; Invega), o metabólito ativo da risperidona, foi aprovado nos Estados Unidos para o tratamento agudo e de manutenção da esquizofrenia. Assim como a risperidona, a paliperidona é um antagonista D_2/5-HT$_2$ com algum antagonismo α 1 e 2-adrenérgico e H$_1$ também. Uma aplicação inicial do uso da paliperidona na mania aguda foi retirada por causa de dados insuficientes. Em 2014, a paliperidona recebeu aprovação na indicação como monoterapia ou como coadjuvante para estabilizadores do humor ou antidepressivos no transtorno esquizoafetivo. Ela representa o primeiro fármaco indicado para o tratamento do transtorno. Em um ensaio controlado, randomizado, de seis semanas, envolvendo mais de 300 pacientes (Kane et al. 2007), aqueles tratados com 12 mg/dia de paliperidona ER como coadjuvante apresentaram mais benefícios na aferição do resultado primário (Positive and Negative Syndrome Scale; PANSS) do que os indivíduos tratados com placebo. Contudo, tanto o grupo de 6 quanto o de 12 mg/dia experimentaram mais benefícios do que os grupos tratados com placebo nas aferições secundárias, incluindo as escalas Young Mania Rating Scale e Hamilton Depression Rating Scale. Um segundo estudo internacional da paliperidona ER de seis semanas (Marder et al. 2007) também demonstrou a sua eficácia na monoterapia do transtorno esquizoafetivo.

O transtorno esquizoafetivo é, de alguma maneira, o "primo pobre" da esquizofrenia, com relativamente poucos estudos controlados concluídos até agora. Do ponto de vista histórico, o transtorno tem sido tratado com a combinação de antipsicóticos e estabilizadores do humor ou antidepressivos. Estudos da paliperidona apresentam evidência adicional de que a estratégia de combinação é benéfica, mas que a monoterapia com um antipsicótico pode ser mais eficaz em muitos pacientes esquizoafetivos. O fabricante da paliperidona recebeu aprovação da FDA, em julho de 2009, para uma fórmula injetável de ação prolongada desse agente no tratamento de manutenção da esquizofrenia. O palmitato de paliperidona (Invega Sustena) é uma fórmula injetável, administrada uma vez ao mês, que foi estudada em ensaios de 9 e 24 semanas de duração. As dosagens nesses estudos foram de 25, 50 e 150 mg por injeção. Os pacientes tratados com paliperidona injetável apresentaram mais benefícios na escala PANSS do que aqueles tratados com placebo. Além disso, o palmitato de paliperidona foi mais eficaz do que o placebo na prevenção de recaída no estudo de 24 semanas.

A vantagem primária das fórmulas de paliperidona ER e injetável sobre a risperidona e suas formulações é a conveniência para alguns indivíduos. A risperidona oral pode requerer dosagens de duas vezes ao dia para certos pacientes *versus* uma vez ao dia da paliperidona. Da mesma forma, o palmitato de paliperidona injetável é aplicado uma vez ao mês, enquanto a risperidona, duas vezes. A desvantagem primária da paliperidona em relação à risperidona é o custo. A fórmula genérica da risperidona foi aprovada pela FDA em 2008, e o custo baixará ainda mais à medida que outras fórmulas genéricas tornem-se disponíveis. No momento, há poucos dados que sugerem vantagens na eficácia ou nos efeitos colaterais do metabólito sobre seu medicamento original. Já que a fórmula injetável de ação prolongada da risperidona não terá a versão genérica, o palmitato de paliperidona de ação prolongada poderá ser a melhor escolha para muitos pacientes.

Iloperidona

Em 2009, a iloperidona (Fanapt) foi aprovada sem expectativas pela FDA para o tratamento da esquizofrenia. Ela foi desenvolvida originalmente por Roussel, muitos anos atrás. Os primeiros ensaios sugeriram que a medicação não era tão eficaz como o haloperidol ou a risperidona no tratamento da esquizofrenia, tendo sido posta de lado em 1996. Os direitos da iloperidona foram vendidos para o Novartis, depois para o Titan Pharmaceuticals e, finalmente, para o Vanda. Em 2007, o Vanda recebeu uma carta de não aprovação da FDA por causa do surgimento de problemas de segurança e eficácia do fármaco. Entretanto, a partir de dados adicionais, o Vanda conseguiu aprovação do medicamento em 2009.

A princípio, acredita-se que a iloperidona, assim como outros agentes atípicos, agisse como antagonista $D_2/5\text{-}HT_2$. O agente também possui alguma atividade nos receptores α_2, $5\text{-}HT_1$, D_1, D_2, D_3, D_4 e D_6. A iloperidona é bem absorvida por via oral e tem um pico do nível sérico plasmático em 2 a 4 horas. Sua meia-vida é em torno de 24 a 36 horas na maioria das pessoas. Ela é um substrato tanto do CYP 2D6 quanto do 3A4. Por isso, os agentes como a fluoxetina podem mais do que dobrar os níveis séricos da iloperidona, e a carbamazepina pode reduzir os níveis séricos de modo substancial. Em virtude disso, os ajustes na dosagem podem ser necessários para os pacientes que estão usando concomitantemente medicamentos inibidores ou indutores 2D6 ou 3A4.

A eficácia da iloperidona foi estabelecida em ensaios de fase III nos Estados Unidos. Em um ensaio de seis semanas ($N = 706$), duas doses de iloperidona (12 a 16 e 20 a 24 mg/dia) foram superiores ao placebo e iguais a um comparador ativo no final do tratamento da esquizofrenia (Potkin et al. 2008). Da mesma forma, em um segundo ensaio de quatro semanas ($N = 604$), 12 mg, duas vezes ao dia, foram superiores ao placebo no tratamento dos sintomas negativos e positivos da esquizofrenia (Kane et al. 2008).

Os efeitos colaterais mais comuns nos ensaios clínicos foram tontura, boca seca, fadiga, sonolência, taquicardia, hipotensão ortostática e ganho de peso. A taquicardia, a tontura e o ganho de peso parecem ser dose-relacionados, e doses altas (24 mg/dia) causam mais problemas do que aquelas mais baixas (12 mg/dia). O ganho de peso e os efeitos metabólicos parecem mais alinhados com o que é observado com a risperidona do que com o que é relatado com a olanzapina ou a clozapina. Em ensaios cruzados de curto e longo prazo, a média de ganho de peso foi em torno de 2 kg.

Existem, pelo menos, duas desvantagens da iloperidona em relação a outros agentes atípicos até o momento. Uma é a necessidade de titulação lenta da dose a fim de limitar a hipotensão observada nos ensaios clínicos. Cerca de 5% dos pacientes usando a iloperidona na dosagem de 24 mg/dia vivenciaram hipotensão, e uma titulação mais agressiva foi associada a maior risco de hipotensão e síncope. A dosagem inicial recomendada é de 1 mg, duas vezes ao dia, dobrando a dose diária até a dose-alvo de 6 a 12 mg, duas vezes ao dia (12 a 24 mg/dia). Nos ensaios clínicos, o antipsicótico de comparação, no geral, pareceu funcionar mais rapidamente por causa da pequena titulação requerida para o haloperidol ou a risperidona. Uma segunda desvantagem é que a iloperidona pode prolongar o intervalo QTc. Em altas dosagens, há um aumento no intervalo QTc de 9 ms. Drogas que inibem 2D6 e 3A4 também prolongam o intervalo QT. Por isso, é preciso cautela na combinação de iloperidona com inibidores do CYP450, bem como com agentes que são conhecidos por prolongarem o intervalo QTc, incluindo quinidina, clorpromazina e tioridazina.

Ainda não sabemos exatamente onde a iloperidona se encaixará no tratamento da esquizofrenia. Ela não será agente de primeira linha por causa da dosagem e dos problemas de QTc. Além disso, a medicação é mais cara do que os agentes típicos ou atípicos genéricos. Assim, pacientes que não toleram ou respondem ao outros agentes atípicos podem ser candidatos à iloperidona.

Olanzapina

A olanzapina (Zyprexa) foi introduzida no mercado norte-americano em 1996. Como outros antipsicóticos atípicos, ela possui uma razão alta de ligação entre receptores $5-HT_2$ e D_2. Suas afinidades de ligação ao receptor parecem recair em algum lugar entre os efeitos extremante abrangentes do receptor da clozapina e a ligação mais limitada do receptor da risperidona. Como a clozapina, a olanzapina é um antagonista dos receptores dopaminérgicos (D_1 e D_4) e do receptor $5-HT_2$. Além disso, ela é anti-histamínica e anticolinérgica e bloqueia os receptores α_1-adrenérgicos; é metabolizada primariamente pelas enzimas 1A2 do citocromo P450 e, de forma menos extensiva, pela 2D6. Parece que a olanzapina é, no mínimo, tão eficaz quanto o haloperidol no tratamento de curto prazo da esquizofrenia. Ela pode ser mais eficaz do que o haloperidol na melhora dos sintomas negativos, na depressão e na tendência ao suicídio concomitantes e na cognição. Além disso, em estudos de pré-marketing, na dosagem de 10 a 20 mg/dia, ela esteve associada a uma melhora significativa dos sintomas positivos, incluindo os delírios, as alucinações e o transtorno de pensamento.

A olanzapina ainda está entre os agentes atípicos mais comumente usados, mesmo estando entre os medicamentos mais caros. O ensaio CATIE sugeriu que, de modo geral, ela pode ser mais eficaz, além de apresentar menos probabilidade de descontinução que outros agentes atípicos (Stroup et al. 2006). Um total de 64% dos pacientes descontinuaram a olanzapina antes que os 18 meses do ensaio fossem concluídos *versus* 74 a 82% daqueles que cessaram o uso de antipsicóticos comparativos. A medicação também apresentou maior probabilidade de estar associada aos efeitos colaterais metabólicos que os agentes comparativos (perfenazina, risperidona, quetiapina e ziprasidona).

Hoje, a olanzapina está aprovada para o tratamento de uma variedade de transtornos que não esquizofrenia. Foi o primeiro antipsicótico atípico liberado para o tratamento da mania aguda. É provável que funcione mais rápido e, pelo menos, tão eficazmente quanto lítio ou valproato. Além disso, a olanzapina passou a ser o terceiro medicamento, depois do lítio e da lamotrigina, a demonstrar benefícios na prevenção da mania e da depressão nos pacientes bipolares tipo I. Quando combinada com a fluoxetina, ela passa a ser o primeiro medicamento aprovado para o tratamento da depressão bipolar. A olanzapina na forma de injeção intramuscular foi aprovada para o tratamento agudo da agitação nos portadores de esquizofrenia e transtorno bipolar. Conforme já dito, ela também parece desempenhar um papel no tratamento da depressão psicótica e talvez aja como um agente potencializador na intervenção terapêutica da depressão unipolar (ver subseção "Depressão Unipolar", anteriormente neste capítulo).

Permanece obscuro se a olanzapina é tão eficaz quanto a clozapina no tratamento da esquizofrenia refratária, mesmo que estudos comparativos tenham encontrado eficácia geral igual para ambos os fármacos (Bitter et al. 2004; Tollefson et al. 2001). No entanto, o estudo CATIE sugeriu a superioridade da clozapina em relação à olanzapina no tratamento da esquizofrenia refratária (McEvoy et al. 2006). A olanzapina é um medicamento absolutamente "cruel" pelo fato de afetar sistemas neurotransmissores múltiplos, mas não tanto quanto a clozapina. É isso que contribui para a toxicidade da clozapina, mas que também pode ser importante na eficácia do medicamento em casos mais refratários.

Ensaios cabeça a cabeça da olanzapina e da risperidona na depressão refratária também sugerem que os medicamentos são igualmente eficazes, mas diferem nos perfis de efeitos colaterais. A olanzapina está associada ao maior ganho de peso e à sedação, enquanto a risperidona apresenta maior probabilidade de aumentar os níveis da prolactina e de produzir EPSs. Parece que a olanzapina tem uma clara vantagem sobre os agentes típicos de alta potência, como o haloperidol, já que está associada a menos EPSs. Entretanto, no ensaio CATIE (Lieberman et al. 2005), a taxa de EPS com perfenazina foi a mesma que com os atípicos, incluindo a olanzapina. Esta demonstrou, em múltiplos estudos, produzir menos EPSs do que o haloperidol. Nos ensaios agudos, o único sintoma extrapiramidal realmente observado em uma taxa mais elevada em comparação ao placebo foi a acatisia, e a incidência desse efeito aumenta com a dose. Pelo menos 10% dos pacientes desenvolvem acatisia em um ensaio agudo de seis semanas nas dosagens de 10 a 15 mg/dia. Observamos que o propranolol, 10 mg, duas ou três vezes ao dia, pode ajudar nesse problema. Entretanto, alguns pacientes apresentam uma piora significativa de hipotensão postural, mesmo com adições pequenas de β-bloqueadores; por isso, recomendamos cautela. As reações distônicas e discinesias parecem ser totalmente raras com a olanzapina nas dosagens usuais. Entretanto, os pacientes tendem a relatar sintomas parkinsonianos mais graves com o aumento das dosagens, incluindo maiores rigidez e lentidão. Cerca de 20% dos indivíduos relatam sintomas parkinsonianos nas dosagens acima de 10 mg/dia. Os agentes anticolinérgicos ajudam efetivamente se houver parkinsonismo.

A taxa de discinesia tardia com a olanzapina parece acentuadamente menor do que com os agentes de primeira geração – mas não nula, como parece ser o caso da clozapina. A discinesia tardia ocorre em uma taxa de 0,5 a 1% por ano de tratamento, um valor 10 a 15 vezes menos frequente do que aquele visto com o haloperidol. Mesmo com dosagens menos agressivas deste último, de 2 a 5 mg/dia, as taxas de discinesia tardia nos pacientes tratados com olanzapina parecem ser muito menores. Recomendamos avaliação em intervalos periódicos para sinais de discinesia tardia nos pacientes que estão usando qualquer antipsicótico.

Parece que a SNM é rara, mas não desconhecida com o uso da olanzapina. Há vários relatos na literatura da olanzapina de indução da SNM, inclusive nos pacientes que previamente desenvolveram a síndrome durante o uso de agentes típicos. Nossa experiência restrita com a condição em pacientes tratados com olanzapina é de que, como a clozapina, a apresentação pode ser atípica, com febre e EPSs menos graves do que os observados com os antipsicóticos de primeira geração.

Os efeitos colaterais anticolinérgicos, como constipação e boca seca, ocorrem em 5 a 10% dos pacientes que usam a medicação em dosagens terapêuticas. Como a risperidona e a clozapina, a olanzapina produz bloqueio α-adrenérgico, resultando em um aumento dose-dependente da hipotensão ortostática e da tontura. Sugerimos o monitoramento das pressões arteriais ortostáticas, especialmente nos pacientes mais idosos e naqueles com história de hipotensão postural. O uso de meias de compressão ajuda na hipotensão ortostática nos idosos. Esses efeitos ortostáticos não são tão drásticos quanto aqueles que podem ocorrer com a clozapina.

Os efeitos colaterais mais problemáticos na manutenção de longo prazo com o uso da olanzapina são o ganho de peso e a sedação. No mínimo, 29% dos pacientes ganham mais de 7% do seu peso corporal em um ensaio de seis semanas, e 5,4 kg é a média de ganho de peso com o uso de longo prazo (Allison et al. 1999). Entretanto, observamos alguns pacientes com ganho de 23 kg ou mais em um ano. Esse aumento de peso é terrivelmente desconfortável para muitos indivíduos. Considera-se que ganhos de peso significativos estejam associados à resistência insulínica e à dislipidemia, embora sua origem não esteja claramente demonstrada. Como acontece com outros agentes atípicos, os pacientes recebendo olanzapina devem ser avaliados e monitorados para sintomas metabólicos (ver "Antipsicóticos atípicos [antagonista da dopamina e da serotonina]: visão geral" e Tab. 4-3).

O ganho de peso associado à olanzapina parece ser, pelo menos em parte, oriundo do aumento do apetite, e prevenimos os pacientes de que esse fármaco pode desencadear a vontade de comer mais. A maioria dos casos de ganho de peso com a medicação parece ocorrer nos primeiros seis meses, ficando em um platô por até três anos. Os pacientes com índice de massa corporal (IMC) abaixo de 23 (i.e., mais magros) são considerados de maior risco para ganho substancial de peso. Os obesos tendem a ganhar muito menos massa e, em alguns casos, podem até emagrecer. A contagem das calorias ou a participação em um sistema de monitoramento de alimentos, como aquele oferecido pelos Vigilantes do Peso, podem ser de grande ajuda, assim como a prática de exercícios regulares e mais rigorosos. Farmacologicamente, vale a pena considerar as três estratégias apresentadas a seguir. Parece que o topiramato é eficaz como inibidor do apetite nas dosagens de 50 a 100 mg/dia. O laboratório Eli Lily descobriu que o antagonista H_2 famotidina, na dosagem de 600 mg/dia, parece evitar o ganho de peso em algum grau. Dados de ensaios com animais sugerem que a amantadina também pode ajudar os pacientes a perder peso adquirido durante o uso da olanzapina. Um relato indica que a metformina pode ajudar a amenizar o ganho de massa associado ao uso do antipsicótico (Morrison et al. 2002). Estudos cegos recentes com metformina demonstram resultados conflitantes. Wu e colaboradores (2008) descobriram que a adição de metformina, 750 mg/dia, à olanzapina e a outros agentes atípicos, resultou em uma significativa redução na probabilidade de o paciente ganhar mais de

7% do seu peso corporal ao longo de 12 semanas. Em contrapartida, Baptista e colaboradores (2008) relataram que a combinação de metformina, 850 a 1.700 mg/dia, mais sibutramina, 10 a 20 mg/dia, não resultou em menos ganho de peso nos pacientes tratados com olanzapina, tampouco afetou outros parâmetros metabólicos. O emprego da metformina é uma abordagem interessante, uma vez que ela pode ajudar a objetivar a resistência insulínica associada ao uso do antipsicótico. Usamos a medicação na dosagem de 500 mg, 2 ou 3 vezes ao dia, com sucesso misto na indução da perda ou na prevenção do ganho de peso. Os dados clínicos para essa abordagem são limitados. Por fim, dados sobre roedores indicam que a mifepristona, um antagonista do receptor glicocorticoide, bloqueia e reverte o ganho de peso devido à olanzapina e a outros antipsicóticos (Beebe et al. 2006). Além disso, o fármaco bloqueia o ganho de peso induzido pelo antipsicótico e o ganho de peso nos controles saudáveis (Gross et al. 2009). (Novamente, o primeiro autor [A.F.S.] declarou conflito de interesse envolvendo o agente mifepristona).

A olanzapina é bastante sedativa para muitos indivíduos e deve ser ingerida na hora de dormir, se possível. Cerca de 40% dos pacientes relatam sonolência diurna na dosagem de 15 mg/dia. Ingerir a medicação com o estômago vazio cerca de uma hora antes de dormir pode aumentar a sedação noturna e reduzir a sonolência diurna. O uso de modafinil nas dosagens de 100 a 200 mg pela manhã pode ajudar a minimizar a sonolência.

Não há relatos de casos de agranulocitose, e nenhum monitoramento da contagem sanguínea é recomendado. Algumas neutropenias reversíveis e anemias hemolíticas são observadas nos animais tratados com olanzapina. Elevações significativas nas transaminases hepáticas (ultrapassando o triplo do limiar máximo de normalidade) ocorrem em cerca de 2% dos pacientes, mas 5% ou mais deles apresentam aumentos menores. Desconhecemos quaisquer problemas hepáticos graves associados à olanzapina, e o monitoramento das enzimas hepáticas não é indicado.

Parece que a olanzapina é totalmente segura na *overdose*. Até o suprimento de um mês (300 mg) foi ingerido sem qualquer efeito prejudicial diferente de sonolência e fala pastosa. Em virtude de as *overdoses* geralmente envolverem várias substâncias, incluindo o álcool, pode haver o risco de efeitos sinérgicos de depressão do sistema nervoso central, resultando em consequências mais graves; no entanto, não há qualquer relato sobre isso.

Normalmente, a olanzapina é iniciada na dosagem de 2,5 a 5 mg/dia e aumentada para 10 mg/dia na primeira semana. Alguns pacientes queixam-se de sonolência e constipação mesmo com 5 mg/dia. Os pacientes não acham fácil quebrar os comprimidos, e o fabricante sugere que esse procedimento rompe o filme que protege o medicamento ativo dos efeitos de oxidação pela exposição ao meio ambiente. Como resultado, em poucas horas o fármaco pode perder sua potência se não for ingerido depois de quebrado. Ele está disponível em comprimidos de 2,5, 5, 7,5, 10, 15 e 20 mg. Alguns pacientes precisam da dose máxima usual de 20 mg/dia, embora saibamos de alguns casos em que as dosagens de 30 a 40 mg/dia foram usadas com sucesso. Lieberman compilou uma série de pacientes com condições refratárias, cujas respostas ocorreram apenas quando as dosagens de mais ou menos 60 a 80 mg/dia foram usadas. Infelizmente, a política de preços é tal que as dosagens acima de 20 mg/dia do medicamento tornaram-se muito caras. A fórmula intramuscular da olanzapina está disponível para o controle agudo nas doses de 2,5 a 10 mg por dia. Além disso, uma fórmula depot desse fármaco está em desenvolvimento.

Quetiapina

A quetiapina (Seroquel) foi liberada nos Estados Unidos em 1998 e, hoje, é o antipsicótico atípico mais utilizado pelos norte-americanos. Como a clozapina, o fármaco parece ter pouca afinidade pelos receptores D_1 e D_2, mas uma afinidade relativamente alta pelos receptores D_4 (Seeman e Tallerico 1999). A clozapina, a olanzapina e a quetiapina parecem ter efeitos mais pronunciados na atividade dopaminérgica mesolímbica do que nas vias nigroestriatais, fenômeno responsável por sua baixa tendência de produzir EPSs. Como outros agentes atípicos, a quetiapina parece ter afinidade alta pelos receptores $5-HT_2$. Ela não parece ter efeitos anticolinérgicos ou anti-histamínicos muito significativos, mas bloqueia os receptores α_1-adrenérgicos em algum grau. Uma desvantagem potencial do atual preparado de quetiapina é a sua meia-vida muito curta – em média, 2 a 3 horas. Em virtude disso, a quetiapina precisa ser administrada pelo menos duas vezes ao dia. Para os psicóticos crônicos, essa dosagem múltipla não é ideal e pode resultar em problemas de adesão. Felizmente, um preparado de liberação sustentada – comprimidos de quetiapina de liberação prolongada – está agora disponível.

A quetiapina está sendo estudada em grandes grupos de pacientes esquizofrênicos e comparada a placebo, clorpromazina e haloperidol. Em geral, ela tem sido consistentemente mais eficaz do que o placebo e, no mínimo, tão efetiva quanto os fármacos comparativos no controle dos sintomas positivos (Gray 1998). Depois de várias semanas de tratamento, a quetiapina também parece melhorar os sintomas negativos. Embora pareça ser um antipsicótico genericamente eficaz e bem tolerado, não é bem estudada nem comercializada com o mesmo vigor que a risperidona e a olanzapina. Por isso, é usada, hoje, com menos frequência do que os outros dois fármacos; entretanto, sua utilização tem aumentado de forma evidente.

Como outros antipsicóticos atípicos, a quetiapina é eficaz no tratamento agudo da mania e foi aprovada em 2004 para essa indicação (Ghaemi e Katzow 1999). A adição de quetiapina a um estabilizador do humor, como o lítio, é mais eficaz no tratamento do transtorno bipolar do que o uso do lítio isolado (Sachs et al. 2004). Dados sugerem que a quetiapina nas dosagens de 300 a 600 mg/dia constitui um tratamento eficaz para o componente ansiedade da depressão bipolar (Gao et al. 2006). Entretanto, ela também parece ter propriedades antidepressivas significativas nessa doença. A aprovação da FDA promoveu a medicação como a primeira monoterapia para a depressão, sendo que ela e o Symbyax são os únicos tratamentos aprovados para a depressão bipolar. Adicionalmente, trabalhos anteriores sugerem que a quetiapina pode constituir uma terapia de manutenção eficaz no transtorno bipolar. Seu uso como tratamento coadjuvante ou mesmo como monoterapia na depressão unipolar parece ser eficaz, mas ela foi aprovada apenas como agente coadjuvante na depressão resistente (ver subseção "Depressão Unipolar"). Finalmente, a quetiapina demonstra eficácia no tratamento do TAG, mas não foi aprovada pela FDA devido ao surgimento de problemas de segurança.

A quetiapina vem sendo pesquisada no tratamento de crianças autistas, mas parece que é insatisfatoriamente tolerada e não muito eficaz nessa população. A risperidona, o único fármaco aprovado para o tratamento dos sintomas comportamentais autistas, parece ser a melhor escolha. Estão sendo realizados estudos para examinar a eficácia da quetiapina no tratamento da depressão psicótica e da agressividade impulsiva. Pelo menos uma pesquisa relatou sucesso da quetiapina na intervenção terapêutica de algumas dimensões da personalidade *borderline* (Hilger et al. 2003).

Os efeitos colaterais mais comuns da quetiapina, se comparada ao placebo, são a sonolência e a tontura. A medicação pode produzir hipotensão ortostática em cerca de 7% dos pacientes, e 1% deles pode experimentar síncope evidente com a rápida titulação da dose. Por isso, para os pacientes ambulatoriais, costumamos usar a dose inicial de 50 a 100 mg/dia e aumentá-la em incrementos de cerca de 100 mg/dia, com o objetivo de atingir uma dosagem terapêutica de 400 a 800 mg/dia até o final da segunda semana de tratamento. Para os pacientes hospitalizados, iniciamos com uma dose de 100 mg e depois aumentamos mais agressivamente, em incrementos de 100 a 200 mg/dia, com a dosagem-alvo de 400 a 800 mg/dia até o sexto dia para os indivíduos esquizofrênicos ou com transtorno bipolar. É uma boa sugestão verificar as pressões arteriais ortostáticas diariamente com titulações mais ostensivas.

A sonolência é experimentada por pelo menos 18% dos indivíduos que usam a quetiapina durante as seis semanas de ensaio clínico, mas nossa experiência indica que 50% dos pacientes queixam-se de sonolência quando a dosagem ultrapassa 400 mg/dia. Como observamos que a maioria dos pacientes esquizofrênicos precisa de uma dose diária total acima de 300 mg, a sonolência é um problema para muitos deles. Tentamos transferir a maior parte da dose para a noite, de forma que o total da dose diária de 400 mg seja dividido em 100 mg pela manhã e 300 mg à noite. Essa abordagem parece funcionar para a maioria dos pacientes, sem diminuir a eficácia do medicamento. (Novamente, o modafinil nas dosagens de 100 a 200 mg/dia pode ajudar na sonolência diurna). Para a depressão bipolar, a dosagem-alvo de quetiapina é de 300 mg/dia. Ao mesmo tempo em que a dose de 600 mg/dia foi eficaz, não foi mais efetiva do que 300 mg/dia, além de ter sido menos bem tolerada (Thase et al. 2006).

O ganho de peso associado à quetiapina parece ser menor do que aquele observado com a olanzapina e com a clozapina, porém maior do que o detectado com a ziprasidona e a risperidona. Cerca de um quarto dos pacientes experimenta um aumento no peso corporal superior a 7% em 3 a 6 semanas do ensaio, mas isso pode ser menos que o esperado para doses diárias mais elevadas. Como no caso de outros antipsicóticos atípicos, o monitoramento e o controle da ingestão de alimentos são a chave para controlar o peso com esse medicamento.

A preocupação com catarata nos pacientes tratados com quetiapina foi provavelmente exagerada. Apesar de cães terem desenvolvido a condição na terapia crônica com quetiapina, a pesquisa pós-marketing não revelou aumento na taxa de formação de catarata em pacientes humanos. A formação rara desse quadro está associada a uma série de antipsicóticos típicos e atípicos. O fabricante sugere exames oculares a cada seis meses, mas poucos médicos seguem essa recomendação, e temos observado pouca evidência até aqui que a justifique.

Um pequeno percentual de pacientes tratados com quetiapina também exibe aumentos assintomáticos e transitórios nas enzimas hepáticas. Não há relatos até o momento de anormalidades hematológicas, mas taquicardia sinusal reversível é observada com frequência.

Os EPSs não são comuns com a quetiapina. Como na olanzapina, existem raros relatos de discinesia tardia. E espera-se que esses relatos aumentem à medida que mais pacientes usem a medicação por períodos mais longos. Embora nenhuma estimativa clara da frequência da condição com a quetiapina esteja disponível, é improvável que ela seja superior àquela observada com o uso de olanzapina (0,5 a 1% por ano).

O risco de complicações graves com uma *overdose* de quetiapina é pequeno. Desconhecemos quaisquer casos de óbito com *overdoses* até 10 g.

Uma fórmula de liberação sustentada de quetiapina também já está disponível.

Ziprasidona

No ano de 2000, a ziprasidona (Geodon), outro antipsicótico atípico, foi liberada nos Estados Unidos. A medicação já é muito popular na Suécia, onde foi aprovada em 1998, mas, apesar de sua eficácia e seu perfil de efeito colateral, será difícil assegurar um nicho no mercado norte-americano, incrivelmente abarrotado de antipsicóticos atípicos.

A ziprasidona, como outros antipsicóticos atípicos, possui uma farmacologia complexa. Parece que ela é um agonista do receptor 5-HT_{1A} e um antagonista dos receptores 5-HT_{1D} e 5-HT_{2C}. A medicação demonstra aumentar a liberação da dopamina no córtex pré-frontal dorsolateral e o bloqueio da recaptação da noradrenalina e da serotonina (Markowitz et al. 1999). Esses atributos fazem dela um bom antidepressivo e ansiolítico, bem como um antipsicótico eficaz. O fármaco parece demonstrar afinidade relativamente fraca pelos receptores muscarínicos e α-adrenérgicos.

Em estudos sobre a esquizofrenia e o transtorno esquizoafetivo, a ziprasidona pareceu ser tão eficaz quanto 15 mg de haloperidol na melhora dos sintomas psicóticos positivos, conforme medição realizada com as escalas Brief Psychiatric Rating Scale (BPRS) ou Positive and Negative Syndrome Scale for Schizophrenia (Goff et al. 1998). Entretanto, a ziprasidona foi superior ao haloperidol em seus efeitos nos sintomas negativos e na depressão. O ensaio CATIE, todavia, não encontrou vantagens na eficácia da medicação em comparação ao agente de potência média perfenazina (Lieberman et al. 2005; Stroup et al. 2006). Conforme esperado, a ziprasidona demonstrou redução substancial dos sintomas depressivos, por meio da Montgomery-Åsberg Depression Rating Scale (MADRS), nos pacientes com esquizofrenia ou transtorno esquizoafetivo. A farmacologia do medicamento sugere que ele também produz efeitos antidepressivos e ansiolíticos nos indivíduos não psicóticos.

A ziprasidona é um fármaco antimaníaco eficaz, tendo sido aprovada pela FDA para a mania. Dois ensaios duplos-cegos demonstraram que, nas dosagens de 80 a 160 mg/dia, ela é efetiva no tratamento dessa condição (Keck et al. 2003b). Parece que é diferente do placebo na mania muito recente (i.e., dentro de três dias). Além disso, estudos preliminares indicam que a medicação pode ajudar na depressão bipolar. Sua fórmula intramuscular tem um efeito rápido no tratamento da agitação nos pacientes psicóticos, incluindo os maníacos bipolares. Estudos preliminares da potencialização dos antidepressivos com ziprasidona não demonstraram necessariamente benefícios no tratamento da depressão unipolar.

A ziprasidona parece ser bem tolerada. O mais notável é que ela é o único fármaco entre os agentes atípicos que não está associado a ganho de peso significativo (Allison et al. 1999). Essa característica isolada deve torná-la bastante popular, já que a clozapina e a olanzapina são bem problemáticas nesse aspecto. Como outros antipsicóticos atípicos, a ziprasidona está associada à baixa incidência de EPSs, muito parecida com a olanzapina e, provavelmente, melhor do que a risperidona, embora ensaios cabeça a cabeça ainda não tenham sido concluídos.

Os efeitos colaterais mais comuns observados nos ensaios clínicos com a ziprasidona são: sonolência, dispepsia, tontura, constipação e náuseas. O fármaco produz perda de peso e redução nos triglicerídeos (Simpson et al. 2004). Além disso, parece haver um aumento dose-dependente no bloqueio α-adrenérgico, que pode resultar em tontura e hipotensão ortostática. Esses efeitos de bloqueio do receptor α-adrenérgico são muito menos comuns do que com a clozapina e, provavelmente, similares àqueles observados com a risperidona e a olanzapina. A ziprasidona está associada a prolongamento médio a moderado do intervalo QT_c em cerca de 4 a 5% dos indivíduos que a utilizam. A importância clínica desse achado ainda não foi esclarecida, tampouco se é prudente acompanhar com eletrocardiograma (ECG) alguns pacientes. A pesquisa pós-marketing não encontrou um efeito clinicamente significativo do prolongamento do intervalo QT_c nos indivíduos tratados com ziprasidona. Preocupações em relação aos efeitos de condução do medicamento limitam sua adoção como terapia de primeira linha nos Estados Unidos. Em geral, tendemos a não acompanhar com ECGs de forma rotineira os pacientes tratados com o fármaco. Entretanto, os indivíduos com história conhecida de arritmia devem realizar ECGs no exame inicial e ao longo do tratamento.

A ziprasidona possui uma meia-vida curta (5 horas) que necessita de doses duas vezes ao dia. A faixa de dosagem mais eficaz nos estudos clínicos é de 60 a 80 mg, duas vezes ao dia, ou 120 a 160 mg/dia (Keck et al. 1998). O medicamento deve ser iniciado na dose de 40 mg, duas vezes ao dia, sendo aumentada para 80 mg, duas vezes ao dia, depois de uma semana. Essa estratégia foi usada nos estudos da mania e, agora, pode ser aplicada no tratamento dos pacientes esquizofrênicos. A experiência inicial sugeriu que a iniciação da ziprasidona na dosagem de 40 mg/dia não foi particularmente eficaz. Outra grande vantagem da medicação é que, como a olanzapina e o aripiprazol, ela está disponível na fórmula intramuscular. A dosagem usual em tal apresentação é de 10 mg a cada duas horas, conforme a necessidade, até o máximo de 40 mg/dia. Nas situações agudas emergenciais, os agentes atípicos geralmente não são os preferidos, porque a dose oral precisa de mais tempo para atingir os benefícios máximos. A ziprasidona pode ser administrada com rapidez e de forma segura pela via intramuscular. Relatos preliminares sugerem que a versão intramuscular do fármaco é tão eficaz no tratamento da psicose aguda e da agitação quanto o haloperidol intramuscular, mas com menor probabilidade de causar EPSs.

Aripiprazol

O aripiprazol (Abilify) é um antipsicótico atípico com um perfil farmacológico um pouco singular. Ele é um agonista parcial dos receptores D_2 e $5\text{-}HT_{1A}$ e também possui as propriedades $5\text{-}HT_2$ encontradas em outros antipsicóticos atípicos. Entre as características farmacológicas do aripiprazol está sua afinidade como um agonista do autorreceptor D_2 pré-sináptico. Por isso, ele pode aumentar, bem como inibir, a liberação da dopamina em regiões específicas do cérebro. O perfil farmacológico do aripiprazol indica propriedades antipsicóticas, antimaníacas e antidepressivas. Ele foi o primeiro fármaco aprovado para o tratamento adjuvante da depressão maior unipolar, em 2007.

O aripiprazol está aprovado para o tratamento da esquizofrenia e é o último agente atípico a ser liberado nos Estados Unidos. Pelo menos quatro ensaios controlados confirmaram o seu papel na abordagem terapêutica da esquizofrenia. Em uma metanálise de 1.545 pacientes nos ensaios controlados por placebo, o fármaco foi mais eficaz do que o placebo e, no mínimo, tão efetivo quanto a risperidona e o haloperidol (Carson et al. 2002). Ele foi o único agente atípico diferente da clozapina que não foi avaliado no ensaio CATIE. Por isso, não sabemos como se sai em um quadro mais real em comparação a outros medicamentos atípicos e à perfenazina. Em ensaios patrocinados pela indústria, o aripiprazol foi superior ao haloperidol no tratamento dos sintomas negativos. Ele também foi tão eficaz quanto este na prevenção da recaída em estudos de um ano da esquizofrenia e produziu uma taxa de desistência mais baixa, secundária ao melhor perfil de efeito colateral. O aripiprazol é o único antipsicótico aprovado no tratamento agudo e de manutenção de adolescentes esquizofrênicos. Existem relativamente poucos ensaios controlados de antipsicóticos nessa população. Estudos envolvendo pacientes esquizofrênicos com idades entre 13 e 17 anos indicam que o aripiprazol é eficaz nas dosagens fixas de 10 ou 30 mg/dia. A dose mais alta não é significativamente mais eficaz do que a mais baixa. A dose inicial no tratamento de adultos esquizofrênicos é de 5 a 10 mg/dia, com o máximo recomendado de 30 mg/dia. Se o paciente fica agitado na dosagem de 10 mg/dia, uma mais baixa deve ser tentada (p. ex., 5 mg/dia). Para os adolescentes, a dose inicial é de 2 mg, mas a maioria dos pacientes demonstra benefícios com 10 mg/dia. A dose máxima recomendada para essa população de esquizofrênicos é de 30 mg/dia.

Conforme dito antes, ensaios múltiplos, controlados por placebo, demonstram benefícios do aripiprazol no tratamento da mania aguda. Os efeitos antimaníacos desse fármaco foram superiores àqueles do placebo e foram observados dentro de quatro dias (Keck et al. 2003a). O aripiprazol pareceu reduzir significativamente a irritabilidade, a labilidade e a agressividade associadas à mania aguda. Há estudos também concluídos que indicam que o aripiprazol seja eficaz no tratamento de manutenção do transtorno bipolar tipo I. Parece que o fármaco retarda o início da mania nesses pacientes. Por isso, ele é um dos poucos agentes aprovados pela FDA para uso no tratamento de manutenção do transtorno bipolar. Nos ensaios de manutenção, o aripiprazol aumentou claramente o intervalo de tempo para o próximo episódio maníaco. Os seus efeitos na prevenção da depressão podem não ter sido avaliados do modo adequado nesses ensaios-piloto. O fármaco também é um dos dois agentes atípicos, junto com a risperidona, aprovados na terapia pediátrica. Estudos do transtorno bipolar tipo I agudo em pacientes com idades entre 10 e 17 anos indicam que o fármaco é eficaz nas dosagens de 10 e 30 mg/dia. A eficácia do aripiprazol como tratamento de manutenção em crianças com transtorno bipolar não está ainda estabelecida.

O aripiprazol tem sido avaliado no tratamento da depressão bipolar em adultos, mas não demonstrou benefício evidente em ensaios controlados e randomizados, pelo menos não como monoterapia. Espera-se, mas não está provado, que o fármaco seja eficaz no tratamento coadjuvante para a depressão bipolar assim como foi para a depressão unipolar.

O aripiprazol possui uma meia-vida longa – cerca de 50 a 80 horas –, e, por essa razão, o nível sérico não é alcançado em menos de duas semanas. Sua meia-vida longa permite apenas uma única dose ao dia. As fórmulas depot de ação prolongada do aripiprazol para a terapia de manutenção na esquizofrenia e as fórmulas intramusculares de ação curta para a agitação aguda estão em desenvolvimento.

O perfil de efeitos colaterais do aripiprazol pode ser significativamente melhor do que o da maioria dos demais antipsicóticos atípicos. Os dados de mais de um ano sugerem que deva ser totalmente neutro no peso, como a ziprasidona; além disso, não apresenta efeitos significativos nos intervalos QT_c, sendo um dos poucos antipsicóticos, dentre os típicos e os atípicos, que não aumenta o nível da prolactina, podendo até reduzi-los. Em termos de EPSs, há uma dúvida: o aripiprazol pode ter uma tendência maior de causar acatisia? A resposta a essa pergunta espera por ensaios comparativos cabeça a cabeça. Contudo, detectamos agitação e acatisia em alguns dos nossos pacientes tratados com esse fármaco. Os efeitos colaterais mais comuns observados com o aripiprazol nos ensaios de fase III foram: náuseas, tremores, insônia, cefaleia e agitação.

O perfil de efeitos colaterais do aripiprazol varia de acordo com a idade do paciente e com a indicação de uso. Por exemplo, a sedação e o EPS são problemas muito maiores em crianças e adolescentes tratados com o medicamento do que nos adultos. Em contrapartida, a acatisia é três vezes mais comum nos pacientes adultos depressivos tratados com o fármaco, mesmo em doses mais baixas, se comparados aos indivíduos esquizofrênicos.

Em adultos depressivos, a dosagem típica inicial coadjuvante é de 2 a 5 mg/dia. Observamos pacientes para os quais a dose adequada foi de 2 mg. Todavia, também vimos pacientes depressivos que toleram a dosagem máxima recomendada de 15 mg/dia. Para adultos com transtorno bipolar, ainda tendemos a iniciar com doses inferiores àquelas recomendadas pelo fabricante: 5 ou 10 mg, com titulação até 30 mg, conforme a tolerância e a necessidade. O mesmo vale para adultos com esquizofrenia.

Lurasidona

A lurasidona possui propriedades antagonistas $D_2/5-HT_2$, $5-HT_7$ além de ser agonista parcial do receptor $5-HT_{1A}$. A partir do seu perfil farmacológico, pode--se esperar que seja eficaz tanto no transtorno psicótico quanto no transtorno do humor. A lurasidona foi o primeiro agente a ser aprovado para o tratamento da esquizofrenia, em 2010, e, em 2013, recebeu aprovação da FDA para monoterapia e tratamento coadjuvante da depressão bipolar. A eficácia da medicação no tratamento da esquizofrenia foi estabelecida primariamente por três ensaios de registro conhecidos por PEARL (Program to Evaluate the Antipsychotic Response of Lurasidone), (Loebel et al 2014b; McEvoy et al. 2013; Meltzer et al. 2011). Os estudos PEARL foram trabalhos de grande porte, multicêntricos, randomizados e controlados que avaliaram a lurasidona em relação ao placebo isolado, no PEARL 1, e comparativos ativos, no PEARL 2 (olanzapina) e no PEARL 3 (quetiapina). Os ensaios agudos usaram o fármaco nas dosagens de

40 a 120 mg/dia por seis semanas. No PEARL 1, a dose foi de 40 e de 120 mg/dia, mas não de 80 mg/dia; essas dosagens foram mais eficazes do que o placebo. Entretanto, todas as doses de lurasidona foram eficazes nos outros dois ensaios PEARL, da mesma forma que a olanzapina e a quetiapina. A lurasidona apresentou rápida eficácia, diferenciando-se do placebo de forma evidente nas primeiras duas semanas nos três estudos.

A eficácia da medicação na depressão bipolar foi estabelecida em dois ensaios de seis semanas. No ensaio como monoterapia, ela foi comparada ao placebo, e, no ensaio como coadjuvante, lurasidona ou placebo foram adicionados ao lítio ou ao valproato (Loebel et al. 2013a, 2014a). Os pacientes no ensaio monoterápico foram randomicamente destinados para receber tanto lurasidona em doses mais baixas (20 a 60 mg/dia) quanto em doses mais elevadas (80 a 120 mg/dia), ao mesmo tempo que a dose flexível de 20 a 120 mg/dia foi usada no ensaio coadjuvante. Em ambos os ensaios, as dosagens mais baixas e as mais elevadas foram eficazes no tratamento da depressão bipolar, conforme aferição por meio das escalas MADRS e Clinical Global Impressions; contudo, as dosagens mais elevadas não foram necessariamente mais eficazes do que as mais baixas.

De modo geral, a lurasidona foi bem tolerada nos ensaios clínicos. As taxas de descontinuação devido aos efeitos colaterais foram iguais para os pacientes tratados com lurasidona e com placebo, em ambos os ensaios de esquizofrenia e de depressão bipolar. Os efeitos colaterais mais comuns observados foram a sonolência, a acatisia, o EPS e os sintomas gastrintestinais. A acatisia e o EPS parecem ser dose-relacionados, com dosagens mais altas sendo mais insatisfatoriamente toleradas. Assim como ocorre com outros antipsicóticos indutores de acatisia, os β-bloqueadores e os benzodiazepínicos parecem ser eficazes. Notamos que a administração da dose total na hora de dormir foi eficaz na mitigação da sonolência diurna. Ingerir o medicamento com alimentos parece ajudar com os efeitos GIs. É menos provável que a lurasidona cause ganho de peso e efeitos metabólicos do que a olanzapina e a quetiapina, além de ser comparável ao aripiprazol nesses aspectos. As elevações da glicose sérica e dos níveis lipídicos pareceram modestas nos ensaios clínicos e comparáveis às alterações observadas nos pacientes que receberam placebo. Por isso, em nossa experiência, parece que a lurasidona é mais bem tolerada do que muitos dos agentes atípicos.

A lurasidona é um substrato da isoenzima CYP3A4 e não deve ser empregada com inibidores potentes desta, como o cetoconazol e o ritonavir. Da mesma forma, os pacientes devem ser avisados para evitar o consumo de suco de pomelo, porque ele inibirá o metabolismo da lurasidona e aumentará a probabilidade de efeitos colaterais dose-relacionados, como a acatisia. De maneira oposta, os indutores potentes da CYP3A4, como a rifampina e a carbamazepina, reduzirão a eficácia da lurasidona pela diminuição dos níveis séricos do medicamento, e o tratamento poderá requerer a prescrição de doses mais elevadas do fármaco.

A dose inicial recomendada da lurasidona é de 40 mg/dia na esquizofrenia e de 20 mg/dia na depressão bipolar. Ela poderá sofrer incrementos de 20 mg a cada um ou dois dias. Observamos que pacientes esquizofrênicos, em geral, parecem sentir-se melhor nas dosagens entre 60 e 120 mg/dia, enquanto os bipolares sentem-se bem com 20 a 60 mg/dia.

Asenapina

Em 2009, a asenapina foi aprovada para o tratamento da esquizofrenia e dos estados maníacos e mistos associados ao transtorno bipolar. Assim como os agentes atípicos, ela é um potente antagonista $5-HT_2$ e D_2. Entretanto, difere de alguns dos atípicos por ter amplos efeitos em múltiplos receptores dopaminérgicos (D_1 e D_4) e alta afinidade por muitos receptores serotonérgicos, incluindo antagonismo dos receptores $5-HT_1$, $5-HT_2$, $5-HT_3$, $5-HT_5$ e $5-HT_7$. Similar à lurasidona, a asenapina é um agonista parcial do receptor $5-HT_{1A}$. Além disso, trata-se de um antagonista dos receptores adrenérgicos α_1 e α_2 e dos receptores H_2. Por isso, é um pouco mais provável que induza hipotensão ortostática, se comparada a alguns dos outros membros da classe, e tende a ser sedativa.

A eficácia da asenapina no tratamento da esquizofrenia parece comparável àquela de outros agentes atípicos. Três ensaios para registro pesquisaram a utilidade do fármaco no tratamento da esquizofrenia por seis semanas, estudos de dose fixa comparando asenapina com placebo e um de três agentes comparadores: haloperidol, risperidona e olanzapina. Dois dos três estudos relataram que a asenapina foi superior ao placebo e comparável ao agente ativo. Em uma pesquisa, tanto a olanzapina quanto a asenapina não demonstraram diferença do placebo. A dosagem de asenapina usada nesses estudos variou de 5 a 10 mg, duas vezes ao dia. Em virtude de o efeito do fármaco ser um pouco menor que o dos outros atípicos, alguns pesquisadores concluíram que a medicação é um agente mais fraco. No entanto, a grandeza do efeito para os agentes comparadores também foi mais baixa do que a observada em estudos anteriores e pode ser consistente com o efeito mais extensivo do placebo em estudos mais recentes (Szegedi et al. 2012). Embora outra metanálise tenha concluído que a asenapina é comparável a outros atípicos na eficácia, ela pode ser um pouco menos efetiva do que agentes mais estabelecidos no tratamento da esquizofrenia, como a clozapina, a olanzapina e a risperidona (Leucht et al. 2013). A asenapina foi avaliada no tratamento da mania e dos estados mistos em dois estudos duplos-cegos, controlados de modelos idênticos (McIntyre et. al. 2010, 2013). Nesses ensaios, 488 pacientes com transtorno bipolar tipo I em estado maníaco ou misto foram randomicamente designados para receber asenapina, olanzapina ou placebo por três semanas. Ambos os agentes ativos foram mais eficazes que o placebo, mas a grandeza do efeito para asenapina foi modesta (0,45) em relação à olanzapina. Da mesma forma, em um estudo de asenapina *versus* placebo como terapia coadjuvante do valproato ou lítio no tratamento da mania ou estados mistos, a medicação foi significativamente melhor do que o placebo na geração de modestos efeitos nas semanas 3 e 12 (0,24 e 0,33, respectivamente) (McIntyre et al. 2010). Existe uma evidência oriunda de ensaios agudos e de longo prazo com indivíduos bipolares de que a asenapina pode desempenhar um papel no tratamento dos sintomas depressivos do transtorno bipolar. De modo geral, o medicamento parece ser um dos fármacos antimaníacos mais fracos aprovados para essa utilização. A metanálise da eficácia comparativa de tratamentos aprovados para mania concluiu que os antipsicóticos foram mais eficazes, como um grupo, do que os agentes estabilizadores do humor, como o lítio ou o valproato (Cipriani et al. 2011). No entanto, entre os antipsicóticos, a asenapina e a ziprasidona foram consideravelmente menos eficazes que a risperidona, a olanzapina e o haloperidol. Uma vez que a asenapina deve ser ingerida como comprimido sublingual, o que pode não ser ideal para muitos pacientes jovens com mania aguda, consideramos que ela seria mais um agente secundário no tratamento da mania aguda: a melhor opção para idosos ou pacientes que não podem engolir pílulas.

A asenapina demonstra cerca de 95% de ligação proteica. Ela possui um grande volume de distribuição e atinge rapidamente o pico dos níveis plasmáticos, em torno de 30 a 60 minutos. No uso oral, tem menos de 1% de biodisponibilidade, razão pela qual deve ser dissolvida sublingualmente. Mesmo assim, sua biodisponibilidade é de apenas 35%. A asenapina é metabolizada primeiro pela CYP1A2 e, então, sofre glucuronidação. É possível que não haja necessidade de um ajuste relevante na dosagem com inibidores potentes da CYP1A2, como a fluvoxamina, embora a dose de asenapina concomitante possa requerer redução em alguns casos. Da mesma forma, embora a asenapina seja um inibidor fraco da CYP2D6, é improvável que iniba o metabolismo de substratos de forma significativa, como a paroxetina ou a desipramina.

Em geral, a asenapina é bem tolerada nos ensaios clínicos. Entre os efeitos colaterais mais relatados, que ocorrem em proporções mais elevadas do que com o placebo, estão: sonolência, acatisia e hipoestesia oral. Quase 5% dos pacientes apresentaram línguas e bocas dormentes com a administração sublingual da medicação. Ao mesmo tempo em que a maioria é capaz de tolerar essa dormência, esta foi uma das razões mais comuns de descontinuação do medicamento nos ensaios de esquizofrenia. É menos provável que a asenapina cause ganho de peso e aumente a glicemia do que a olanzapina ou a quetiapina. Cerca de 15% dos pacientes ganharam mais de 7% do peso corporal nos ensaios de longo prazo da esquizofrenia e da bipolaridade. Do ponto de vista clínico, o número necessário para que o ganho de peso cause danos significativos é 7. As reações de hipersensibilidade potencialmente graves são raras, incluindo angioedema, hiponatremia grave, trombocitopenia e prolongamento do intervalo QTc, que também são relatadas com a asenapina.

Embora a meia-vida terminal da asenapina seja em torno de 24 horas, sua baixa biodisponibilidade e seu alto poder de ligação proteica, por si só, já justificam a administração duas vezes ao dia. Preferimos iniciar os pacientes com 5 mg na hora de dormir. Se eles toleram essa dose, passamos para 5 mg, duas vezes ao dia, por, pelo menos, uma semana. A maioria dos pacientes parece sentir-se bem com 10 mg/dia, mas a dosagem pode ser titulada até 10 mg duas vezes ao dia, se necessário.

Antipsicóticos de primeira geração (típicos)

Aproximadamente 10 antipsicóticos típicos ainda estão no mercado norte--americano, sendo o haloperidol o mais prescrito. Esses medicamentos diferem dos antipsicóticos atípicos, incrivelmente dominantes, na sua proporção mais alta de antagonismo D_2 para $5-HT_2$. Eles também podem ocupar receptores dopaminérgicos por longos períodos.

Os antipsicóticos de primeira geração continuam tendo uma série de vantagens sobre os antipsicóticos atípicos. Uma delas é o custo. A maioria desses agentes está disponível na forma genérica por uma fração do custo dos fármacos mais recentes. Estudos como o CATIE e o CUtLASS 1 desafiaram a opinião de que os agentes típicos são menos eficazes ou tolerados de forma insatisfatória no tratamento da esquizofrenia. Por fim, os agentes de alta potência são consideravelmente menos capazes de provocar ganho de peso do que a maioria dos antipsicóticos atípicos. Na verdade, a molindona tende a estar associada a menos ganho de peso do que outros antipsicóticos típicos ou atípicos. Em alguns pacientes, o ganho de peso e suas complicações podem causar um maior risco em longo prazo do que o EPS.

Antipsicóticos típicos (antagonista D_2): visão geral

Eficácia	Esquizofrenia (sintomas positivos) (indicação aprovada pela FDA) Transtorno de Tourette (pimozida; indicação aprovada pela FDA) Mania (indicação aprovada pela FDA apenas para clorpromazina) Depressão psicótica (com antidepressivo) Psicose induzida por drogas Agitação,[a] náuseas, soluços (sem aprovação da FDA; *off-label*)
Efeitos colaterais	EPS (mais comum nos medicamentos de alta potência) SNM (raro) Boca seca, constipação, retenção urinária, sedação, ganho de peso (mais comum em medicamentos de baixa potência) Complicações de pele e olhos Prolongamento do intervalo QT (tioridazina)
Dosagem e administração	Dose individualizada Equivalentes a 50-150 mg de clorpromazina (ver Tab. 4-2) para iniciar, com dose diária total máxima equivalente a 300-600 mg de clorpromazina (p. ex., 6-12 mg de haloperidol)
Segurança na *overdose*	Depressão do SNC, hipotensão, alterações ECG, EPSs. Controle com suporte dos sinais vitais, lavagem gástrica. Não induzir êmese secundária ao risco de aspiração.
Interações medicamentosas	Depressores do SNC: ↑ sedação Antiácidos: ↓ absorção do antipsicótico Carbamazepina: ↓ níveis do antipsicótico ISRSs: ↑ níveis do antipsicótico Nicotina: ↓ níveis do antipsicótico Meperidina: ↑ sedação, hipotensão β-bloqueadores: ↑ hipotensão; podem ↑ níveis do antipsicótico e do β-bloqueador ADTs: podem ↑ níveis do antipsicótico e do ADT Ácido valproico: clorpromazina pode ↑ níveis do ácido valproico

Nota: ADT = antidepressivo tricíclico; ECG = eletrocardiograma; EPS = sintomas extrapiramidais; FDA = U. S. Food and Drug Administration; ISRS = inibidor seletivo da recaptação de serotonina; SNC = sistema nervoso central; SNM = síndrome neuroléptica maligna.

[a] Agitação associada à psicose: indicação aprovada pela FDA apenas para olanzapina intramuscular.

As taxas de EPS relativamente baixas, em especial para discinesia tardia, e talvez uma eficácia um pouco maior no tratamento dos sintomas negativos e cognitivos com agentes atípicos fizeram-nos se tornar os medicamentos preferidos para o controle de longo prazo da psicose. Independentemente dessas vantagens de tais fármacos, muitos pacientes esquizofrênicos permanecem usando os antipsicóticos de primeira geração, e isso continuará por mais algum tempo, até que possamos contar com agentes verdadeiramente superiores.

Embora não haja evidências de que um antipsicótico de primeira geração funcione melhor do que outro, alguns indivíduos claramente têm suas preferências. Assim como é verdade para outras classes de agentes psicotrópicos, a escolha de um antipsicótico de primeira geração tem mais a ver com o perfil de efeito colateral do medicamento do que com outros fatores. Os agentes de baixa potência, como a clorpromazina, apresentam a vantagem de causar menos EPSs graves, porém mais sedação, ganho de peso e hipotensão postural do que os fármacos de potência mais elevada. Em contrapartida, os antipsicóticos de alta potência, como o haloperidol e a flufenazina, tendem a ser preferidos em detrimento dos agentes de baixa potência, independentemente da sua maior propensão para EPSs. Para muitos pacientes, os efeitos anti-histamínicos e anticolinérgicos dos fármacos de baixa potência podem ser mais problemáticos para a realização das funções cotidianas. A arte de usar esses medicamentos envolve a escolha do agente certo, depois o controle inevitável dos seus efeitos colaterais.

Efeitos colaterais

Sedação

A sedação, geralmente acompanhada de fadiga, pode ser útil no início do tratamento, mas um risco depois da melhora do paciente. Todos os antipsicóticos podem ser sedativos para alguns indivíduos em determinadas dosagens, mas a clorpromazina em geral é o mais sedativo deles. Seus efeitos sedativos costumam ser considerados muito desagradáveis pelos doentes não psiquiátricos, que recebem 25 ou 50 mg do medicamento em uma dose única. Todavia, esses efeitos são, às vezes, aceitos e até mesmo bem-vindos por alguns pacientes com psicose ou transtornos da personalidade. A tioridazina, a clorprotixina e a loxapina também são relativamente sedativas, enquanto outros antipsicóticos de alta potência, com frequência, são menos ou nada sedativos. Na estratégia de dosagem aguda, a dose do antipsicótico é gradualmente elevada até que a psicose esteja controlada; nesse momento, o paciente desenvolve aumento da sedação, o que exige a redução da dosagem. Na administração crônica, a sedação e a fadiga sobrepõem-se à acinesia, um efeito colateral caracterizado por inércia, inatividade e falta de movimentos espontâneos. A acinesia normalmente desaparece quando um medicamento antiparkinsoniano é adicionado; em geral, ela desaparece de forma mais lenta se a dosagem é diminuída. Quando os antipsicóticos são empregados como medicamento conforme a necessidade (oral ou parenteral), é provável que a sedação seja o principal efeito produzido, mesmo que uma redução na psicose seja desejada. Conforme discutido, um benzodiazepínico (p. ex., 1 a 2 mg de lorazepam) pode ser mais adequado para esse propósito. Infelizmente, a utilidade de curto prazo (ou longo prazo) da medicação conforme a necessidade de qualquer tipo nunca foi estudada de forma consistente.

Efeitos autonômicos

Todos os antipsicóticos podem causar hipotensão postural, mas se supõe que esse problema seja mais comum e grave com medicamentos de baixa potência, pelo menos com clorpromazina e tioridazina, e mais perigoso nos pacientes geriátricos ou clinicamente doentes. Todos os antipsicóticos típicos produzem efeitos anticolinérgicos, que são mais evidentes com a tioridazina, mas também estão claramente presentes com a clorpromazina, a mesoridazina (não mais disponível nos Estados Unidos) e a trifluoperazina; além disso, eles ocorrem, ainda, com outros medicamentos, mas em grau menor. Boca seca, constipação e incontinência urinária podem ocorrer, assim como visão borrada. Quando os antipsicóticos são combinados com outros medicamentos anticolinérgicos (antiparkinsoniano ou ADT), pode haver *delirium* ou obstrução intestinal. A constipação é uma forma amena desse efeito. A ejaculação retrógrada é bastante comum com a tioridazina e pode ocorrer com outros medicamentos dessa classe. Esse efeito pode evoluir para impotência. Vale a pena perguntar sobre os efeitos sexuais, já que os pacientes podem estar perturbados com eles, mas hesitantes em falar espontaneamente a respeito.

Efeitos endócrinos

O efeito direto dos medicamentos antipsicóticos de primeira geração é o aumento no nível sérico da prolactina. Existe uma literatura vasta e complexa sobre esse efeito, porque o nível da prolactina é proposto como um meio para medir diretamente o nível sérico do antipsicótico. Tentativas de usar o nível da prolactina como um guia para a dosagem adequada nos pacientes recém-hospitalizados não foram validadas até o momento; contudo, um estudo sugeriu que os pacientes pós-atendimento com um nível baixo de prolactina eram mais suscetíveis à recaída do que aqueles com um nível mais elevado. A hiperprolactinemia, observada ocasionalmente em indivíduos sob uso de antipsicóticos típicos, pode causar aumento da mama e galactorreia, tanto nos homens quanto nas mulheres, bem como contribuir para a impotência masculina e amenorreia.

A fim de reduzir os níveis de prolactina, podem ser tentados os medicamentos dopaminérgicos, como a amantadina (200 a 300 mg/dia) ou bromocriptina (7,5 a 15 mg/dia).

O ganho de peso, geralmente bastante excessivo, pode ocorrer com todos os medicamentos antipsicóticos. Não está claro se ele é resultante do aumento do apetite ou da redução da atividade. Considera-se que a molindona, por sua vez, apresente menor probabilidade de causar ganho de peso, podendo, inclusive, produzir modesta perda de peso, novamente por razões desconhecidas. Embora todos os antipsicóticos, exceto a tioridazina, sejam bons antieméticos, náuseas e vômitos são, às vezes, observados como efeitos colaterais, por motivos ainda obscuros.

Complicações na pele e nos olhos

Uma variedade de *rashes* alérgicos pode ocorrer com antipsicóticos (como com todos os outros medicamentos), mas são mais comuns com clorpromazina. A administração de altas doses por tempo prolongado pode causar pigmentação nas áreas expostas à luz e depósitos de pigmentação nos olhos, principalmente atrás da córnea e na frente do cristalino. Esses depósitos quase nunca afetam a visão e não exigem exames regulares de lâmpada de fenda. No entanto, pacientes que apresentam pupila opaca quando a luz incide em seus olhos devem procurar um oftalmologista para avaliação. É provável que esses depósitos ocorram apenas com a clorpromazina, mas, em teoria, podem ocorrer com outros medicamentos. A pigmentação da retina ocorre apenas com a tioridazina (porém, não foi relatada, até o momento, com o metabólito da tioridazina, a mesoridazina), e seu efeito grave e irreversível na visão requer que a dosagem da tioridazina seja mantida em 800 mg/dia ou menos. Normalmente, a clorpromazina causa fotossensibilidade cutânea, manifestada como queimaduras solar grave nas áreas de pele expostas, depois de uma breve exposição solar direta (30 a 60 minutos). Um protetor solar contendo ácido para-aminobenzoico (PABA), que filtra os raios ultravioletas, ajuda a evitar esse efeito. Outros antipsicóticos podem causar fotossensibilidade, e os pacientes que usam esses fármacos costumam ser alertados para utilizar protetor solar. A sensibilidade ao sol pode ser mais bem determinada pela exposição cautelosa por períodos aumentados de modo gradual. Muitos pacientes toleram o sol normalmente. A clorpromazina deve ser evitada nos pacientes que apresentam probabilidade de maior exposição solar devido ao trabalho ou lazer. Aqueles que usam clorpromazina por períodos longos podem desenvolver uma pigmentação de cinza a púrpura nas áreas de pele expostas à luz solar, a qual provavelmente desaparecerá de forma lenta quando o medicamento for suspenso.

Complicações raras ou de outros tipos

A agranulocitose está associada à clorpromazina e à tioridazina e pode ocorrer com outros antipsicóticos de primeira geração. Sua incidência é baixa – talvez 1 caso em 5 mil pacientes tratados. Normalmente, a agranulocitose surge nos primeiros três meses de tratamento. O monitoramento para agranulocitose não requer hemogramas frequentes ou regulares. Entretanto, pacientes que manifestam dor de garganta e febre nos primeiros meses de terapia precisam de um hemograma de emergência a fim de descartar essa complicação rara, mas grave. A leucopenia na faixa de 3.000 a 4.000/mm^3 também pode ocorrer e, em geral, não é grave, enquanto a agranulocitose, que costuma ser definida como um hemograma com menos de 2.000/mm^3, com menos de 500/mm^3 de leucócitos polimorfonucleares, é muito grave e requer atenção imediata de um hematologista. É desnecessário dizer que os médicos devem considerar seriamente a suspensão de um medicamento caso a contagem de leucócitos esteja abaixo de 3.000/mm^3. (Ver seção anterior sobre clozapina, neste capítulo, para a discussão da agranulocitose associada a esse fármaco).

Uma forma de hepatite obstrutiva alérgica foi relatada com relativa frequência nos primeiros dias de uso da clorpromazina, com a incidência de 2 a 3%, mas essa doença tem sido cada vez menos encontrada nos últimos anos. Mesmo quando a hepatite obstrutiva alérgica ocorria com mais frequência, era relativamente leve, um distúrbio transitório que não ocasionou necrose hepática ou permanente. Os problemas de fígado ocorrem raras vezes com outros antipsicóticos, a ponto de acreditarmos que os testes de função hepática ocasionalmente anormais, observados nos pacientes usando esse medicamento, são decorrentes de algum evento ou fármaco concomitante não relacionado. Essas anormalidades, exceto se progressivas e graves, não são uma razão para descontinuar um antipsicótico eficaz em um paciente que precisa do medicamento, embora os clínicos gerais costumem culpar tal fármaco, sem uma base adequada, quando testes de função hepática anormais são detectados.

As convulsões também ocorrem nos pacientes tratados com antipsicóticos. Apenas a promazina (não mais em uso) causava convulsões com alguma frequência. Desconhecemos quaisquer dados disponíveis sobre os efeitos comparativos de todos os medicamentos antipsicóticos no limiar convulsivo; contudo, nosso coautor Jonathan Cole suspeitou que a loxapina e a clorpromazina estivessem envolvidas nas raras convulsões relacionadas a antipsicóticos observadas no McLean Hospital, e presumimos que é menos provável que os medicamentos de alta potência causem convulsões. Os epiléticos que estão sob uso de anticonvulsivantes em geral recebem antipsicóticos sem quaisquer efeitos óbvios na frequência das convulsões. Estas, quando associadas ao uso da clozapina, foram discutidas anteriormente neste capítulo.

A morte súbita está associada ao uso de antipsicóticos em jovens adultos saudáveis. Os mecanismos sugeridos incluem prolongamento do intervalo QT_c, *torsade de pointes*, fibrilação ventricular e aspiração do alimento ou do vômito durante um grande mal convulsivo, mas não há provas da etiologia clara. Vários antipsicóticos típicos, incluindo a tioridazina, a mesoridazina e o droperidol, agora apresentam advertências de tarja preta em suas embalagens. O uso desses fármacos diminuiu drasticamente desde que tais avisos foram estabelecidos. As mortes súbitas ocasionais são relatadas entre os pacientes nas salas de isolamento, durante os meses de verão. Isso pode dever-se ao efeito do antipsicótico na regulação do calor corporal. Uma vez que mortes súbitas e imprevisíveis ocorreram em pacientes psiquiátricos jovens antes de os agentes antipsicóticos terem sido descobertos, sua conexão com o medicamento continua tênue. Durante os últimos 30 anos, ouvimos mais sobre mortes súbitas associadas à tioridazina (quatro) do que com qualquer outro antipsicótico; todavia, essas ocorrências, mesmo com o referido fármaco, são muito raras. Como resultado de um estudo sobre o prolongamento do intervalo QT_c por antipsicóticos atípicos, a tioridazina e seu metabólito, a mesoridazina (Serentil), receberam, no ano 2000, um aviso de tarja preta da FDA sobre essa condição. É provável que a tioridazina e a mesoridazina não sejam muito utilizadas por causa disso.

Efeitos neurológicos

Embora o bloqueio do receptor dopaminérgico no núcleo estriado seja um mecanismo muito comum envolvido em todos os efeitos colaterais neurológicos dos medicamentos antipsicóticos, e os antiparkinsonianos anticolinérgicos sejam o medicamento convencional, o suposto desequilíbrio colinérgico e dopaminérgico talvez seja apenas uma explicação parcial.

Distonia Uma das primeiras formas de EPSs, a distonia, em geral manifestada pelo espasmo muscular tônico na língua, no maxilar e no pescoço, normalmente ocorre nas primeiras horas ou nos primeiros dias após a administração do antipsicótico. Ela pode estar presente como um opistótono muito assustador de todo o corpo com rigidez extensora ou apenas com rigidez leve da língua. Em um estudo pequeno, a distonia apareceu quando os níveis séricos do antipsicótico estavam caindo; com isso, surgiu a dúvida de se, nesse caso, ela poderia ser um efeito rebote, à medida que o bloqueio da dopamina diminuía. Em qualquer evento, a distonia pode ser total e efetivamente evitada pelo uso profilático de um antiparkinsoniano, e é raro que ocorra com a tioridazina.

É mais comum nos homens mais jovens, mas pode ocorrer em ambos os sexos e em qualquer idade.

Uma vez presente, a distonia pode ser rapidamente aliviada pelos agentes antiparkinsonianos intravenosos (apenas a difenidramina e a benzotropina estão disponíveis para uso parenteral) ou, de forma mais lenta, pelo medicamento intramuscular. Entretanto, o diazepam, o amobarbital, o benzoato sódico de cafeína e, até mesmo, os hipnóticos são conhecidos por também aliviar a condição. Uma vez que a distonia tenha sido resolvida e o paciente esteja protegido pelo medicamento oral antiparkinsoniano, o antipsicótico ofensor poderá ser continuado sem recorrência do quadro. No entanto, os pacientes normalmente se sentem menos apreensivos se um medicamento antipsicótico diferente for prescrito para substituir o anterior. Alguns indivíduos usando a flufenazina depot desenvolvem recorrências de distonia com injeções sucessivas.

Crises oculógiricas, manifestadas pela rotação forçada do olho, em geral na direção ascendente, são convencionalmente classificadas junto com as distonias, mas, com frequência, ocorrem – até mesmo recorrem – mais tarde no tratamento, quando a distonia mais típica é rara.

Pseudoparkinsonismo Em algum momento nas fases precoces do tratamento, normalmente entre 5 dias e 4 semanas, o paciente pode desenvolver sinais de parkinsonismo. Em oposição à doença idiopática de Parkinson, o tremor de rolamento de pílulas (*pill rolling*) é muito raro, mas rigidez muscular, rigidez em roda denteada, postura instável, rosto com aparência de máscara e até mesmo salivação são muito comuns. A micrografia pode ajudar a diferenciar o tremor induzido pelo antipsicótico daquele desencadeado pelo lítio. É raro que os indivíduos desenvolvam rigidez parkinsoniana grave incapacitante ou imobilizante. Quando isso acontece, esses pacientes são, às vezes, diagnosticados de modo equivocado como portadores de catatonia. Os indivíduos com rigidez grave não respondem prontamente a doses maciças de medicamentos antiparkinsonianos; a condição pode requerer duas semanas para depuração depois de o antipsicótico ter sido suspenso. Em geral, graus mais leves de pseudoparkinsonismo são observados por períodos prolongados nos pacientes que usam o medicamento para manutenção de longo prazo, podendo contribuir para sua inatividade passiva.

Acinesia A redução no movimento espontâneo e voluntário pode ser observada nos indivíduos que fazem uso do medicamento antipsicótico de manutenção, na ausência de sinais de parkinsonismo. Tremores intensos regulares também podem ser observados na ausência de quaisquer outros desses sinais. Ambas as condições respondem tanto à administração de medicamentos antiparkinsonianos quanto à redução na dose do antipsicótico.

A acinesia, o pseudoparkinsonismo e a depressão podem ser confundidos com os sintomas negativos da esquizofrenia. Uma abordagem para diferenciar a apatia da alogia devida à psicose dos efeitos colaterais neurológicos é instituir um ensaio terapêutico de um medicamento como o biperideno por duas semanas. Se os sintomas negativos desaparecerem, provavelmente eram um efeito colateral de algum antipsicótico, e não o resultado do transtorno psicótico. O ensaio de um antidepressivo pode servir para o mesmo objetivo se houver suspeita de sintomas depressivos.

Um trabalho no McLean Hospital sugeriu que a selegilina (Eldepryl), um inibidor da monoaminoxidase B (MAO-B) usado para tratar o parkinsonismo-padrão, também é benéfica, na dosagem de 5 mg, duas vezes ao dia, para os indivíduos esquizofrênicos com sintomas negativos que estão usando antipsicóticos. Se a dose da selegilina não exceder 10 mg/dia (ou 6 mg/dia para o adesivo transdérmico), a dieta especial requerida com o uso do inibidor da monoaminoxidase (IMAO) não será necessária. Um ensaio controlado por placebo desse uso foi concluído, e o medicamento parece ter efeito. Se selegilina "funcionar", será difícil dizer se é eficaz porque reduz os sintomas parkinsonianos e a depressão ou porque melhora diretamente os sintomas negativos.

Acatisia A acatisia, uma agitação internamente dirigida causada pelos antipsicóticos, não está bem estudada e é o mais problemático dos efeitos colaterais neurológicos desses agentes. Ela varia desde sensação subjetiva de desagrado com o desconforto muscular até um andar agitado, desesperado, acentuadamente disfórico, com dificuldade de escrever e de chorar. Entre esses extremos, os pacientes descobrem-se incapazes de sentar durante um tempo, tendo de ficar de pé e mover-se em círculos ou mudar de posição com frequência. A acatisia, às vezes, é erradamente interpretada como agitação psicótica e tratada de forma inadequada pelo aumento da dose do antipsicótico. Ela pode ser experimentada até mesmo depois da primeira dose de um antipsicótico, bem como se tornar um problema clínico a qualquer momento nas primeiras semanas de uso do medicamento.

A acatisia ocorre com a tioridazina e com a olanzapina, bem como com quaisquer outros medicamentos antigos, e pode ser desenvolvida pela clozapina e a risperidona. Ela é menos responsiva aos medicamentos antiparkinsonianos do que são outros efeitos colaterais neurológicos, o que a torna a vilã da terapia de manutenção, motivo comum para a recusa dos pacientes de manter o regime terapêutico. Estudos sugerem que o propranolol, na dosagem de 30 a 120 mg/dia, às vezes elimina a acatisia quando os fármacos antiparkinsonianos e os benzodiazepínicos, como o lorazepam, não funcionam. Sua eficácia lança algumas dúvidas sobre a teoria de que o bloqueio do receptor dopaminérgico seja o mecanismo subjacente da condição.

As pernas inquietas de forma regular, rítmica – para cima e para baixo, ou, menos comumente, para a frente e para trás –, são, em geral, observadas nos indivíduos tratados com antipsicóticos. É provavel que sejam uma variante da acatisia, embora alguns médicos as considerem como uma forma de tremor. Os pacientes que apresentam esse fenômeno com frequência não têm consciência de que o possuem ou não se sentem incomodados por ele.

A melhor base para o diagnóstico diferencial da acatisia é perguntar ao indivíduo se a agitação é uma sensação muscular ou uma sensação na cabeça – a primeira é acatisia; a segunda, ansiedade. Se houver qualquer dúvida, é seguro assumir que existe acatisia, porque a *overdose* com antipsicóticos é muito mais comum do que a *underdose*.

A terapia medicamentosa da acatisia geralmente requer polifarmacoterapia. Medicamentos antiparkinsonianos, β-bloqueadores e benzodiazepínicos podem ser eficazes em alguns pacientes, mas pode haver a necessidade de mais de um desses fármacos. Também deve ser considerado reduzir a dosagem do antipsicótico.

Uso de medicamentos antiparkinsonianos

Há décadas que existem argumentos fervorosos pró e contra o uso profilático dos fármacos antiparkinsonianos (Stanilla e Simpson 1995). Muitos médicos experientes afirmam que a aceitação pelos pacientes de um medicamento é melhorada e os efeitos colaterais desagradáveis são evitados pela administração rotineira de agentes antiparkinsonianos em todos os indivíduos que (re)iniciam o uso de um antipsicótico. Outros, entretanto, afirmam que dois medicamentos juntos (um antipsicótico e um antiparkinsoniano) podem ser mais tóxicos do que um antipsicótico isolado e que um antiparkinsoniano só deve ser adicionado na presença de efeitos colaterais neurológicos.

Acreditamos que existe suficiente evidência de que os medicamentos antiparkinsonianos evitam os efeitos colaterais neurológicos, o que justifica seu uso rotineiro no tratamento da maioria dos pacientes agudamente psicóticos com idade abaixo de 45 anos que estejam começando a utilizar um antipsicótico típico, exceto se os efeitos colaterais anticolinérgicos forem contraindicados. Na situação menos comum, em que são feitos ensaios cautelosos de antipsicóticos com dosagens muito baixas (p. ex., 1 a 3 mg/dia de haloperidol), os medicamentos antiparkinsonianos profiláticos são desnecessários. Se o antiparkinsoniano de rotina não for usado profilaticamente no tratamento agudo dos pacientes, a administração de doses conforme a necessidade para esses indivíduos deve ser prescrita. Depois de 4 semanas a 6 meses de terapia antipsicótica de manutenção, os antiparkinsonianos podem ser transferidos para uma base de administração da dose conforme a necessidade ou retirados.

Poucos pacientes (em torno de 15%) desenvolvem novamente efeitos colaterais neurológicos evidentes – e um número até mesmo maior (em torno de 30%) sente-se "melhor" (menos ansiedade, depressão ou inércia) – durante o uso de antiparkinsonianos. Alguns indivíduos com esquizofrenia crônica ficam muito felizes de parar seus antipsicóticos, mas exigem continuar o medicamento antiparkinsoniano (Wojcik 1979). Muito raramente, os indivíduos usam o triexifenidil ou outros agentes antiparkinsonianos para "ficar chapados", mas cada vez mais pacientes que usam antipsicóticos passam melhor com antiparkinsonianos do que sem eles. É raro que os pacientes desenvolvam *delirium* ou obstrução intestinal durante o uso de antiparkinsonianos; boca seca e visão borrada são os efeitos colaterais mais comuns.

As variações de dosagens dos medicamentos antiparkinsonianos disponíveis são apresentadas na Tabela 4-5. Se as determinações do nível sérico do fármaco por si só ou dos níveis do anticolinérgico pelo ensaio radiorreceptor estiverem disponíveis, a dosagem poderá ser ajustada de forma mais racional. Atualmente, se um paciente não obtém o alívio dos efeitos colaterais neurológicos nem da boca seca, um aumento cauteloso na dose – mesmo acima do limite recomendado no *Physicians' Desk Reference* (PDR) – pode ser considerado, embora a redução da dose do antipsicótico possa ser mais racional.

Assume-se que muitos dos medicamentos antiparkinsonianos funcionam pelos seus efeitos anticolinérgicos e, provavelmente, sejam equivalentes um ao outro, embora se tenha observado, em raros casos, síndromes que respondem de forma singular ao anticolinérgico anti-histamínico difenidramina ou à etopropazina. Não há estudos controlados comparativos desses medicamentos que possam orientar os médicos. Parece que a difenidramina é mais sedativa; o triexifenidil, levemente mais estimulante; e o biperideno, mais neutro (Tab. 4-5). Considera-se que a amantadina funcione como um agonista do receptor dopaminérgico, podendo ser empregada em dosagens de 200 a 300 mg/dia. É possível que seja tão eficaz quanto os medicamentos antiparkinsonianos anticolinérgicos, mas não há provas da suas vantagens. A tolerância aos seus efeitos antiparkinsonianos também pode ser um problema a mais em relação aos agentes antiparkinsonianos anticolinérgicos. No entanto, ela pode ser mais efetiva na presença de galactorreia, porque reduz os níveis séricos da prolactina. Embora seja esperado que o agonista do receptor dopaminérgico seja um estimulante, os pacientes, às vezes, acham a amantadina mais sedativa. A bromocriptina, outro agonista do receptor dopaminérgico, está disponível para prescrição e é estudada extensivamente na doença de Parkinson idiopática. Ela pode demonstrar eficácia no tratamento do pseudoparkinsonismo induzido por medicamento e, talvez, não agrave a psicose nos pacientes cuja dose do antipsicótico esteja estabilizada. A L-dopa não tem sido estudada de modo sistemático no peudoparkinsonismo; é provável que funcione de forma muito lenta e possa, às vezes, agravar a psicose. Os medicamentos antiparkinsonianos-padrão em geral não apresentam efeitos óbvios na psicose; são duvidosos os dados dos poucos estudos controlados que compararam medicamentos antipsicóticos com ou sem adição de agentes antiparkinsonianos. Os efeitos anticolinérgicos dos medicamentos antiparkinsonianos podem causar deficiência cognitiva nos pacientes não psicóticos e nos esquizofrênicos. A magnitude e a importância clínicas desse efeito não estão esclarecidas, mas é possível que os problemas leves de memória, causados pelo medicamento anticolinérgico, também sejam verificados nos indivíduos que já apresentavam deficiência cognitiva ou sedação. É importante lembrar que os pacientes com parkinsonismo idiopático podem ficar delirantes com dosagens mais elevadas de todos os antiparkinsonianos, incluindo a amantadina; portanto, nesse caso, devem ser observados seus sinais vitais.

Vale a pena mencionar dois medicamentos antiparkinsonianos mais recentes. O pramipexole (Mirapex) e o ropinirole (ReQuip) representam uma nova classe de agonistas do receptor dopaminérgico. O pramipexole foi estudado no tratamento da depressão e psicose, mas sua única indicação aprovada pela FDA é para a abordagem terapêutica da doença de Parkinson. Embora nossa experiência com esses medicamentos seja limitada, observamos pacientes esquizofrênicos que respondem aos efeitos antiparkinsonianos desses agentes e não parecem desenvolver sintomas psicóticos com doses mais baixas (< 1 mg/dia de pramipexole). Existem algumas evidências de que esses agonistas do receptor dopaminérgico também possam auxiliar nos sintomas negativos da esquizofrenia. Um problema do pramipexole e do ropinirole é que são muito caros, e, nos Estados Unidos, a terça parte dos pagantes de instituições como o Medicare em geral não tem cobertura para os custos do tratamento do parkinsonismo induzido por antipsicótico. Outro problema é que os agonistas do receptor dopaminérgico foram associados a alucinações visuais em alguns pacientes; cerca de 3% dos indivíduos com doença de Parkinson desenvolveram alucinações visuais durante o uso de agonistas do receptor dopaminérgico.

Discinesia tardia

Alguns pacientes expostos aos medicamentos antipsicóticos desenvolvem movimentos anormais, involuntários, irregulares, coreiformes ou atetoides. Na maioria das vezes, esses movimentos incluem superatividade da língua (arremesso, torção, retorção e protusão repetida) e movimentos dos dedos (coreiforme ou de apertar as mãos). Movimentos de mastigar ou laterais do maxilar, contração dos lábios, fazer caretas faciais, torcicolo ou contração retrocervical, torção do tronco, propulsão pélvica, ronco respiratório, movimentos atetoides

TABELA 4-5 Medicamentos antiparkinsonianos: nomes, forma farmacêutica e concentrações e dosagens

Nome genérico	Nome comercial	Forma farmacêutica e concentrações	Variação da dosagem usual (mg/dia)
Primariamente anticolinérgicos			
Benzotropina	Cogentin[a]	Comprimidos: 0,5, 1, 2 mg Injeção: 1 mg/mL (ampola de 2 mL)	2-6
Biperideno	Akineton	Comprimido (HCl): 2 mg	2-8
Difenidramina	Benadryl[b]	Comprimido: 25 mg Cápsulas: 25, 50 mg Elixir e xarope: 12,5 mg/5 mL (frasco de 120 e 480 mL) Injeção: 50 mg/mL (frasco de dose única de 1 mL; frasco multidoses de 10 mL; seringa pré-preenchida de 1 mL)	50-300
Triexifenidil	Artane[b]	Comprimido: 2, 5 mg Elixir: 2 mg/5 mL (frasco de 480 mL)	4-15
Dopaminérgico			
Amantadina	Symmetrel[b]	Comprimido e cápsula: 100 mg Xarope: 50 mg/5 mL (frasco de 480 mL)	100-300

[a] Comprimidos disponíveis apenas na forma genérica.
[b] Disponível na forma genérica.

do braço e dos ombros, bem como uma variedade de movimentações de dedo do pé, tornozelo e perna, ocorrem em uma série de combinações. Às vezes, são difíceis de distinguir dos maneirismos associados à esquizofrenia e são essencialmente impossíveis de diferenciar com base apenas na fenomenologia de outras causas raras da discinesia.

Os pacientes com movimentos típicos como os recém-descritos ainda são classificados como portadores de *discinesia tardia*. Aqueles com movimentos mais atetoides e posturas sustentadas da face, do pescoço, dos braços ou do tronco são classificados como portadores de *distonia tardia*, geralmente uma condição mais grave e de maior incapacitação. Os movimentos atetoides distônicos costumam coexistir com a maioria dos movimentos da língua e dos lábios da discinesia tardia. A distonia tardia apresenta maior probabilidade de melhorar com medicamentos antiparkinsonianos do que a discinesia tardia convencional. A *acatisia tardia*, uma síndrome de agitação motora forçada persistindo por um longo período após a suspensão dos medicamentos antipsicóticos, também pode ocorrer e é mais rara do que a distonia tardia. O chamado *transtorno tardio de Tourette* também tem sido descrito.

A gravidade da discinesia tardia varia de movimentos mínimos de agitação da língua e dos dedos até movimentos fortes, incapacitantes e desfigurantes. A maioria dos casos identificáveis é leve e não costuma ser relatada pelo paciente ou pelos familiares, ou é tomada por estes como tiques ou agitações menores. Mesmo claramente visível, a discinesia, em geral, é de pouca consequência real, mas cerca de 3% dos casos são graves o suficiente para causar problemas sociais ou funcionais. A maioria dos pacientes e familiares atendida na Clínica de Discinesia Tardia do McLean Hospital está muito mais preocupada com as possíveis consequências finais da atual discinesia leve do que com os movimentos menores apresentados pelo paciente na hora da consulta.

Atualmente, é impossível prever quais pacientes desenvolverão discinesia, cedo ou tarde, leve ou grave. Entretanto, os melhores dados disponíveis sugerem que existe uma taxa de desenvolvimento de discinesia de cerca de 4 a 7% ao ano quando se ultrapassam os cinco anos de exposição a agentes de primeira geração, e que os pacientes com idade acima de 55 anos, bem como aqueles com transtornos afetivos, podem ter maior risco (Cole et al. 1992; Jeste et al. 1995). Nos pacientes psicóticos crônicos institucionalizados, as taxas de discinesia tardia são, geralmente, na ordem de 20 a 40%. Nos extremos, poucos indivíduos desenvolvem discinesia depois de apenas algumas semanas de exposição aos antipsicóticos, mas o uso do antipsicótico até seis meses costuma ser considerado seguro. Em nossa experiência, cerca da metade dos pacientes desenvolve discinesia evidente durante o uso de antipsicótico, na dosagem estável de manutenção, enquanto cerca de um quarto manifesta primeiramente essa condição quando o antipsicótico é reduzido ou suspenso (discinesia dissimulada). A discinesia desaparece em alguns pacientes quando o antipsicótico é retirado semanas, meses ou anos mais tarde. Alguns deixam de apresentar o quadro durante o uso do medicamento na dose estável de manutenção. Existe uma taxa significativa de ocorrência de discinesia nas pessoas que nunca estiveram expostas a antipsicóticos – de 1 a 5%, aumentando com o avanço da idade; por isso, nem toda ocorrência dessa condição nos pacientes que usam antipsicóticos se deve ao medicamento. Infelizmente, ninguém pode dizer quais casos são idiopáticos. Não há quaisquer fatores de tratamento consistente, fortes, relacionados à discinesia. A duração do tratamento antipsicótico está mais comumente correlacionada com a discinesia do que com a dose total.

Não há evidências indiscutíveis de que qualquer antipsicótico de primeira geração ou típico, esteja menos comumente relacionado ao desenvolvimento da discinesia tardia. Parece que a clozapina possui menor probabilidade de causar discinesia tardia; para a risperidona, ainda não há informações. Dados básicos da pesquisa sobre a superproliferação do receptor dopaminérgico, produzida pelos antipsicóticos em animais de laboratório, são usados para atestar a probabilidade de que medicamentos como tioridazina ou molindona devam desenvolver menos discinesia tardia do que outros antipsicóticos. Entretanto, observamos vários casos de discinesia tardia em pacientes expostos apenas, ou quase unicamente, à tioridazina e dois casos de pacientes usando sobretudo molindona. Também conhecemos um indivíduo que tomava diversos antipsicóticos há vários anos, mas que desenvolveu discinesia tardia depois de um ano consumindo risperidona isolada. Em nossa experiência, os períodos de retirada dos antipsicóticos não estão relacionados ao desenvolvimento da discinesia tardia, e a exposição ao lítio não parece retardar o seu surgimento.

A exposição a um medicamento antiparkinsoniano é uma questão mais complicada. Em dois grupos de 100 pacientes cada, estudados no McLean Hospital por causa do recente início da discinesia tardia, um período de mais meses recebendo medicamentos antiparkinsonianos esteve significativamente relacionado com o retardo do início do transtorno; esse achado foi replicado em ambos os grupos. Entretanto, Jeste e colaboradores (1995), em uma população de idosos para os quais os antipsicóticos eram geralmente evitados, relataram que o uso de agentes antiparkinsonianos aumentou o risco de desenvolvimento de discinesia tardia. Kane e McGlashan (1995) indicaram que pacientes com efeitos colaterais neurológicos graves oriundos dos antipsicóticos tenderam a exibir alto risco para o desenvolvimento da condição. Os medicamentos antiparkinsonianos são, sem dúvida alguma, capazes de exacerbar a discinesia preexistente. Nossa interpretação desse misto de informações é que o uso profilático de medicamentos antiparkinsonianos em pacientes mais jovens é seguro e pode até prevenir contra a discinesia tardia, enquanto há uma maior probabilidade de efeitos colaterais neurológicos graves e idade avançada, junto com o uso de antiparkinsonianos, iniciarem a condição. Por isso, o médico deve considerar muito seriamente os riscos e benefícios do tratamento estendido com antipsicóticos para todos os pacientes aptos a continuar usando o medicamento por período maior que alguns meses. Essa questão deve ser discutida com o indivíduo e seus familiares, exceto se houver razões clínicas justificáveis para não agir desse modo. De qualquer forma, tudo deve estar documentado no prontuário do paciente, e o processo deve ser refeito caso sinais de discinesia sejam observados (ver Cap. 1 para mais discussões sobre esse assunto).

Até o momento, estudos de acompanhamento de longo prazo (2 a 10 anos) disponíveis sugerem que a discinesia tardia, de forma geral, não é uma condição progressiva e pode melhorar ou desaparecer com o tempo, mesmo naqueles pacientes que usam antipsicóticos. Com indivíduos psicóticos crônicos, a melhor decisão clínica, baseada nas particularidades de cada caso, é continuar o antipsicótico.

Não existe tratamento-padrão eficaz para a discinesia tardia. Tentar reduzir lentamente a dose do antipsicótico, em geral, é o recomendado. Em geral, adiciona-se lítio, e o uso da reserpina tem sido defendido. A troca para um antipsicótico diferente também é sugerida. Achados de uma série de pequenos estudos positivos indicam que a vitamina E (400 UI, três vezes ao dia) reduz a discinesia, sobretudo se presente por menos de cinco anos (Adler et al. 1993; Gardos e Cole 1995). Contudo, doses mais elevadas de vitamina E tendem a causar diarreia.

Uma variedade de medicamentos incomuns foi usada no tratamento da discinesia tardia, a maioria em estudos pequenos únicos. Um dos mais interessantes é a pesquisa que empregou a buspirona em grandes doses (Moss et al. 1993). O único medicamento com evidência substancial (vários estudos controlados) de eficácia na discinesia tardia é a clozapina (Gardos e Cole 1995; Louzã e Bassitt 2005). Independentemente dessa quantidade de trabalhos, não se pode prever quais pacientes se beneficiam e se a condição vai melhorar lenta ou rapidamente. Também não está claro se a melhora da discinesia tardia no tratamento com clozapina é devida ao fármaco ou à descontinuação do agente de primeira geração. Uma opção interessante de tratamento da discinesia tardia pode ser a gabapentina. Um estudo sugeriu que 900 a 1.800 mg de gabapentina pareceram atenuar a discinesia em um grupo de pacientes com transtornos afetivos que haviam sido tratados com antipsicóticos de primeira geração (Hardoy et al. 1999).

A discinesia tardia é acentuadamente heterogênea em sua resposta às terapias medicamentosas. Embora, em geral, seja considerado que a condição decorra da superatividade dopaminérgica e, por isso, deva ser eliminada pelos agentes bloqueadores dopaminérgicos e agravada pelos medicamentos antiparkinsonianos anticolinérgicos, alguns pacientes demonstram respostas exatamente contrárias, e o pseudoparkinsonismo, de modo paradoxal, coexiste com a discinesia. Os benzodiazepínicos costumam aliviar de forma modesta os movimentos discinéticos. Uma vasta gama de outros medicamentos centralmente ativos é empregada e, às vezes, ajuda. Por sorte, a maioria dos casos de discinesia não é grave o suficiente para exigir um tratamento especial. Caso este seja necessário, parece que a clozapina é a terapia mais eficaz, mas uma opção potencialmente perigosa; a vitamina E parece ser benéfica e benigna. A olanzapina exige mais estudos. Além disso, médico e paciente podem adotar um regime medicamentoso único e específico, que pode auxiliar ao longo do tempo.

Síndrome neuroléptica maligna

A síndrome neuroléptica maligna é uma complicação resultante do uso de antipsicótico que pode ameaçar a vida. Estima-se que sua incidência varie de estudo para estudo, mas parece razoável que uma taxa de 1% de todas as admissões psiquiátricas seja tratada com neurolépticos, embora taxas mais baixas (0,07%) e mais altas (2,4%) tenham sido relatadas. Mesmo que os critérios para o diagnóstico da SNM tenham oscilado de artigo para artigo, existe o consenso de que todos os pacientes com a síndrome apresentem hipertermia, EPSs graves e disfunção autonômica. Os critérios operacionais para o diagnóstico da SNM atualmente em uso no McLean Hospital estão apresentados na Tabela 4-6, que fornece uma boa descrição da gama de sinais e sintomas que podem estar presentes (ver também Cap. 10).

É claro que podem ocorrer diagnósticos errados, quando os pacientes apresentam febre causada por infecção e pseudoparkinsonismo, mas a rigidez muscular grave geralmente observada na SNM é rara como característica conjunta de infecção incidental. Os níveis séricos de creatinoquinase podem ser elevados pelas injeções intramusculares ou pelo esforço físico violento, mas raramente até um nível alto como 1.000 UI/mL. Os neurolépticos podem afetar os centros cerebrais reguladores da temperatura e, talvez por essa razão, estejam associados à insolação, sobretudo em climas quentes ou em salas quentes de isolamento, na ausência de outras manifestações de SNM. Uma catatonia induzida pelo neuroléptico, a rigidez parkinsoniana real, pode ocorrer na ausência de febre.

Normalmente, a SNM por si só surge em 1 a 3 dias nos pacientes usando antipsicóticos. Muitos casos se desenvolvem na primeira semana; e a maioria,

TABELA 4-6 Critérios operacionais para o diagnóstico da síndrome neuroléptica maligna

Os três itens a seguir são necessários para um diagnóstico definitivo:
1. Hipertermia: temperatura oral de pelo menos 38 °C na ausência de outra etiologia conhecida
2. Efeitos extrapiramidais graves caracterizados por dois ou mais dos seguintes sintomas: rigidez muscular comprovada, rigidez em roda denteada pronunciada, sialorreia, crise oculogírica, contração retrocervical, opistótonos, trismo, disfagia, movimentos coreiformes, andar de festinação e postura flexoextensora
3. Disfunção autonômica caracterizada por dois ou mais dos seguintes sintomas: hipertensão (pelo menos 20 mm na pressão diastólica acima da linha basal), taquicardia (pelo menos 30 bpm), diaforese proeminente e incontinência

No diagnóstico retrospectivo, se um dos três itens acima relacionados não estiver especificamente documentado, ainda é possível um diagnóstico provável caso os dois critérios remanescentes sejam satisfatórios e o paciente exiba um dos seguintes sinais característicos: 1) consciência embotada, como evidenciado no *delirium*, mutismo, estupor ou coma; 2) leucocitose (> 15.000 leucócitos/mm^3); 3) nível sérico da creatinoquinase acima de 1.000 UI/mL.

---

no primeiro mês de tratamento com antipsicóticos. Existe evidência fraca de que o tratamento concomitante com lítio possa predispor os pacientes a desenvolver SNM. Essa síndrome tem sido observada essencialmente com todos os neurolépticos empregados, embora a tioridazina talvez seja sub-representada. A dose não parece ser um fator importante, mesmo que doses mais baixas possam ser mais seguras. Os neurolépticos depot não apresentam maior probabilidade de causar SNM, mas sua ação de duração prolongada faz a síndrome durar por um tempo duas vezes maior (Glazer e Kane 1992).

O melhor tratamento é a identificação precoce, a suspensão dos neurolépticos e, em casos de moderado a grave, a transferência rápida para um centro médico. O agonista dopaminérgico bromocriptina, na dosagem de 5 mg a cada quatro horas, pode aliviar a rigidez muscular e reduzir a febre. O dantrolene é usado nas UTIs para reduzir os espasmos musculares. É provável que os medicamentos antiparkinsonianos anticolinérgicos não sejam de auxílio. O tratamento sintomático (p. ex., resfriamento do corpo) é benéfico.

A síndrome pode recorrer depois de parecer estar sob controle, de forma que os pacientes devem ser observados cuidadosamente por um mês depois de a condição ter sido notada pela primeira vez. Os neurolépticos devem ser evitados durante esse período.

Usamos com sucesso a ECT no tratamento de pacientes persistentemente maníacos, que haviam experimentado recentemente um episódio de SNM. Em muitos pacientes, os neurolépticos podem ser reiniciados cautelosamente em doses mais baixas, sem a recorrência da SNM. Não está claro se a tioridazina é mais segura do que um quarto da dosagem do medicamento original ofensor. Parece sensato evitar os antipsicóticos de formulação depot nos indivíduos com história de SNM.

Antipsicóticos injetáveis de ação prolongada

A adesão ao regime de medicamentos orais é difícil para muitos pacientes esquizofrênicos e com transtorno bipolar. No ensaio comparativo de eficácia, CATIE e Step BD, mais de 75% dos pacientes acabaram descontinuando seus medicamentos orais. Para alguns indivíduos, as fórmulas injetáveis de ação prolongada (LAIs) podem ser uma alternativa para a medicação oral diária. A vantagem primária dos injetáveis é sua dosagem de uma ou duas vezes ao mês. Em contrapartida, as desvantagens podem incluir o custo, a dor e a inconveniência do deslocamento regular para receber a aplicação da injeção e a persistência dos efeitos colaterais.

O haloperidol depot ainda é um LAI comumente usado. Ele está disponível como alternativa para a flufenazina depot. Considera-se que a meia-vida do haloperidol depot seja longa o suficiente para igualar-se a uma injeção a cada quatro semanas, que é a dosagem adequada. Assumindo-se que a ingestão de 60 a 70 mg de haloperidol oral de fato sobrevive à passagem pelo intestino e pelo fígado para tornar-se biodisponível, uma injeção mensal de 20 vezes a dose oral diária é a indicada. Se o paciente é tratado com 10 mg/dia de haloperidol, 200 mg/mês de decanoato de haloperidol podem ser administrados. A dose-conversão equivalente para a flufenazina é muito mais baixa – 12,5 mg (0,5 mL) de decanoato a cada três semanas para aqueles que recebem 10 mg/dia de flufenazina oral. Estimamos que uma dose-conversão mais baixa de decanoato de haloperidol poderá mostrar-se adequada.

Estudos da variação de dosagem do decanoato de haloperidol sugerem que as taxas de recaída para pacientes esquizofrênicos recebendo 50 ou 100 mg a cada quatro semanas são apenas um pouco mais elevadas do que aquelas para quem recebe 200 mg a cada quatro semanas. A dose de 25 mg foi claramente ineficaz no controle dos sintomas psicóticos. Em alguns estudos controlados de pequeno porte comparando os dois fármacos depot, o haloperidol demonstrou uma eficácia discretamente maior e um pouco menos de EPS. Estudos comparando o haloperidol oral à fórmula depot mostram bem menos efeitos colaterais para a última; o contrário é verdadeiro para as fórmulas da flufenazina. O médico que trabalha em locais onde os antipsicóticos depot costumam ser usados deve tentar o haloperidol depot em poucos indivíduos e, por conta própria, decidir sobre sua utilidade e aceitação do paciente.

Vários agentes atípicos estão liberados para uso como LAIs. A fórmula LAI da risperidona (Risperdal Consta) foi aprovada, em 2003, para o tratamento de manutenção da esquizofrenia. Os ensaios-piloto da fórmula LAI, 25 mg, a cada duas semanas, por 12 semanas, demonstrou que o fármaco ativo apresentou probabilidade quase três vezes maior de promover a melhora na escala padrão de psicose (a PANSS) do que a injeção de placebo. Desde então, o número de ensaios controlados com doses de 25 a 75 mg, a cada duas semanas, demonstram que a fórmula LAI da risperidona é eficaz e pode ter algumas vantagens de tolerabilidade sobre a fórmula oral. Por exemplo, a taxa de EPS, incluindo discinesia tardia, pode ser menor para a fórmula injetável do que para a oral (Ranier 2008). Em ensaios de um ano, a injeção de risperidona foi associada a uma taxa de discinesia tardia de 1%, a qual com certeza não é maior, e provavelmente até mais baixa, do que a do medicamento oral. Além disso, a taxa de discinesia tardia com a fórmula LAI da risperidona parece ser consideravelmente mais baixa do que aquela relatada para o decanoato de haloperidol ou para o decanoato de flufenazina. Em contrapartida, a fórmula LAI da risperidona é muito mais cara do que a sua contraparte oral genérica; além disso, se comparada aos medicamentos orais, demonstra resultados mistos em algumas medidas de resultados, como redução do tempo de hospitalização e redução geral dos custos de assistência médica (Taylor et al. 2009a, 2009b).

Uma fórmula LAI da paliperidona (Invega Sustenna) foi aprovada pela FDA, em julho de 2009, para o tratamento de manutenção da esquizofrenia. O palmitato de paliperidona é uma injeção mensal cuja eficácia parece ser similar àquela do Risperdal Consta. A administração começa com duas injeções subsequentes no músculo deltoide, com uma semana de intervalo entre as aplicações. A dose inicial típica é de 234 mg, no dia 1, e 156 mg, no dia 8 (Hu 2009).

A fórmula LAI do pamoato de olanzapina (Relprevv) também foi aprovada no final de 2009. O pamoato de olanzapina injetável demonstra eficácia na administração mensal ou duas vezes ao mês no tratamento de manutenção da esquizofrenia. Em um ensaio de 24 semanas, 150 ou 300 mg do fármaco, a cada duas semanas, ou 405 mg, a cada quatro semanas, foram comparáveis em eficácia a 10 a 20 mg/dia de olanzapina oral. Da mesma forma, um ensaio aberto de acompanhamento com duração de 160 semanas relatou que a fórmula LAI da olanzapina foi significativamente diferente da sua versão oral no que se refere a menor probabilidade de descontinuação e de associação a ganho de peso > 7%, bem como taxas mais baixas de EPS (Mitchell et al. 2013). O maior problema observado nos ensaios clínicos com a fórmula LAI da olanzapina é a síndrome de *delirium* e sedação pós-injeção (PDSS). A injeção acidental de olanzapina no espaço intravascular pode levar a supersedação prolongada e *delirium*. Em todos os ensaios de olanzapina, cerca de 1,4% dos pacientes, até o momento, vivenciaram essa síndrome, que pode variar de confusão leve e distúrbio da marcha até coma. Todos se recuperam, mas, em alguns casos, foram necessários dias ou semanas até que a recuperação total ocorresse. Precauções especiais na aplicação do pamoato de olanzapina podem mitigar o risco de PDSS. Por isso, talvez o melhor seja deixar a olanzapina de ação prolongada reservada para os pacientes que precisam da conveniência de uma injeção mensal e se sintam melhores com olanzapina oral ou tenham sido incapazes de tolerar outros LAIs.

O aripiprazol (Abilify Maintena), junto com outros agentes típicos de ação prolongada injetáveis, foi aprovado pela FDA em março de 2013. Em estudos de fase III avaliando a taxa de recaída em 403 pacientes esquizofrênicos que receberam a fórmula LAI mensal de aripiprazol ou de placebo, aqueles que receberam o fármaco ativo tiveram quatro vezes menos probabilidade de recair ao longo do curso de um ano do que os do grupo placebo (Porkin et al. 2013). Apenas 10% dos pacientes que receberam a injeção mensal de aripiprazol recaíram *versus* 40% daqueles que receberam injeções salinas. As taxas de EPS não diferiram de modo significativo entre os grupos de fármaco ativo e de placebo, mas os pacientes no grupo do fármaco ativo apresentaram maior probabilidade de vivenciar parkinsonismo com tremores (8,3%) do que aqueles do grupo placebo (3%). O ganho de peso também foi comparável nos grupos aripiprazol LAI e placebo ao longo do curso de um ano. É necessário de 1 a 2 semanas para que o aripiprazol LAI alcance os níveis plasmáticos adequados. Por isso, quando iniciamos o LAI, continuamos com aripiprazol oral na dosagem usual do paciente pela primeira semana depois da aplicação da injeção de 400 ou 300 mg do LAI. Depois, cortamos a dose oral pela metade na segunda semana e descontinuamos a dose oral na terceira semana.

A escolha de qual LAI usar no controle da esquizofrenia ou do transtorno bipolar recai primariamente em saber a qual preparado oral o paciente respondeu. Assim, para aqueles que responderam e toleraram a paliperidona oral e precisaram de um LAI por causa de questões de adesão, o melhor é que sejam mantidos com a paliperidona LAI. Da mesma forma, os responsivos ao aripiprazol oral devem permanecer com o aripiprazol LAI. Em contrapartida, muitos pacientes que usam a risperidona oral parecem sentir-se bem com a paliperidona LAI, precisando apenas de uma injeção mensal em vez de injeções de risperidona LAI duas vezes ao mês. Em termos de efeitos colaterais, especialmente EPS, as fórmulas LAI dos agentes atípicos parecem ser muito mais bem toleradas do que as fórmulas depot do haloperidol e da flufenazina. Entretanto, como mencionado antes neste capítulo, a diferença de custo entre os LAIs típicos, como o decanoato de haloperidol, e os atípicos, como paliperidona ou olanzapina LAI, pode facilmente ser de 10 vezes ou mais. Por isso, enquanto, em geral, a tolerabilidade favorecerá os atípicos LAI, o custo sempre favorecerá os agentes típicos. Não há evidência clara de que as fórmulas LAI dos atípicos sejam superiores às fórmulas depot dos agentes típicos na eficácia geral ou na prevenção de recaída nos pacientes esquizofrênicos.

Outras opções de tratamento dos sintomas negativos e cognitivos

Os sintomas negativos ou de déficit contribuem significativamente para a morbidade associada à esquizofrenia. Os sintomas, como afeto plano, ostracismo social, disfunção executiva anedonia e pobreza do discurso e do conteúdo de pensamento são muito mais desabilitantes para os pacientes esquizofrênicos do que os sintomas positivos. Embora alguns pesquisadores afirmem que os sintomas negativos possam realmente dever-se aos efeitos dos antipsicóticos típicos, essas manifestações foram relatadas na literatura há mais de 100 anos, antes da disponibilização dos neurolépticos.

A fisiopatologia dos sintomas negativos ainda é desconhecida. Uma teoria que ganhou popularidade nos últimos anos é a de que os sintomas negativos estão relacionados à deficiência de dopamina no córtex pré-frontal. Há relatos de eficácia de levodopa, anfetamina, amantadina e bromocriptina nos sintomas negativos da esquizofrenia. Todavia, alguns pesquisadores não acharam benefícios nesses agonistas dopaminérgicos (Silver e Geraisy 1995). Um problema potencial com essas abordagens é a possibilidade de piora da psicose em alguns pacientes. Entretanto, doses baixas de estimulantes são usadas há anos para neutralizar a sedação e a enxaqueca associadas tanto aos antipsicóticos de primeira geração como à clozapina, e esses estimulantes não parecem exacerbar a psicose com tanta frequência como seria esperado. Outra abordagem é o uso de um medicamento como a selegilina para aumentar a disponibilidade da dopamina geral, junto com um antipsicótico de primeira geração. Bodkin e colaboradores (1996) observaram que 5 mg de selegilina, duas vezes ao dia, por seis semanas, melhorou significativamente os sintomas negativos e EPSs em um grupo de 21 pacientes esquizofrênicos e com transtorno esquizoafetivo, mas não surtiu efeito nos sintomas positivos. Nessas doses baixas, não se pode antecipar interações significativas com antipsicóticos atípicos, serotonérgicos; portanto, é preciso cautela. Por fim, doses baixas de antipsicóticos de primeira geração podem de fato aumentar a disponibilidade da dopamina na sinapse, por meio de estímulo dos autorreceptores dopaminérgicos pré-sinápticos para a liberação de mais dopamina. Há alguns relatos anedóticos da piora dos sintomas positivos e da melhora dos negativos com doses baixas de antipsicóticos.

A amisulprida, um antipsicótico benzamida bloqueador da dopamina ainda não disponibilizado nos Estados Unidos, demonstrou, em um estudo controlado por placebo, melhorar significativamente os sintomas negativos da esquizofrenia em doses baixas (Boyer et al. 1995). Em doses elevadas, a amisulprida e os antipsicóticos de primeira geração podem piorar os sintomas negativos pela redução do tônus dopaminérgico no córtex pré-frontal.

A FDA e o NIMH empenham-se no desenvolvimento de tratamentos dos déficits cognitivos, porque estão diretamente relacionados à incapacitação observada na esquizofrenia. O Measurement and Treatment Research to Improve Cognition in Schizophrenia (MATRICS) está comprometido na busca por identificação dos déficits cognitivos, desenvolvimento de melhores ferramentas de aferição para determinar a cognição na esquizofrenia e incentivo para a realização de ensaios clínicos de avaliação de novos agentes que têm tais déficits como alvos. Uma série de fármacos-alvo potenciais está em avaliação no tratamento dos déficits cognitivos na esquizofrenia. Entre eles, os mais promissores são os subtipos do receptor da acetilcolina. Agonistas do receptor α_7-nicotínico representam a primeira promessa na melhora dos déficits cognitivos. Um agonista α_7 experimental, DMXB-A, demonstrou benefícios significativos na cognição em um estudo de prova de conceito com 12 pacientes esquizofrênicos (Green 2007). Da mesma forma, um inibidor da acetilcolina esterase, galantamina, demonstrou benefícios em alguns estudos, mas não em todos, de tratamento de déficits cognitivos na esquizofrenia (Gray e Roth 2007). Em contrapartida, a rivastigmina e o donepezil não demonstraram muitos benefícios como agentes coadjuvantes no tratamento do déficit cognitivo.

A neurotransmissão noradrenérgica também parece ser importante na cognição. Os agonistas do receptor α_2-adrenérgico, como guanfacina e clonidina, demonstraram algum benefício na melhora da cognição em ensaios de pequeno porte (Friedman et al. 2001). A guanfacina continua sendo pesquisada com o objetivo de melhorar a cognição na esquizofrenia, visto que tem uma probabilidade menor de induzir a hipotensão do que a clonidina.

O papel da serotonina na fisiopatologia dos sintomas positivos e negativos ganhou atenção significativa com o sucesso da clozapina. Conforme dito anteriormente, todos os antipsicóticos atípicos apresentam uma proporção comum alta de afinidades 5-HT_2 para D_2 com relação aos antipsicóticos de primeira geração. Certamente, os agonistas 5-HT_2, como a dietilamida do ácido lisérgico (LSD), podem produzir alucinações e outros sintomas psicóticos, enquanto os antagonistas 5-HT_2 parecem melhorar a psicose. Mesmo que a serotonina possua um efeito putativo na dopamina, o que pode contribuir para seu efeito favorável nos sintomas positivos e para a piora ocasional dos EPSs, os agentes serotonérgicos também parecem ajudar nos sintomas negativos. Todos os antipsicóticos atípicos compartilham a capacidade de melhorar os sintomas negativos, o que pode ocorrer, em parte, devido ao seu antagonismo 5-HT_2. É interessante o relato de que a mirtazapina reduziu os sintomas negativos nos esquizofrênicos que estavam recebendo haloperidol (Berk et al. 2001). Além disso, vários estudos sugerem que os ISRSs podem melhorar os sintomas negativos nesses indivíduos. Por exemplo, Spina e colaboradores (1994), em um estudo controlado por placebo, com 34 pacientes esquizofrênicos, demonstraram que a adição de 20 mg/dia de fluoxetina aos antipsicóticos de primeira geração melhorou os sintomas negativos. Da mesma forma, a paroxetina, 30 mg/dia, parece ser eficaz (Jockers-Scherübl et al. 2005). Entretanto, os ISRSs também podem aumentar a toxicidade dos agentes típicos e atípicos pela inibição competitiva da enzima 2D6 do citocromo P450. Algumas vezes, usando sertralina em 50 a 100 mg/dia como agente coadjuvante no tratamento dos sintomas negativos, verificamos que ela é modestamente benéfica. Vários outros tratamentos, incluindo a selegilina transdérmica (Bodkin et al. 2005), a mirtazapina (Zoccali et al. 2004) e a estimulação magnética transcraniana (EMT) (Jin et al. 2006), também sugeriram auxiliar nos sintomas negativos da esquizofrenia. Entretanto, poucos desses tratamentos foram sujeitos a ensaios controlados cuidadosos. Aqueles que foram, incluindo a mirtazapina (Berk et al. 2009), não mostraram benefício consistente no tratamento dos sintomas negativos.

Os agentes específicos glutamatérgicos podem desempenhar um papel no tratamento dos sintomas negativos e positivos da esquizofrenia. Os antagonistas NMDA, como a fenciclidina e a cetamina, produzem não apenas sintomas psicóticos positivos, mas também sintomas negativos e cognitivos. Por isso, os fármacos que modulam a atividade glutamatérgica estão sob pesquisa para o tratamento dos sintomas cognitivos e negativos (Webber e Marder 2008). Entre os agentes mais promissores identificados pelo MATRICS estão os moduladores alostéricos dos receptores AMPA (Ampacinas). Uma ampacina, CX-516, apresentou resultados mistos no tratamento dos sintomas cognitivos da esquizofrenia (Goff et al. 2008). Outro tipo de agente glutamatérgico é aquele que age diretamente nos receptores NMDA, incluindo um co-agonista do receptor de glicina. Os agentes como D-cicloserina e glicina foram analisados para o tratamento dos sintomas cognitivos nessa doença. Contudo, nenhum deles foi totalmente eficaz. Os agentes específicos glutamatérgicos continuam sendo avaliados no tratamento da esquizofrenia. Parece improvável que venhamos a encontrar antipsicóticos que sejam total e igualmente eficazes no tratamento dos sintomas positivos e negativos da esquizofrenia. Mesmo que nosso conhecimento da fisiopatologia dessa doença seja muito limitado, não concordamos com a possibilidade de a monoterapia ser eficaz em todos os sintomas do transtorno. Por isso, é provável que o tratamento dessa condição venha a depender muito da combinação de agentes que foquem especificamente seus sintomas positivos, negativos e cognitivos.

Alternativas para a terapia antipsicótica

Atualmente, não há terapias medicamentosas seguras e eficazes para a esquizofrenia ou outros transtornos psicóticos que possam substituir os neurolépticos bloqueadores dopaminérgicos. A ECT pode reverter a excitação psicótica e o estupor catatônico, mas, não tem valor real na prevenção de episódios futuros de psicose. O lítio pode melhorar os sintomas da esquizofrenia ou eliminar a violência episódica nesses pacientes, mas, por si só, quase nunca é uma terapia medicamentosa adequada. A carbamazepina também alivia os sintomas em alguns pacientes com psicose resistente ao tratamento, quando adicionada a um neuroléptico, como um estudo duplo-cego israelense demonstrou (Klein et al. 1984), mas também, por si só, não é uma terapia adequada para a esquizofrenia. Estudos recentes do lítio e anticonvulsivantes no tratamento coadjuvante da doença, em geral, não sustentaram os ensaios anteriores (Citrome 2009). O ensaio realizado por Casey e colaboradores (2003) mostrou que o valproato adicionado à risperidona ou à olanzapina foi significativamente mais eficaz do que com a adição do placebo nos pacientes esquizofrênicos. Entretanto, os dados sobre o uso do valproato como coadjuvante nessa doença parecem ser muito fortes para aliviar os sintomas agressivos mais do que no tratamento dos sintomas positivos ou negativos (Schwarz et al. 2008). O diazepam isolado foi sugerido por grupos canadenses e alemães para o controle rápido dos sintomas psicóticos em uma série de estudos pequenos de pacientes esquizofrênicos paranoicos, nas dosagens entre 70 e 400 mg/dia (o grupo alemão usou comprimidos de 50 mg). Supostamente, a sedação não foi um problema depois do primeiro dia, e a melhora continuou por quatro semanas. Nenhum estudo relatou dados de acompanhamento. Em outro trabalho, o diazepam em dose alta agravou os sintomas esquizoafetivos. Os achados desses estudos pequenos e de curta duração são intrigantes, mas não oferecem uma alternativa farmacológica real e eficaz aos antipsicóticos de primeira geração.

Existem, no mínimo, sete relatos sobre o uso do alprazolam nos pacientes esquizofrênicos tratados com neurolépticos. Dois dos estudos envolveram indivíduos com ataques evidentes de pânico, bem como psicose crônica. Ambos os trabalhos, de pequeno porte, indicaram que o alprazolam é eficaz na supressão dos episódios de pânico. Vários outros estudos menores, principalmente com pacientes hospitalizados, revelaram que a adição de alprazolam é benéfica em alguns indivíduos. A hipótese original foi de que o alprazolam seria especialmente eficaz no tratamento dos sintomas negativos, mas os estudos demonstraram efeitos desse fármaco nos sintomas positivos e negativos em alguns pacientes. O único estudo de grande porte controlado por placebo envolvendo pacientes esquizofrênicos ambulatoriais produziu achados completamente negativos (Csernansky et al. 1988); nem o diazepam nem o alprazolam foram mais eficazes do que o placebo ao longo do curso desse ensaio de oito semanas. Os dados de diversos estudos são inconclusivos, mas uma suposição aceitável é a de que o alprazolam poderá ser eficaz como coadjuvante no tratamento neuroléptico em indivíduos com ataques de pânico ou outros sintomas significativos de ansiedade.

O propranolol foi estudado por muitos anos no tratamento da esquizofrenia aguda e crônica, em doses muito altas (600 a 2.000 mg/dia), administrado isolado ou com um medicamento neuroléptico. Embora Yorkston e colaboradores (1978) tenham relatado eficácia em estudos controlados, outros pesquisadores encontraram resultados equivocados, com pacientes experimentando algum benefício apenas ocasionalmente. Desde que dois óbitos prematuros ocorreram com esse tratamento – um por úlcera péptica com sangramento silencioso e outro súbito, de etiologia desconhecida –, essa alternativa não foi recomendada de modo geral. Entretanto, estudos clínicos subsequentes, com dosagens de até 400 mg/dia em pacientes psiquiátricos organicamente doentes, com violência impulsiva ou agressão, sugeriram que o propranolol poderia ser eficaz no controle dos acessos de humor, embora não tenha afetado outros déficits subjacentes orgânicos comportamentais. Caso essa terapia seja empregada, artigos relevantes deverão ser revistos, e a dosagem deverá ser aumentada de modo lento, com monitoramento da pressão arterial e da frequência cardíaca antes de cada dose, até que o paciente esteja estabilizado em uma dose constante e eficaz. Relatou-se que o propranolol aumenta os níveis séricos da clorpromazina e também de outros antipsicóticos.

É possível que a carbamazepina, o valproato e o lítio também ofereçam mais promessas no tratamento do comportamento perturbado nos pacientes com lesões cerebrais, demência ou deficiência intelectual do que os antipsicóticos de primeira geração. Doses baixas de valproato e agentes antipsicóticos atípicos são coadjuvantes eficazes na demência. No entanto, antipsicóticos ou anticonvulsivantes não provaram de forma evidente ter eficácia no tratamento dos sintomas comportamentais ou psicóticos na demência, e nenhum deles foi aprovado para essa indicação.

Medicamentos antipsicóticos em desenvolvimento

Vários antipsicóticos estão em desenvolvimento nos Estados Unidos. Entre eles, o bifeprunox é o mais adiantado no processo. Trata-se de um agonista parcial dopaminérgico similar ao aripiprazol. Assim como este, espera-se que o bifeprunox possua um perfil de efeito colateral relativamente bom, incluindo tendência mais baixa para ganho de peso, nenhum risco de aumento do nível da prolactina e relativa ausência de efeitos negativos sobre os lipídeos ou a glicose. Poucos dados sugerem que esse fármaco tenha eficácia superior à dos outros atípicos. Em um ensaio multicêntrico de registro, o bifeprunox na dosagem de 20 mg/dia foi similar em eficácia à risperidona e superior ao placebo ao longo de seis semanas de estudo (Casey et al. 2008). Além disso, ele apresentou menor probabilidade de aumentar os níveis de prolactina ou peso do que a risperidona. No entanto, a FDA rejeitou a licença de "aplicação de novo agente" para o bifeprunox em 2007, alegando ausência de dados que suportassem a eficácia em relação a outros agentes. O trabalho com o fármaco continua, mas não está claro se ele será aprovado ou não.

Vários outros agentes antipsicóticos estão liberados para prescrição de uso em um ou mais países da Europa. Alguns estão disponíveis no Velho Continente há anos, mas nunca foram aprovados nos Estados Unidos. Alguns fracassaram na triagem para carcinogenicidade da FDA; acreditamos que isso seja verdade para sulpirida, amisulprida e penfluridol. A fluspirilene, um medicamento de ação prolongada, está suspensa por causa de um composto químico não aprovado pela FDA.

Outro antipsicótico atípico há muito tempo disponível na Europa e no Japão é a zotepina. Trata-se de um antagonista D_2/5-HT_2 que também possui efeitos significativos em outros receptores serotonérgicos, incluindo 5-HT_6 e 5-HT_7. Além do mais, a zotepina é um inibidor da recaptação de noradrenalina. Ela possui uma estrutura química tricíclica e parece ser um antidepressivo razoável. Também parece eficaz em alguns casos de esquizofrenia resistente ao tratamento, e os EPSs são muitíssimo raros com esse fármaco. Entretanto, ela apresenta duas grandes desvantagens: ganho de peso e sedação. No mínimo, um terço de todos os pacientes ganha uma quantidade significativa de peso com dosagens de 75 a 450 mg/dia. Além disso, muitos indivíduos apresentam intolerabilidade à sonolência associada ao medicamento. Como consequência, é improvável que a zotepina seja comercializada no mercado norte-americano.

Um metabólito ativo da clozapina, n-desmetilclozapina (norclozapina), está sendo intensamente estudado para o tratamento da esquizofrenia (Natesan et al. 2007). A norclozapina é um agonista parcial do receptor D_2 e agonista do receptor muscarínico. Por isso, está sendo avaliada no tratamento dos sintomas cognitivos da esquizofrenia. Existem algumas sugestões de que a norclozapina pode ser mais bem tolerada e segura do que a clozapina, mas, até o momento, não há estudos de grande porte sobre isso que tenham sido concluídos.

A sulpirida é claramente um antipsicótico atípico que difere dos antipsicóticos mais antigos na sua farmacologia. No entanto, ela causa pseudoparkinsonismo, acatisia, galactorreia e discinesia tardia em tal proporção que suas vantagens sobre outros neurolépticos já disponíveis nos Estados Unidos são obscuras. Vários fármacos disponíveis na Europa estão clínica e farmacologicamente relacionados à sulpirida. Um desses, metoclopramida (Reglan), é comercializado nos Estados Unidos para doenças gastrintestinais; contudo, é provável que seja eficaz no tratamento da psicose e, com certeza, pode causar efeitos colaterais neurológicos típicos e discinesia tardia. A amisulpirida demonstra benefícios antipsicóticos e antidepressivos. Parece que sua eficácia é, pelo menos, tão boa no tratamento da esquizofrenia quanto outros atípicos. A maioria dos medicamentos do tipo sulpirida é boa como antiemético e na atividade peristáltica, incluindo o esvaziamento estomacal, o que os torna eficazes na dispepsia.

A razão de discutir esses medicamentos em um manual de psicofarmacologia norte-americano é que a atual FDA e a polícia alfandegária, influenciadas pelas pressões dos portadores da síndrome da imunodeficiência adquirida (aids), permitem que suprimentos para três meses de medicamentos não disponíveis nos Estados Unidos sejam importados para determinados pacientes com condições resistentes ao tratamento. Não está claro se qualquer um desses fármacos é tão diferente e superior (como foi o caso da clomipramina no tratamento do TOC) a ponto de estimular muitos psiquiatras a trazer um ou mais deles para os Estados Unidos; entretanto, vale a pena fazê-lo em situações especiais.

Referências

Adler LA, Peselow E, Rotrosen J, et al: Vitamin E treatment of tardive dyskinesia. Am J Psychiatry 150(9):1405–1407, 1993 8102511

Allison DB, Mentore JL, Heo M, et al: Antipsychotic-induced weight gain: a comprehensive research synthesis. Am J Psychiatry 156(11):1686–1696, 1999 10553730

Alvir JM, Lieberman JA, Safferman AZ, et al: Clozapine-induced agranulocytosis: incidence and risk factors in the United States. N Engl J Med 329(3):162–167, 1993 8515788

Aman MG, Arnold LE, McDougle CJ, et al: Acute and long-term safety and toler- ability of risperidone in children with autism. J Child Adolesc Psychopharmacol 15(6):869–884, 2005 16379507

American Diabetes Association; American Psychiatric Association; American Association of Clinical Endocrinologists; North American Association for the Study of Obesity: Consensus development conference on antipsychotic drugs and obesity and diabetes. Diabetes Care 27(2):596–601, 2004 14747245

American Psychiatric Association: Diagnostic and Statistical Manual of Mental Disorders, 2nd Edition. Washington, DC, American Psychiatric Association, 1968

American Psychiatric Association: Diagnostic and Statistical Manual of Mental Disor- ders, 3rd Edition, Revised. Washington, DC, American Psychiatric Association, 1987

American Psychiatric Association: Diagnostic and Statistical Manual of Mental Disorders, 4th Edition. Washington, DC, American Psychiatric Association, 1994

American Psychiatric Association: Diagnostic and Statistical Manual of Mental Disorders, 4th Edition, Text Revision. Washington, DC, American Psychiatric Association, 2000

Amminger GP, Schäfer MR, Papageorgiou K, et al: Long-chain omega-3 fatty acids for indicated prevention of psychotic disorders: a randomized, placebo-controlled trial. Arch Gen Psychiatry 67(2):146–154, 2010 20124114

Andreescu C, Mulsant BH, Peasley-Miklus C, et al; STOP-PD Study Group: Persisting low use of antipsychotics in the treatment of major depressive disorder with psychotic features. J Clin Psychiatry 68(2):194–200, 2007 17335316

Ayd F: Lorazepam update: 1977–1985. Int Drug Ther Newsl 20:33–36, 1985

Azorin JM, Spiegel R, Remington G, et al: A double-blind comparative study of clozapine and risperidone in the management of severe chronic schizophrenia. Am J Psychiatry 158(8):1305–1313, 2001 11481167

Baldessarini RJ, Viguera AC: Neuroleptic withdrawal in schizophrenic patients. Arch Gen Psychiatry 52(3):189–192, 1995 7872842

Baldessarini RJ, Cole JO, Davis JM, et al: Tardive Dyskinesia (Task Force Report No 18). Washington, DC, American Psychiatric Association, 1980

Baldessarini RJ, Cohen BM, Teicher MH: Pharmacological treatment, in Schizophrenia: Treatment of Acute Psychotic Episodes. Edited by Levy ST, Ninan PT. Washington, DC, American Psychiatric Press, 1990, pp 61–118

Baldwin DS, Montgomery SA: First clinical experience with olanzapine (LY 170053): results of an open-label safety and dose-ranging study in patients with schizophrenia. Int Clin Psychopharmacol 10(4):239–244, 1995 8748045

Baptista T, Uzcátegui E, Rangel N, et al: Metformin plus sibutramine for olanzapine-associated weight gain and metabolic dysfunction in schizophrenia: a 12-week double-blind, placebo-controlled pilot study. Psychiatry Res 159(1-2):250–253, 2008 18374423

Barbee JG, Conrad EJ, Jamhour NJ: The effectiveness of olanzapine, risperidone, quetiapine, and ziprasidone as augmentation agents in treatment-resistant major depressive disorder. J Clin Psychiatry 65(7):975–981, 2004 15291687

Beckmann H, Haas S: High dose diazepam in schizophrenia. Psychopharmacology (Berl) 71(1):79–82, 1980 6779328

Beebe KL, Block T, Debattista C, et al: The efficacy of mifepristone in the reduction and prevention of olanzapine-induced weight gain in rats. Behav Brain Res 171(2):225–229, 2006 16782211

Benedetti F, Sforzini L, Colombo C, et al: Low-dose clozapine in acute and continuation treatment of severe borderline personality disorder. J Clin Psychiatry 59(3):103–107, 1998 9541151

Benvenga MJ, Leander JD: Olanzapine, an atypical antipsychotic, increases rates of punished responding in pigeons. Psychopharmacology (Berl) 119(2):133–138, 1995 7544900

Berk M, Ichim L, Brook S: Olanzapine compared to lithium in mania: a double-blind randomized controlled trial. Int Clin Psychopharmacol 14(6):339–343, 1999 10565800

Berk M, Ichim C, Brook S: Efficacy of mirtazapine add on therapy to haloperidol in the treatment of the negative symptoms of schizophrenia: a double-blind ran- domized placebo-controlled study. Int Clin Psychopharmacol 16(2):87–92, 2001 11236073

Berk M, Gama CS, Sundram S, et al: Mirtazapine add-on therapy in the treatment of schizophrenia with atypical antipsychotics: a double-blind, randomised, placebo-controlled clinical trial. Hum Psychopharmacol 24(3):233–238, 2009 19330802

Berman RM, Fava M, Thase ME, et al: Aripiprazole augmentation in major depressive disorder: a double-blind, placebo-controlled study in patients with inadequate response to antidepressants. CNS Spectr 14(4):197–206, 2009 19407731

Bishop MP, Simpson GM, Dunnett CW, Kiltie H: Efficacy of loxapine in the treatment of paranoid schizophrenia. Psychopharmacology (Berl) 51(2):107–115, 1977 14350

Bitter I, Dossenbach MR, Brook S, et al; Olanzapine HGCK Study Group: Olanzapine versus clozapine in treatment-resistant or treatment-intolerant schizophrenia. Prog Neuropsychopharmacol Biol Psychiatry 28(1):173–180, 2004 14687871

Blackwell B: Drug therapy: patient compliance. N Engl J Med 289(5):249–252, 1973 4713764

Bodkin JA, Cohen BM, Salomon MS, et al: Treatment of negative symptoms in schizophrenia and schizoaffective disorder by selegiline augmentation of antipsychotic medication: a pilot study examining the role of dopamine. J Nerv Ment Dis 184(5):295–301, 1996 8627275

Bodkin JA, Siris SG, Bermanzohn PC, et al: Double-blind, placebo-controlled, multicenter trial of selegiline augmentation of antipsychotic medication to treat negative symptoms in outpatients with schizophrenia. Am J Psychiatry 162(2):388–390, 2005 15677608

Bogenschutz MP, George Nurnberg H: Olanzapine versus placebo in the treatment of borderline personality disorder. J Clin Psychiatry 65(1):104–109, 2004 14744178

Boyer P, Lecrubier Y, Puech AJ, et al: Treatment of negative symptoms in schizophrenia with amisulpride. Br J Psychiatry 166(1):68–72, 1995 7894879

Brown WA, Laughren T: Low serum prolactin and early relapse following neuroleptic withdrawal. Am J Psychiatry 138(2):237–239, 1981 6109456

Carey PD, Lochner C, Kidd M, et al: Quetiapine augmentation of serotonin reuptake inhibitors in treatment-refractory obsessive-compulsive disorder: is response to treatment predictable? Int Clin Psychopharmacol 27(6):321–325, 2012 22859064

Carpenter WT Jr: Serotonin-dopamine antagonists and treatment of negative symptoms. J Clin Psychopharmacol 15(1)(Suppl 1):30S–35S, 1995 7730498

Carpenter WT Jr, Heinrichs DW: Early intervention, time-limited, targeted pharmacotherapy of schizophrenia. Schizophr Bull 9(4):533–542, 1983 6140752

Carpenter WT Jr, Hanlon TE, Heinrichs DW, et al: Continuous versus targeted medication in schizophrenic outpatients: outcome results. Am J Psychiatry 147(9):1138–1148, 1990 1974743

Carson WH, Stock E, Saha AR, et al: Meta-analysis of the efficacy of aripiprazole in schizophrenia. Eur Psychiatry 17(suppl 1):105, 2002

Casey DE: Implications of the CATIE trial on treatment: extrapyramidal symptoms. CNS Spectr 11(7)(Suppl 7):25–31, 2006 16816797

Casey DE, Daniel DG, Wassef AA, et al: Effect of divalproex combined with olanzapine or risperidone in patients with an acute exacerbation of schizophrenia. Neuropsychopharmacology 28(1):182–192, 2003 12496955

Casey DE, Sands EE, Heisterberg J, Yang HM: Efficacy and safety of bifeprunox in patients with an acute exacerbation of schizophrenia: results from a randomized, double-blind, placebo-controlled, multicenter, dose-finding study. Psychopharmacology (Berl) 200(3):317–331, 2008 18597078

Chengappa KN, Ebeling T, Kang JS, et al: Clozapine reduces severe self-mutilation and aggression in psychotic patients with borderline personality disorder. J Clin Psychiatry 60(7):477–484, 1999 10453803

Chouinard G, Jones B, Remington G, et al: A Canadian multicenter placebo-controlled study of fixed doses of risperidone and haloperidol in the treatment of chronic schizophrenic patients. J Clin Psychopharmacol 13(1):25–40, 1993 7683702

Cipriani A, Barbui C, Salanti G, et al: Comparative efficacy and acceptability of antimanic drugs in acute mania: a multiple-treatments meta-analysis. Lancet 378(9799):1306–1315, 2011 21851976

Citrome L: Adjunctive lithium and anticonvulsants for the treatment of schizophrenia: what is the evidence? Expert Rev Neurother 9(1):55–71, 2009 19102669

Citrome L, Weiden PJ, McEvoy JP, et al: Effectiveness of lurasidone in schizophrenia or schizoaffective patients switched from other antipsychotics: a 6-month, open-label, extension study. CNS Spectr 16:1–10, 2013 24330868

Cohen BM: The clinical utility of plasma neuroleptic levels, in Guidelines for the Use of Psychotropic Drugs. Edited by Stancer H. New York, Spectrum Publications, 1984, pp 245–260

Cole JO: Antipsychotic drugs: is more better? McLean Hospital Journal 7:61–87, 1982

Cole JO, Gardos G: Alternatives to neuroleptic drug therapy. McLean Hospital Journal 10:112–127, 1985

Cole JO, Yonkers KA: Non-benzodiazepine anxiolytics, in The American Psychiatric Press Textbook of Psychopharmacology. Edited by Schatzberg AF, Nemeroff CB. Washington, DC, American Psychiatric Press, 1995, pp 231–244

Cole JO, Gardos G, Gelernter J, et al: Supersensitivity psychosis. McLean Hospital Journal 9:46–72, 1984

Cole JO, Gardos G, Boling LA, et al: Early dyskinesia—vulnerability. Psychopharmacology (Berl) 107(4):503–510, 1992 1603892

Comaty JE, Janicak PG: Depot neuroleptics. Psychiatr Ann 17:491–496, 1987

Cornelius JR, Soloff PH, Perel JM, Ulrich RF: Continuation pharmacotherapy of borderline personality disorder with haloperidol and phenelzine. Am J Psychiatry 150(12):1843–1848, 1993 8238460

Creese I: Dopamine and antipsychotic medications, in Psychiatry Update: The American Psychiatric Association Annual Review, Vol 4. Edited by Hales RE, Frances AJ. Washington, DC, American Psychiatric Press, 1985, pp 17–36

Csernansky JG, Riney SJ, Lombrozo L, et al: Double-blind comparison of alprazolam, diazepam, and placebo for the treatment of negative schizophrenic symptoms. Arch Gen Psychiatry 45(7):655–659, 1988 3289523

Dando TM, Keating GM: Quetiapine: a review of its use in acute mania and depression associated with bipolar disorder. Drugs 65(17):2533–2551, 2005 16296876

Davis JM: Overview: maintenance therapy in psychiatry: I. Schizophrenia. Am J Psychiatry 132(12):1237–1245, 1975 914

Davis JM, Chen N, Glick ID: A meta-analysis of the efficacy of second-generation antipsychotics. Arch Gen Psychiatry 60(6):553–564, 2003 12796218

Davis RJ, Cummings JL: Clinical variants of tardive dyskinesia. Neuropsychiatry Neuropsychol Behav Neurol 1:31–38, 1988

De Deyn PP, Rabheru K, Rasmussen A, et al: A randomized trial of risperidone, placebo, and haloperidol for behavioral symptoms of dementia (see comments). Neurology 53(5):946–955, 1999 10496251

De Deyn PP, Carrasco MM, Deberdt W, et al: Olanzapine versus placebo in the treat- ment of psychosis with or without associated behavioral disturbances in patients with Alzheimer's disease. Int J Geriatr Psychiatry 19(2):115–126, 2004 14758577

Delay J, Deniker P, Harl JM: Therapeutic use in psychiatry of phenothiazine of central elective action (4560 RP) (in English). Ann Med Psychol (Paris) 110(2 1):112–117, 1952 12986408

Delva NJ, Letemendia FJ: Lithium treatment in schizophrenia and schizo-affective disorders. Br J Psychiatry 141:387–400, 1982 6129016

Dennis K, Le Grange D, Bremer J: Olanzapine use in adolescent anorexia nervosa. Eat Weight Disord 11(2):e53–e56, 2006 16809970

Dixon L, Weiden PJ, Frances AJ, Sweeney J: Alprazolam intolerance in stable schizophrenic outpatients. Psychopharmacol Bull 25(2):213–214, 1989 2602514

Dold M, Aigner M, Lanzenberger R, Kasper S: Antipsychotic augmentation of serotonin reuptake inhibitors in treatment-resistant obsessive-compulsive disorder: a meta-analysis of double-blind, randomized, placebo-controlled trials. Int J Neuropsychopharmacol 16(3):557–574, 2013 22932229

Donaldson SR, Gelenberg AJ, Baldessarini RJ: The pharmacologic treatment of schizophrenia: a progress report. Schizophr Bull 9(4):504–527, 1983 6140750

Douyon R, Angrist B, Peselow E, et al: Neuroleptic augmentation with alprazolam: clinical effects and pharmacokinetic correlates. Am J Psychiatry 146(2):231–234, 1989 2563211

Endicott J, Paulsson B, Gustafsson U, et al: Quetiapine monotherapy in the treatment of depressive episodes of bipolar I and II disorder: improvements in quality of life and quality of sleep. J Affect Disord 111(2-3):306–319, 2008 18774180

Ferreri MM, Loze JY, Rouillon F, Limosin F: Clozapine treatment of a borderline personality disorder with severe self-mutilating behaviours. Eur Psychiatry 19(3):177–178, 2004 15158928

Finnerty RJ, Goldberg HL, Nathan L, et al: Haloperidol in the treatment of psychoneurotic anxious outpatients. Dis Nerv Syst 37(11):621–624, 1976 791602

Fluvoxamine for obsessive-compulsive disorder. Med Lett Drugs Ther 37(942):13–14, 1995 7845314

Fluvoxamine gains approval for obsessive-compulsive disorder. Am J Health Syst Pharm 52(4):355, 1995 7757852

Frankenburg FR, Zanarini MC: Clozapine treatment of borderline patients: a preliminary study. Compr Psychiatry 34(6):402–405, 1993 8131384

Friedman JI, Adler DN, Temporini HD, et al: Guanfacine treatment of cognitive impair- ment in schizophrenia. Neuropsychopharmacology 25(3):402–409, 2001 11522468

Galbrecht CR, Klett CJ: Predicting response to phenothiazines: the right drug for the right patient. J Nerv Ment Dis 147(2):173–183, 1968 5677325

Gao K, Gajwani P, Elhaj O, Calabrese JR: Typical and atypical antipsychotics in bipolar depression. J Clin Psychiatry 66(11):1376–1385, 2005 16420074

Gao K, Muzina D, Gajwani P, Calabrese JR: Efficacy of typical and atypical antipsychotics for primary and comorbid anxiety symptoms or disorders: a review. J Clin Psychiatry 67(9):1327–1340, 2006 17017818

Garakani A, Martinez JM, Marcus S, et al: A randomized, double-blind, and placebo-controlled trial of quetiapine augmentation of fluoxetine in major depressive disorder. Int Clin Psychopharmacol 23(5):269–275, 2008 18703936

Gardos G, Casey D: Tardive Dyskinesia and Affective Disorders. Washington, DC, American Psychiatric Press, 1984

Gardos G, Cole JO: The evaluation and treatment of neuroleptic-induced movement disorders. Harv Rev Psychiatry 3(3):130–139, 1995 9384940

Gardos G, Perenyi A, Cole J: Polypharmacy revisited. McLean Hospital Journal 5:178–195, 1980

Garza-Treviño ES, Hollister LE, Overall JE, Alexander WF: Efficacy of combinations of intramuscular antipsychotics and sedative-hypnotics for control of psychotic agitation. Am J Psychiatry 146(12):1598–1601, 1989 2686478

Gelenberg AJ (ed): Risperidone and mania. Biological Therapies in Psychiatry Newsletter 17:45, 1994

Gelenberg AJ, Mandel MR: Catatonic reactions to high-potency neuroleptic drugs. Arch Gen Psychiatry 34(8):947–950, 1977 889419

Gerson SL: G-CSF and the management of clozapine-induced agranulocytosis. J Clin Psychiatry 55(Suppl B):139–142, 1994 7525542

Ghaemi SN, Katzow JJ: The use of quetiapine for treatment-resistant bipolar disorder: a case series. Ann Clin Psychiatry 11(3):137–140, 1999 10482123

Gilbert PL, Harris MJ, McAdams LA, Jeste DV: Neuroleptic withdrawal in schizophrenic patients. A review of the literature. Arch Gen Psychiatry 52(3):173–188, 1995 7872841

Glazer WM, Kane JM: Depot neuroleptic therapy: an underutilized treatment option. J Clin Psychiatry 53(12):426–433, 1992 1362569

Goff DC, Posever T, Herz L, et al: An exploratory haloperidol-controlled dose-finding study of ziprasidone in hospitalized patients with schizophrenia or schizoaffective disorder. J Clin Psychopharmacol 18(4):296–304, 1998 9690695

Goff DC, Sullivan LM, McEvoy JP, et al: A comparison of ten-year cardiac risk estimates in schizophrenia patients from the CATIE study and matched controls. Schizophr Res 80(1):45–53, 2005 16198088

Goff DC, Lamberti JS, Leon AC, et al: A placebo-controlled add-on trial of the Ampakine, CX516, for cognitive deficits in schizophrenia. Neuropsychopharmacology 33(3):465–472, 2008 17487227

Gray R: Quetiapine: a new atypical antipsychotic for the treatment of schizophrenia. Ment Health Care 1(5):163–164, 1998 9791402

Gray JA, Roth BL: Molecular targets for treating cognitive dysfunction in schizophrenia. Schizophr Bull 33(5):1100–1119, 2007 17617664

Green AI, Faraone SV, Brown WA: Prolactin shifts after neuroleptic withdrawal. Psychiatry Res 32(3):213–219, 1990 1975101

Green MF: Stimulating the development of drug treatments to improve cognition in schizophrenia. Annu Rev Clin Psychol 3:159–180, 2007 17716052

Greendyke RM, Schuster DB, Wooton JA: Propranolol in the treatment of assaultive patients with organic brain disease. J Clin Psychopharmacol 4(5):282–285, 1984 6490964

Gross C, Blasey CM, Roe RL, et al: Mifepristone treatment of olanzapine-induced weight gain in healthy men. Adv Ther 26(10):959–969, 2009 19888560

Gründer G, Hippius H, Carlsson A: The 'atypicality' of antipsychotics: a concept re-examined and re-defined. Nat Rev Drug Discov 8(3):197–202, 2009 19214197

Hamner MB, Faldowski RA, Ulmer HG, et al: Adjunctive risperidone treatment in post-traumatic stress disorder: a preliminary controlled trial of effects on comorbid psychotic symptoms. Int Clin Psychopharmacol 18(1):1–8, 2003 12490768

Hardoy MC, Hardoy MJ, Carta MG, Cabras PL: Gabapentin as a promising treatment for antipsychotic-induced movement disorders in schizoaffective and bipolar patients. J Affect Disord 54(3):315–317, 1999 10467977

Hasan S, Buckley P: Novel antipsychotics and the neuroleptic malignant syndrome: a review and critique. Am J Psychiatry 155(8):1113–1116, 1998 9699705

Hayes PE, Schulz SC: The use of beta-adrenergic blocking agents in anxiety disorders and schizophrenia. Pharmacotherapy 3(2 Pt 1):101–117, 1983 6134273

Herrmann N, Mamdani M, Lanctôt KL: Atypical antipsychotics and risk of cerebrovascular accidents. Am J Psychiatry 161(6):1113–1115, 2004 15169702

Herz MI, Szymanski HV, Simon JC: Intermittent medication for stable schizophrenic outpatients: an alternative to maintenance medication. Am J Psychiatry 139(7):918–922, 1982 6124133

Herz MI, Glazer WM, Mostert MA, et al: Intermittent vs maintenance medication in schizophrenia. Two-year results. Arch Gen Psychiatry 48(4):333–339, 1991 1672588

Hilger E, Barnas C, Kasper S: Quetiapine in the treatment of borderline personality disorder. World J Biol Psychiatry 4(1):42–44, 2003 12582977

Hillebrand JJ, van Elburg AA, Kas MJ, et al: Olanzapine reduces physical activity in rats exposed to activity-based anorexia: possible implications for treatment of anorexia nervosa? Biol Psychiatry 58(8):651–657, 2005 16018979

Hirschfeld RM, Keck PE Jr, Kramer M, et al: Rapid antimanic effect of risperidone monotherapy: a 3-week multicenter, double-blind, placebo-controlled trial. Am J Psychiatry 161(6):1057–1065, 2004 15169694

Hirschfeld RM, Weisler RH, Raines SR, Macfadden W; BOLDER Study Group: Quetiapine in the treatment of anxiety in patients with bipolar I or II depression: a secondary analysis from a randomized, double-blind, placebo-controlled study. J Clin Psychiatry 67(3):355–362, 2006 16649820

Hogarty GE: Treatment and the course of schizophrenia. Schizophr Bull 3(4):587–599, 1977 22929

Hogarty GE, Ulrich RF: Temporal effects of drug and placebo in delaying relapse in schizophrenic outpatients. Arch Gen Psychiatry 34(3):297–301, 1977 190970

Hogarty GE, Kornblith SJ, Greenwald D, et al: Personal therapy: a disorder-relevant psychotherapy for schizophrenia. Schizophr Bull 21(3):379–393, 1995 7481569

Hoge EA, Worthington JJ 3rd, Kaufman RE, et al: Aripiprazole as augmentation treatment of refractory generalized anxiety disorder and panic disorder. CNS Spectr 13(6):522–527, 2008 18567977

Hollander E, Baldini Rossi N, Sood E, Pallanti S: Risperidone augmentation in treatment-resistant obsessive-compulsive disorder: a double-blind, placebo-controlled study. Int J Neuropsychopharmacol 6(4):397–401, 2003 14604454

Hu RJ: What is the optimal dosing for atypical antipsychotics?: a practical guide based on available evidence. Prim Psychiatry 16:43–49, 2009

Hyttel J, Arnt J, Costall B, et al: Pharmacological profile of the atypical neuroleptic sertindole. Clin Neuropharmacol 15(Suppl 1 Pt A):267A–268A, 1992a 1354033

Hyttel J, Nielsen JB, Nowak G: The acute effect of sertindole on brain 5-HT2, D2 and alpha 1 receptors (ex vivo radioreceptor binding studies). J Neural Transm 89(1-2):61–69, 1992b 1329856

Inoue A, Seto M, Sugita S, et al: Differential effects on D2 dopamine receptor and prolactin gene expression by haloperidol and aripiprazole in the rat pituitary. Brain Res Mol Brain Res 55(2):285–292, 1998 9582438

Jandl M, Bittner R, Sack A, et al: Changes in negative symptoms and EEG in schizo- phrenic patients after repetitive transcranial magnetic stimulation (rTMS): an open- label pilot study. J Neural Transm 112(7):955–967, 2005 15517429

Jefferson J, Greist J: Haloperidol and lithium: their combined use and the issue of their compatibility, in Haloperidol Update, 1958–1980. Edited by Ayd F. Baltimore, MD, Ayd Medical Communications, 1980

Jeste DV, Caligiuri MP, Paulsen JS, et al: Risk of tardive dyskinesia in older patients: a prospective longitudinal study of 266 outpatients. Arch Gen Psychiatry 52(9):756–765, 1995 7654127

Jin Y, Potkin SG, Kemp AS, et al: Therapeutic effects of individualized alpha frequency transcranial magnetic stimulation (alphaTMS) on the negative symptoms of schizophrenia. Schizophr Bull 32(3):556–561, 2006 16254067

Jockers-Scherübl MC, Bauer A, Godemann F, et al: Negative symptoms of schizophrenia are improved by the addition of paroxetine to neuroleptics: a double--blind placebo- controlled study. Int Clin Psychopharmacol 20(1):27–31, 2005 15602113

Jones PB, Barnes TR, Davies L, et al: Randomized controlled trial of the effect on Quality of Life of second- vs first-generation antipsychotic drugs in schizophrenia: Cost Utility of the Latest Antipsychotic Drugs in Schizophrenia Study (CUtLASS 1). Arch Gen Psychiatry 63(10):1079–1087, 2006 17015810

Kane JM, McGlashan TH: Treatment of schizophrenia. Lancet 346(8978):820–825, 1995 7545770

KaneJM, Woerner M, Weinhold P, et al: A prospective study of tardive dyskinesia development: preliminary results. J Clin Psychopharmacol 2(5):345–349, 1982 6127353

Kane JM, Rifkin A, Woerner M, et al: Low-dose neuroleptic treatment of outpatient schizophrenics, I: preliminary results for relapse rates. Arch Gen Psychiatry 40(8):893–896, 1983 6347119

Kane J, Honigfeld G, Singer J, Meltzer H: Clozapine for the treatment-resistant schizophrenic. A double-blind comparison with chlorpromazine. Arch Gen Psychiatry 45(9):789–796, 1988 3046553

Kane JM, Davis JM, Schooler N, et al: A multidose study of haloperidol decanoate in the maintenance treatment of schizophrenia. Am J Psychiatry 159(4):554–560, 2002 11925292

Kane J, Canas F, Kramer M, et al: Treatment of schizophrenia with paliperidone extended-release tablets: a 6-week placebo-controlled trial. Schizophr Res 90(1-3):147–161, 2007 17092691

Kane JM, Lauriello J, Laska E, et al: Long-term efficacy and safety of iloperidone: results from 3 clinical trials for the treatment of schizophrenia. J Clin Psycho- pharmacol 28(2)(Suppl 1):S29–S35, 2008 18334910

Kapur S, Zipursky RB, Remington G: Clinical and theoretical implications of 5-HT2 and D2 receptor occupancy of clozapine, risperidone, and olanzapine in schizophrenia. Am J Psychiatry 156(2):286–293, 1999 9989565

Karagianis JL, Phillips LC, Hogan KP, LeDrew KK: Clozapine-associated neuroleptic malignant syndrome: two new cases and a review of the literature. Ann Pharmacother 33(5):623–630, 1999 10369628

Katz IR, Jeste DV, Mintzer JE, et al; Risperidone Study Group: Comparison of risper- idone and placebo for psychosis and behavioral disturbances associated with de- mentia: a randomized, double-blind trial. J Clin Psychiatry 60(2):107–115, 1999 10084767

Keck PE Jr, Caroff SN, McElroy SL: Neuroleptic malignant syndrome and malignant hyperthermia: end of a controversy? J Neuropsychiatry Clin Neurosci 7(2):135–144, 1995 7626956

Keck P Jr, Buffenstein A, Ferguson J, et al: Ziprasidone 40 and 120 mg/day in the acute exacerbation of schizophrenia and schizoaffective disorder: a 4-week place- bo-controlled trial. Psychopharmacology (Berl) 140(2):173–184, 1998 9860108

Keck PE Jr, Marcus R, Tourkodimitris S, et al; Aripiprazole Study Group: A placebo- controlled, double-blind study of the efficacy and safety of aripiprazole in patients with acute bipolar mania. Am J Psychiatry 160(9):1651–1658, 2003a 12944341

Keck PE Jr, Versiani M, Potkin S, et al; Ziprasidone in Mania Study Group: Ziprasidone in the treatment of acute bipolar mania: a three-week, placebo-controlled, double- blind, randomized trial. Am J Psychiatry 160(4):741–748, 2003b 12668364

Keepers GA, Clappison VJ, Casey DE: Initial anticholinergic prophylaxis for neuro- leptic-induced extrapyramidal syndromes. Arch Gen Psychiatry 40(10):1113–1117, 1983 6138011

Khouzam HR, Donnelly NJ: Remission of self-mutilation in a patient with borderline personality during risperidone therapy. J Nerv Ment Dis 185(5):348–349, 1997 9171814

Klein DF: False suffocation alarms, spontaneous panics, and related conditions: an integrative hypothesis. Arch Gen Psychiatry 50(4):306–317, 1993 8466392

Klein E, Bental E, Lerer B, Belmaker RH: Carbamazepine and haloperidol v placebo and haloperidol in excited psychoses: a controlled study. Arch Gen Psychiatry 41(2):165–170, 1984 6365015

Koenigsberg HW, Reynolds D, Goodman M, et al: Risperidone in the treatment of schizotypal personality disorder. J Clin Psychiatry 64(6):628–634, 2003 12823075

Kontaxakis VP, Ferentinos PP, Havaki-Kontaxaki BJ, Roukas DK: Randomized controlled augmentation trials in clozapine-resistant schizophrenic patients: a critical review. Eur Psychiatry 20(5-6):409–415, 2005 16171655

Koran LM, Ringold AL, Elliott MA: Olanzapine augmentation for treatment-resistant obsessive-compulsive disorder. J Clin Psychiatry 61(7):514–517, 2000 10937610

Kordon A, Wahl K, Koch N, et al: Quetiapine addition to serotonin reuptake inhibitors in patients with severe obsessive-compulsive disorder: a double-blind, random- ized, placebo-controlled study. J Clin Psychopharmacol 28(5):550–554, 2008 18794652

Lawler CP, Prioleau C, Lewis MM, et al: Interactions of the novel antipsychotic ar- ipiprazole (OPC-14597) with dopamine and serotonin receptor subtypes. Neu- ropsychopharmacology 20(6):612–627, 1999 10327430

Lee PE, Gill SS, Freedman M, et al: Atypical antipsychotic drugs in the treatment of behavioural and psychological symptoms of dementia: systematic review (Epub). BMJ 329(7457):75, 2004 15194601

Leucht S, Arbter D, Engel RR, et al: How effective are second-generation antipsychotic drugs? A meta-analysis of placebo-controlled trials. Mol Psychiatry 14(4):429–447, 2009a 18180760

Leucht S, Komossa K, Rummel-Kluge C, et al: A meta-analysis of head-to-head comparisons of second-generation antipsychotics in the treatment of schizophrenia. Am J Psychiatry 166(2):152–163, 2009b 19015230

Leucht S, Corves C, Arbter D, et al: Second-generation versus first-generation antipsychotic drugs for schizophrenia: a meta-analysis. Lancet 373(9657):31–41, 2009c 19058842

Leucht S, Cipriani A, Spineli L, et al: Comparative efficacy and tolerability of 15 antipsychotic drugs in schizophrenia: a multiple-treatments meta-analysis. Lancet 382(9896):951–962, 2013 23810019

Levenson JL: Neuroleptic malignant syndrome. Am J Psychiatry 142(10):1137–1145, 1985 2863986

Lieberman JA, Kane JM, Johns CA: Clozapine: guidelines for clinical management. J Clin Psychiatry 50(9):329–338, 1989 2670914

Lieberman JA, Tollefson G, Tohen M, et al; HGDH Study Group: Comparative efficacy and safety of atypical and conventional antipsychotic drugs in first-episode psychosis: a randomized, double-blind trial of olanzapine versus haloperidol. Am J Psychiatry 160(8):1396–1404, 2003 12900300

Lieberman JA, Stroup TS, McEvoy JP, et al; Clinical Antipsychotic Trials of Intervention Effectiveness (CATIE) Investigators: Effectiveness of antipsychotic drugs in patients with chronic schizophrenia. N Engl J Med 353(12):1209–1223, 2005 16172203

Lindenmayer JP: New pharmacotherapeutic modalities for negative symptoms in psychosis. Acta Psychiatr Scand Suppl 388:15–19, 1995 7541598

Linehan MM, McDavid JD, Brown MZ, et al: Olanzapine plus dialectical behavior therapy for women with high irritability who meet criteria for borderline personality disorder: a double-blind, placebo-controlled pilot study. J Clin Psychiatry 69(6):999–1005, 2008 18466045

Lingjaerde O: Benzodiazepines in the treatment of schizophrenia, in The Benzodiazepines: From Molecular Biology to Clinical Practice. Edited by Costa E. New York, Raven, 1983, pp 369–381

Lipinski JF Jr, Zubenko GS, Cohen BM, Barreira PJ: Propranolol in the treatment of neuroleptic-induced akathisia. Am J Psychiatry 141(3):412–415, 1984 6142657

Liu HC, Chang WH, Wei FC, et al: Monitoring of plasma clozapine levels and its metabolites in refractory schizophrenic patients. Ther Drug Monit 18(2):200–207, 1996 8721285

Loebel A, Cucchiaro J, Sarma K, et al: Efficacy and safety of lurasidone 80 mg/day and 160 mg/day in the treatment of schizophrenia: a randomized, double-blind, placebo- and active-controlled trial. Schizophr Res 145(1-3):101–109, 2013a 23415311

Loebel A, Cucchiaro J, Xu J, et al: Effectiveness of lurasidone vs. quetiapine XR for relapse prevention in schizophrenia: a 12-month, double-blind, noninferiority study. Schizophr Res 147(1):95–102, 2013b 23583011

Loebel A, Cucchiaro J, Silva R, et al: Lurasidone as adjunctive therapy with lithium or valproate for the treatment of bipolar I depression: a randomized, double-blind, placebo-controlled study. Am J Psychiatry 171(2):169–177, 2014a 24170221

Loebel A, Cucchiaro J, Silva R, et al: Lurasidone monotherapy in the treatment of bipolar I depression: a randomized, double-blind, placebo-controlled study. Am J Psychiatry 171(2):160–168, 2014b 24170180

Louzã MR, Bassitt DP: Maintenance treatment of severe tardive dyskinesia with clozapine: 5 years' follow-up. J Clin Psychopharmacol 25(2):180–182, 2005 15738752

Luby E: Reserpine-like drugs—clinical efficacy, in Psychopharmacology: A Review of Progress, 1957–1967. Edited by Efron D. Washington, DC, U.S. Government Printing Office, 1968, pp 1077–1082

Mandalos GE, Szarek BL: New-onset panic attacks in a patient treated with olanzapine (letter). J Clin Psychopharmacol 19(2):191, 1999 10211927

Marcus RN, McQuade RD, Carson WH, et al: The efficacy and safety of aripiprazole as adjunctive therapy in major depressive disorder: a second multicenter, randomized, double-blind, placebo-controlled study. J Clin Psychopharmacol 28(2):156–165, 2008 18344725

Marder SR, Van Putten T: Who should receive clozapine? Arch Gen Psychiatry 45(9):865–867, 1988 2901253

Marder SR, Hubbard JW, Van Putten T, Midha KK: Pharmacokinetics of long-acting injectable neuroleptic drugs: clinical implications. Psychopharmacology (Berl) 98(4):433–439, 1989 2570430

Marder SR, Kramer M, Ford L, et al: Efficacy and safety of paliperidone extended-release tablets: results of a 6-week, randomized, placebo-controlled study. Biol Psychiatry 62(12):1363–1370, 2007 17601495

Markowitz JS, Brown CS, Moore TR: Atypical antipsychotics. Part I: Pharmacology, pharmacokinetics, and efficacy (see comments). Ann Pharmacother 33(1):73–85, 1999 9972387

Mason AS, Granacher RP: Clinical Handbook of Antipsychotic Drug Therapy. New York, Brunner/Mazel, 1978

May PRA: Treatment of Schizophrenia: A Comparative Study of Five Treatment Methods. New York, Science House, 1968

McDougle CJ, Scahill L, Aman MG, et al: Risperidone for the core symptom domains of autism: results from the study by the autism network of the research units on pediatric psychopharmacology. Am J Psychiatry 162(6):1142–1148, 2005 15930063

McEvoy JP, Hogarty GE, Steingard S: Optimal dose of neuroleptic in acute schizo-phrenia. A controlled study of the neuroleptic threshold and higher haloperidol dose. Arch Gen Psychiatry 48(8):739–745, 1991 1883257

McEvoy JP, Lieberman JA, Stroup TS, et al; CATIE Investigators: Effectiveness of clozapine versus olanzapine, quetiapine, and risperidone in patients with chronic schizophrenia who did not respond to prior atypical antipsychotic treatment. Am J Psychiatry 163(4):600–610, 2006 16585434

McEvoy JP, Citrome L, Hernandez D, et al: Effectiveness of lurasidone in patients with schizophrenia or schizoaffective disorder switched from other antipsychotics: a randomized, 6-week, open-label study. J Clin Psychiatry 74(2):170–179, 2013 23473350

McGlashan TH, Zipursky RB, Perkins D, et al: Randomized, double-blind trial of olanzapine versus placebo in patients prodromally symptomatic for psychosis. Am J Psychiatry 163(5):790–799, 2006 16648318

McIntyre RS, Cohen M, Zhao J, et al: Asenapine for long-term treatment of bipolar disorder: a double-blind 40-week extension study. J Affect Disord 126(3):358–365, 2010 20537396

McIntyre RS, Tohen M, Berk M, et al: DSM-5 mixed specifier for manic episodes: evaluating the effect of depressive features on severity and treatment outcome using asenapine clinical trial data. J Affect Disord 150(2):378–383, 2013 23712026

Meltzer HY: Treatment-resistant schizophrenia—the role of clozapine. Curr Med Res Opin 14(1):1–20, 1997 9524789

Meltzer HY, Bastani B, Kwon KY, et al: A prospective study of clozapine in treatment-resistant schizophrenic patients. I. Preliminary report. Psychopharmacology (Berl) 99(suppl):S68–S72, 1989 2813667

Meltzer HY, Alphs L, Green AI, et al; International Suicide Prevention Trial Study Group: Clozapine treatment for suicidality in schizophrenia: International Suicide Prevention Trial (InterSePT). Arch Gen Psychiatry 60(1):82–91, 2003 12511175

Meltzer HY, Chen Y, Jayathilake K: Effect of risperidone and olanzapine on measures associated with the insulin resistance syndrome (abstract). Neuropsychopharmacology 30(suppl 1):S138, 2005

Meltzer HY, Cucchiaro J, Silva R, et al: Lurasidone in the treatment of schizophrenia: a randomized, double-blind, placebo- and olanzapine-controlled study. Am J Psychiatry 168(9):957–967, 2011 21676992

Menaster M: Use of olanzapine in anorexia nervosa. J Clin Psychiatry 66:654–655, author reply 655–656, 2005

Meyer JM, Nasrallah HA, McEvoy JP, et al: The Clinical Antipsychotic Trials Of Intervention Effectiveness (CATIE) Schizophrenia Trial: clinical comparison of subgroups with and without the metabolic syndrome. Schizophr Res 80(1):9–18, 2005 16125372

Meyers BS, Flint AJ, Rothschild AJ, et al; STOP-PD Group: A double-blind randomized controlled trial of olanzapine plus sertraline vs olanzapine plus placebo for psychotic depression: the study of pharmacotherapy of psychotic depression (STOP-PD). Arch Gen Psychiatry 66(8):838–847, 2009 19652123

Miller DD, McEvoy JP, Davis SM, et al: Clinical correlates of tardive dyskinesia in schizophrenia: baseline data from the CATIE schizophrenia trial. Schizophr Res 80(1):33–43, 2005 16171976

Mitchell M, Kothare P, Bergstrom R, et al: Single- and multiple-dose pharmacokinetic, safety, and tolerability profiles of olanzapine long-acting injection: an open-label, multicenter, nonrandomized study in patients with schizophrenia. Clin Ther 35(12):1890–1908, 2013 24184052

Mondraty N, Birmingham CL, Touyz S, et al: Randomized controlled trial of olanzapine in the treatment of cognitions in anorexia nervosa. Australas Psychiatry 13(1):72–75, 2005 15777417

Monnelly EP, Ciraulo DA, Knapp C, Keane T: Low-dose risperidone as adjunctive therapy for irritable aggression in posttraumatic stress disorder. J Clin Psycho-pharmacol 23(2):193–196, 2003 12640221

Moore NA, Tye NC, Axton MS, Risius FC: The behavioral pharmacology of olanzapine, a novel "atypical" antipsychotic agent. J Pharmacol Exp Ther 262(2):545–551, 1992 1354253

Morrison JA, Cottingham EM, Barton BA: Metformin for weight loss in pediatric patients taking psychotropic drugs. Am J Psychiatry 159(4):655–657, 2002 11925306

Moss LE, Neppe VM, Drevets WC: Buspirone in the treatment of tardive dyskinesia. J Clin Psychopharmacol 13(3):204–209, 1993 8102622

Mottard JP, de la Sablonnière JF: Olanzapine-induced obsessive-compulsive disorder. Am J Psychiatry 156(5):799–800, 1999 10327925

Mouaffak F, Tranulis C, Gourevitch R, et al: Augmentation strategies of clozapine with antipsychotics in the treatment of ultraresistant schizophrenia. Clin Neuropharmacol 29(1):28–33, 2006 16518132

Nasrallah HA, Silva R, Phillips D, et al: Lurasidone for the treatment of acutely psychotic patients with schizophrenia: a 6-week, randomized, placebo-controlled study. J Psychiatr Res 47(5):670–677, 2013 23421963

Natesan S, Reckless GE, Barlow KB, et al: Evaluation of N-desmethylclozapine as a potential antipsychotic—preclinical studies. Neuropsychopharmacology 32(7):1540–1549, 2007 17164815

Nemeroff CB: Use of atypical antipsychotics in refractory depression and anxiety. J Clin Psychiatry 66(Suppl 8):13–21, 2005 16336032

Nickel MK, Muehlbacher M, Nickel C, et al: Aripiprazole in the treatment of patients with borderline personality disorder: a double-blind, placebo-controlled study. Am J Psychiatry 163(5):833–838, 2006 16648324

Nosè M, Cipriani A, Biancosino B, et al: Efficacy of pharmacotherapy against core traits of borderline personality disorder: meta-analysis of randomized controlled trials. Int Clin Psychopharmacol 21(6):345–353, 2006 17012981

Nuttall GA, Eckerman KM, Jacob KA, et al: Does low-dose droperidol administration increase the risk of drug-induced QT prolongation and torsade de pointes in the general surgical population? Anesthesiology 107(4):531–536, 2007 17893447

Owen RR Jr, Cole JO: Molindone hydrochloride: a review of laboratory and clinical findings. J Clin Psychopharmacol 9(4):268–276, 1989 2671060

Owen RR Jr, Beake BJ, Marby D, et al: Response to clozapine in chronic psychotic patients. Psychopharmacol Bull 25(2):253–256, 1989 2602519

Pantelis C, Yücel M, Wood SJ, et al: Early and late neurodevelopmental disturbances in schizophrenia and their functional consequences. Aust N Z J Psychiatry 37(4):399–406, 2003 12873323

Papakostas GI, Petersen TJ, Nierenberg AA, et al: Ziprasidone augmentation of selective serotonin reuptake inhibitors (SSRIs) for SSRI-resistant major depressive disorder. J Clin Psychiatry 65(2):217–221, 2004 15003076

Papakostas GI, Petersen TJ, Kinrys G, et al: Aripiprazole augmentation of selective serotonin reuptake inhibitors for treatment-resistant major depressive disorder. J Clin Psychiatry 66(10):1326–1330, 2005 16259548

Patkar AA, Peindl K, Mago R, et al: An open-label, rater-blinded, augmentation study of aripiprazole in treatment-resistant depression. Prim Care Companion J Clin Psychiatry 8(2):82–87, 2006 16862232

Perkins DO, Gu H, Boteva K, Lieberman JA: Relationship between duration of un- treated psychosis and outcome in first-episode schizophrenia: a critical review and meta-analysis. Am J Psychiatry 162(10):1785–1804, 2005 16199825

Perrella C, Carrus D, Costa E, Schifano F: Quetiapine for the treatment of borderline personality disorder; an open-label study. Prog Neuropsychopharmacol Biol Psychiatry 31(1):158–163, 2007 17045720

Phillips KA, McElroy SL, Keck PE Jr, et al: A comparison of delusional and nondelusional body dysmorphic disorder in 100 cases. Psychopharmacol Bull 30(2):179–186, 1994 7831453

Pini S, Abelli M, Cassano GB: The role of quetiapine in the treatment of bipolar disorder. Expert Opin Pharmacother 7(7):929–940, 2006 16634715

Pisciotta AV: Agranulocytosis induced by certain phenothiazine derivatives. JAMA 208(10):1862–1868, 1969 4890332

Pitchot W, Ansseau M: Efficacy of quetiapine in treatment-resistant panic disorder: a case report. Asian J Psychiatry 5(2):204–205, 2012 22813673

Pivac N, Kozaric-Kovacic D, Muck-Seler D: Olanzapine versus fluphenazine in an open trial in patients with psychotic combat-related post-traumatic stress disorder. Psychopharmacology (Berl) 175(4):451–456, 2004 15064916

Potenza MN, Wasylink S, Longhurst JG, et al: Olanzapine augmentation of fluoxetine in the treatment of refractory obsessive-compulsive disorder (letter). J Clin Psychopharmacol 18(5):423–424, 1998 9790164

Potkin SG, Cohen M, Panagides J: Efficacy and tolerability of asenapine in acute schizo- phrenia: a placebo- and risperidone-controlled trial. J Clin Psychiatry 68(10):1492–1500, 2007 17960962

Potkin SG, Litman RE, Torres R, Wolfgang CD: Efficacy of iloperidone in the treatment of schizophrenia: initial phase 3 studies. J Clin Psychopharmacol 28(2)(Suppl 1):S4–S11, 2008 18334911

Potkin SG, Raoufinia A, Mallikaarjun S, et al: Safety and tolerability of once monthly aripiprazole treatment initiation in adults with schizophrenia stabilized on selected atypical oral antipsychotics other than aripiprazole. Curr Med Res Opin 29(10):1241–1251, 2013 23822566

Powers PS, Bannon Y, Eubanks R, McCormick T: Quetiapine in anorexia nervosa patients: an open label outpatient pilot study. Int J Eat Disord 40(1):21–26, 2007 16927383

Rainer MK: Risperidone long-acting injection: a review of its long term safety and efficacy. Neuropsychiatr Dis Treat 4(5):919–927, 2008 19183782

Ram A, Cao Q, Keck PE Jr, et al: Structural change in dopamine D2 receptor gene in a patient with neuroleptic malignant syndrome. Am J Med Genet 60(3):228–230, 1995 7573176

Rapaport MH, Gharabawi GM, Canuso CM, et al: Effects of risperidone augmentation in patients with treatment-resistant depression: Results of open-label treatment fol- lowed by double-blind continuation. Neuropsychopharmacology 31(11):2505–2513, 2006 16760927

Reaven GM, Lieberman JA, Sethuraman G, et al: In search of moderators and mediators of hyperglycemia with atypical antipsychotic treatment. J Psychiatr Res 43(11):997–1002, 2009 19268968

Remington G, Kapur S: D2 and 5-HT2 receptor effects of antipsychotics: bridging basic and clinical findings using PET. J Clin Psychiatry 60(Suppl 10):15–19, 1999 10340683

Ripoll LH: Clinical psychopharmacology of borderline personality disorder: an update on the available evidence in light of the Diagnostic and Statistical Manual of Mental Disorders - 5. Curr Opin Psychiatry 25(1):52–58, 2012 22037092

Robertson MM, Trimble MR: Major tranquillisers used as antidepressants. A review. J Affect Disord 4(3):173–193, 1982 6127357

Rocca P, Marchiaro L, Cocuzza E, Bogetto F: Treatment of borderline personality disorder with risperidone. J Clin Psychiatry 63(3):241–244, 2002 11926724

Rothschild AJ, Williamson DJ, Tohen MF, et al: A double-blind, randomized study of olanzapine and olanzapine/fluoxetine combination for major depression with psychotic features. J Clin Psychopharmacol 24(4):365–373, 2004 15232326

Roy-Byrne P, Gerner R, Liston E, et al: ECT for acute mania: a forgotten treatment modality. J Psychiatr Treat Eval 3:83–86, 1981

Sachs GS, Lafer B, Truman CJ, et al: Lithium monotherapy: miracle, myth, and misunderstanding. Psychiatr Ann 24:299–306, 1994

Sachs G, Chengappa KN, Suppes T, et al: Quetiapine with lithium or divalproex for the treatment of bipolar mania: a randomized, double-blind, placebo-controlled study. Bipolar Disord 6(3):213–223, 2004 15117400

Salam SA, Kilzieh N: Lorazepam treatment of psychogenic catatonia: an update. J Clin Psychiatry 49(12)(suppl):16–21, 1988 3058684

Saltz BL, Kane JM, Woerner MG, et al: Prospective study of tardive dyskinesia in the elderly. Psychopharmacol Bull 25(1):52–56, 1989 2772118

Salzman C: The use of ECT in the treatment of schizophrenia. Am J Psychiatry 137(9):1032–1041, 1980 6107048

Sayyah M, Sayyah M, Boostani H, et al: Effects of aripiprazole augmentation in treatment-resistant obsessive-compulsive disorder (a double blind clinical trial). Depress Anxiety 29(10):850–854, 2012 22933237

Schneider LS, Tariot PN, Dagerman KS, et al; CATIE-AD Study Group: Effectiveness of atypical antipsychotic drugs in patients with Alzheimer's disease. N Engl J Med 355(15):1525–1538, 2006 17035647

Schulz SC, Zanarini MC, Bateman A, et al: Olanzapine for the treatment of borderline personality disorder: variable dose 12-week randomised double-blind placebo-controlled study. Br J Psychiatry 193(6):485–492, 2008 19043153

Schwarz C, Volz A, Li C, Leucht S: Valproate for schizophrenia. Cochrane Database Syst Rev (3):CD004028, 2008 DOI: 10.1002/14651858.CD004028.pub3 18646098

Seeman P, Tallerico T: Rapid release of antipsychotic drugs from dopamine D2 receptors: an explanation for low receptor occupancy and early clinical relapse upon withdrawal of clozapine or quetiapine. Am J Psychiatry 156(6):876–884, 1999 10360126

Sernyak MJ, Woods SW: Chronic neuroleptic use in manic-depressive illness. Psychopharmacol Bull 29(3):375–381, 1993 7907185

Shelton RC: Treatment options for refractory depression. J Clin Psychiatry 60(Suppl 4):57–61, discussion 62–63, 1999 10086483

Shelton RC, Tollefson GD, Tohen M, et al: A novel augmentation strategy for treating resistant major depression. Am J Psychiatry 158(1):131–134, 2001 11136647

Silver H, Geraisy N: No difference in the effect of biperiden and amantadine on negative symptoms in medicated chronic schizophrenic patients. Biol Psychiatry 38(6):413–415, 1995 8547463

Silver J, Yudofsky S: Propranolol for aggression: literature review and clinical guidelines. Int Drug Ther Newsl 20:9–12, 1985

Simpson GM, Glick ID, Weiden PJ, et al: Randomized, controlled, double-blind multicenter comparison of the efficacy and tolerability of ziprasidone and olanzapine in acutely ill inpatients with schizophrenia or schizoaffective disorder. Am J Psychiatry 161(10):1837–1847, 2004 15465981

Siris SG, Morgan V, Fagerstrom R, et al: Adjunctive imipramine in the treatment of postpsychotic depression. A controlled trial. Arch Gen Psychiatry 44(6):533–539, 1987 3555386

Skarsfeldt T: Comparison of short-term administration of sertindole, clozapine and haloperidol on the inactivation of midbrain dopamine neurons in the rat. Eur J Pharmacol 254(3):291–294, 1994 7912200

Soler J, Pascual JC, Campins J, et al: Double-blind, placebo-controlled study of dialectical behavior therapy plus olanzapine for borderline personality disorder. Am J Psychiatry 162(6):1221–1224, 2005 15930077

Soloff PH, Cornelius J, George A, et al: Efficacy of phenelzine and haloperidol in borderline personality disorder. Arch Gen Psychiatry 50(5):377–385, 1993 8489326

Soloff PH, Lis JA, Kelly T, et al: Risk factors for suicidal behavior in borderline personality disorder. Am J Psychiatry 151(9):1316–1323, 1994 8067487

Spina E, De Domenico P, Ruello C, et al: Adjunctive fluoxetine in the treatment of negative symptoms in chronic schizophrenic patients. Int Clin Psychopharmacol 9(4):281–285, 1994 7868850

Stanilla JK, Simpson GM: Drugs to treat extrapyramidal side effects, in The American Psychiatric Press Textbook of Psychopharmacology. Edited by Schatzberg AF, Nemeroff CB. Washington, DC, American Psychiatric Press, 1995, pp 281–299

States JH, St Dennis CD: Chronic sleep disruption and the reexperiencing cluster of posttraumatic stress disorder symptoms are improved by olanzapine: brief review of the literature and a case-based series. Prim Care Companion J Clin Psychiatry 5(2):74–79, 2003 15156234

Stigler KA, Mullett JE, Erickson CA, et al: Paliperidone for irritability in adolescents and young adults with autistic disorder. Psychopharmacology (Berl) 223(2):237–245, 2012 22549762

Stoppe G, Brandt CA, Staedt JH: Behavioural problems associated with dementia: the role of newer antipsychotics. Drugs Aging 14(1):41–54, 1999 10069407

Storch EA, Goddard AW, Grant JE, et al: Double-blind, placebo-controlled, pilot trial of paliperidone augmentation in serotonin reuptake inhibitor-resistant obsessive-compulsive disorder. J Clin Psychiatry 74(6):e527–e532, 2013 23842022

Stroup TS, Lieberman JA, McEvoy JP, et al; CATIE Investigators: Effectiveness of olanzapine, quetiapine, risperidone, and ziprasidone in patients with chronic schizophrenia following discontinuation of a previous atypical antipsychotic. Am J Psychiatry 163(4):611–622, 2006 16585435

Sultzer DL, Davis SM, Tariot PN, et al; CATIE-AD Study Group: Clinical symptom responses to atypical antipsychotic medications in Alzheimer's disease: phase 1 outcomes from the CATIE-AD effectiveness trial. Am J Psychiatry 165(7):844–854, 2008 18519523

Sun SX, Liu GG, Christensen DB, Fu AZ: Review and analysis of hospitalization costs associated with antipsychotic nonadherence in the treatment of schizophrenia in the United States. Curr Med Res Opin 23(10):2305–2312, 2007 17697454

Suppes T, Baldessarini RJ, Faedda GL, et al: Discontinuation of maintenance treatment in bipolar disorder: risks and implications. Harv Rev Psychiatry 1(3):131–144, 1993 9384841

Suzuki T, Misawa M: Sertindole antagonizes morphine-, cocaine-, and methamphetamine- induced place preference in the rat. Life Sci 57(13):1277–1284, 1995 7674819

Szegedi A, Verweij P, van Duijnhoven W, et al: Meta-analyses of the efficacy of ase- napine for acute schizophrenia: comparisons with placebo and other antipsychot- ics. J Clin Psychiatry 73(12):1533–1540, 2012 23290326

Szigethy EM, Schulz SC: Risperidone in comorbid borderline personality disorder and dysthymia (letter). J Clin Psychopharmacol 17(4):326–327, 1997 9241018

Taylor DM, Fischetti C, Sparshatt A, et al: Risperidone long-acting injection: a prospective 3-year analysis of its use in clinical practice. J Clin Psychiatry 70(2):196–200, 2009a 19026261

Taylor D, Fischetti C, Sparshatt A, et al: Risperidone long-acting injection: a 6-year mirror-image study of healthcare resource use. Acta Psychiatr Scand 120(2):97–101, 2009b 19207128

Teicher MH, Glod CA, Aaronson ST, et al: Open assessment of the safety and efficacy of thioridazine in the treatment of patients with borderline personality disorder. Psychopharmacol Bull 25(4):535–549, 1989 2631134

Thase ME, Macfadden W, Weisler RH, et al; BOLDER II Study Group: Efficacy of quetiapine monotherapy in bipolar I and II depression: a double-blind, placebo- controlled study (the BOLDER II study) (erratum: J Clin Psychopharmacol 27:51, 2007). J Clin Psychopharmacol 26(6):600–609, 2006 17110817

Thase ME, Corya SA, Osuntokun O, et al: A randomized, double-blind comparison of olanzapine/fluoxetine combination, olanzapine, and fluoxetine in treatment-resistant major depressive disorder. J Clin Psychiatry 68(2):224–236, 2007 17335320

Tollefson GD, Sanger TM, Lu Y, Thieme ME: Depressive signs and symptoms in schizophrenia: a prospective blinded trial of olanzapine and haloperidol (erratum: Arch Gen Psychiatry 55:1052, 1998). Arch Gen Psychiatry 55(3):250–258, 1998 9510219

Tollefson GD, Birkett MA, Kiesler GM, Wood AJ; Lilly Resistant Schizophrenia Study Group: Double-blind comparison of olanzapine versus clozapine in schizophrenic patients clinically eligible for treatment with clozapine. Biol Psychiatry 49(1):52–63, 2001 11163780

Tran PV, Dellva MA, Tollefson GD, et al: Oral olanzapine versus oral haloperidol in the maintenance treatment of schizophrenia and related psychoses. Br J Psychiatry 172:499–505, 1998 9828990

Tuason VB, Escobar JI, Garvey M, Schiele B: Loxapine versus chlorpromazine in paranoid schizophrenia: a double-blind study. J Clin Psychiatry 45(4):158–163, 1984 6370967

Tzeng TB, Stamm G, Chu SY: Sensitive method for the assay of sertindole in plasma by high-performance liquid chromatography and fluorimetric detection. J Chromatogr B Biomed Appl 661(2):299–306, 1994 7894670

VanderZwaag C, McGee M, McEvoy JP, et al: Response of patients with treatment- refractory schizophrenia to clozapine within three serum level ranges. Am J Psychiatry 153(12):1579–1584, 1996 8942454

Van Putten T: Why do schizophrenic patients refuse to take their drugs? Arch Gen Psychiatry 31(1):67–72, 1974 4151750

Vieta E, Herraiz M, Fernández A, et al; Group for the Study of Risperidone in Affective Disorders (GSRAD): Efficacy and safety of risperidone in the treatment of schizoaffective disorder: initial results from a large, multicenter surveillance study. J Clin Psychiatry 62(8):623–630, 2001 11561935

Vulink NC, Denys D, Fluitman SB, et al: Quetiapine augments the effect of citalopram in non-refractory obsessive-compulsive disorder: a randomized, double-blind, pla- cebo-controlled study of 76 patients. J Clin Psychiatry 70(7):1001–1008, 2009 19497245

Wang R, Wang L, Li Z, et al: Latent structure of posttraumatic stress disorder symptoms in an adolescent sample one month after an earthquake. J Adolesc 36(4):717–725, 2013 23849666

Webber MA, Marder SR: Better pharmacotherapy for schizophrenia: what does the future hold? Curr Psychiatry Rep 10(4):352–358, 2008 18627675

Weiss EL, Potenza MN, McDougle CJ, Epperson CN: Olanzapine addition in obsessive-compulsive disorder refractory to selective serotonin reuptake inhibitors: an open-label case series. J Clin Psychiatry 60(8):524–527, 1999 10485634

White E, Cheung P, Silverstone T: Depot antipsychotics in bipolar affective disorder. Int Clin Psychopharmacol 8(2):119–122, 1993 8102150

Wijkstra J, Lijmer J, Balk F, et al: Pharmacological treatment for psychotic depression. Cochrane Da tabase Syst Rev (4):CD004044, 2005 DOI: 10.1002/14651858.CD004044.pub2 16235348

Wojcik J: Antiparkinson drug use. Biological Therapies in Psychiatry Newsletter 2:5–7, 1979

Wolfgang SA: Olanzapine in whole, not half, tablets for psychosis from Alzheimer's dementia. Am J Health Syst Pharm 56(21):2245–2246, 1999 10565707

Wolkowitz OM, Breier A, Doran A, et al: Alprazolam augmentation of the antipsychotic effects of fluphenazine in schizophrenic patients: preliminary results. Arch Gen Psychiatry 45(7):664–671, 1988 3289524

Wu RR, Zhao JP, Guo XF, et al: Metformin addition attenuates olanzapine-induced weight gain in drug-naive first-episode schizophrenia patients: a double-blind, placebo-controlled study. Am J Psychiatry 165(3):352–358, 2008 18245179

Yorkston N, Zaki S, Havard C: Some practical aspects of using propranolol in the treatment of schizophrenia, in Propranolol and Schizophrenia. Edited by Roberts E, Amacher P. New York, Alan R Liss, 1978, pp 83–97

Zanarini MC, Frankenburg FR: Olanzapine treatment of female borderline personality disorder patients: a double-blind, placebo-controlled pilot study. J Clin Psychiatry 62(11):849–854, 2001 11775043

Zanarini MC, Frankenburg FR, Parachini EA: A preliminary, randomized trial of flu- oxetine, olanzapine, and the olanzapine-fluoxetine combination in women with borderline personality disorder. J Clin Psychiatry 65(7):903–907, 2004 15291677

Zanarini MC, Schulz SC, Detke HC, et al: A dose comparison of olanzapine for the treatment of borderline personality disorder: a 12-week randomized, double- blind, placebo-controlled study. J Clin Psychiatry 72(10):1353–1362, 2011

Zanarini MC, Schulz SC, Detke H, et al: Open-label treatment with olanzapine for patients with borderline personality disorder. J Clin Psychopharmacol 32(3):398–402, 2012 22544004

Zoccali R, Muscatello MR, Cedro C, et al: The effect of mirtazapine augmentation of clozapine in the treatment of negative symptoms of schizophrenia: a double--blind, placebo-controlled study. Int Clin Psychopharmacol 19(2):71–76, 2004 15076014

5

Estabilizadores do humor

O termo *estabilizador do humor* foi primeiramente aplicado aos sais de lítio, quando ficou determinado que eram eficazes não apenas no alívio da mania, mas também como profilaxia contra os ciclos maníacos e depressivos. Desde a introdução do lítio nos Estados Unidos, em 1969, pouquíssimos medicamentos foram aprovados como "estabilizadores do humor". Entretanto, nos últimos anos, fármacos novos, como a lamotrigina, a olanzapina, a quetiapina e o aripiprazol, receberam aprovação para a prevenção da mania e da depressão no transtorno bipolar. Além disso, vários agentes foram liberados para o tratamento agudo da mania, e os primeiros medicamentos para a intervenção terapêutica aguda da depressão bipolar também estão agora aprovados. Não está muito claro se os anticonvulsivantes atualmente utilizados no tratamento do transtorno bipolar merecem o rótulo de *estabilizadores do humor* como o lítio. Entretanto, os antipsicóticos atípicos (SGAs), com seus evidentes benefícios no tratamento agudo e na prevenção da mania e da depressão, deveriam merecer tal designação.

Uma variante do ácido valproico, o divalproato sódico, foi aprovada pela U.S. Food and Drug Administration (FDA) para o tratamento da mania aguda em 1994. Desde então, esse fármaco tem suplantado o lítio no tratamento do transtorno bipolar nos Estados Unidos. As vantagens do divalproato sódico sobre o lítio são a maior janela terapêutica e a menor toxicidade. Embora ele alivie os sintomas maníacos claramente, sua eficácia na prevenção dos episódios maníacos está menos estabelecida do que a do lítio. Parece que o fármaco previne os episódios maníacos e depressivos na prática clínica. O valproato também tem uma ampla faixa de eficácia nos subtipos do transtorno bipolar que são menos responsivos ao lítio, incluindo os estados de ciclagem rápida e mistos.

O anticonvulsivante lamotrigina passou a ser o segundo fármaco aprovado para utilização na terapia de manutenção do transtorno bipolar. Embora os resultados dos estudos iniciais da medicação no tratamento da mania aguda sejam decepcionantes, os achados de estudos subsequentes desse fármaco no retardo do tempo de início de um novo episódio do humor foram totalmente convincentes. O lítio é mais expressivo na prevenção da mania do que na prevenção da depressão, mas ao contrário é verdadeiro para a lamotrigina. Uma vez que a maioria dos pacientes com transtorno bipolar vive na fase depressiva da doença, a lamotrigina é uma opção bem-vinda para os médicos que tratam esses indivíduos.

A carbamazepina é usada há muitos anos no tratamento do transtorno bipolar, independentemente da falta de aprovação para essa condição pela FDA. Uma fórmula de liberação prolongada da carbamazepina (Equetro) foi a primeira a ser aprovada nos Estados Unidos para o tratamento da mania, em 2004. Nos últimos anos, ela passou a ser o agente de terceira linha, depois do lítio e do valproato. O *status* de "menos preferida" atribuído à carbamazepina deve-se, em parte, a suas interações farmacocinéticas complexas e sua janela terapêutica menor, o que dificulta seu uso em combinações com muitos medicamentos. Além do mais, os estudos que sustentam sua eficácia no transtorno bipolar eram, até pouco tempo, muito pequenos e menos rigorosos do que aqueles que foram concluídos sobre o divalproato sódico e o lítio. Um novo composto relacionado, a oxcarbazepina, diferentemente da carbamazepina, não parece induzir muito as enzimas hepáticas e, em geral, é mais bem tolerado. Até a publicação deste livro, ela não estava sendo ativamente estudada em ensaios monoterápicos de grande porte, mas continuava em uso na prática clínica.

Vários outros anticonvulsivantes estão sendo estudados no transtorno bipolar, entre eles a gabapentina, a pregabalina, o topiramato, a tiagabina, o etosuximida, a zonisamida e o levetiracetam. Nenhum desses fármacos, até a época deste trabalho, apresentava dados convincentes sustentando sua utilização como monoterapia em qualquer fase do transtorno bipolar. Entretanto, fármacos como o topiramato demonstram benefícios na ação contra o ganho de peso associado aos estabilizadores do humor tradicionais, como o lítio e o divalproato.

É crescente o papel que os antipsicóticos de segunda geração desempenham no tratamento do transtorno bipolar – tanto que, agora, estão entre os agentes mais usados no tratamento dessa condição. A olanzapina, que foi aprovada para o tratamento da mania aguda em 2000, tornou-se o primeiro antipsicótico também liberado para a terapia de manutenção no transtorno bipolar tipo I. Assim como o lítio, talvez ela funcione melhor na prevenção da mania do que na da depressão. No momento, todos os antipsicóticos de segunda geração, exceto a clozapina e a iloperidona, estão aprovados para o tratamento da mania. A popularidade dos agentes atípicos baseia-se em grande parte no seu início de ação rápido em relação a outros tratamentos para o transtorno bipolar e em sua versatilidade no tratamento de ambos os polos, bem como no tratamento de manutenção.

Ao mesmo tempo em que, durante os últimos 50 anos, foram realizados milhares de estudos controlados sobre o uso de fármacos antidepressivos no tratamento da depressão unipolar, apenas poucos trabalhos, nunca concluídos, foram feitos em relação ao tratamento da depressão bipolar. A hipótese geral é de que um antidepressivo seja eficaz na intervenção terapêutica tanto da depressão bipolar quanto da unipolar. Com base em nossa experiência clínica, sabemos que essa hipótese parece estar errada. As depressões bipolares podem não responder ou piorar com os antidepressivos-padrão.

Neste capítulo, consideramos a gama de potenciais estabilizadores do humor atualmente empregados na prática clínica, além de outros agentes em pesquisa, como os mais recentes anticonvulsivantes, os bloqueadores do canal de cálcio e os ácidos graxos ômega-3. (Ver Tab. 5-1 com a relação de estabilizadores do humor e suas formas farmacêuticas e concentrações.)

Abordagens gerais de tratamento

Mania aguda

Em alguns aspectos, o tratamento da mania aguda está entre os menores problemas do tratamento do transtorno bipolar. Os pacientes com essa condição passam muito menos tempo padecendo com a mania, a hipomania ou os estados mistos do que com a depressão. Além disso, existem muitos tratamentos eficazes para mania, mas poucos para a terapia de manutenção ou da depressão bipolar. Há quatro classes de medicamentos eficazes no tratamento da mania aguda: os antipsicóticos de primeira geração, os antipsicóticos de segunda geração, os anticonvulsivantes e o lítio. Em geral, a farmacoterapia da mania requer combinações desses agentes.

TABELA 5-1 Estabilizadores do humor: nomes, formas farmacêuticas e concentrações

Nome genérico	Nome comercial	Forma farmacêutica e concentrações
Carbonato de lítio[a]	Eskalith*	Cápsula: 150, 300, 600 mg
	Lithobid (liberação lenta)	Comprimido: 300 mg
	Eskalith-CR* (liberação controlada)	Comprimido: 450 mg[b]
Citrato de lítio	Generic[c]	Xarope: 8 mEq/5 mL[d] (frasco de 480 mL)
Carbamazepina[a]	Tegretol	Comprimidos: 200 mg
		Comprimido mastigável: 100, 200 mg
		Suspensão: 100 mg/5 mL (frasco de 450 mL)
	Tegretol-XR (liberação sustentada)	Comprimidos: 100, 200, 400 mg
	Carbatrol (liberação sustentada)	Cápsulas: 100, 200, 300 mg
Ácido valproico[a]	Depakene	Cápsula: 250 mg
		Xarope: 250 mg/5 mL (frasco de 480 mL)
Valproato sódico	Depacon	Injeção: 100 mg/mL (frasco de 5 mL)
Divalproato sódico[a]	Depakote	Comprimidos de liberação entérica: 125, 250, 500 mg
		Cápsula, *sprinkle*:** 125 mg
	Depakote ER (liberação sustentada)	Comprimidos: 250, 500 mg
Lamotrigina[a]	Lamictal[e]	Comprimidos mastigáveis: 2, 5, 25 mg
		Comprimidos: 25, 100, 150, 200, 250 mg
	Lamictal ODT[e]	Comprimidos orodispersíveis: 25, 50, 100, 200 mg
	Lamictal XR[e] (liberação prolongada) e genérico	Comprimidos: 25, 50, 100, 150, 200, 250, 300 mg

Gabapentina[a,f]	Neurontin	Cápsulas: 100, 300, 400 mg
		Comprimidos: 100, 300, 400, 600, 800 mg
		Solução oral: 250 mg/5 mL
Gabapentina enacarbil[f]	Gralise (liberação prolongada)	Comprimidos: 300, 600 mg
	Horizant (liberação prolongada)	Comprimidos: 300, 600 mg
Oxcarbazepina[a,f]	Trileptal	Comprimidos: 150, 300, 600 mg
		Suspensão: 300 mg/5 mL
	Oxtellar XR (liberação prolongada)	Comprimidos: 150, 300, 600 mg
Topiramato[a,f]	Topamax	Comprimidos: 25, 50, 100, 200 mg
		Cápsulas, *sprinkle*: 15, 25 mg
	Qudexy XR	Cápsulas, *sprinkle*: 25, 50, 100, 150, 200 mg
	Trokendi XR	Cápsulas: 25, 50, 100, 200 mg
Tiagabina[a,f]	Gabitril	Comprimidos: 2, 4, 12, 16 mg

[a] Disponível na forma genérica.
[b] Comprimidos marcados para corte.
[c] Cibalith-S: marca descontinuada.
[d] Equivalente a 300 mg de carbonato de lítio.
[e] Titulação para pacientes pediátricos disponível.
[f] Não aprovado pela FDA para estabilização do humor ou outro emprego psiquiátrico.
* Marca fora de mercado; disponível na forma genérica.
** N. de T.: Formulação *sprinkle*: a cápsula é aberta e espalhada sobre uma pequena porção de alimentos.

Atualmente, os atípicos estão entre os agentes mais utilizados no tratamento da mania aguda. Suas vantagens sobre outras classes de agentes incluem um início de ação mais rápido do que o do lítio ou dos anticonvulsivantes, menos sintomas extrapiramidais (EPS) do que os antipsicóticos de primeira geração e evidência mais expressiva de eficácia na terapia de manutenção subsequente e no tratamento da depressão bipolar. Os ensaios monoterápicos com quetiapina, olanzapina, risperidona, ziprasidona e aripiprazol demonstram consistentes benefícios sobre o placebo no tratamento da mania aguda, e todos estão aprovados pela FDA para essa indicação. Em uma metanálise, a taxa média de resposta dos antipsicóticos de segunda geração foi de 53%, de acordo com a Young Mania Rating Scale, enquanto a do placebo foi de 30% (Perlis et al. 2006). A adição da maioria dos atípicos a um estabilizador do humor como o lítio ou divalproato também demonstra superioridade sobre a adição do placebo (Scherk et al. 2007). Por isso, para os pacientes não responsivos a um antipsicótico de segunda geração isolado, a adição de um estabilizador do humor parece ser uma estratégia eficiente.

Provavelmente, os antipsicóticos de primeira geração funcionam tão bem quanto os de segunda geração no tratamento da mania aguda. A torazina foi o segundo fármaco aprovado nos Estados Unidos para o tratamento da mania aguda, em 1974. Diferentemente do Clinical Antipsychotic Trial of Intervention Effectiveness (CATIE), não houve comparação entre os agentes de primeira geração e os de segunda geração em termos de eficácia no tratamento da mania. Está claro que o custo seria um benefício dos antipsicóticos de primeira geração. As preocupações em relação aos EPS, especialmente em uma população de pacientes bipolares, podem ser um fator nos agentes de primeira geração, usados com menos frequência neste momento do que os de segunda geração.

Os estabilizadores do humor clássicos – lítio, divalproato e carbamazepina – são claramente benéficos tanto na monoterapia quanto combinados com agentes no tratamento da mania aguda. Sua limitação primária é o tempo que levam para ser eficazes. Enquanto os benefícios dos antipsicóticos costumam ser observados nos primeiros dias de tratamento, é comum o prazo de uma semana ou mais para que os benefícios antimaníacos do lítio, do divalproato e da carbamazepina se manifestem. Essa demora de ação é devida em grande parte à necessidade do aumento gradual da dose desses agentes. No atual ambiente, em que a necessidade de estabilização rápida é necessária para reduzir o número de dias de internação, demoras como essas podem ser muito dispendiosas. Além disso, certamente, os pacientes com mania aguda podem estar sofrendo sobremaneira, e as intervenções que podem limitar o episódio maníaco com rapidez são, obviamente, desejáveis.

Por isso, em virtude dos dados disponíveis, faz sentido iniciar o tratamento da mania aguda com um agente atípico ou possivelmente com um antipsicótico de primeira geração. Os pacientes que não respondem à dose terapêutica de um antipsicótico depois de 3 a 7 dias em geral respondem à adição de um estabilizador do humor. Os benzodiazepínicos, abordados mais adiante neste capítulo, também poderiam ser agentes coadjuvantes aceitáveis para se iniciar visando ao sono, à ansiedade e à agitação em um paciente com mania aguda.

Depressão bipolar aguda

A depressão é o estado de humor predominante no transtorno bipolar. Os pacientes com transtorno bipolar tipo I acompanhados por mais de 13 anos passaram cerca de 32% de suas vidas em estado depressivo *versus* 9% em estado maníaco e 6% em estados mistos ou cíclicos (Judd et al. 2003). Nos pacientes com transtorno bipolar tipo II, a disparidade entre os polos é mais drástica: cerca de 1% das suas vidas é consumido no estado hipomaníaco *versus* 50% no estado depressivo. Infelizmente, o estado depressivo também é o mais difícil de tratar. Enquanto podemos contar com muitos medicamentos bons para limitar a mania e a hipomania, são pouquíssimas as estratégias comprovadas para a depressão bipolar.

A crença antiga de que os antidepressivos-padrão funcionam na depressão bipolar tem sido desafiada de modo crescente. Sachs e colaboradores (2007) concluíram alguns dos estudos mais rigorosos até o momento sobre a avaliação da eficácia do antidepressivo em pacientes bipolares. Como parte do Systematic Treatment Enhancement Program for Bipolar Disorder (STEP-BD), os pacientes com transtorno bipolar que recebiam um estabilizador do humor-padrão e vivenciavam um episódio depressivo maior foram randomicamente designados para os coadjuvantes bupropiona, paroxetina ou placebo. A recuperação estável, definida como pelo menos oito semanas de eutimia consecutiva, foi um pouco mais promissora no grupo placebo (27%) do que no grupo antidepressivo (23%). Em contrapartida, as viradas para mania não foram mais prováveis durante a terapia com o antidepressivo do que com o placebo. Da mesma forma, em uma avaliação prospectiva das taxas de virada quando da adição da venlafaxina, da bupropiona ou da sertralina ao estabilizador do humor-padrão, Altshuler e colaboradores (2006) encontraram uma taxa relativamente baixa de virada para mania e constatação de eficácia (como definido pela redução nos sintomas em ≥ 50%) em cerca de 50% do tempo com cada um dos antidepressivos. A venlafaxina apresentou maior potencial do que os outros antidepressivos para induzir a virada para mania. Esse achado é consistente com dados antigos que sugeriam que os antidepressivos tricíclicos apresentam probabilidade um pouco maior de induzir a virada do que outras classes de medicamentos. Em um estudo de acompanhamento dos pacientes responsivos agudos aos antidepressivos,

Altshuler e colaboradores (2009) notaram que a grande maioria desses indivíduos (69%) manteve a resposta pelo período de um ano de acompanhamento. A taxa de virada não foi maior do que aquela observada com os estabilizadores do humor isolados.

Até o preparo deste trabalho, apenas três medicamentos estavam aprovados para o tratamento da depressão bipolar nos Estados Unidos. O primeiro foi a combinação de fluoxetina e olanzapina (Symbyax). Tohen e colaboradores (2003b) acharam que, em relação ao placebo, a combinação de fluoxetina e olanzapina foi superior na melhora dos sintomas depressivos, em todos os aspectos, ao longo do ensaio de oito semanas. Além disso, essa combinação foi superior à olanzapina isolada. O segundo medicamento aprovado para a depressão bipolar foi a quetiapina. Dois estudos-piloto, controlados por placebo, confirmaram a eficácia da monoterapia com quetiapina na dosagem de 300 e 600 mg/dia. A dose maior foi um pouco mais eficaz do que 300 mg/dia, mas foram observados mais efeitos colaterais com dosagens mais elevadas. Em 2013, a lurasidona foi aprovada como monoterapia e tratamento coadjuvante na depressão bipolar. Conforme mencionado no Capítulo 4, os estudos PREVAIL demonstraram a eficácia da lurasidona como medicamento adjunto do lítio ou do valproato e como monoterapia no tratamento da depressão bipolar I.

Vários outros medicamentos apresentam alguma sustentação para a pretensa eficácia na depressão bipolar, mas os dados não são preponderantes. Por exemplo, a lamotrigina pareceu eficaz no tratamento da depressão bipolar em um estudo controlado por placebo (Calabrese et al. 1999b). Entretanto, quatro ensaios subsequentes falharam em demonstrar benefícios. Em ensaios bem pequenos, tanto o modafinil quanto o pramipexol demonstraram benefício no tratamento da depressão bipolar. O armodafinil tem sido mais intensamente estudado na depressão bipolar. Embora um ensaio inicial controlado tenha sido positivo (Calabrese et al. 2010), o armodafinil como coadjuvante não demonstrou diferença estatística em relação ao placebo em três estudos controlados, randomizados, de fase III subsequentes. O lítio é empregado há muito tempo na depressão bipolar, mas não é especialmente eficaz na monoterapia aguda.

Em virtude dos dados disponíveis, os pacientes com depressão bipolar devem primeiro receber um estabilizador do humor ou um agente atípico. Os pacientes com ciclagem na depressão, independentemente de receber doses adequadas de um estabilizador do humor, devem ser considerados para outro fármaco. Por exemplo, um paciente bipolar recebendo lítio que tem um episódio depressivo pode se beneficiar com a adição de um atípico, como a quetiapina, e vice-versa. Da mesma forma, é esperado que determinado paciente, que já esteja recebendo tratamento de manutenção com olanzapina e cicla em um episódio de depressão, beneficie-se com a adição de lítio ou de lamotrigina. A falha na resposta a dois agentes estabilizadores do humor para um episódio depressivo agudo, o que é muito comum, pode motivar a consideração de um terceiro agente, como um antidepressivo, armodafinil, modafinil, pramipexol ou, ainda, outro estabilizador do humor. Muitos pacientes com depressão bipolar não conseguem alívio adequado com três ou mais agentes psicotrópicos. A tendência é continuar adicionando mais agentes, em uma crescente e desesperada tentativa de aliviar o sofrimento de um paciente. Infelizmente, dispomos de pouquíssimos dados empíricos para auxiliar nossa decisão além da combinação de dois agentes. Enfim, achar o regime ideal para um paciente bipolar pode ser um processo demorado por tentativa e erro. Entretanto, muitos pacientes encontram um regime que, se não perfeito, oferece benefício substancial.

Terapia de manutenção

Assim como acontece com a depressão recorrente, cada episódio subsequente de mania ou depressão pode predispor o paciente a outras recorrências associadas a maior incapacidade e a prognóstico desfavorável. Já que o transtorno bipolar, por definição, é uma doença recorrente, a terapia de manutenção, com o objetivo de prevenir ou reduzir o número de ciclos subsequentes, é uma parte-padrão do tratamento.

O estabilizador do humor é considerado há muito tempo a pedra fundamental da terapia de manutenção. Apesar de muitos agentes serem empregados nessa terapia, apenas poucos apresentam evidência convincente que sustenta sua utilização.

O lítio foi o primeiro medicamento para a terapia de manutenção aprovado para o transtorno bipolar (em 1974). Em ensaios múltiplos controlados e randomizados realizados desde então, o lítio tem sido consistentemente eficaz como terapia de manutenção (ver seção "Lítio"). Entretanto, ele é mais efetivo na prevenção da mania do que da depressão. Além disso, muitos pacientes ainda recaem durante o uso desse medicamento. Por exemplo, Geddes e colaboradores (2004) notaram que, embora a taxa de recaída tivesse baixado nos pacientes bipolares durante o uso do lítio, 40% deles recaíram. Além disso, o fármaco é mal tolerado por muitos pacientes, e a taxa de desistência é alta.

A lamotrigina foi o segundo medicamento aprovado, em 2003, para o tratamento de manutenção do transtorno bipolar. Diferente de outros agentes liberados para a terapia de manutenção, a lamotrigina parece ter maior eficácia na prevenção da recorrência da depressão do que na prevenção da mania. Ela também distingue-se por si só de outros tratamentos de manutenção pelo fato de não estar associada a muito ganho de peso ou sedação. As desvantagens primárias da lamotrigina são sua escala de titulação lenta e seu risco de *rash* (ver subseção "Lamotrigina", mais adiante neste capítulo).

Os agentes atípicos tornaram-se os mais usados no tratamento de manutenção da doença bipolar. A olanzapina foi aprovada como terapia de manutenção para o transtorno em 2004, seguida do aripiprazol, em 2005, da quetiapina, em 2008, e da ziprasidona, bem como da risperidona na sua forma injetável de ação prolongada, em 2009. Assim como o lítio, os atípicos são provavelmente mais eficazes na prevenção da mania que da depressão. As vantagens dos agentes de segunda geração sobre outros tratamentos de manutenção aprovados incluem titulação rápida e fácil, relativa segurança na *overdose* e benefícios demonstrados no tratamento da mania e, pelo menos no caso da olanzapina e quetiapina, melhora dos sintomas depressivos. Infelizmente, os eventos adversos associados aos agentes atípicos, como ganho de peso, efeitos metabólicos e sedação, em geral limitam a adesão e apresentam problemas em longo prazo.

Outros estabilizadores do humor, como o divalproato e a carbamazepina, ainda costumam ser usados como tratamentos de manutenção, embora não tenham evidência consistente que sustente sua utilização conforme a FDA exige para aprovação em terapias de manutenção. Muitos pacientes acham os tratamentos aprovados ineficazes, e os médicos podem considerar o divalproato ou a carbamazepina alternativas aceitáveis.

Em virtude dos dados, faz sentido iniciar o tratamento de manutenção nos pacientes bipolares com a monoterapia, entendendo que agentes únicos podem muito bem ser comprovadamente insuficientes. Ainda acreditamos que o lítio é uma boa escolha, assim como iniciar com ele. A lamotrigina pode ser mais bem tolerada nos tratamentos de manutenção aprovados e ser a melhor escolha para os pacientes cuja dificuldade primária é a recorrência da depressão. Entre os antipsicóticos de segunda geração, o aripiprazol pode ter algumas vantagens em longo prazo sobre outros atípicos em termos de ganho de peso e sedação. Quando a monoterapia falha na prevenção da recorrência, as combinações de agentes são empregadas, embora não tenham sido bem estudadas. Ketter (2008) relatou que a combinação de um atípico com um estabilizador do humor-padrão, como o lítio, pode melhorar o resultado da terapia de manutenção. Faz bastante sentido, e, do ponto de vista clínico, tais combinações são comuns. Infelizmente, existem poucos dados sobre os tratamentos de manutenção com combinações para ajudar na escolha de determinada combinação.

Transtorno bipolar com ciclagem rápida

O transtorno bipolar com ciclagem rápida é caracterizado no DSM-5 como a ocorrência de quatro ou mais episódios de humor nos últimos 12 meses que satisfaçam os critérios para episódio maníaco, hipomaníaco ou de depressão maior. A prevalência da ciclagem rápida nos pacientes bipolares varia de 14 a 50%, com 20% de pacientes STEP-BD satisfazendo os critérios para ciclagem rápida na admissão. Permanece obscuro se a ciclagem rápida constitui um fenômeno transitório ou um subtipo persistente de doença bipolar. Na maioria dos pacientes, a ciclagem rápida parece ser transitória, mas alguns indivíduos apresentam ciclagem rápida persistente. Como outras formas da doença, a depressão também tende a ser o estado de humor predominante dessa apresentação do transtorno.

Enquanto a patofisiologia da ciclagem rápida não estiver bem entendida, uma série de agentes é considerada promotora potencial do quadro nos pacientes bipolares. Isso inclui os antidepressivos, os estimulantes, os esteroides, bem como, possivelmente, os simpatomiméticos e a cafeína. Outros gatilhos potenciais incluem troca de emprego, transtorno do sono, estresse, abuso de substância, hipotireoidismo e outras alterações hormonais.

O primeiro passo no tratamento é identificar os possíveis gatilhos e eliminar ou minimizá-los, se possível. Por exemplo, os antidepressivos devem ser reduzidos, em oposição à descontinuação súbita, para minimizar os efeitos de abstinência e prevenir a piora súbita da instabilidade do humor. O estado da tireoide deve ser avaliado e tratado, se necessário. Tentativas devem ser feitas para controlar a ingestão de substâncias ilícitas e álcool.

Após os fatores precipitantes potenciais terem sido cuidados, o passo seguinte no tratamento do transtorno bipolar é aplicar a farmacoterapia. Infelizmente, existem pouquíssimos ensaios controlados e randomizados do tratamento do transtorno bipolar de ciclagem rápida. Uma das características dessa apresentação da doença é a maior resistência ao lítio. Entretanto, a resposta ao lítio parece melhorar substancialmente se agentes ofensores como os antidepressivos são removidos e o estado da tireoide é estabilizado. Além disso, até o momento, as evidências sugeririam que o lítio provavelmente seja tão eficaz quanto os anticonvulsivantes (Fountoulakis et al. 2013). Ademais, o tratamento bem-sucedido com esse medicamento, em geral, manifesta-se com a redução pronunciada nos ciclos da hipomania e mania, mas com a continuação dos ciclos depressivos. Muitos estudos sugerem que os pacientes com ciclagem rápida que não respondem ao lítio são, em geral, responsivos ao divalproato. Esse fármaco, assim como o lítio, costuma apresentar muito mais sucesso na redução dos ciclos maníacos do que na dos episódios depressivos. A lamotrigina seria uma escolha lógica como coadjuvante ou substituto de outros estabilizadores do humor, pois sua eficácia primária é observada na prevenção dos ciclos depressivos. Entretanto, o registro de conduta para a lamotrigina no tratamento da ciclagem rápida também é misto. A medicação parece ser mais bem-sucedida no tratamento de pacientes bipolares tipo II com ciclagem rápida do que naqueles com o tipo I da doença. Os atípicos, incluindo clozapina, demonstram benefícios um pouco mais consistentes no tratamento do transtorno bipolar com ciclagem rápida do que outros agentes. Todos os estudos controlados com as combinações olanzapina-fluoxetina, olanzapina isolada, aripiprazol e quetiapina sugerem provável eficácia na redução dos episódios depressivos e maníacos nos pacientes com transtorno bipolar com ciclagem rápida. Entretanto, muitos pacientes não respondem satisfatoriamente aos agentes atípicos.

O tratamento de sucesso da ciclagem rápida, então, envolve a identificação e a mitigação dos gatilhos e o uso de combinações de agentes, já que a resposta à monoterapia geralmente não é adequada. Os agentes de segunda geração parecem ser eficazes no controle da ciclagem rápida, e, por isso, sempre iniciamos com essa posição. A adição da lamotrigina ou do divalproato nos pacientes com transtorno bipolar com ciclagem rápida que estão sob o uso de outros estabilizadores do humor geralmente é eficaz. A clozapina deverá ser considerada para os indivíduos cujo transtorno é refratário para as combinações agente atípico-estabilizador do humor-padrão.

Estados mistos

Os estados mistos no transtorno bipolar podem representar um diagnóstico terrível e um desafio no tratamento. O especificador de características mistas do DSM-5 pode ser aplicado ao transtorno bipolar tipo I, ao transtorno bipolar tipo II e à depressão maior. Em vez de requerer que os critérios totais para mania e depressão sejam satisfeitos, o que era muito raro na prática clínica, o estado misto atualmente exige satisfação de todos os critérios para um estado de humor enquanto satisfaz três critérios para outro. Por exemplo, estados mistos poderiam incluir todos os critérios de sintomas para hipomania, bem como vários sintomas depressivos. Além disso, para a combinação de características maníacas/hipomaníacas e depressivas geralmente existem outros sintomas associados, incluindo psicose, ansiedade grave, agitação e instabilidade do humor. Pelo menos 30% dos episódios agudos do transtorno bipolar apresentam características mistas. Os estados mistos podem representar a transição de um polo para outro, o último estágio de um episódio maníaco ou uma mistura consistente de sintomas observados em alguns pacientes.

Relativamente poucos estudos consideraram as respostas ao tratamento de maneira específica para estados mistos (Krüger et al. 2005). Mais ainda, estudos de tratamento da mania em geral incluem pacientes com estados mistos, mas eles representam a minoria da população estudada. Até o momento, nos poucos trabalhos que objetivam os estados mistos de maneira específica, os resultados são inconclusivos. Entretanto, talvez o divalproato seja mais consistentemente eficaz no tratamento desses estados do que o lítio. Na verdade, em alguns estudos cruzados, os pacientes com estados mistos que não responderam ao lítio pareceram responder muito melhor durante o uso do divalproato. Além disso, sintomas depressivos elevados nos estados mistos podem ser um prognóstico de melhor resposta ao valproato do que ao lítio. A carbamazepina também pode ser eficaz no tratamento desses estados. Entretanto, pode haver maior evidência do benefício profilático da carbamazepina na prevenção dos estados mistos do que no tratamento agudo. A lamotrigina demonstra ser útil em pacientes com transtorno bipolar refratário ao tratamento, incluindo alguns estudos abertos de pequeno porte dos estados mistos. Contudo, a necessidade de uma titulação lenta limita a eficácia desse fármaco no tratamento de qualquer estado agudo.

Talvez existam mais dados sobre a eficácia dos atípicos no tratamento dos estados mistos do que para outros agentes. Há pelo menos quatro estudos duplos-cegos de olanzapina que incluíram pacientes com estados mistos. Baker e colaboradores (2003) analisaram especificamente a resposta nos pacientes com características mistas e encontraram que esse fármaco, em relação ao placebo, melhorou tanto os sintomas depressivos quanto os maníacos nos estados mistos na primeira semana de tratamento. Entretanto, a melhora na sintomatologia depressiva pode ter sido direcionada por uma melhora em sintomas como a insônia e a paranoia, em vez de uma melhora no humor. Há pelo menos um estudo duplo-cego examinando a eficácia da quetiapina, da ziprasidona e da clozapina, e os dados sugerem alguma eficácia para todos esses agentes na redução dos sintomas maníacos e depressivos em pacientes com estados mistos.

A partir dos dados limitados disponíveis, o uso de um atípico ou divalproato como monoterapia inicial para estados mistos parece sensato. Devido à complexidade dos sintomas nos estados mistos, é improvável que as monoterapias produzam alívio suficiente. A combinação de divalproato com um agente atípico deverá ser considerada quando a monoterapia se mostrar ineficaz. A adição da lamotrigina ou do lítio poderá ser considerada se a combinação de um agente atípico e valproato for ineficaz. Em geral, os antidepressivos deverão ser evitados, mas os benzodiazepínicos costumam ser eficazes no tratamento do sono, da ansiedade e da agitação.

Em resumo, o tratamento dos estados mistos é desafiador. Dados empíricos não são suficientes para prover orientações claras. No entanto, existe evidência de que certas estratégias podem ajudar mais do que outras, e essas deverão ser utilizadas primeiro.

Lítio

História e indicações

O lítio, normalmente empregado como carbonato e, em algumas situações, como sal citrato, ainda é bastante usado na psiquiatria norte-americana. Entretanto, hoje, o uso do valproato para o tratamento dos transtornos do humor supera o do lítio. O lítio está aprovado pela FDA para a abordagem terapêutica da mania aguda e como terapia de manutenção, para prevenir ou reduzir a intensidade dos "episódios subsequentes naqueles pacientes maníaco-depressivos com uma história de mania". Conforme será discutido adiante, o lítio geralmente é usado nos indivíduos com uma variedade de doenças episódicas recorrentes, com ou sem características afetivas proeminentes. Ele também é empregado como coadjuvante naqueles sujeitos com instabilidade do humor, violência ou raiva impulsiva ou episódica ou mesmo com disforia pré-menstrual, alcoolismo, transtorno da personalidade *borderline* (TPB) ou esquizofrenia crônica. Além disso, é utilizado como agente potencializador em uma série de transtornos resistentes ao tratamento.

O uso dos sais de lítio na psiquiatria, iniciado por John Cade, superintendente de um hospital estadual australiano, em 1949, demonstrou ser eficaz, todavia um pouco tóxico. A inclusão do monitoramento dos níveis séricos tornou o tratamento seguro e estabeleceu o primeiro uso geral do controle do nível sérico para um medicamento psiquiátrico. O emprego do fármaco na psiquiatria aumentou em todo o mundo, embora os Estados Unidos tenham demorado a adotá-lo por causa da experiência inicial desastrosa do uso não monitorado do cloreto de lítio como sal substituto, que ocasionou reações tóxicas graves, algumas delas fatais. Schou (1978) foi o primeiro a relatar a evidência inegável de que o carbonato de lítio reduziu significativamente a incidência e a duração dos episódios afetivos graves nos paciente bipolares. Desde então, vários estudos controlados, duplos-cegos, confirmaram que o lítio é claramente eficaz na redução das recorrências nos transtornos bipolares e unipolares, bem como superior ao placebo no tratamento da mania aguda.

Efeitos farmacológicos

Nos últimos 30 anos, aprendeu-se muito sobre o possível mecanismo do lítio no tratamento do transtorno bipolar. Entretanto, ainda estamos um pouco longe da definição dos fatores-chave da eficácia desse medicamento.

Está claro que sua farmacologia é extremamente complexa. Ela pode afetar diferentes partes do cérebro de forma variada em momentos distintos. É evidente que os efeitos antibipolares do lítio são provavelmente o resul-

Capítulo 5 Estabilizadores do humor **321**

Terapia com lítio: visão geral	
Eficácia	Mania bipolar e profilaxia (indicado pela FDA) Melhora na depressão
Efeitos colaterais	Tremores Poliúria Polidipsia Ganho de peso Retardo cognitivo Hipotireoidismo ↓ função renal Efeitos colaterais dermatológicos Problemas de memória
Segurança na *overdose*	Frequentemente letal com níveis séricos acima de 3,0 mEq/L e tóxico com níveis acima de 1,5 mEq/L. Manter equilíbrio fluidos/eletrólitos. Lavagem gástrica; diurético manitol vs. hemodiálise para níveis séricos muito elevados.
Dosagem e administração	Iniciar com 300 mg, 2-3 vezes ao dia, e aumentar a dose diária total até 300 mg, conforme a necessidade e tolerabilidade, para nível sérico de 0,6-1,2 mEq/L para a mania bipolar e 0,4-0,8 mEq/L para potencialização.
Descontinuação	Descontinuação súbita associada a ↑ risco de recaída. Reduzir por mais de três meses para a mania bipolar, se praticável.
Interações medicamentosas	Antipsicóticos: pode ↑ toxicidade do lítio Bupropiona: pode ↑ risco de convulsão Carbamazepina: neurotoxicidade (raro) Diuréticos: ↑ níveis do lítio Sais de iodados: ↑ hipotireoidismo Bloqueadores neuromusculares: depressão respiratória AINEs: ↑ níveis do lítio ISRSs: síndrome serotonérgica (raro) Teofilina: ↓ níveis do lítio Alcalinizadores da urina: ↓ níveis do lítio Verapamil: ↑ ou ↓ níveis do lítio

Nota: AINEs = anti-inflamatórios não esteroides; FDA = U.S. Food and Drug Administration; ISRS = inibidor seletivo da recaptação de serotonina.

tado de ações complexas em pelo menos três sistemas. Parece que o fármaco modula o equilíbrio entre os efeitos excitatórios e os inibitórios de vários neurotransmissores, por exemplo, serotonina (5-hidroxitriptamina; 5-HT), noradrenalina, glutamato, GABA (ácido γ-aminobutírico) e dopamina. A medicação também causa plasticidade neural por meio de seus efeitos no glicogênio sintasequinase-3β, AMP cíclico quinase dependente e na proteinoquinase C. Finalmente, o fármaco ajusta a atividade sinalizadora pelos efeitos na atividade de segundo mensageiro (Jope 1999).

O lítio também parece melhorar a transmissão serotonérgica em uma série de vias. Por exemplo, ele parece aumentar a síntese da serotonina pelo aumento da recaptação do triptofano nos sinaptossomas até mesmo depois de um uso de curto prazo. Com a utilização de longo prazo (2 a 3 semanas), ele parece melhorar a liberação da serotonina dos neurônios no córtex parietal e no hipocampo. Além disso, a administração crônica desse fármaco parece causar uma regulação descendente dos subtipos do receptor da serotonina$_{1A}$ (5-HT$_{1A}$), da serotonina$_{1B}$ e da serotonina$_2$ (5-HT$_2$) (Massot et al. 1999).

O lítio também afeta diversos outros neurotransmissores monoaminos. Inicialmente, parece aumentar a taxa da síntese da noradrenalina em algumas partes do cérebro e reduzir a excreção desta nos pacientes com mania, enquanto eleva a excreção dos seus metabólitos nos indivíduos com depressão. Esses efeitos são consistentes com as ações benéficas do lítio na mania e na depressão. Da mesma forma, parece que o fármaco bloqueia a supersensibilidade do receptor pós-sináptico da dopamina, o que combina com os dados clínicos de que é eficaz no controle da mania, mesmo quando as características psicóticas estão presentes.

Durante os últimos anos, o efeito do lítio nos sistemas de segundo mensageiro despertou um interesse especial. Em virtude de esse fármaco afetar uma série de neurotransmissores, alguns pesquisadores especularam que sua ação principal pode se dar no sinal pós-sináptico criado por vários neurotransmissores. As chamadas proteínas G têm sido de particular interesse na pesquisa do lítio, porque funcionam como transdutores de sinal para uma série de tipos de receptor. Ademais, essas proteínas parecem ser absolutamente importantes na coordenação do equilíbrio entre os vários neurotransmissores no cérebro. Algumas evidências preliminares sugerem que o lítio pode ter um efeito direto ou indireto nas proteínas G, o qual medeia suas ações.

Permanece obscuro o papel do sistema fosfatidilinositol (PI), também de segundo mensageiro, nas ações do lítio. Parece que o medicamento inibe várias enzimas no sistema PI, incluindo a inositol monofosfatase. Acredita-se que o sistema PI afete a atividade do receptor de muitos sistemas neurotransmissores, incluindo os serotonérgico, colinérgico e noradrenérgico. O papel do sistema de segundo mensageiro PI nas ações desse fármaco é objeto de pesquisa contínua.

Indicações

O uso do lítio pode ser dividido em quatro finalidades clínicas principais:

1. Controlar a psicopatologia evidente aguda rapidamente; por exemplo, mania ou agitação psicótica.
2. Tentar modificar os sintomas clínicos mais leves, constantes ou frequentes, mas espisódicos, como os da depressão crônica ou da irritabilidade episódica.
3. Estabelecer um regime de manutenção profilático, a fim de evitar episódios de humor futuros.
4. Melhorar o efeito dos antidepressivos nos pacientes com episódios de depressão maior (ver Caps. 3 e 9).

Mania aguda

Não há afirmações conclusivas possíveis em relação ao uso do lítio como tratamento medicamentoso isolado ou primário para a mania aguda. A aprovação inicial do lítio no tratamento da mania aguda foi baseada em três estudos de pequeno porte, duplos-cegos, concluídos antes de 1971. Um trabalho mais recente, focando na questão do lítio para a mania aguda (Lambert e Venaud 1992), revelou que metade dos 36 pacientes com mania aguda que concluíram um ensaio de três semanas respondeu ao fármaco, e essa taxa foi o dobro daquela observada com o placebo. Esses resultados foram similares àqueles encontrados em um estudo multicêntrico de grande porte que comparou lítio, valproato e placebo no tratamento da mania aguda (Bowden et al. 1994). Nesse estudo, tanto o lítio quanto o valproato tiveram probabilidade duas vezes maior que o placebo de produzir redução significativa nos sintomas maníacos por um período superior a três semanas.

O lítio isolado é, de forma evidente, mais eficaz do que o placebo e, provavelmente, tão efetivo quanto um antipsicótico no tratamento de pacientes com mania menos grave. Talvez ele seja menos eficaz e tenha ação mais lenta do que um antipsicótico nos pacientes perturbados, maníacos psicóticos, esquizoafetivos ou muito hiperativos.

Devido a seu início de ação demorado (7 a 14 dias), a maioria dos médicos não inicia o tratamento isolado com o lítio na mania aguda. É comum iniciar o paciente com a administração de um antipsicótico, com base na ideia de que este produz o controle mais rápido da psicopatologia ou ajuda na adesão do indivíduo. Muitos médicos, então, adicionam o lítio – no primeiro dia da farmacoterapia ou depois de a mania ter começado a responder aos antipsicóticos – a fim de estabilizar o paciente em ambos os medicamentos. Quando há melhora claramente evidenciada, alguns médicos reduzem de forma gradual o antipsicótico por alguns meses ou mais, até que o indivíduo utilize o lítio isolado no final do episódio. Para aqueles cujas hospitalizações são breves, ambos os medicamentos continuam em uso na época da alta hospitalar, e o antipsicótico é diminuído no retorno do paciente para sua comunidade. Alguns estudos antigos do uso dos antipsicóticos indicaram que mais de 50% dos indivíduos ainda estavam usando esses medicamentos aos seis meses de acompanhamento. Atualmente, a maioria daqueles que utilizam um antipsicótico atípico, iniciado para mania aguda, provavelmente continuará com ele como terapia de manutenção.

Uma estratégia alternativa que ganhou popularidade é iniciar o tratamento da mania aguda com lítio e um benzodiazepínico, como lorazepam ou clonazepam (Lenox et al. 1992). Essa tática permite que o médico objetive imediatamente a insônia e a hiperatividade sem os potenciais efeitos tóxicos de um antipsicótico. Entretanto, o uso de apenas um benzodiazepínico com o lítio pode não ser ideal no tratamento de um paciente maníaco psicótico agudo. Nesses indivíduos, a terapia tripla – um benzodiazepínico, um antipsicótico e o lítio – permite doses menores dos dois primeiros agentes para o episódio agudo, enquanto o lítio é iniciado para uma terapia de longo prazo.

O problema da neurotoxicidade grave, relatado principalmente com o uso combinado do haloperidol ou outro antipsicótico de alta potência e o lítio, merece ser comentado aqui. Na década de 1970, houve uma preocupação considerável em relação à possibilidade de interações medicamentosas graves entre o lítio e o haloperidol, a qual se baseou quase exclusivamente em relatos anedóticos. Quando tal questão foi revista em período mais recente, nenhuma interação significativa entre o lítio e os neurolépticos foi encontrada além de efeitos extras adversos (Kessel et al. 1992). A neurotoxicidade, incluindo o *delirium* e outras alterações do estado mental, pode ocorrer com o lítio isolado, mesmo em dosagens terapêuticas, nos idosos e nos indivíduos organicamente comprometidos. Um ensaio mais recente sugere que os pacientes que desenvolveram neurotoxicidade com a combinação estavam apresentando níveis tóxicos de lítio e síndrome neuroléptica maligna. Em geral, parece que a combinação de antipsicóticos e lítio é segura e eficaz.

Tratamento de manutenção do transtorno bipolar

A evidência de que o lítio é eficaz na profilaxia dos episódios bipolares recorrentes é muito mais substancial do que da sua eficácia no tratamento da mania aguda. Até a olanzapina ter sido aprovada para uso similar, o lítio era o único medicamento liberado pela FDA para terapia de manutenção do transtorno bipolar. Pelo menos 10 estudos duplos-cegos sugerem que a taxa de recaída para os pacientes bipolares seja 2 a 3 vezes mais alta com o placebo do que com o lítio. Entre os melhores estudos desse medicamento, há aqueles concluídos recentemente que o utilizaram como um controle ativo nas pesquisas de manutenção com a lamotrigina (Goodwin et al. 2004). Esses estudos confirmaram a eficácia do lítio no tratamento de manutenção do transtorno bipolar. Além disso, o fármaco é claramente eficaz na prevenção de tentativas e conclusões de suicídio em pacientes bipolares (Baldessarini et al. 2006). Entretanto, sua descontinuação rápida em alguns ensaios mais antigos talvez tenha afetado as taxas de recaída. Os efeitos profiláticos do lítio parecem mais acentuados na prevenção da recorrência maníaca do que na da depressiva, mas ambas são positivamente afetadas. No entanto, apenas metade, ou talvez menos, dos pacientes que o recebem apresenta supressão total de todos os episódios, mesmo com adesão excelente ao medicamento. Além do mais, pelo menos alguns dos indivíduos que apresentam recorrências maníacas enquanto usam o lítio na manutenção são responsáveis pela não adesão injustificada. A não adesão provavelmente é secundária à recorrência da mania, e não o contrário. Além disso, alguns pacientes responderam ao lítio com supressão da mania, mas com a continuação de episódios de depressão; outros demonstraram apenas uma redução parcial na gravidade em ambas as fases.

Observamos vários pacientes que utilizavam o fármaco há vários anos e continuavam sofrendo episódios de mania e depressão; eles eram considerados não responsivos ao lítio, mas sua condição piorou claramente quando a terapia com o medicamento foi abandonada por ser considerada ineficaz. Os indivíduos com ciclagem rápida e tipos de estado misto de transtorno bipolar em geral não passam tão bem durante o uso do lítio como as pessoas com episódios menos frequentes ou puramente maníacos. Entretanto, mesmo alguns dos primeiros podem ter a gravidade dos seus episódios atenuada. Além disso, os pacientes que tendem a desenvolver episódios maníacos graves de fase III, com desorganização psicótica, apresentam uma resposta mais insatisfatória no tratamento com lítio isolado.

Ao iniciar a terapia de manutenção "profilática" com lítio, tanto o paciente quanto seu cônjuge (caso o indivíduo seja casado) ou pessoas do seu convívio precisam ser cuidadosamente instruídos em relação aos objetivos e às necessidades dessa terapia, incluindo seus efeitos colaterais e complicações. Existe evidência de que o contínuo envolvimento dos indivíduos bipolares e seus cônjuges em grupos de casais ou de pacientes solteiros nos grupos de apoio é benéfico para a adesão ao medicamento de manutenção, bem como os ajuda a lidar com os problemas. Muitos pacientes bipolares sob terapia de manutenção com lítio perguntam: "Terei de tomar o lítio eternamente?". Há duas questões a se considerar nessa área. Uma é se os pacientes sempre interromperam o uso quando apresentaram episódios maníacos e depressivos, e outra é se a retirada súbita do lítio disparará um episódio afetivo que, de outra forma, não teria ocorrido. Em estudos sobre a substituição do placebo e a descontinuação do lítio envolvendo indivíduos cuja condição já estava estabilizada com sucesso pela manutenção com lítio, as evidências mostram que as recaídas ocorrem com considerável frequência: cerca de metade dos pacientes recai dentro de seis meses. Em outros estudos não controlados, que incluíram séries pequenas de indivíduos, estes recaíram em poucos dias. Suspeitamos que essa última consequência seja rara, apesar de poder ocorrer com alguns pacientes; ela talvez seja responsável por recaídas exageradas naqueles indivíduos que usavam o lítio para manutenção e que experimentaram interromper o uso do medicamento (ou esqueceram-se de tomá-lo) por uns dias. Em nossa experiência, entretanto, a retirada súbita do fármaco por 2 ou 3 dias nos pacientes que desenvolveram sintomas desconfortáveis de toxicidade nunca ocasionou uma recaída exagerada.

O assunto da descontinuação do lítio não está bem compreendido, mas a maioria dos médicos assume que os pacientes essencialmente bipolares, cuja condição esteja estável com o fármaco, precisam continuar com ele indefinidamente. Os dados confirmam que a descontinuação súbita do lítio depois de tratamento de longo prazo aumenta de forma significativa a taxa de velocidade de recaída (Faedda et al. 1993). Uma descontinuação mais gradual do medicamento nos pacientes bipolares, ao longo de vários meses, parece mitigar esse risco substancialmente (Suppes et al. 1993). Do mesmo modo, a descontinuação do fármaco pode estar associada ao aumento do risco de suicídio (Tondo et al. 2001).

Contudo, questiona-se se a retirada do lítio seria de algum valor para aqueles pacientes que têm sua doença e suas circunstâncias de vida realmente estáveis há vários anos e para os quais há alguma evidência de que os episódios anteriores foram precipitados por estressores que não estão mais presentes. Essas tentativas de retirada do medicamento precisam ser discutidas em detalhes com os pacientes e seus familiares, levando em consideração que cerca de 90% dos indivíduos com mania apresentam uma recorrência em algum momento. Em virtude das recaídas rápidas ocasionais observadas com a descontinuação súbita, uma redução mais lenta do fármaco, em decréscimos mensais de 300 mg, é indicada. Post e colaboradores (1992) relataram que alguns pacientes que descontinuaram o lítio não vivenciaram uma resposta quando voltaram a recebê-lo em virtude de uma recorrência do transtorno. Esses dados sugerem que pode ser mais prudente errar pela continuação da manutenção com o lítio por um período mais longo do que por um mais curto. Entretanto, um recente estudo prospectivo, naturalista, demonstrou que os pacientes com recorrência de mania que haviam respondido anteriormente ao lítio em geral pareciam ter uma resposta à recarga com o fármaco (Coryell et al. 1998).

Doenças do espectro da esquizofrenia

Existem algumas evidências de que o lítio em níveis séricos na faixa de 0,8 a 1,1 mEq/L é eficaz em combinação com um antipsicótico no tratamento do transtorno esquizoafetivo. Relatos recentes sugeriram que muitos desses pacientes beneficiam-se com a adição do lítio a um regime de antipsicótico. Em alguns estudos controlados, envolvendo pacientes esquizofrênicos com ou sem sintomas maníacos, nos quais o lítio foi adicionado a um antipsicótico, o fármaco foi, em geral, mais eficaz, na média, do que o placebo. Entretanto, a monoterapia com o lítio pareceu muito menos efetiva do que o tratamento com um antipsicótico isolado na esquizofrenia. Além disso, estudos mais recentes da eficácia do lítio como coadjuvante no tratamento da esquizofrenia não demonstraram de forma consistente os efeitos benéficos do fármaco observados em estudos anteriores (Citrome 2009a). Em alguns esquizofrênicos crônicos, com não mais do que a quantidade comum de sintomas afetivos, o lítio produz alguma melhora, ainda que limitada, quando adicionado a um regime antipsicótico. Em geral, esse efeito ocorre em número suficiente para justificar um ensaio do medicamento para qualquer paciente com esquizofrenia resistente ao tratamento ou com transtorno esquizoafetivo, embora, talvez, apenas 1 em 5 indivíduos demonstrem melhora clínica. Também, para um subgrupo de pacientes esquizofrênicos crônicos com acessos episódicos breves de raiva, parece que o lítio age mais pela redução da raiva impulsiva do que pela diminuição do nível da psicose. Além disso, as propriedades antissuicidas do fármaco podem ser benéficas em alguns pacientes esquizofrênicos suicidas (Filakovic e Eric 2013). Entretanto, em indivíduos com doença psicótica crônica resistente ao tratamento, as terapias medicamentosas são frequentemente adicionadas e continuadas por meses ou anos, mesmo que não haja resposta clínica óbvia ou ocorra apenas uma melhora trivial, na esperança de que os medicamentos adicionais possam ser de alguma ajuda. Existem poucas justificativas para continuar o uso do lítio por mais de seis meses se não houver benefício clínico aparente.

Transtornos depressivos

Alguns episódios depressivos melhoram apenas com o lítio. De fato, vários estudos controlados sugerem que esse medicamento pode ser tão eficaz quanto os antidepressivos tricíclicos (ADTs) no tratamento da depressão maior. O tempo de resposta, entretanto, costuma deixar a desejar em relação aos antidepressivos-padrão. Para a depressão unipolar recorrente, o tratamento de manutenção com lítio parece ser tão eficaz na prevenção das recorrências quanto a terapia de longo prazo com imipramina (Prien et al. 1984). Uma série de estudos também indica que a adição de lítio a um ADT, inibidor seletivo da recaptação de serotonina (ISRS) ou inibidor da monoaminoxidase (IMAO) em um paciente que não respondeu ao antidepressivo depois de 3 a 6 semanas pode proporcionar resposta claramente favorável (ver Caps. 3 e 9).

Na depressão unipolar recorrente, as evidências dos estudos de grande porte sobre o potencial profilático exato do lítio são mistas; alguns estudos demonstraram que tanto este como a imipramina são igualmente eficazes, enquanto que outros sinalizaram que esta seja superior ao lítio, e ambos superiores ao placebo. A combinação de imipramina e lítio não foi superior à imipramina isolada. Por isso, os médicos podem escolher usar o lítio de forma isolada para prevenir a recorrência da depressão nos pacientes bipolares.

Assim como o lítio é conhecido por apresentar propriedades antissuicidas em pacientes com transtorno bipolar, também surge evidência sugerindo que seja igualmente eficaz na profilaxia em pacientes com depressão unipolar. Guzzetta e colaboradores (2007) avaliaram as tentativas de suicídio e os riscos em pacientes com depressão maior recorrente que haviam participado de ensaios de longo prazo com o lítio. Os pesquisadores estimaram que o risco de suicídios concluídos e de tentativas foi 90% maior quando os indivíduos não eram tratados com lítio como agente coadjuvante do que quando recebiam o medicamento. Um estudo de grande porte multicêntrico e prospectivo está em andamento para avaliar a eficácia do fármaco na redução do risco de suicídio naqueles pacientes com depressão resistente ao tratamento que tentaram o suicídio recentemente (Cipriani et al. 2013).

O lítio está entre os potencializadores mais bem estudados da resposta ao antidepressivo. Enquanto a maioria dos estudos da potencialização por lítio envolveu a potencialização dos ADTs, o fármaco demonstrou eficácia na potencialização de uma série de antidepressivos (Bschor e Bauer 2006). Um dos estudos de maior porte, randomizado e aberto, da potencialização por lítio foi o Sequenced Treatment Alternatives for Resistant Depression (STAR*D).

Nesse trabalho, os pacientes que vivenciaram dois ensaios anteriores sem resposta foram randomicamente selecionados para a potencialização por lítio ou por triiodotiromina (T_3; Cytomel). Cerca de 16% dos indivíduos obtiveram remissão quando o lítio foi adicionado *versus* 25% daqueles que foram randomicamente selecionados para a potencialização por T_3 (Nierenberg et al. 2006a). A diferença não foi estatisticamente significativa, mas o lítio foi tolerado de forma mais insatisfatória do que o T_3. Está claro que o fármaco é um potencializador eficaz dos antidepressivos, mas agora há mais escolhas para potencialização do que havia há 30 anos, e sua popularidade na depressão resistente está diminuindo.

Raiva e irritabilidade

Há uma literatura clínica razoável, majoritariamente não controlada, que sustenta a proposição de que alguns pacientes com episódicos acessos de raiva violenta não controlados respondem ao lítio. Obviamente, o fármaco nem sempre é eficaz nesses casos, mas tais transtornos do comportamento não psicóticos, em sua maioria, representam problemas clínicos muito ruins, de modo que qualquer medicamento com alguma chance de ajudar de forma substancial merece ser tentado. Concordamos com Tupin (1975) na posição geral de que, em populações como a dos prisioneiros violentos, o lítio controla os acessos de raiva imotivados ou que são desencadeados instantaneamente por um estímulo menor, não afetando o comportamento agressivo premeditado. O fármaco é eficaz em alguns indivíduos com condições orgânicas ou deficiência intelectual que exibem acessos de raiva episódicos. O lítio também demonstra alguma eficácia no tratamento de crianças com acessos agressivos episódicos e no alívio do comportamento autodestrutivo de alguns pacientes com TPB. Deve ser observado que existem alguns relatos de casos em que o lítio causou aumento do comportamento agressivo em pacientes com atividade de ponta do lobo temporal no eletrencefalograma (EEG). O uso de anticonvulsivantes e antipsicóticos superou em muito o uso do lítio no controle da hostilidade, do impulso e da agressão em vários transtornos (Goedhard et al. 2006).

Efeitos colaterais

Sistema nervoso central e neuromuscular

Entre os efeitos colaterais mais comuns na terapia com lítio estão os tremores, observados principalmente nos dedos (Tab. 5-2). Esses tremores parecem intencionais, induzidos por cafeína ou de origem familiar em sua frequência, sendo

TABELA 5-2 Toxicologia dos estabilizadores do humor

Sistema	Lítio	Valproato	CBZ	Gabapentina	Lamotrigina	Topiramato	Tiagabina
SNC	Tremores Ataxia Retardo cognitivo	Sedação Tremores Ataxia	Sedação Tontura Ataxia	Sonolência Tontura Ataxia	Tontura Ataxia Sonolência	Tontura Ataxia Problemas na fala Retardo cognitivo	Tontura Sonolência Dificuldade de concentração
GI	Dispepsia Ganho de peso Diarreia	Dispepsia Aumentos no TFH Ganho de peso Falência hepática (rara) Pancreatite	Dispepsia Aumentos no TFH	Dispepsia (rara)	Náuseas Vômitos	Náuseas Dispepsia Dor abdominal	Náuseas Dor abdominal
Dermatológico	*Rash* Queda de cabelo Acne	*Rash* Queda de cabelo	*Rash*	Prurido (raro)	*Rash* Acne	*Rash* (raro) Prurido (raro)	*Rash* (raro) Alopecia
Renal/Urogenital	DIN Nefropatia	Mínima	SSIHAD	Nenhum	Vaginite Infecção do trato urinário	Dismenorreia Acidose metabólica[a]	Nenhum

Categoria							
Cardíaco	Alterações na onda T Bloqueio sinoatrial	Mínima	Arritmia	Nenhum	Palpitações (raras) Hipotensão (rara)	Alterações na PA (raras)	Hipertensão Palpitações
Hematológico	Leucocitose	Trombocitopenia Deficiência de coagulação	Trombocitopenia Anemia aplástica (rara)	Leucopenia (rara)	Nenhum	Leucopenia	Nenhum
Endócrino	Hipotireoidismo	Mínima	Níveis de T_3, T_4 mais baixos	Nenhum	Hipotireoidismo (raro)	Perda de peso	Bócio (raro)

Nota: CBZ = carbamazepina; DIN = diabetes insípido nefrogênico; GI = gastrintestinal; PA = pressão arterial; SNC = sistema nervoso central; SSIHAD = síndrome da secreção inapropriada do hormônio antidiurético; T_3 = triiodotironina; T_4 = tiroxina; TFH = teste da função hepática.
[a] Secundária à hipercloremia.

mais rápidos do que a tremulação pseudoparkinsoniana. Quando são graves o suficiente para afetar a escrita manual, a caligrafia geralmente fica denteada e irregular, mas não micrográfica, como no parkinsonismo. Às vezes, os tremores pioram no pico do nível sérico do lítio e podem ser amenizados pelo ajuste da dosagem. A redução da dosagem com frequência pode ser usada para reduzir o nível sérico, ocasionando o desaparecimento dos tremores ou tornando-os mais leves ou imperceptíveis. Se houver uma boa razão para manter um nível sérico do lítio que cause tremores, o propranolol na dosagem de 10 a 160 mg/dia pode ser usado para reduzi-los.

Alguns pacientes usando o lítio também desenvolvem sinais de roda denteada nas articulações e do parkinsonismo, e, com a ocorrência de parkinsonismo, esses sinais podem ser agravados. O lítio em níveis tóxicos produz tremores e ataxia graves com disartria: o paciente parece ter distúrbio neurológico significativo e, em geral, fica confuso ou, com menos frequência, simultaneamente delirante. É raro que ocorram convulsões nessa condição.

Alguns pacientes usando o lítio queixam-se de atividade mental lenta e de esquecimentos e, nos testes, demonstram déficit de memória. De fato, os dados compilados sobre os efeitos colaterais da terapia com esse medicamento sugerem que os problemas de memória, o terceiro efeito colateral mais comum, talvez sejam a principal causa da não adesão (Goodwin e Jamison 1990). Embora esses indivíduos com frequência sejam suspeitos ou acusados de "usar" esses sintomas para evitar a terapia necessária com lítio, nossa impressão é de que essas queixas sejam reais e constituam uma base para a redução da dosagem ou para tentar outra terapia.

Certos indivíduos ficam aborrecidos com o fato de poder ficar menos criativos durante o uso do lítio. Contudo, Schou (1979), um pioneiro na terapia com esse fármaco, afirmou que 75% dos pacientes não apresentaram qualquer alteração ou melhora em sua criatividade durante tal tratamento. Os indivíduos bipolares que apresentam os efeitos neuropsicológicos mais proeminentes do lítio tendem a ser mais jovens e depressivos em níveis séricos mais elevados do fármaco (Kocsis et al. 1993). Por isso, aqueles que se queixam de cognição ou criatividade afetada podem passar bem com uma dosagem um pouco mais baixa.

Além do mais, alguns indivíduos podem experimentar sonolência e fadiga, que exacerbam ainda mais a sensação de lentidão.

Com todos os sintomas neurológicos recém-citados, interromper o lítio leva ao desaparecimento dos efeitos colaterais, mas os sintomas e os sinais podem persistir por 2 a 5 dias, mais do que se poderia esperar para a depuração do lítio ofensor do corpo.

Trato gastrintestinal

Náuseas crônicas e diarreia aquosa podem ocorrer juntas ou em separado como sinais de toxicidade por lítio. A náusea episódica, que ocorre apenas depois de cada dose, é devida à irritação gástrica local e pode ser aliviada pela ingestão do fármaco com alimentos. Trocar para um preparado diferente de lítio também pode ser de grande ajuda. Por exemplo, nos casos de desconforto gastrintestinal (GI) superior, os preparados de liberação sustentada podem ser eficazes. Todavia, os pacientes com diarreia que usam os preparados de liberação sustentada podem se beneficiar com uma troca para fórmulas de liberação mais rápida.

Ganho de peso e sistema endócrino

Alguns pacientes experimentam ganho de peso progressivo durante o uso do lítio, o qual é secundário apenas aos efeitos colaterais cognitivos, resultando no abandono do medicamento pelos pacientes. Os mecanismos subjacentes desse efeito colateral são obscuros. Entretanto, parece que o lítio possui uma ação do tipo insulina, a qual pode resultar em relativa hipoglicemia (Jefferson et al. 1987). A hipoglicemia pode, por sua vez, promover mais fome e subsequente ganho de peso. Alguns pacientes apresentam edema evidente e/ou perda de vários gramas de forma rápida quando o lítio é suspenso. Mais comumente, o aumento do apetite com resultante ganho de peso é o problema, e a tentativa de controlar o peso com a regulação dietética é, em geral, muito difícil para o paciente. O ganho de peso é maior nos indivíduos que estão acima do peso, quando iniciam o medicamento, e provavelmente maior ainda naqueles com polidipsia, talvez pela ingestão de bebidas calóricas.

A maioria dos pacientes demonstra, a princípio, uma redução transitória nos níveis da tireoide na terapia com o lítio, e outros apresentam bócio, em estudos da tireoide normais, exceto para níveis elevados do hormônio estimulante da tireoide (TSH). Alguns médicos adicionam suplementos tireoidianos nessa situação. Entretanto, recomendamos o uso de hormônio da tireoide exógeno sobretudo nos pacientes com bócio acentuado ou naqueles com anergia associada.

Até 20% dos pacientes, mais comumente as mulheres, desenvolvem hipotireoidismo clínico na terapia com lítio, e 30% produzem níveis elevados de TSH (Jefferson et al. 1987).

Em nossa prática clínica, tradicionalmente obtemos o nível de TSH antes de iniciar a terapia com lítio, repetido aos seis meses e depois anualmente.

Sistema renal

O lítio causa poliúria com polidipsia secundária em um grau significativo em alguns (talvez 1 em 5) pacientes. Em certos indivíduos, esse efeito pode se estender até o diabetes insípido renal grave, com volume de urina de 8 L/dia e dificuldade na concentração da urina e manutenção adequada dos níveis séricos do lítio. Essa faixa de efeitos renais deve-se à redução na reabsorção dos líquidos pelos túbulos distais dos rins. Pode ser tratada, obviamente, pela diminuição da dose do fármaco ou sua suspensão. Na maioria dos casos, o efeito renal desaparece em dias ou semanas depois da retirada do lítio.

Uma estratégia alternativa para os pacientes que claramente necessitam do lítio e para os quais a poliúria é desconfortável é a adição de diurético cíclico ou tiazídico. Está bem documentado que a hidroclorotiazida, na dose de 50 mg/dia, reduz a depuração do lítio em 50% e, por isso, aumenta seus níveis plasmáticos. Pode-se racionalmente adicionar 50 mg/dia de hidroclorotiazida; depois, reduzir a dose do lítio em 50% e, então, de forma cuidadosa, estabilizar outra vez o nível desejado do fármaco. Essa manobra é, às vezes, eficaz, sendo usada naturalmente no diabetes insípido nefrogênico e nos casos mais leves de desconforto da poliúria. Na época da nossa primeira edição, a amilorida (Midamor) havia sido recentemente relatada como redutora da poliúria induzida pelo lítio, mas sem afetar nem seus níveis séricos nem a excreção de potássio. Entretanto, observamos alguns pacientes que apresentaram aumento nos níveis do lítio quando a amilorida foi adicionada. Se essa estratégia for tentada, deverá verificar-se de modo cuidadoso os níveis do lítio, enquanto se avalia a eficácia da amilorida na melhora da reabsorção renal dos líquidos e na redução do volume da urina.

A proibição, no *Physicians' Desk Reference* (PDR), da combinação do lítio com diuréticos, especialmente do tipo tiazida, é muito exagerada. É verdade que sinais de toxicidade devido ao aumento do nível do fármaco podem ocorrer se, em um paciente estabilizado com lítio em um nível sérico clinicamente eficaz (p. ex., 0,8 mEq/L), for adicionado um diurético tiazídico por ignorância: o nível do lítio pode dobrar, e o paciente pode subitamente desenvolver sinais de toxicidade por lítio. Essa elevação também pode ocorrer com outros medicamentos, sobretudo com os anti-inflamatórios não esteroides, como o ibuprofeno, o naproxeno e a indometacina. Entretanto, não observamos problemas em iniciar a terapia com lítio em um paciente já estabilizado com um diurético triazídico; mesmo aqueles submetidos à diálise são tratados de forma bem-sucedida com o fármaco. A deficiência renal antes da terapia com lítio significa que o médico deve elevar a dosagem de modo muito lento e cauteloso, monitorando os níveis séricos de forma cuidadosa.

Um problema renal diferente e potencialmente mais grave é a nefrite intersticial, relatada pela primeira vez em trabalhadores dinamarqueses, em 1977; ela é caracterizada pela cicatrização e destruição renal. Hoje, o problema não parece mais uma ameaça, como antigamente. A insuficiência renal maior manifestada pela redução significativa da depuração da creatinina parece ser absolutamente rara. Gitlin (1993) sugeriu que até 5% dos pacientes tratados com lítio desenvolveram alguma insuficiência renal, mas essas alterações, em geral, não tiveram importância clínica. Em uma revisão mais recente, a poliúria secundária às reduções induzidas pelo lítio na função tubular renal pareceu ser progressiva na maioria dos pacientes, ao contrário das alterações na função glomerular (Gitlin 1999). Os indivíduos expostos a períodos múltiplos de toxicidade por lítio podem correr um risco maior de desenvolver insuficiência renal. Alguns pacientes com transtornos afetivos crônicos, que nunca usaram lítio, apresentaram patologia renal, e nem todas as disfunções renais vistas nas pessoas que recebem o medicamento são necessariamente causadas por ele.

Ainda é prudente verificar a função renal a cada 6 a 12 meses nos pacientes no período de manutenção com lítio. A "melhor" forma de fazê-lo é medir a depuração da creatinina periodicamente, mas problemas logísticos e dúvidas sobre a confiabilidade da coleta da urina de 24 horas pelo paciente acabam desacreditando esse procedimento. A creatinina sérica, por si só, é um indicador aceitável da função renal, porque sua produção é uma função da massa muscular, não sendo afetada pela dieta. Tradicionalmente, o nível sérico da creatinina é obtido antes do início da terapia com lítio e repetido todos os anos ou conforme indicação clínica. O nível sérico do fármaco, quando tomado de modo constante, também é uma função da filtragem glomerular. Observar com periodicidade as medidas permite detectar as primeiras alterações na função glomerular. Alguns profissionais verificam a capacidade reativa do paciente de concentrar sua urina. Se a dosagem do lítio tiver de ser gradualmente reduzida e a creatinina sérica estiver elevada de forma persistente (acima de 1,6 mg/100 mL), a consulta a um nefrologista é indicada. Mesmo que pareça haver uma insuficiência renal, a decisão de suspender a terapia com lítio deverá ser baseada no quadro geral. Os pacientes que obtêm maior benefício com a manutenção do medicamento e apresentam um déficit renal leve ou um problema renal que pode não ser relacionado ao lítio, podem continuar recebendo o fármaco, mas o monitoramento mais frequente da função renal é necessário.

Sistema cardiovascular

O lítio pode produzir uma série de efeitos benignos no eletrocardiograma (ECG), incluindo o achatamento e a inversão da onda T. Alguns casos de síndrome "do nódulo sinusal" em virtude do lítio foram relatados. Essa complicação é muito rara e, provavelmente, imprevisível, exceto se a condição anteceder a terapia com o fármaco. Alguns pacientes desenvolveram problemas com a condução do nódulo sinusal depois do uso concomitante de medicamentos antiarrítmicos (Jefferson et al. 1987). O ECG na avaliação inicial é desejável para pacientes geriátricos ou com história de qualquer disfunção cardíaca. Deve haver cautela no uso do lítio nos pacientes com frequência cardíaca baixa na avaliação inicial.

Aspectos dermatológicos

Foi descrita uma variedade de *rashes* ocasionada pelo lítio. A acne talvez seja o efeito dermatológico mais comum resultante desse fármaco, e foi relatado que o uso tópico do ácido retinoico é útil nesses casos. O agravamento de psoríase preexistente ou latente está bem documentado, e uma erupção papular seca, não inflamada, é relativamente comum na manutenção com lítio. Tanto o sulfato de zinco quanto a tetraciclina têm sido experimentados como tratamentos para os *rashes*, obtendo-se sucesso variado. Outros *rashes* – pruriginosos, possivelmente de natureza alérgica, menos típicos com o lítio – podem ocorrer e, em geral, desaparecem se a marca específica do medicamento for trocada, pois se presume que sejam reações alérgicas a algum ingrediente da cápsula ou do comprimido que não o lítio propriamente dito. A alopecia também pode ocorrer nos pacientes que utilizam o fármaco, mas o cabelo em geral volta a crescer, com ou sem lítio.

Formulações

O lítio está disponível nos Estados Unidos em várias fórmulas (Tab.5-1). A fórmula-padrão e menos cara é a do carbonato, cápsulas de 300 mg ou comprimidos marcados para corte. As fórmulas de liberação sustentada do carbonato também estão disponíveis, da mesma maneira que o preparado líquido de citrato de lítio; uma colher de chá deste último é equivalente ao conteúdo de íons de 300 mg de carbonato (8 mEq). Outras formulações, incluindo o sulfato, e outras concentrações de dosagens são usadas na Europa. A despeito dos mais de 50 anos de experiência clínica com o lítio, não está totalmente claro se qualquer uma das suas fórmulas apresenta superioridade definida para qualquer objetivo, além daquele de aliviar os efeitos colaterais GIs. O citrato de lítio é, obviamente, eficaz nos pacientes que não gostam ou não podem engolir pílulas.

As fórmulas de liberação sustentada resultam em picos dos níveis séricos do lítio mais baixos depois da ingestão e, provavelmente, produzem a liberação de menos íons de lítio no estômago e mais no intestino delgado. Se a irritação da mucosa estomacal devida ao fármaco estiver causando náuseas depois de cada dose, a fórmula de liberação sustentada poderá reduzir esse quadro. Caso ocorra diarreia (não decorrente de um nível sérico elevado do lítio), o citrato poderá produzir até mesmo uma absorção mais rápida no trato GI superior e reduzir o problema. Entretanto, temos observado pacientes que apresentam diarreia com carbonato de lítio-padrão, a qual diminui quando eles recebem o fármaco de liberação sustentada. O problema básico é que ainda não está claro quais efeitos colaterais do lítio estão relacionados ao pico do nível sérico e quais estão relacionados ao nível sérico da janela terapêutica. Clinicamente, qualquer efeito colateral que ocorra, sobretudo nas duas primeiras horas depois de cada dose oral do preparado-padrão, deve melhorar com a fórmula de liberação sustentada. Por exemplo, as náuseas podem ser causadas por irritação gástrica do lítio ou nível sérico elevado; a primeira causa náuseas transitórias depois de cada dose, e o último produz náuseas persistentes.

Acreditava-se que o lítio de liberação sustentada causaria, em geral, menos efeitos colaterais e poderia, em particular, agir pouco sobre a capacidade de concentração dos túbulos renais, levando a menos poliúria e polidipsia. Até o momento, essa crença não parece ter sido confirmada, e pode ser que, se a maior parte da dose diária total do lítio for administrada na hora de dormir, isso cause menos efeitos renais. Um importante centro europeu (Copenhague) emprega, há muitos anos e de modo rotineiro, a dosagem do lítio uma vez ao dia, sugerindo que esse esquema é prático e efetivo.

Dosagem e administração

A dosagem do lítio é titulada para a obtenção de resposta terapêutica e níveis plasmáticos adequados. A hipótese geral é de que os níveis em torno de 0,7 a 1,0 mEq/L sejam apropriados para a terapia de manutenção ou para o tratamento de condições que não o excitamento maníaco ou psicótico; já níveis de até 1,5 mEq/L são, às vezes, necessários na abordagem da mania aguda. Os níveis devem ser obtidos 12 horas depois da última dose. Nesse período, o tempo necessário após a ingestão do fármaco para que sua absorção ocorra já passou, e um nível sérico estável foi alcançado (ver informações sobre os níveis séricos na seção "Antidepressivos tricíclicos e tetracíclicos", no Cap. 3). Esses níveis "ideais" não estão, naturalmente, sacramentados, de modo que devem ser interpretados no contexto clínico. O paciente que apresenta tremores, supersedação, vômitos e ataxia acentuados com 0,8 mEq/L não pode tolerar esse nível, ou pode haver alguma outra condição clínica causando os sintomas; a intolerância ao lítio é o mais provável. Outros indivíduos recebendo terapia de manutenção parecem isentos de episódios afetivos, durante anos, com níveis muito baixos, como 0,4 a 0,6 mEq/L, e aqueles com sintomas diários, como irritabilidade e raiva, relatam melhora clínica em níveis plasmáticos muito baixos. É muito difícil provar se essas são ou não respostas "reais" ao medicamento. Acreditamos que muitos pacientes podem ser mantidos com sucesso em níveis plasmáticos relativamente baixos, sobretudo quando o lítio está combinado com outro agente. Às vezes, para um indivíduo cuja mania ainda esteja fora de controle, independentemente de um nível de 1,5 mEq/L por vários dias e de não apresentar efeitos colaterais, um nível mais elevado pode ser tentado, mas com cautela.

Estabelecer níveis plasmáticos do lítio elevados e adequados (p. ex., 0,8 a 1,2 mEq/L) é o desejável para a mania aguda. Um regime inicial de 300 mg, 2 a 4 vezes ao dia, é indicado para adolescentes ou adultos saudáveis; os níveis plasmáticos devem ser obtidos, a princípio, a cada 3 ou 4 dias, a fim de assegurar a detecção prematura de níveis tóxicos de lítio. A dosagem deve ser titulada de forma ascendente (ou descendente), conforme a necessidade, para a obtenção de um nível de aproximadamente 1,0 mEq/L. Nos pacientes com idade acima de 60 anos ou naqueles com possível insuficiência renal, é indicado estabelecer uma dose mais baixa. Em alguns idosos, iniciamos o lítio com 150 mg, duas vezes ao dia. Vários artigos descrevem técnicas para a previsão da dosagem ideal do lítio a partir de uma dose-carga seguida de várias determinações dos níveis por mais de 24 horas. Essas técnicas podem ser empregadas, mas não nos parecem oferecer benefícios além daqueles da titulação clínica. A resposta nos estados maníacos agudos pode demorar de 7 a 14 dias, mesmo com níveis plasmáticos adequados. Assim que os níveis estabilizam-se, a frequência dos testes pode ser reduzida – primeiro para duas vezes na semana e, por fim, para uma vez na semana, conforme a apresentação dos níveis plasmáticos e da condição clínica. Se não ocorrer uma resposta clínica adequada em quatro semanas, é seguro assumir que a monoterapia com lítio não será eficaz em um episódio agudo. Nesse ponto, ou antes, a adição de um segundo estabilizador do humor deve ser considerada.

Com pacientes em remissão e que estão sendo estabilizados com lítio para evitar episódios afetivos futuros, pode-se iniciar com doses mais baixas (1 ou 2 doses de 300 mg por dia); a obtenção semanal dos níveis plasmáticos costuma ser suficiente durante o ajuste de dosagem. Novamente, o objetivo é encontrar o nível plasmático tolerado, o mais próximo possível de 0,8 mgEq/L. Parece aceitável que níveis plasmáticos mais elevados devam estar associados a melhor profilaxia. Em um importante estudo colaborativo, patrocinado pelo National Institute of Mental Health (NIMH), os pacientes cujo lítio foi mantido em 0,8 mEq/L e acima apresentaram consistentemente menos recorrências do que aqueles estabilizados em níveis mais baixos (0,6 mEq/L ou menos), todavia manifestaram mais efeitos colaterais. Os dados de eficácia desse estudo geraram considerável polêmica, porque, quando os indivíduos foram inicialmente randomizados para grupos de nível plasmático baixo, a dose pode ter sido reduzida de modo tão abrupto que aumentou a probabilidade de recaída. Uma vez que o paciente na manutenção com lítio esteja estabilizado com os níveis plasmáticos adequados por algumas semanas, os níveis mensais são suficientes; depois de 6 a 12 meses de estabilidade, o teste dos níveis pode ser realizado uma vez por semestre ou conforme indicação clínica.

Quando o paciente obtiver uma dosagem diária estável, esta poderá ser administrada adequadamente ao longo do dia em qualquer regime. Em geral, a administração duas vezes ao dia – de manhã e à noite – é conveniente e bem tolerada; além disso, há menor probabilidade de que as doses sejam esquecidas ou omitidas. Foi sugerido, mas ainda não provado, que a dose uma vez ao dia melhora a adesão e pode estar associada a menos poliúria. Consideramos que a dose diária única, na hora de deitar, geralmente é eficaz, mas alguns pacientes sentem-se drogados ou tontos pela manhã. A irritação gástrica depois de cada ingestão é a principal razão para o uso de doses fracionadas. Doses menores e mais frequentes são comuns (e logisticamente mais fáceis) para os indivíduos hospitalizados, mas, às vezes, estes são liberados do hospital sob tais regimes, quando um regime mais simples poderia ser suficiente e estabelecido com mais confiança após a alta.

Para outros sintomas-alvo, quando a situação é menos urgente, uma dose inicial de 300 mg, duas vezes ao dia, parece adequada. Alguns pacientes que acabam se beneficiando do lítio apresentaram-se com história de intolerância acentuada, talvez causada pela dose inicial superagressiva. Nessas situações menos agudas, é possível que um nível plasmático de 0,5 a 0,8 mEq/L seja adequado, bem como a necessidade de um monitoramento menos frequente do nível plasmático. Também é importante lembrar que devemos tratar a pessoa, não o nível plasmático, e que o quadro clínico e os efeitos adversos precisam de monitoramento frequente e cuidadoso. Alguns pacientes relatam claro alívio de sintomas com níveis em torno de 0,5 mEq/L; não parece garantido elevar mais os níveis a menos que os sintomas retornem com níveis mais baixos. Da mesma forma, manter um indivíduo nauseado de forma crônica, embotado mentalmente e muito trêmulo, apenas para manter um nível plasmático "adequado", é contraproduto em quase todas as situações. Em geral, sugerimos objetivar níveis mais baixos (< 0,6 mEq/L) para os pacientes idosos.

Para pacientes com transtornos crônicos manifestando evidente psicopatologia-alvo – depressão, esquizofrenia e ciclotimia –, em geral um ensaio de quatro semanas com níveis séricos adequados (ou os maiores níveis tolerados) é o suficiente para determinar se o lítio será eficaz do ponto de vista clínico. Se um paciente respondeu ao lítio no passado, mas parou com o medicamento por semanas ou meses, e não haja motivos para supor que a função renal mudou nesse intervalo de tempo, é clinicamente aceitável permitir que ele retorne de imediato ao fármaco na dosagem anterior sem seu aumento progressivo. Entretanto, alguns indivíduos precisam de escalonamento gradual para atingir a dose ideal. O monitoramento frequente do nível sérico deve ser reinstituído.

Uso na gravidez

O lítio é o único medicamento psicoativo, não anticonvulsivante e não benzodiazepínico, que se julga estar associado a um defeito específico de nascimento, a anomalia de Ebstein. Essa anormalidade cardíaca grave é rara em crianças que nascem de mães que usam o lítio (4,5 a 7,6:1.000 nascidos vivos em 10 mil nascimentos), mas ainda é mais comum nessas crianças do que na população em geral (Gentile 2012). Essas estimativas são de dimensões muito menores do que aquelas do passado, e algumas revisões trouxeram a debate o fato de realmente existir uma associação válida entre a anomalia de Ebstein e o uso do lítio (Giles e Bannigan 2006). O risco de um defeito de nascença maior precisa ser discutido com as pacientes que usam o medicamento e estão planejando ter filhos ou já estão grávidas, porque o risco parece existir primariamente com seu uso no primeiro trimestre (ver Cap. 12). O risco geral de anomalia congênita significativa parece ser 2 a 3 vezes maior com o uso do lítio do que na população em geral (Cohen et al. 1994). Um recente relato israelita revelou elevadas taxas de anomalias cardiovasculares e recomendou ecocardiografia e ultrassonografia fetal para verificar a presença de anormalidades cardíacas em mulheres expostas ao lítio durante a cardiogênese (DiavCitrin et al. 2014).

Outro risco da utilização do lítio, particularmente no terceiro trimestre, é o de bebês grandes para a idade gestacional. Já há algum tempo existem relatos de neonatos com um peso muito elevado em mães expostas ao lítio. A importância de longo prazo desse peso mais elevado nos neonatos não está esclarecida; todavia, tal condição não está necessariamente associada a resultados insatisfatórios de saúde.

O transtorno bipolar por si só aumenta o risco de eventos adversos na gravidez e depois do nascimento. Por exemplo, mulheres com essa doença, tratadas ou não, têm maior probabilidade de realizar o parto por cesariana, apresentar trabalho de parto prematuro, ter bebês prematuros e nascidos com baixos níveis de glicose no sangue em comparação àquelas que não apresentam o transtorno (Bodén et al 2012). Por isso, o risco de resultados insatisfatórios não está limitado ao risco associado ao lítio ou a outros tratamentos da doença bipolar.

É provável que exista uma "dose" fetal de lítio mais associada aos efeitos teratogênicos. Utilizando um modelo farmacocinético de exposição fetal ao lítio, Horton e colaboradores (2012) estimaram que a dosagem máxima do fármaco considerada segura na gravidez, para limitar o risco de efeitos teratogênicos, é de 400 mg, três vezes ao dia. Embora essa estimativa esteja baseada no modelo farmacocinético, faz sentido limitar a exposição ao lítio, se possível. Em contrapartida, outros agentes estabilizadores do humor, como o valproato e a carbamazepina, são conhecidos por apresentar riscos teratogênicos até mesmo maiores. Os antipsicóticos podem ser uma escolha mais segura, pelo menos considerando a perspectiva de risco teratogênico, do que outros estabilizadores do humor.

Anticonvulsivantes

Nas últimas três décadas, houve um aumento do interesse no uso de medicamentos anticonvulsivantes na psiquiatria, especialmente para promover a estabilização do humor (Tab. 5-3). A aplicação desses agentes origina-se de uma série de observações de sequelas psiquiátricas por epilepsia do lobo temporal, incluindo alucinações, acessos de raiva, religiosidade, etc. Essas observações estimularam o uso da fenitoína, na década de 1950, nos pacientes psiquiátricos – em sua maior parte com resultados equivocados (embora um ensaio controlado tenha encontrado que a fenitoína é eficaz no tratamento da mania; Mishory et al. 2000). Nos últimos anos, vários grupos sugeriram que os sintomas psiquiátricos poderiam emanar de convulsões límbicas, bem como que esse fenômeno de fagulha poderia desempenhar um papel importante no desenvolvimento de psicoses e patologias e psiquiátricas.

De forma compreensível, surgiu, então, uma série de relatos a respeito de outros agentes anticonvulsivantes (p. ex., carbamazepina e ácido valproico), os quais agem preferencialmente no lobo temporal ou nos sistemas límbicos, que são eficazes nos pacientes com transtorno bipolar, sobretudo na mania aguda. Três medicamentos – ácido valproico, carbamazepina e lamotrigina – receberam a maior parte das atenções (para as estruturas químicas dos anticonvulsivantes timolépticos, ver Fig. 5-1), embora muitos anticonvulsivantes disponíveis, por fim, viessem a se mostrar eficazes no tratamento dos transtornos do humor.

TABELA 5-3 Dosagens do anticonvulsivante no transtorno bipolar

Medicamento	Variação da dosagem usual	Nível sérico (μg/mL)
Valproato	15-60 mg/kg/dia	50-125
Carbamazepina	200-1,600 mg/dia	6-10
Lamotrigina	50-200 mg/dia	Não aplicável
Gabapentina	900-3,600 mg/dia	Não aplicável
Oxcarbazepina	600-2,400 mg/dia	Não aplicável

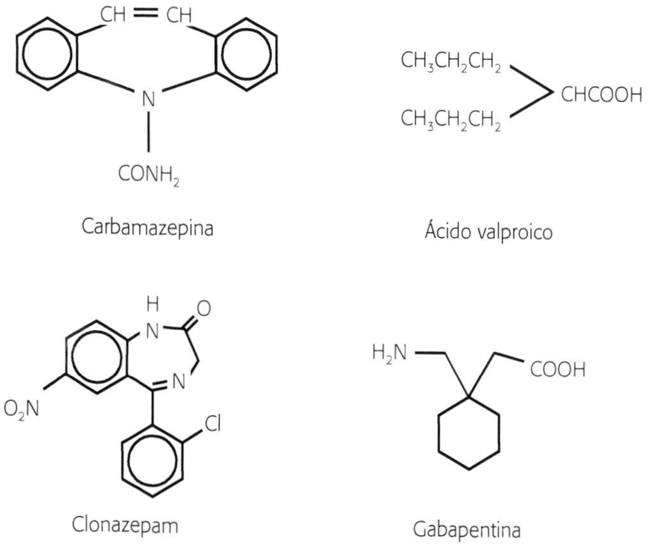

Carbamazepina

Ácido valproico

Clonazepam

Gabapentina

FIGURA 5-1 Estruturas químicas dos anticonvulsivantes timolépticos.

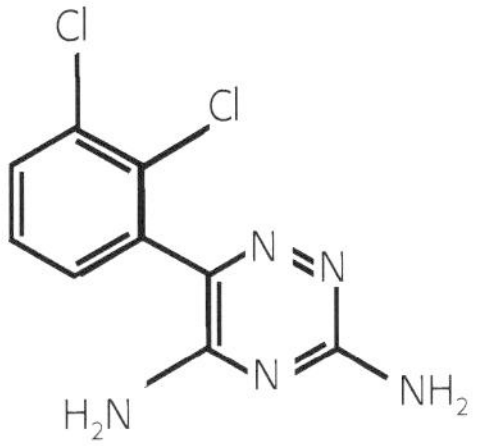

Lamotrigina

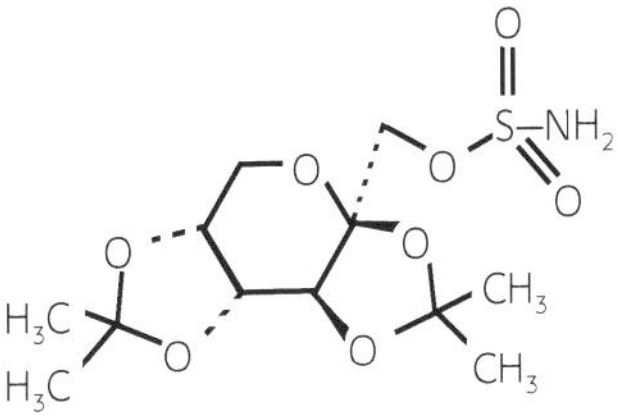

Topiramato

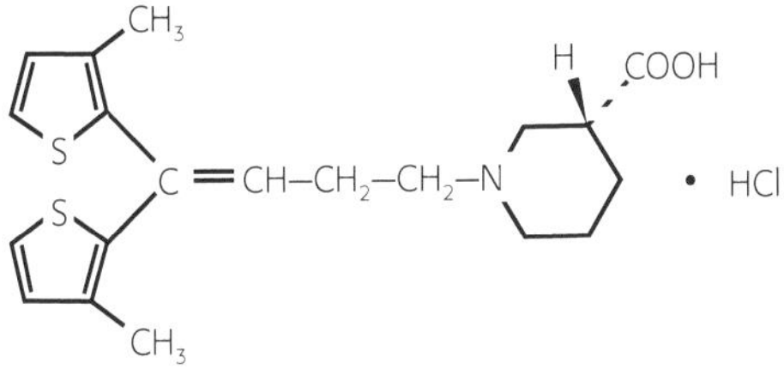

Tiagabina

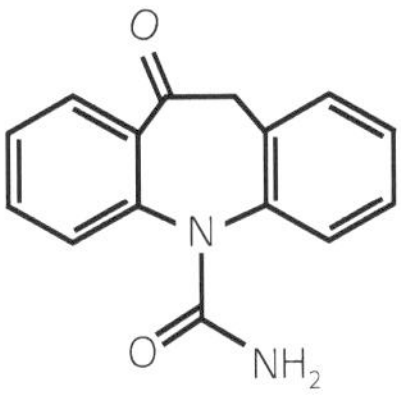

Oxcarbazepina

FIGURA 5-1 Estruturas químicas dos anticonvulsivantes timolépticos. (*continuação*)

Terapia com valproato: visão geral	
Eficácia	Mania aguda (aprovado pela FDA) Profilaxia bipolar (pode ser eficaz) Mista, bipolar de ciclagem rápida Convulsões (aprovado pela FDA)
Efeitos colaterais	Ganho de peso Sedação Desconforto GI
Segurança na *overdose*	Efeitos graves observados com 20 vezes o nível sérico normal. Os sintomas incluem náuseas, vômitos, depressão do SNC e convulsões. Manejo com lavagem gástrica, êmese forçada e ventilação assistida.
Dosagem e administração	Iniciar com formulação IR com 15 mg/kg/dia e formulação ER com 25 mg/kg/dia em doses divididas, até o máximo de 60 mg/kg. Obter níveis séricos de 50-100 µg/mL.
Descontinuação	Descontinuação abrupta aumenta o risco de recaída rápida no transtorno bipolar. Do contrário, os sintomas de abstinência são raros.
Interações medicamentosas	Medicamentos que ↑ níveis séricos do valproato incluem: cimetidina eritromicina fenotiazinas fluoxetina aspirina ibuprofeno Medicamentos que ↓ os níveis séricos do valproato incluem: rifampicina carbamazepina fenobarbital etosuximida

Nota: ER (extended-release) = liberação prolongada; FDA = U.S. Food and Drug Administration; GI = gastrintestinal; IR (immediate-release) = liberação imediata; SNC = sistema nervoso central.

Valproato

Em contraste com quase todos os outros medicamentos usados na psiquiatria, o ácido valproico não possui anéis. (A carbamazepina é tricíclica; o ácido valproico poderia ser considerado acíclico). O fármaco está disponível nos Estados Unidos nas seguintes fórmulas: ácido valproico de liberação imediata (Depakene) e valproato sódico (Depakene, xarope); divalproato sódico de liberação retardada (Depakote e Depakote Sprinkle), contendo molares iguais de ácido valproico e valproato sódico; uma fórmula de liberação prolongada de divalproato (Depakote ER), aprovada para enxaquecas e mania bipolar; e uma fórmula injetável (Depacon). A amida do ácido valproico (valpromida [Dépamide]) é utilizada na Europa. Todas essas formulações convertem para ácido valproico no plasma.

Valproato pode ser o termo geral mais conveniente para englobar todas essas fórmulas. Ele está aprovado pela FDA na epilepsia para uso nas crises de ausência simples e complexas, convulsões parciais e profilaxia da enxaqueca. Em 1994, o valproato recebeu aprovação da FDA para o tratamento da mania aguda; depois, foi liberado o Depakote ER, em 2005. O valproato ainda está entre os medicamentos mais usados no tratamento do transtorno bipolar na psiquiatria norte-americana. Ele também continua sendo empregado no tratamento de muitos outros tipos de sintomas, inclusive agressão, agitação e impulsividade, em pacientes com uma série de transtornos.

Indicações clínicas

Um trabalho anterior, realizado na década de 1960, por Lambert, na França, identificou o valproato como eficaz em uma variedade de pacientes com mania e mania esquizoafetiva quando adicionado a vários medicamentos. O grupo de Lambert relatou mais de 100 indivíduos, mas não os descreveu em detalhes. No estudo, que envolveu principalmente pacientes com transtorno esquizoafetivo resistente ao tratamento com mania, foi indicada uma melhora moderada em mais da metade dos participantes. Dez dos 14 indivíduos com mania aguda, sem terapia medicamentosa anterior, melhoraram. Esses resultados vão ao encontro de achados de um estudo do valproato, realizado por Pope e colaboradores (1991), no McLean Hospital, e com outro ensaio clínico local. Nesse estudo, houve 54% de melhora no índice da taxa da mania no grupo valproato *versus* apenas 5% no grupo placebo. O interessante é que os efeitos antimaníacos do fármaco foram geralmente observados nos primeiros dias de tratamento.

Desde o trabalho de Pope, uma série de estudos duplos-cegos foi concluída atestando a eficácia do valproato no tratamento da mania aguda. Dentre os maiores, um estudo duplo-cego controlado por placebo com 179 pacientes encontrou que o lítio e o valproato eram equivalentes em efetividade no tratamento da mania aguda e duas vezes mais efetivo que o placebo (Bowden e McElroy 1995). Além disso, há evidências de que a estratégia de sobrecarga de dose, em geral com uso de cerca de 20 mg/kg/dia de valproato, pode reduzir o início de ação para cinco dias ou menos (Keck et al. 1993a; McElroy et al. 1993). Usar uma dosagem de início de 30 mg/kg e reduzir para 20 mg/kg depois de alguns dias também foi sugerido. Os dados atuais sugerem que o valproato é pelo menos tão bem estudado e efetivo quanto o lítio no tratamento da mania aguda. Entretanto, ambos parecem ser mais lentos que os antipsicóticos atípicos no tratamento da mania aguda.

O valproato pode ser especialmente eficaz nos pacientes com estado misto ou de ciclagem rápida do transtorno bipolar. Freeman e colaboradores (1992) revelaram que o valproato demonstrou boa eficácia em relação ao lítio no controle agudo e de longo prazo dos estados mistos. Bowden e colaboradores (Bowden e Singh 2005; Bowden et al. 1994) observaram que o fármaco foi mais eficaz do que o lítio no tratamento dos pacientes bipolares mistos e com irritabilidade, bem como foi efetivo na abordagem terapêutica de indivíduos bipolares com ciclagem rápida. Uma variedade de outros estudos de pequeno porte, abertos, sugeriu que o valproato pode ser bastante eficaz no tratamento dos estados mistos e maníacos, mas um pouco menos efetivo na prevenção de episódios depressivos nos pacientes bipolares com ciclagem rápida. Os indivíduos com história de anormalidades no EEG em conjunto com o transtorno bipolar parecem ser bons candidatos ao tratamento com a medicação. Outro indicador de resposta ao valproato é a ausência de episódios psicóticos nos pacientes com TPB concomitante (Calabrese et al. 1993). A combinação do valproato a lítio ou lamotrigina, na maioria das vezes, é ineficaz em muitos pacientes com transtorno bipolar com ciclagem rápida (Kemp et al. 2012), e tratamentos mais efetivos para essa condição são necessários.

Vários estudos abertos sugerem que o valproato é um agente profilático eficaz no tratamento do transtorno bipolar. A maioria desses estudos indicou que o fármaco pode ser um pouco mais eficaz na prevenção da mania do que na de episódios depressivos. Em um estudo duplo-cego longitudinal, Lambert e Venaud (1992) notaram que o medicamento foi mais bem tolerado e tão eficaz quanto o lítio na prevenção de episódios bipolares subsequentes ao longo de mais de dois anos. Um estudo multicêntrico de grande porte, envolvendo mais de 300 pacientes, não demonstrou a eficácia do valproato em relação ao placebo na prevenção da mania (Bowden et al. 2000). Uma seleção prévia de avaliações de resultados primários pareceu interferir na demonstração da eficácia do divalproato na profilaxia dessa condição. Entretanto, a experiência clínica com o fármaco ainda sugere que ele é efetivo no tratamento de manutenção do transtorno bipolar.

A eficácia do valproato no tratamento da depressão unipolar ou bipolar não está extensivamente testada. Até o momento, um estudo controlado do fármaco na forma de liberação prolongada em pacientes com depressão bipolar sugeriu que os indivíduos tratados com a medicação em relação àqueles tratados com placebo apresentaram o dobro de probabilidade de obter a remissão depois de seis semanas de terapia (Muzina et al. 2011). Vários estudos não controlados e relatos de casos sugeriram que o valproato pode apresentar uma eficácia antidepressiva modesta na depressão bipolar. Relatamos que o fármaco pode ser eficaz na abordagem terapêutica da agitação associada à depressão maior (DeBattista et al. 2005). Também há relatos de casos indicando que o valproato pode desempenhar um papel no tratamento da depressão maior refratária. O estudo de manutenção realizado por Bowden, Calabrese e colaboradores (2000) sugeriu que o divalproato evitou os episódios depressivos melhor do que o placebo nos pacientes bipolares, mesmo tendo falhado em demonstrar efeitos similares na mania. O valproato em dose baixa tem sido usado com sucesso para tratar a ciclotimia (Jacobsen 1993).

Alguns relatos de casos e estudos abertos sugerem que o valproato pode ser eficaz no tratamento do transtorno de pânico, especialmente quando essa psicopatologia é complicada pelo abuso de substâncias e existe uma preocupação em relação ao uso de um benzodiazepínico (Baetz e Bowen 1998; Keck et al. 1993b; Ontiveros e Fontaine 1992; Woodman e Noyes 1994). De modo geral, não observamos que o valproato tenha essa eficácia no tratamento dos transtornos de ansiedade.

Um estudo comparou por quatro semanas o valproato ao placebo como potencializador da risperidona ou da olanzapina na descompensação de pacientes esquizofrênicos. O fármaco adicionado foi significativamente mais eficaz do que o placebo na redução dos sintomas positivos (Casey et al. 2001). Também existem algumas evidências de que ele pode acelerar a resposta aos antipsicóticos na esquizofrenia.

O valproato está sendo usado há vários anos no tratamento da agitação. Vários estudos abertos relataram que o ácido valproico é eficaz na abordagem terapêutica da agitação associada a demência e lesões cerebrais (Hermann 1998; Hilty et al. 1998; Kunik et al. 1998; Lott et al. 1995). Observamos que pacientes demenciados agitados costumam responder a dosagens baixas, como

125 mg/dia, embora dosagens mais elevadas sejam em geral toleradas e, às vezes, necessárias nesses indivíduos. Ensaios controlados sugeriram que o valproato em doses baixas é normalmente ineficaz, mas que doses mais elevadas com frequência estão associadas a taxas altas de descontinuação secundária aos efeitos colaterais (Lonergan et al. 2004). O estudo mais recente (Tariot et al. 2011) foi consistente com essa observação – ou seja, o valproato não demonstrou diferença do placebo na redução da agitação e foi associado a consideráveis efeitos colaterais. Nosso grupo também tem interesse na utilização do divalproato sódico como agente coadjuvante no tratamento da agitação associada a depressão (DeBattista et al. 2005). Em um ensaio aberto de quatro semanas, observamos que uma dose média de 750 mg de divalproato reduziu significativamente a agitação nos pacientes depressivos.

 O valproato também está sendo muito usado para o controle da agressividade, sobretudo nos pacientes com lesões cerebrais. Vários estudos abertos relataram que o fármaco ajuda no controle de impulsividade, acessos explosivos, agressão física e autoagressividade em indivíduos com lesões cerebrais ou deficiência intelectual (Geracioti 1994; Ruedrich et al. 1999; Wroblewski et al. 1997). Algumas evidências indicam que ele pode atenuar o comportamento desadaptativo nos adolescentes agressivos (Donovan et al. 1997). Nos jovens infratores, o fármaco pareceu reduzir os acessos de agressividade (Steiner et al. 2003). Além disso, os adolescentes que correm o risco de desenvolver um transtorno bipolar e que também apresentam problemas com agressão tendem a ser menos agressivos durante o uso do valproato (Saxena et al. 2006). Nem todos os padrões de agressividade em adolescentes respondem igualmente bem ao valproato. Padhy e colaboradores (2011) relataram que o fármaco foi eficaz na redução de agressões premeditadas nessa população. Entretanto, não foi especialmente eficaz na prevenção dos acessos espontâneos de agressão nos pacientes tratados com metadona (Zarghami et al. 2013).

 O valproato tem sido estudado no tratamento de impulsividade, instabilidade afetiva e autoagressividade no TPB. Os sintomas de personalidade *borderline*, às vezes, sobrepõem-se àqueles do transtorno bipolar tipo II, e isso dá um sentido na aplicação do valproato para o tratamento desses pacientes. Os estudos sobre o assunto, em sua maioria, são pequenos e não controlados (Hirschman et al. 1997; Stein et al. 1995; Wilcox 1995). Entretanto, em um trabalho mais recente de grande porte, o valproato demonstrou ser significativamente mais eficaz do que o placebo nos pacientes com transtornos da personalidade do Grupo B (Hollander et al. 2005). O fármaco parece ser um agente coadjuvante importante no controle de alguns sintomas em muitos indivíduos com TPB. Ele apresenta a vantagem de ser menos tóxico do que o lítio e a maioria dos outros anticonvulsivantes nessa população com comportamento autodestrutivo. Além disso, a adição de ácidos graxos ômega-3 (EPA 1,2 g/dia e DHA 0,8 g/dia) ao valproato pode aumentar sua eficácia no controle dos acessos de raiva e impulsividade (Bellino et al. 2014).

Dosagem e administração

A meia-vida plasmática do valproato é de cerca de 10 a 15 horas. Um fármaco como a carbamazepina, o fenobarbital ou a fenitoína, se administrado concomitantemente, induz as enzimas hepáticas e encurta a meia-vida do valproato por meio da aceleração do seu metabolismo. Entretanto, ao contrário da carbamazepina, o valproato é um inibidor modesto da enzima hepática. Uma vez que o nível sérico adequado tenha sido obtido, é provável que ele permaneça adequado se a ingestão continuar constante. Os níveis séricos devem ser avaliados cerca de 12 horas após a última dose.

A dosagem inicial usual do valproato na fórmula de liberação imediata (IR) é de 15 mg/kg/dia divididos em duas doses. Com a média de 75 kg para os homens, a dose inicial deve ser de 500 mg, duas vezes ao dia. Em quadros menos agudos, costumamos recomendar uma dose inicial de 250 a 500 mg no primeiro dia, a qual, se tolerada, é titulada no sentido ascendente. Alguns médicos empregam uma dose única ao dia do valproato na fórmula IR no esforço de melhorar a adesão. Devido à farmacocinética do valproato IR, é provável que a dose duas vezes ao dia seja a ideal. Além disso, os grandes picos dos níveis plasmáticos com a dose diária única geralmente produz efeitos colaterais GI, e essa estratégia tende a não ser bem tolerada. Alcançar níveis altos desse agente com forte ligação proteica, hidrofílico, permite maior eficácia no sistema nervoso central (SNC). A fórmula de liberação prolongada de divalproato sódico (Depakote ER) foi aprovada para uso no tratamento da mania aguda ou de episódios mistos no transtorno bipolar. A fórmula ER não é bioequivalente à de liberação imediata – parece que ela produz um nível sérico de 10 a 20% menor que o Depakote –, o que sugere a necessidade de aumentar a dose (em torno de um terço) ao se converter pacientes para a fórmula ER. Essa fórmula pode estar um pouco menos associada aos efeitos colaterais, como o ganho de peso. Estudos preliminares indicaram que a troca do Depakote DR, de liberação retardada, para o Depakote ER nos pacientes bipolares foi bem tolerada e manteve a estabilidade. A dose pode ser aumentada semanalmente em 10 mg/kg/dia até que o nível terapêutico adequado seja alcançado ou até a dosagem máxima de 60 mg/kg/dia.

Conforme já descrito, as doses de ataque na faixa de 20 mg/kg parecem acelerar o início de ação no tratamento da mania aguda. A administração intravenosa de divalproato sódico também parece ajudar a estabilizar os estados mistos e os de ciclagem rápida, mas apresenta um efeito pequeno na depressão bipolar (Grunze et al. 1999a). Os pacientes com mania toleram os efeitos colaterais do medicamento melhor do que aqueles com depressão. Por isso, as estratégias de ataque geralmente são evitadas nos indivíduos depressivos.

Nos pacientes maníacos, níveis acima de 45 µg/mL parecem ser necessários para o efeito antimaníaco, e níveis de até 100 µg/mL parecem bem tolerados. Às vezes, níveis muito altos, como 125 µg/mL, são necessários para a eficácia ideal do valproato no tratamento da mania aguda. A maioria dos dados sugere que os níveis séricos devem ficar entre 85 e 125 µg/mL no tratamento dos pacientes com estados maníacos ou mistos.

Níveis mais elevados parecem estar associados a efeitos colaterais, incluindo a trombocitopenia, ganho de peso e sedação (Bowden e Singh 2005). Normalmente, no início da terapia com valproato, o divalproato sódico revestido de liberação entérica apresenta uma probabilidade menor de causar desconforto GI, se comparado a outras fórmulas. A dose inicial de 250 mg, duas vezes ao dia, é comum; a dose diária mais elevada deve ficar reservada para os pacientes efetivamente maníacos. Os níveis plasmáticos do ácido valproico devem ser obtidos a cada poucos dias até que um nível acima de 50 µg/mL seja alcançado. Existe a sugestão de que os médicos devem elevar a dose para níveis acima de 75 µg/mL nos pacientes que não estejam respondendo. Há uma considerável variabilidade nos níveis obtidos, dependendo da hora da última dose. Com o tempo, os níveis séricos devem ser coletados em uma relação similar àquela da última dose. Assim como outros medicamentos com os quais a dosagem é titulada para atingir o nível sérico especificado, a quantidade diária final do fármaco pode variar bastante, em qualquer direção, de 750 a 3.000 mg/dia. Alguma melhora pode ficar evidente dentro de quatro dias, a qual deve ser observada dentro de duas semanas após a obtenção de um nível sérico terapêutico. Se não houver melhora, doses e níveis mais elevados podem ser tentados por outras duas semanas, mas os efeitos colaterais podem ser limitadores. A sedação e o desconforto GI são os efeitos colaterais mais limitantes no início da terapia, mas apenas a sedação é comum, e, em geral, o valproato parece ser mais bem tolerado do que o carbonato de lítio.

Quando o paciente melhora agudamente durante o uso do valproato, é válido que o fármaco continue como terapia de manutenção na mesma dosagem e nível, observando-se sempre qualquer toxicidade. De fato, esse procedimento pode ser sensato. Entretanto, muitos pacientes no curso de um ensaio de valproato já estão usando vários medicamentos (p. ex., lítio, neuroléptico, carbamazepina, antidepressivos, clonazepam). Uma vez que o valproato esteja funcionando, os outros medicamentos podem ser gradualmente retirados, um de cada vez, para determinar se são necessários. Alguns podem ser desnecessários, mas a redução e a suspensão de outros podem induzir uma recaída. Apenas um terço dos pacientes vivencia resposta adequada à monoterapia; portanto, o tratamento combinado, hoje, é muito mais a regra do que a exceção. Os níveis do ácido valproico podem ser monitorados semanalmente até que níveis considerados estáveis e adequados sejam alcançados; depois, esse procedimento pode ser realizado uma vez por mês ou com menor frequência durante a terapia de manutenção prolongada. O nível deve ser verificado novamente se outros efeitos colaterais ocorrerem ou se a condição clínica piorar.

Efeitos colaterais

Quando o valproato foi introduzido na prática, como um antiepilético, uma preocupação importante foi o risco de hepatotoxicidade grave, às vezes letal (Tab. 5-2). Os casos fatais são todos em neonatos que recebem múltiplos anticonvulsivantes, sobretudo os barbitúricos. As crianças com menos de 2 anos parecem correr um risco maior de hepatotoxicidade grave. Isso torna um tanto quanto enigmática a tarefa de monitorar os pacientes psiquiátricos que recebem valproato em relação ao risco-benefício. O médico deve solicitar testes de função hepática todos os meses ou algo semelhante, porque ninguém tem certeza se ocorrerá toxicidade hepatocelular grave. Entretanto, os dados disponíveis sustentam a posição de que testes de função hepática frequentes são desnecessários e que os pacientes e/ou familiares devem ser avisados do risco remoto e informados em relação aos sintomas iniciais de doença hepática (p. ex., anorexia, icterícia, náuseas, letargia). Recomendamos testes de função hepática a cada 6 a 12 meses. Nos testes realizados, elevações pequenas nos níveis das enzimas hepáticas, até três vezes o limite normal, não necessariamente ocasionam a suspensão do medicamento. Equilibrar o benefício clínico aparente com o paciente que apresenta anormalidade nos testes da função hepática é razoável. Quanto maior a resposta do indivíduo, mais se deve persistir na administração do valproato diante da anormalidade progressiva dos testes de função hepática.

A pancreatite pode ocorrer com o uso do Depakote, depois de longos períodos de exposição. Tivemos um caso desses depois de o paciente estar usando o medicamento por mais de um ano. Ele apresentou-se com dor abdominal e níveis séricos de amilase elevados. A reação desapareceu com a suspensão do fármaco. Efeitos colaterais são raros, mas acontecem – e em uma incidência suficientemente alta para ser considerada pelos médicos.

O ganho de peso é a principal razão de os pacientes descontinuarem o valproato. Metade dos indivíduos que fazem uso crônico do valproato experimenta ganho de peso significativo. Manter uma dieta adequada e um regime de exercícios físicos é absolutamente necessário para quem utiliza valproato. A despeito de seus melhores esforços, muitos indivíduos sentem dificuldade de controlar seu peso. Observamos que o topiramato, na dosagem de 50 a 200 mg/dia, é um anorexígeno eficaz para muitas pessoas e pode ajudar na estabilização do humor.

A trombocitopenia e a disfunção plaquetária são relatadas no uso de valproato. Recomendamos aos pacientes que relatem qualquer machucado ou sangramento leve. Os níveis plaquetários podem ser verificados periodicamente, mas, em geral, a contagem acima de 75.000/cc não exige qualquer providência além do monitoramento.

A sedação está entre os efeitos colaterais mais comuns da terapia com valproato. Assim como com outros medicamentos, a troca da maior dose para mais próximo da hora de dormir alivia a sedação diurna.

O desconforto GI, o segundo efeito colateral mais comum, depois do ganho de peso, pode se apresentar como náuseas, cólicas, êmese e diarreia, e é dose-dependente. Os comprimidos revestidos de liberação entérica ou as cápsulas de divalproato *sprinkle* ajudam, assim como os bloqueadores da histamina$_2$ (p. ex., famotidina [Pepcid] na dose de 20 mg, duas vezes ao dia). Tremores e ataxia também podem ocorrer.

Supõe-se que outro efeito colateral, a alopecia, deva-se à interferência do valproato no depósito de zinco e selênio. Alguns médicos sugerem que seus pacientes consumam fortificantes multivitamínicos contendo esses dois metais; o Centrum Silver é um suplemento vitamínico normalmente usado com esse objetivo. Se ocorrer alopecia significativa, o valproato deve ser descontinuado. O cabelo volta a crescer, mas após vários meses.

O coma e o óbito são raros quando o valproato é consumido com o objetivo de suicídio. O medicamento pode ser removido pela hemodiálise. Também existe um relato de que o coma por valproato foi revertido pela naloxona.

Outra preocupação mais recente com esse fármaco é a observação de que o ácido valproico pode estar associado ao desenvolvimento de ovários policísticos nas mulheres. Um estudo com 238 mulheres epiléticas relatou que 43% daquelas sob uso de ácido valproico apresentaram ovários policísticos, e 17%, níveis de testosterona elevados (Isojärvi et al. 1993). Entre as mulheres que iniciaram o ácido valproico antes dos 20 anos, 80% desenvolveram ovários policísticos. Uma vez que 50% das pacientes que usaram o ácido valproico também estavam obesas e que a obesidade está associada a ovários policísticos, não ficou claro se a taxa alta dessa condição foi resultado direto do medicamento ou um efeito indireto contribuinte da obesidade. Entretanto, no STEP-BD, as mulheres com síndrome de ovários policísticos (SOP) que descontinuaram o valproato pareceram ter melhoras significativas nos sintomas da SOP, independentemente do fato de não terem sofrido alteração significativa no peso (Joffe et al. 2006). Isso sugere uma contribuição direta do valproato para a SOP independente da obesidade. Além disso, algumas formas de epilepsia parecem estar associadas a ovários policísticos, a despeito do anticonvulsivante usado. A replicação do valproato como uma causa de ovários policísticos não foi relatada, apesar das centenas de milhares de pacientes tratadas. Duas pesquisas gerais pequenas e recentes sugerem taxas em torno de 8 a 10% nas mulheres tratadas com o fármaco, que são levemente mais elevadas que aquelas vistas na população em geral (4 a 7%) (Joffe e Cohen 2004). Alguns psiquiatras da infância e adolescência sugeriram cautela no tratamento de adolescentes bipolares do sexo feminino com valproato, em virtude dos dados disponíveis sobre ovários policísticos (Eberle 1998). Estudos mais recentes envolvendo mulheres com transtorno bipolar que usavam divalproato também não demonstraram uma associação com a doença do ovário policístico (Rasgon 2004). No entanto, existe a sugestão da relação do aumento dos níveis de testosterona nas pacientes bipolares (Rasgon et al. 2005). Há pouco, mulheres que foram tratadas com valproato apresentaram com frequência significativamente maior síndrome do ovário policístico e disfunção do ciclo ovulatório, se comparadas àquelas tratadas com lamotrigina (Morrell et al. 2008). O melhor é monitorar as pacientes que usam o valproato para o desenvolvimento de ganho de peso, hirsutismo, irregularidade menstrual e acne.

Interações medicamentosas

As interações medicamentosas graves são raras com o valproato. Entretanto, o metabolismo desse fármaco é cerca de 25% dependente do citocromo P450. Alguns medicamentos que inibem competitivamente várias enzimas do citocromo P450 – incluindo cimetidina, ISRSs e eritromicina – podem estar associados a um aumento nos níveis do valproato (Tab. 5-4). Muitos AINEs, incluindo a aspirina, podem aumentar os níveis de valproato livre. Outros agentes, como a carbamazepina e a rifampicina, estão associados à redução dos níveis desse fármaco.

O valproato tem estado associado ao aumento nos níveis séricos de uma variedade de medicamentos, incluindo a carbamazepina, a varfarina e a tolbutamida. Essas interações, em geral, não são clinicamente significativas, mas podem exigir a redução das doses dos medicamentos concomitantes. O valproato pode dobrar os níveis da lamotrigina concomitante e aumentar o risco de *rashes*. Quando esses dois agentes são usados juntos, as doses da lamotrigina devem ser aumentadas muito gradualmente. Em casos raros, a terapia com valproato está associada à hiperamonemia, com ou sem encefalopatia, que

TABELA 5-4 Interações medicamentosas dos estabilizadores do humor anticonvulsivantes

Anticonvulsivante	Medicamentos que podem ↑ os níveis do anticonvulsivante	Medicamentos que podem ↓ os níveis do anticonvulsivante	Medicamentos cujos níveis séricos ↓ com o uso concomitante de anticonvulsivante
Valproato	Aspirina Cimetidina Claritromicina Eritromicina Fluvoxamina Fluoxetina Ibuprofeno Fenotiazinas Topiramato Troleandomicina	Carbamazepina Etosuximida Oxcarbazepina Fenobarbital Fenitoína Primidona Rifampicina	Zonisamida Sem relato de indução metabólica clinicamente significativa de outros medicamentos com o valproato
Carbamazepina	Cimetidina Ciprofloxacino Claritromicina Diltiazem Doxiciclina Eritromicina Fluconazol Fluoxetina Fluvoxamina Suco de pomelo Isoniazida Itraconazol Cetoconazol	Felbamato Fenobarbital Rifampicina	Antipsicóticos atípicos Benzodiazepínicos Doxiciclina Etosuximida Fentanil Glicocorticoides Metadona Neurolépticos Anticoncepcionais orais Fenitoína Inibidores da protease ADTs (?) Teofilina

Carbamazepina (*continuação*)	Nefazodona Norfloxacino Prednisolona Propoxifeno Inibidores da protease (p. ex., ritonavir, indinavir) ADTs Troleandomicina Valproato Verapamil Varfarina	
Lamotrigina	Valproato	Carbamazepina Etosuximida Anticoncepcionais orais Oxcarbazepina Fenobarbital Fenitoína Primidona	Valproato
Oxcarbazepina		Etinilestradiol Levonorgestrel
Topiramato		Anticoncepcionais orais

Nota: ADTs = antidepressivos tricíclicos; ↑ = aumento; ↓ = redução.

pode ocorrer apesar dos testes normais da função hepática. A administração concomitante do topiramato e do valproato pode elevar esse risco. A bula contém aviso de precaução em virtude do risco associado de hiperamonemia com o uso do topiramato. Além do mais, o valproato é contraindicado para pacientes com distúrbio do ciclo da ureia (p. ex., deficiência de ornitina transcarbamilase) já conhecido.

Uso na gravidez

Quando o valproato é utilizado no primeiro trimestre de gestação, podem ocorrer defeitos no tubo neural (p. ex., espinha bífida, anencefalia). Por isso, esse fármaco deve, de modo geral, ser descontinuado antes da gravidez programada. Entretanto, se for necessário continuar o uso por causa de um risco significativo de recaída da doença bipolar durante a gestação, a paciente deve ser iniciada com folato, 1 mg/dia, no início da gravidez. Além disso, um ultrassom deve ser realizado por volta das 18 a 20 semanas para avaliar anormalidades fetais. Durante as últimas seis semanas de gestação, a vitamina K também deve ser prescrita para reduzir o risco de sangramento excessivo. Em virtude do risco de recaída no período pós-parto, o valproato deve ser reiniciado após o parto.

Relatos recentes de QI mais baixo em crianças expostas *in utero* ao valproato (Meador et al. 2009, 2013; Vinten et al. 2005) são muito inquietantes, e atualmente recomendamos evitar o uso do fármaco durante a gravidez sempre que possível, bem como em mulheres que desejam engravidar.

Carbamazepina

Originalmente, a carbamazepina foi sintetizada em 1957 e introduzida no mercado europeu no início da década de 1960, como um tratamento para epilepsia, sobretudo aquela envolvendo o lóbulo temporal. Subsequentemente, tornou-se bastante utilizada como tratamento para o "tique doloroso" – nevralgia do trigêmeo. Sua utilização no transtorno bipolar data do início da década de 1970, quando pesquisadores japoneses relataram sua eficácia em muitos pacientes com doença maníaco-depressiva, incluindo aqueles cuja condição era refratária ao lítio. Em 1980, Ballenger e Post relataram que a carbamazepina havia sido eficaz em um ensaio duplo-cego cruzado nos pacientes com transtorno bipolar agudo. Desde então, muitos outros estudos controlados documentam sua efetividade na mania aguda. Kishimoto e colaboradores (1983) descreveram que ela também foi eficaz na terapia de manutenção, e uma série de estudos controlados subsequentes confirmou esse dado. Entretanto, até então, a carbamazepina nunca havia recebido aprovação da FDA para o tratamento de qualquer aspecto do transtorno bipolar, até que uma fórmula de liberação prolongada (ER) do medicamento (Equetro) foi liberada, em 2005, para a intervenção terapêutica da mania aguda. Preferimos considerar a carbamazepina como uma escolha inicial boa, mas o valproato, o lítio ou um atípico são mais indicados para o tratamento do transtorno bipolar por causa da propensão da carbamazepina de interações farmacocinéticas.

A carbamazepina apresenta interações medicamentosas e perfil de efeito colateral que tornam seu uso menos conveniente; embora bem estudada, até o momento ainda é menos examinada do que o lítio ou o valproato. Muitos pacientes que passam bem com a carbamazepina não apresentam uma resposta adequada ao valproato ou ao lítio, e a combinação dela com outro estabilizador do humor ou antipsicótico atípico geralmente é eficaz.

Indicações clínicas

Hoje, estão disponíveis estudos múltiplos controlados sobre o uso da carbamazepina no tratamento da mania aguda e estudos adicionais controlados do seu uso como estabilizador do humor na terapia de manutenção do transtorno bipolar. A aprovação do Equetro pela FDA para o tratamento da mania aguda e dos estados mistos foi baseada nos dados de três ensaios controlados (Owen 2006; Weisler et al. 2006). Muitos dos estudos anteriores estão comprometidos pela utilização concomitante de neurolépticos ou outros medicamentos. Evidências clínicas suficientes justificam o uso da carbamazepina nos pacientes com transtorno bipolar, com a expectativa razoável de que mais ou menos 50% demonstrem benefícios clínicos claros. Entretanto, alguns indivíduos que se beneficiam da carbamazepina apresentam sintomas residuais. O medicamento pode funcionar de forma muito mais rápida do que o lítio, mas mais lenta do que os antipsicóticos, na mania aguda.

Alguns pacientes que respondem à carbamazepina melhoram ou estabilizam com o medicamento isolado; outros passam melhor com a medicação associada a outro estabilizador do humor ou antipsicótico (ver Cap. 9). O maior problema na avaliação do valor clínico de um fármaco como a carbamazepina, que é empregada no tratamento de pacientes psiquiátricos gravemente sintomáticos cujas intervenções terapêuticas mais padronizadas falharam, é de que todos os outros agentes raramente são descontinuados antes de sua adição. Mais tarde, se o paciente passar bem, outros medicamentos preexistentes podem ou não ser reduzidos e descontinuados. Do ponto de vista clínico, é difícil ter certeza de quando a carbamazepina propriamente dita está de fato funcionando e quando a terapia anterior por fim começou a funcionar.

Terapia com carbamazepina: visão geral	
Eficácia	Mania aguda (aprovada pela FDA apenas para Equetro) Transtorno bipolar misto, ciclagem rápida (não aprovada pela FDA) Convulsões (aprovada pela FDA)
Efeitos colaterais	Sedação Tontura Fadiga e náuseas Ataxia
Segurança na *overdose*	Sintomas graves podem ocorrer com níveis séricos 10-20 vezes acima do normal. Os sintomas incluem náuseas, vômitos, depressão do SNC, depressão respiratória e convulsões. O controle inclui lavagem gástrica, êmese forçada, ventilação assistida.
Dosagem e administração	Para a fórmula de XR: 200 mg, duas vezes ao dia, para a faixa terapêutica de 800-1.200 mg/dia. Seguidos de níveis séricos até 6-10 μg/mL.
Descontinuação	Carbamazepina não está associada à síndrome de abstinência com descontinuação rápida. Entretanto, como outros estabilizadores do humor, a descontinuação abrupta está associada ao aumento do risco de recaída rápida. Nos pacientes bipolares, reduzir a dose por mais de seis meses. Nos pacientes não bipolares, a dose pode ser reduzida em 25% a cada três dias.
Interações medicamentosas	Os medicamentos que podem ↑ os níveis da carbamazepina incluem: cimetidina, ciprofloxacino, diltiazem, fluoxetina, fluvoxamina, doxiciclina, eritromicina, fluconazol, suco de pomelo, INH (isoniazida), cetoconazol, antibióticos macrolídeos (eritromicina, claritromicina, troleandomicina), nefazodona, norfloxacino, prednisolona, propoxifeno, inibidores da protease (p. ex., ritonavir), ADTs, valproato, verapamil e varfarina Substâncias cujos níveis séricos são ↓ pela coadministração com carbamazepina incluem: antipsicóticos atípicos, benzodiazepínicos, doxiciclina, etosuximida, fentanil, glicocorticoides, haloperidol, metadona, contraceptivos orais, fenotiazinas, fenitoína, sertralina, ADTs e teofilina

Nota: ADTs = antidepressivos tricíclicos; FDA = U.S. Food and Drug Administration; SNC = sistema nervoso central; XR (extended-release) = liberação prolongada.

Algumas evidências sugerem que a carbamazepina age melhor do que o lítio na produção da estabilidade nos pacientes bipolares com ciclagem rápida – aqueles com quatro ou mais episódios afetivos em um ano. Embora haja algumas evidências preliminares da superioridade do fármaco em relação ao lítio na ciclagem rápida, está claro que esse subtipo bipolar é difícil de tratar com qualquer agente. Em um estudo grande, os pacientes sem doença bipolar de ciclagem rápida apresentaram uma probabilidade maior de responder à carbamazepina isolada do que aqueles que sofriam da condição (Okuma 1993). Da mesma forma, a carbamazepina pode ser mais eficaz do que o lítio no tratamento de manutenção dos pacientes com episódios mistos ou de ciclagem rápida (Greil et al. 1998). Algumas evidências indicam que o fármaco seja preferencialmente eficaz nos pacientes paranoicos e maníacos raivosos de forma mais grave do que naqueles maníacos com sintomas de euforia, hiperatividade, verborreia e amabilidade excessiva. Outras indicações potenciais para a medicação incluem doença bipolar de ciclagem contínua, em que não há períodos de eutimia entre os episódios. No geral, os dados sobre os indicadores da resposta à carbamazepina são mistos.

A carbamazepina não está bem estudada no tratamento da depressão maior. Vários estudos de pequeno porte sugeriram que a medicação pode ser eficaz no tratamento da depressão bipolar, especialmente quando o lítio é adicionado ao regime. Em geral, o medicamento não parece ser tão efetivo na depressão aguda quanto o é na mania aguda. Da mesma forma, alguns relatos de casos sugerem sua eficácia no tratamento do transtorno de pânico; contudo, há medicamentos antipânico muito melhores, e o único ensaio controlado da carbamazepina produziu resultados negativos.

Um fator complicador na adição da carbamazepina a um antipsicótico é que ela induz as enzimas hepáticas e acelera o metabolismo de outros medicamentos. Os níveis do haloperidol são clara e significativamente reduzidos. Da mesma forma, é sabido que o fármaco induz o metabolismo de uma série de agentes atípicos, entre eles a olanzapina, a risperidona e a clozapina. Os níveis de outros antipsicóticos devem ser verificados antes de 2 a 4 semanas após a carbamazepina ter sido adicionada a fim de observar se eles foram alterados. A piora em alguns pacientes (e melhora em outros) pode ser atribuída muito mais à redução do nível sérico do neuroléptico do que aos efeitos diretos da carbamazepina. Similarmente, o fármaco pode baixar os níveis plasmáticos do ADT e de outros antidepressivos, o que torna essa combinação difícil.

Os estudos-piloto da carbamazepina demonstram alguma eficácia promissora para esse medicamento no tratamento de pacientes violentos não psicóticos e naqueles na fase de abstinência do álcool ou de benzodiazepínico.

Um curioso estudo realizado por Cowdry e Gardner (1988) envolveu pacientes com TPB e histórias de atitudes impulsivas frequentes. Nesse estudo pequeno, duplo-cego, a carbamazepina foi significativa na redução substancial da impulsividade. Os terapeutas foram unânimes em afirmar que os pacientes estavam muito melhor. Entretanto, os próprios pacientes não acharam que o fármaco havia sido muito eficaz. No mesmo estudo, eles sentiram-se melhor – mas ficaram muito mais impulsivos – durante o uso do alprazolam. Por isso, pode haver um papel para a carbamazepina no tratamento de indivíduos com TPB. No entanto, o valproato também parece ser efetivo na intervenção terapêutica desses pacientes e pode ser de uso mais fácil. Similarmente, a oxcarbazepina também pode ser eficaz na redução da impulsividade e dos acessos de raiva em pacientes *borderline* (Bellino et al. 2005).

Outros transtornos também podem ser caracterizados por impulsividade, acessos de agressividade e instabilidade afetiva. Os indivíduos com transtorno de estresse pós-traumático (TEPT), às vezes, apresentam essas dificuldades, e vários estudos abertos sugerem que a carbamazepina é eficaz no tratamento de alguns desses pacientes. Ela também demonstra eficácia na abordagem dos acessos de agitação e de violência associados à demência. É possível que ela seja efetiva no diabetes insípido nefrogênico, porque aumenta a liberação da vasopressina. Infelizmente, a capacidade da carbamazepina de produzir esse aumento é bloqueada pelo lítio, o que a torna ineficaz na poliúria e na polidpsia induzidas por este último. A carbamazepina pode causar hiponatremia e intoxicação por água, mas é um efeito raro.

Dosagem e administração

Os níveis séricos da carbamazepina devem ser monitorados, pelo menos, semanalmente por todo o período das primeiras oito semanas de tratamento, porque o medicamento induz as enzimas hepáticas, que aceleram o metabolismo do próprio fármaco. O nível sérico estabilizado em três semanas pode reduzir um terço em seis semanas, mesmo quando a dose da carbamazepina é mantida. É sugerido iniciar com 100 mg (metade de um comprimido) na hora de deitar para verificar se o paciente está supersedado. Se o fármaco for bem tolerado, sua dosagem deverá ser de 100 mg, duas vezes ao dia, no segundo dia e, nos dias seguintes, 200 mg, duas vezes ao dia. Uma fórmula de liberação sustentada da carbamazepina, Tegretol-XR, geralmente é administrada em dose única diária. Quando possível, os níveis séricos devem ser obtidos duas vezes na semana na primeira quinzena, sempre 12 horas após a última dose.

A dose deve ser ajustada para manter um nível sérico de 4 a 12 µg/mL. Níveis mais elevados em geral não são mais eficazes e são difíceis de alcançar por causa da indução hepática. Normalmente, objetivamos níveis na faixa de 6 a 10 µg/mL. Ajustar os níveis na direção ascendente significa maior risco de efeitos colaterais. Os sinais mais comuns de níveis séricos com excesso de carbamazepina são diplopia, descoordenação e sedação. Geralmente a tolerância também ocorre. Administrar toda a dose diária, ou a maior parte dela, na hora de deitar pode ajudar a amenizar os problemas com a sedação.

A carbamazepina ER (Equetro) costuma ser iniciada com 400 mg/dia em doses divididas, e as doses são aumentadas em 200 mg/dia até a dosagem-alvo de 600 a 1.200 mg/dia. Nos ensaios bipolares associados, a dosagem para os homens foi de 707 mg/dia. A dosagem máxima estudada foi de 1.600 mg/dia.

Efeitos colaterais

A maior preocupação com o uso da carbamazepina é o perigo da agranulocitose e da anemia aplásica, condições potencialmente letais. Como costuma ocorrer com reações medicamentosas adversas muito raras e graves, a incidência estimada desses casos varia bastante: de 1 em 10 mil pacientes tratados até uma estimativa mais recente de 1 em 125 mil. É crescente a noção de que o frequente monitoramento da contagem sanguínea apresenta limitado valor para os pacientes na terapia com carbamazepina. A anemia aplásica, a trombocitopenia e a agranulocitose ocorrem com tanta rapidez que seria necessário um hemograma diário para detectá-las. Mais recentemente, alguns especialistas adotaram a posição de que hemogramas regulares são desnecessários e que instruir o paciente e/ou pessoas relacionadas a observar os sintomas evidentes de supressão da medula óssea (p. ex., febre, machucados, sangramento, dor de garganta, petéquia) apresentam uma relação custo-benefício melhor.

A prática clínica em relação à clorpromazina, com a qual a agranulocitose pode ser mais frequente do que com a carbamazepina, tem sido, há muito tempo, a de evitar a contagem sanguínea regular. Com a clozapina, cuja taxa de agranulocitose talvez seja de 1 a 2%, a contagem semanal é uma exigência da FDA. É obviamente impossível qualquer recomendação obrigatória em relação à carbamazepina. Uma solução conciliatória seria um hemograma completo para cada nível sérico do fármaco.

Reações dermatológicas graves, incluindo necrólise epidérmica tóxica e síndrome de Stevens-Johnson, têm sido relatadas com a carbamazepina; essas reações são objeto de advertência de tarja preta. Em geral, o risco é de 1 a 6 por 10 mil pacientes recentemente iniciados com carbamazepina em populações brancas, mas pode ser 10 vezes maior em populações asiáticas restritas, sobretudo naquelas de ancestrais chineses. O risco dessa reação com o fármaco pode estar fortemente associado a um variante alélico hereditário do gene HLA-B, o HLA-B*1502 (R.H. Chew, Pharm. D., comunicação pessoal, 2014).

Depois que os pacientes iniciaram o uso da carbamazepina, um número surpreendente apresentou leucopenia relativa, com ou sem queda nos eritrócitos, durante as primeiras semanas. Aproximadamente 7% dos pacientes adultos e 12% das crianças desenvolveram leucopenias durante o uso desse agente (Sobatka et al. 1990). Indivíduos que apresentaram baixa contagem de células brancas do sangue da linha de base pareceram ter particular risco de desenvolver leucopenias significativas. Quedas no número de leucócitos (em células/mm^3) de até 3.500 são comuns. Se o diferencial for normal (mais de 1.000 leucócitos polimorfonucleares) e o paciente parecer se beneficiar do tratamento, a carbamazepina poderá ser continuada. Entretanto, os indivíduos de alto risco devem ser monitorados frequentemente nos primeiros três meses de terapia. Depois de observar um número de leucócitos abaixo de 3.000 células/mm^3, com certeza o médico vai solicitar a obtenção de contagem com mais frequência. Solicitar a orientação de um hematologista é um recurso para os profissionais que trabalham com fármacos como a carbamazepina e a clozapina.

Os efeitos colaterais mais comuns da carbamazepina são: sedação, fadiga, náuseas e tontura. Em doses mais elevadas, podem ficar evidentes: ataxia, diplopia, descoordenação muscular e nistagmo. A *overdose* do fármaco pode resultar em estupor com progressão para coma e morte.

Ocasionalmente, esse medicamento também pode causar elevações nas enzimas hepáticas, mas a hepatoxicidade grave é muito rara. Com frequência, a γ-glutamil transferase (GGT), um índice de atividade hepática, fica elevada (até 100%) e, em geral, não é motivo de preocupação, exceto se o nível for maior do que três vezes o normal. A carbamazepina compartilha com os ADTs a capacidade de retardar a condução cardíaca. *Rashes* decorrentes do uso do fármaco são um pouco mais comuns em comparação a outros medicamentos psiquiátricos; uma revisão estimou a incidência de 5% durante a fase inicial da terapia com o medicamento.

Interações medicamentosas

A carbamazepina pode influenciar o metabolismo de uma série de medicamentos (Tab. 5-4), uma característica que complica sua utilização clínica. Com frequência, é impossível avaliar o efeito do fármaco na terapia medicamentosa concomitante.

A carbamazepina é metabolizada quase totalmente pela enzima 3A3/4 do citocromo P450 e pode ser aumentada pelos medicamentos que inibem essa enzima, incluindo a eritromicina, o cetoconazol, a fluvoxamina, a fluoxetina e os bloqueadores do canal de cálcio. Os níveis séricos da carbamazepina deverão ser monitorados de perto quando houver o uso concomitante desses medicamentos.

Por sua vez, a carbamazepina induz o metabolismo hepático de muitos medicamentos que são metabolizados pela enzima 3A3/4 do citocromo P450, incluindo esteroides, anticoncepcionais orais, ADTs, sertralina, benzodiazepínicos e bloqueadores do canal de cálcio. Essa interação reduz os níveis séricos desses medicamentos e pode diminuir sua eficácia. Para alguns fármacos, como os ADTs, os níveis séricos podem ser monitorados. Para a maioria dos outros medicamentos, o monitoramento dos níveis séricos não ajuda. Existe pouca informação a respeito dos efeitos da carbamazepina nos níveis dos ISRSs. Há casos de falha do anticoncepcional oral com o uso concomitante da carbamazepina, e os pacientes poderão precisar de doses mais elevadas de benzodiazepínicos ou de antipsicóticos se ela também for empregada.

Existem alguns relatos de toxicidade do SNC associada à combinação de carbamazepina com lamotrigina (Besag et al. 1998). Os sintomas incluem tontura e diplopia e parecem estar relacionados às alterações no nível sérico da lamotrigina. Adicionar esta à carbamazepina parece mais problemático do que o contrário.

É provável que o uso da clozapina em combinação com a carbamazepina seja imprudente. Embora não esteja claro se a combinação aumenta substancialmente os riscos de leucopenias, outras opções devem ser praticadas antes do uso combinado desses dois fármacos.

Uso na gravidez

No passado, acreditava-se que a carbamazepina fosse mais segura do que os anticonvulsivantes e os estabilizadores do humor para uso durante a gravidez. Entretanto, ficou evidente que o fármaco está associado à ocorrência de anormalidades fetais semelhantes àquelas observadas com a hidantoína: um aumento na incidência de defeito craniofacial, hipoplasia das unhas, defeitos no tubo neural e retardo no desenvolvimento. Além disso, há evidências de que a exposição *in utero* à carbamazepina também pode estar associada ao QI mais baixo da criança, embora a evidência para isso não seja tão forte quanto aquela para o valproato (Banach et al. 2010). Por isso, a carbamazepina deve ser descontinuada, se possível, durante o primeiro trimestre de gestação. Assim como o divalproato de sódio, os suplementos de folato podem reduzir o risco de alguns dos efeitos no tubo neural produzidos pela carbamazepina.

A carbamazepina é excretada no leite materno, e as concentrações séricas nos lactentes podem ser altas, em torno de 15% do nível sérico materno (Brent e Wisner 1998). Embora não esteja claro quais efeitos esse nível sérico tem no desenvolvimento do lactente, a amamentação deve ser desencorajada, exceto se não houver outra opção aceitável.

Lamotrigina

A lamotrigina (Lamictal) já era usada há alguns anos na Europa quando foi introduzida nos Estados Unidos. Está aprovada pela FDA para indicação no tratamento das convulsões parciais complexas e generalizadas. No início da década de 1990, o fármaco começou a ser pesquisado como tratamento para o transtorno bipolar quando pacientes epiléticos relataram uma melhora na sensação geral de bem-estar, independentemente do controle da convulsão. Enquanto ensaios controlados anteriores focados na mania aguda falharam em demonstrar benefícios, ensaios subsequentes do tratamento de manutenção do transtorno bipolar demonstraram que a lamotrigina retarda o tempo para um novo episódio depressivo ou maníaco. Esses ensaios levaram à aprovação da medicação pela FDA em 2003, apenas como segundo medicamento, depois do lítio, para o tratamento de manutenção do transtorno bipolar tipo I, a fim de retardar o tempo de uma nova ocorrência de episódios do humor.

A lamotrigina apresenta uma série de efeitos farmacodinâmicos que podem explicar suas propriedades de estabilizador do humor. Por exemplo, quando adicionada para reduzir a liberação do glutamato, ela também parece modular a recaptação da serotonina e, em geral, bloqueia a recaptação das monoaminas, incluindo a dopamina (Xie e Hagan 1998). Independentemente da evidência de que a lamotrigina possui um perfil que pode conferir-lhe efeitos antidepressivos, além dos efeitos anticiclagem, a taxa de virada parece muito baixa nos pacientes bipolares tratados com esse fármaco. De fato, ensaios-piloto de manutenção da lamotrigina no transtorno bipolar não sugeriram qualquer taxa mais elevada do que a do placebo na virada maníaca.

Indicações clínicas

A lamotrigina é indicada para retardar o início de um novo episódio de humor no tratamento de manutenção do transtorno bipolar. Dois estudos-piloto concluídos, envolvendo mais de 500 pacientes bipolares tipo I, revelaram evidências da eficácia do fármaco na terapia de manutenção. O primeiro iniciou com pacientes que apresentavam hipomania ou mania, e o segundo, com aqueles que se encontravam na fase depressiva da doença. Depois que os sintomas agudos de humor desapareceram, os sujeitos foram randomizados para receber lamotrigina e placebo por 12 meses. Esses estudos demonstraram que os indivíduos que receberam o fármaco passaram melhor por mais tempo do que aqueles que receberam placebo. O intervalo de tempo para um novo episódio de depressão ou mania foi retardado nos pacientes tratados com o medicamento – às vezes em até duas vezes – em relação ao placebo, e esse retardo foi mais pronunciado para os episódios depressivos.

A lamotrigina pode ser eficaz em outros aspectos do transtorno bipolar. Por exemplo, vários ensaios abertos sugeriram que ela é efetiva na terapia combinada ou na monoterapia nos pacientes que não responderam aos ensaios tradicionais de lítio, geralmente em combinação com outros estabilizadores do humor (Calabrese et al. 1999a, 1999b; Fogelson e Sternbach 1997; Kocek e Yerevanian 1998; Kotler e Matar 1998; Kusumakar e Yatham 1997a, 1997b). Estudos de casos sinalizam que a lamotrigina pode ser eficaz no tratamento da ciclagem rápida e dos eventos mistos do transtorno bipolar (Fatemi et al. 1997; Kusumakar e Yatham 1997a). Entretanto, pesquisas controladas não demonstraram de forma consistente a eficácia da adição do fármaco ao regime terapêutico dos pacientes com ciclagem rápida que não responderam ao lítio ou ao valproato (Kemp et al. 2012).

Em um estudo aberto de grande porte (N = 75), envolvendo pacientes bipolares, Calabrese e colaboradores (1999b) relataram que 48% dos indivíduos em um episódio depressivo apresentaram melhora acentuada dos sintomas, enquanto 20% demonstraram melhora moderada. Dos pacientes em estado hipomaníaco ou maníaco, 81% apresentaram melhora significativa enquanto utilizavam a lamotrigina. Entretanto, em estudos controlados, a lamotrigina não demonstrou eficácia no tratamento da mania.

Existem algumas evidências de que ela também pode ser eficaz no tratamento da depressão bipolar. Em um estudo realizado por Calabrese e colaboradores (1999b), 175 pacientes com depressão bipolar foram randomizados para 50 mg de lamotrigina, 200 mg do medicamento ou placebo por sete semanas. Independentemente da promessa desse primeiro ensaio, quatro estudos subsequentes da monoterapia com o fármaco no tratamento da depressão não demonstraram benefícios. Entretanto, pode ser que haja benefício na adição da lamotrigina ao lítio em pacientes com depressão bipolar. Van der Loos e colaboradores (2009) combinaram lamotrigina ou placebo com o lítio em pacientes com depressão bipolar e demonstraram que a medicação foi superior ao placebo na redução geral dos índices da Montgomery-Åsberg Depression Rating Scale (MADRS), bem como produziu uma redução de 50% nos sintomas. Infelizmente, ensaios controlados não demonstraram benefícios consistentes no tratamento da depressão bipolar.

A lamotrigina foi comparada à OFC (Symbyax) no tratamento da depressão bipolar. Em um ensaio que fez essa comparação, a monoterapia com o fármaco não foi tão eficaz na melhora da depressão bipolar aguda (Brown et al. 2006). Todavia, foi muito mais bem tolerada do que a OFC. Além disso, potencializar as combinações de estabilizador do humor e antidepressivo com lamotrigina também pareceu ser um pouco benéfico em relação à adição de risperidona ou inositol, segundo análise STEP-BD da depressão bipolar refratária (Nierenberg et al. 2006b). Finalmente, conforme já mencionado neste capítulo, a lamotrigina também é eficaz no retardo da recorrência de depressão e mania nos pacientes bipolares. Por isso, em 2003, tornou-se o segundo medicamento aprovado para a terapia de manutenção do transtorno bipolar. Além disso, ela não está associada a virada significativa para mania ou hipomania.

Um estudo recente empregou o fármaco como agente potencializador em pacientes com depressão unipolar que eram tratados com aproxetina. A lamotrigina nas dosagens de até 400 mg/dia não demonstrou diferença com relação ao placebo (Barbee et al. 2011).

Em um estudo cruzado de pacientes com ciclagem rápida refratária (principalmente), a lamotrigina (52% de taxa de resposta) foi mais eficaz que o placebo (23% de taxa de resposta) na redução dos sintomas, ao contrário da gabapentina (26% de taxa de resposta) (Frye et al. 2000).

A evidência preliminar sugere que, além do seu potencial uso no tratamento do transtorno bipolar, a lamotrigina pode desempenhar um papel na intervenção de condições relacionadas. Relatos de casos sugerem que ela pode ser eficaz na ciclotimia, na depressão unipolar resistente, no transtorno esquizoafetivo (Erfurth et al. 1998a, 1998b) e, até mesmo, no TPB (Pinto e Akiskal 1998).

Efeitos colaterais

A lamotrigina, quando dosada de modo conservador, parece ser em geral bem tolerada pela maioria dos pacientes. Na verdade, comparada a outras terapias de manutenção do transtorno bipolar aprovadas e disponíveis, o fármaco é o que apresenta menor probabilidade de associação com ganho de peso (Sachs et al. 2006) ou efeitos colaterais cognitivos. Entretanto, uma advertência de tarja preta no PDR indica que a lamotrigina está associada a um aumento do risco de *rash* em até 10% dos pacientes. Mais preocupante é o risco de reações graves na pele, que ocorrem na proporção de 1 para 1.000 adultos e de 1 para 100 crianças. Esses *rashes* graves, que incluem a síndrome de Stevens-Johnson, podem ser fatais. Nossa recomendação geral é de que os pacientes sejam informados em relação a tais riscos. Fornecemos a eles uma relação de antígenos a serem evitados. Por exemplo, nos primeiros três meses de tratamento, recomendamos que evitem novos alimentos ou desodorantes, cosméticos, amaciantes de roupas, etc. Os pacientes também devem ser solicitados a evitar exposição excessiva ao sol no início da terapia. Além do mais, qualquer paciente com *rash* acompanhado de sintomas sistêmicos, como febre ou desconforto na boca, olhos ou bexiga, deve ser instruído a descontinuar a lamotrigina e ir a uma unidade de tratamento emergencial para avaliação. Os indivíduos sem sintomas sistêmicos devem ser orientados a consultar um dermatologista imediatamente. O risco de *rash* parece ser potencializado quando a dose de lamotrigina é titulada com muita rapidez ou quando a medicação é adicionada ao valproato, que dobra o seu nível sérico. Além disso, os pacientes que desenvolvem *rash* durante o uso do fármaco também podem apresentar recorrência quando reestimulados com ele (Buzan e Dubovsky 1998).

Os efeitos colaterais comuns incluem (por ordem de frequência): tontura, cefaleia, visão dupla, desequilíbrio, sedação e *rash* não complicado. Esses sintomas ocorrem em mais de 10% dos pacientes tratados, parecem ser dose-dependentes e podem aumentar com o tempo. Há relatos de que talvez a lamotrigina possa, por causa das suas propriedades serotonérgicas, reduzir a libido e retardar o orgasmo tanto nos homens como nas mulheres. Não está claro se algum dos antídotos considerados para os ISRSs relatados no Capítulo 3 ajudará na disfunção sexual induzida pela lamotrigina. O ganho de peso parece menos comum com o fármaco se comparado ao lítio ou ao valproato.

As *overdoses* podem ser graves e estão associadas à ingestão de 5 g ou mais do medicamento de uma única vez. Os sintomas de *overdose* podem incluir: *delirium*, edema periorbital, eritema generalizado, hepatite e falência renal (Briassoulis et al. 1998; Mylonakis et al. 1999). O controle da *overdose* inclui lavagem gástrica e medidas de suporte.

Dosagem e administração

Tradicionalmente, a lamotrigina é iniciada com 25 mg/dia na primeira semana e elevada em 25 a 50 mg a cada duas semanas. Se o paciente também usa valproato, a lamotrigina deve ser iniciada com 12,5 mg/dia e aumentada para 25 mg/dia no final da terceira semana. Depois, a dosagem deve ser aumentada no máximo em 12,5 a 25 mg a cada quinzena. A maioria dos estudos do transtorno bipolar tem uma dosagem-alvo em torno de 200 mg/dia. Contudo, temos observado pacientes bipolares e unipolares passarem bem com dosagens de 50 a 100 mg/dia. Entretanto, a dosagem máxima para a lamotrigina pode ser bem mais alta, como, por exemplo, 500 mg/dia.

Não há uma clara associação entre os níveis séricos do fármaco e as respostas encontradas. Por isso, o monitoramento de rotina dos níveis séricos não é recomendado. No entanto, em uma pequena série de casos envolvendo a lamotrigina no tratamento do transtorno esquizoafetivo, os níveis séricos acima de 10 mg/L estiveram associados a melhor resposta se comparados a níveis mais baixos.

Assim como os estabilizadores, a lamotrigina, sempre que possível, deve ser gradualmente reduzida, em vez de descontinuada de forma súbita. Embora, até o momento, não haja síndromes de abstinência relatadas com a medicação, convulsões são registradas ocasionalmente com a descontinuação repentina de qualquer anticonvulsivante.

Interações medicamentosas

Conforme observado anteriormente, as interações primárias com a lamotrigina são: a duplicação dos níveis séricos com a adição do valproato e a redução de pelo menos 25% nos níveis séricos em associação com a carbamazepina. Da mesma forma, o fenobarbital e a primidona reduzem os níveis séricos da lamotrigina em cerca de 40%. Por isso, doses mais elevadas do fármaco podem ser necessárias com carbamazepina, primidona e fenobarbital; entretanto, a dose da lamotrigina deve ser reduzida pela metade quando o valproato é associado. Além disso, parece que a lamotrigina reduz os níveis séricos do valproato em torno de 25%.

O valproato parece aumentar os níveis da lamotrigina; portanto, é preciso empregar uma estratégia mais conservadora de dosagem quando o paciente está sob o uso do fármaco. Um relato indicou que a sertralina aumentou substancialmente os níveis da lamotrigina, causando toxicidade por esta (Kaufman e Gerner 1998). Suspeitou-se da inibição da glucuronidação da lamotrigina pela sertralina, e os níveis da lamotrigina aumentaram em 25% com apenas 25 mg de sertralina. Nesse momento, recomenda-se ajustar as doses iniciais e de manutenção da lamotrigina no sentido descendente com o uso concomitante de sertralina.

A tolerabilidade ao álcool pode exacerbar a sedação associada à lamotrigina. As interações com medicamentos sem receita (*over-the-counter*) são desconhecidas.

Uso na gravidez

A lamotrigina é classificada na categoria C da FDA durante a gestação. Estudos com animais sugerem a possibilidade de anormalidade fetal, todavia não foram realizadas pesquisas em humanos. Assim como outros agentes, os riscos conhecidos da descontinuação do medicamento em uma gestante devem ser avaliados junto com o risco desconhecido da continuação do fármaco. Até o momento, a maioria das pacientes deve ser orientada para descontinuar o medicamento antes da concepção, se possível.

Outros anticonvulsivantes

Vários outros anticonvulsivantes tornaram-se disponíveis nos últimos anos, como o valproato, a carbamazepina e a lamotrigina, e estão sendo pesquisados no tratamento do transtorno bipolar e de outras condições psiquiátricas (Tab. 5-5). A gabapentina foi bem estudada no transtorno bipolar e, de modo geral,

TABELA 5-5 Anticonvulsivantes novos

	Pregabalina (Lyrica)	Oxcarbazepina (Trileptal)	Gabapentina (Neurontin)	Lamotrigina (Lamictal)	Topiramato (Topamax)	Tiagabina (Gabitril)
Nível plasmático sérico, ng/mL	Não aplicável	Não aplicável	Não aplicável	Não aplicável	Não aplicável	1-234
Dosagem adulto, mg/dia	150-600 300-450 administrados em doses divididas (para fibromialgia) 150-300 administrados em doses divididas (para dor neuropática)	600-2.400	900-2.400 (para terapia de manutenção na epilepsia)	300-500 (para terapia de manutenção na epilepsia) 200 (para monoterapia do transtorno bipolar) 100 (associado ao valproato para o transtorno bipolar) 400 (associada à carbamazepina ou a outros medicamentos indutores da enzima [sem o uso de valproato] para o transtorno bipolar)	200-400 (para terapia de manutenção da epilepsia) 100 administrados em duas doses (para a profilaxia de enxaqueca)	4-32
Ligação proteica	—	40% ligante	Ligação mínima (< 3%)	55% ligante	20% ligante	96% ligante
Meia-vida, horas	—	2-9	5-7	25-32	20-30	7-9

(continua)

TABELA 5-5 Anticonvulsivantes novos *(continuação)*

	Pregabalina (Lyrica)	Oxcarbazepina (Trileptal)	Gabapentina (Neurontin)	Lamotrigina (Lamictal)	Topiramato (Topamax)	Tiagabina (Gabitril)
Via metabólica	–	Enzima hepática CYP 3A	Não é expressivamente metabolizada pelo fígado	Glucuronidação/ conjugação	20% metabolizado hepaticamente	Oxidação/glucuronidação
Rotas de eliminação	–	Renal (95%); fecal (5%)	Renal	Renal	Renal	Urinária (25%); fecal (63%)
Interações medicamentosas comuns	Sem interações medicamentosas significativas conhecidas; antiácidos reduzem a absorção e a biodisponibilidade da pregabalina	Induz metabolismo da CYP 3A3/4 – medicamentos dependentes (mais fracos do que a carbamazepina); reduz níveis do fenobarbital, da fenitoína, dos esteroides sexuais, do haloperidol, do ácido valproico, dos bloqueadores do canal de cálcio e de outros (ver Tab. 5-4)	Sem interações medicamentosas significativas conhecidas; antiácidos reduzem a biodisponibilidade da gabapentina em 20%; a cimetidina diminui a depuração renal em 13%	O valproato dobra os níveis séricos; a carbamazepina reduz os níveis séricos em 50%; a fenitoína reduz os níveis séricos em 50%	O fenobarbital reduz os níveis séricos em 40%; a carbamazepina reduz os níveis do topiramato em 50-60%; o valproato reduz os níveis do topiramato em 15%; a fenitoína reduz os níveis do topiramato em 48%	A carbamazepina reduz os níveis da tiagabina; a fenitoína reduz os níveis da tiagabina; a tiagabina reduz os níveis do valproato

Efeitos adversos comuns	Sonolência, tontura, ataxia, fadiga	Tontura, sonolência, ataxia, ganho de peso	Sonolência, tontura, fadiga, ataxia	*Rash*: 1 para 10 (*rashes* graves, como a síndrome de Stevens-Johnson: 1 para 1 mil), tontura, ataxia, náuseas, vômitos	Retardo psicomotor, concentração reduzida, sonolência, fadiga, anorexia, formação de cálculo renal	Tontura, depressão, astenia, nervosismo, tremores, sonolência, déficits cognitivos
Indicação (aprovada pela FDA)	Convulsões parciais Neuralgia pós-herpética Fibromialgia Dor neuropática associada à neuropatia diabética	Convulsões parciais complexas	Convulsões parciais Neuralgia pós-herpética	Convulsões parciais Terapia de manutenção do transtorno bipolar tipo I	Epilepsia Profilaxia de cefaleias e enxaquecas	Epilepsia

Nota: CYP = citocromo P450; FDA = U.S. Food and Drug Administration.
Fonte: Adaptada, em sua maior parte, do Black Book de 2002.

constitui um tratamento benigno, embora ineficaz. Além disso, estão sendo realizados estudos preliminares sobre a oxcarbazepina, o topiramato e a tiagabina no tratamento da doença bipolar, com resultados variados. Em contrapartida, quase não havia dados sobre os benefícios psiquiátricos de anticonvulsivantes, como etosuximida, levetiracetam e zonisamida, na época deste trabalho.

Gabapentina e pregabalina

A gabapentina (Neurontin) foi liberada nos Estados Unidos, em 1994, como tratamento auxiliar para as convulsões focais. Em modelos animais, a gabapentina demonstrou ter propriedades ansiolíticas e, como outros anticonvulsivantes, passou a ser pesquisada no tratamento do transtorno bipolar. O seu mecanismo de ação parece agir por meio do aumento dos níveis de GABA no cérebro, mas o modo pelo qual ela realiza tal elevação ainda não foi descoberto. O fármaco parece afetar os canais de cálcio, o que pode ser importante nas suas propriedades anticonvulsivantes e analgésicas. A gabapentina e a pregabalina são mais promissoras no tratamento dos transtornos de ansiedade que no dos transtornos do humor. Ambas as medicações são conhecidas por ligarem-se à subunidade α_2-δ de um canal de cálcio voltagem-dependente no cérebro e na coluna vertebral. O resultado é a redução do fluxo do cálcio dentro do axônio durante a despolarização, o que diminui a liberação de neurotransmissores desse neurônio. A pregabalina foi aprovada para o tratamento da epilepsia e de dores neuropáticas e está em revisão para a abordagem terapêutica do transtorno de ansiedade generalizada (TAG). Os estudos que mostram o benefício do fármaco no TAG parecem robustos, e é provável que a medicação seja aprovada para esse transtorno. Em comparação à gabapentina, a vantagem da pregabalina é que esta tem maior previsibilidade de absorção e, consequentemente, dos níveis séricos.

Indicações clínicas Assim como todos os anticonvulsivantes empregados na psiquiatria, exceto o divalproato sódico e a lamotrigina, a única indicação aprovada pela FDA para a gabapentina e para a pregabalina é no tratamento coadjuvante dos pacientes com convulsões parciais complexas. Ambos os medicamentos estão liberados para as condições dolorosas, sendo a pregabalina o primeiro tratamento adequado aprovado para a fibromialgia. Ambos os fármacos demonstram eficácia no tratamento da dor neuropática.

Entretanto, logo após a sua liberação, começaram a surgir relatos sobre a possível eficácia da gabapentina para uma variedade de condições psiquiátricas e não psiquiátricas. Muitas das pesquisas psiquiátricas desse fármaco nos últimos anos estiveram focadas em seu papel no tratamento do transtorno bipolar. Seus perfis muito benignos de efeito colateral e de interação medicamentosa tornaram esse agente uma alternativa potencialmente atrativa sobre outros estabilizadores do humor. Todavia, muitos dos dados sobre a gabapentina são anedóticos, e estudos mais rigorosos sugeriram que ela possui efeitos modestos como estabilizador do humor.

Vários estudos abertos, a maioria de pequeno porte, sugerem um papel modesto da gabapentina no transtorno bipolar. Esses estudos também indicam que, nas dosagens tradicionais de 900 a 2.700 mg/dia, a medicação pode ajudar na depressão bipolar, nos estados mistos, na mania e na hipomania (Letterman e Markowitz 1999).

Os dados de estudos duplos-cegos são muito mais limitados. Um estudo no NIMH (Frye et al. 2000) examinou a eficácia da gabapentina em um grupo pequeno de pacientes com transtorno bipolar resistente ao tratamento; por mais de seis semanas, 26% dos indivíduos recebendo gabapentina responderam ao tratamento, *versus* 23% daqueles recebendo placebo. Infelizmente, estudos controlados mais precisos da gabapentina em associação com o lítio ou ácido valproico, realizados pela Parke-Davis, demonstraram que a gabapentina não foi mais eficaz do que o placebo (Pande et al. 1999). Os ajustes crescentes da dose do lítio no grupo do placebo podem ter obscurecido o efeito do medicamento.

O que se pode extrair dos estudos da gabapentina até o momento é que seus efeitos como estabilizador do humor são de modestos a insignificantes. Ela pode ajudar um pouco nas fases depressiva e maníaca do transtorno bipolar e tende a ser bem tolerada. No entanto, seu uso como monoterapia no tratamento da mania ou da ciclagem rápida não parece justificado. Uma ação judicial contra o fabricante da gabapentina em relação à comercialização para uso *off-label* no tratamento do transtorno bipolar, bem como a falta de estudos demonstrando sua eficácia, resultou em uma redução substancial no uso da medicação no controle do transtorno bipolar (Chace et al. 2012).

Assim como acontece com a gabapentina, a evidência que sustenta o emprego da pregabalina no tratamento do transtorno bipolar está, na maioria das vezes, limitada a estudos pequenos e abertos (Schaffer et al. 2013), bem como a estudos de casos (Conesa et al. 2012). A pregabalina também pode ajudar na acatisia induzida por agentes como o aripiprazol (De Berardis et al. 2013).

O papel da gabapentina no tratamento dos transtornos de ansiedade pode ser maior do que sua ação na intervenção terapêutica do transtorno bipolar. Relatos de casos e estudos duplos-cegos sustentam a possibilidade do papel da gabapentina nos transtornos de ansiedade, especialmente na fobia social e no transtorno de pânico. Em um ensaio randomizado, controlado, Pande e colaboradores (1999) revelaram que a gabapentina nas dosagens de 900 a 3.600 mg/dia foi superior ao placebo no tratamento de 69 pacientes com fobia social. Entretanto, a diferença na resposta da medicação em relação ao placebo, julgada estatisticamente significativa, não foi drástica. Mesmo assim, o fármaco parece ser uma opção bem tolerada por alguns pacientes com fobia social. Ele também pode ser eficaz como potencializador nos indivíduos que obtêm apenas uma resposta parcial aos antidepressivos no tratamento da fobia social.

A pregabalina, nas dosagens de 150 a 600 mg/dia, parece ser tão eficaz quanto um benzodiazepínico no tratamento do TAG, mas sem o risco de dependência (Frampton e Foster 2006). Existem pelo menos oito estudos até o momento que sugerem a eficácia do medicamento no tratamento monoterápico e coadjuvante do TAG (Wensel et al. 2012). Ele pode ser particularmente de ajuda como tratamento coadjuvante para os ISRSs na abordagem terapêutica do TAG (Both et al. 2014).

Um dos nossos pesquisadores (C.D.) costuma utilizar a pregabalina nas dosagens de 150 a 300 mg/dia nos pacientes com TAG que não responderam a um ISRS isolado. Anedoticamente, ela parece ser mais potente do que a gabapentina no tratamento desse transtorno, mas não há estudos comparativos. A pregabalina também está sendo estudada em outros transtornos de ansiedade, como a fobia social.

Outra utilização psiquiátrica da gabapentina pode ser no tratamento dos transtornos do movimento induzido por neurolépticos. Hardoy e colaboradores (1999) observaram que 14 entre 16 pacientes com vários transtornos do humor que apresentavam discinesia tardia melhoraram com a adição da gabapentina em dosagens acima de 900 mg/dia. Os blefarospasmos e a discinesia mandibular pareceram melhorar com a adição do fármaco.

Por fim, uma série de casos sugere que a gabapentina pode ajudar a aliviar os sintomas de abstinência da cocaína e do álcool (Chatterjee e Ringold 1999; Letterman e Markowitz 1999; Myrick et al. 1998). Recentemente, Mason e colaboradores (2014) relataram que 900 e 1.800 mg/dia de gabapentina foram eficazes na redução do consumo do álcool. A dosagem mais alta foi mais eficaz do que a de 900 mg/dia. Além disso, um estudo-piloto realizado por Mason e colaboradores (2012) indicou que o fármaco foi eficaz no tratamento do uso abusivo de *Cannabis*.

Hoje em dia, a gabapentina e a pregabalina são normalmente usadas no tratamento da dor neuropática. Vários trabalhos, incluindo estudos duplos-cegos, atestam e eficácia da gabapentina na melhora da dor associada à neuralgia do trigêmeo (Carrazana e Schacter 1998), à neuralgia pós-herpética (Colman e Stadel 1999; Rowbotham et al. 1998) e à neuropatia diabética (Backonja et al. 1998; Gorson et al. 1999; Morello et al. 1999). Também foi sugerido que a medicação é efetiva na profilaxia da enxaqueca (D'Andrea et al. 1999; Lampl et al. 1999).

Em 2007, a pregabalina tornou-se o primeiro agente para o tratamento da fibromialgia (a duloxetina foi aprovada logo depois). Estudos da pregabalina no tratamento dessa condição sugerem que o fármaco melhora a dor, o sono e a ansiedade, mas não o humor depressivo de tais pacientes (Häuser et al. 2009).

Efeitos colaterais A gabapentina e a pregabalina são bem toleradas. Os efeitos colaterais mais comuns que levam à descontinuação do tratamento com ambos os fármacos são a sonolência e a tontura. A extensão desses sintomas pode ser amenizada pela administração de um percentual maior do medicamento à noite.

Outros efeitos adversos possíveis com a gabapentina e com a pregabalina incluem ataxia, tremores, náuseas, visão dupla e cefaleia. A pregabalina pode estar associada a um maior ganho de peso do que a gabapentina. Em nossa experiência, esses efeitos tendem a ser dose-relacionados, leves e controláveis. Se possível, uma dose mais baixa deve ser experimentada antes de o medicamento ser descontinuado. Normalmente, a cefaleia responde a AINEs e tende a melhorar com o tempo. Os pacientes podem ganhar peso durante o uso da gabapentina, mas, aparentemente, esse ganho é muito menor do que com a maioria dos outros potenciais estabilizadores do humor. Os efeitos colaterais sexuais parecem raros.

Nem a gabapentina nem a pregabalina são extensivamente metabolizadas pelo fígado, e ambas são excretadas de modo abundante na forma não alterada. Por isso, ambos os medicamentos podem ser usados por pacientes com doença hepática avançada.

Nenhum suicídio concluído foi relatado até o momento com doses de gabapentina ou de pregabalina isoladas. As *overdoses* não costumam estar associadas a efeitos adversos significativos diferentes da sonolência.

Interações medicamentosas Não há interação medicamentosa grave relatada com a gabapentina ou com a pregabalina. Nenhum dos dois medicamentos parece inibir as enzimas do citocromo P450 em qualquer grau nem alterar a cinética do lítio ou de anticonvulsivantes adicionais. Os antiácidos podem reduzir a biodisponibilidade da gabapentina e da pregabalina em 20%; assim, esses agentes não devem ser consumidos simultaneamente com a gabapentina. O álcool e outros depressores do SNC, em teoria, podem aumentar a sonolência e os efeitos cognitivos associados à gabapentina e à pregabalina.

Uso na gravidez A gabapentina e a pregabalina são fármacos da categoria C, e seus efeitos teratogênicos na gravidez não estão bem estudados. Em ratos expostos a doses relativas muito superiores àquelas comumente utilizadas nos pacientes, a gabapentina pareceu inibir a ossificação nos fetos. Defeitos no tubo neural não parecem comuns. Como todos os anticonvulsivantes, os riscos de descontinuar a gabapentina devem ser avaliados contra o enorme risco desconhecido de continuar o uso do medicamento durante a gestação. Sempre que possível, a medicação deve ser descontinuada antes da concepção ou no primeiro trimestre na maioria das pacientes, até que dados adicionais estejam disponíveis sobre a segurança do fármaco durante a gestação.

Dosagem e administração Normalmente, a gabapentina é iniciada com 300 mg à noite. Se tolerada, a dose pode ser aumentada para 300 mg, duas vezes ao dia no dia seguinte. Para algumas condições de ansiedade, o fármaco é iniciado com 300 mg, duas ou três vezes ao dia. Se o paciente se queixar de sonolência e tontura excessivas, a maior parte da dose pode ser administrada à noite, até o máximo de 1.200 mg, ingeridos de uma única vez. Doses únicas acima de 1.200 mg não são bem absorvidas. Para maximizar a adesão, sugerimos estabelecer administração duas vezes ao dia, até 1.200 mg, duas vezes ao dia. Depois disso, pode ser necessária uma dose três vezes ao dia até o máximo de 3.600 mg/dia. Alguns pacientes passam muito bem com doses na faixa de 900 a 2.400 mg/dia. Em indivíduos tratados para dor, geralmente a dosagem é de 3.600 mg/dia.

A pregabalina costuma ser iniciada com 75 mg, duas vezes ao dia, e aumentada até 450 mg/dia em doses divididas (2 ou 3 vezes ao dia). Depois de uma semana, a dosagem pode ser aumentada para 150 mg, duas vezes ao dia. A dose-alvo de 300 a 450 mg/dia é a mesma para o TAG, para a epilepsia e para a fibromialgia. Doses de até 600 mg/dia estão sendo estudadas, mas não são necessariamente mais eficazes do que doses mais baixas. Os pacientes com neuralgia pós-herpética e dor neuropática associada ao diabetes em geral se beneficiam com 150 a 300 mg/dia.

Topiramato

O topiramato foi aprovado pela FDA em 1998 e tem a qualidade única entre os estabilizadores potenciais do humor de estar mais associado à perda de peso do que ao ganho em 20 a 50% dos pacientes. Alguns relatos preliminares sugerem que o topiramato pode apresentar efeitos de estabilizador do humor como terapia coadjuvante no transtorno bipolar, na ciclotimia e no transtorno esquizoafetivo (Gordon e Price 1999; Stephens et al. 1998). Infelizmente, nenhum dos quatro ensaios duplos-cegos demonstrou qualquer benefício do fármaco no tratamento da mania, dos estados mistos ou de qualquer outro aspecto do transtorno bipolar (Kushner et al. 2006). Ensaios abertos e séries de casos indicaram que a adição do topiramato ao estabilizador do humor-padrão pode ajudar no tratamento da ciclagem rápida e do abuso de álcool comórbido, bem como na agressão comórbida nos pacientes bipolares. O medicamento também pode ajudar nos problemas de abuso de substância independentes de transtorno bipolar.

Talvez o uso mais frequente do topiramato na atual prática clínica seja como anorexígeno para amenizar o ganho de peso associado a outros agentes estabilizadores do humor, como a olanzapina. Em um estudo prospectivo, a adição de topiramato à olanzapina, por um ano, parece ter aliviado o ganho de peso esperado para este último (Vieta et al. 2004). Outro ensaio controlado sugeriu que pacientes com transtorno bipolar e transtorno de compulsão alimentar beneficiaram-se do acréscimo do topiramato ao lítio (Kotwal et al. 2006). O fármaco também pode mitigar o ganho de peso induzido pelo lítio em crianças e adolescentes (Mahmoudi-Gharaei et al. 2012). Mesmo nos indivíduos não psiquiátricos, o topiramato parece promover perda de peso em muitos pacientes. Emagrecimentos de até 25 kg em seis meses foram relatados para indivíduos que iniciaram o medicamento como aditivo ao seu estabilizador do humor. Em nossa experiência, geralmente 50 mg/dia de topiramato são ideais para auxiliar na perda de peso.

Os efeitos mais comuns do topiramato são: sonolência, parestesias, tontura, problemas de visão, anorexia e problemas cognitivos. Os efeitos colaterais cognitivos são muito desconfortáveis, com alguns pacientes relatando entorpecimento ou problemas de memória. Esses efeitos geralmente ocorrem com dosagens acima de 100 mg/dia, mas temos observado que persistem nos indivíduos mais idosos mesmo com reduções de dosagem para até 25 mg/dia. Os efeitos colaterais do medicamento diminuem, nesses casos, com a retirada do fármaco. A descontinuação do topiramato costuma ocorrer de forma secundária ao retardo psicomotor, problemas de memória, fadiga e sedação. Há um aumento do risco de formação de cálculo renal com esse fármaco, especialmente quando o indivíduo está sob dieta cetogênica e/ou usando um inibidor da anidrase carbônica. Os pacientes devem ser instruídos a beber muita água. A acidose metabólica hiperclorêmica também é um efeito colateral teórico que não observamos. O risco de desenvolver essa condição pode ser aumentado pelo uso concomitante de inibidores da anidrase carbônica (p. ex., acetazolamida), por doença renal, diarreia, etc. O monitoramento do bicarbonato sérico é recomendado durante o tratamento com topiramato.

Os medicamentos com os quais o topiramato interage incluem carbamazepina e valproato, que reduzem seus níveis séricos em 50 e 15%, respectivamente. De modo inverso, o topiramato pode diminuir os níveis do valproato em cerca de 15%. O álcool parece potencializar a sonolência e a ataxia associadas ao fármaco.

O topiramato normalmente é usado na dosagem de 12,5 a 25 mg/dia e aumentado em 25 mg por semana. Dosagens baixas, como 50 mg/dia, são anedoticamente adicionadas aos estabilizadores do humor-padrão ou à olanzapina para neutralizar o ganho de peso associado a esses agentes. Acreditamos que essa estratégia seja eficaz na dose de 50 a 150 mg/dia. Para os efeitos do humor, a dosagem média é de 100 a 200 mg/dia, administrada em doses divididas. A dosagem máxima usual de topiramato é de 400 mg/dia.

Tiagabina

A tiagabina foi aprovada pela FDA para o tratamento da epilepsia em 1998 e parece ter propriedades de bloqueio da recaptação do GABA. Tudo indica que possui propriedades ansiolíticas em modelos animais. Entretanto, ensaios de fase III conduzidos por Cephalon em pacientes com TAG não demonstraram benefícios da tiagabina nessa população. Em uma série pequena de casos, a adição de tiagabina pareceu auxiliar três pacientes com transtorno bipolar resistente ao tratamento (Kaufman e Gerner 1998). Em outro estudo aberto da mania aguda, a tiagabina foi metabolizada com rapidez e demonstrou ser ineficaz e tolerada de forma insatisfatória (Grunze et al. 1999b). Nessa pequena série, um paciente apresentou convulsão, provavelmente relacionada à dosagem inicial mais elevada de tiagabina. Da mesma forma, em uma série de casos abertos sobre o uso da medicação em transtorno bipolar refratário, ela foi tolerada de forma insatisfatória e não mostrou-se especialmente eficaz (Suppes et al. 2002). No momento, parece não haver muitas evidências que sustentem sua eficácia no tratamento agudo dos sintomas maníacos nem na terapia de manutenção do transtorno bipolar (Vasudev et al. 2011a, 2012; Young et al. 2006a; 2006b). Além disso, a tolerabilidade da tiagabina é problemática.

Os efeitos colaterais mais comuns do fármaco incluem sonolência dose-dependente, tontura, síncope e náuseas. Também há relatos sugerindo que a medicação induz convulsões. Normalmente, a tiagabina é iniciada na dosagem de 4 mg/dia, aumentada em 4 a 8 mg por semana. A dosagem máxima é de 56 mg/dia, administrados em 2 ou 4 doses divididas.

Oxcarbazepina

A oxcarbazepina (Trileptal) está quimicamente relacionada à carbamazepina e foi introduzida nos Estados Unidos em 2000. Ela é usada na Europa há anos, e seu emprego no tratamento do transtorno bipolar data, pelo menos, do início da década de 1980. Entretanto, poucos estudos examinaram sua eficácia no transtorno bipolar. Estudos controlados nas populações bipolares pediátricas não encontraram eficácia especial da medicação (MacMillan et al. 2006; Wagner et al. 2006). Alguns estudos pequenos e relatos de casos disponíveis sugerem que a oxcarbazepina é efetiva como terapia coadjuvante no tratamento da mania aguda e, talvez, em outros aspectos do transtorno bipolar (Emrich 1990; Pratoomsri et al. 2005). Ensaios comparativos e randomizados da oxcarbazepina adicionada ao lítio sugerem que ela é tão eficaz quanto o valproato na terapia coadjuvante (Suppes et al. 2007) e pode ser mais bem tolerada do que a carbamazepina (Juruena et al. 2009). Entretanto, estudos limitados controlados por placebo não demonstraram eficácia evidente da oxcarbazepina no transtorno bipolar (Vasudev et al. 2008, 2011b; Vieta et al. 2008). Usamos a medicação no tratamento de pacientes bipolares que não toleraram a carbamazepina ou com os quais nos preocupamos em relação às interações medicamentosas. Assim como ocorre com a carbamazepina, às vezes usamos a oxcarbazepina para tratar a agitação.

As vantagens primárias da oxcarbazepina sobre seu análogo químico, a carbamazepina, são sua melhor tolerabilidade e o fato de não tender a autoinduzir seu metabolismo, bem como apresentar poucas interações medicamentosas significativas. É importante observar que a oxcarbazepina não tende a induzir discrasia sanguínea, como a anemia aplásica, que é ocasionalmente relatada com a carbamazepina. No entanto, existe um relato de caso de uma neutropenia relacionada ao fármaco (Hsiao et al. 2010).

Em geral, a oxcarbazepina é um indutor fraco da enzima 3A3/4 do citocromo P450, se comparada à carbamazepina. Além do mais, ela pode conferir menos eficácia aos anticoncepcionais orais e reduzir os níveis séricos do valproato, da fenitoína e de outros medicamentos. Por isso, é importante avisar as pacientes que estão usando contraceptivos orais de que pode ser necessário trocar para um anticoncepcional oral mais potente ou para o suplemento a uma pílula com método de barreira.

Em geral, a oxcarbazepina é iniciada com uma dose em torno de 300 mg, duas vezes ao dia, aumentada gradualmente até 2.400 mg/dia. Em ensaios clínicos de oxcarbazepina no transtorno bipolar, a dose média na maioria dos estudos foi de 600 a 1.200 mg/dia. Nossa experiência é de que as dosagens de oxcarbazepina necessárias para tratar sintomas psiquiátricos são em torno de 50% mais elevadas do que aquelas empregadas no uso da carbamazepina.

Foi pesquisado um agente relacionado à oxcarbazepina e à carbamazepina, o eslicarbazepina, que também pode ter um papel no tratamento do transtorno bipolar (Nath et al. 2012).

Levetiracetam, zonisamida e etosuximida

Com a disponibilização súbita de muitos anticonvulsivantes no mercado, passou a haver um interesse no papel potencial dos agentes mais recentes nos transtornos bipolares e outras psicopatologias. O levetiracetam é o anticonvulsivante mais benigno, com um bom perfil de efeito colateral. Em doses muito altas, alguns pacientes experimentam sonolência e fadiga, mas ele parece ser totalmente neutro em relação ao peso e não está associado a muitos tipos de efeitos colaterais cognitivos e sexuais. A dosagem de 500 até 1.500 mg, sempre duas vezes ao dia, é considerada eficaz em alguns relatos de caso e em um pequeno estudo aberto no tratamento da mania e da depressão, com poucos efeitos colaterais (Post et al. 2005). Entretanto, não há evidência convincente da eficácia do fármaco no transtorno bipolar até o momento, e nossa experiência clínica limitada com tal agente não endossa benefícios expressivos. Estudos controlados do levetiracetam no tratamento da depressão bipolar não foram positivos (Saricicek et al. 2011), e o The Canadian Network for Mood and Anxiety Treatments (CANMAT) adverte contra o uso do levetiracetam na depressão bipolar com base na ausência de evidências (McIntyre et al. 2012).

A zonisamida em doses de 100 a 600 mg/dia é relatada por melhorar os sintomas maníacos e depressivos como tratamento coadjuvante (Ghaemi et al. 2006b, 2008). Além disso, a zonisamida, assim como o topiramato, pode ser útil como tratamento coadjuvante no controle do ganho de peso nos pacientes bipolares (Wang et al. 2008). Também consideramos que a zonisamida em doses 200 a 400 mg/dia, como o topiramato, pode facilitar a perda de peso nos indivíduos bipolares. Entretanto, a medicação também está associada à piora dos sintomas do humor em alguns pacientes (McElroy et al. 2005). Na verdade, até hoje, o único ensaio controlado da literatura não demonstrou eficácia da zonisamida como tratamento coadjuvante da mania ou de estados mistos (Dauphinais et al. 2011). A medicação também pode ter um papel como anorexígeno e demonstra mitigar o ganho de peso induzido pela olanzapina em pacientes bipolares e naqueles com esquizofrenia (McElroy et al. 2012). Entretanto, os efeitos colaterais cognitivos do fármaco podem limitar sua eficácia em doses necessárias para reprimir o ganho de peso.

Até o momento, não há estudos da etosuximida publicados na literatura demonstrando sua eficácia no transtorno bipolar. Assim como a zonisamida, a etosuximida também é empregada como anorexígeno. Existem relatos de que a etosuximida está associada a psicose, ideação suicida e indução à mania (Chien 2011). Por isso, hoje, não está claro se existe algum papel para esse medicamento no tratamento do transtorno bipolar.

Antipsicóticos

Os antipsicóticos há muito tempo são reconhecidos como agentes importantes no tratamento da mania aguda (ver Cap. 4). A clorpromazina foi o segundo fármaco aprovado para a mania aguda, depois do lítio. Uma vez que os estabilizadores do humor-padrão (lítio, valproato, carbamazepina) requerem monitoramento, apresentam início de ação lento e não são de ajuda durante a fase depressiva da doença, os antipsicóticos atípicos estão sendo cada vez mais utilizados como estabilizadores do humor. Na verdade, o maior emprego desses agentes, no momento, já é no tratamento dos transtornos do humor. A olanzapina possui mais indicações da FDA para o tratamento da doença bipolar que o lítio. Ela foi aprovada há muito tempo para a mania aguda e, mais recentemente, para uso na terapia de manutenção do transtorno bipolar e no tratamento agudo da depressão bipolar (em combinação com a fluoxetina). Comparados ao lítio e à carbamazepina, os antipsicóticos tendem a funcionar mais rapidamente no controle do excitamento, da agitação, do transtorno do pensamento e da psicose que podem acompanhar a mania aguda. Entretanto, mesmo nos contextos em que os sintomas psicóticos não estão presentes, os antipsicóticos funcionam pelo menos tão bem quanto o lítio na mania aguda ou talvez até melhor. Como a olanzapina, os outros agentes atípicos também são mais versáteis do que fármacos como o lítio e o valproato na abordagem de aspectos diferentes do transtorno bipolar.

A olanzapina foi aprovada pela FDA para o tratamento da mania aguda em 2000 e, em 2003, para a terapia de manutenção. Por vários anos, alguns relatos de caso sugeriram que a olanzapina é eficaz nos estados mistos (Ketter et al. 1998; Zullino e Baumann 1999), na depressão bipolar (Weisler et al. 1997) e na mania aguda (Ravindran et al. 1997). Um estudo-piloto, duplo-cego, com 139 pacientes bipolares maníacos indicou que 48% deles responderam à olanzapina, enquanto apenas a metade desse percentual respondeu ao placebo (Tohen et al. 1999). A olanzapina foi bem tolerada por esses pacientes. Agora, existem ensaios múltiplos positivos do medicamento também nessa condição. Há dois ensaios comparativos com valproato na mania aguda (Thoen et al. 2003a; Zajecka et al. 2002). Em ambos, a olanzapina produziu eficácia melhor, mas apenas no estudo maior (Thoen et al. 2003a) a diferença teve significância estatística. A olanzapina pareceu produzir mais efeitos colaterais. Relatos esporádicos sugerem que o fármaco pode induzir hipomania ou mania em alguns pacientes (Lindenmayer e Klebanov 1998; Reeves et al. 1998). Entretanto, ficou evidente que a olanzapina e outros agentes atípicos provavelmente não resultem em virada maníaca com frequência, bem como desempenhem um papel na terapia de manutenção de longo prazo do transtorno bipolar. A olanzapina isolada também parece agir melhor do que o placebo no tratamento da depressão bipolar, mas a combinação com fluoxetina é mais eficaz (Tohen et al. 2003b). No entanto, a olanzapina em combinação com um ISRS é mais efetiva do que isolada (ver Cap. 9).

Todos os agentes antipsicóticos atuais, com exceção da clozapina e da iloperidona, foram pesquisados em pelo menos dois estudos duplos-cegos (p. ex., Keck et al. 2003a, 2003b) que indicaram eficácia dos medicamentos no tratamento da mania aguda. A quetiapina, a ziprasidona, a risperidona, a asenapina, a lurasidona e o aripiprazol estão aprovados para a abordagem terapêutica da mania aguda. Ao mesmo tempo em que a olanzapina parece ser eficaz no retardo do período para um novo episódio do humor nos pacientes bipolares tipo I, alguns indivíduos não toleram o tratamento crônico com esse medicamento. O ganho de peso ou as preocupações metabólicas são um problema para algumas pessoas. O aripiprazol e a quetiapina também demonstram eficácia na terapia de manutenção do transtorno bipolar e são alternativas para a olanzapina em alguns pacientes. Além disso, vários agentes atípicos já estão aprovados para a utilização na depressão bipolar.

A olanzapina foi o primeiro fármaco aprovado em combinação com a fluoxetina para ao tratamento da depressão bipolar, e, em 2006, a quetiapina também foi liberada como monoterapia para a depressão bipolar aguda. Mais recentemente, a combinação OFC foi aprovada para o tratamento da depressão unipolar resistente (ver Cap. 3). Tanto a ziprasidona quanto o aripiprazol continuam sendo pesquisados na abordagem terapêutica da depressão bipolar, e não será surpresa se ambos os medicamentos provarem ser iguais à quetiapina e à olanzapina. Da mesma forma, praticamente todos os agentes atípicos estão sendo pesquisados na terapia de manutenção do transtorno bipolar. É evidente que os antipsicóticos atípicos desempenham um papel muito grande na intervenção dessa condição em relação aos anticonvulsivantes ou a outras classes de agentes.

Embora a clozapina seja o único medicamento atípico sem ensaios-piloto na doença bipolar, ela deve ser considerada no tratamento de alguns desses pacientes. A medicação parece ser eficaz na abordagem de indivíduos com transtorno bipolar mais refratário, incluindo o subtipo de ciclagem rápida e o transtorno bipolar acompanhado de psicose (Green et al. 2000; Kimmel et al. 1994; Suppes et al. 1994). A clozapina, devido à sua toxicidade, é usada como tratamento de terceira linha no caso de falha dos agentes-padrão.

Entre os novos agentes atípicos, a asenapina foi aprovada, em 2009, para o tratamento da mania aguda e de estados mistos em adultos com transtorno bipolar tipo I (ver Cap. 4). Dois estudos controlados por placebo e randomizados, com duração de três semanas, identificaram a superioridade da asenapina em relação ao placebo (Citrome 2009b). Não há evidências de eficácia superior da asenapina em relação a outros agentes atípicos. Entretanto, ela causa menos ganho de peso que a clozapina e a quetiapina. Outra opção é a lurasidona, que foi aprovada para o tratamento da depressão bipolar em 2013. Ela também possui a vantagem de causar menos ganho de peso e problemas metabólicos do que a olanzapina e a quetiapina.

Além dos agentes atípicos aprovados, é possível que, no futuro, outros agentes atípicos sejam liberados para o tratamento do transtorno bipolar. Entre eles está a cariprazina, um agonista parcial D_2-D_3. Ensaios de fase II e III sugerem que esse fármaco é eficaz no tratamento da esquizofrenia, da mania e da depressão bipolares, bem como da depressão resistente ao tratamento, como coadjuvante aos antidepressivos-padrão. Entretanto, a cariprazina pode ser bastante sedativa e apresenta mais efeitos colaterais metabólicos do que muitos outros agentes atípicos. Por razões desconhecidas, o medicamento é mais bem tolerado pelos pacientes bipolares do que pelos esquizofrênicos. Devido ao perfil de efeito colateral, não está claro se a cariprazina, no final das contas, será aprovada pela FDA e, em caso afirmativo, para quais indicações. A dosagem nos estudos de bipolares é de 3 a 12 mg/dia, sendo a média em torno de 4 a 5 mg/dia.

Benzodiazepínicos

Vários benzodiazepínicos, principalmente o clonazepam e o lorazepam, são relatados como eficazes no tratamento da mania aguda. Acreditava-se, a princípio, que o clonazepam poderia ter propriedades antimaníacas únicas dentro dessa classe farmacológica. No entanto, ficou bastante claro que esse pode não ser o caso. Todos os benzodiazepínicos parecem desempenhar um papel no tratamento da hipercinesia, da agitação e da insônia associadas à mania aguda. Chouinard e colaboradores, em Montreal, realizaram grande parte do trabalho relevante com o clonazepam na mania (ver, p. ex., Chouinard et al. 1983). Relatos sugerem que esse medicamento pode ser eficaz como coadjuvante do lítio ou de neurolépticos no tratamento da mania aguda. No entanto, Bradwejn e colaboradores (1990) revelaram que o clonazepam não demonstrou ser efetivo na abordagem da mania aguda e foi inferior ao lorazepam em relação a esse aspecto. Salzman e colaboradores (1991) indicaram que 2 mg de lorazepam intramuscular foram tão eficazes na redução da agressão e da agitação nos pacientes psicóticos quanto 5 mg de haloperidol, intramuscular. Os efeitos do lorazepam pareceram ser independentes das suas propriedades sedativas. Ele foi mais bem tolerado do que o haloperidol. Não há evidências, até o momento, que sustentem o uso de um benzodiazepínico isolado para a terapia de manutenção do transtorno bipolar. Um estudo que usou clonazepam isolado para profilaxia foi interrompido precocemente devido ao fato de todos os pacientes envolvidos terem apresentado recaída em três meses durante a utilização do medicamento.

A experiência com o clonazepam no tratamento da mania aguda mostra que ele tende a levar os pacientes maníacos a um estado sedado, cuja mania fica inalterada quando a sedação passa. Não ficamos impressionados com as propriedades antimaníacas *versus* as propriedades sedativas do clonazepam. Quando um paciente bipolar precisa de um agente para dormir, para a ansiedade ou para a catatonia, o clonazepam ou outro benzodiazepínico devem ser considerados. O clonazepam está entre os benzodiazepínicos mais caros, e sua única vantagem sobre agentes como o lorazepam talvez seja a sua meia-vida longa.

As doses de clonazepam tradicionalmente empregadas são de 1 a 6 mg/dia, embora dosagens muito mais elevadas tenham sido usadas nos estudos originais. As doses do lorazepam são similares, variando de 1,5 a 8 mg/dia.

Os efeitos colaterais do clonazepam e do lorazepam são os mesmos de todos os benzodiazepínicos atuais: sedação, ataxia e descoordenação. Com qualquer medicamento sedativo, em casos raros, os pacientes tornam-se desinibidos e agitados. Os indivíduos com história de transtorno de déficit de atenção/hiperatividade na infância podem apresentar particular risco para agitação raivosa induzida pelo sedativo. Observamos pacientes que relataram o sentimento de mais raiva depois de usar o clonazepam. Nenhum dado prospectivo desse efeito colateral potencial está disponível.

Bloqueadores do canal de cálcio

Os bloqueadores do canal de cálcio, entre eles o verapamil, a nifedipina, o diltiazem e uma série de agentes mais novos, são empregados primariamente no tratamento de hipertensão, angina e arritmias supraventriculares. A desregulação do cálcio intracelular pode estar envolvida em alguns transtornos afetivos, e esse conceito levou Dubovsky e colaboradores a iniciar um estudo da eficácia dos bloqueadores do canal de cálcio na abordagem terapêutica de pacientes bipolares (Dubovsky et al. 1982). Desde então, vários estudos sugeriram que os bloqueadores do canal de cálcio podem ter propriedades antimaníacas. A maioria desses trabalhos consistiu em estudos de pequeno porte, não controlados, e a interpretação dos seus achados foi complicada pela utilização de outros medicamentos.

Não há evidências de que pacientes cuja condição seja resistente ao lítio ou a anticonvulsivantes tenham maior probabilidade de responder aos antagonistas do canal de cálcio. Ao contrário, os indivíduos não responsivos aos agentes-padrão parecem também não responder aos bloqueadores do canal de cálcio. Entretanto, pode haver exemplos em que os bloqueadores do canal de cálcio sejam valorosos no tratamento de um paciente bipolar. Por exemplo, indivíduos bipolares com doenças cardiovasculares (como arritmias supraventriculares e hipertensão), que podem ser ajudados por um bloqueador do canal de cálcio, também podem ser avaliados para o efeito antimaníaco durante o uso desses medicamentos a fim de determinar se podem ser substitutos dos agentes estabilizadores do humor-padrão. Da mesma forma, um bloqueador do canal de cálcio deve ser tentado com uma gestante bipolar, porque o risco teratogênico dessa categoria de fármacos parece ser substancialmente menor em comparação a qualquer um dos agentes-padrão. Os efeitos colaterais mais comuns dos bloqueadores do canal de cálcio são tontura, cefaleia e náuseas.

Os efeitos colaterais mais significativos, que são raros, incluem arritmias malignas, hepatoxicidade, hipotensão grave e síncope. Os bloqueadores do canal de cálcio podem produzir hipotensão ortostática nos idosos e um efeito adicional hipotensivo quando utilizados com outros medicamentos anti-hipertensivos. Em doses elevadas, há alguns relatos de anergia e sonolência. A dosagem para os bloqueadores do canal de cálcio no tratamento da doença bipolar não está bem definida. A maioria dos pesquisadores usa as doses tradicionais empregadas para as indicações cardiovasculares. O verapamil é o agente mais estudado da sua classe. A dose inicial usual no tratamento da hipertensão é de 80 mg, 2 ou 3 vezes ao dia, até a dosagem máxima de 480 mg/dia. Uma estratégia alternativa é iniciar com meio ou um comprimido inteiro de liberação lenta de 240 mg e titular a dosagem no sentido ascendente até o máximo, conforme a tolerabilidade. É importante monitorar a pressão arterial e a frequência cardíaca regularmente à medida que a dose é titulada. Em virtude do risco de arritmias, um ECG no início do tratamento é recomendado. Os níveis séricos nunca estiveram correlacionados com a eficácia ou a toxicidade para qualquer indicação de um antagonista do canal de cálcio. Alguns pesquisadores acreditam que os perfis bioquímicos novos da nimodipina e de outras diidropiridinas podem conferir maior penetração no cérebro e maior eficácia no tratamento do transtorno bipolar. Ensaios controlados estão em curso no momento.

Embora a combinação de estabilizadores do humor-padrão seja sustentada pela literatura nos casos complexos de doença bipolar, não há evidência substancial de que a associação de um bloqueador do canal de cálcio ao lítio ou a outros agentes seja vantajosa. Na verdade, há relatos de melhora da neurotoxicidade quando o verapamil foi acrescido ao lítio ou à carbamazepina. Em geral, parece prudente evitar essas combinações até que saibamos mais sobre os riscos e benefícios.

Entretanto, o interesse recente renovado nesses agentes por causa das variantes alélicas do gene que codifica a subunidade do canal de cálcio tem sido relatado por implicar no risco de transtorno bipolar (Szczepankiewicz, 2013).

Ácidos graxos ômega-3

Os ácidos graxos ômega-3 e ômega-6 são os construtores dos blocos de gordura, assim como os aminoácidos são os construtores das proteínas. Vários relatos dos últimos 13 anos sugerem que doenças afetivas podem estar associadas a deficiências de alguns ácidos graxos ômega-3. Por exemplo, parece haver alguma correlação de maior porporção de ácido araquidônico em relação ao ácido eicosapentaenoico (EPA) nos pacientes mais gravemente depressivos do que naqueles menos depressivos. Outros estudos sugeriram que pode haver níveis mais

Capítulo 5 Estabilizadores do humor

baixos de ácidos graxos ômega-3 nas membranas das hemácias dos pacientes depressivos do que nos indivíduos de controle. Além disso, existe evidência limitada sugerindo que os ácidos graxos ômega-3 podem causar impacto na transdução de sinal de uma maneira análoga à do lítio. As taxas mais baixas de depressão em alguns países da Ásia podem ser decorrentes da maior quantidade de peixe consumida regularmente.

Um estudo duplo-cego relatou que a associação de ácido graxo ômega-3 suplementar aos regimes medicamentosos de pacientes bipolares melhorou seus resultados (Stoll et al. 1999). Nessa pesquisa, 30 indivíduos bipolares foram randomizados para suplementos de 9,6 g/dia de ômega-3 ou de azeite de oliva (como controle) por quatro meses. Eles continuaram usando os estabilizadores do humor-padrão. Os pacientes tratados com ômega-3 vivenciaram remissão mais prolongada e resolução mais completa dos sintomas do que aqueles tratados com placebo.

Desde o estudo de Stoll, foram realizados vários ensaios controlados dos ácidos graxos ômega-3 no tratamento da depressão e do transtorno bipolar. Os dados que sustentam sua eficácia na abordagem terapêutica da doença bipolar são mistos. Por exemplo, dois outros ensaios controlados de ácidos graxos ômega-3 (até 6 g/dia de EPA) no transtorno bipolar falharam em demonstrar benefícios (Keck et al. 2006; Post et al. 2003). Todavia, no mais rigoroso ensaio controlado até o momento, Frangou e colaboradores (2006) relataram que a adição de 1 e 2 g/dia de EPA ao estabilizador do humor-padrão foi superior ao placebo na redução dos índices na Hamilton Depression Rating Scale e das taxas de impressão global da doença nos pacientes bipolares. O EPA não demonstrou benefício na melhora dos sintomas maníacos, e 2 g/dia não foram mais eficazes do que 1 g/dia.

Na depressão unipolar, os dados sobre os ácidos graxos ômega-3 também não são claros. Por exemplo, alguns estudos desses ácidos na depressão perinatal (Freeman et al. 2006) e na depressão pediátrica (Nemets et al. 2006) indicaram benefícios, enquanto outros trabalhos controlados falharam em demonstrar qualquer vantagem na suplementação dos ácidos graxos ômega-3 em pacientes depressivos adultos (Marangell et al. 2003). A maioria dos estudos usou de 1 a 6 mg/dia de EPA, enquanto outros usaram o ácido docosohexaenoico (DHA). Alguns relatos mencionaram o emprego da combinação de EPA com DHA.

O papel dos suplementos de ácidos graxos ômega-3 no tratamento das doenças afetivas permanece incerto. Estudos sugerem, de forma remota, um efeito mais confiável desses ácidos em alguns tipos de depressão unipolar do que na terapia de manutenção do transtorno bipolar. Além disso, os dados, até agora, são mais indicativos de um benefício no tratamento dos sintomas depressivos no transtorno bipolar do que no tratamento ou na prevenção dos sintomas maníacos. Entretanto, a dose correta, a duração do tratamento e a fórmula dos ácidos graxos ômega-3 permanecem indefinidas. Uma vez que esses ácidos são completamente benignos e podem ter outros benefícios para a saúde, alguns médicos os utilizam para suplementar os regimes do estabilizador do humor e do antidepressivo. Os efeitos colaterais mais comuns relatados são arrotos e hálito de peixe. Em virtude dos dados disponíveis que sugerem que os ácidos graxos ômega-3 podem ser benéficos em alguns indivíduos e apresentam poucos efeitos colaterais, a American Psychiatric Association (APA) endossou o uso do EPA/DHA em pacientes com transtornos do humor, do controle de impulsos e psicóticos. A APA recomenda pelo menos 1 g/dia de EPA/DHA.

Referências

Abou-Saleh MT: Who responds to prophylactic lithium therapy? Br J Psychiatry Suppl (21) :20–26, 1993 8217063

Abraham G, Delva N, Waldron J, et al: Lithium treatment: a comparison of once- and twice-daily dosing. Acta Psychiatr Scand 85(1):65–69, 1992 1546552

Altesman R, Cole JO: Lithium therapy: a practical review, in Psychopharmacology Update. Edited by Cole JO. Lexington, MA, Collamore Press, 1980, pp 3–18

Altshuler LL, Suppes T, Black DO, et al: Lower switch rate in depressed patients with bipolar II than bipolar I disorder treated adjunctively with second-generation antidepressants. Am J Psychiatry 163(2):313–315, 2006 16449487

Altshuler LL, Post RM, Hellemann G, et al: Impact of antidepressant continuation after acute positive or partial treatment response for bipolar depression: a blinded, randomized study. J Clin Psychiatry 70(4):450–457, 2009 19358785

Ayd F: Carbamazepine for aggression, schizophrenia and nonaffective syndromes. Int Drug Ther Newsl 19:9–12, 1984

Backonja M, Beydoun A, Edwards KR, et al: Gabapentin for the symptomatic treatment of painful neuropathy in patients with diabetes mellitus: a randomized controlled trial (see comments). JAMA 280(21):1831–1836, 1998 9846777

Baetz M, Bowen RC: Efficacy of divalproex sodium in patients with panic disorder and mood instability who have not responded to conventional therapy. Can J Psychiatry 43(1):73–77, 1998 9494751

Bahk WM, Shin YC, Woo JM, et al: Topiramate and divalproex in combination with risperidone for acute mania: a randomized open-label study. Prog Neuropsychopharmacol Biol Psychiatry 29(1):115–121, 2005 15610953

Baker RW, Milton DR, Stauffer VL, et al: Placebo-controlled trials do not find association of olanzapine with exacerbation of bipolar mania. J Affect Disord 73(1-2):147–153, 2003 12507747

Baldessarini RJ, Tondo L: Lithium and suicidal risk. Bipolar Disord 10(1):114–115, 2008 18199250

Baldessarini RJ, Tondo L: Suicidal risks during treatment of bipolar disorder patients with lithium versus anticonvulsants. Pharmacopsychiatry 42(2):72–75, 2009 19308882

Baldessarini RJ, Pompili M, Tondo L: Suicide in bipolar disorder: risks and management. CNS Spectr 11(6):465–471, 2006 16816785

Ballenger JC, Post RM: Carbamazepine in manic-depressive illness: a new treatment. Am J Psychiatry 137(7):782–790, 1980 7386656

Banach R, Boskovic R, Einarson T, Koren G: Long-term developmental outcome of children of women with epilepsy, unexposed or exposed prenatally to antiepileptic drugs: a meta-analysis of cohort studies. Drug Saf 33(1):73–79, 2010 20000869

Barbee JG, Thompson TR, Jamhour NJ, et al: A double-blind placebo-controlled trial of lamotrigine as an antidepressant augmentation agent in treatment-refractory unipolar depression. J Clin Psychiatry 72(10):1405–1412, 2011 21367355

Barzman DH, Delbello MP: Topiramate for co-occurring bipolar disorder and disruptive behavior disorders. Am J Psychiatry 163(8):1451–1452, 2006 16877668

Bellino S, Paradiso E, Bogetto F: Oxcarbazepine in the treatment of borderline personality disorder: a pilot study. J Clin Psychiatry 66(9):1111–1115, 2005 16187767

Bellino S, Bozzatello P, Rocca G, Bogetto F: Efficacy of omega-3 fatty acids in the treatment of borderline personality disorder: a study of the association with val- proic acid. J Psychopharmacol 28(2):125–132, 2014 24196948

Benedetti A, Lattanzi L, Pini S, et al: Oxcarbazepine as add-on treatment in patients with bipolar manic, mixed or depressive episode. J Affect Disord 79(1-3):273–277, 2004 15023507

Besag FM, Berry DJ, Pool F, et al: Carbamazepine toxicity with lamotrigine: pharmacokinetic or pharmacodynamic interaction? Epilepsia 39(2):183–187, 1998 9577998

Biederman J, Lerner Y, Belmaker RH: Combination of lithium carbonate and haloperidol in schizo-affective disorder: a controlled study. Arch Gen Psychiatry 36(3):327–333, 1979 369472

Bodén R, Lundgren M, Brandt L, et al: Risks of adverse pregnancy and birth outcomes in women treated or not treated with mood stabilisers for bipolar disorder: population based cohort study. BMJ 345:e7085, 2012 23137820

Both C, Kojda G, Lange-Asschenfeldt C: Pharmacotherapy of generalized anxiety disorder: focus and update on pregabalin. Expert Rev Neurother 14(1):29–38, 2014 24308277

Bowden CL: Predictors of response to divalproex and lithium. J Clin Psychiatry 56(3)(Suppl 3):25–30, 1995 7883739

Bowden CL, McElroy SL: History of the development of valproate for treatment of bipolar disorder. J Clin Psychiatry 56(3)(Suppl 3):3–5, 1995 7883740

Bowden CL, Singh V: Valproate in bipolar disorder: 2000 onwards. Acta Psychiatr Scand Suppl 426(426):13–20, 2005 15833096

Bowden CL, Brugger AM, Swann AC, et al; The Depakote Mania Study Group: Efficacy of divalproex vs lithium and placebo in the treatment of mania (erratum: JAMA 271:1830, 1994). JAMA 271(12):918–924, 1994 8120960

Bowden CL, Calabrese JR, McElroy SL, et al; Divalproex Maintenance Study Group: A randomized, placebo-controlled 12-month trial of divalproex and lithium in treatment of outpatients with bipolar I disorder. Arch Gen Psychiatry 57(5):481–489, 2000 10807488

Bradwejn J, Shriqui C, Koszycki D, Meterissian G: Double-blind comparison of the effects of clonazepam and lorazepam in acute mania. J Clin Psychopharmacol 10(6):403–408, 1990 2126794

Brent NB, Wisner KL: Fluoxetine and carbamazepine concentrations in a nursing mother/infant pair. Clin Pediatr (Phila) 37(1):41–44, 1998 9475699

Briassoulis G, Kalabalikis P, Tamiolaki M, Hatzis T: Lamotrigine childhood overdose. Pediatr Neurol 19(3):239–242, 1998 9806147

Brown EB, McElroy SL, Keck PE Jr, et al: A 7-week, randomized, double-blind trial of olanzapine/fluoxetine combination versus lamotrigine in the treatment of bi- polar I depression. J Clin Psychiatry 67(7):1025–1033, 2006 16889444

Bschor T, Bauer M: Efficacy and mechanisms of action of lithium augmentation in refractory major depression. Curr Pharm Des 12(23):2985–2992, 2006 16918427

Buzan RD, Dubovsky SL: Recurrence of lamotrigine-associated rash with rechallenge (letter). J Clin Psychiatry 59(2):87, 1998 9501897

Cade JF: Lithium salts in the treatment of psychotic excitement. Med J Aust 2(10):349–352, 1949 18142718

Calabrese JR, Delucchi GA: Spectrum of efficacy of valproate in 55 patients with rapid-cycling bipolar disorder. Am J Psychiatry 147(4):431–434, 1990 2107762

Calabrese JR, Markovitz PJ, Kimmel SE, Wagner SC: Spectrum of efficacy of valproate in 78 rapid-cycling bipolar patients. J Clin Psychopharmacol 12(1)(suppl):53S––56S, 1992 1541718

Calabrese JR, Woyshville MJ, Kimmel SE, Rapport DJ: Predictors of valproate response in bipolar rapid cycling. J Clin Psychopharmacol 13(4):280–283, 1993 8376616

Calabrese JR, Bowden CL, McElroy SL, et al: Spectrum of activity of lamotrigine in treatment-refractory bipolar disorder. Am J Psychiatry 156(7):1019–1023, 1999a 10401445

Calabrese JR, Bowden CL, Sachs GS, et al: A double-blind placebo-controlled study of lamotrigine monotherapy in outpatients with bipolar I depression. Lamictal 602 Study Group. J Clin Psychiatry 60(2):79–88, 1999b 10084633

Calabrese JR, Ketter TA, Youakim JM, et al: Adjunctive armodafinil for major depressive episodes associated with bipolar I disorder: a randomized, multicenter, double-blind, placebo-controlled, proof-of-concept study. J Clin Psychiatry 71(10):1363–1370, 2010 2067355

Calvert NW, Burch SP, Fu AZ, et al: The cost-effectiveness of lamotrigine in the main- tenance treatment of adults with bipolar I disorder. J Manag Care Pharm 12(4):322–330, 2006 16792438

Carrazana EJ, Schachter SC: Alternative uses of lamotrigine and gabapentin in the treatment of trigeminal neuralgia. Neurology 50(4):1192, 1998 9566432

Casey DE, Tracy KA, Daniel D, et al: Divalproex sodium enhances anti-psychotic-induced improvement in schizophrenia, in Abstracts of the 40th Annual Meeting of the American College of Neuropsychopharmacology, Waikoloa, HI, 2001, p 281

Chace MJ, Zhang F, Fullerton CA, et al: Intended and unintended consequences of the gabapentin off-label marketing lawsuit among patients with bipolar disorder. J Clin Psychiatry 73(11):1388–1394, 2012 23146199

Chatterjee CR, Ringold AL: A case report of reduction in alcohol craving and protection against alcohol withdrawal by gabapentin (letter). J Clin Psychiatry 60(9):617, 1999 10520981

Chen CK, Shiah IS, Yeh CB, et al: Combination treatment of clozapine and topiramate in resistant rapid-cycling bipolar disorder. Clin Neuropharmacol 28(3):136–138, 2005 15965313

Chien J: Ethosuximide-induced mania in a 10-year-old boy. Epilepsy Behav 21(4):483–485, 2011 21689989

Chouinard G, Young SN, Annable L: Antimanic effect of clonazepam. Biol Psychiatry 18(4):451–466, 1983 6407539

Cipriani A, Girlanda F, Agrimi E, et al: Effectiveness of lithium in subjects with treatment-resistant depression and suicide risk: a protocol for a randomised, independent, pragmatic, multicentre, parallel-group, superiority clinical trial. BMC Psychiatry 13:212, 2013 23941474

Citrome L: Adjunctive lithium and anticonvulsants for the treatment of schizophrenia: what is the evidence? Expert Rev Neurother 9(1):55–71, 2009a 19102669

Citrome L: Asenapine for schizophrenia and bipolar disorder: a review of the efficacy and safety profile for this newly approved sublingually absorbed second-generation antipsychotic. Int J Clin Pract 63(12):1762–1784, 2009b 19840150

Cohen LS, Friedman JM, Jefferson JW, et al: A reevaluation of risk of in utero exposure to lithium (erratum: JAMA 271:1485, 1994). JAMA 271(2):146–150, 1994 8031346

Colman E, Stadel BV: Gabapentin for postherpetic neuralgia. JAMA 282(2):134–135, 1999 10411191

Conesa ML, Rojo LM, Plumed J, Livianos L: Pregabalin in the treatment of refractory bipolar disorders. CNS Neurosci Ther 18(3):269–270, 2012 22449111

Conway CR, Chibnall JT, Nelson LA, et al: An open-label trial of adjunctive oxcar- bazepine for bipolar disorder. J Clin Psychopharmacol 26(1):95–97, 2006 16415718

Coryell W, Solomon D, Leon AC, et al: Lithium discontinuation and subsequent effectiveness (see comments). Am J Psychiatry 155(7):895–898, 1998 9659853

Cowdry RW, Gardner DL: Pharmacotherapy of borderline personality disorder. Al- prazolam, carbamazepine, trifluoperazine, and tranylcypromine. Arch Gen Psy- chiatry 45(2):111–119, 1988 3276280

Daban C, Martínez-Arán A, Torrent C, et al: Cognitive functioning in bipolar patients receiving lamotrigine: preliminary results. J Clin Psychopharmacol 26(2):178–181, 2006 16633148

D'Andrea G, Granella F, Cadaldini M, Manzoni GC: Effectiveness of lamotrigine in the prophylaxis of migraine with aura: an open pilot study. Cephalalgia 19(1):64–66, 1999 10099862

Dauphinais D, Knable M, Rosenthal J, et al: Zonisamide for bipolar disorder, mania or mixed states: a randomized, double blind, placebo-controlled adjunctive trial. Psychopharmacol Bull 44(1):5–17, 2011 22506436

Davanzo P, Nikore V, Yehya N, Stevenson L: Oxcarbazepine treatment of juvenile- onset bipolar disorder. J Child Adolesc Psychopharmacol 14(3):344–345, 2004 15650489

Deandrea D, Walker N, Mehlmauer M, White K: Dermatological reactions to lithium: a critical review of the literature. J Clin Psychopharmacol 2(3):199–204, 1982 6212599

Debattista C, Solomon A, Arnow B, et al: The efficacy of divalproex sodium in the treatment of agitation associated with major depression. J Clin Psychopharmacol 25(5):476–479, 2005 16160625

De Berardis D, Serroni N, Moschetta FS, et al: Reversal of aripiprazole-induced tardive akathisia by addition of pregabalin. J Neuropsychiatry Clin Neurosci 25(2):E9–E10, 2013 23686043

Deicken RF: Verapamil treatment of bipolar depression (letter). J Clin Psychopharmacol 10(2):148–149, 1990 2341592

Deltito JA: The effect of valproate on bipolar spectrum temperamental disorders. J Clin Psychiatry 54(8):300–304, 1993 8253697

Delva NJ, Letemendia FJ: Lithium treatment in schizophrenia and schizo-affective disorders. Br J Psychiatry 141:387–400, 1982 6129016

Denicoff KD, Meglathery SB, Post RM, Tandeciarz SI: Efficacy of carbamazepine compared with other agents: a clinical practice survey. J Clin Psychiatry 55(2):70–76, 1994 8077157

Diav-Citrin O, Shechtman S, Tahover E, et al: Pregnancy outcome following in utero exposure to lithium: a prospective, comparative, observational study. Am J Psychiatry 171(7):785–794, 2014 24781368

Di Costanzo E, Schifano F: Lithium alone or in combination with carbamazepine for the treatment of rapid-cycling bipolar affective disorder. Acta Psychiatr Scand 83(6):456–459, 1991 1882698

Dilsaver SC, Swann AC, Shoaib AM, Bowers TC: The manic syndrome: factors which may predict a patient's response to lithium, carbamazepine and valproate. J Psychiatry Neurosci 18(2):61–66, 1993 8461283

Donovan SJ, Susser ES, Nunes EV, et al: Divalproex treatment of disruptive adolescents: a report of 10 cases. J Clin Psychiatry 58(1):12–15, 1997 9055831

Dubovsky SL, Franks RD, Lifschitz M, Coen P: Effectiveness of verapamil in the treatment of a manic patient. Am J Psychiatry 139(4):502–504, 1982 7065298

Dwight MM, Keck PE Jr, Stanton SP, et al: Antidepressant activity and mania associated with risperidone treatment of schizoaffective disorder (letter). Lancet 344(8921):554–555, 1994 7520110

Eberle AJ: Valproate and polycystic ovaries (letter) (see comments). J Am Acad Child Adolesc Psychiatry 37(10):1009, 1998 9785710

Emrich HM: Studies with oxcarbazepine (Trileptal) in acute mania. Int Clin Psychopharmacol 5(suppl):83–88, 1990 1696292

Erfurth A, Kammerer C, Grunze H, et al: An open label study of gabapentin in the treatment of acute mania. J Psychiatr Res 32(5):261–264, 1998a 9789203

Erfurth A, Walden J, Grunze H: Lamotrigine in the treatment of schizoaffective disorder. Neuropsychobiology 38(3):204–205, 1998b 9778612

Evans RW, Gualtieri CT: Carbamazepine: a neuropsychological and psychiatric profile. Clin Neuropharmacol 8(3):221–241, 1985 2994882

Faedda GL, Tondo L, Baldessarini RJ, et al: Outcome after rapid vs gradual discontinuation of lithium treatment in bipolar disorders. Arch Gen Psychiatry 50(6):448–455, 1993 8498879

Fatemi SH, Rapport DJ, Calabrese JR, Thuras P: Lamotrigine in rapid-cycling bipolar disorder. J Clin Psychiatry 58(12):522–527, 1997 9448654

Filakovic P, Eric AP: Pharmacotherapy of suicidal behaviour in major depression, schizophrenia and bipolar disorder. Coll Antropol 37(3):1039–1044, 2013 24308257

Fogelson DL, Sternbach H: Lamotrigine treatment of refractory bipolar disorder. J Clin Psychiatry 58(6):271–273, 1997 9228895

Fountoulakis KN, Kontis D, Gonda X, Yatham LN: A systematic review of the evidence on the treatment of rapid cycling bipolar disorder. Bipolar Disord 15(2):115–137, 2013 23437958

Frampton JE, Foster RH: Pregabalin: in the treatment of generalised anxiety disorder. CNS Drugs 20(8):685–693 [discussion 694–695], 2006

Frangou S, Lewis M, McCrone P: Efficacy of ethyl-eicosapentaenoic acid in bipolar depression: randomised double-blind placebo-controlled study. Br J Psychiatry 188:46–50, 2006 16388069

Frankenburg FR, Tohen M, Cohen BM, Lipinski JF Jr: Long-term response to carbamazepine: a retrospective study. J Clin Psychopharmacol 8(2):130–132, 1988 3372707

Freeman MP, Hibbeln JR, Wisner KL, et al: Randomized dose-ranging pilot trial of omega-3 fatty acids for postpartum depression. Acta Psychiatr Scand 113(1):31–35, 2006 16390366

Freeman TW, Clothier JL, Pazzaglia P, et al: A double-blind comparison of valproate and lithium in the treatment of acute mania. Am J Psychiatry 149(1):108–111, 1992 1728157

Frye MA, Ketter TA, Kimbrell TA, et al: A placebo-controlled study of lamotrigine and gabapentin monotherapy in refractory mood disorders. J Clin Psychophar- macol 20(6):607–614, 2000 11106131

Geddes JR, Burgess S, Hawton K, et al: Long-term lithium therapy for bipolar disorder: systematic review and meta-analysis of randomized controlled trials. Am J Psychiatry 161(2):217–222, 2004 14754766

Gelenberg AJ, Carroll JA, Baudhuin MG, et al: The meaning of serum lithium levels in maintenance therapy of mood disorders: a review of the literature. J Clin Psychiatry 50(suppl):17–22, discussion 45–47, 1989a 2689433

Gelenberg AJ, Kane JM, Keller MB, et al: Comparison of standard and low serum levels of lithium for maintenance treatment of bipolar disorder. N Engl J Med 321(22):1489–1493, 1989b 2811970

Gentile S: Lithium in pregnancy: the need to treat, the duty to ensure safety. Expert Opin Drug Saf 11(3):425–437, 2012 22400907

Geracioti TD Jr: Valproic acid treatment of episodic explosiveness related to brain injury (letter). J Clin Psychiatry 55(9):416–417, 1994 7929025

Gerner RH, Stanton A: Algorithm for patient management of acute manic states: lithium, valproate, or carbamazepine? J Clin Psychopharmacol 12(1)(suppl):57S––63S, 1992 1541719

Ghaemi SN, Schrauwen E, Klugman J, et al: Long-term lamotrigine plus lithium for bipolar disorder: One year outcome. J Psychiatr Pract 12(5):300–305, 2006a 16998417

Ghaemi SN, Zablotsky B, Filkowski MM, et al: An open prospective study of zonisamide in acute bipolar depression. J Clin Psychopharmacol 26(4):385–388, 2006b 16855456

Ghaemi SN, Shirzadi AA, Klugman J, et al: Is adjunctive open-label zonisamide effective for bipolar disorder? J Affect Disord 105(1-3):311–314, 2008 17586053

Giles JJ, Bannigan JG: Teratogenic and developmental effects of lithium. Curr Pharm Des 12(12):1531–1541, 2006 16611133

Gitlin MJ: Lithium-induced renal insufficiency. J Clin Psychopharmacol 13(4):276–279, 1993 8376615

Gitlin M: Lithium and the kidney: an updated review. Drug Saf 20(3):231–243, 1999 10221853

Gobbi G, Gaudreau PO, Leblanc N: Efficacy of topiramate, valproate, and their combination on aggression/agitation behavior in patients with psychosis. J Clin Psychopharmacol 26(5):467–473, 2006 16974186

Goedhard LE, Stolker JJ, Heerdink ER, et al: Pharmacotherapy for the treatment of aggressive behavior in general adult psychiatry: A systematic review. J Clin Psychiatry 67(7):1013–1024, 2006 16889443

Goodnick PJ: Verapamil prophylaxis in pregnant women with bipolar disorder (letter). Am J Psychiatry 150(10):1560, 1993 8379565

Goodwin FK, Jamison KR: Manic-Depressive Illness. New York, Oxford University Press, 1990

Goodwin GM: Recurrence of mania after lithium withdrawal. Implications for the use of lithium in the treatment of bipolar affective disorder (editorial). Br J Psychiatry 164(2):149–152, 1994 8173817

Goodwin GM, Bowden CL, Calabrese JR, et al: A pooled analysis of 2 placebo- controlled 18-month trials of lamotrigine and lithium maintenance in bipolar I disorder. J Clin Psychiatry 65(3):432–441, 2004 15096085

Gordon A, Price LH: Mood stabilization and weight loss with topiramate (letter). Am J Psychiatry 156(6):968–969, 1999 10360144

Gorson KC, Schott C, Herman R, et al: Gabapentin in the treatment of painful diabetic neuropathy: a placebo controlled, double blind, crossover trial (letter). J Neurol Neurosurg Psychiatry 66(2):251–252, 1999 10071116

Green AI, Tohen M, Patel JK, et al: Clozapine in the treatment of refractory psychotic mania. Am J Psychiatry 157(6):982–986, 2000 10831480

Greil W, Kleindienst N, Erazo N, Müller-Oerlinghausen B: Differential response to lithium and carbamazepine in the prophylaxis of bipolar disorder. J Clin Psychopharmacol 18(6):455–460, 1998 9864077

Grunze H, Erfurth A, Amann B, et al: Intravenous valproate loading in acutely manic and depressed bipolar I patients. J Clin Psychopharmacol 19(4):303–309, 1999a 10440456

Grunze H, Erfurth A, Marcuse A, et al: Tiagabine appears not to be efficacious in the treatment of acute mania. J Clin Psychiatry 60(11):759–762, 1999b 10584764

Guscott R, Taylor L: Lithium prophylaxis in recurrent affective illness. Efficacy, effectiveness and efficiency. Br J Psychiatry 164(6):741–746, 1994 7952980

Guzzetta F, Tondo L, Centorrino F, Baldessarini RJ: Lithium treatment reduces suicide risk in recurrent major depressive disorder. J Clin Psychiatry 68(3):380–383, 2007 17388706

Hardoy MC, Hardoy MJ, Carta MG, Cabras PL: Gabapentin as a promising treatment for antipsychotic-induced movement disorders in schizoaffective and bipolar patients. J Affect Disord 54(3):315–317, 1999 10467977

Häuser W, Bernardy K, Uçeyler N, Sommer C: Treatment of fibromyalgia syndrome with gabapentin and pregabalin—a meta-analysis of randomized controlled trials. Pain 145(1-2):69–81, 2009 19539427

Herrmann N: Valproic acid treatment of agitation in dementia. Can J Psychiatry 43(1):69–72, 1998 9494750

Hilty DM, Rodriguez GD, Hales RE: Intravenous valproate for rapid stabilization of agitation in neuropsychiatric disorders (letter). J Neuropsychiatry Clin Neurosci 10(3):365–366, 1998 9706547

Himmelhoch JM, Poust RI, Mallinger AG, et al: Adjustment of lithium dose during lithium- chlorothiazide therapy. Clin Pharmacol Ther 22(2):225–227, 1977 884923

Hirschman S, Dolberg OT, Stern L, Grunhaus LJ: [The use of valproic acid in the treatment of borderline personality disorder] (in Hebrew). Harefuah 133(5-6):205–208, 1997 9461692

Hollander E, Swann AC, Coccaro EF, et al: Impact of trait impulsivity and state ag- gression on divalproex versus placebo response in borderline personality disorder. Am J Psychiatry 162(3):621–624, 2005 15741486

Horton S, Tuerk A, Cook D, et al: Maximum recommended dosage of lithium for pregnant women based on a PBPK model for lithium absorption. Adv Bioinforma 2012:352729, 2012 22693500

Hsiao YT, Wei IH, Huang CC: Oxcarbazepine-related neutropenia: a case report. J Clin Psychopharmacol 30(1):94–95, 2010 20075666

Huguelet P, Morand-Collomb S: Effect of topiramate augmentation on two patients suffering from schizophrenia or bipolar disorder with comorbid alcohol abuse. Pharmacol Res 52(5):392–394, 2005 16009565

Isojärvi JI, Laatikainen TJ, Pakarinen AJ, et al: Polycystic ovaries and hyperandrogenism in women taking valproate for epilepsy. N Engl J Med 329(19):1383–1388, 1993 8413434

Jacobsen FM: Low-dose valproate: a new treatment for cyclothymia, mild rapid cycling disorders, and premenstrual syndrome. J Clin Psychiatry 54(6):229–234, 1993 8331092

Jefferson JW, Greist JH, Ackerman DL, et al: Lithium Encyclopedia for Clinical Practice, 2nd Edition. Washington, DC, American Psychiatric Press, 1987

Joffe H, Cohen LS: Presentation at the 157rd annual meeting of the American Psychiatric Association, New York City, May 1–6, 2004

Joffe H, Cohen LS, Suppes T, et al: Longitudinal follow-up of reproductive and metabolic features of valproate-associated polycystic ovarian syndrome features: a preliminary report. Biol Psychiatry 60(12):1378–1381, 2006 16950230

Joffe RT, Post RM, Roy-Byrne PP, Uhde TW: Hematological effects of carbamazepine in patients with affective illness. Am J Psychiatry 142(10):1196–1199, 1985 4037133

Jones KL, Lacro RV, Johnson KA, Adams J: Pattern of malformations in the children of women treated with carbamazepine during pregnancy. N Engl J Med 320(25):1661–1666, 1989 2725616

Jope RS: Anti-bipolar therapy: mechanism of action of lithium. Mol Psychiatry 4(2):117–128, 1999 10208444

Judd LL, Schettler PJ, Akiskal HS, et al: Long-term symptomatic status of bipolar I vs. bipolar II disorders. Int J Neuropsychopharmacol 6(2):127–137, 2003 12890306

Juruena MF, Ottoni GL, Machado-Vieira R, et al: Bipolar I and II disorder residual symptoms: oxcarbazepine and carbamazepine as add-on treatment to lithium in a double-blind, randomized trial. Prog Neuropsychopharmacol Biol Psychiatry 33(1):94–99, 2009 19007842

Kaufman KR, Gerner R: Lamotrigine toxicity secondary to sertraline. Seizure 7(2):163–165, 1998 9627209

Keck PE Jr, McElroy SL, Vuckovic A, Friedman LM: Combined valproate and carbamazepine treatment of bipolar disorder. J Neuropsychiatry Clin Neurosci 4(3):319–322, 1992 1498585

Keck PE Jr, McElroy SL, Tugrul KC, Bennett JA: Valproate oral loading in the treatment of acute mania. J Clin Psychiatry 54(8):305–308, 1993a 8253698

Keck PE Jr, Taylor VE, Tugrul KC, et al: Valproate treatment of panic disorder and lactate-induced panic attacks. Biol Psychiatry 33(7):542–546, 1993b 8513040

Keck PE Jr, Marcus R, Tourkodimitris S, et al; Aripiprazole Study Group: A placebo- controlled, double-blind study of the efficacy and safety of aripiprazole in patients with acute bipolar mania. Am J Psychiatry 160(9):1651–1658, 2003a 12944341

Keck PE Jr, Versiani M, Potkin S, et al; Ziprasidone in Mania Study Group: Ziprasidone in the treatment of acute bipolar mania: a three-week, placebo-controlled, double- blind, randomized trial. Am J Psychiatry 160(4):741–748, 2003b 12668364

Keck PE Jr, Mintz J, McElroy SL, et al: Double-blind, randomized, placebo-controlled trials of ethyl-eicosapentanoate in the treatment of bipolar depression and rapid cycling bipolar disorder. Biol Psychiatry 60(9):1020–1022, 2006 16814257

Kemp DE, Gao K, Fein EB, et al: Lamotrigine as add-on treatment to lithium and divalproex: lessons learned from a double-blind, placebo-controlled trial in rapid-cycling bipolar disorder. Bipolar Disord 14(7):780–789, 2012 23107222

Kenna HA, Jiang B, Rasgon NL: Reproductive and metabolic abnormalities associated with bipolar disorder and its treatment. Harv Rev Psychiatry 17(2):138–146, 2009 19373621

Kessel JB, Verghese C, Simpson GM: Neurotoxicity related to lithium and neuroleptic combinations? A retrospective review. J Psychiatry Neurosci 17(1):28–30, 1992 1349826

Ketter TA: Monotherapy versus combined treatment with second-generation antipsychotics in bipolar disorder. J Clin Psychiatry 69(Suppl 5):9–15, 2008 19265635

Ketter TA, Pazzaglia PJ, Post RM: Synergy of carbamazepine and valproic acid in affective illness: case report and review of the literature. J Clin Psychopharmacol 12(4):276–281, 1992 1527232

Ketter TA, Winsberg ME, DeGolia SG, et al: Rapid efficacy of olanzapine augmentation in nonpsychotic bipolar mixed states. J Clin Psychiatry 59(2):83–85, 1998 9501894

Kimmel SE, Calabrese JR, Woyshville MJ, Meltzer HY: Clozapine in treatment-refractory mood disorders. J Clin Psychiatry 55(Suppl B):91–93, 1994 7961583

Kishimoto A, Ogura C, Hazama H, Inoue K: Long-term prophylactic effects of carbamazepine in affective disorder. Br J Psychiatry 143:327–331, 1983 6626851

Kocsis JH, Shaw ED, Stokes PE, et al: Neuropsychologic effects of lithium discontinuation. J Clin Psychopharmacol 13(4):268–275, 1993 8376614

Koek RJ, Yerevanian BI: Is lamotrigine effective for treatment-refractory mania? (letter). Pharmacopsychiatry 31(1):35, 1998 9524984

Kotler M, Matar MA: Lamotrigine in the treatment of resistant bipolar disorder. Clin Neuropharmacol 21(1):65–67, 1998 9579289

Kotwal R, Guerdjikova A, McElroy SL, Keck PE Jr: Lithium augmentation of topiramate for bipolar disorder with comorbid binge eating disorder and obesity. Hum Psychopharmacol 21(7):425–431, 2006 16941522

Krüger S, Trevor Young L, Bräunig P: Pharmacotherapy of bipolar mixed states. Bipolar Disord 7(3):205–215, 2005 15898959

Kunik ME, Puryear L, Orengo CA, et al: The efficacy and tolerability of divalproex sodium in elderly demented patients with behavioral disturbances. Int J Geriatr Psychiatry 13(1):29–34, 1998 9489578

Kushner SF, Khan A, Lane R, Olson WH: Topiramate monotherapy in the management of acute mania: results of four double-blind placebo-controlled trials. Bipolar Disord 8(1):15–27, 2006 16411977

Kusumakar V, Yatham LN: Lamotrigine treatment of rapid cycling bipolar disorder. Am J Psychiatry 154(8):1171–1172, 1997a 9247416

Kusumakar V, Yatham LN: An open study of lamotrigine in refractory bipolar depression. Psychiatry Res 72(2):145–148, 1997b 9335206

Lambert PA, Venaud G: A comparative study of valpromide versus lithium in the treatment of affective disorders. Nervure 5(2):57–65, 1992

Lampl C, Buzath A, Klinger D, Neumann K: Lamotrigine in the prophylactic treatment of migraine aura—a pilot study. Cephalalgia 19(1):58–63, 1999 10099861

Lenox RH, Watson DG: Lithium and the brain: a psychopharmacological strategy to a molecular basis for manic depressive illness. Clin Chem 40(2):309–314, 1994 8313612

Lenox RH, Newhouse PA, Creelman WL, Whitaker TM: Adjunctive treatment of manic agitation with lorazepam versus haloperidol: a double-blind study. J Clin Psychiatry 53(2):47–52, 1992 1541605

Letterman L, Markowitz JS: Gabapentin: a review of published experience in the treat- ment of bipolar disorder and other psychiatric conditions. Pharmacotherapy 19(5):565–572, 1999 10331819

Li PP, Young LT, Tam YK, et al: Effects of chronic lithium and carbamazepine treatment on G-protein subunit expression in rat cerebral cortex. Biol Psychiatry 34(3):162–170, 1993 8399809

Lin YH, Liu CY, Hsiao MC: Management of atypical antipsychotic-induced weight gain in schizophrenic patients with topiramate. Psychiatry Clin Neurosci 59(5):613–615, 2005 16194268

Lindenmayer JP, Klebanov R: Olanzapine-induced manic-like syndrome. J Clin Psychiatry 59(6):318–319, 1998 9671347

Lipinski JF, Pope HG Jr: Possible synergistic action between carbamazepine and lithium carbonate in the treatment of three acutely manic patients. Am J Psychiatry 139(7):948–949, 1982 6807113

Lonergan ET, Cameron M, Luxenberg J: Valproic acid for agitation in dementia. Cochrane Database Syst Rev 2(2):CD003945, 2004 15106227

Lott AD, McElroy SL, Keys MA: Valproate in the treatment of behavioral agitation in elderly patients with dementia. J Neuropsychiatry Clin Neurosci 7(3):314–319, 1995 7580190

MacMillan CM, Korndörfer SR, Rao S, et al: A comparison of divalproex and oxcar- bazepine in aggressive youth with bipolar disorder. J Psychiatr Pract 12(4):214–222, 2006 16883146

Mahmoudi-Gharaei J, Shahrivar Z, Faghihi T, et al: Topiramate versus valproate sodium as adjunctive therapies to a combination of lithium and risperidone for adolescents with bipolar I disorder: effects on weight and serum lipid profiles. Iran J Psychiatry 7(1):1–10, 2012 23056111

Marangell LB, Martinez JM, Zboyan HA, et al: A double-blind, placebo-controlled study of the omega-3 fatty acid docosahexaenoic acid in the treatment of major depression. Am J Psychiatry 160(5):996–998, 2003 12727707

Marcotte D: Use of topiramate, a new anti-epileptic as a mood stabilizer. J Affect Disord 50(2-3):245–251, 1998 9858083

Marcus WL: Lithium: a review of its pharmacokinetics, health effects, and toxicology. J Environ Pathol Toxicol Oncol 13(2):73–79, 1994 7884646

Mason BJ, Crean R, Goodell V, et al: A proof-of-concept randomized controlled study of gabapentin: effects on cannabis use, withdrawal and executive function deficits in cannabis-dependent adults. Neuropsychopharmacology 37(7):1689–1698, 2012 22373942

Mason BJ, Quello S, Goodell V, et al: Gabapentin treatment for alcohol dependence: a randomized clinical trial. JAMA Intern Med 174(1):70–77, 2014 24190578

Massot O, Rousselle JC, Fillion MP, et al: 5-HT1B receptors: a novel target for lithium. Possible involvement in mood disorders. Neuropsychopharmacology 21(4):530–541, 1999 10481837

McCoy L, Votolato NA, Schwarzkopf SB, Nasrallah HA: Clinical correlates of valproate augmentation in refractory bipolar disorder. Ann Clin Psychiatry 5(1):29–33, 1993 8348196

McElroy SL, Keck PE Jr: Treatment guidelines for valproate in bipolar and schizo- affective disorders. Can J Psychiatry 38(3)(Suppl 2):S62–S66, 1993 8500081

McElroy SL, Keck PE Jr, Pope HG Jr: Sodium valproate: its use in primary psychiatric disorders. J Clin Psychopharmacol 7(1):16–24, 1987 3102563

McElroy SL, Keck PE Jr, Tugrul KC, Bennett JA: Valproate as a loading treatment in acute mania. Neuropsychobiology 27(3):146–149, 1993 8232829

McElroy SL, Suppes T, Keck PE Jr, et al: Open-label adjunctive zonisamide in the treatment of bipolar disorders: a prospective trial. J Clin Psychiatry 66(5):617–624, 2005 15889949

McElroy SL, Winstanley E, Mori N, et al: A randomized, placebo-controlled study of zonisamide to prevent olanzapine-associated weight gain. J Clin Psychopharmacol 32(2):165–172, 2012 22367654

McIntyre RS, Alsuwaidan M, Goldstein BI, et al; Canadian Network for Mood and Anxiety Treatments (CANMAT) Task Force: The Canadian Network for Mood and Anxiety Treatments (CANMAT) task force recommendations for the management of patients with mood disorders and comorbid metabolic disorders. Ann Clin Psychiatry 24(1):69–81, 2012 22303523

Meador KJ, Baker GA, Browning N, et al; NEAD Study Group: Cognitive function at 3 years of age after fetal exposure to antiepileptic drugs. N Engl J Med 360(16):1597–1605, 2009 19369666

Meador KJ, Baker GA, Browning N, et al; NEAD Study Group: Fetal antiepileptic drug exposure and cognitive outcomes at age 6 years (NEAD study): a prospective observational study. Lancet Neurol 12(3):244–252, 2013 2335219

Mishory A, Yaroslavsky Y, Bersudsky Y, Belmaker RH: Phenytoin as an antimanic anticonvulsant: a controlled study. Am J Psychiatry 157(3):463–465, 2000 10698828

Mitchell P, Withers K, Jacobs G, Hickie I: Combining lithium and sodium valproate for bipolar disorder. Aust N Z J Psychiatry 28(1):141–143, 1994 8067959

Modell JG, Lenox RH, Weiner S: Inpatient clinical trial of lorazepam for the management of manic agitation. J Clin Psychopharmacol 5(2):109–113, 1985 3988969

Morello CM, Leckband SG, Stoner CP, et al: Randomized double-blind study comparing the efficacy of gabapentin with amitriptyline on diabetic peripheral neuropathy pain. Arch Intern Med 159(16):1931–1937, 1999 10493324

Mørk A, Geisler A, Hollund P: Effects of lithium on second messenger systems in the brain. Pharmacol Toxicol 71(Suppl 1):4–17, 1992 1336196

Morrell MJ, Hayes FJ, Sluss PM, et al: Hyperandrogenism, ovulatory dysfunction, and polycystic ovary syndrome with valproate versus lamotrigine. Ann Neurol 64(2):200–211, 2008 18756476

Murray JB: Lithium maintenance therapy for bipolar I patients: possible refractoriness to reinstitution after discontinuation. Psychol Rep 74(2):355–361, 1994 8197273

Muzina DJ, Gao K, Kemp DE, et al: Acute efficacy of divalproex sodium versus placebo in mood stabilizer-naive bipolar I or II depression: a double-blind, randomized, placebo-controlled trial. J Clin Psychiatry 72(6):813–819, 2011 20816041

Mylonakis E, Vittorio CC, Hollik DA, Rounds S: Lamotrigine overdose presenting as anticonvulsant hypersensitivity syndrome. Ann Pharmacother 33(5):557–559, 1999 10369617

Myrick H, Malcolm R, Brady KT: Gabapentin treatment of alcohol withdrawal (letter). Am J Psychiatry 155(11):1632, 1998 9812141

Nath K, Bhattacharya A, Praharaj SK: Eslicarbazepine acetate in the management of refractory bipolar disorder. Clin Neuropharmacol 35(6):295, 2012 23151469

Nemets H, Nemets B, Apter A, et al: Omega-3 treatment of childhood depression: a controlled, double-blind pilot study. Am J Psychiatry 163(6):1098–1100, 2006 16741212

Nierenberg AA, Fava M, Trivedi MH, et al: A comparison of lithium and T(3) augmentation following two failed medication treatments for depression: a STAR*D report. Am J Psychiatry 163(9):1519–1530, quiz 1665, 2006a 16946176

Nierenberg AA, Ostacher MJ, Calabrese JR, et al: Treatment-resistant bipolar depres- sion: a STEP-BD equipoise randomized effectiveness trial of antidepressant aug- mentation with lamotrigine, inositol, or risperidone. Am J Psychiatry 163(2):210–216, 2006b 16449473

Nilsson A, Axelsson R: Lithium discontinuers, II: therapeutic outcome. Acta Psychiatr Scand 84(1):78–82, 1991 1681682

Okuma T: Effects of carbamazepine and lithium on affective disorders. Neuropsychobiology 27(3):138–145, 1993 8232828

Okuma T, Yamashita I, Takahashi R, et al: Comparison of the antimanic efficacy of carbamazepine and lithium carbonate by double-blind controlled study. Pharmacopsychiatry 23(3):143–150, 1990 1973844

Ontiveros A, Fontaine R: Sodium valproate and clonazepam for treatment-resistant panic disorder. J Psychiatry Neurosci 17(2):78–80, 1992 1637803

Owen RT: Extended-release carbamazepine for acute bipolar mania: a review. Drugs Today (Barc) 42(5):283–289, 2006 16801991

Padhy R, Saxena K, Remsing L, et al: Symptomatic response to divalproex in subtypes of conduct disorder. Child Psychiatry Hum Dev 42(5):584–593, 2011 21706221

Pande AC, Davidson JR, Jefferson JW, et al: Treatment of social phobia with gabapentin: a placebo-controlled study. J Clin Psychopharmacol 19(4):341–348, 1999 10440462

Pande AC, Crockatt JG, Janney CA, et al; Gabapentin Bipolar Disorder Study Group: Gabapentin in bipolar disorder: a placebo-controlled trial of adjunctive therapy. Bipolar Disord 2(3 Pt 2):249–255, 2000 11249802

Pazzaglia PJ, Post RM: Contingent tolerance and reresponse to carbamazepine: a case study in a patient with trigeminal neuralgia and bipolar disorder. J Neuropsychiatry Clin Neurosci 4(1):76–81, 1992 1627967

Pazzaglia PJ, Post RM, Ketter TA, et al: Preliminary controlled trial of nimodipine in ultra--rapid cycling affective dysregulation. Psychiatry Res 49(3):257–272, 1993 8177920

Perlis RH, Baker RW, Zarate CA Jr, et al: Olanzapine versus risperidone in the treatment of manic or mixed States in bipolar I disorder: a randomized, double-blind trial. J Clin Psychiatry 67(11):1747–1753, 2006 17196055

Pinto OC, Akiskal HS: Lamotrigine as a promising approach to borderline personality: an open case series without concurrent DSM-IV major mood disorder. J Affect Disord 51(3):333–343, 1998 10333987

Pope HG Jr, McElroy SL, Keck PE Jr, Hudson JI: Valproate in the treatment of acute mania. A placebo-controlled study. Arch Gen Psychiatry 48(1):62–68, 1991 1984763

Post RM, Rubinow DR, Ballenger JC: Conditioning and sensitisation in the longitu- dinal course of affective illness. Br J Psychiatry 149:191–201, 1986 3535979

Post RM, Uhde TW, Roy-Byrne PP, Joffe RT: Correlates of antimanic response to carbamazepine. Psychiatry Res 21(1):71–83, 1987 2885878

Post RM, Weiss SR, Chuang DM: Mechanisms of action of anticonvulsants in affective disorders: comparisons with lithium. J Clin Psychopharmacol 12(1)(suppl):23S––35S, 1992 1541715

Post RM, Leverich GS, Altshuler LL, et al: An overview of recent findings of the Stanley Foundation Bipolar Network (Part I). Bipolar Disord 5(5):310–319, 2003 14525551

Post RM, Altshuler LL, Frye MA, et al: Preliminary observations on the effectiveness of levetiracetam in the open adjunctive treatment of refractory bipolar disorder. J Clin Psychiatry 66(3):370–374, 2005 15766304

Pratoomsri W, Yatham LN, Sohn CH, et al: Oxcarbazepine add-on in the treatment of refractory bipolar disorder. Bipolar Disord 7(Suppl 5):37–42, 2005 16225559

Pratoomsri W, Yatham LN, Bond DJ, et al: Oxcarbazepine in the treatment of bipolar disorder: a review. Can J Psychiatry 51(8):540–545, 2006 16933591

Prettyman R: Lithium neurotoxicity at subtherapeutic serum levels. Br J Psychiatry 164(1):123, 1994 7907921

Price LH, Heninger GR: Lithium in the treatment of mood disorders. N Engl J Med 331(9):591–598, 1994 8047085

Prien RF, Caffey EM Jr: Long-term maintenance drug therapy in recurrent affective illness: current status and issues. Dis Nerv Syst 38(12):981–992, 1977 412649

Prien RF, Kupfer DJ, Mansky PA, et al: Drug therapy in the prevention of recurrences in unipolar and bipolar affective disorders. Report of the NIMH Collaborative Study Group comparing lithium carbonate, imipramine, and a lithium carbonate- imipramine combination. Arch Gen Psychiatry 41(11):1096–1104, 1984 6437366

Rasgon N: The relationship between polycystic ovary syndrome and antiepileptic drugs: a review of the evidence. J Clin Psychopharmacol 24(3):322–334, 2004 15118487

Rasgon NL, Altshuler LL, Fairbanks L, et al: Reproductive function and risk for PCOS in women treated for bipolar disorder. Bipolar Disord 7(3):246–259, 2005 15898962

Ravindran AV, Jones BW, al-Zaid K, Lapierre YD: Effective treatment of mania with olanzapine: 2 case reports. J Psychiatry Neurosci 22(5):345–346, 1997 9401315

Reeves RR, McBride WA, Brannon GE: Olanzapine-induced mania. J Am Osteopath Assoc 98(10):549–550, 1998 9821737

Rowbotham M, Harden N, Stacey B, et al: Gabapentin for the treatment of postherpetic neuralgia: a randomized controlled trial (see comments). JAMA 280(21):1837–1842, 1998 9846778

Ruedrich S, Swales TP, Fossaceca C, et al: Effect of divalproex sodium on aggression and self-injurious behaviour in adults with intellectual disability: a retrospective review. J Intellect Disabil Res 43(Pt 2):105–111, 1999 10221790

Sachs GS, Rosenbaum JF, Jones L: Adjunctive clonazepam for maintenance treatment of bipolar affective disorder. J Clin Psychopharmacol 10(1):42–47, 1990a 2106533

Sachs GS, Weilburg JB, Rosenbaum JF: Clonazepam vs. neuroleptics as adjuncts to lithium maintenance. Psychopharmacol Bull 26(1):137–143, 1990b 1973545

Sachs G, Bowden C, Calabrese JR, et al: Effects of lamotrigine and lithium on body weight during maintenance treatment of bipolar I disorder. Bipolar Disord 8(2):175–181, 2006 16542188

Sachs GS, Nierenberg AA, Calabrese JR, et al: Effectiveness of adjunctive antidepressant treatment for bipolar depression. N Engl J Med 356(17):1711–1722, 2007 17392295

Salzman C, Solomon D, Miyawaki E, et al: Parenteral lorazepam versus parenteral haloperidol for the control of psychotic disruptive behavior. J Clin Psychiatry 52(4):177–180, 1991 1673123

Saricicek A, Maloney K, Muralidharan A, et al: Levetiracetam in the management of bipolar depression: a randomized, double-blind, placebo-controlled trial. J Clin Psychiatry 72(6):744–750, 2011 21034692

Saxena K, Howe M, Simeonova D, et al: Divalproex sodium reduces overall aggression in youth at high risk for bipolar disorder. J Child Adolesc Psychopharmacol 16(3):252–259, 2006 16768633

Schaffer LC, Schaffer CB, Miller AR, et al: An open trial of pregabalin as an acute and maintenance adjunctive treatment for outpatients with treatment resistant bipolar disorder. J Affect Disord 147(1-3):407–410, 2013 23040739

Schatzberg AF, DeBattista C: Phenomenology and treatment of agitation. J Clin Psychiatry 60(Suppl 15):17–20, 1999 10418809

Schatzberg AF, DeBattista CB, DeGolia S: Valproate in the treatment of agitation associated with depression. Psychiatr Ann 26:1–4, 1996

Scherk H, Pajonk FG, Leucht S: Second-generation antipsychotic agents in the treatment of acute mania: a systematic review and meta-analysis of randomized controlled trials. Arch Gen Psychiatry 64(4):442–455, 2007 17404121

Schou M: The range of clinical uses of lithium, in Lithium in Medical Practice. Edited by Johnson FN, Johnson S. Baltimore, MD, University Park Press, 1978

Schou M: Artistic productivity and lithium prophylaxis in manic-depressive illness. Br J Psychiatry 135:97–103, 1979 497639

Schou M: Lithium treatment during pregnancy, delivery, and lactation: an update. J Clin Psychiatry 51(10):410–413, 1990 2211538

Sheard MH, Marini JL, Bridges CI, Wagner E: The effect of lithium on impulsive aggressive behavior in man. Am J Psychiatry 133(12):1409–1413, 1976 984241

Silvers KM, Woolley CC, Hamilton FC, et al: Randomised double-blind placebo-controlled trial of fish oil in the treatment of depression. Prostaglandins Leukot Essent Fatty Acids 72(3):211–218, 2005 15664306

Simhandl C, Denk E, Thau K: The comparative efficacy of carbamazepine low and high serum level and lithium carbonate in the prophylaxis of affective disorders. J Affect Disord 28(4):221–231, 1993 8227758

Small JG, Klapper MH, Milstein V, et al: Carbamazepine compared with lithium in the treatment of mania. Arch Gen Psychiatry 48(10):915–921, 1991 1929761

Sobotka JL, Alexander B, Cook BL: A review of carbamazepine's hematologic reactions and monitoring recommendations. DICP 24(12):1214–1219, 1990 2089834

Stein DJ, Simeon D, Frenkel M, et al: An open trial of valproate in borderline personality disorder. J Clin Psychiatry 56(11):506–510, 1995 7592502

Steiner H, Petersen ML, Saxena K, et al: Divalproex sodium for the treatment of conduct disorder: a randomized controlled clinical trial. J Clin Psychiatry 64(10):1183–1191, 2003 14658966

Stephen LJ, Sills GJ, Brodie MJ: Lamotrigine and topiramate may be a useful combination (letter). Lancet 351(9107):958–959, 1998 9734949

Stoll AL, Severus WE, Freeman MP, et al: Omega 3 fatty acids in bipolar disorder: a preliminary double-blind, placebo-controlled trial. Arch Gen Psychiatry 56(5):407–412, 1999 10232294

Strömgren LS: The combination of lithium and carbamazepine in treatment and prevention of manic-depressive disorder: a review and a case report. Compr Psychiatry 31(3):261–265, 1990 2187656

Suppes T, Baldessarini RJ, Faedda GL, Tohen M: Risk of recurrence following discontinuation of lithium treatment in bipolar disorder. Arch Gen Psychiatry 48(12):1082–1088, 1991 1845226

Suppes T, Baldessarini RJ, Faedda GL, et al: Discontinuation of maintenance treatment in bipolar disorder: risks and implications. Harv Rev Psychiatry 1(3):131–144, 1993 9384841

Suppes T, Phillips KA, Judd CR: Clozapine treatment of nonpsychotic rapid cycling bipolar disorder: a report of three cases. Biol Psychiatry 36(5):338–340, 1994 7993960

Suppes T, Chisholm KA, Dhavale D, et al: Tiagabine in treatment refractory bipolar disorder: a clinical case series. Bipolar Disord 4(5):283–289, 2002 12479659

Suppes T, Kelly DI, Hynan LS, et al: Comparison of two anticonvulsants in a randomized, single-blind treatment of hypomanic symptoms in patients with bipolar disorder. Aust N Z J Psychiatry 41(5):397–402, 2007 17464731

Szczepankiewicz A: Evidence for single nucleotide polymorphisms and their association with bipolar disorder. Neuropsychiatr Dis Treat 9:1573–1582, 2013 24143106

Tariot PN, Schneider LS, Cummings J, et al; Alzheimer's Disease Cooperative Study Group: Chronic divalproex sodium to attenuate agitation and clinical progression of Alzheimer disease. Arch Gen Psychiatry 68(8):853–861, 2011 21810649

Teratogenic effects of carbamazepine (letter). N Engl J Med 321(21):1480–1481, 1989 2811966

Tilkian AG, Schroeder JS, Kao JJ, Hultgren HN: The cardiovascular effects of lithium in man. A review of the literature. Am J Med 61(5):665–670, 1976 790953

Tohen M, Castillo J, Cole JO, et al: Thrombocytopenia associated with carbamazepine: a case series (see comments). J Clin Psychiatry 52(12):496–498, 1991 1752850

Tohen M, Castillo J, Pope HG Jr, Herbstein J: Concomitant use of valproate and carbamazepine in bipolar and schizoaffective disorders. J Clin Psychopharmacol 14(1):67–70, 1994 8151006

Tohen M, Sanger TM, McElroy SL, et al; Olanzapine HGEH Study Group: Olanzapine versus placebo in the treatment of acute mania. Am J Psychiatry 156(5):702–709, 1999 10327902

Tohen M, Ketter TA, Zarate CA, et al: Olanzapine versus divalproex sodium for the treatment of acute mania and maintenance of remission: a 47-week study. Am J Psychiatry 160(7):1263–1271, 2003a 12832240

Tohen M, Vieta E, Calabrese J, et al: Efficacy of olanzapine and olanzapine-fluoxetine combination in the treatment of bipolar I depression. Arch Gen Psychiatry 60(11):1079–1088, 2003b 14609883

Tondo L, Hennen J, Baldessarini RJ: Lower suicide risk with long-term lithium treatment in major affective illness: a meta-analysis. Acta Psychiatr Scand 104(3):163–172, 2001 11531653

Tupin J: Management of violent patients, in Manual of Psychiatric Therapeutics. Edited by Shader RI. Boston, MA, Little, Brown, 1975, pp 125–133

Uhde T, Post R, Ballenger J, et al: Carbamazepine in the treatment of neuropsychiatric disorders, in Anticonvulsants in Affective Disorders (Excerpta Medica International Congress Series, No 626). Edited by Emrich H, Okuma T, Muller A. Amsterdam, Excerpta Medica, 1984, pp 111–131

Valproate and carbamazepine join lithium as primary treatments for bipolar disorder [news]. Am J Health Syst Pharm 52:358, 361, 1995

Valproate and mood disorders: perspectives. Summit conferences on the Treatment of Bipolar Disorders, July 27–28, 1990, Colorado Springs, Colorado and January 24-27, 1991, Snowmass, Colorado. J Clin Psychopharmacol 12(1)(suppl):1S––68S, 1992 1347299

Valproate for bipolar disorder. Med Lett Drugs Ther 36(929):74–75, 1994 8047048 van der Loos ML, Mulder PG, Hartong EG, et al; LamLit Study Group: Efficacy and safety of lamotrigine as add-on treatment to lithium in bipolar depression: a multicenter, double-blind, placebo-controlled trial. J Clin Psychiatry 70(2):223–231, 2009 19200421

Vasudev A, Macritchie K, Watson S, et al: Oxcarbazepine in the maintenance treatment of bipolar disorder. Cochrane Database Syst Rev Jan 23; (1):CD005171, 2008

Vasudev A, Macritchie K, Rao SN, et al: Tiagabine in the maintenance treatment of bipolar disorder. Cochrane Database Syst Rev Dec 7; (12):CD005173, 2011a

Vasudev A, Macritchie K, Vasudev K, et al: Oxcarbazepine for acute affective episodes in bipolar disorder. Cochrane Database Syst Rev Dec 7; (12):CD004857, 2011b

Vasudev A, Macritchie K, Rao SK, et al: Tiagabine for acute affective episodes in bipolar disorder. Cochrane Database Syst Rev Dec 12; (12):CD004694, 2012

Vendsborg PB, Bech P, Rafaelsen OJ: Lithium treatment and weight gain. Acta Psy- chiatr Scand 53(2):139–147, 1976 1251759

Vieta E, Sánchez-Moreno J, Goikolea JM, et al: Effects on weight and outcome of long-term olanzapine-topiramate combination treatment in bipolar disorder. J Clin Psy- chopharmacol 24(4):374–378, 2004 15232327

Vieta E, Cruz N, García-Campayo J, et al: A double-blind, randomized, placebo- controlled prophylaxis trial of oxcarbazepine as adjunctive treatment to lithium in the long-term treatment of bipolar I and II disorder. Int J Neuropsychophar- macol 11(4):445–452, 2008 18346292

Vinten J, Adab N, Kini U, et al; Liverpool and Manchester Neurodevelopment Study Group: Neuropsychological effects of exposure to anticonvulsant medication in utero. Neurology 64(6):949–954, 2005 15781806

Wagner KD, Kowatch RA, Emslie GJ, et al: A double-blind, randomized, placebo-controlled trial of oxcarbazepine in the treatment of bipolar disorder in children and adolescents (erratum: Am J Psychiatry 163:1843, 2006). Am J Psychiatry 163(7):1179–1186, 2006 16816222

Wang PW, Yang YS, Chandler RA, et al: Adjunctive zonisamide for weight loss in euthymic bipolar disorder patients: a pilot study. J Psychiatr Res 42(6):451–457, 2008 17628595

Wang Z, Gao K, Kemp DE, et al: Lamotrigine adjunctive therapy to lithium and divalproex in depressed patients with rapid cycling bipolar disorder and a recent substance use disorder: a 12-week, double-blind, placebo-controlled pilot study. Psychopharmacol Bull 43(4):5–21, 2010 21240149

Weisler RH, Ahearn EP, Davidson JR, Wallace CD: Adjunctive use of olanzapine in mood disorders: five case reports. Ann Clin Psychiatry 9(4):259–262, 1997 9511951

Weisler RH, Hirschfeld R, Cutler AJ, et al; SPD417 Study Group: Extended-release carbamazepine capsules as monotherapy in bipolar disorder: pooled results from two randomised, double-blind, placebo-controlled trials. CNS Drugs 20(3):219–231, 2006 16529527

Wensel TM, Powe KW, Cates ME: Pregabalin for the treatment of generalized anxiety disorder. Ann Pharmacother 46(3):424–429, 2012 22395254

Wilcox JA: Divalproex sodium as a treatment for borderline personality disorder. Ann Clin Psychiatry 7(1):33–37, 1995 8541935

Williams AL, Katz D, Ali A, et al: Do essential fatty acids have a role in the treatment of depression? J Affect Disord 93(1-3):117–123, 2006 16650900

Woodman CL, Noyes R Jr: Panic disorder: treatment with valproate. J Clin Psychiatry 55(4):134–136, 1994 8071256

Wright BA, Jarrett DB: Lithium and calcium channel blockers: possible neurotoxicity (letter). Biol Psychiatry 30(6):635–636, 1991 1932412

Wroblewski BA, Joseph AB, Kupfer J, Kalliel K: Effectiveness of valproic acid on destructive and aggressive behaviours in patients with acquired brain injury. Brain Inj 11(1):37–47, 1997 9012550

Xie X, Hagan RM: Cellular and molecular actions of lamotrigine: Possible mechanisms of efficacy in bipolar disorder. Neuropsychobiology 38(3):119–130, 1998 9778599

Young AH, Geddes JR, Macritchie K, et al: Tiagabine in the maintenance treatment of bipolar disorders. Cochrane Database Syst Rev 3(3):CD005173, 2006a 16856081

Young AH, Geddes JR, Macritchie K, et al: Tiagabine in the treatment of acute affective episodes in bipolar disorder: efficacy and acceptability. Cochrane Database Syst Rev 3(3):CD004694, 2006b 16856056

Zajecka JM, Weisler R, Sachs G, et al: A comparison of the efficacy, safety, and tolerability of divalproex sodium and olanzapine in the treatment of bipolar disorder. J Clin Psychiatry 63(12):1148–1155, 2002 12523875

Zarate CA Jr, Tohen M, Banov MD, et al: Is clozapine a mood stabilizer? J Clin Psychiatry 56(3):108–112, 1995 7883728

Zarghami M, Sheikhmoonesi F, Ala S, et al: A comparative study of beneficial effects of Olanzapine and sodium valproate on aggressive behavior of patients who are on methadone maintenance therapy: a randomized triple blind clinical trial. Eur Rev Med Pharmacol Sci 17(8):1073–1081, 2013 23661521

Zullino D, Baumann P: Olanzapine for mixed episodes of bipolar disorder (letter). J Psychopharmacol 13(2):198, 1999 10475728

6

Agentes ansiolíticos

Os agentes ansiolíticos – definidos no passado como benzodiazepínicos – são os medicamentos psicotrópicos mais utilizados no mundo. A maioria das prescrições desses fármacos é emitida por clínicos gerais. Os psiquiatras são responsáveis por menos de 20% dessas prescrições nos Estados Unidos, o que reflete, em parte, o fato de a maioria dos pacientes ansiosos nunca procurar esses profissionais. Além disso, os ansiolíticos são prescritos para uma grande variedade de pacientes que não apresenta um transtorno primário de ansiedade – isto é, indivíduos que consultam os médicos de cuidados primários com queixas somáticas ou doença somática real.

Os agentes ansiolíticos podem ser divididos em muitas subclasses, das quais os benzodiazepínicos são os mais frequentemente prescritos. Várias dessas subclasses de ansiolíticos (p. ex., benzodiazepínicos) incluem agentes comercializados primariamente como hipnóticos (p. ex., flurazepam). Neste manual, separamos os tratamentos farmacológicos da ansiedade daqueles da insônia. A distinção, entretanto, é mais artificial, porque quase todo medicamento sedativo ou ansiolítico pode ser usado em uma dose baixa durante o dia para a ansiedade e em uma dose similar ou mais alta para a dificuldade de dormir. Mesmo que os hipnóticos mais novos, como o eszopiclone, tenham propriedades um pouco mais seletivas para sedação do que para ansiedade, ainda assim o eszopiclone tem algumas propriedades ansiolíticas. Isso reflete os efeitos farmacológicos comuns nos sítios de ligação dos benzodiazepínicos nos receptores de ácido γ-aminobutírico (GABA-A). Em contrapartida, não está claro que o agente indutor do sono rozerem, um agonista da melatonina, não seja um ansiolítico útil, e que a buspirona, um ansiolítico agonista parcial do receptor 5-HT$_{1A}$, não seja um hipnótico eficaz.

O maior grupo de ansiolíticos é o dos *barbitúricos*, que foram desenvolvidos como sedativo-hipnóticos e antiepiléticos e introduzidos no início do século XX. Esses medicamentos também são discutidos no capítulo sobre hipnóticos (ver Cap. 7). O meprobamato, um derivado do *carbamato*, foi introduzido quase 60 anos depois como agente sedativo-hipnótico. Embora o uso das duas classes – barbitúricos e carbamatos – tenha diminuído nas últimas décadas, esses fármacos ainda são usados ocasionalmente.

Os benzodiazepínicos, introduzidos no início da década de 1960, mudaram de forma considerável a abordagem farmacológica para a ansiedade. Primeiramente desenvolvidos como relaxantes musculares, logo ficaram evidentes suas propriedades ansiolítico-hipnóticas, com ampla margem de segurança na *overdose* e potencial de induzir a dependência física. A buspirona, um agonista$_{1A}$ de serotonina (5-HT$_{1A}$) com alguns efeitos mistos dopaminérgicos, foi liberada nos Estados Unidos em 1987 para uso na ansiedade. Seu emprego pelos psiquiatras no tratamento da ansiedade e de condições relacionadas foi menor do que sua utilização no cuidado primário e nas casas de repouso (ver seção "Buspirona", neste capítulo; Cole e Yonkers 1995).

Cada vez mais os anticonvulsivantes passaram a ser usados no tratamento dos estados ansiosos. Agentes como gabapentina e pregabalina podem ser alternativas ou coadjuvantes dos antidepressivos e benzodiazepínicos mais comumente utilizados no tratamento de alguns transtornos de ansiedade.

As abordagens farmacológicas menos usadas para a ansiedade incluem os agentes anti-histamínicos e autonômicos (p. ex., β-bloqueadores). Os primeiros apresentam uma ação geral primariamente sedativa; os últimos, que são mais usados do que os anti-histamínicos, agem pelo bloqueio periférico ou central da atividade noradrenérgica e de muitas das manifestações da ansiedade (p. ex., tremores, palpitações, transpiração). Vários dos antipsicóticos também têm indicações na ansiedade – embora, nos Estados Unidos, tenham sido menos utilizados com esse objetivo nos últimos anos. Existe forte evidência, por exemplo, de que a quetiapina seja eficaz no tratamento do transtorno de ansiedade generalizada (TAG), mas a U.S. Food and Drug Administration (FDA) não autorizou sua indicação para TAG por causa da ampla disponibilidade de ansiolíticos que não apresentam os efeitos colaterais metabólicos da quetiapina. Por isso, as preocupações com a segurança dos antipsicóticos atípicos (SGAs) os tornam agentes de segunda ou terceira linha no manejo dos transtornos de ansiedade.

Muitos dos antidepressivos (principalmente os inibidores seletivos da recaptação de serotonina [ISRSs] e os inibidores da recaptação de serotonina e noradrenalina [IRSNs], como a venlafaxina) são os preferidos para o tratamento de todos os tipos de transtornos de ansiedade, exceto na abordagem terapêutica da insônia. Entretanto, a mirtazapina e a trazodona são utilizadas normalmente como agentes hipnóticos. A clomipramina é o único antidepressivo tricíclico (ADT) que mostrou eficácia no tratamento do TOC. No entanto, todos os ISRSs também são supostamente eficazes no tratamento desse transtorno (ver subseção "Transtorno obsessivo-compulsivo", mais adiante neste capítulo). Os ISRSs e os medicamentos mais novos relacionados e não relacionados (p. ex., gabapentina e venlafaxina) têm se tornado os principais fármacos utilizados pelos psiquiatras para o tratamento de transtornos de ansiedade específicos, considerando que os benzodiazepínicos ainda podem ser os primeiros prescritos pelos médicos de cuidados primários.

Além dessa mudança importante nos padrões de tratamento dos transtornos de ansiedade, existe um considerável interesse na terapia cognitivo-comportamental (TCC), cuja eficácia é demonstrada em estudos bem elaborados, realizados principalmente por psicólogos. Programas específicos ou semiespecíficos são desenvolvidos para direcionar os sintomas e as necessidades de tratamento dos transtornos de ansiedade individuais. Quase todos esses programas, entretanto, apresentam elementos de dessensibilização, exposição e reestrutura cognitiva, bem como expõem o paciente a novas formas de lidar com as situações reais da vida.

Em uma visão geral, os benzodiazepínicos normalmente funcionam mais rápido no alívio dos sintomas; os antidepressivos (ISRSs e agentes mais novos) produzem resultados após várias semanas; e a TCC leva dois meses ou mais para apresentar melhora. Existem algumas evidências de que os pacientes que demonstram melhora durante a participação nos programas de TCC a mantêm por um período maior após o término do tratamento do que aqueles que apresentam melhora sob medicamentos (Barlow et al. 2000). Recentemente, estudos indicaram que a D-ciclosserina, um agente glutamatérgico, aumentou os efeitos da terapia comportamental em vários tipos de transtornos de ansiedade (Hofmann et al. 2006; Norberg et al. 2008; Ressler et al. 2004). O mecanismo potencializa a aprendizagem de extinção do medo, e sua eficácia foi primeiramente demonstrada em pacientes com acrofobia (Ressler et al. 2004).

Iniciamos o capítulo discutindo o uso dos benzodiazepínicos no tratamento da ansiedade generalizada e do pânico. Depois, direcionamos para o uso dos antidepressivos no tratamento de outros transtornos de ansiedade, como o transtorno de estresse pós-traumático (TEPT), a fobia social, o TOC e o transtorno dismórfico corporal. Por fim, debatemos o uso de outras classes de medicamentos para a ansiedade e outras condições, como a catatonia, uma síndrome unicamente responsiva a medicamentos sedativos e eletroconvulsoterapia (ECT).

Uma vez que os ISRSs já foram considerados de maneira minuciosa no Capítulo 3, aqui receberão atenção menos detalhada. Vários dos ISRSs e IRSNs já foram aprovados pela FDA para um ou mais diagnósticos específicos de ansiedade, incluindo a paroxetina para TAG, TEPT, TOC, transtorno de pânico, transtorno disfórico pré-menstrual (TDPM) (apenas a fórmula de liberação controlada) e fobia social; a fluoxetina para TOC, bulimia, transtorno de pânico e TDPM; a sertralina para TOC, transtorno de pânico, TDPM, fobia social e TEPT; o escitalopram para TAG; a venlafaxina (fórmula de liberação prolongada) para TAG e fobia social; a duloxetina para TAG; e a fluvoxamina para fobia social e TOC. Nossa posição é: até que estudos demonstrem claramente as diferenças na eficácia entre esses medicamentos no tratamento de transtornos de ansiedade específicos, todos os ISRSs, e talvez a maioria dos IRSNs, são eficazes para essas condições. O uso em tais quadros pode precisar de ajustes, mas esses agentes se aplicam aos transtornos específicos e a toda a classe de ISRSs – por exemplo, o uso de dosagens muito baixas (especialmente no início) em pacientes com transtorno de pânico com agorafobia; e o emprego de dosagens mais elevadas, esperando por mais tempo por uma resposta clínica nos portadores de TOC.

Benzodiazepínicos

Indicações

Além da ansiedade, os benzodiazepínicos são indicados para tensão muscular, insônia, estados epiléticos (diazepam), epilepsia mioclônica (clonazepam), anestesia pré-operatória e abstinência de álcool. Um benzodiazepínico, o triazolobenzodiazepínico alprazolam, também é indicado para a ansiedade associada à depressão (como é o lorazepam), e alguns estudos demonstraram que o alprazolam também se compara à imipramina e à fenelzina nas propriedades antipânico e antidepressiva (ver Cap. 3). O clonazepam também está aprovado para o tratamento do transtorno de pânico, e provavelmente todos os benzodiazepínicos são eficazes no tratamento do pânico, se administrados em doses elevadas o suficiente para o resultado esperado.

Capítulo 6 Agentes ansiolíticos 415

Benzodiazepínicos (p. ex., diazepam, clonazepam, alprazolam): visão geral	
Eficácia	Ansiedade generalizada (aprovado pela FDA) Transtorno de pânico (aprovado pela FDA para alprazolam, clonazepam) Insônia (aprovado pela FDA) Epilepsia (aprovado pela FDA para clonazepam) Relaxamento muscular Anestesia Abstinência de álcool
Efeitos colaterais	Sedação Letargia Dependência/Abstinência
Segurança na *overdose*	Seguro na *overdose* até 30 vezes a dose diária normal. Sintomas habituais de *overdose* incluem sedação, sonolência, ataxia e fala pastosa. Pode resultar em depressão respiratória em combinação com outros depressores do SNC. O manejo inclui lavagem gástrica, vômitos forçados e ventilação assistida.
Dosagem e administração	Varia de acordo com o benzodiazepínico e a indicação; ver Tab. 6-1.
Descontinuação	Reduzir não mais do que 25% da dose total semanal após administração de longo prazo. A abstinência inclui insônia, agitação, ansiedade e, raramente, convulsões.
Interações medicamentosas	Depressão potencializada do SNC com etanol, barbitúricos e outros depressores do SNC Medicamentos que ↑ os níveis triazolobenzodiazepínicos incluem: inibidores do citocromo P450 3A4, cetoconazol, fluconazol, nefazodona Medicamentos que ↓ os níveis triazolobenzodiazepínicos incluem: carbamazepina

Nota: FDA = U.S. Food and Drug Administration; SNC = sistema nervoso central.

É provável que todos os benzodiazepínicos atualmente disponíveis sejam eficazes no tratamento da ansiedade crônica e ansiedade secundária aos estresses da vida ou às condições clínicas. É possível que a definição de TAG no DSM-5 (American Psychiatric Association 2013) seja restritiva em abranger todas as formas de ansiedade para as quais esses fármacos podem ser eficazes. Também é provável que existam transtornos de "ansiedade dupla", análogos ao conceito de depressão dupla; alguns pacientes apresentam sintomas de ansiedade por toda a vida, de brandos a moderados, com períodos episódicos de piora durante os quais procuram a terapia.

O transtorno de pânico com ou sem agorafobia é uma condição crônica, flutuante; alguns pacientes experimentam episódios da doença (como episódios de depressão), enquanto outros apresentam ataques brandos, ausentes durante algumas fases da vida e sintomas incapacitantes em outros momentos. O alprazolam é o único benzodiazepínico oficialmente considerado eficaz e bem estudado no tratamento do transtorno de pânico com ou sem agorafobia; todavia, outros benzodiazepínicos também podem ser eficazes.

O TAG e o pânico são condições que geralmente acompanham outros transtornos, como a depressão maior, o TEPT e o transtorno da personalidade *borderline*, bem como todos os outros transtornos de ansiedade específicos (p. ex., fobia social).

Os pacientes atendidos nas unidades de cuidados primários podem demonstrar mais sintomas mistos complexos de ansiedade e depressão brandos do que os indivíduos atendidos por psiquiatras. O já ultrapassado diagnóstico misto de ansiedade e depressão ainda deve ter reconhecimento por causa de sua prevalência, embora os sistemas recentes de diagnóstico (DSM-III-R [American Psychiatric Association 1987] e DSM-IV [American Psychiatric Association 1994]) não tenham endossado totalmente a condição. Esses transtornos podem explicar por que os agentes antidepressivos e os ansiolíticos costumam funcionar nos mesmos tipos de pacientes (Rickels e Schweizer 1995).

O clonazepam tem sido relatado como acelerador da resposta nos pacientes com depressão maior tratados com fluoxetina (Smith et al. 1998), bem como nos portadores de transtorno de pânico tratados com sertralina (Goddard et al. 2001). O medicamento demonstrou um efeito calmante e compensou qualquer manifestação ansiogênica associada ao início dos ISRSs. O benzodiazepínico foi usado por breves períodos (em torno de três semanas), em doses de 0,5 a 1,5 mg na hora de dormir, e, depois, foi descontinuado. Essas utilizações são discutidas no Capítulo 9.

Efeitos farmacológicos

Nos últimos anos, tem havido uma considerável atenção ao modo de ação dos benzodiazepínicos, visando à identificação dos sítios benzodiazepínicos específicos nos receptores GABA-A. Parece que esse complexo receptor medeia as ações ansiolíticas, sedativas e anticonvulsivantes dessa classe de fármacos. A localização dos receptores específicos pode estar relacionada às relativas propriedades anticonvulsivante, ansiolítica ou sedativa dos diversos benzodiazepínicos.

Alguns farmacologistas defendem a hipótese de que seja possível desenvolver novos compostos que se liguem mais especificamente a certos receptores e que ajam como agonistas parciais para produzir tranquilidade sem sedação ou sedação sem muito relaxamento muscular. Essas abordagens estão sendo pesquisadas. Até aqui, os medicamentos que se ligam de forma específica ao receptor benzodiazepínico$_{\alpha 1}$ (p. ex., o não benzodiazepínico zolpidem) não parecem ser especialmente singulares, mas, sim, parecem ter propriedades sedativas mais potentes do que as de relaxamento muscular. Agonistas parciais ou medicamentos com ligação mais específica podem reduzir de forma substancial o risco de tolerância, a dependência e os efeitos da abstinência. Infelizmente, até o momento, nem os agonistas parciais nem os medicamentos com ligações mais singulares parecem ser diferentes dos benzodiazepínicos disponíveis.

O triazolobenzodiazepínico alprazolam também parece ter efeitos nos sistemas noradrenérgicos, causando *down regulation* dos receptores β-adrenérgicos pós-sinápticos em camundongos tratados com reserpina, bem como aumento na atividade da proteína N nos seres humanos (a proteína que acopla o receptor pós-sináptico ao sistema energético intraneuronal). Esses efeitos podem ajudar a explicar as ações antipânico e antidepressiva moderadas do medicamento, além dos efeitos mediados pelo complexo do receptor benzodiazepínico-GABA.

Subclasses

Normalmente, os benzodiazepínicos ansiolíticos são divididos em três subclasses, com base na estrutura: 2-ceto (clordiazepóxido, clonazepam, clorazepato, diazepam e o hipnótico flurazepam); 3-hidróxi (lorazepam, oxazepam e o hipnótico temazepam); e triazolo (alprazolam, adinazolam, estazolam e o hipnótico triazolam) (ver Fig. 6-1 e Tab. 6-1).

As propriedades farmacocinéticas (i.e., meias-vidas) variam entre essas classes, em parte refletindo as diferenças nas formas de metabolismo das medicações, conforme resumido na Tabela 6-2. Os medicamentos 2-ceto e seus me-

TABELA 6-1 Benzodiazepínicos: nomes, forma farmacêutica, concentrações e variação de dosagem ansiolítica

Nome genérico	Nome comercial[a]	Forma farmacêutica e concentrações	Variação de dosagem ansiolítica (mg/dia)[b]
2-Ceto			
Clordiazepóxido	Librium	Cápsulas: 5, 10, 25 mg	15-40
Clorazepato	Tranxene	Comprimidos: 3,75, 7,5, 15 mg	15-40
Diazepam	Valium	Comprimidos: 2, 5, 10 mg	5-40
		Solução oral: 1 mg/mL	
		Solução concentrada: 5 mg/5 mL (30 mL)	
		Injeção: 5 mg/mL, 10 mg/2 mL, ampola administração intramuscular	
		Gel retal: 2,5, 10, 20 mg	
Clonazepam	Klonopin	Comprimidos: 0,5, 1, 2 mg	
		Comprimidos orodispersíveis: 0,125, 0,25, 0,5, 1, 2 mg	
3-Hidróxi			
Lorazepam	Ativan	Comprimidos: 0,5, 1, 2 mg	1-6
		Solução oral concentrada: 2 mg/mL (30 mL)	
		Injeção: 2, 4 mg/mL (tanto em seringa pré-preenchida de 1 mL quanto frasco de dose única e frasco com multidoses de 10 mL)	1-2
Oxazepam	Serax	Cápsulas: 10, 15, 30 mg	15-120
Triazolo			
Alprazolam	Xanax	Comprimidos: 0,25, 0,5, 1, 2 mg	1-4
		Comprimidos orodispersíveis: 0,25, 0,5, 1, 2 mg	
		Solução oral concentrada: 1 mg/mL	
Alprazolam XR	Xanax XR	Comprimidos: 0,5, 1, 2, 3 mg	

[a] Os benzodiazepínicos mencionados estão disponíveis na forma genérica.
[b] Variações aproximadas de doses. Alguns pacientes requerem doses mais altas; outros podem responder a dosagens abaixo da variação.

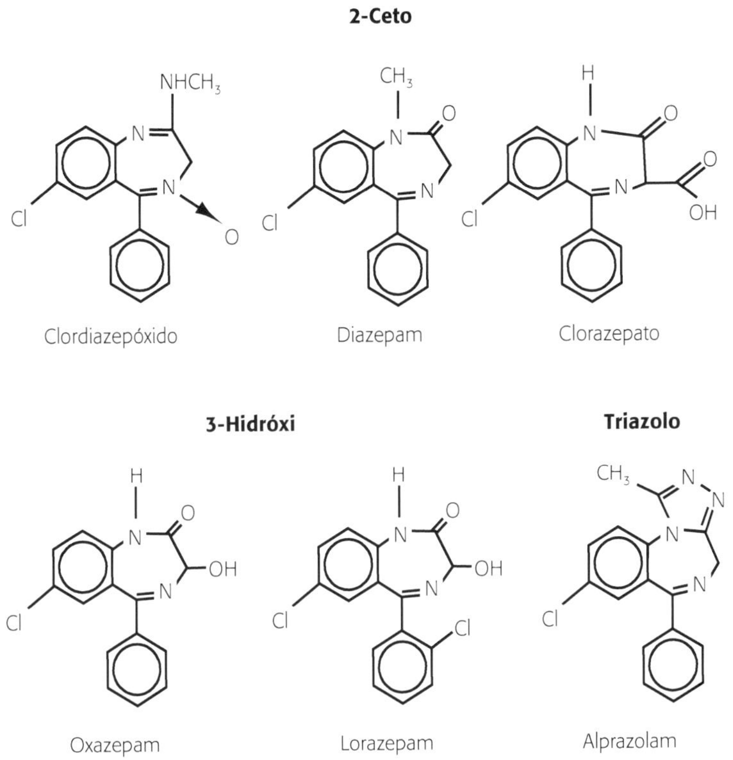

FIGURA 6-1 Estruturas químicas dos benzodiazepínicos ansiolíticos.

tabólitos ativos são oxidados no fígado, e, por isso, esse processo é relativamente lento; assim, esses compostos têm meias-vidas um tanto longas. Por exemplo, a meia-vida do diazepam é de aproximadamente 40 horas. Um metabólito ativo (desmetildiazepam) tem meia-vida mais longa (em torno de 60 horas). Além disso, em virtude de o desmetildiazepam ser, posteriormente, metabolizado para oxazepam, que também é ativo como um ansiolítico (Tab. 6-1), o diazepam produz efeitos sedativos e ansiolíticos em uma faixa abrangente. A meia-vida do clonazepam é de cerca de 40 horas. Muitos dos fármacos 2-ceto comercializados são pró-medicamentos – eles são por si só inativos, mas, por fim, formam metabólitos ativos. Por isso, o prazepam, o clorazepato e o halazepam são meros precursores do desmetildiazepam, como o diazepam. As diferenças

TABELA 6-2 Benzodiazepínicos: absorção e farmacocinética

Nome genérico	Absorção oral	Principais componentes ativos	Meia-vida aproximada (horas)[a]
2-Ceto			
Clordiazepóxido	Intermediária	Clordiazepóxido	20
		Desmetilclordiazepóxido	30
		Demoxepam	Desconhecida
		Desmetildiazepam	60
Clorazepato	Rápida	Desmetildiazepam	60
Diazepam	Rápida	Diazepam	40
		Desmetildiazepam	60
		Metiloxazepam	10
Halazepam	Intermediária	Desmetildiazepam	60
Prazepam	Lenta	Desmetildiazepam	60
3-Hidróxi			
Lorazepam	Intermediária	Lorazepam	14
Oxazepam	De lenta a intermediária	Oxazepam	9
Triazolo			
Alprazolam	Intermediária	Alprazolam	14
Alprazolam XR			

[a] Com base nas variações das meias-vidas relatadas para voluntários jovens psiquiátrica e fisicamente saudáveis.

entre esses compostos 2-ceto específicos recaem nas taxas de absorção e nos metabólitos ativos específicos formados.

Em contraste, os compostos 3-hidróxi são metabolizados via conjugação direta com um radical glucuronida, um processo mais rápido do que a oxidação e que não envolve a formação de metabólitos ativos. Os dois exemplos mais importantes dessa subclasse são o oxazepam e o lorazepam, que têm meias--vidas consideravelmente mais curtas (9 e 14 horas, respectivamente) do que suas contrapartes 2-ceto. De maneira similar, o hipnótico temazepam apresenta meia-vida (8 horas) muito mais curta do que o flurazepam.

Os compostos triazolo também são oxidados; entretanto, parecem ter metabólitos ativos mais limitados, resultando em meias-vidas relativamente mais curtas. A meia-vida do alprazolam é de cerca de 14 horas; a do adinazolam, de duas horas; e a do N-desmetiladinazolam (metabólito ativo do adinazolam), de quatro horas; já a do hipnótico triazolam é de 3 a 4 horas.

As propriedades farmacocinéticas dos benzodiazepínicos, que são oxidados no fígado, podem ser afetadas por outros medicamentos. É importante observar que a nefazodona, a fluoxetina, a fluvoxamina, a sertralina, a cimetidina (Tagamet) e as pílulas anticoncepcionais inibem as enzimas oxidativas do fígado 3A3/4 do citocromo P450, tornando lenta a degradação dos compostos 2-ceto e triazolo. Os médicos devem lembrar disso ao tratar pacientes ansiosos que também estejam usando esses fármacos. Os efeitos da fluoxetina no metabolismo do alprazolam não aparentam ser clinicamente significativos.

Outras diferenças entre os benzodiazepínicos estão em suas taxas de absorção e de distribuição. Por exemplo, embora o prazepam e o clorazepato sejam similares na estrutura e ambos sejam pró-medicamentos do desmetildiazepam, os dois diferem em termos de processos metabólicos necessários para a absorção e, por isso, nas taxas em que aparecem no sangue (Tab. 6-2). O clorazepato e o diazepam são velozmente absorvidos e produzem picos plasmáticos mais rápido do que o prazepam, cuja absorção é mediada em processos mais lentos. A conversão do halazepam para desmetildiazepam é ainda mais lenta. As propriedades lipofílicas e hidrofílicas desses fármacos também variam, resultando em diferenças acentuadas em relação à rapidez com que funcionam e à duração desse funcionamento. Os medicamentos que são mais lipofílicos (p. ex., diazepam) entram no cérebro mais rapidamente, "ligando" o efeito de forma imediata, mas também "desligando-o" mais rápido conforme desaparecem na gordura corporal. Os compostos menos lipofílicos (p. ex., lorazepam) produzem efeitos clínicos mais lentos, mas podem fornecer um alívio mais sustentado. Essas propriedades são extremamente independentes da farmacocinética. Alguns medicamentos com meias-vidas longas (p. ex., diazepam) também podem ser muito lipofílicos, produzindo alívio rápido, mas por períodos menores que o previsto se considerados apenas os dados da meia-vida. Em oposição, o lorazepam é menos lipofílico, fazendo e deixando de fazer efeito de forma mais lenta, fornecendo efeitos potencialmente mais sustentados, a despeito de sua meia-vida mais curta se comparada à do diazepam. Resumindo, as farmacocinéticas tradicionais da meia-vida podem ser enganosas e fornecer apenas uma parte do processo de funcionamento dos medicamentos.

Além disso, os pesquisadores começaram a dar mais atenção à afinidade relativa do receptor, uma propriedade que pode desempenhar um papel mais importante do que se imaginava na determinação da duração da ação. Os benzodiazepínicos de alta potência, como o alprazolam, podem ter esse receptor de alta afinidade, e os sintomas de abstinência podem ser muito mais intensos do que o esperado a partir de verificações de outras variáveis, como as meias-vidas. É interessante observar que o oxazepam, que é similar ao lorazepam na solubilidade lipídica e na meia-vida, parece produzir menos sintomas de abstinência. Essa posição é defendida por Lader (1982), do Reino Unido, de forma mais eloquente. Infelizmente, há poucos dados para confirmar ou refutar tal afirmação.

Embora diversos benzodiazepínicos estejam disponíveis para uso parenteral (ver Tab. 6-1), existe uma grande variabilidade nas propriedades de absorção desses compostos quando administrados por via intramuscular. Por exemplo, o lorazepam é absorvido relativamente rápido quando administrado por essa via. Entretanto, o diazepam é absorvido lentamente. O lorazepam tornou-se muito popular como tratamento coadjuvante na agitação de pacientes psicóticos agudos e, em geral, alivia o estupor catatônico e depressivo. As fórmulas de concentrado oral de alguns benzodiazepínicos, como o diazepam, o lorazepam e o alprazolam, estão disponíveis nos Estados Unidos. Além disso, os comprimidos de lorazepam e clonazepam são administrados sublingualmente em algumas situações nas emergências a fim de promover a absorção rápida do medicamento através da mucosa oral. O clonazepam está disponível como um comprimido sublingual de desintegração rápida, e alguns pacientes ansiosos ou aqueles com pânico acham tal apresentação eficaz. Em alguns estudos, o alprazolam administrado como *spray* nasal no início dos ataques de pânico demonstrou eficácia em abortá-los. Uma companhia farmacêutica norte-americana adquiriu os direitos do alprazolam intranasal (Panistar), em 2001. De acordo com nosso conhecimento, essa via de administração ainda não foi desenvolvida. O diazepam (Diastar) com administração retal está disponível para uso nos transtornos convulsivos, e, no momento, existem ensaios de benzodiazepínicos intranasais no tratamento da epilepsia. Uma série de tentativas de se desenvolver uma fórmula alternativa de administração nasal ou bucal falhou em demonstrar a eficácia.

As preocupações com o uso abusivo criam polêmica em relação ao desenvolvimento de qualquer benzodiazepínico intranasal ou de absorção rápida.

Dosagem e administração

A eficácia dos benzodiazepínicos no tratamento de pacientes com ansiedade sintomática ou transtornos de ansiedade diagnosticáveis foi estabelecida em estudos duplos-cegos, randomizados, comparados com placebo. Ao tratar um paciente com TAG, o médico deverá iniciar com um benzodiazepínico (p. ex., diazepam na dose aproximada de 2 mg, três vezes ao dia, com incrementos conforme a necessidade até uma dose máxima diária regular de 40 mg). Uma dosagem média de diazepam para o TAG é de 15 a 20 mg/dia. O clordiazepóxido tem uma variação de dosagem muito mais ampla: a dose inicial recomendada é de 5 a 10 mg, via oral, três vezes ao dia, com um máximo de 60 mg/dia para a ansiedade. A dosagem do clordiazepóxido para a abstinência aguda de álcool é muito mais alta: 50 a 200 mg/dia. Geralmente, os médicos prescrevem clordiazepóxido de 25 mg, a cada 1 a 2 horas, até que aconteça o alívio sintomático ou a sedação, até um máximo de 200 mg/dia. Para o lorazepam, a dose inicial é de 0,5 mg, três vezes ao dia, com titulação ascendente, conforme a necessidade, até 6 mg/dia. Doses maiores foram aprovadas, mas com frequência são associadas a sedação intensa. As variações da dosagem para os benzodiazepínicos ansiolíticos estão relacionadas na Tabela 6-1.

O clonazepam geralmente é iniciado com 0,5 a 1 mg/dia. Dosagens de até 4 mg/dia são, às vezes, necessárias para controlar os ataques de pânico, mas a maioria dos pacientes responde bem com 1 a 2 mg/dia. O clonazepam, como os outros benzodiazepínicos, funciona muito mais rápido do que os antidepressivos. Em geral, o transtorno de pânico é abordado nas primeiras 4 a 6 semanas com um benzodiazepínico, como o clonazepam, enquanto simultaneamente se inicia um antidepressivo. Estudos sugerem que a adição de clonazepam a um ISRS acelera os efeitos do tratamento no transtorno de pânico (Pollack et al. 2003).

O uso do alprazolam em pacientes com transtorno de pânico em geral requer doses mais elevadas do que aquelas usados no TAG. Atualmente, o alprazolam está aprovado nas doses de até 10 mg/dia, mas 4 a 5 mg/dia ou menos costumam ser empregados. Em nossos primeiros estudos da depressão, usamos regime de doses muito mais altas, mas ficamos impressionados com o fato de os pacientes, de modo geral, não terem precisado de mais que 4 mg/dia para que apresentassem resposta, com alguns inclusive tendo ficado supersedados com 2 a 3 mg/dia. Em virtude da preocupação com a dependência, esse medicamento deve ser empregado na dose eficaz mais baixa possível. Estudos controlados, com dose fixa, evidenciaram que os níveis séricos do alprazolam na faixa de 20 a 40 ng/mL são excelentes para a melhora nos indivíduos com transtorno de pânico. Em níveis plasmáticos mais elevados (40 a 60 ng/mL), alguns pacientes podem melhorar, mas os efeitos colaterais do tipo sedativo e a ataxia aumentam (Greenblatt et al. 1993). O alprazolam está disponível na fórmula de liberação prolongada (XR) para doses 1 ou 2 vezes ao dia (Glue et al. 2006). Normalmente, a fórmula XR possibilita uma única dose diária e pode mitigar alguns dos efeitos de abstinência associados às doses esquecidas. Entretanto, o alprazolam XR ainda pode resultar em sintomas de abstinência. Várias companhias de biotecnologia iniciaram a tentativa de desenvolver fórmulas de absorção mais rápida ou até mesmo de ação mais prolongada.

A dose inicial do alprazolam no TAG e no transtorno de pânico deve ser 1,5 mg/dia ou menos, em doses divididas, com aumento gradual conforme tolerado pelo paciente. No tratamento daqueles com transtorno de pânico, a dose do alprazolam pode ser aumentada a fim de bloquear não apenas os ataques de pânico, mas também a ansiedade antecipatória. Normalmente, isso requer doses mais elevadas (4 a 5 mg/dia) nas primeiras seis ou mais semanas. Entretanto, à medida que os pacientes superam sua ansiedade antecipatória, a dosagem pode ser reduzida para 2 a 3 mg/dia visando a dar continuidade ao bloqueio dos ataques. Embora o alprazolam tenha propriedades antipânico singulares, os relatos subsequentes indicam que o lorazepam, o clonazepam e o diazepam podem ser eficazes na melhora ou na prevenção dos sintomas de pânico. O clonazepam é usado na dosagem de 1 a 3 mg/dia.

Embora seja provável que os ADTs, os inibidores da monoaminoxidase (IMAOs) e os ISRSs sejam tão eficazes quanto o alprazolam ou o clonazepam no tratamento de pacientes com transtorno de pânico com agorafobia, apenas os benzodiazepínicos produzem alívio rápido; os outros grupos de medicamentos precisam de 4 a 6 semanas, enquanto o alprazolam, uma semana ou menos. Com os antidepressivos mais convencionais, muitos indivíduos desistem do tratamento por causa dos efeitos colaterais, e acredita-se que algumas pessoas com pânico sejam mais sensíveis aos efeitos colaterais dos medicamentos antidepressivos do que os pacientes deprimidos. Nos indivíduos com surtos ocasionais de ansiedade moderada (ocorrendo apenas a cada poucos dias ou semanas), os benzodiazepínicos são preferíveis aos antidepressivos de manutenção, já que funcionam como medicamento ocasional, usado de acordo com a necessidade. A capacidade do diazepam de agir de forma rápida sem sedação prolongada torna-o especialmente útil em tais situações, no caso de pacientes que não apresentam tendência para o abuso de medicamento. É claro que outros benzodiazepínicos também podem ser empregados dessa maneira. A taxa de absorção lenta do oxazepam aumenta a preocupação em relação à sua utilidade como um medicamento ocasional. Entretanto, a aceitação dos pacientes a esse fármaco é muito boa, e sua baixa probabilidade de abuso torna-o uma escolha aceitável para alguns indivíduos.

Nos pacientes com histórias de transtorno de pânico com agorafobia de longa duração, a terapia com alprazolam, durante 6 e 18 meses, foi estudada em termos de taxas de recaída/recorrência depois que o alprazolam foi reduzido e retirado; o período mais longo esteve associado a alívio sintomático (Ballenger et al. 1993).

Uma área de debate importante é o tempo de uso desses medicamentos em pacientes com ansiedade significativa. Para os indivíduos cuja ansiedade é muito aguda e relacionada a estressores específicos, o emprego desses agentes deve objetivar a redução dos sintomas agudos, e, nesse caso, o uso prolongado, além de 1 a 2 semanas, não costuma ser necessário ou recomendado. Nos pacientes cujos sintomas de ansiedade duram vários meses ou mais, recomendamos o tratamento por 4 a 6 semanas com doses que produzam alívio; depois, a redução da dosagem até o mínimo necessário para a manutenção pelos próximos meses, seguida da descontinuação assim que possível. Os pacientes que satisfazem os critérios do DSM-5 para o TAG apresentam, por definição, uma condição mais crônica e precisam de um tratamento mais prolongado (p. ex., 4 a 6 meses ou mais) antes que a descontinuação seja tentada. Para esses indivíduos, os ISRSs são os agentes preferenciais para uso inicial. Infelizmente, os psiquiatras em geral avaliam os pacientes com histórias compatíveis com TAG pela primeira vez apenas anos após eles terem iniciado o uso de benzodiazepínicos, receitados por outros médicos. Muitos daqueles que obtêm alívio com esses medicamentos recaem quando eles são descontinuados. Além do mais, em virtude de muitos pacientes passarem bem por longos períodos com doses razoáveis, o médico fica diante de uma decisão difícil: por quanto tempo manter o uso do benzodiazepínico. Esse dilema é intensificado pela observação de que a tolerância pode se desenvolver para alguns efeitos dos benzodiazepínicos (p. ex., hipnótico), sugerindo que o alívio aparente experimentado pelos pacientes possa refletir um efeito psicológico não específico.

Embora possa ocorrer tolerância, acreditamos que a maioria dos pacientes não a desenvolve, mas continuem respondendo. Baseamos essa observação no número de indivíduos que tratamos ao longo dos anos, os quais passaram bem com determinada dose diária de benzodiazepínico e não a aumentaram por conta própria. Dados de estudos de longo prazo do alprazolam indicam que os pacientes com pânico não aumentam suas doses diárias; na verdade, frequentemente as diminuem ao longo do tempo. Não parece haver perda da eficácia do alprazolam depois de um ano de uso. A nossa impressão é de que modelos animais e humanos de tolerância podem não ser totalmente aplicáveis para a ansiedade crônica por si só. Além disso, tais modelos enfatizam a autoadministração de um medicamento ou uma ataxia induzida pelo fármaco produzida em espécimes "normais", mas não levam totalmente em conta o estado biológico e clínico do paciente ansioso. Se possível, o médico deve tentar reduzir os benzodiazepínicos de modo gradual, usando a psicoterapia, a terapia comportamental ou farmacoterapias para ajudar os pacientes a lidar com sua ansiedade (ver a subseção "Descontinuação", mais adiante neste capítulo). Alguns indivíduos, entretanto, podem ter de continuar a terapia com benzodiazepínico. Associar a este um ISRS por várias semanas, na esperança de que o paciente se sinta mais aliviado em relação aos sintomas, antes de reduzir o benzodiazepínico, pode ser uma estratégia útil. Por exemplo, Goddard e colaboradores (2001) verificaram que a coadministração de sertralina e clonazepam em pacientes com transtorno de pânico auxiliou na melhora precoce dos sintomas se comparada à sertralina isolada. Embora a evidente tendência seja usar os antidepressivos como tratamento preferencial de longo prazo para o controle do TAG e do transtorno de pânico, as evidências sugerem que os benzodiazepínicos têm ação mais rápida, são mais bem tolerados e, provavelmente, mais eficazes do que os antidepressivos no controle do transtorno de ansiedade (Offidani et al. 2013). Existe um subconjunto definido de pacientes que apresentam maior risco de desenvolver dependência de benzodiazepínicos, como aqueles com uma história pessoal ou familiar de transtornos de uso de álcool, e o melhor é que tais fármacos sejam evitados nesses pacientes.

Os efeitos verdadeiramente prejudiciais dos benzodiazepínicos em longo prazo não foram descritos de forma convincente. Por exemplo, Lader (1982) relatou anormalidades na tomografia computadorizada (TC) em uma série de pacientes que haviam usado tais fármacos por um longo tempo. No entanto, essas observações podem ser interpretadas como indícios de que esses medicamentos produzem alterações orgânicas ou estruturais no tecido cerebral (como o uso crônico do álcool produz). Uma explicação igualmente aceitável é que alguns indivíduos ansiosos, que precisam de tratamento crônico com benzodiazepínicos, podem apresentar condições neuropsiquiátricas evidenciadas pelas anormalidades na TC. Um estudo realizado por Lucki e colaboradores (1986) com pacientes em tratamento de longo prazo com benzodiazepínicos não demonstrou deficiência cognitiva permanente significativa nos testes psicométricos. Os dados sobre os efeitos cognitivos resultantes do uso prolongado desses medicamentos são mistos; alguns estudos sugerem a ausência de efeitos significativos (Gladsjo et al. 2001), mas outras análises sugerem um déficit cognitivo residual mesmo após a suspensão do benzodiazepínico (Stewart 2005). Os idosos podem ser particularmente vulneráveis aos efeitos colaterais de curto e longo prazos desses fármacos. Com certeza, pacientes geriátricos sob uso de benzodiazepínicos de ação prolongada (ou antidepressivos) apresentam maior risco de quedas, levando a fraturas pélvicas.

Os benzodiazepínicos viciam? Em quanto tempo podem ser usados antes que produzam sintomas de abstinência com sua retirada? Estudos em animais indicam que essas medicações podem reforçar o uso e produzir dependência física e tolerância. Dados disponíveis de uma pesquisa e de uma unidade de tratamento sugerem que os benzodiazepínicos raramente são procurados depois ou gerem fissura no sentido que a heroína e a cocaína geram. Além disso, são usados como parte de um modelo de abuso de polissubstâncias para modular os efeitos das substâncias primárias de abuso (p. ex., cocaína) ou como medicamento reserva quando fármacos que produzem euforia não estão disponíveis.

Os fatores de risco para o abuso de benzodiazepínicos incluem uma história de abuso de álcool ou de outra substância e a presença de transtorno da personalidade. Nos pacientes com história de abuso de substância, os benzodiazepínicos, de modo geral, não devem ser prescritos rotineiramente. Entretanto, em alguns usuários recreativos de drogas ansiosos, tais fármacos podem ser usados, em especial se ensaios com outros agentes não foram bem-sucedidos. Nos pacientes com transtornos do eixo II, devem ser administrados apenas se necessário e por períodos breves, em doses baixas. A dependência de benzodiazepínicos é, sobretudo, ou pelo menos parcialmente, um problema iatrogênico, no qual os pacientes recebem o fármaco dos médicos por razões legítimas, mas podem, mais tarde, usá-lo por um período muito maior e em dosagem bem mais elevada. O tempo adequado de tratamento com esses medicamentos deve ser analisado antes da sua prescrição, e ensaios de longo prazo devem ser monitorados com cuidado.

Em virtude do atual clima médico-legal e da existência de especialistas e conselhos médicos destinados ao "calvinismo farmacológico", antes de recomendar que pacientes, especialmente aqueles com história passada de abuso de substâncias, continuem consumindo benzodiazepínicos por longo tempo, os médicos que planejam fazê-lo devem procurar uma consultoria externa para auxiliá-los na confirmação ou alteração dos seus planos de tratamento.

Descontinuação

O médico deve retirar os benzodiazepínicos dos pacientes que os utilizam regularmente por longos períodos? Como uma regra, essa abordagem é sensata; a redução deve ser realizada a uma taxa máxima de cerca de 25% por semana. Entretanto, muitos pacientes precisarão que a redução seja realizada de forma muito mais lenta. Rickels e colaboradores (1983), em seu estudo clássico da retirada de benzodiazepínicos, observaram que, quando esses medicamentos foram subitamente descontinuados em contexto duplo-cego, os sintomas de abstinência apresentaram-se mais nos pacientes que estavam recebendo os fármacos por período superior a oito meses (43%) do que naqueles que os cosumiam por períodos menores (5%). Em um estudo subsequente, esse grupo relatou taxas similares de sintomas de abstinência nos pacientes que estavam em tratamento de manutenção com clorazepato por seis meses (Rickels et al. 1988). Pecknold e colaboradores (1988) relataram que a descontinuação súbita, depois de um ensaio de oito semanas com alprazolam, resultou em sintomas de ansiedade em cerca de 35% dos pacientes com transtorno de pânico. Alguns desses indivíduos podem ter vivenciado o ressurgimento dos seus sintomas de pânico mais do que os da abstinência.

Os sintomas comuns de abstinência de benzodiazepínicos incluem nervosismo, ansiedade, palpitações, pele úmida e pegajosa, sudorese, náuseas, confusão e sensibilidade elevada a luz e som. As convulsões representam as piores reações desse quadro, mas felizmente são raras. Nenhum paciente do estudo de Rickels e colaboradores (1983) vivenciou convulsões. Com a retirada súbita do diazepam, ocorrem convulsões em 5 a 7 dias após a descontinuação do medicamento, e não durante as primeiras 24 horas, o que reflete as meias-vidas longas do diazepam e do desmetildiazepam. Com medicamentos de ação mais curta (p. ex., lorazepam e alprazolam), os sintomas de abstinência surgem mais rapidamente – em 2 a 3 dias. Por isso, com o diazepam, os médicos não podem afirmar que as convulsões não ocorrerão, a menos que o paciente tenha parado de usar o medicamento por, pelo menos, uma semana. Quaisquer sinais de abstinência (mesmo no quinto dia) devem ser revistos cuidadosamente, e análises devem ser realizadas para a reinstituição do medicamento e a posterior retirada de forma mais gradual. Poucos dias após a descontinuação dos benzodiazepínicos, alguns pacientes vivenciam novamente seus sintomas originais de ansiedade, mas de forma mais grave (a chamada ansiedade de rebote). (No caso de hipnóticos, essa ocorrência assume a forma de insônia rebote.) Normalmente essa síndrome é transitória, durando de 48 a 72 horas.

Conforme Rickels e Schweizer (1995) sugeriram, os sintomas de abstinência costumam ocorrer durante a redução do benzodiazepínico, na semana seguinte à cessação e depois de o paciente ter estado sem o fármaco por três semanas. Os sintomas do transtorno de ansiedade preexistentes em geral ressurgem de forma mais rápida.

Está cada vez mais claro que muitos pacientes abandonam os regimes de retirada dos benzodiazepínicos precocemente durante o processo, bem antes de ocorrerem sintomas significativos de abstinência (ver Rickels et al. 1999 e o suplemento completo do periódico com seus artigos para mais detalhes). Esse fato sugere fortemente uma crença psicológica de que os medicamentos são necessários, bem como a forte super-reação aos sintomas somáticos relacionados à ansiedade. Não é surpresa que a TCC do tipo usado no tratamento do transtorno de pânico com agorafobia e instituída bem antes da redução dos benzodiazepínicos possa ser muito útil na retirada, facilitando a redução e possibilitando que o paciente fique livre desses medicamentos (Spiegel 1999).

Durante o acompanhamento de indivíduos que haviam participado de ensaios de redução do benzodiazepínico 2 a 3 anos antes, Rickels e colaboradores (1999) encontraram pacientes que estavam livres desses fármacos e pareciam menos sintomáticos do que aqueles que não tinham concluído a redução ou que haviam retornado ao uso. Esses dados, infelizmente, não ordenam a causa e o efeito.

Os fatores que tornam a retirada do benzodiazepínico mais difícil incluem dose diária maior, meia-vida mais curta, maior duração da terapia anterior com benzodiazepínico e redução mais rápida. Em relação ao paciente, diagnóstico de transtorno de pânico, níveis pré-redução elevados de ansiedade ou depressão, outro transtorno da personalidade e concomitante abuso de álcool ou substâncias tornam a redução mais difícil. O sucesso da retirada dos benzodiazepínicos geralmente demanda tempo e energia do médico (Rickels et al. 1999). O profissional precisa estar disponível todo o tempo para dar conselhos, apoio e garantias.

Em geral, a primeira metade da dose do benzodiazepínico pode ser diminuída depois de quatro semanas, mas a redução da metade remanescente pode ser um processo demorado. Os pacientes podem ter de ser mantidos na dose de 50% por vários meses antes de novas reduções serem realizadas. Entretanto, muitos desistem das tentativas de redução bem antes que qualquer sintoma de abstinência ocorra, principalmente por razões pessoais.

Até o momento, a terapia com outros medicamentos não benzodiazepínicos – carbamazepina, trazodona, valproato, buspirona e imipramina – não demonstrou ser útil na diminuição dos sintomas de abstinência, embora alguns desses fármacos – imipramina e valproato – possam ajudar determinados pacientes a permanecer livres dos benzodiazepínicos por algumas semanas.

Se um indivíduo está para ser submetido à retirada do benzodiazepínico com qualquer perspectiva real de sucesso, os sintomas de ansiedade e de depressão da pré-retirada precisam ser rapidamente tratados com terapia farmacológica ou psicológica.

O tratamento de controle do pânico (TCP), um tipo de TCC, é uma abordagem educacional-experimental centrada no ensino ao paciente para que este tolere os sintomas somáticos do pânico sem excessiva ansiedade. Um estudo controlado demonstrou que é eficaz o uso da TCP em combinação com a redução muito lenta e cautelosa do benzodiazepínico (inicialmente, 0,125 mg de alprazolam, a cada dois dias, para pacientes que consomem mais de 1 mg/dia, ou 0,25 mg, a cada oito dias, uma vez que a dose tenha sido reduzida para 1 mg/dia). Em outra pesquisa, a redução foi mais lenta. Em ambos os trabalhos, a TCP em combinação com a redução muito lenta foi substancialmente mais eficaz que o controle médico mais a redução lenta, embora as amostras tenham sido pequenas. A maioria dos pacientes cujo uso de benzodiazepínicos foi reduzido com sucesso com a TCP ficou livre desse medicamento por mais três anos (Spilgel 1999). Algumas experiências clínicas informais sugerem que a TCC deva ser continuada por, pelo menos, algumas semanas após a redução completa do benzodiazepínico para um melhor sucesso em longo prazo.

Conforme observado anteriormente neste capítulo, outras formas de TCC estão agora sendo utilizadas com sucesso no tratamento da maioria dos transtornos de ansiedade e também são úteis na abordagem primária de pacientes livres do uso de medicamentos, bem como na assistência à retirada do benzodiazepínico.

Efeitos colaterais

Comparados a muitas outras classes de agentes psicotrópicos, os benzodiazepínicos apresentam perfis de efeitos colaterais relativamente favoráveis. A reação mais comum é a sedação, que, em parte, está relacionada à dose e pode ser controlada por sua redução. Outros efeitos colaterais incluem tontura, fraqueza, ataxia, amnésia anterógrada (especialmente com benzodiazepínicos de curta ação, como o triazolam), desempenho motor reduzido (p. ex., dirigir automóveis), náuseas e hipotensão leve. As quedas nos idosos são relatadas como relacionadas ao uso de benzodiazepínicos de ação prolongada, bem como ao de antidepressivos (ver Cap. 12). Na imprensa popular, há relatos de síndromes graves de descontrole em pacientes sob uso de certos benzodiazepínicos, em especial o triazolam. Pessoalmente, não encontramos qualquer uma dessas síndromes em nossa prática clínica.

Overdose

Felizmente, esses medicamentos apresentam uma margem de segurança um tanto ampla, e os óbitos decorrentes da ingestão de benzodiazepínicos isolados são raros. A maioria dos casos fatais envolveu o fato de esses medicamentos estarem associados à ingestão concomitante de outras substâncias (p. ex., álcool ou ADTs).

Antidepressivos

Uma vez que os ISRSs já foram considerados em detalhes no Capítulo 3, aqui receberão menos atenção. Embora vários desses medicamentos tenham sido aprovados pela FDA para um ou mais diagnósticos específicos de ansiedade (p. ex., paroxetina para fobia social, TAG, TOC, transtorno de pânico, TDPM e TEPT; sertralina para transtorno de pânico, TOC, TDPM, fobia social e TEPT), a nossa posição, conforme já dito, é de que, até que estudos demonstrem com clareza as diferenças entre esses medicamentos no tratamento de transtornos de ansiedade específicos, todos os ISRSs são racionalmente eficazes para todas as faixas desses transtornos. O uso em tais condições pode precisar de ajustes, mas isso se aplica ao transtorno específico e a toda a classe de ISRSs. (Por exemplo, no tratamento de indivíduos com pânico e agorafobia, iniciar com dosagens muito baixas; na terapia de pacientes com TOC, usar dosagens mais elevadas e esperar por mais tempo por uma resposta clínica.) Do mesmo modo, os IRSNs provavelmente são úteis em uma série de transtornos de ansiedade. A venlafaxina tem aprovação no tratamento do transtorno de pânico, TAG e na fobia social, enquanto o fabricante da duloxetina buscou e recebeu aprovação apenas para o TAG.

Agorafobia e pânico

Vários antidepressivos exercem efeitos ansiolíticos importantes. A imipramina foi a primeira a ser relatada, por Klein e colaboradores, na década de 1960 (Klein, 1967), como tendo potentes efeitos desse tipo nos pacientes agorafóbicos com pânico. Do ponto de vista clínico, parece que a maioria, se não todos, os ADTs e os ISRSs exercem efeitos antipânico similares. Além disso, o IMAO fenelzina é um agente antipânico potente, como provavelmente o são outros IMAOs e a trazodona. Entretanto, nem todos os antidepressivos são eficazes no tratamento do pânico. Mais especificamente, a bupropiona não parece exercer efeitos antipânico e pode ser ansiogênica em alguns pacientes. Os efeitos noradrenérgico de vários antidepressivos (sobretudo os ADTs e os IMAOs) no *locus ceruleus* costumam ser invocados para esclarecer sua atividade antipânico. Ainda não está claro se tal modo de ação explica os possíveis efeitos antipânico da trazodona.

Os ISRSs parecem evitar ou reduzir os ataques de pânico. Na verdade, agora, a paroxetina e sertralina estão aprovadas pela FDA para uso no transtorno de pânico. De modo geral, as doses da paroxetina são mais elevadas no tratamento do pânico do que no da depressão maior. A dose inicial é de 10 mg/dia, e a variação da dose terapêutica é de 40 a 60 mg/dia.

Antigamente, a regra prática geral era de que os indivíduos com pânico requeriam apenas doses baixas de ADTs (p. ex., 50 mg/dia de imipramina) para que ocorresse uma resposta. Com o passar dos anos, ficou mais evidente que, como na depressão, muitos pacientes com pânico precisam de doses relativamente mais elevadas de ADTs ou de IMAOs – embora uma proporção pequena seja mais sensível aos ADTs, tolerando apenas 10 a 25 mg/dia de imipramina. Recomendamos, quando indicado, o uso dos mesmos regimes de dosagens dos ADTs normalmente usados para a depressão (ver Cap. 3).

Klein (1993) sugeriu que os ADTs fossem eficazes no transtorno de pânico ao alcançar um limiar supersensível para a sensação de asfixia. Em um segundo estudo colaborativo internacional, comparando a imipramina ao alprazolam e ao placebo em pacientes com pânico, os sujeitos com sintomas respiratórios proeminentes de pânico (p. ex., respiração curta, sensação de asfixia) mostraram maior melhora com a imipramina, enquanto os pacientes que não apresentaram esses sintomas durante os ataques de pânico passaram melhor com alprazolam. Não temos conhecimento de quaisquer dados similares sobre os ISRSs.

Em virtude da utilidade dos ADTs no tratamento do transtorno de pânico, não nos surpreende que os IRSNs também pareçam eficazes. Em 2005, a venlafaxina recebeu aprovação da FDA para o tratamento do transtorno de pânico. Dois ensaios controlados para registro com duração de 12 semanas indicam que a venlafaxina XR reduz a frequência dos ataques de pânico nas dosagens na faixa de 75 a 225 mg/dia. Espera-se que outros IRSNs também possam ser úteis no tratamento do transtorno de pânico, embora nenhum outro tenha sido aprovado para esse propósito até a preparação deste manual. Além disso, já que todos os outros IRSNs são mais noradrenérgicos do que a venlafaxina, a tolerabilidade nos pacientes com transtorno de pânico pode variar nessa classe de medicamentos.

Transtorno de ansiedade generalizada

Estudos antigos demonstram que os ADTs também exercem efeitos no TAG. Em um estudo de grande porte, a imipramina foi tão eficaz em 4 a 6 semanas quanto o benzodiazepínico clordiazepóxido nos pacientes com essa condição. Entretanto, nas duas primeiras semanas, o benzodiazepínico foi mais eficaz. Estudos mais recentes levaram a FDA a aprovar a venlafaxina, a duloxetina e o escitalopram para o tratamento desse transtorno.

Em virtude dos atuais critérios do DSM-IV-TR para o TAG como um transtorno crônico que provavelmente requer tratamento de longo prazo, o papel dos benzodiazepínicos foi reduzido ao alívio de curto prazo dos sintomas, se clinicamente necessário, enquanto um programa terapêutico de longo prazo que induza a não dependência é implementado. Hoje, a venlafaxina, o escitalopram e a paroxetina estão aprovados pela FDA para uso no TAG, mas é possível que todos os ISRSs sejam eficazes e que todos os medicamentos mais recentes sejam mais benignos do que os ADTs mais antigos, embora não tenhamos conhecimento de quaisquer comparações entre os antidepressivos mais novos e os mais antigos no tratamento dessa condição. As abordagens de TCC estão disponíveis para os sintomas do TAG. Mais uma vez, não temos conhecimento de quaisquer comparações diretas de medicamentos específicos e abordagens de TCC especiais para o TAG, mas a utilização de abordagens multimodais ocorre em função do custo, da resposta do paciente ao ensaio do tratamento inicial e da disponibilidade de terapeutas peritos em TCC na área geográfica.

Fobia social

Os pacientes gravemente sintomáticos com fobia social vivenciam ansiedade acentuada em situações "sociais", como comer e falar em público, assinar cheques e, até mesmo, estar em grandes grupos. A condição, conforme definida no DSM-5, também pode incluir medos mais limitados, como se apresentar ou falar em público, em geral chamados de *ansiedade de desempenho*, a qual é menos incapacitante do que a fobia social generalizada, mas pode afetar uma área vital da carreira ou dos interesses do paciente. Existe uma evidência aceitável de que os graus mais brandos de ansiedade de desempenho estudados em voluntários (p. ex., estudantes de música) responderam a β-bloqueadores administrados duas horas antes da *performance*. Vários β-bloqueadores, incluindo o propranolol, o oxprenolol, o alprenolol e o atenolol, demonstraram ser um pouco mais eficazes do que o placebo nos estudos individuais controlados (ver subseção "Agentes noradrenérgicos", adiante neste capítulo). Da mesma forma, os β-bloqueadores aparentam ser úteis no teste de controle da ansiedade sem os efeitos de déficits cognitivos dos benzodiazepínicos. Uma série de estudos abertos sugere que uma única dose de propranolol de 10 a 40 mg antes do exame reduz os sintomas periféricos da ansiedade e parecem melhorar o desempenho no teste em indivíduos que podem estar incapacitados pela ansiedade grave. O atenolol é cardiosseletivo e não pode atravessar a barreira hematencefálica com facilidade, sugerindo que os β-bloqueadores podem agir, pelo menos em parte, pela supressão da taquicardia e dos tremores. Os efeitos colaterais podem incluir hipotensão e bradicardia. Por isso, é necessário cautela no uso desses fármacos para testes e ansiedade de desempenho.

A fobia social tem sido extensivamente estudada ao longo dos últimos anos. Em geral, esse transtorno é comórbido com uma variedade de outras psicopatologias de eixo I, como o transtorno de pânico, o transtorno depressivo maior, o transtorno dismórfico corporal e o abuso de substâncias. Uma vez que a fobia social parece se iniciar na infância ou adolescência, a identificação e o tratamento precoces são de especial valor na prevenção do início de outros transtornos complicadores.

No momento, há uma boa evidência de que algumas terapias medicamentosas sejam mais eficazes do que o placebo. A paroxetina foi muito bem estudada e recebeu da FDA aprovação para a indicação no tratamento da fobia social. As dosagens de 20 a 60 mg/dia pareceram igualmente eficazes em um estudo multicêntrico (Davidson et al. 2004; Westenberg et al. 2004). Outros ISRSs também são considerados efetivos, e vários deles demonstraram eficácia em estudos duplos-cegos ou abertos menores. Por exemplo, vários estudos multicêntricos demonstraram que a fluvoxamina é eficaz no tratamento da fobia social. A fluvoxamina na dosagem média de 200 mg/dia foi eficaz na redução da fobia social se comparada ao placebo. A venlafaxina também está aprovada para o tratamento da fobia social e parece ser pelo menos tão eficaz quanto os ISRSs. Os β-bloqueadores (ou ao menos o atenolol) não foram muito melhores do que placebo em estudos controlados no tratamento da fobia social generalizada, independentemente da sua eficácia na melhora da ansiedade de desempenho.

Os IMAOs também são eficazes no transtorno da fobia social, entre eles a fenelzina é o agente mais eficaz e mais bem estudado dessa classe de antidepressivos. A moclobemida, um IMAO reversível de ação rápida disponível no Canadá e na Europa, parece ser um pouco menos eficaz. A brofaromina, outro IMAO reversível, não demonstrou diferença do placebo no tratamento da fobia social. O clonazepam foi bem estudado pelo grupo de Davidson (Davidson 2000) e é substancialmente mais eficaz do que o placebo. Em outros ensaios, o alprazolam apresentou efeitos mais fracos.

Apenas alguns estudos de pequeno porte compararam a TCC à farmacoterapia e encontraram eficácia equivalente. Razões interessantes têm sido sugeridas quanto ao motivo de a "exposição" dos pacientes socialmente fóbicos, suscetíveis a situações criadoras de ansiedade durante suas vidas, não eliminar a ansiedade; programas de TCC que abordam esse problema têm sido desenvolvidos e bem-sucedidos. Alguns estudos duplos-cegos de D-ciclosserina *versus* placebo em pacientes com fobia social sob terapia comportamental (Hofmann et al. 2006; Rodebaugh e Lenze 2013) observaram efeitos significativos com a composição.

Um algoritmo de tentativa para o tratamento de pacientes novos com fobia social generalizada é começar com um benzodiazepínico para reduzir a apreensão inicial; então, adiciona-se um ISRS, retirando o benzodiazepínico depois que o ISRS começar a funcionar; e, por fim, soma-se a TCC antes de interromper o ISRS.

A duração do tratamento de pacientes com fobia social generalizada não está bem estudada. Uma vez que a condição em geral é crônica, pelo menos um ano de farmacoterapia com evidência de que o paciente pode lidar com as situações previamente temidas parece razoável antes que sejam realizadas tentativas para reduzir o medicamento. Alguns indivíduos podem precisar do fármaco indefinidamente.

Deve ser observado que a gabapentina – um bloqueador da subunidade α_2-δ do canal de cálcio – na dosagem média de 3.000 mg/dia mostra-se mais eficaz do que o placebo no tratamento da fobia social. A razão para essa presumida eficácia é obscura. Entretanto, uma pregabalina análoga foi relatada como eficaz em múltiplos estudos do TAG (ver adiante).

Para pacientes que não responderam aos ISRSs e à TCC, a experiência com um IMAO é obviamente a próxima etapa. A clomipramina também pode ser eficaz no tratamento da fobia social.

Com base nas evidências disponíveis, as ansiedades social e/ou de desempenho leves podem ser tratadas primeiro com um β-bloqueador, e os pacientes com prejuízo mais grave podem receber um ISRS antes do ensaio com a fenelzina. A clomipramina pode ser experimentada nos indivíduos adversos à tentativa com IMAOs que não apresentaram uma resposta aos ISRSs, tanto por causa da descontinuação devido aos efeitos colaterais quanto por causa da ausência de melhora. Uma vez que o clonazepam e o alprazolam são eficazes no tratamento da fobia social, o clonazepam deve ser tentado primeiro em função de sua meia-vida mais longa. É provável que os benzodiazepínicos rapidamente exerçam efeito na fobia social; os ISRSs ou IMAOs podem levar semanas para atingirem o efeito total.

Transtorno de estresse pós-traumático

O TEPT é considerado um transtorno de ansiedade com uma suposta causa: exposição a um evento ou a uma série de eventos acentuadamente traumáticos. Em geral, os estudos demonstram que cerca de 20% das pessoas expostas a um estresse intenso desenvolvem essa condição. Provavelmente, vários fatores predispõem as pessoas a desenvolver a síndrome completa e a precisar de tratamento, incluindo a exposição preexistente a outros estresses, transtornos mentais prévios, gravidade e a duração da(s) experiência(s) traumática(s). A coesão do grupo durante os estresses maiores pode oferecer alguma proteção. A maioria dos pacientes com TEPT apresenta um ou mais transtornos comórbidos. Depressão, vários outros transtornos de ansiedade, transtornos dissociativos e abuso de substâncias são relativamente comuns e tanto aumentam a morbidade quanto complicam o tratamento. Além disso, as síndromes de TEPT que ocorrem depois de eventos adversos singulares – estupro, incêndio, acidente de automóvel, erupção vulcânica – podem ser diferentes do transtorno observado nos militares veteranos de guerra ou nos pacientes que foram sexual ou fisicamente abusados quando crianças.

Embora se assuma que o TEPT seja uma sequela cronológica restrita a um evento ruim (e, às vezes, o é), alguns pacientes podem funcionar bem ou, pelo menos, atuar de forma satisfatória por meses ou anos até que algum fator – conhecido, hipotético ou desconhecido – cause um súbito surgimento ou ressurgimento dos padrões típicos dos sintomas. Estima-se que um episódio de TEPT tenha a duração aproximada de sete anos; entretanto, alguns indivíduos adaptam-se às memórias e aos sintomas e recuperam-se em menos tempo; já outros apresentam sintomas que variam na intensidade e parecem persistir por décadas. O TEPT foi relatado em alguns veteranos da Primeira Guerra Mundial nos estudos publicados na década de 1980.

Em geral, presume-se que os portadores de TEPT apresentam uma superativação do sistema nervoso autônomo e que suas respostas de cortisol ao estresse ou à dexametasona são bruscas – o oposto do estado observado na depressão grave. De acordo com alguns relatos na situação de trauma, a administração do cortisol pode evitar o TEPT (Zohar et al. 2011). Alguns pacientes com esse transtorno sentem-se muito melhores com uma dose única de um antagonista opioide (nalmefene), e outros sentem-se muito piores (Glover 1993). Em um estudo de pacientes com TEPT, um agonista serotonérgico, *m*-clorofenilpiperazina, induziu a exacerbação dos sintomas, enquanto o ioimbina, um agonista adrenérgico, desencadeou sintomas de pânico e *flashback* (Southwick et al. 1997). Em um estudo similar de pequeno porte, o antagonista benzodiazepínico puro flumazenil aliviou os sintomas nos portadores desse transtorno (Coupland et al. 1997).

Além disso, a maioria dos ensaios clínicos publicados sobre o tratamento do TEPT envolveu pacientes ambulatoriais que não estavam usando qualquer medicamento e cuja doença era presumidamente menos grave do que aquela de indivíduos na sua sétima hospitalização psiquiátrica, cujas condições pioraram independentemente do recebimento de ensaios prolongados de uma variedade de medicamentos concomitantes e terapias psicossociais. No atual tempo de estadas hospitalares limitadas, não é mais uma opção retirar medicamentos dos pacientes para ver se algum deles está ajudando ou atrapalhando. Pelo menos no McLean Hospital, essas readmissões por TEPT grave normalmente envolvem mulheres com história de abuso sexual na infância que satisfazem os critérios para uma série de outros transtornos além do TEPT. Esses pacientes com frequência dissociam bastante, apresentam alucinações auditivas, insônia grave, depressão significativa e abuso de substância recorrente; além disso, exibem um comportamento autoagressivo. É provável que usem clonazepam, ácido valproico, gabapentina, olanzapina, ISRSs, bupropiona, clonidina ou lamotrigina, bem como Fioricet para cefaleias, e, independentemente da medicação, ainda se sentem terríveis. Pode ser que os sintomas graves e o comportamento autodestrutivo induzam os psiquiatras à superprescrição e que a presença desses indivíduos no ambiente psiquiátrico protegido encoraje outros pacientes mais simples a emular um vasto repertório de sintomas. Embora algumas histórias relatadas de traumas pareçam inacreditáveis, a maioria delas é válida e provavelmente verdadeira.

Devido a todos esses fatores, os principais fármacos estudados para o tratamento do TEPT são os ISRSs. Com frequência, esses medicamentos são mais eficazes do que o placebo, embora apenas 40 a 50% dos pacientes que os utilizem demonstrem melhora significativa. Os IMAOs mais antigos e a brofaromina, um IMAO reversível de ação rápida que não é mais fabricado, podem ser mais eficazes do que os ISRSs, mas os graves efeitos adversos desses fármacos nos pacientes ambulatoriais instáveis e autodestrutivos torna difícil arriscar sua prescrição. O uso da nefazodona mostrou-se benéfico em vários pequenos estudos abertos, e a lamotrigina foi de grande ajuda em um estudo pequeno, controlado por placebo. Estudos não controlados de moclobemida, fluvoxamina, paroxetina, mirtazapina, venlafaxina, valproato e carbamazepina indicam alguns benefícios. Tanto a paroxetina quanto a sertralina foram significativamente mais eficazes do que o placebo nos pacientes com TEPT, e ambas já estão aprovadas pela FDA para o transtorno. Talvez os anticonvulsivantes sejam melhores para a raiva e a instabilidade, e os antidepressivos, para a depressão e a ansiedade. A clonidina e a guanfacina são reconhecidas por eliminar os pesadelos; todavia, estão bem estudadas (Kerbage e Richa 2013; Pearlstein 2000). A prazosina – um antagonista α_1 – não parece reduzir os pesadelos nos pacientes com TEPT na dosagem de 1 a 16 mg/dia (Kung et al. 2012; Miller 2008; Thompson et al. 2008). Conforme descrito adiante, efeitos muito graves foram observados em homens na dosagem de até 25 mg/dia e em mulheres na dosagem de até 12 mg/dia em um estudo multicêntrico da Veterans Administration (VA) (Raskind et al. 2013).

Pacientes com TEPT que apresentam alucinações auditivas e imagens (*"flashbacks"*) de eventos traumáticos, bem como ideias "paranoicas" (p. ex., medo de estar sendo atacado quando exposto em lugares públicos), beneficiam-se com antipsicóticos típicos (p. ex., 16 mg/dia de perfenazina), embora os sintomas do tipo psicóticos não sejam completamente eliminados. Os antipsicóticos de segunda geração estão sendo estudados no TEPT. Pelo menos 10 ensaios controlados foram concluídos até o momento sobre o uso de risperidona, olanzapina e quetiapina no tratamento do transtorno (Ahearn et al. 2011). Em geral, a intensidade do efeito dos antipsicóticos no tratamento da condição é pequena, mas os maiores efeitos são observados na redução de ideação traumática intrusiva e hipervigilância. A combinação de antidepressivos e antipsicóticos de segunda geração no tratamento do TEPT tem sido clinicamente eficaz em alguns pacientes, mas não está bem estudada. Os efeitos colaterais, incluindo ganho de peso e problemas metabólicos, limitam os agentes atípicos ao uso coadjuvante ou como agentes de segunda linha.

O propranolol tem sido sugerido para o tratamento dos sintomas do TEPT sem haver qualquer evidência clara de eficácia. O medicamento pareceu bloquear o desenvolvimento dos sintomas do transtorno quando administrado em pacientes observados intensamente na sala de emergência (Pitman e Delahanty 2005), embora sua eficácia em estudos posteriores tenha sido menos expressiva (McGhee et al. 2009). Seu uso foi baseado nas observações em roedores de que descargas de epinefrina no cérebro eram necessárias para a consolidação da memória de eventos específicos.

Um estudo demonstrou que, entre os sobreviventes de trauma recente, o uso agudo de um benzodiazepínico por várias semanas, depois da experiência traumática, tende a aumentar a probabilidade de desenvolvimento do TEPT. Depois do estabelecimento do transtorno, os pacientes em geral apresentam insônia inicial e ansiedade graves, e quase invariavelmente são prescritos benzodiazepínicos. Existe até mesmo evidência sugestiva de que o uso regular do álcool pode retardar o início da doença; por isso, o papel dos sedativos nesse transtorno é totalmente obscuro.

Resumindo, para o TEPT pouco ou moderadamente intratável, os ISRSs são o medicamento de escolha. Em um estudo com portadores de TEPT, o tratamento de longo prazo com fluvoxamina levou a um melhor resultado, com um maior grau de melhora dos sintomas após um ano do que aquele observado em seis semanas. Em virtude de, na maioria dos pacientes, o TEPT parecer ter um curso prolongado, crônico, é sensato o uso de longo prazo de qualquer medicamento substancialmente benéfico.

A opinião atual de especialistas sobre as abordagens psicossociais (Bisson et al. 2013; Hembree e Foa 2000) favorece as terapias de exposição (embora a experiência frequente de *flashbacks* seja claramente não benéfica), a TCC e a terapia por dessensibilização e reprocessamento dos movimentos oculares (EMDR). Não há dúvidas de que indivíduos com TEPT costumam ter cognições "ruins": que o mundo é muito mais perigoso do que de fato é e que eles são muito mais desamparados e inadequados do que na verdade são. Na EMDR, o paciente revive as memórias traumáticas enquanto os dedos do terapeuta se movem para a frente e para trás diante dos olhos do paciente; este, por sua vez, move seus olhos de um lado para o outro. Essa terapia tem sido avaliada em ensaios controlados e parece ser uma forma de terapia de exposição. Manter os olhos imóveis não simula o benefício conseguido pela EMDR.

No final das contas, o tratamento do TEPT está agora no mesmo estado em que estivera a abordagem terapêutica do TOC antes do advento da clomipramina.

Não há qualquer farmacoterapia definitiva que seja muito eficaz. Talvez os ISRSs sejam os medicamentos mais bem estudados e relativamente eficazes, e, nesse ponto, se dá a semelhança com o TOC: tanto o TEPT quanto o TOC são condições de longo prazo, e a terapia medicamentosa prolongada, pelo menos com ISRSs, talvez produza melhores resultados ao longo do tempo. Uma grande variedade de outros agentes às vezes é considerada útil, mas eles não estão bem estudados. No TEPT, a consolidação da memória e os sistemas de excitação do estresse provavelmente não estejam funcionando de forma correta. Os benzodiazepínicos são, talvez, contraindicados, mas muitos pacientes com TEPT já os consomem por um bom tempo, e não há evidência de que sua descontinuação resulte em melhora em longo prazo para compensar o provável desconforto causado por sua retirada.

Transtorno obsessivo-compulsivo

Quando a segunda edição deste manual foi publicada, em 1991, apenas um medicamento, a clomipramina, estava aprovado pela FDA para uso no tratamento do TOC. Em 1996, a fluoxetina e a paroxetina foram aprovadas para a abordagem terapêutica do TOC e da depressão, e a fluvoxamina apenas para uso no TOC. Agora, existe evidência de que todos os ISRSs são essencialmente eficazes na depressão e no TOC.

Independentemente dessa sobreposição das indicações, há forte evidência de que a forma como todos os ISRSs funcionam no TOC seja diferente da maneira como eles agem na depressão. A depressão tende a responder com relativa rapidez – 2 a 6 semanas –, e a maioria dos pacientes melhora; existe uma resposta substancial ao placebo. No TOC, a melhora é demorada e pode levar de 6 a 12 semanas, sendo que apenas a metade dos pacientes melhora, e a resposta ao placebo é menor. A presença de depressão coexistente ou comórbida nos indivíduos com TOC não afeta a resposta do transtorno aos antidepressivos serotonérgicos. Geralmente, os pacientes com TOC passam melhor com doses mais elevadas de ISRSs (p. ex., 40 a 80 mg de fluoxetina), enquanto aqueles com depressão respondem com 20 mg. Os fármacos noradrenérgicos (desipramina, nortriptilina e bupropiona), totalmente eficazes na depressão, são ineficazes no TOC. Entretanto, os IRSNs, como a venlafaxina, parecem eficazes.

Se aceitarmos que todos os ISRSs hoje aprovados para prescrição são eficazes no TOC, será difícil escolher um deles. Todos causam evidente disfunção sexual. Existem algumas diferenças em seus graus de ligação aos vários receptores e suas interações com o metabolismo dos fármacos. É difícil comparar a eficácia desses medicamentos, mesmo nas metanálises, porque os tipos dos pacientes recrutados provavelmente mudaram ao longo do tempo. Em estudos anteriores da clomipramina, a maioria dos pacientes nunca havia tido um ensaio adequado com um medicamento eficaz, e as taxas de resposta ao fármaco e ao placebo eram em torno de 50 e 5%, respectivamente. Desde então, as taxas de placebo subiram, ao passo que as de melhora com o medicamento diminuíram.

Os princípios de tratamento de pacientes com qualquer um dos ISRSs permanecem claros: iniciar com uma dose de antidepressivo-padrão e aumentar gradativamente para 3 a 4 vezes a dose inicial se não ocorrer melhora evidente. Deve-se preparar o paciente para pelo menos 8 a 12 semanas de ensaio antes que se mudem os medicamentos ou se adicionem outros ao ISRS.

Ao longo dos anos, vários fármacos foram experimentados de forma isolada ou em conjunto com a clomipramina ou com um ISRS a fim de induzir ou aumentar o efeito terapêutico. Até agora, nenhum deles – lítio, buspirona, L-triptofano, fenfluramina, neurolépticos, clonazepam – conseguiu sucesso regular substancial, embora relatos de casos sugiram que pacientes ocasionais possam melhorar com o acréscimo de um desses fármacos. A buspirona pareceu muito eficaz como potencializador em ensaios abertos, mas não se diferenciou do placebo em um estudo duplo-cego. Deve ser observado que esse medicamento *poderá* induzir uma síndrome serotonérgica quando adicionado a um ISRS (embora isso não seja comum) e que o L-triptofano e a fenfluramina não estão mais disponíveis nos Estados Unidos. Nos últimos anos, à medida que aumentou a evidência da sobreposição do TOC com o transtorno de Tourette, os antipsicóticos atípicos mais novos foram sendo adicionados aos ISRSs nos portadores de TOC, com melhoras significativas nos sintomas observados em pacientes ocasionais. Talvez essa resposta seja mais provável no caso de o indivíduo também apresentar características esquizotípicas ou ter história individual ou familiar de tiques. Nesse ponto, a risperidona, nas dosagens de até 3 mg/dia, parece mais segura em termos de ganho de peso e supersedação. No entanto, hipotensão ortostática ocorreu em indivíduos depressivos mais velhos quando a risperidona e um ISRS foram combinados. Até o momento, a ziprasidona tem sido considerada informalmente para esses casos. Por sua vez, considerando que quase nenhum medicamento ou classe farmacológica se estende além dos limites definidos pelo DSM-IV, um estudo controlado mostrou que a fluvoxamina foi substancialmente mais eficaz que o placebo em cerca de metade de um grupo de adultos autistas do sexo masculino, melhorando sua sociabilidade, bem como as compulsões autísticas (McDougle 1997). O ponto principal a ser considerado é que cerca de metade dos pacientes com TOC passa melhor com o uso de um ISRS ou de clomipramina, e 15 a 20% desistem da terapia medicamentosa por causa dos efeitos colaterais. Essa não é uma situação ideal.

Recentemente, Rodriguez e colaboradores (2013) relataram que a cetamina intravenosa pareceu ser mais eficaz do que o placebo na melhora dos sintomas em pacientes com TOC refratário, e os efeitos perduraram por pelo menos uma semana. Há vários anos, a equipe de Larry Koran relatou, em um estudo duplo-cego, que a morfina oral havia produzido maior alívio significativo do que o placebo um dia após sua administração e que os efeitos duraram por cerca de cinco dias (Koran et al. 2005). Esses dados podem expor vias inovadoras para o tratamento.

Se realizada adequadamente, a TCC (Baer e Greist 1997) é tão eficaz quanto a farmacoterapia; a terapia de relaxamento não ajuda, mas aquelas envolvendo a exposição *in vivo* e a prevenção dos rituais são de eficácia total. Os pacientes com TOC com rituais de limpeza ou de contagem respondem melhor do que aqueles com obsessões mentais puras e sem comportamentos compulsivos, armazenadores ou com lentidão compulsiva. Talvez todos os portadores de TOC devam receber TCC e medicamento. Entretanto, os terapeutas capazes de realizar a TCC encontram-se sobretudo nos importantes centros universitários com programas especializados de TOC; assim, a disponibilidade da terapia (e, às vezes, seu custo) é um grande problema. Esforços anteriores, os quais incluem programas computadorizados e livros para que os pacientes possam realizar sua própria TCC com a supervisão presencial de um profissional, foram considerados eficazes (Baer e Greist 1997).

Com ou sem TCC, os pacientes com TOC devem receber, com dose e duração adequadas, ensaios separados de pelo menos dois dos ISRSs e da clomipramina antes de continuar com terapias mais elaboradas. Para o TOC extremamente resistente ao tratamento, tanto a terapia com clomipramina intravenosa (não disponível nos Estados Unidos) quanto a psicocirurgia estereotáxica (Baer et al. 1995; Mindus e Jenike 1992) apresentam alguns benefícios relatados e podem ser tentadas. Em 2009, a FDA aprovou a estimulação cerebral profunda (DBS) para o TOC altamente resistente ao tratamento. Embora a aprovação da DBS tenha sido baseada em dados mínimos (26 indivíduos com TOC resistente), a DBS recebeu o *status* de "utilização humanitária de exceção do dispositivo (HDE*)", em virtude das opiniões limitadas disponíveis para pacientes com TOC resistente e da debilitação natural da doença.

Se um paciente que apresenta sintomas de TOC há muito tempo estabelecidos melhora com um regime medicamentoso, é aconselhável que a terapia de manutenção de longo prazo seja baseada nesse regime. Os pacientes que estão sem medicamento tendem a recair muito rapidamente. Com a TCC é mais provável que uma série de tratamentos – 12 sessões – com melhora comportamental acentuada assegure a manutenção da melhora até depois de a TCC ser suspensa, embora as sessões "de reforço" ocasionais possam ser eficazes.

---

* N. de T.: HDE, *humanitarian devide exemption*. Segundo as regras da FDA, quando um dispositivo se destina a beneficiar pacientes portadores de uma doença ou uma condição que afeta menos de quatro mil indivíduos por ano, há um incentivo do governo norte-americano, que, por meio de lei federal, oferece ao fabricante a isenção dos requisitos de eficácia e efetividade.

Anticonvulsivantes

Vários anticonvulsivantes estão sendo empregados com mais frequência no tratamento dos transtornos de ansiedade. A opinião inicial foi de que muitos desses medicamentos agiam no sistema GABAérgico, e seria esperado que tivessem propriedades ansiolíticas. Eles também tendem a ser eficazes no tratamento da dor neuropática. Entre esses anticonvulsivantes estão a gabapentina, a tiagabina e a pregabalina. É possível que essa classe farmacológica funcione de modo mais lento que os benzodiazepínicos e mais rápido que os antidepressivos no tratamento da ansiedade. Entre as vantagens dos anticonvulsivantes em relação aos benzodiazepínicos está o risco mais baixo de dependência e de abstinência.

A gabapentina (Neurontin) é usada há muito anos no tratamento do transtorno bipolar, embora haja poucas evidências da sua eficácia nessa condição. A princípio considerado primariamente GABAérgico, agora parece que esse fármaco se liga a uma subunidade α_2-δ dos canais de cálcio encontrados no cérebro, e esse é o mecanismo mais relevante de ação. Entretanto, existem mais evidências de que a gabapentina seja, pelo menos, modestamente eficaz no tratamento da fobia social, incluindo o falar em público, a ansiedade generalizada e o transtorno de pânico. Nossa experiência revelou que ela é muito menos eficaz do que os benzodiazepínicos e os antidepressivos no tratamento da ansiedade. Entretanto, produz poucos efeitos colaterais ou interações medicamentosas e não está associada ao risco de dependência. Doses baixas, de 300 a 400 mg, podem ser eficazes no tratamento da fobia social, mas a maioria dos pacientes parece precisar de doses entre 900 e 2.700 mg/dia (divididas) no tratamento de pânico ou de ansiedade mais grave. Os efeitos colaterais primários são a sonolência e a fadiga.

A pregabalina (Lyrica), um análogo do GABA relacionado à gabapentina, tem sido extensivamente estudada no tratamento do TAG, da fibromialgia, da dor neuropática e das convulsões parciais complexas. Ela parece agir mais seletivamente na subunidade α_2-δ dos canais de cálcio encontrados no cérebro do que a gabapentina. A pregabalina foi aprovada pela FDA no final do ano de 2004 para utilização no tratamento da dor neuropática e da epilepsia. Em 2008, tornou-se o primeiro medicamento aprovado para o tratamento da fibromialgia. Apesar de a pregabalina estar aprovada para o tratamento do TAG na União Europeia desde 2006, ela não havia sido aprovada pela FDA para o transtorno nos Estados Unidos até a preparação deste manual. Apesar da sua eficácia consistente em ensaios clínicos e sua reconhecida segurança em experiências clínicas, não está totalmente claro o que impossibilitou sua aprovação para o TAG. Foi relatada preocupação com a proporção risco-benefício da pregabalina devido à hepatoxidade observada em camundongos, mas não se provou que isso seja um problema na pós-liberação em humanos. Atualmente, a pregabalina está sendo revisada outra vez pela FDA.

Existem pelo menos sete ensaios controlados por placebo sugerindo que a pregabalina pode ser, no mínimo, tão eficaz quanto o alprazolam e a venlafaxina e mais eficaz do que o placebo no tratamento do TAG. O fármaco agiu mais rapidamente do que a venlafaxina e controlou os sintomas somáticos tão bem quanto o alprazolam (Montgomery 2006). Além disso, a pregabalina parece ser tão eficaz quanto a venlafaxina no tratamento do TAG, sendo mais bem tolerada e provavelmente tendo ação mais rápida (Montgomery et al. 2006). A sua dose inicial no tratamento da ansiedade é estimada em 150 mg/dia, sendo elevada até 300 mg/dia. A maioria dos pacientes deve responder bem com 300 a 400 mg/dia, mas a dosagem pode ser aumentada em 150 mg a cada poucos dias até o máximo de 600 mg/dia. Embora os estudos sugiram que a pregabalina deverá ser um bom agente de primeira linha para o tratamento do TAG, outros ansiolíticos promissores, como a buspirona, não corresponderam a essas expectativas. Esperamos que a pregabalina venha a inaugurar um nicho importante. Observamos alguns pacientes que apresentaram intolerância ou não responderam aos ISRSs, mas passaram bem com a pregabalina. Os indivíduos que requerem alívio imediato da ansiedade em uma sala de emergência recebem, ainda, benzodiazepínicos. Contudo, a pregabalina é uma alternativa de ação mais rápida e provavelmente melhor, se comparada aos ISRSs, em alguns pacientes. Seus efeitos colaterais mais comuns são tontura e sonolência. Esse medicamento, assim como a gabapentina, não produz os efeitos colaterais sexuais causados pela maioria dos antidepressivos.

A tiagabina (Gabitril) é um fármaco mais potente do que a gabapentina e os inibidores da recaptação do GABA e do transportador GABA GAT1. Ela foi estudada primariamente no TAG como monoterapia e em combinação com ISRSs. Em um estudo, a tiagabina foi tão eficaz quanto a paroxetina e mais eficaz do que o placebo no tratamento do transtorno. Há relatos anedóticos da eficácia da medicação como um agente coadjuvante no tratamento do TEPT e do transtorno de pânico. Entretanto, pelo menos dois estudos de fase III da tiagabina no tratamento do TAG não satisfizeram seus objetivos primários. Por isso, o desenvolvimento do medicamento para o TAG foi descontinuado. A outra dificuldade com esse fármaco foi em relação à tolerabilidade. Os riscos de convulsões, problemas cognitivos e sedação da tiagabina limitaram sua aplicação no tratamento das psicopatologias. Observamos poucos pacientes passando bem com a medicação em dosagens baixas (2 a 4 mg/dia) quando outras estratégias não obtiveram sucesso.

Antipsicóticos

Há muito tempo os antipsicóticos são empregados como agentes coadjuvantes no tratamento da ansiedade associada a psicopatologias, como esquizofrenia e transtorno bipolar (Hirschfeld et al. 2006; Kung et al. 2012). Além disso, o trabalho anterior com agentes como a trifluoperazina sugeriu que os antipsicóticos poderiam ser tão eficazes quanto os benzodiazepínicos no tratamento do TAG. Os agentes atípicos, com seus efeitos $5-HT_2$ e $5-HT_{1A}$, poderiam apresentar alguns benefícios nos transtornos de ansiedade. Na verdade, a quetiapina não parece ser eficaz em ensaios controlados no tratamento do TAG (ver Cap. 4). Estudos controlados adicionais de antipsicóticos nos estados de ansiedade envolvem o uso coadjuvante de agentes atípicos para potencializar os efeitos dos antidepressivos no TOC e no TEPT. Uma vez que os dados são um pouco conflitantes, a maioria dos estudos sugere que os agentes atípicos, especialmente a risperidona (Dold et al. 2013), podem ser agentes coadjuvantes úteis no tratamento do TOC refratário. Além disso, os agentes atípicos, às vezes, são mencionados como eficazes no tratamento coadjuvante do transtorno de pânico e do TOC.

Observamos exemplos de antipsicóticos atípicos sendo bem tolerados e eficazes como monoterapia nos estados de ansiedade, quando outros agentes convencionais não o foram. Na época da preparação deste livro, não havia estudos adequadamente controlados de antipsicóticos atípicos na monoterapia de qualquer transtorno de ansiedade. Até que surjam esses trabalhos, recomendamos o emprego de antipsicóticos atípicos no tratamento da ansiedade apenas quando fármacos mais bem estabelecidos já tenham sido descartados.

Agentes noradrenérgicos

Nos últimos anos, uma série de estudos sugeriu o potencial uso dos β-bloqueadores (p. ex., propranolol) e dos agonistas do receptor α_2, principalmente pré-sinápticos, mas também pós-sinápticos (p. ex., clonidina), para melhorar os sintomas de ansiedade. A utilização desses agentes a partir da observação de certos sintomas da ansiedade (p. ex., palpitações, transpiração) sugere o envolvimento do sistema nervoso simpático. Primeiramente, as pesquisas estiveram direcionadas para o uso dos β-bloqueadores em músicos ansiosos. Anos depois, em um estudo realizado por Gold e colaboradores (1978), a clonidina demonstrou ser eficaz no bloqueio dos sintomas fisiológicos associados à abstinência de opioides, resultando em seu estudo em pacientes com transtorno de ansiedade e possivelmente com abstinência de nicotina. Esse fármaco exerce efeitos agonistas no receptor α_2 (pré-sináptico);

no entanto, por também ser um agonista α_2 pós-sináptico, suas ações farmacológicas são complexas.

Indicações

Os β-bloqueadores (p. ex., propranolol) são indicados para a hipertensão e a profilaxia contra angina, arritmias, enxaquecas e estenose subaórtica hipertrófica. Em geral, eles são completamente eficazes para o alívio da acatisia nos pacientes que usam antipsicóticos, embora não estejam aprovados pela FDA para essa utilização (ver Cap. 4). Eles também não estão aprovados para utilização na ansiedade, embora vários estudos sugiram que o propranolol possa ser eficaz para essa condição. Esses estudos, originalmente conduzidos na Grã-Bretanha, indicaram que os β-bloqueadores têm efeitos potentes nas manifestações somáticas de ansiedade (p. ex., palpitações, tremores), mas menos no componente psíquico da ansiedade. As propriedades antitremor desses fármacos acarretam seu uso no tratamento de pacientes nos quais o tremor das mãos é desenvolvido secundariamente ao uso do carbonato de lítio (ver Cap. 5).

Vários relatos sugeriram que, embora os β-bloqueadores fossem de alguma eficácia na ansiedade generalizada, eles não eram especialmente eficazes no bloqueio dos ataques de pânico. Na verdade, Gorman e colaboradores (1983) relataram que o propranolol não bloqueou ataques desse tipo induzidos pelo lactato. Entretanto, alguns pesquisadores observaram que o fármaco poderia bloquear a ansiedade do pânico, resultante da infusão de isoproterenol (um agonista adrenérgico), e também poderia ser eficaz no tratamento de alguns pacientes com ataques de pânico. O pindolol, um agonista misto do receptor β-adrenérgico e antagonista com propriedades serotonérgicas, tem sido citado por aumentar a resposta antidepressiva aos ISRSs (ver Cap. 9).

Conforme mencionado anteriormente, estudantes de medicina, equipes de empresas, músicos e artistas consideraram os β-bloqueadores eficazes em atenuar a ansiedade durante falas ou apresentações em público. Essa utilização indica que tanto os vários estudos fracamente positivos, controlados, da eficácia dos β-bloqueadores em tais situações são um pouco falhos quanto os placebos que possuem razões convincentes de eficácia podem apresentar um efeito poderoso. Mais uma vez, dados de estudos abertos suportam o uso dos β-bloqueadores nos testes do tratamento da ansiedade.

A clonidina está aprovada pela FDA para indicação no tratamento da hipertensão. Conforme já observado, ela tem sido largamente estudada como uma forma de bloquear os sintomas fisiológicos da abstinência dos opioides (p. ex., palpitações, transpiração). Esse fármaco também foi estudado na ansiedade e no transtorno de pânico, tendo se mostrado eficaz em ambas as situações, embora a tolerância para os efeitos ansiolíticos frequentemente ocorra. A clonidina pode ser útil no tratamento de pesadelos e hiperexcitação associados ao TEPT (Alao et al. 2012). É admissível que as propriedades dos agonistas mistos do receptor parcial pré e pós-sináptico possam influenciar o desenvolvimento da tolerância. A clonidina também é empregada para testar os vários aspectos da hipótese catecolaminérgica dos transtornos afetivos e da ansiedade. Estudos sobre a abstinência de nicotina produziram resultados mistos (Franks et al. 1989; Glassman et al. 1988). A clonidina também é usada para bloquear a taquicardia e a salivação excessiva devidas ao uso da clozapina (ver Cap. 4).

Conforme mencionado anteriormente, a prazosina também demonstra eficácia no tratamento de alguns sintomas ansiolíticos. Em especial, estudos abertos sugerem que esse medicamento pode ser eficaz na melhora do distúrbio do sono (pesadelos e insônia média) nos pacientes com TEPT. As doses da prazosina para o tratamento do TEPT tradicionalmente variam de 1 a 16 mg/dia (Kung et al. 2012), mas há relatos de casos de dosagens muito maiores que são bem toleradas e eficazes no tratamento de pesadelos associados ao TEPT (Koola et al. 2014). É de particular interesse o fato de que um estudo multicêntrico da VA relatou que dosagens de prazosina de até 25 mg/dia foram significativamente mais eficazes do que o placebo tanto na redução do pavor dos pesadelos e da excitação como na melhora geral dos sintomas (Raskind et al. 2013). Alguns pacientes com TEPT relatam um aumento no bem-estar geral com esse agente α_1-adrenérgico independentemente de seu efeito no sono. Entretanto, o aumento dose-relacionado na hipotensão ortostática pode limitar a eficácia da prazosina em muitos pacientes.

Dosagem e administração

Ao empregar o propranolol como modelo, os médicos podem iniciar os pacientes com sintomas periféricos de ansiedade ou aqueles com tremores induzidos pelo lítio ou com tremores familiares com 10 mg, duas vezes ao dia, e, então, aumentar a dose em incrementos de até 30 a 120 mg/dia. Embora a dose usual de manutenção nos pacientes com hipertensão seja de 240 mg/dia, ela raramente é necessária para os indivíduos ansiosos ou trêmulos. Em geral, o uso desses agentes nos pacientes com transtornos de ansiedade deve equiparar-se ao dos benzodiazepínicos; devem ser realizados ensaios para que os pacientes possam cessar o medicamento depois de algumas semanas de tratamento.

Muitos pacientes com tremores secundários do carbonato de lítio tratados com um β-bloqueador apresentam, depois que este é descontinuado, reaparecimento desses sintomas; isso, por sua vez, resulta na continuação de um β-bloqueador por um período prolongado. Não conhecemos quaisquer efeitos adversos importantes; entretanto, alguns pacientes podem ficar letárgicos e até mesmo depressivos durante o uso desses fármacos. Por isso, os médicos precisam considerar esse fato ao tratar pacientes com transtorno afetivo maior (ver seção "Efeitos colaterais", adiante). Esse efeito potencial é assunto para alguns debates. Também usamos o propranolol para os tremores induzidos por ADT sem afetar a depressão na maioria dos pacientes.

Se o propranolol ou outro β-bloqueador precisarem ser usados, conforme a necessidade, para reduzir os efeitos fisiológicos e, talvez, os psicológicos da fase de medo ou outra situação fóbica social circunscrita e previsível, o paciente deve tentar a dose proposta (em geral, 10 ou 20 mg) 1 ou 2 vezes antes de empregá-la previamente a uma *performance*. Esse procedimento visa a bloquear a apreensão e garantir que o medicamento pode ser tolerado de forma confortável (Jefferson 1995). A clonidina deve ser iniciada com 0,1 mg, duas vezes ao dia, e a dosagem deve ser aumentada em 0,1 mg, a cada 1 a 2 dias, até um total diário de 0,4 a 0,6 mg. Em virtude de alguns estudos indicarem a ocorrência de tolerância a esse medicamento, os médicos devem tentar limitar a duração da exposição, se possível.

Efeitos colaterais

Os efeitos colaterais dos β-bloqueadores incluem bradicardia, hipotensão, fraqueza, fadiga, diminuição do sensório, impotência, desconforto gastrintestinal e broncoespasmo. Para o psiquiatra, poucas advertências parecem justificadas. Os médicos precisam lembrar que esses fármacos são contraindicados para os asmáticos, uma vez que podem produzir broncoespasmo, e para aqueles com a doença de Raynaud, por causa do risco de aumento da vasoconstrição periférica. O pindolol, que age como agonista e antagonista misto do receptor β-adrenérgico, tem menos efeito nos receptores que controlam a constrição brônquica e é considerado potencialmente seguro nos pacientes com asma. Entretanto, seus efeitos agonistas acentuados podem resultar em estimulação desagradável, e não achamos que ele seja particularmente eficaz no tratamento de indivíduos ansiosos. Quanto à capacidade dos β-bloqueadores de causar depressão, não temos observado pacientes que produziram transtornos depressivos verdadeiros. Mais que isso, notamos que alguns indivíduos podem se sentir "exaustos" ou letárgicos. Entretanto, os médicos de outras instituições relataram casos de depressão com características endógenas induzida pelo medicamento, os quais remitiram na descontinuação. Uma estratégia é trocar para um β-bloqueador que seja menos lipofílico e que exerça pouquíssimos efeitos no sistema nervoso central (SNC) (p. ex., atenolol). Essa tática pode ser especialmente eficaz em homens que vivenciaram redução na potência sexual enquanto usavam o propranolol. Ao suspender os β-bloqueadores, é sensato reduzir a dose progressivamente para evitar qualquer fenômeno de rebote, que pode resultar em efeitos adversos cardíacos ou na pressão arterial.

A clonidina possui um perfil misto de efeito colateral. Seus efeitos colaterais mais importantes incluem boca seca, sedação ou fadiga e hipotensão. Esses efeitos são geralmente julgados inaceitáveis pelos pacientes ansiosos. Nos indivíduos hipertensos, a escala de dosagem de duas vezes ao dia (com dois terços da dose consumidos na hora de dormir) é recomendada para administrar seus efeitos sedativos. A descontinuação deve ser gradual para evitar sintomas autonômicos de rebote ou crises de hipertensão no caso de pacientes hipertensos que tiveram o medicamento retirado de forma súbita.

Os efeitos colaterais primários da prazosina são: tontura, cefaleias, sedação e fadiga. A maioria dos pacientes tolera a dose de 1 a 8 mg/dia, que tem sido empregada para auxiliar no distúrbio do sono e na ansiedade em pacientes com TEPT. Entretanto, há relatos de casos que se beneficiam de dosagens altas, como 30 mg/dia ou mais. O monitoramento da pressão arterial é importante quando as doses de prazosina são aumentadas, já que a hipotensão ortostática pode ser um problema substancial em alguns pacientes.

Anti-histamínicos

O anti-histamínico hidroxizina tem indicações para o tratamento da ansiedade e da tensão associadas a "condições psiconeuróticas" ou estados de doença física. Ele também é indicado no tratamento de pruridos devido a condições alérgicas e para a sedação pré e pós-operatória. Na prática psiquiátrica, os anti-histamínicos são menos comumente usados no tratamento de pacientes ansiosos, refletindo seu efeito ansiolítico menos potente. Os efeitos colaterais importantes da hidroxizina são a sonolência e a boca seca. Ela não produz dependência física; pode desencadear depressão do SNC quando adicionada a álcool, analgésicos narcóticos, depressores do SNC ou ADTs. Outro anti-histamínico, a difenidramina, é normalmente empregado na medicina e na psiquiatria como um sedativo-hipnótico (ver Cap. 7).

Buspirona

O desenvolvimento da buspirona – um ansiolítico não benzodiazepínico geralmente não sedativo – incitou um considerável entusiasmo nos círculos psicofarmacológicos cerca de duas décadas ou mais atrás. O fármaco foi o primeiro ansiolítico proeminente a ser introduzido desde os benzodiazepínicos. Originalmente, foi desenvolvido como um agente de potencial antipsicótico. Embora ensaios clínicos anteriores tenham revelado sua pequena potência antipsicótica, finalmente ficou demonstrado que a buspirona possui efeitos antiagressivos nos primatas e efeitos ansiolíticos em humanos. A estrutura da buspirona está ilustrada na Figura 6-2. Ela teve sua patente expirada em 2001 e, agora, está disponível na forma genérica nos Estados Unidos.

O fármaco não se liga com alta afinidade aos receptores benzodiazepínicos ou GABAérgicos, embora possa agir no canal do cloro acoplado ao complexo receptor GABA-benzodiazepínico. A buspirona apresenta um pequeno efeito anticonvulsivante. Originalmente, postulou-se que seus efeitos ansiolíticos ocorressem via propriedades dopaminérgicas, embora os efeitos dopaminérgicos centrais do medicamento não estivessem esclarecidos por completo. Mais tarde, a buspirona mostrou exercer seus efeitos ansiolíticos por agir como um agonista parcial do receptor $5-HT_{1A}$. Essa ação é compartilhada pela gepirona e pela ipsapirona, fármacos ansiolíticos relacionados que não possuem efeitos no sistema dopaminérgico.

A buspirona é um fármaco interessante e preventivo (Cole e Yonkers 1995), com propriedades que devem torná-la o medicamento de escolha no tratamento do TAG e dos transtornos de ansiedade relacionados (p. ex., fobia social, misto de ansiedade e depressão, ansiedade nos pacientes com história de abuso de substância). A buspirona é tão eficaz quanto o diazepam e superior ao placebo nos ensaios duplos-cegos envolvendo pacientes ambulatoriais ansiosos. Os dados disponíveis desses estudos não demonstram que o diazepam tenha uma ação mais rápida do que a buspirona, embora a maioria dos médicos assuma que os benzodiazepínicos apresentem uma ação mais rápida. Uma subanálise pequena mostrou que os pacientes com história de tratamento com benzodiazepínico não passavam tão bem durante o uso da buspirona, se comparados àqueles que nunca haviam usado um benzodiazepínico. Embora a diferença fosse estatisticamente significativa, metade

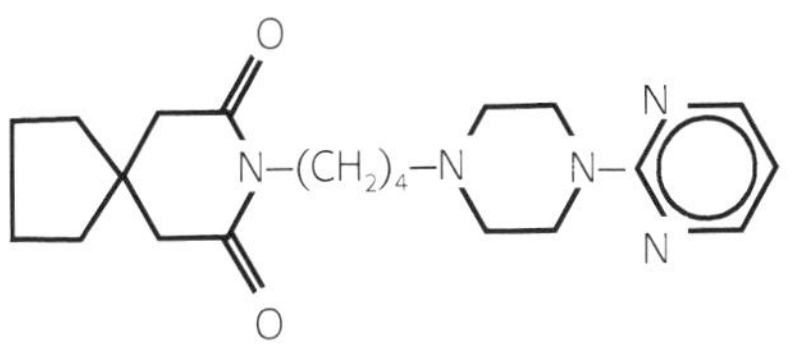

FIGURA 6-2 Estrutura química da buspirona.

dos pacientes com história de uso de benzodiazepínico melhorou durante o emprego da buspirona.

A maioria dos psiquiatras e muitos médicos assumem que a buspirona é mais fraca e tem início de ação mais lento que os benzodiazepínicos, e alguns acreditam que ela nunca é eficaz nos pacientes que já utilizaram algum benzodiazepínico. Essas suposições simplesmente não são verdadeiras. A buspirona está isenta dos efeitos do tipo benzodiazepínico e não alivia os sintomas de abstinência desses fármacos. Se os pacientes gostam da sedação que sentem depois de uma única dose de benzodiazepínico (a maioria não gosta), eles não obtêm essa "pausa que revigora" com a buspirona. Infelizmente, tanto a buspirona quanto os benzodiazepínicos levam de 2 a 4 semanas para causar um efeito ansiolítico total. É raro que os psiquiatras atendam pacientes ansiosos que nunca usaram um benzodiazepínico; por isso, eles nunca veem indivíduos que seriam apropriados para a buspirona e não acreditam que ela seja eficaz. Os médicos de cuidados primários tendem a aprender com os psiquiatras sobre os medicamentos com necessidades complexas de dosagem que levam semanas para agir. Por isso, a buspirona raramente é empregada nas dosagens adequadas – até 30 mg/dia ou mais por 4 a 6 semanas – e, por conseguinte, é considerada ineficaz pela maioria. Alguns estudos mais recentes demonstram que a buspirona é mais eficaz do que o placebo nos pacientes com depressão, fobia social e ansiedade e alcoolismo combinados, em doses de 30 a 60 mg/dia, as quais não são toleradas como dosagens iniciais. Por isso, o melhor da buspirona raramente á alcançado.

Pacientes que recebem terapia medicamentosa para os transtornos de ansiedade com frequência não precisam de anos de medicamento de manutenção. Os benzodiazepínicos podem criar problemas quando são reduzidos (especialmente se de forma súbita) e suspensos. Os pacientes ansiosos acham que os sintomas de abstinência desses fármacos assemelham-se aos sintomas de ansiedade que os levaram ao médico, sentem-se desconfortáveis e, em geral, terminam usando o diazepam ou alprazolam novamente. Se, no entanto, o paciente tivesse usado a buspirona, nenhum sintoma de abstinência teria ocorrido; na verdade, os pacientes tendem a melhorar um pouco mais nas primeiras duas semanas depois que a buspirona é suspensa. Por isso, ela é um fármaco muito mais flexível para uso no tratamento de pacientes ansiosos: pode ser reduzida e retirada facilmente e possibilita ao médico saber de imediato se ainda é necessária – sem que o paciente precise lutar com os sintomas físicos da abstinência.

A buspirona deve ser iniciada na dosagem de 5 mg, duas vezes ao dia, e aumentada gradualmente para 30 a 60 mg/dia. Ela não é de auxílio nos pacientes que acabaram de retirar um benzodiazepínico. Entretanto, se for adicionada ao benzodiazepínico por 2 a 6 semanas, o paciente pode se sentir "muito melhor" por ter dois medicamentos ansiolíticos agindo por mecanismos diferentes. Mesmo que esse efeito não ocorra, o benzodiazepínico pode ser lentamente reduzido, em geral de forma tranquila (Udelman e Udelman 1990), e o paciente pode ser estabilizado enquanto usa a buspirona.

A buspirona é bem tolerada pelos idosos clinicamente doentes, não produz depressão respiratória nos indivíduos com doença pulmonar e é relativamente eficaz naqueles com transtornos impulsivos orgânicos e nos pacientes ansiosos com síndrome da imunodeficiência adquirida (aids). Ela não afeta adversamente a coordenação ou a cognição. Em resumo, pode ser um progresso importante em relação aos benzodiazepínicos. Entretanto, sua utilização na psiquiatria é limitada ao tratamento coadjuvante.

Os efeitos colaterais do medicamento incluem cefaleias, náuseas, tontura e tensão, que geralmente não são os problemas principais. Na verdade, o fármaco parece apresentar um perfil de efeito colateral mais desejável do que os benzodiazepínicos. Parece que a buspirona não prejudica a coordenação motora e apresenta pouca interação medicamentosa adversa com o álcool. De acordo com um relato recente, ela pode exacerbar a psicose nos pacientes com transtorno esquizoafetivo, um efeito que reflete as propriedades complexas pró-dopaminérgicas. Isso não é um problema na utilização clínica nos Estados Unidos. Todavia, as doses altas são relatadas por melhorar a discinesia nos indivíduos com discinesia tardia grave. Conforme apresentado no Capítulo 11, o uso da buspirona também pode resultar na redução do consumo de bebidas alcoólicas nos pacientes ambulatoriais.

Os relativos méritos e efeitos colaterais da buspirona *versus* antidepressivos ISRSs no tratamento do TAG não estão bem estudados. Davidson e colaboradores (1999) relataram que a venlafaxina XR pareceu algo mais eficaz no tratamento do TAG do que a buspirona. Parece seguro afirmar que a buspirona tem menos efeitos de abstinência do que a venlafaxina ou qualquer um dos antidepressivos.

Agentes ansiolíticos novos

Embora os médicos tenham vários agentes ansiolíticos para escolher, ainda existem limitações significativas dos fármacos disponíveis. Os benzodiazepínicos agem rapidamente e são eficazes, mas apresentam risco de dependência e efeitos colaterais cognitivos. Da mesma forma, os antidepressivos são eficazes em longo prazo, mas agem lentamente e não são bem tolerados por um subgrupo de pacientes. Os antipsicóticos possuem limitações bem conhecidas e são considerados agentes de terceira linha. Muitos médicos consideram a buspirona, na melhor das hipóteses, um ansiolítico fraco.

A pesquisa por agentes de ação mais segura, efetiva e rápida tem sido realizada desde a década de 1960 (Griebel e Holmes 2013). A grande maioria dos compostos realmente novos apresentou ineficácia ou toxicidade nos ensaios clínicos. Por exemplo, agentes objetivando subunidades do receptor $GABA_A$ pareceram ter propriedades ansiogênicas, mas causaram muita sedação ou amnésia para que continuassem sendo pesquisados. Uma variedade de neuropeptídeos, incluindo os antagonistas CCK2 (receptor de colecistocinina tipo 2), os antagonistas CRF1 (receptor do fator liberador de corticotropina tipo 1) e agentes neurocininas-2, mostrou-se insegura como ansiolíticos ou tóxica.

Agonistas parciais do receptor $5\text{-}HT_{1A}$, como a buspirona, avançaram bastante no processo de ensaio clínico, mas a maioria não demonstrou eficácia suficiente para ser aprovada. Por exemplo, a gepirona chegou aos ensaios de fase III, mas não foi eficaz o suficiente para ser liberada para o mercado norte-americano. A tandospirona, outro agonista parcial do receptor $5\text{-}HT_{1A}$, é comercializada apenas na China e no Japão.

Entre os agentes atualmente mais estudados para o tratamento da ansiedade estão aqueles que agem no receptor de glutamato. O glutamato, principal neurotransmissor excitatório, é pesquisado há muito tempo como potencial alvo dos agentes ansiolíticos. Os receptores metabotrópicos de glutamato mGluR1, mGluR2, mGluR3 e mGluR5 são conhecidos por mediar o comportamento ansioso em modelo animal. Vários moduladores do receptor mGluR2 e mGluR3 foram promissores nos ensaios clínicos do TAG, mas não nos do transtorno de pânico. Uma cautela com esses agentes é o fato de que podem reduzir o limiar convulsivo em modelo animal. A D-ciclosserina, que potencializa o receptor de glutamato NMDA (*N*-metil-D-aspartato), demonstrou algum benefício no tratamento coadjuvante de algumas psicopatologias como o TEPT (Rodebaugh e Lenze 2013). Um composto relacionado, a bitopertina, mostrou-se promissor no tratamento do TOC e da esquizofrenia (Hashimoto et al. 2013).

Ainda não está claro se qualquer um desses novos agentes será eficaz no tratamento dos transtornos de ansiedade. Contudo, a procura por agentes ansiolíticos mais eficazes continuará no futuro.

Referências

Ahearn EP, Juergens T, Cordes T, et al: A review of atypical antipsychotic medications for posttraumatic stress disorder. Int Clin Psychopharmacol 26(4):193–200, 2011 21597381

Alao A, Selvarajah J, Razi S: The use of clonidine in the treatment of nightmares among patients with co-morbid PTSD and traumatic brain injury. Int J Psychiatry Med 44(2):165–169, 2012 23413663

American Psychiatric Association: Diagnostic and Statistical Manual of Mental Disorders, 3rd Edition, Revised. Washington, DC, American Psychiatric Association, 1987

American Psychiatric Association: Diagnostic and Statistical Manual of Mental Disorders, 4th Edition. Washington, DC, American Psychiatric Association, 1994

American Psychiatric Association: Diagnostic and Statistical Manual of Mental Disorders, 4th Edition, Text Revision. Washington, DC, American Psychiatric Association, 2000

American Psychiatric Association: Diagnostic and Statistical Manual of Mental Disorders, 5th Edition. Washington, DC, American Psychiatric Association, 2013

Baer L, Greist JH: An interactive computer-administered self-assessment and self-help program for behavior therapy. J Clin Psychiatry 58(12)(Suppl 12):23–28, 1997 9393393

Baer L, Rauch SL, Ballantine HT Jr, et al: Cingulotomy for intractable obsessive-compulsive disorder: prospective long-term follow-up of 18 patients. Arch Gen Psychiatry 52(5):384–392, 1995 7726719

Ballenger JC, Burrows GD, DuPont RL Jr, et al: Alprazolam in panic disorder and agoraphobia: results from a multicenter trial, I: efficacy in short-term treatment. Arch Gen Psychiatry 45(5):413–422, 1988 3282478

Ballenger JC, Pecknold J, Rickels K, Sellers EM: Medication discontinuation in panic disorder. J Clin Psychiatry 54(10)(suppl):15–21, discussion 22–24, 1993 8262887

Barlow DH, Gorman JM, Shear MK, Woods SW: Cognitive-behavioral therapy, imipramine, or their combination for panic disorder: a randomized controlled trial. JAMA 283(19):2529–2536, 2000 10815116

Baxter LR Jr, Thompson JM, Schwartz JM, et al: Trazodone treatment response in obsessive-compulsive disorder—correlated with shifts in glucose metabolism in the caudate nuclei. Psychopathology 20(Suppl 1):114–122, 1987 3501130

Benzodiazepine seizures: an update. Int Drug Ther Newsl 24:5–7, 1989

Bisson JI, Roberts NP, Andrew M, et al: Psychological therapies for chronic posttraumatic stress disorder (PTSD) in adults. Cochrane Database Syst Rev Dec 13;12:CD003388, 2013 24338345

Bloch MH, Landeros-Weisenberger A, Kelmendi B, et al: A systematic review: antipsychotic augmentation with treatment refractory obsessive-compulsive disorder (erratum: Mol Psychiatry 11:795, 2006). Mol Psychiatry 11(7):622–632, 2006 16585942

Bogan AM, Koran LM, Chuong HW, et al: Quetiapine augmentation in obsessive- compulsive disorder resistant to serotonin reuptake inhibitors: an open-label study. J Clin Psychiatry 66(1):73–79, 2005 15669891

Braestrup C, Squires RF: Brain specific benzodiazepine receptors. Br J Psychiatry 133:249–260, 1978 698493

Bystritsky A, Ackerman DL, Rosen RM, et al: Augmentation of serotonin reuptake inhibitors in refractory obsessive-compulsive disorder using adjunctive olanza- pine: a placebo-controlled trial. J Clin Psychiatry 65(4):565–568, 2004 15119922

Chao I: Olanzapine augmentation in panic disorder: a case report. Pharmacopsychiatry 37(5):239–240, 2004 15470803

Cole JO, Yonkers KA: Non-benzodiazepine anxiolytics, in American Psychiatric Press Textbook of Psychopharmacology. Edited by Schatzberg AF, Nemeroff CB. Wash- ington, DC, American Psychiatric Press, 1995, pp 231–244

Coupland NJ, Lillywhite A, Bell CE, et al: A pilot controlled study of the effects of flumazenil in posttraumatic stress disorder. Biol Psychiatry 41(9):988–990, 1997 9110106

Davidson JRT: Pharmacotherapy of posttraumatic stress disorder: treatment options, long-term follow-up, and predictors of outcome. J Clin Psychiatry 61(5)(Suppl 5):52–56, discussion 57–59, 2000 10761679

Davidson JR, DuPont RL, Hedges D, Haskins JT: Efficacy, safety, and tolerability of venlafaxine extended release and buspirone in outpatients with generalized anxiety disorder. J Clin Psychiatry 60(8):528–535, 1999 10485635

Davidson J, Yaryura-Tobias J, DuPont R, et al: Fluvoxamine-controlled release formulation for the treatment of generalized social anxiety disorder. J Clin Psychopharmacol 24(2):118–125, 2004 15206657

de Beurs E, van Balkom AJ, Lange A, et al: Treatment of panic disorder with agoraphobia: comparison of fluvoxamine, placebo, and psychological panic management combined with exposure and of exposure in vivo alone. Am J Psychiatry 152(5):683–691, 1995 7726307

DeVeaugh-Geiss J, Landau P, Katz R: Preliminary results from a multicenter trial of clomipramine in obsessive-compulsive disorder. Psychopharmacol Bull 25(1):36–40, 1989 2672070

Dold M, Aigner M, Lanzenberger R, Kasper S: Antipsychotic augmentation of serotonin reuptake inhibitors in treatment-resistant obsessive-compulsive disorder: a meta-analysis of double-blind, randomized, placebo-controlled trials. Int J Neuropsychopharmacol 16(3):557–574, 2013 22932229

Fink M: Catatonia: syndrome or schizophrenia subtype? Recognition and treatment. J Neural Transm 108(6):637–644, 2001a 11478416

Fink M: Treating neuroleptic malignant syndrome as catatonia. J Clin Psychopharmacol 21(1):121–122, 2001b 11199941

Fluvoxamine for obsessive-compulsive disorder. Med Lett Drugs Ther 37(942):13–14, 1995 7845314

Foa EB: Psychosocial treatment of posttraumatic stress disorder. J Clin Psychiatry 61(5) (Suppl 5):43–48, discussion 49–51, 2000 10761678

Frank JB, Kosten TR, Giller EL Jr, Dan E: A randomized clinical trial of phenelzine and imipramine for posttraumatic stress disorder. Am J Psychiatry 145(10):1289–1291, 1988 3048121

Franks P, Harp J, Bell B: Randomized, controlled trial of clonidine for smoking cessation in a primary care setting. JAMA 262(21):3011–3013, 1989 2681856

Freeman CP, Trimble MR, Deakin JF, et al: Fluvoxamine versus clomipramine in the treatment of obsessive compulsive disorder: a multicenter, randomized, double-blind, parallel group comparison. J Clin Psychiatry 55(7):301–305, 1994 8071291

Friedman MJ: Toward rational pharmacotherapy for posttraumatic stress disorder: an interim report. Am J Psychiatry 145(3):281–285, 1988 2894174

Friedman MJ: What might the psychobiology of posttraumatic stress disorder teach us about future approaches to pharmacotherapy? J Clin Psychiatry 61(7)(Suppl 7):44–51, 2000 10795609

Fyer AJ, Liebowitz MR, Gorman JM, et al: Discontinuation of alprazolam treatment in panic patients. Am J Psychiatry 144(3):303–308, 1987 3826428

Gao K, Muzina D, Gajwani P, Calabrese JR: Efficacy of typical and atypical antipsychotics for primary and comorbid anxiety symptoms or disorders: a review. J Clin Psychiatry 67(9):1327–1340, 2006 17017818

Gelpin E, Bonne O, Peri T, et al: Treatment of recent trauma survivors with benzodiazepines: a prospective study. J Clin Psychiatry 57(9):390–394, 1996 9746445

Gladsjo JA, Rapaport MH, McKinney R, et al: Absence of neuropsychologic deficits in patients receiving long-term treatment with alprazolam-XR for panic disorder. J Clin Psychopharmacol 21(2):131–138, 2001 11270908

Glassman AH, Stetner F, Walsh BT, et al: Heavy smokers, smoking cessation, and clonidine: results of a double-blind, randomized trial. JAMA 259(19):2863–2866, 1988 3367452

Glover H: A preliminary trial of nalmefene for the treatment of emotional numbing in combat veterans with post-traumatic stress disorder. Isr J Psychiatry Relat Sci 30(4):255–263, 1993 8163362

Glue P, Fang A, Gandelman K, Klee B: Pharmacokinetics of an extended release formulation of alprazolam (Xanax XR) in healthy normal adolescent and adult volunteers. Am J Ther 13(5):418–422, 2006 16988537

Goddard AW, Brouette T, Almai A, et al: Early coadministration of clonazepam with sertraline for panic disorder. Arch Gen Psychiatry 58(7):681–686, 2001 11448376

Gold MS, Redmond DE Jr, Kleber HD: Clonidine in opiate withdrawal. Lancet 1(8070):929–930, 1978 76860

Goldberg HL: Buspirone hydrochloride: a unique new anxiolytic agent. Pharmacokinetics, clinical pharmacology, abuse potential and clinical efficacy. Pharmacotherapy 4(6):315–324, 1984 6151170

Gorman JM, Levy GF, Liebowitz MR, et al: Effect of acute beta-adrenergic blockade on lactate-induced panic. Arch Gen Psychiatry 40(10):1079–1082, 1983 6312917

Granville-Grossman KL, Turner P: The effect of propranolol on anxiety. Lancet 1(7441):788–790, 1966 4159809

Greenblatt DJ, Shader RI, Abernethy DR: Drug therapy. Current status of benzodi- azepines (first of two parts). N Engl J Med 309(6):354–358, 1983a 6135156

Greenblatt DJ, Shader RI, Abernethy DR: Drug therapy. Current status of benzodiazepines (second of two parts). N Engl J Med 309(7):410–416, 1983b 6135990

Greenblatt DJ, von Moltke LL, Harmatz JS, et al: Alprazolam pharmacokinetics, metabolism, and plasma levels: clinical implications. J Clin Psychiatry 54(10)(suppl):4–11, discussion 12–14, 1993 8262889

Griebel G, Holmes A: 50 years of hurdles and hope in anxiolytic drug discovery. Nat Rev Drug Discov 12(9):667–687, 2013 23989795

Hale WE, May FE, Moore MT, Stewart RB: Meprobamate use in the elderly: a report from the Dunedin program. J Am Geriatr Soc 36(11):1003–1005, 1988 2902115

Hashimoto K, Malchow B, Falkai P, Schmitt A: Glutamate modulators as potential therapeutic drugs in schizophrenia and affective disorders. Eur Arch Psychiatry Clin Neurosci 263(5):367–377, 2013 23455590

Heimberg RG: Current status of psychotherapeutic interventions for social phobia. J Clin Psychiatry 62(1)(Suppl 1):36–42, 2001 11206032

Hembree EA, Foa EB: Posttraumatic stress disorder: psychological factors and psychosocial interventions. J Clin Psychiatry 61(7)(Suppl 7):33–39, 2000 10795607

Henry M, Fishman JR, Youngner SJ: Propranolol and the prevention of post-traumatic stress disorder: is it wrong to erase the "sting" of bad memories? Am J Bioeth 7(9):12–20, 2007 17849331

Herman JB, Rosenbaum JF, Brotman AW: The alprazolam to clonazepam switch for the treatment of panic disorder. J Clin Psychopharmacol 7(3):175–178, 19873597803

Hirschfeld RM, Weisler RH, Raines SR, Macfadden W; BOLDER Study Group: Quetiapine in the treatment of anxiety in patients with bipolar I or II depression: a secondary analysis from a randomized, double-blind, placebo-controlled study. J Clin Psychiatry 67(3):355–362, 2006 16649820

Hofmann SG, Pollack MH, Otto MW: Augmentation treatment of psychotherapy for anxiety disorders with D-cycloserine. CNS Drug Rev 12(3-4):208–217, 2006 17227287

Insel TR (ed): New Findings in Obsessive-Compulsive Disorder. Washington, DC, American Psychiatric Press, 1984

Insel TR, Murphy DL, Cohen RM, et al: Obsessive-compulsive disorder: a double-blind trial of clomipramine and clorgyline. Arch Gen Psychiatry 40(6):605–612, 1983 6342562

Isbell H, Altschul S, Kornetsky CH, et al: Chronic barbiturate intoxication; an experimental study. Arch Neurol Psychiatry 64(1):1–28, 1950 15426447

Jefferson JW: Social phobia: a pharmacologic treatment overview. J Clin Psychiatry 56(5)(Suppl 5):18–24, 1995 7782272

Kahn R, McNair D, Covi L, et al: Effects of psychotropic agents in high anxiety subjects. Psychopharmacol Bull 17:97–100, 1981

Kavirajan H: The amobarbital interview revisited: a review of the literature since 1966. Harv Rev Psychiatry 7(3):153–165, 1999 10483934

Keck PE Jr, Strawn JR, McElroy SL: Pharmacologic treatment considerations in co-occurring bipolar and anxiety disorders. J Clin Psychiatry 67(Suppl 1):8–15, 2006 16426111

Kerbage H, Richa S: Non-antidepressant long-term treatment in post-traumatic stress disorder (PTSD) (Epub ahead of print). Curr Clin Pharmacol (Feb):4, 2013 23438728

Klein DF: Importance of psychiatric diagnosis in prediction of clinical drug effects. Arch Gen Psychiatry 16(1):118–126, 1967 5333776

Klein DF: False suffocation alarms, spontaneous panics, and related conditions. An integrative hypothesis. Arch Gen Psychiatry 50(4):306–317, 1993 8466392

Koola MM, Varghese SP, Fawcett JA: High-dose prazosin for the treatment of post-traumatic stress disorder. Ther Adv Psychopharmacol 4(1):43–47, 2014 24490030

Koran LM, Aboujaoude E, Bullock KD, et al: Double-blind treatment with oral morphine in treatment-resistant obsessive-compulsive disorder. J Clin Psychiatry 66(3):353–359, 2005 15766302

Kung S, Espinel Z, Lapid MI: Treatment of nightmares with prazosin: a systematic review. Mayo Clin Proc 87(9):890–900, 2012 22883741

Lader M: Summary and commentary, in Pharmacology of Benzodiazepines. Edited by Usdin E, Skolnick P, Tallman JF, et al. New York, Macmillan, 1982, pp 53–60

Liebowitz MR, Gorman JM, Fyer AJ, Klein DF: Social phobia. Review of a neglected anxiety disorder. Arch Gen Psychiatry 42(7):729–736, 1985 2861796

Liebowitz MR, Fyer AJ, Gorman JM, et al: Phenelzine in social phobia. J Clin Psychopharmacol 6(2):93–98, 1986 3700704

Lucki I, Rickels K, Geller AM: Chronic use of benzodiazepines and psychomotor and cognitive test performance. Psychopharmacology (Berl) 88(4):426–433, 1986 2871579

Lydiard RB, Falsetti SA: Treatment options for social phobia. Psychiatr Ann 17:409–423, 1994

Marazziti D, Pfanner C, Dell'Osso B, et al: Augmentation strategy with olanzapine in resistant obsessive compulsive disorder: an Italian long-term open-label study. J Psychopharmacol 19(4):392–394, 2005 15982994

McDougle CJ: Update on pharmacologic management of OCD: agents and augmentation. J Clin Psychiatry 58(Suppl 12):11–17, 1997 9393391

McDougle CJ, Naylor ST, Cohen DJ, et al: A double-blind, placebo-controlled study of fluvoxamine in adults with autistic disorder. Arch Gen Psychiatry 53(11):1001–1008, 1996 8911223

McGhee LL, Maani CV, Garza TH, et al: The effect of propranolol on posttraumatic stress disorder in burned service members. J Burn Care Res 30(1):92–97, 2009 19060728

Meltzer HY, Flemming R, Robertson A: The effect of buspirone on prolactin and growth hormone secretion in man. Arch Gen Psychiatry 40(10):1099–1102, 1983 6138009

Menza MA, Harris D: Benzodiazepines and catatonia: an overview. Biol Psychiatry 26(8):842–846, 1989 2574056

Miller LJ: Prazosin for the treatment of posttraumatic stress disorder sleep disturbances. Pharmacotherapy 28(5):656–666, 2008 18447662

Mindus P, Jenike MA: Neurosurgical treatment of malignant obsessive compulsive disorder. Psychiatr Clin North Am 15(4):921–938, 1992 1461805

Montgomery SA: Pregabalin for the treatment of generalised anxiety disorder. Expert Opin Pharmacother 7(15):2139–2154, 2006 17020438

Montgomery SA, Tobias K, Zornberg GL, et al: Efficacy and safety of pregabalin in the treatment of generalized anxiety disorder: a 6-week, multicenter, randomized, double-blind, placebo-controlled comparison of pregabalin and venlafaxine. J Clin Psychiatry 67(5):771–782, 2006 16841627

Mooney JJ, Schatzberg AF, Cole JO, et al: Enhanced signal transduction by adenylate cyclase in platelet membranes of patients showing antidepressant responses to alprazolam: preliminary data. J Psychiatr Res 19(1):65–75, 1985 2985777

Nemeroff CB: Use of atypical antipsychotics in refractory depression and anxiety. J Clin Psychiatry 66(Suppl 8):13–21, 2005 16336032

Norberg MM, Krystal JH, Tolin DF: A meta-analysis of D-cycloserine and the facilitation of fear extinction and exposure therapy. Biol Psychiatry 63(12):1118–1126, 2008 18313643

Noyes R Jr, Anderson DJ, Clancy J, et al: Diazepam and propranolol in panic disorder and agoraphobia. Arch Gen Psychiatry 41(3):287–292, 1984 6367691

Noyes R Jr, DuPont RL Jr, Pecknold JC, et al: Alprazolam in panic disorder and agoraphobia: results from a multicenter trial. II. Patient acceptance, side effects, and safety. Arch Gen Psychiatry 45(5):423–428, 1988 3358644

Nutt DJ: The psychobiology of posttraumatic stress disorder. J Clin Psychiatry 61(5)(Suppl 5):24–29, discussion 30–32, 2000 10761676

Offidani E, Guidi J, Tomba E, Fava GA: Efficacy and tolerability of benzodiazepines versus antidepressants in anxiety disorders: a systematic review and meta-analysis. Psychother Psychosom 82(6):355–362, 2013 24061211

Pande AC, Davidson JR, Jefferson JW, et al: Treatment of social phobia with gabapen- tin: a placebo-controlled study. J Clin Psychopharmacol 19(4):341–348, 1999 10440462

Pearlstein T: Antidepressant treatment of posttraumatic stress disorder. J Clin Psychiatry 61(7)(Suppl 7):40–43, 2000 10795608

Pecknold JC, Swinson RP, Kuch K, Lewis CP: Alprazolam in panic disorder and ag- oraphobia: results from a multicenter trial. III. Discontinuation effects. Arch Gen Psychiatry 45(5):429–436, 1988 3282479

Petrides G, Fink M: Choosing a dosing strategy for electrical stimulation in ECT. J Clin Psychiatry 57(10):487–488, 1996 8909337

Petrides G, Fink M, Husain MM, et al: ECT remission rates in psychotic versus nonpsychotic depressed patients: a report from CORE. J ECT 17(4):244–253, 2001 11731725

Pitman RK, Delahanty DL: Conceptually driven pharmacologic approaches to acute trauma. CNS Spectr 10(2):99–106, 2005 15685120

Pivac N, Kozaric-Kovacic D, Muck-Seler D: Olanzapine versus fluphenazine in an open trial in patients with psychotic combat-related post-traumatic stress disorder. Psychopharmacology (Berl) 175(4):451–456, 2004 15064916

Pollack MH, Tesar GE, Rosenbaum JF, Spier SA: Clonazepam in the treatment of panic disorder and agoraphobia: a one-year follow-up. J Clin Psychopharmacol 6(5):302–304, 1986 3771814

Pollack MH, Simon NM, Worthington JJ, et al: Combined paroxetine and clonazepam treatment strategies compared to paroxetine monotherapy for panic disorder. J Psychopharmacol 17(3):276–282, 2003 14513919

Pollack MH, Simon NM, Zalta AK, et al: Olanzapine augmentation of fluoxetine for refractory generalized anxiety disorder: a placebo controlled study. Biol Psychiatry 59(3):211–215, 2006 16139813

Problems associated with alprazolam therapy. Int Drug Ther Newsl 23:29–31, 1988

Raskind MA, Peterson K, Williams T, et al: A trial of prazosin for combat trauma PTSD with nightmares in active-duty soldiers returned from Iraq and Afghani- stan. Am J Psychiatry 170(9):1003–1010, 2013 23846759

Ressler KJ, Rothbaum BO, Tannenbaum L, et al: Cognitive enhancers as adjuncts to psychotherapy: use of D-cycloserine in phobic individuals to facilitate extinction of fear. Arch Gen Psychiatry 61(11):1136–1144, 2004 15520361

Riba J, Rodríguez-Fornells A, Strassman RJ, Barbanoj MJ: Psychometric assessment of the Hallucinogen Rating Scale. Drug Alcohol Depend 62(3):215–223, 2001 11295326

Rickels K: Alprazolam extended-release in panic disorder. Expert Opin Pharmacother 5(7):1599–1611, 2004 15212610

Rickels K, Schweizer E: Maintenance treatment studies in anxiety disorders: some methodological notes. Psychopharmacol Bull 31(1):115–123, 1995 7675975

Rickels K, Case WG, Downing RW, Winokur A: Long-term diazepam therapy and clinical outcome. JAMA 250(6):767–771, 1983 6348314

Rickels K, Schweizer E, Csanalosi I, et al: Long-term treatment of anxiety and risk of withdrawal. Prospective comparison of clorazepate and buspirone. Arch Gen Psychiatry 45(5):444–450, 1988 2895993

Rickels K, DeMartinis N, Rynn M, Mandos L: Pharmacologic strategies for discon- tinuing benzodiazepine treatment. J Clin Psychopharmacol 19(6)(Suppl 2):12S––16S, 1999 10587279

Ries RK, Roy-Byrne PP, Ward NG, et al: Carbamazepine treatment for benzodiazepine withdrawal. Am J Psychiatry 146(4):536–537, 1989 2929759

Rodebaugh TL, Lenze EJ: Lessons learned from D-cycloserine: the promise and limits of drug facilitation of exposure therapy. J Clin Psychiatry 74(4):415–416, 2013 23656850

Rodriguez CI, Kegeles LS, Levinson A, et al: Randomized controlled crossover trial of ketamine in obsessive-compulsive disorder: proof-of-concept. Neuropsychopharmacology 38(12):2475–2483, 2013 23783065

Sathananthan GL, Sanghvi I, Phillips N, Gershon S: MJ 9022: correlation between neuroleptic potential and stereotypy. Curr Ther Res Clin Exp 18(5):701–705, 1975 1208

Schneier FR: Treatment of social phobia with antidepressants. J Clin Psychiatry 62(1) (Suppl 1):43–48, discussion 49, 2001 11206033

Schweizer E, Rickels K, Lucki I: Resistance to the anti-anxiety effect of buspirone in patients with a history of benzodiazepine use (letter). N Engl J Med 314(11):719–720, 1986 2869408

Sheehan DV, Ballenger J, Jacobsen G: Treatment of endogenous anxiety with phobic, hysterical, and hypochondriacal symptoms. Arch Gen Psychiatry 37(1):51–59, 1980 7352840

Smith WT, Londborg PD, Glaudin V, Painter JR: Short-term augmentation of fluoxetine with clonazepam in the treatment of depression: a double-blind study. Am J Psychiatry 155(10):1339–1345, 1998 9766764

Solomon SD, Gerrity ET, Muff AM: Efficacy of treatments for posttraumatic stress disorder. An empirical review. JAMA 268(5):633–638, 1992 1629993

Southwick SM, Krystal JH, Bremner JD, et al: Noradrenergic and serotonergic function in posttraumatic stress disorder. Arch Gen Psychiatry 54(8):749–758, 1997 9283511

Spiegel DA: Psychological strategies for discontinuing benzodiazepine treatment. J Clin Psychopharmacol 19(6)(Suppl 2):17S–22S, 1999 10587280

Stewart SA: The effects of benzodiazepines on cognition. J Clin Psychiatry 66(Suppl 2):9–13, 2005 15762814

Strassman RJ: Hallucinogenic drugs in psychiatric research and treatment. Perspectives and prospects. J Nerv Ment Dis 183(3):127–138, 1995 7891058

Sutherland SM, Davidson JRT: Pharmacotherapy for post-traumatic stress disorder. Psychiatr Clin North Am 17(2):409–423, 1994 7937367

Swedo SE, Leonard HL, Rapoport JL, et al: A double-blind comparison of clomipramine and desipramine in the treatment of trichotillomania (hair pulling). N Engl J Med 321(8):497–501, 1989 2761586

Tesar GE, Rosenbaum JF: Successful use of clonazepam in patients with treatment-resistant panic disorder. J Nerv Ment Dis 174(8):477–482, 1986 3734770

Thompson CE, Taylor FB, McFall ME, et al: Nonnightmare distressed awakenings in veterans with posttraumatic stress disorder: response to prazosin. J Trauma Stress 21(4):417–420, 2008 18720392

Tyrer PJ, Lader MH: Response to propranolol and diazepam in somatic and psychic anxiety. BMJ 2(5909):14–16, 1974 4595181

Tyrer P, Shawcross C: Monoamine oxidase inhibitors in anxiety disorders. J Psychiatr Res 22(Suppl 1):87–98, 1988 3050061

Udelman HD, Udelman DL: Concurrent use of buspirone in anxious patients during withdrawal from alprazolam therapy. J Clin Psychiatry 51(9)(suppl):46–50, 1990 2211568

Uhlenhuth EH (ed): Benzodiazepine dependence and withdrawal: myths and man- agement. J Clin Psychopharmacol 19(suppl 2):1S–29S, 1999 10587277

van der Kolk BA: The drug treatment of post-traumatic stress disorder. J Affect Disord 13(2):203–213, 1987 2960712 van der Kolk BA, Dreyfuss D, Michaels M, et al: Fluoxetine in posttraumatic stress disorder. J Clin Psychiatry 55(12):517–522, 1994 7814344

Westenberg HG, Stein DJ, Yang H, et al: A double-blind placebo-controlled study of controlled release fluvoxamine for the treatment of generalized social anxiety disorder. J Clin Psychopharmacol 24(1):49–55, 2004 14709947

Zitrin CM, Klein DF, Woerner MG, Ross DC: Treatment of phobias, I: comparison of imipramine hydrochloride and placebo. Arch Gen Psychiatry 40(2):125–138, 1983 6337578

Zohar J, Juven-Wetzler A, Sonnino R, et al: New insights into secondary prevention in post-traumatic stress disorder. Dialogues Clin Neurosci 13(3):301–309, 2011 22033784

7

Hipnóticos

Insônia

Geralmente, a *insônia* é definida como uma dificuldade de iniciar ou manter o sono ou dormir com qualidade insatisfatória. A insônia pode ser primária ou secundária a outras condições, como depressão, ansiedade, mania ou abuso de substâncias. A insônia primária parece rara em relação à secundária. Várias pesquisas populacionais mostram um padrão de autorrelato de sintomas da condição em cerca de um terço dos adultos. Praticamente 10% da população norte-americana relatam sintomas de insônia crônicos que podem perdurar por muitos anos. Entretanto, uma pequena porcentagem dos pacientes apresenta também incapacidade diurna significativa. De acordo com o *NIH State of the Science Conference Statement on Manifestations and Management of Chronic Insomnia in Adults Statement* (2005), talvez 10% da população apresente insônia clinicamente significativa, caso os critérios para incapacidade diurna estejam presentes. Mulheres e indivíduos mais idosos parecem estar nos grupos demográficos de maior risco de insônia significativa, mas, é claro, que a condição transitória pode afetar qualquer pessoa.

A literatura médica desaconselha o uso crônico de hipnóticos e supõe que os indivíduos com insônia procurarão médicos ou clínicas do sono, onde serão encontrados tipos da doença que respondem à terapia comportamental ou a outras abordagens médicas não sedativas. No entanto, para alguns pacientes, o uso crônico de hipnótico é benéfico e não condiciona ao abuso. Certamente ocorrem condições como apneia do sono, narcolepsia e síndrome das pernas inquietas, as quais podem ser tratadas de várias maneiras. A apneia do sono é capaz de ameaçar a vida. Algumas insônias podem responder ao tratamento da doença subjacente (p. ex., hipertireoidismo, depressão e mania). Um consenso realizado em conferência do National Institutes of Health (NIH) passou grande parte do tempo debatendo a respeito dos possíveis efeitos colaterais dos hipnóticos e sugeriu que a maioria desses fármacos fosse prescrita por períodos breves ou usada apenas a cada três noites. Grandner e Pack (2011), em um editorial no *Journal of the American Medical Association* (JAMA), documentaram que a insônia e a privação do sono estão associadas a um aumento significativo da causa de todas as mortalidades, bem como a outras ocorrências que levam ao óbito, incluindo acidentes automobilísticos e doenças cardiovasculares. Portanto, o risco associado ao uso de hipnóticos deve ser condizente com a ameaça real para a saúde pública em virtude do sono inadequado. Cerca de 3% da população usam regularmente hipnóticos sem prescrição médica contendo anti-histamínicos sedativos ou estes mais analgésicos leves. Há muitos anos que as vendas dos dois tipos de auxiliares do sono aumentam gradualmente, sem quaisquer estudos.

Atualmente, um número crescente de hipnóticos está disponível para prescrição, mas não são tão populares entre polissonografistas e sobretudo especialistas em sono, bem como entre os médicos em geral. A impressão é de que muitas pessoas com insônia crônica passam bem com difenidramina ou com a própria condição sem o uso de hipnóticos mais efetivos. O eszoplicone, o zolpidem e o ramelteon estão aprovados para uso crônico; contudo, o risco observado de dependência tende a limitar sua utilização prolongada como hipnóticos, mesmo não havendo alternativas melhores.

A disponibilidade do ramelteon alterou um pouco o discurso sobre os hipnóticos. Esse agonista da melatonina não apresenta o potencial de formação de uso habitual dos hipnóticos tradicionais e não é sedativo. Todavia, talvez não seja tão eficaz no tratamento do espectro das dificuldades do sono como os hipnóticos benzodiazepínicos e não benzodiazepínicos.

Quando a insônia leva os pacientes a procurar ajuda de um psiquiatra ou de um especialista no transtorno do sono, eles se queixam, quase sempre desesperadamente, de sono muito insatisfatório ou de insônia total; apesar disso, parecem, segundo os registros do sono ou as observações de enfermeiros ou familiares, dormir a maior parte da noite. As tentativas de objetivar a insônia em termos do tempo que a pessoa leva para pegar no sono ou do tempo precisamente dormido com frequência não são úteis. Além do mais, os psiquiatras normalmente estão diante de pacientes que, de fato, passam a noite acordados, sobretudo aqueles com depressão ou ansiedade acentuadas, cujo sono é tão perturbado que os leva a exaustão no dia seguinte e a queixar-se de que "não podem trabalhar" ou, melhor, não conseguem fazê-lo de modo adequado.

Os médicos de cuidados primários geralmente atendem pacientes com insônia não tratada e não diagnosticada. Dois dos transtornos tratáveis do sono podem ser detectados pelas perguntas do profissional ao paciente e ao seu parceiro de quarto; por exemplo, a apneia do sono é provável quando o parceiro observa que o paciente interrompe a respiração durante a noite e, depois, bufa e respira com dificuldade, além de roncar. O paciente pode perceber sonolência diurna em vez de insônia à noite. A síndrome das pernas inquietas é subjetivamente óbvia para o indivíduo, apresentando-se como um desconforto nas pernas que alivia com o movimento, muito parecido com acatisia. A agitação é pior no final do dia e pode perturbar o sono ou o parceiro, uma vez que os movimentos espasmódicos das pernas parecem pontapés. O transtorno periódico do movimento das pernas é diagnosticado quando os movimentos ocorrem principalmente durante o sono e podem causar o despertar.

Ter muito sono durante o dia pode ser um sintoma de narcolepsia, que responde bem aos estimulantes mais antigos e ao modafinil (Provigil) ou ao armodafinil (Nuvigil).

Entretanto, a maioria dos pacientes com insônia que vai ao psiquiatra ou a clínicas psiquiatras já está usando um medicamento. Nesses casos, os problemas clínicos são os seguintes:

1. Um transtorno especial do sono diagnosticável não está sendo notado? É aplicável a indicação de uma clínica do sono?
2. Algum dos medicamentos prescritos ou autoadministrados do paciente (inibidores seletivos da recaptação de serotonina [ISRSs], broncodilatadores, cafeína, cocaína) está causando o problema, ou este se deve a uma condição médica (i.e., dor crônica, frequência urinária)?
3. A insônia é devida a uma condição psiquiátrica subtratada ou recorrente?
4. Se o paciente já está usando um hipnótico que funciona (ou não), o medicamento deve ser continuado ou interrompido? E, se interrompido, nova farmacoterapia deverá ser iniciada?

Entre os pacientes psiquiátricos, geralmente o problema da insônia é uma característica de um complexo sintomatológico mais abrangente, que também pode incluir distúrbios do ritmo diurno de atividades, transtorno do humor, etc. As insônias secundárias relacionadas com a depressão e com os transtornos de ansiedade são mais comuns do que a insônia primária, a qual não está relacionada a transtornos psiquiátricos. Os indivíduos depressivos, classicamente, experimentam insônia no início da manhã e variação diurna. Entretanto, muitos também apresentam dificuldade acentuada em adormecer e em permanecer dormindo. Os pacientes com insônia inicial pronunciada podem ser divididos entre aqueles que dormem de forma oscilante e insatisfatória mesmo depois de adormecer e aqueles que dormem bem depois de várias horas de insônia inicial. Esses indivíduos podem dormir das 4 h até as 12h. Poucos pacientes com depressão muito grave queixam-se de insônia quase completa, relatando que ficam deitados na cama toda a noite sem dormir, em geral experimentando ruminações disfóricas e tristonhas.

Outras condições psiquiátricas também são manifestadas pelos distúrbios do sono. Os pacientes com transtornos de ansiedade apresentam maior probabilidade de problemas para pegar no sono. Os indivíduos com mania ou hipomania podem ficar acordados a noite toda, de forma tanto agradavelmente superativa quanto disforicamente agitada, assim como muitos indivíduos com esquizofrenia ou psicose esquizofreniforme. Classicamente, os pacientes maníacos não se queixam de insônia; é mais frequente que digam não dormir muito e não parecem sentir falta do sono habitual. Os indivíduos com demência podem ficar mais confusos e agitados ao anoitecer (*sundowning*)* e também noite adentro depois de dormir durante todo o dia. A fadiga é uma característica do *sundowning*. Os pacientes muito transtornados em função de estressores significativos – por exemplo, perdas, rejeição ou trauma físico – podem apresentar insônia como parte de uma resposta ao estresse agudo. Aqueles com transtorno de estresse pós-traumático (TEPT) normalmente têm medo de pegar no sono, o que, com o tempo, transforma-se em insônia inicial.

A insônia em todas as condições psiquiátricas relativamente agudas já mencionadas pode estar evidente e ser tratada. Como parte de um transtorno depressivo, ela costuma responder a um antidepressivo-padrão; na verdade, alguns dos antidepressivos mais sedativos (mirtazapina, amitriptilina, doxepina e trazodona) podem ser hipnóticos eficazes mesmo na ausência da depressão (ver a seção "Anti-histamínicos sedativos e outros medicamentos psicoativos não benzodiazepínicos com propriedades hipnóticas", mais adiante neste capítulo). Para a depressão com sono insatisfatório, é sensato iniciar com um antidepressivo sedativo (ver Cap. 3); todavia, os antidepressivos com efeitos mais estimulantes, como a bupropiona e a fluoxetina, normalmente aumentam o sono à medida que a síndrome depressiva melhora. A protriptilina foi relatada como um bom tratamento para a apneia do sono. Em um estudo no McLean Hospital com mais de 100 pacientes depressivos recebendo fluoxetina, observamos que a insônia na admissão não estava associada a uma resposta clínica mais insatisfatória a tal medicação, mesmo considerando o fato de que esse fármaco pode causar insônia e impactar negativamente a arquitetura do sono como efeito colateral.

---

* N. de T.: *Sundowning* consiste no caminhar sem rumo durante a noite.

Nos casos de excitamento maníaco e esquizofrênico, bem como em alguns de agitação, a insônia responde bem aos medicamentos antipsicóticos de qualquer classe, embora um dos antipsicóticos sedativos atípicos, a quetiapina, possa inicialmente ser mais eficaz como hipnótico antes de a síndrome geral melhorar. Por isso, a melhor abordagem é tratar a condição psiquiátrica subjacente à insônia, com medicamentos que são apropriados àquela condição, antes de prescrever um benzodiazepínico ou outro agente hipnótico para a insônia e só depois tratar a depressão ou psicose. No caso de um paciente que precise receber um medicamento que possa agravar ou causar insônia, o uso em curto prazo de um hipnótico ou um fármaco como a trazodona ou mirtazapina pode ser eficaz.

Em princípio, um psiquiatra pode prolongar o tempo de internação do paciente ou tratá-lo ambulatorialmente sem prescrever um hipnótico. Na prática, entretanto, as coisas em geral são (ou parecem ser) mais complicadas. Outros pacientes, familiares e membros da equipe de enfermagem ficam muito frustrados se os doentes não vão para a cama e dormem sem perturbá-los. Geralmente, os hipnóticos acabam sendo prescritos para diminuir a aflição do paciente e a angústia no seu arredor. Tal prescrição é justificável, mas pode criar problemas. Primeiro, o hipnótico pode não fazer o paciente dormir, mas, ao contrário, deixá-lo (imprevisivelmente) grogue, confuso e até mesmo mais agitado. Segundo, um hipnótico de ação prolongada, como o flurazepam, pode deixar o indivíduo grogue no dia seguinte. Terceiro, uma vez que o paciente esteja habituado a usar um hipnótico (e o médico acostumado a prescrevê-lo), essa prática pode continuar por semanas ou mesmo meses, até bem depois da fase inicial da doença ou do estresse da hospitalização ter passado. Quando, finalmente, o medicamento para dormir for suspenso, haverá a possibilidade de ocorrer insônia de rebote, e o uso do hipnótico talvez fique limitado ao controle dessa insônia. (*Insônia de rebote* é uma piora transitória do transtorno do sono que ocorre logo após a descontinuação do hipnótico.) De fato, com hipnóticos de ação curta, como o triazolam (ou álcool), a insônia de rebote pode ocorrer até quatro horas depois da ingestão do medicamento. Esse efeito pode precipitar a superutilização do composto: alguns pacientes farão uso de doses adicionais para ajudá-los a voltar a dormir.

Outra situação problemática é a do paciente novo, que está sendo admitido no hospital (ou consultando um novo psiquiatra), absolutamente acostumado a tomar 10 mg de zolpidem, 3 mg de eszopiclone ou 30 mg de temazepam na hora de dormir (usando o medicamento por meses ou anos), mas que ainda se queixa de sono insatisfatório. Conforme é esperado, a qualidade do sono será relatada como pior se o hipnótico for suspenso. Nesse momento, duas opções óbvias estão disponíveis: reduzir o hipnótico gradualmente enquanto se trata o transtorno mais importante ou continuar com tal fármaco enquanto se lida com o transtorno. A dificuldade com a segunda opção, interpessoalmente mais fácil, é o risco do hipnótico nunca ser descontinuado. Uma versão mais complicada desse quadro é quando o paciente, no momento em que visita o psiquiatra para tratamento, está consumindo vários medicamentos psicoativos de diferentes classes: todos eles devem ser descontinuados ou mudados. Nessa situação, é comum deixar o hipnótico na dose estável e reduzir ou parar os outros medicamentos primeiro. Tal estratégia evita a combinação e a confusão dos efeitos de abstinência do hipnótico com os efeitos já potencialmente complexos de descontinuar um antidepressivo ou um antipsicótico.

No presente, as únicas indicações amplamente aprovadas para os hipnóticos no tratamento da insônia são: uso por pouco tempo (3 a 7 dias) ou emprego ocasional para a insônia transitória causada por estressores agudos da vida ou alterações importantes no ritmo diurno (p. ex., *jet lag* ou mudança de um emprego para outro).

Embora seja prudente evitar o uso prolongado de hipnóticos, os benzodiazepínicos podem ser menos perigosos do que geralmente se pensa e podem, de fato, produzir algum benefício. Acredita-se que a insônia, às vezes, além de contribuir para uma variedade de problemas de saúde e um aumento de acidentes, precipita episódios maníacos ou depressivos. A evidência disponível dos laboratórios do sono sugere que os hipnóticos melhoram o dormir de forma mensurável por apenas poucas semanas – embora estudos controlados por placebo não demonstrem qualquer redução na eficácia dos hipnóticos por até 24 semanas e estudos cegos mostrem eficácia em até um ano. Até agora, nenhuma pesquisa estabeleceu claramente a duração do tratamento depois que os hipnóticos benzodiazepínicos deixaram de "funcionar". Muitos usuários declaram que os hipnóticos são sempre auxiliares e até mesmo vitais por anos. Talvez a sedação inicial no pico dos níveis séricos forneça uma sugestão familiar, condicionada, que conduz ao sono. Existe também evidência de que os benzodiazepínicos fazem o paciente esquecer os episódios de insônia; quando deixa de usar benzodiazepínicos, seu sono pode não ser pior objetivamente, mas ser percebido (lembrado) como tal. Certamente, alguns pacientes que usaram um hipnótico toda noite por vários anos continuam se queixando de sono insatisfatório, bem como fadiga e disforia diurna, por meses após a suspensão do hipnótico.

A evidência atual é de que o triazolam, o zolpidem, o zaleplon e o eszopiclone continuam sendo eficazes (i.e., melhoram o sono conforme exigido pelos critérios do padrão polissonográfico) por quatro a cinco semanas em estudos controlados por placebo e por seis meses em estudos duplos-cegos. Pesquisas usando outros critérios menos formais (taxas de sono de pessoas ou observadores) mostram benefício por um ano. Não há dados disponíveis além desses. Desde as edições anteriores deste manual, os especialistas do sono tornaram-se mais permissivos em relação aos possíveis benefícios do uso de longo prazo de hipnóticos do tipo benzodiazepínicos (Buysse e Dorsey 2002). Entretanto, as bulas das embalagens ainda limitam o emprego de tais hipnóticos ao tempo de uso validado pelos estudos controlados por placebo. Às vezes, os pacientes interpretam tais restrições como se significassem que toxicidade grave ocorre quando o hipnótico é usado por um período maior do que o especificado no *Physicians' Desk Reference* (PDR). Essa interpretação não parece precisa. A supersedação, o prejuízo da coordenação e os problemas de memória geralmente ocorrem no início do tratamento. A evidência de toxicidade grave comportamental ou outras (p. ex., déficit no desempenho psicomotor no início do tratamento, acidentes de automóveis, quedas em idosos) é mista e inconclusiva (Buysse e Dorsey 2002).

Abordagens comportamentais

As recomendações de higiene do sono costumam ser eficazes nos pacientes com insônia primária e secundária (ver adiante). Entretanto, é improvável que apenas a melhora na higiene do sono resolva a insônia secundária a outra condição. Por isso, é importante primeiro identificar, e só depois tratar a condição subjacente.

Recomendações de higiene do sono

- Deite para dormir apenas quando estiver sonolento.
- Se não adormecer em 20 minutos, levante e faça algo até sentir-se sonolento.
- Não tire cochilos.
- Levante e deite à mesma hora todos os dias.
- Não se exercite pelo menos quatro horas antes de deitar-se.
- Estabeleça uma rotina de sono.
- Use sua cama apenas para dormir ou fazer sexo.
- Não consuma cafeína, nicotina e álcool por pelo menos quatro horas antes de deitar-se.
- Não consuma alimentos pesados, condimentados ou calóricos quatro horas antes de deitar-se.

- Certifique-se de que a cama e o ambiente do quarto sejam confortáveis e tranquilos.
- Utilize a luz solar para acertar seu relógio biológico.

A terapia cognitivo-comportamental é uma das abordagens mais consistentemente eficazes para o controle de longo prazo da insônia primária (Edinger e Means 2005). As abordagens mais validadas dos pontos de vista clínico e científico (não farmacológicas) para a insônia são as seguintes:

1. *Terapia de controle do estímulo (higiene do sono).* O paciente aprende a associar o deitar-se na cama apenas com o dormir (ou sexo) e a levantar-se quando não adormece rapidamente, a fim de evitar relacionar a cama e o quarto com noites desagradáveis de insônia.

2. *Terapia de restrição do sono.* O paciente reduz o tempo na cama progressivamente (com a proibição de sonecas diurnas), até que fique adormecido por 80 a 90% do tempo e é permitido ir estar na cama.

3. *Pressão positiva contínua nas vias aéreas* (CAPAP) (para indivíduos com apneia do sono). O paciente aprende a usar uma máscara que emite uma pressão de ar positiva, suave e constante para a faringe; dessa forma, evita a obstrução da vias aéreas.

4. *Terapia por luz brilhante.* O paciente que dorme uma quantidade de tempo adequada, mas em horário impróprio da noite ou do dia, pode ter seu ritmo de sono-vigília novamente estabelecido por meio de exposição à caixa de luz.

Obviamente, as abordagens comportamentais exigem o envolvimento e a cooperação do paciente e são mais bem conduzidas pelos especialistas em transtornos do sono.

Abordagens farmacológicas

Durante os últimos 30 anos, os maiores esforços em desenvolver os melhores hipnóticos estiveram totalmente focados em químicas que se ligam de alguma forma ao receptor benzodiazepínico. Espera-se que esses agentes sejam melhores do que o temazepam, por conta de sua ação mais rápida, com menor probabilidade de causar ressaca matinal, sem tendência de "abuso" ou "adição" e sem levar a qualquer alteração nos registros do padrão polissonográfico ou, talvez, produzindo apenas um aumento nas fases do sono 3 e do movimento rápido dos olhos (REM).

Até agora, essa abordagem semissistêmica produziu uma pletora de benzodiazepínicos, um dos quais, o quazepam, pode ser seletivo para receptores de benzodiazepínico$_1$, e três agentes (zolpidem, zaleplon e eszopiclone) ativos nos receptores benzodiazepínicos, mas, quimicamente, não benzodiazepínicos. Assim, nenhum desses medicamentos demonstra ser acentuadamente diferente no efeito dos hipnóticos benzodiazepínicos mais antigos, embora o zolpidem, o eszopiclone e o zaleplon possam apresentar vantagens por sua menor probabilidade de causar insônia de rebote e exacerbação dos problemas obstrutivos das vias aéreas pelo relaxamento muscular, bem como por demonstrar eficácia contínua quando administrados à noite por muito tempo.

Nesse intervalo de tempo, na verdade décadas, medicamentos desenvolvidos com outros objetivos terminaram sendo usados para a insônia, pelo menos pelos psiquiatras. A trazodona em doses de 50 a 200 mg na hora de dormir vem sendo usada mais frequentemente para insônia do que para seu objetivo original e aprovado pela U.S. Food and Drug Administration (FDA): a depressão. Infelizmente, esse emprego da medicação iniciou apenas quando a patente da companhia estava expirando, e nenhum estudo sistemático ou extensivo dos seus efeitos no sono e na insônia foi feito. Estudos de pequeno porte sugerem que a trazodona é eficaz e bem tolerada como hipnótico, com efeitos negativos modestos na maioria dos pacientes (Camargos et al. 2014; Tanimukai et al. 2013). A maioria dos médicos concorda que ela funciona. Seus problemas são a sonolência matinal e o priapismo, embora muito raramente. A tolerância ao efeito hipnótico ocorre apenas depois de meses ou anos. O medicamento não apresenta potencial conhecido de abuso e não tem sintomas evidentes de abstinência. A trazodona é um potente antagonista dos receptores 5-HT$_2$, um efeito compartilhado com outros agentes como o antidepressivo mirtazapina e antipsicóticos de segunda geração, como a olanzapina e a quetiapina. Na verdade, a quetiapina em doses baixas – de 25 a 100 mg/dia – tornou-se o hipnótico mais usado para os pacientes com transtornos do humor e da personalidade.

Uma nova geração de antagonistas 5-HT$_2$ está em desenvolvimento como hipnóticos – entre eles a eplivanserina, que talvez esteja no estágio mais adiantado dos agentes estudados. A eplivanserina, administrada na dose de 1 ou 5 mg na hora de dormir, parece reduzir a latência do sono e o número de despertares noturnos. Seu efeito colateral primário nessas dosagens é a boca seca. Não está claro se há vantagens sobre a trazodona em baixas doses.

Entre os antidepressivos tricíclicos (ADTs) mais antigos, a amitriptilina, a imipramina, a doxepina, a trimipramina e, provavelmente, a nortriptilina são bons hipnóticos, embora quase não tenham sido estudados como tal. Katz e colaboradores (1991), em um relato do National Institute of Mental Health (NIMH) Collaborative Depression Study, observaram que as taxas de sono aumentaram acentuadamente nas duas primeiras semanas com amitriptilina, mas esse efeito hipnótico não indicou uma melhora geral na depressão que estava sendo tratada. A trimipramina é o mais bem estudado e parece ser o único ADT que facilita o sono sem afetar a latência REM ou a tumescência peniana noturna. Se não causar sonolência matinal, boca seca, constipação e ganho de peso, a trimipramina poderá ser o hipnótico ideal nas doses de 25 a 100 mg, na hora de dormir. Seu consumo por pacientes suicidas não é seguro. A doxepina (Silenor) é o mais bem estudado ADT para o tratamento da insônia e o único aprovado pela FDA para o tratamento dessa condição. A eficácia da doxepina nas doses de 3 a 6 mg/dia no manejo da insônia foi estabelecida em vários estudos multicêntricos de grande porte em adultos, inclusive em idosos. A doxepina, mais do que outros ADTs, é um potente antagonista do receptor H_1 e possui efeitos antimuscarínicos proeminentes. Contudo, em um estudo de quatro semanas, com 265 pacientes geriátricos com insônia crônica, a doxepina na dose de 6 mg/dia foi eficaz na manutenção do sono e não produziu problemas de memória ou efeitos anticolinérgicos (Lankford et al. 2012). Ainda não se sabe se o uso crônico em pacientes idosos resulta em problemas antimuscarínicos. A dose recomendada pode ser baixa o suficiente para evitar esses efeitos colaterais. Assim como outros ADTs, a doxepina não implica no risco de dependência com o uso crônico, e não foram observados efeitos de abstinência com a retirada súbita da dose de 6 mg.

Desde que a gabapentina foi liberada para uso nas convulsões, sua utilização estendeu-se para o tratamento da dor, da ansiedade e da insônia. Ela aparenta ser totalmente segura nas doses de 100 a 900 mg na hora de dormir e, talvez, em doses mais elevadas. Ela não é metabolizada pelo corpo e parece completamente segura, já que o intestino parece não ser capaz de absorver mais do que cerca de 900 mg por ingestão. Ela parece ter probabilidade de abuso limitado, mas existem raros casos de uso recreacional tanto da gabapentina quanto da pregabalina (Schifano 2014). Em virtude do baixo potencial para abuso, a gabapentina é, às vezes, usada em pacientes com dependência alcoólica como uma alternativa aos benzodiazepínicos. Um estudo aberto observou que, nos alcoolistas com transtorno do sono, a gabapentina pareceu ser mais eficaz do que a trazodona como hipnótico (Karam-Hage e Brower 2003). Embora seja comumente prescrita pelos neurologistas e psiquiatras para o tratamento da insônia, a medicação não está aprovada pela FDA para essa indicação.

Todos esses não benzodiazepínicos (bem como a difenidramina e talvez a melatonina e a valeriana) têm potencial de uso não abusivo, são relativamente seguros e eficazes em tratar a insônia; contudo, os médicos que os prescrevem ficariam mais tranquilos se fossem submetidos aos estudos necessários – talvez pelo NIH ou, no caso da gabapentina, pela companhia farmacêutica – para documentar seu potencial de segurança e eficácia.

Hipnóticos benzodiazepínicos

Os benzodiazepínicos ainda são os sedativo-hipnóticos mais amplamente prescritos nos Estados Unidos hoje em dia. Embora a maioria desses medicamentos apresente propriedades hipnóticas, na época da preparação deste livro, apenas cinco tinham aprovação da FDA para indicação como hipnótico: flurazepam, temazepam, estazolam, quazepam e triazolam. Cinco não benzodiazepínicos, zolpidem, zaleplom, eszopiclone, doxepina e ramelteon, também estão liberados pela FDA com esse propósito.

Os princípios para a distinção entre esses medicamentos são similares àqueles descritos no Capítulo 6 para os benzodiazepínicos ansiolíticos: estrutura, farmacocinética, absorção e distribuição (Tab. 7-1). Por exemplo, a maioria dos hipnóticos benzodiazepínicos pertence a subclasses estruturais diferentes: 2-ceto (flurazepam), 3-hidróxi (temazepam) e triazolo (triazolam e estazolam) (Fig. 7-1).

O metabolismo e as meias-vidas desses membros da subclasse igualam-se àqueles de suas contrapartes ansiolíticas. O flurazepam é oxidado no fígado e, como o diazepam, tem uma meia-vida relativamente longa (40 horas). Ele também forma um metabólito de ação prolongada (100 horas), o desalquilflurazepam, o qual é compartilhado com o quazepam. O temazepam é conjugado a um radical glucuronida no fígado, possui uma meia-vida muito curta (8 horas) e nenhum metabólito ativo. O triazolam e o estazolam são oxidados, mas sem metabólitos claramente ativos; o triazolam tem uma meia-vida muito curta (3 a 6 horas) (Tab. 7-1), enquanto o estazolam é como o temazepam. O flurazepam e o triazolam têm absorção mais rápida (pico dos níveis plasmáticos em 30 e 20 minutos, respectivamente) do que o temazepam, que pode não ser absorvido em 45 a 60 minutos. A absorção mais lenta é o que leva os "pacientes" a não adormecer rapidamente depois de ingerir o medicamento. Os médicos devem avisá-los para tomar o temazepam aproximadamente uma hora antes de ir para a cama, a fim de evitar o desconforto antecipatório e a apelação para uma dosagem repetida prematura.

Um hipnótico benzodiazepínico, o quazepam, foi liberado no início da década de 1990. Do ponto de vista químico, ele não está em qualquer uma das três classes descritas no Capítulo 6. Entretanto, as farmacocinéticas do medicamento estão na mesma faixa daquelas do flurazepam, e ele é metabolizado para

2-ceto

Flurazepam

3-hidróxi

Temazepam

Triazolo

Triazolam

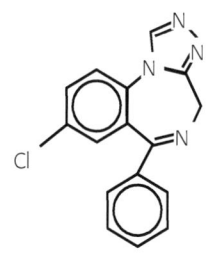

Estazolam

Trifluoroetil

Quazepam

FIGURA 7-1 Estruturas químicas dos hipnóticos benzodiazepínicos.

TABELA 7-1 Hipnóticos benzodiazepínicos

Nome genérico	Nome comercial	Forma farmacêutica e concentrações	Dosagem (mg/dia)	Absorção	Metabólitos mais ativos	Meia-vida aproximada (h)
Flurazepam[a]	Dalmane	Cápsulas: 15, 30 mg	15-30	Intermediária	Hidroxietilflurazepam Desalquilflurazepam	1 100
Temazepam[a]	Restoril	Cápsulas: 7,5, 15, 22,5, 30 mg	15-30	Intermediária	Nenhum	8
Quazepam	Doral	Comprimidos: 15 mg	7,5-15	Intermediária	Oxoquazepam Desalquiloxoquazepam	39 73
Triazolam[a]	Halcion	Comprimidos: 0,125, 0,25 mg	0,125-0,5	Intermediária	—	3
Estazolam[a]	ProSom	Comprimidos: 1, 2 mg	1-4	Intermediária	—	16

[a] Disponível na forma genérica.

desalquilflurazepam no corpo; tanto o fármaco como seu metabólito têm meias--vidas em torno de 40 horas. O metabolismo e a eliminação são mais lentos nos idosos. Esse modelo sugere que a sedação da manhã seguinte seja um problema maior do que insônia de rebote prematura. A única característica especial do quazepam é que ele se une seletivamente aos receptores benzodiazepínicos$_1$, considerando que o flurazepam e outros benzodiazepínicos mais antigos ligam-se da mesma forma aos sítios dos tipos 1 e 2 no cérebro. Não há evidências de que essa propriedade especial de ligação seja de particular valor clínico. O metabólito ativo do quazepam se conecta aos receptores de ambos os tipos. O fármaco é um hipnótico de ação prolongada, provavelmente similar ao flurazepam em sua eficácia clínica. Ele está disponível em comprimidos de 7,5 e 15 mg.

A distribuição dos benzodiazepínicos sedativos é relativamente rápida. Na verdade, a formação aguda do pico dos níveis plasmáticos é considerada a responsável pelo adormecimento relativamente rápido dos pacientes que usam esses medicamentos. Já o declínio do pico pode ser responsável pelo fato de os pacientes acordarem com frequência, mesmo quando os níveis plasmáticos significativos da medicação ainda são aparentes. Além disso, o declínio do pico dos níveis e a necessidade desse pico para induzir o sono também explicam por que os indivíduos tratados com benzodiazepínicos de ação prolongada, como o flurazepam, precisam de doses noturnas.

Alguns pesquisadores e médicos argumentam que um composto de ação não prolongada (p. ex., temazepam ou zolpidem) oferece grandes vantagens sobre os agentes de ação prolongada, uma vez que é excretado de forma abundante antes da manhã seguinte. Embora pelo menos um estudo indique o uso seguro do triazolam para a indução do sono durante voos transatlânticos, evitando o *jet lag*, pode haver desvantagens associadas a hipnóticos de ação muito curta, especialmente a insônia de rebote e a amnésia anterógrada. Com alguns hipnóticos de curta ação, a insônia de rebote ocorre nas duas primeiras noites depois da descontinuação e pode ser um problema para os pacientes. Embora aparentemente aguda com compostos de curta ação, ela pode ocorrer em 5 a 7 dias após a descontinuação dos benzodiazepínicos com meias-vidas mais longas, o que lhe permite ser interpretada de forma errônea: mais como uma nova aparição da insônia subjacente do que como um fenômeno rebote. Aparentemente, sua ocorrência é menos provável com o zolpidem e o zaleplom. Quando a insônia rebote ocorrer, os médicos devem evitar a retomada do medicamento. É preferível a transmissão de confiança e a prescrição de anti-histamínicos sedativos (p. ex., 50 mg de difenidramina), de antidepressivos sedativos (p. ex., 50 a 100 mg de trazodona) ou gabapentina (100 ou 300 mg, na hora de dormir) por alguns dias, o que pode ser mais benéfico. Quando isso não funcionar, a reinstituição do benzodiazepínico e a redução gradual da dose constituem uma estratégia alternativa.

Os efeitos colaterais dos benzodiazepínicos sedativo-hipnóticos são similares àqueles das suas contrapartes ansiolíticas. Eles incluem sedação, ataxia, amnésia anterógrada, fala pastosa e náuseas. Os efeitos colaterais não são particularmente perigosos, embora a sedação possa ser um problema se a pessoa tentar dirigir, operar maquinário pesado, etc. Existem evidências fracas que sugerem que os compostos de meias-vidas mais longas causem problemas cognitivos clinicamente significativos no dia seguinte; no entanto, essa área não está bem estudada. Os testes psicológicos detalhados e aperfeiçoados normalmente podem detectar déficit da função cognitiva ou psicomotora pela manhã, após o hipnótico benzodiazepínico ter sido usado para induzir o sono. A verdadeira questão é se essa condição é importante do ponto de vista clínico; a maioria dos usuários de hipnóticos não observa déficit comportamental no dia seguinte, exceto no caso de sedação persistente. Entretanto, conforme observado anteriormente, há vários relatos de amnésia anterógrada pronunciada (*blackouts*) nos indivíduos tratados com triazolam. Na verdade, algumas pessoas saudáveis que usam esse fármaco para induzir o sono durante um voo transatlântico descreveram não se lembrar de ter chegado à Europa ou o que fizeram no dia seguinte. Nas poucas considerações pessoais dos pacientes e dos seus amigos e colegas sobre *blackouts* após uso de um benzodiazepínico, os indivíduos pareceram desempenhar suas atividades habituais corretamente durante o período de que não lembraram. Reações similares são observadas com outros benzodiazepínicos, bem como com o zolpidem e o zaleplom. De longe, o maior número de publicações ou de relatos da FDA sobre amnésia anterógrada diz respeito ao triazolam, mas é difícil afirmar se essa diferença é real ou devida à grande publicidade da mídia sobre esse fármaco (Bunney et al. 1999).

Um possível problema com os benzodiazepínicos de ação prolongada é ilustrado no caso de um paciente que foi tratado com flurazepam à noite durante anos, o qual foi trocado para uma dose equivalente de temazepam. Ele desenvolveu uma evidente síndrome de abstinência de benzodiazepínicos; o medicamento de ação mais curta não substituiu adequadamente o anterior durante as 24 horas entre as doses.

Além das diferenças explicáveis na troca de um hipnótico para outro do ponto de vista farmacológico, alguns pacientes declaram (de forma enérgica) que o lorazepam funciona muito bem, considerando que o temazepam, em sua nova fórmula, não funciona. Além disso, o zolpidem, o eszopiclone e o zaleplon são frequentemente rejeitados ou criticados pelos pacientes que estão acostumados com o triazolam ou o flurazepam; nesses casos, esses agentes podem ser diferentes em seus efeitos subjetivos dos benzodiazepínicos, deixando o paciente preocupado com o fato de o hipnótico "não funcionar", embora esses mesmos medicamentos funcionem bem como hipnóticos nos insones que nunca usaram benzodiazepínicos. Os mais novos medicamentos afetam sobretudo a latência do sono; eles podem fazer o paciente dormir, mas não mantê-lo adormecido por um período suficiente. O zolpidem, o zaleplom e o eszopiclone parecem diferentes dos benzodiazepínicos o bastante para não causar a insônia de rebote, mas podem não ser menos perigosos quanto ao abuso do que benzodiazepínicos mais antigos (Rush e Griffiths 1996; Rush et al. 1999; Victorri-Vigneau et al. 2007).

O tempo (e outros estudos) dirá se esses hipnóticos mais novos, que não são exatamente benzodiazepínicos, serão eficazes e bem tolerados por pacientes jovens e idosos. Eles merecem o benefício da dúvida como sendo mais seguros do que o hidrato de cloral ou o pentobarbital, provavelmente melhores do que hipnóticos benzodiazepínicos e, talvez, mais eficazes do que os anti-histamínicos *over-the-counter* do tipo Benadryl.

A recentemente anunciada melatonina, um hormônio que induz o sono de forma natural, será abordada a seguir neste capítulo.

Hipnóticos não benzodiazepínicos

Medicamentos como zolpidem, zaleplom e eszopiclone carecem da estrutura química dos benzodiazepínicos (Fig. 7-2). Entretanto, também agem nos sítios α_1 benzodiazepínicos dos receptores GABA-A. Os hipnóticos não benzodiazepínicos não agem nos receptores benzodiazepínicos$_2$ e periféricos benzodiazepínicos$_3$, por isso, carecem das propriedades relaxantes musculares e anticonvulsivantes dos benzodiazepínicos. Os efeitos hipnóticos específicos desses medicamentos apresentam vantagens distintas em alguns pacientes. Por exemplo, as propriedades relaxantes musculares dos benzodiazepínicos podem comprometer mais as vias aéreas dos indivíduos com apneia do sono. Os hipnóticos não benzodiazepínicos parecem ser o menor dos problemas para os indivíduos com apneia obstrutiva do sono. Da mesma forma, preferimos que os pacientes submetidos a eletroconvulsoterapia (ECT) usem um hipnótico não benzodiazepínico em vez de benzodiazepínico à noite antes da ECT, porque é um pouco menos provável que o medicamento eleve o limiar convulsivo.

Os não benzodiazepínicos têm a reputação de ser menos aditivos do que benzodiazepínicos. Ainda não está claro se essa reputação é merecida. Doses altas de não benzodiazepínicos podem induzir euforia (Gelenberg 2000), e um

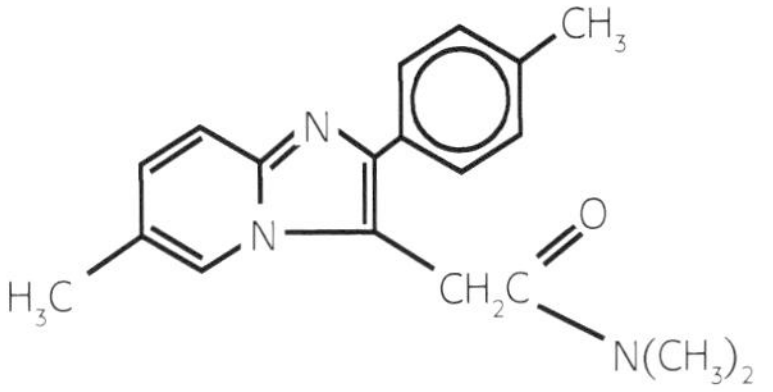

Zolpidem

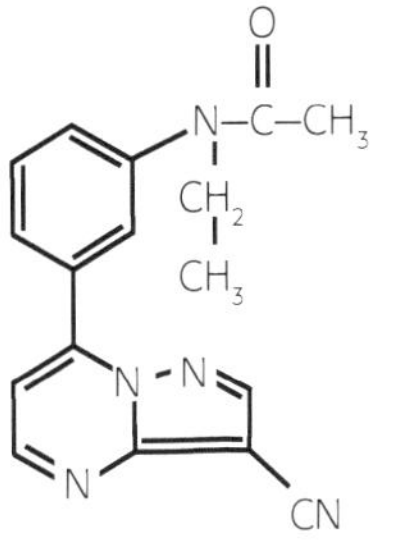

Zaleplon

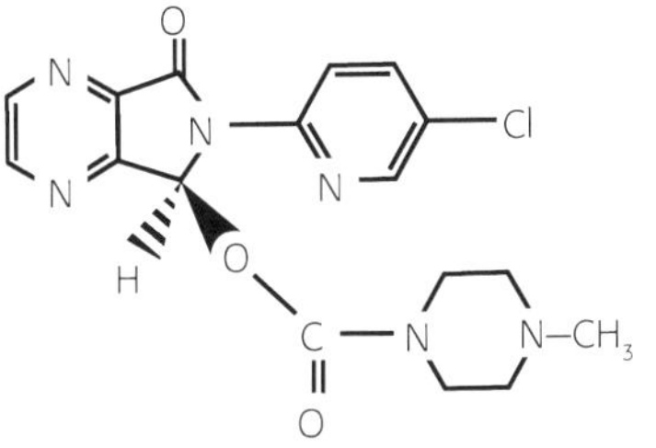

Eszopiclone

FIGURA 7-2 Estruturas químicas dos hipnóticos não benzodiazepínicos zolpidem, zaleplon e eszopiclone.

número crescente de casos de dependência e abuso são descritos na literatura mundial. Em uma pesquisa da literatura científica, apenas 36 casos de dependência de zolpidem e 22 casos de dependência de zopiclone (relacionados ao eszopiclone) foram descritos em 2003 (Hajak et al. 2003). Pesquisas mais recentes sugerem que os relatos de dependência e abuso desses agentes podem estar crescendo (Victorri-Vigneau et al. 2007). Mais da metade dos pacientes que terminam abusando de fármacos como o zolpidem têm uma história de abuso, mas cerca de 40% daqueles que receberam a prescrição para o sono desenvolveram tolerância e, por isso, começaram a consumir mais e mais do medicamento. Na literatura, doses de 300 mg/dia ou mais de zolpidem são relatadas em alguns pacientes insones que se tornaram dependentes do fármaco. Embora esses casos sejam a exceção, não está esclarecido se o potencial abuso de hipnóticos não benzodiazepínicos seja substancialmente menor do que aquele de benzodiazepínicos.

Na época da preparação deste livro, o zolpidem ainda estava entre os hipnóticos mais prescritos nos Estados Unidos. Provavelmente, existem mais prescrições emitidas para os hipnóticos benzodiazepínicos, mas esses estão disponíveis na forma genérica, mais barata. Embora todos os não benzodiazepínicos tenham meias-vidas curtas em pessoas saudáveis (o zaleplom, cerca de 1 a 2 horas; o zolpidem, 2 a 4 horas, o eszopiclone, 4 a 5 horas), muitos pacientes que usam esses medicamentos, especialmente o zolpidem e o eszopiclone, são capazes de dormir por toda a noite. A fórmula de liberação prolongada do zolpidem (Ambien CR) tem a mesma meia-vida das fórmulas de liberação rápida, mas é absorvida mais lentamente, possibilitando que os pacientes durmam por mais tempo. O zaleplom é um pouco mais suave, e alguns indivíduos queixam-se de incapacidade de adormecer ou não dormir tão bem quando o usam no lugar do zolpidem. Entretanto, o zaleplon é o único hipnótico que pode ser efetivamente consumido no meio da noite sem causar atordoamento pela manhã.

O eszopiclone tem sido estudado extensivamente no tratamento da insônia associada à depressão. Dois grandes ensaios multicêntricos indicaram que 1 a 3 mg do fármaco auxiliam nesse tipo de insônia e podem ajudar em alguns aspectos do humor (Fava et al. 2006; Joffe et al. 2010). Provavelmente, o tratamento da insônia está induzindo uma melhora no humor desses pacientes.

A maioria dos efeitos colaterais dos não benzodiazepínicos são sonolência e tontura. Outros efeitos colaterais dos benzodiazepínicos, como ataxia, fala pastosa e sintomas de amnésia, são mais raros com os hipnóticos não benzodiazepínicos. No entanto, os sintomas de abstinência, incluindo insônia, espasmos musculares e convulsões, são (raramente) relatados.

Os hipnóticos não benzodiazepínicos devem ser ingeridos com o estômago vazio para induzir mais rapidamente o início do sono. Em geral, o zolpidem é usado na dose de 5 a 10 mg, à noite. Alguns pacientes observados precisavam de 20 mg, embora exista pouca evidência de que essa dose seja muito mais eficaz do que 10 mg. Também há pouco indício de que ela seja mais problemática do que as doses pequenas. O zaleplom pode ser ingerido em doses de 10 a 20 mg, à noite. Se o paciente acordar no meio da noite, uma dose de 10 mg pode ser usada. Geralmente, o eszopiclone é iniciado na dose de 1 a 2 mg para facilitar o adormecer, e 3 mg para manter o sono, se 2 mg forem inadequados. Nos idosos, a dose recomendada é de 1 a 2 mg/dia. Diferentemente da maioria dos hipnóticos, o eszopiclone tem sido estudado no controle da insônia por períodos de 12 meses sem evidência substancial de tolerância.

Agonista do receptor de melatonina: ramelteon e tasimelteon

Apesar de a melatonina estar disponível como *over-the-counter* há muitos anos como potencial tratamento da insônia e dos transtornos do sono-vigília, os suplementos de melatonina não estão sujeitos a manufatura cuidadosa e compatível. Além disso, a eficácia da maioria desses suplementos parece variar de modesta a mínima. O ramelteon (Rozerem) é um agonista do receptor de melatonina MT_1 e MT_2, liberado em 2005 como o primeiro hipnótico aprovado pela FDA que não é uma substância controlada. Em 2014, um segundo agonista MT_1/MT_2, o tasimelteon, foi aprovado para o tratamento do transtorno do sono-vigília tipo de sono-vigília não de 24 horas em indivíduos totalmente cegos. Embora não aprovado para outras formas de insônia, esse fármaco apresenta um perfil clínico similar ao do ramelteon. Ambos os agentes parecem agir nos receptores de melatonina nos núcleos supraquiasmáticos responsáveis pelo ciclo sono-vigília. Uma vez que não produzem efeitos colaterais no receptor benzodiazepínico, não estão associados a potencial de abuso, insônia rebote, déficits motores ou exacerbação de condições como doença pulmonar obstrutiva crônica ou apneia obstrutiva do sono. Além disso, eles não parecem contribuir para a confusão ou na memória em idosos como os agentes benzodiazepínicos e não benzodiazepínicos. Todavia, a utilidade primária de ambos os agentes é a redução da latência do sono ou do tempo para adormecer e regular os ciclos do sono; eles podem apresentar menos benefícios do que os hipnóticos-padrão em relação a manter os pacientes dormindo. Estudos com ambos os agentes demonstram que eles reduzem o tempo do sono persistente em relação ao placebo e produzem efeitos mais modestos na manutenção do sono (Erman et al. 2006; Rajaratnam et al. 2009). Esses dois fármacos parecem ser úteis nos transtornos associados ao atraso da fase do ciclo do sono, como *jet lag*, na insônia em idosos e naquela associada a outras patologias neuropsiquiátricas (Hardeland 2009; McGechan e Wellington 2005).

Os efeitos colaterais primários dos agonistas da melatonina incluem cefaleia, sonolência, fadiga e um discreto aumento nos níveis hepáticos ALT, mas, em geral, são leves e podem melhorar depois de várias semanas de tratamento. Refeições muito ricas em gorduras podem reduzir a absorção; por isso, os pacientes devem ser informados para não ingerir o medicamento logo após uma refeição desse tipo. O ramelteon e o tasimelteon são metabolizados via citocromo P450 (CYP) 3A4 e 1A2; os níveis séricos podem ficar substancialmente elevados pela fluvoxamina ou pelo cetoconazol e reduzidos pela carbamazepina.

Não é irracional perguntar quais os benefícios da prescrição dos agonistas da melatonina em vez dos suplementos de melatonina mais baratos. Certamente, é uma vantagem a conformidade da fabricação do ramelteon e do tasimelteon estar acima da fabricação dos suplementos alimentares *over-the-counter*, como a melatonina, que é muito mais variável. Também se pode esperar que a potência desses fármacos seja maior do que a da melatonina *over-the-counter*, mas isso não está estabelecido, e não há relatos de comparações diretas entre esta e o ramelteon ou o tasimelteon. Entretanto, os agonistas dos receptores de melatonina estão em um nicho único entre os hipnóticos atualmente disponíveis: o de agentes bem tolerados sem potencial de abuso. Nos pacientes com história de uso abusivo, idosos e indivíduos com insônia inicial, pode valer a pena tentar os agonistas dos receptores de melatonina antes de outros benzodiazepínicos e hipnóticos relacionados. Nosso senso geral é de que os agonistas de melatonina podem não ser tão consistentemente eficazes quanto os hipnóticos mais tradicionais, mas, em contrapartida, também são menos prováveis de causar prejuízos.

Para o ramelteon e o tasimelteon, é melhor que a medicação seja ingerida à mesma hora todas as noites, cerca de 30 minutos antes de deitar. No tratamento de *jet lag*, os medicamentos devem ser tomados 30 a 60 minutos antes da hora do sono desejado durante os primeiros dias sob o novo fuso horário, a fim de permitir adaptação ao novo ciclo circadiano. A dosagem recomendada de ramelteon é de 8 a 16 mg/dia, e a de tasimelteon, de 20 mg/dia.

Anti-histamínicos sedativos e outros medicamentos psicoativos não benzodiazepínicos com propriedades hipnóticas

Os compostos de hidroxizina são os únicos anti-histamínicos com alguma eficácia documentada no tratamento dos transtornos de ansiedade. Eles também possuem indicação para a sedação pré e pós-operatória. Esses medicamentos estão disponíveis em cápsulas ou comprimidos que variam de 10 a 100 mg cada. Entretanto, nossa experiência clínica com pacientes psiquiátricos sugere que esses fármacos não são muito apreciados pelos pacientes, tampouco foram especialmente eficazes nas poucas ocasiões em que tentamos usá-los. São razoavelmente isentos de efeitos colaterais, mas a hidroxizina e outros anti-histamínicos exercem efeitos anticolinérgicos. Quando ingeridos com outros agentes anticolinérgicos, a hidroxizina e os compostos relacionados podem criar problemas, sobretudo em doses altas. Seu principal valor pode ser como um

retardador de ação para pacientes que estão inclinados ao abuso de sedativo-
-hipnóticos ou benzodiazepínicos, porque eles não produzem dependência física nem psicológica.

A difenidramina (Benadryl) é outro anti-histamínico às vezes usado por seus efeitos sedativos ou supostamente hipnóticos. Sua capacidade não está bem estudada, mas apresenta algumas propriedades sedativas e é ocasionalmente considerada aceitável pelos pacientes. Existe um estudo controlado que mostra alguma eficácia da difenidramina no tratamento da insônia (Rickels et al. 1983). A dose para dormir é de 50 a 100 mg. Agora, a medicação está disponível *over-the-counter* em fórmulas de 25 mg. O medicamento é anticolinérgico e pode ser usado para as reações distônicas agudas aos antipsicóticos (ver Cap. 4). A prometazina (Phenergan) é uma fenotiazina sem propriedades antipsicóticas e comercializada como um anti-histamínico com características sedativas; é ocasionalmente útil como sedativo leve em doses de 25 a 100 mg, mas não se trata de um medicamento psiquiátrico importante. A doxilamina, outro anti-histamínico, é usada na maioria dos preparados *over-the-counter* (p. ex., Unisom) empregados como tranquilizantes ou hipnóticos.

Vários ADTs exercem efeitos anti-histaminérgicos acentuados e são excelentes hipnóticos (ver discussão anterior neste capítulo sobre a doxepina). Assim é a trazodona, um antidepressivo heterocíclico. A amitriptilina e a trimipramina podem ser usadas em doses de 25 a 75 mg, na hora de dormir, e a doxepina está aprovada como hipnótico em doses modestas (3 a 6 mg/dia). A trazodona é mais bem iniciada, como hipnótico, na dose de 25 a 50 mg, na hora de dormir, com incrementos de 50 até 200 mg também antes de deitar. Em algumas faixas de doses em que o sono apresentou melhora, pode ocorrer sedação indesejada na manhã seguinte. Alguns pacientes não sofrem esse efeito se a dose for mantida estável por 3 a 5 dias; outros exigem uma dose mais baixa que, espera-se, seja efetiva sem induzir ressaca. Algumas vezes, indivíduos adultos que ingerem trazodona com o estômago vazio poderão desmaiar devido à hipotensão postural se não forem para a cama logo após o consumo do medicamento como hipnótico. Ocasionalmente, os idosos que usam esse agente na hora de dormir desenvolvem hipotensão ortostática no dia seguinte. Há alguns estudos sobre os efeitos da trazodona no sono e sua utilidade em outras áreas inesperadas (p. ex., agitação nos idosos, se administradas doses de 25 mg, e TEPT [Bajor et al. 2011]). Até hoje, conforme nossa experiência, esse medicamento é líder em misturar-se inofensivamente com todos os outros psicofármacos, incluindo os ISRSs e os inibidores da monoaminoxidase (IMAOs). Existe um estudo que mostra que, em relação ao triazolam ou ao zolpidem, a trazodona não gera efeitos de euforia em indivíduos com história de abuso de substâncias (Rush et al. 1999). A mirtazapina também pode ser um hipnótico efetivo nas dosagens de 7,5 a 15 mg/dia. O medicamento é um potente antagonista do receptor da serotonina$_2$ (5-HT$_2$) e também apresenta propriedades anti-histamínicas.

A gabapentina e a pregabalina também são tão seguras e eficazes quanto a trazodona no tratamento da insônia. Elas apresentam o benefício de efeitos analgésicos e hipnóticos, conforme demonstrado em estudos de grande porte controlados por placebo, os quais envolveram pacientes com neuralgia pós-herpética ou diabética; essas medicações são relatadas como potencialmente eficazes na abordagem terapêutica de outras condições dolorosas que interferem no sono. A dose a ser usada é um problema a mais, podendo variar entre 300 e 1.200 mg, administrados na hora de dormir, para a gabapentina e entre 150 e 600 mg/dia para a pregabalina. Os análogos do ácido γ-aminobutírico (GABA), como a gabapentina e a pregabalina, parecem mais efetivos para os sintomas da insônia ou da ansiedade nos pacientes psiquiátricos do que como estabilizadores primários do humor, embora os indivíduos com transtorno bipolar pareçam passar perfeitamente bem durante o uso da gabapentina (ver Cap. 5) (Ketter et al. 1999). Existe um relato preocupante que descreve sintomas de abstinência (ansiedade, agitação e disforia) piores do que aqueles ocorridos no período inicial (Corá-Locatelli et al. 1998), mas nenhum de nós sabe ou ouviu falar sobre esse fenômeno ter sido observado localmente. Mais uma vez, a gabapentina tem sido combinada com uma variedade de outros medicamentos psicoativos, principalmente no tratamento dos pacientes bipolares, sem evidência de interações adversas (Chouinard et al. 1998).

É difícil esclarecer as recomendações sobre o uso dos benzodiazepínicos ou dos hipnóticos relacionados *versus* trazodona, mirtazapina, gabapentina ou pregabalina. Claramente, os pacientes com potencial de abuso podem correr maior risco de dependência durante o uso de benzodiazepínicos e de agentes relacionados. Aqueles com ansiedade ou depressão significativas podem passar melhor quando um agente como a pregabalina ou a mirtazapina também for usado para ajudar no sono. Os ADTs são menos seguros na *overdose* do que outros hipnóticos potenciais e devem, de modo geral, ser evitados para emprego hipnótico.

Outros hipnóticos

No final das décadas de 1940 e 1950, vários medicamentos hipnóticos foram desenvolvidos na esperança de que pudessem ser mais seguros e eficientes do que os barbitúricos. Infelizmente, essa expectativa não foi concretizada, pois, de maneira geral, os fármacos hipnóticos não barbitúricos provaram ter tantas limitações quanto os barbitúricos. Hoje, nenhum desses fármacos está disponível para uso – o hidrato de cloral (ver Fig. 7-3) foi descontinuado em 2013. Ele é um medicamento indutor do sono algo eficaz e razoavelmente seguro nas doses entre 500 e 1.500 mg na hora de deitar (Tab. 7-2). Antigamente, 500 mg na hora de deitar com frequência provavam ser inadequados para produzir sedação, e a maioria dos profissionais que prescreviam o fármaco era a favor de 1.000 mg, sobretudo nos pacientes adultos jovens. O medicamento foi usado com frequência em ensaios duplos-cegos de outros psicofármacos, como um agente coadjuvante, por causa da sua presumida segurança e "depuração". É improvável que essa reputação seja totalmente merecida, sobretudo porque o hidrato de cloral em si foi bastante usado de forma abusiva na Inglaterra no início do século XX. Ele também apresenta uma margem muito baixa de segurança: sua dose letal é em torno de 10 vezes a dose hipnótica. Além disso, o hidrato de cloral irrita o estômago. O fármaco também era usado com álcool como um "boa noite, Cinderela" para adormecer as vítimas, que eram forçadas a fazer algo ilícito. O álcool e tricloretanol, metabólito e principal ativo do hidrato de cloral, presumivelmente interagem para aumentar a potência da combinação. O tricloretanol reduz o metabolismo do etanol, enquanto o etanol acelera a conversão do hidrato de cloral para tricloretanol (Rall 1993). Em virtude das preocupações com a segurança e da busca por melhores alternativas, o hidrato de cloral tornou-se indisponível.

Os barbitúricos foram usados por muitos anos no tratamento da insônia, mas substituídos, na década de 1960, pelos benzodiazepínicos. Os barbitúricos, quando eficazes, apresentam um índice terapêutico muito mais baixo do que os benzodiazepínicos e hipnóticos relacionados, mas um risco de abuso muito maior.

Outros hipnóticos não barbitúricos, incluindo a glutetimida, o etinamato, o metiprilom e o etclorvinol, foram desenvolvidos por causa dos riscos conhecidos de adição e letalidade na ingestão suicida de barbitúricos. Infelizmente, nenhum desses medicamentos provou ser mais seguro ou menos capaz de produzir dependência física ou psicológica em relação aos fármacos que supostamente substituiriam. Da mesma forma, o paraldeído foi introduzido na década de 1880 e usado por muitos anos como hipnótico. Hoje, o paraldeído é raramente usado como uma medicação de resgate nos transtornos convulsivos. No momento, não há razões lógicas para o uso de qualquer um desses agentes antigos em preferência aos novos hipnóticos mais seguros.

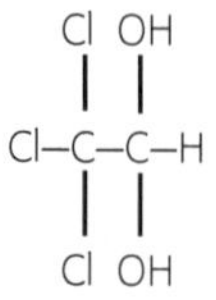

Hidrato de cloral

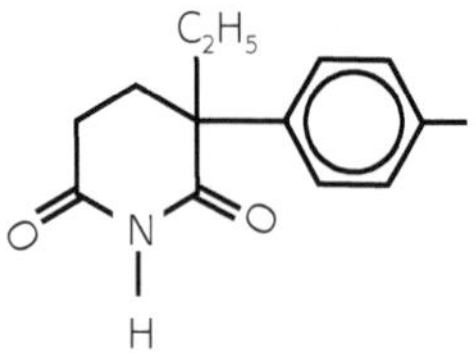

Glutetimida

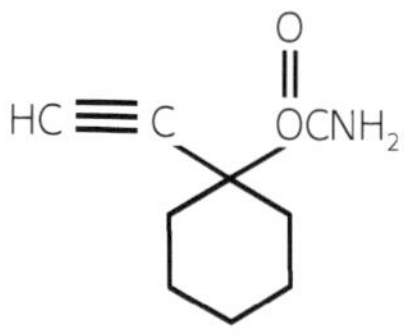

Etinamato

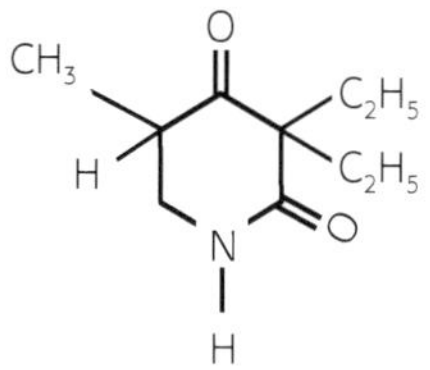

Metiprilom

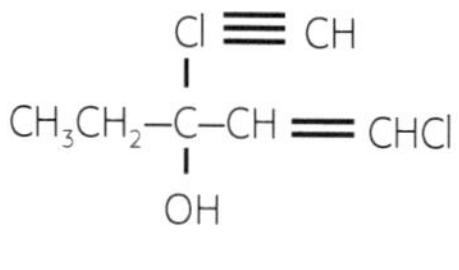

Etclorvinol

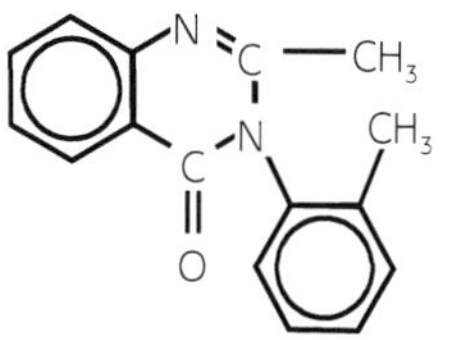

Metaqualone

FIGURA 7-3 Estruturas químicas dos hipnóticos não barbitúricos.

Antagonistas do receptor dual de orexina

A orexina (também chamada de hipocretina) é um neuropeptídeo natural produzido no hipotálamo lateral; tem importante função reguladora do ciclo sono-vigília, excitação e apetite. Os receptores de orexina (OxR1 e OxR2) foram descobertos no final da década de 1990, e um receptor de orexina mutante parece ser o responsável por uma forma de narcolepsia canina. No entanto, há apenas cerca de 10 mil a 20 mil neurônios secretores de orexina no hipotálamo, que incidem sobre muitas áreas do cérebro e coluna vertebral. Por isso, as vias da orexina podem produzir efeitos abrangentes não apenas no

TABELA 7-2 Outros agentes hipnóticos de uso noturno

Nome genérico	Nome comercial	Forma farmacêutica e concentrações	Dosagem (mg/dia)[a]
Zolpidem	Ambien[b]	Comprimidos: 5, 10 mg	5-10
	Ambiem-CR	Comprimidos (liberação prolongada): 6,25, 12,5 mg	
	Edular	Sublingual: 5, 10 mg	
	Zolpimist	Solução *spray* oral: 5 mg/*spray* (60 mL)	
Zaleplom	Sonata[b]	Cápsulas: 5, 10 mg	5-10
Eszopiclone	Lunesta[b]	Comprimidos: 1, 2, 3 mg	1-3
Ramelteon	Rozerem	Comprimidos: 8 mg	8

[a] Dosagem adulta: pacientes que necessitam de doses discretamente mais elevadas de hidrato de cloral ou etclorvinol. Dosagem infantil: consultar a última edição de *Goodman & Gilman's*.

[b] Doses mais baixas podem ser indicadas quando combinadas com potentes inibidores do citocromo P450 3A4 (p. ex., fluoxetina).

sono, mas também no humor e no apetite. Níveis baixos desse neuropeptídeo estão associados à depressão, e altos níveis estão associados à melhora do humor. Dessa forma, um antagonista do receptor de orexina poderá ter efeitos negativos no humor.

Vários antagonistas do receptor dual de orexina (DORAs) estão sendo desenvolvidos para o uso como hipnóticos. O primeiro DORA aprovado é o suvorexant, que, em 2014, recebeu a indicação para uso em adultos com insônia que têm dificuldade de adormecer ou de permanecer dormindo. Parece que o fármaco é útil no aumento da eficiência do sono e na redução da latência do sono desde a primeira dose, segundo os resultados de vários ensaios controlados multicêntricos (Herring et al. 2012; Michelson et al. 2014).

O suvorexant é primariamente metabolizado via CYP3A e interage com os inibidores desse cromossoma, como o fluconazol e a fluvoxamina, aumentando os níveis séricos e os efeitos colaterais. Similarmente, os indutores do CYP3A, como a rifampina, reduzirão os níveis do medicamento.

Uma série de efeitos colaterais relacionados à dose é observada com o suvorexant. Entre eles, o mais proeminente é a impossibilidade de dirigir no dia seguinte ao uso de doses elevadas desse agente. Embora as doses de até 100 mg/dia tenham sido estudadas, o emprego dessas doses mais altas foi problemático. A dose recomendada é de 10 a 20 mg à noite, aproximadamente 30 a 60 minutos antes de deitar e pelo menos sete horas antes de levantar.

O suvorexant não é um agente que possa ser ingerido no meio da noite por causa da sonolência diurna residual. Os pacientes deverão ser alertados sobre o ato de dirigir estar prejudicado no dia seguinte ao uso do medicamento. Outro efeito colateral relacionado à dose é um aumento da ideação suicida e dos sintomas depressivos. Esses efeitos são previsíveis a partir dos efeitos do antagonismo da orexina. Outros efeitos colaterais relatados com o fármaco incluem cefaleias, tonturas, problemas de memória, pesadelos e sonambulismo. O suvorexant é um agente da Drug Enforcement Administration de escala IV, indicando algum potencial de abuso, assim como ocorre com os usuários de benzodiazepínicos. Além disso, os sintomas da abstinência podem ocorrer se o medicamento for interrompido abruptamente.

A posição dos DORAs, como o suvorexant, entre os demais hipnóticos disponíveis não está totalmente esclarecida. O novo mecanismo dos DORAs permite que sejam eficazes quando outros hipnóticos não são. Entretanto, em virtude do custo e do perfil de efeitos colaterais, em poucos casos o suvorexant seria o hipnótico de primeira linha. Além disso, há casos em que ele seria, provavelmente, evitado ou usado com cautela, incluindo no tratamento de pacientes depressivos, suicidas e daqueles com narcolepsia. O tempo dirá qual a melhor aplicação dos DORAs na prática clínica.

Conclusões

Para os médicos que acompanham um paciente com insônia recentemente estabelecida, mas sem evidente diagnóstico médico primário, psiquiátrico ou do sono (p. ex., pernas inquietas e apneia do sono) que seria responsável pela condição, boas práticas da higiene do sono seriam a primeira intervenção – antes de qualquer prescrição medicamentosa. Entretanto, se as práticas da higiene do sono falharem, a prescrição de uma quantidade pequena de um hipnótico de ação muito curta (zolpidem, temazepam, lorazepam) nas doses mais baixas, ingeridas a cada três dias por até quatro semanas, parece uma abordagem razoável, assumindo-se que o paciente não apresente história de abuso de substâncias.

Para o alívio de curto prazo da insônia, 5 a 10 mg de zolpidem, na hora de dormir, costumam ser satisfatórios, embora seja difícil provar que seja melhor do que os medicamentos disponíveis do tipo benzodiazepínicos. O zaleplom provavelmente produz um efeito hipnótico mais breve do que o zolpidem, mas não tem sido tão bem aceito como este. O eszopiclone pode vir a ser uma importante adição – efetivo no uso agudo, assim como no emprego por longos períodos. Os pacientes que acordam muito cedo depois de tomar zolpidem podem se sentir melhor consumindo temazepam como sedativo de ação prolongada. Entretanto, qualquer benzodiazepínico pode ser eficaz quando a dose certa para o paciente é determinada, embora o flurazepam, o quazepam e, possivelmente, o clonazepam possam ter meias-vidas longas o suficiente para produzir sedação pela manhã e, talvez, déficit psicomotor.

Para os pacientes com insônia há muito estabelecida, que já estão acostumados a um hipnótico da classe dos benzodiazepínicos à noite, é provável que haja dependência física; portanto, uma lenta, mas significativa, redução na dosagem por meses – e não dias ou semanas – pode ser necessária. A troca para um hipnótico não benzodiazepínico (p. ex., trazodona) pode ser realizada se houver sensibilidade à primeira adição do novo hipnótico e a certeza de que ele melhora o sono por pelo menos duas semanas antes de iniciar a redução do benzodiazepínico.

A trazodona de 25 a 50 mg, a mirtazapina de 7,5 a 15 mg, a doxepina de 3 a 6 mg ou a gabapentina de 100 a 600 mg, todas administradas na hora de dormir, podem ser tão benéficas quanto um benzodiazepínico, o que permite seu consumo todas as noites com pouca preocupação em relação à dependência física. Pelo fato de serem uso *"off-label"* (não aprovados pela FDA, exceto a doxepina), as justificativas para o emprego desses fármacos devem ser escritas no registro médico. Da mesma forma, os antipsicóticos sedativos atípicos, como a quetiapina nas doses de 25 a 100 mg, podem beneficiar alguns pacientes com insônia, incluindo aqueles com depressão ou ansiedade. Entretanto, os efeitos colaterais e os riscos das medicações como a doxepina ou a quetiapina podem sobrepor-se às vantagens para muitos pacientes. O Benadryl *over-the-counter* (difenidramina), em duas cápsulas de 25 mg, pode ser quase tão eficaz. A rara ocorrência de priapismo com trazodona merece menção para os homens, com a orientação de procurar a emergência se uma ereção persistir além de quatro horas (Thompson et al. 1990).

Todos os medicamentos citados, exceto os do tipo benzodiazepínicos, são passíveis de uso em pacientes com história de abuso de substâncias, embora tais indivíduos possam, às vezes, aumentar a dose de qualquer fármaco rápida e insensatamente. Em pessoas muitos instáveis e impulsivas, a gabapentina ou a trazodona são muito mais seguras. Todavia, se um alcoolista em remissão prolongada vai a um consultório médico com história confiável de insônia persistente, grave e não tratada ou de uso seguro, cauteloso e apropriado de um hipnótico do tipo clonazepam por meses ou anos, é provável que seja seguro continuar ou iniciar um hipnótico benzodiazepínico, com monitoramento cuidadoso.

Para aqueles pacientes com insônia de longo prazo tratados com hipnóticos e sem problemas diagnosticáveis de sono que exijam intervenção terapêutica com não hipnóticos, é sensato deixá-los continuar o uso do hipnótico enquanto se avaliam e tratam quaisquer transtornos do eixo I concomitantes. Uma vez que a condição e a relação médico-paciente estejam estáveis, as alternativas podem ser consideradas. Entre estas, incluem-se a troca para medicamentos não benzodiazepínicos indutores do sono, a redução muito lenta do hipnótico original, a indicação do paciente para um programa do sono para um diagnóstico mais especializado e possíveis tratamentos comportamentais ou outro não sedativo – ou, ainda, fazer e documentar um plano terapêutico consciente, responsável, em que o paciente continue tomando uma dose estável de benzodiazepínico por um período definido, ou seja, um ano, por razões sensíveis (p. ex., esperar pelo término de um divórcio, finalizar um trabalho importante, recuperar-se totalmente de um episódio maníaco).

No outro extremo, vemos pacientes com uma necessidade desesperada, frenética, de um sono completo à noite, os quais têm consumido grandes doses de vários medicamentos (p. ex., 90 mg de temazepam, mais 200 mg de trazodona, mais 600 mg de gabapentina, por noite) com poucos benefícios. Em nossa experiência, tais pacientes precisam ser encaminhados para um programa do sono. Encaminhar a um psicólogo para terapia cognitiva-comportamental para insônia parece pelo menos tão eficaz quanto o uso prolongado de um hipnótico, sem, contudo, os riscos cognitivos, de abuso ou de quedas de muitos hipnóticos. Se o programa falhar ou não estiver disponível, esses indivíduos precisam saber que os agentes hipnóticos não são a resposta, que mesmo 90 mg de temazepam não só não funcionarão, como os prejudicarão, e que eles precisam que seus medicamentos na hora de deitar sejam reduzidos, de forma gradual e firme, enquanto estiverem comprometidos com a psicoterapia; além disso, uma pesquisa deve ser feita para outras condições mais tratáveis.

Referências

Backonja M, Beydoun A, Edwards KR, et al: Gabapentin for the symptomatic treatment of painful neuropathy in patients with diabetes mellitus: a randomized controlled trial. JAMA 280(21):1831–1836, 1998 9846777

Bajor LA, Ticlea AN, Osser DN: The Psychopharmacology Algorithm Project at the Harvard South Shore Program: an update on posttraumatic stress disorder. Harv Rev Psychiatry 19(5):240–258, 2011 21916826

Bunney WE Jr, Azarnoff DL, Brown BW Jr, et al: Report of the Institute of Medicine Committee on the Efficacy and Safety of Halcion. Arch Gen Psychiatry 56(4):349–352, 1999 10197830

Buysse DJ, Dorsey CM: Current and experimental therapeutics of insomnia, in American College of Neuro-Psychopharmacology: A Fifth Generation of Progress.

Ed- ited by Davis JM, Charney D, Coyle J, et al. Philadelphia, PA, Lippincott Williams & Wilkins, 2002, pp 1931–1943

Camargos EF, Louzada LL, Quintas JL, et al: Trazodone improves sleep parameters in Alzheimer disease patients: a randomized, double-blind, and placebo-controlled study (Epub ahead of print). Am J Geriatr Psychiatry (Jan):4, 2014 24495406

Chouinard G, Beauclair L, Bélanger MC: Gabapentin: long-term antianxiety and hypnotic effects in psychiatric patients with comorbid anxiety-related disorders. Can J Psychiatry 43(3):305, 1998 9561320

Corá-Locatelli G, Greenberg BD, Martin JD, Murphy DL: Rebound psychiatric and physical symptoms after gabapentin discontinuation (letter). J Clin Psychiatry 59(3):131, 1998 9541157

Dement W, Seidel W, Carskadon M, et al: Changes in daytime sleepiness/alertness with nighttime benzodiazepines, in Pharmacology of Benzodiazepines. Edited by Usdin E, Skolnick P, Tallman JF, et al. New York, Macmillan, 1982, pp 219–228

Earley CJ, Allen RP: Pergolide and carbidopa/levodopa treatment of the restless legs syndrome and periodic leg movements in sleep in a consecutive series of patients. Sleep 19(10):801–810, 1996 9085489

Edinger JD, Means MK: Cognitive-behavioral therapy for primary insomnia. Clin Psychol Rev 25(5):539–558, 2005 15951083

Ehrenberg BL, Eisensehr I, Corbett KE, et al: Valproate for sleep consolidation in periodic limb movement disorder. J Clin Psychopharmacol 20(5):574–578, 2000 11001243

Elie R, Rüther E, Farr I, et al; Zaleplon Clinical Study Group: Sleep latency is shortened during 4 weeks of treatment with zaleplon, a novel nonbenzodiazepine hypnotic. J Clin Psychiatry 60(8):536–544, 1999 10485636

Erman M, Seiden D, Zammit G, et al: An efficacy, safety, and dose-response study of Ramelteon in patients with chronic primary insomnia. Sleep Med 7(1):17–24, 2006 16309958

Falco M: Methaqualone misuse: foreign experience and United States drug control policy. Int J Addict 11(4):597–610, 1976 992915

Fava M, McCall WV, Krystal A, et al: Eszopiclone co-administered with fluoxetine in patients with insomnia coexisting with major depressive disorder. Biol Psychiatry 59(11):1052–1060, 2006 16581036

Garfinkel D, Laudon M, Nof D, Zisapel N: Improvement of sleep quality in elderly people by controlled-release melatonin. Lancet 346(8974):541–544, 1995 7658780

Gelenberg A (ed): Zaleplon: a new nonbenzodiazepine hypnotic. Biological Therapies in Psychiatry 23:5–6, 2000

Gillin JC, Byerley WF: Drug therapy: The diagnosis and management of insomnia. N Engl J Med 322(4):239–248, 1990 2242104

Gillin JC, Reynolds CF, Shipley JE: Sleep studies in selected adult neuropsychiatric disorders, in Psychiatry Update: American Psychiatric Association Annual Review, Vol 4. Edited by Hales RE, Frances AJ. Washington, DC, American Psychiatric Press, 1985, pp 352–360

Grandner MA, Pack AI: Sleep disorders, public health, and public safety (erratum: 307(4):363, 2012) JAMA 306(23):2616–2617, 2011. 22187285

Greenblatt DJ, Shader RI, Abernethy DR: Drug therapy: current status of benzodiazepines. N Engl J Med 309(6):354–358, 1983a 6135156

Greenblatt DJ, Shader RI, Abernethy DR: Drug therapy: current status of benzodiazepines. N Engl J Med 309(7):410–416, 1983b 6135990

Hajak G, Müller WE, Wittchen H-U, et al: Abuse and dependence potential for the non-benzodiazepine hypnotics zolpidem and zopiclone: a review of case reports and epidemiological data. Addiction 98(10):1371–1378, 2003 14519173

Hardeland R: Tasimelteon, a melatonin receptor agonist for the treatment of insomnia and circadian rhythm sleep disorders. Curr Opin Investig Drugs 10(7):691–701, 2009 19579175

Hauri PJ, Sateia MJ: Nonpharmacological treatment of sleep disorders, in Psychiatry Update: American Psychiatric Association Annual Review, Vol 4. Edited by Hales RE, Frances AJ. Washington, DC, American Psychiatric Press, 1985, pp 361–378

Herring WJ, Snyder E, Budd K, et al: Orexin receptor antagonism for treatment of insomnia: a randomized clinical trial of suvorexant. Neurology 79(23):2265–2274, 2012 23197752

Hertzman PA, Blevins WL, Mayer J, et al: Association of the eosinophilia-myalgia syndrome with the ingestion of tryptophan. N Engl J Med 322(13):869–873, 1990 2314421

Houghton PJ: The scientific basis for the reputed activity of Valerian. J Pharm Pharmacol 51(5):505–512, 1999 10411208

Hughes RJ, Sack RL, Lewy AJ: The role of melatonin and circadian phase in age-related sleep-maintenance insomnia: assessment in a clinical trial of melatonin replacement. Sleep 21(1):52–68, 1998 9485533

Joffe H, Petrillo L, Viguera A, et al: Eszopiclone improves insomnia and depressive and anxious symptoms in perimenopausal and postmenopausal women with hot flash- es: a randomized, double-blinded, placebo-controlled crossover trial. Am J Obstet Gynecol 202(2):171.e1–171.e11, 2010

Johnsa JD, Neville MW: Tasimelteon: a melatonin receptor agonist for non-24-hour sleep-wake disorder. Ann Pharmacother 48(12):1636–1641, 2014

Johnson MW, Suess PE, Griffiths RR: Ramelteon: a novel hypnotic lacking abuse liability and sedative adverse effects. Arch Gen Psychiatry 63(10):1149–1157, 2006 17015817

Kales A: Benzodiazepines in the treatment of insomnia, in Pharmacology of Benzodiazepines. Edited by Usdin E, Skolnick P, Tallman JF, et al. New York, Macmillan, 1982, pp 199–217

Kales A: Quazepam: hypnotic efficacy and side effects. Pharmacotherapy 10(1):1–10, discussion 10–12, 1990 1969151

Karam-Hage M, Brower KJ: Open pilot study of gabapentin versus trazodone to treat insomnia in alcoholic outpatients. Psychiatry Clin Neurosci 57(5):542–544, 2003 12950711

Katz MM, Koslow SH, Maas JW, et al: The timing, specificity and clinical prediction of tricyclic drug effects in depression. Psychol Med 17(2):297–309, 1987 3299439

Katz MM, Koslow SH, Maas JW, et al: Identifying the specific clinical actions of amitriptyline: interrelationships of behaviour, affect and plasma levels in depres- sion. Psychol Med 21(3):599–611, 1991 1946849

Ketter TA, Post RM, Theodore WH: Positive and negative psychiatric effects of antiepileptic drugs in patients with seizure disorders. Neurology 53(5)(Suppl 2):S53–S67, 1999 10496235

Krystal AD, Lankford A, Durrence HH, et al: Efficacy and safety of doxepin 3 and 6 mg in a 35-day sleep laboratory trial in adults with chronic primary insomnia. Sleep 34(10):1433–1442, 2011 21966075

Lankford A, Rogowski R, Essink B, et al: Efficacy and safety of doxepin 6 mg in a four-week outpatient trial of elderly adults with chronic primary insomnia. Sleep Med 13(2):133–138, 2012 22197474

Lasagna L: Update to "Over-the-counter hypnotics and chronic insomnia in the elderly" (guest editorial, J Clin Psychopharmacol 1995;15:383-6). J Clin Psychopharmacol 16(2):191, 1996 8690837

McGechan A, Wellington K: Ramelteon. CNS Drugs 19(12):1057–1065 [discussion: 1066–1067], 2005

Melatonin. Med Lett Drugs Ther 37(962):111–112, 1995 7476672

Mendelson WB (ed): Current strategies in the treatment of insomnia. J Clin Psychiatry 53(12)(suppl):1–45, 1992 1531815

Michelson D, Snyder E, Paradis E, et al: Safety and efficacy of suvorexant during 1-year treatment of insomnia with subsequent abrupt treatment discontinuation: a phase 3 randomised, double-blind, placebo-controlled trial. Lancet Neurol 13(5):461–471, 2014 24680372

National Center on Sleep Disorders Research: Insomnia: Assessment and -Management in Primary Care (NIH Publ No 98-4088). Washington, DC, National Center on Sleep Disorders Research, 1998

NIH State of the Science Conference statement on Manifestations and Management of Chronic Insomnia in Adults statement. J Clin Sleep Med 1(4):412–421, 2005 17564412

Nishino S, Okuro M: Armodafinil for excessive daytime sleepiness. Drugs Today (Barc) 44(6):395–414, 2008 18596995

Rajaratnam SM, Polymeropoulos MH, Fisher DM, et al: Melatonin agonist tasimelteon (VEC-162) for transient insomnia after sleep-time shift: two randomised controlled multicentre trials. Lancet 373(9662):482–491, 2009 19054552

Rall TW: Hypnotics and sedatives, ethanol, in Goodman and Gilman's The Pharmacologic Basis of Therapeutics, 8th Edition. Edited by Gilman AG, Rall TW, Nies AS, et al. New York, McGraw-Hill, 1993, pp 345–382

Regestein QR: Specific effects of sedative/hypnotic drugs in the treatment of incapacitating chronic insomnia. Am J Med 83(5):909–916, 1987 2445202

Reiter RJ, Melchiorri D, Sewerynek E, et al: A review of the evidence supporting melatonin's role as an antioxidant. J Pineal Res 18(1):1–11, 1995 7776173

Reynolds CF, Buysse DJ, Kupfer DJ: Disordered sleep: developmental and biopsychosocial perspectives on the diagnosis and treatment of persistent insomnia, in Psychopharmacology: The Fourth Generation of Progress. Edited by Bloom FE, Kupfer DJ. New York, Raven, 1995, pp 1617–1629

Rickels K, Morris RJ, Newman H, et al: Diphenhydramine in insomnia. J Clin Psychiatry 23:235–242, 1983

Rickels K, Ginsberg J, Morris RJ, et al: Doxylamine succinate in insomniac family practice patients: a double-blind study. Current Therapeutic Research 35:532–540, 1984

Roffwarg H, Erman M: Evaluation and diagnosis of the sleep disorders: implications for psychiatry and other clinical specialties, in Psychiatry Update: American Psy- chiatric Association Annual Review, Vol 4. Edited by Hales RE, Frances AJ. Wash- ington, DC, American Psychiatric Press, 1985, pp 294–328

Roth T, Seiden D, Sainati S, et al: Effects of ramelteon on patient-reported sleep latency in older adults with chronic insomnia. Sleep Med 7(4):312–318, 2006 16709464

Rowbotham M, Harden N, Stacey B, et al: Gabapentin for the treatment of postherpetic neuralgia: a randomized controlled trial. JAMA 280(21):1837–1842, 1998 9846778

Rush CR, Griffiths RR: Zolpidem, triazolam, and temazepam: behavioral and subject-rated effects in normal volunteers. J Clin Psychopharmacol 16(2):146–157, 1996 8690830

Rush CR, Baker RW, Wright K: Acute behavioral effects and abuse potential of trazodone, zolpidem and triazolam in humans. Psychopharmacology (Berl) 144(3):220–233, 1999 10435388

Scharf MB, Mayleben DW, Kaffeman M, et al: Dose response effects of zolpidem in normal geriatric subjects. J Clin Psychiatry 52(2):77–83, 1991 1993640

Schifano F: Misuse and abuse of pregabalin and gabapentin: cause for concern? CNS Drugs 28(6):491–496, 2014 24760436

Schneider-Helmert D: Why low-dose benzodiazepine-dependent insomniacs can't escape their sleeping pills. Acta Psychiatr Scand 78(6):706–711, 1988 2906215

Seidel WF, Roth T, Roehrs T, et al: Treatment of a 12-hour shift of sleep schedule with benzodiazepines. Science 224(4654):1262–1264, 1984 6729454

Shamir E, Laudon M, Barak Y, et al: Melatonin improves sleep quality of patients with chronic schizophrenia. J Clin Psychiatry 61(5):373–377, 2000 10847313

Sun H, Kennedy WP, Wilbraham D, et al: Effects of suvorexant, an orexin receptor antagonist, on sleep parameters as measured by polysomnography in healthy men. Sleep 36(2):259–267, 2013 23372274

Tanimukai H, Murai T, Okazaki N, et al: An observational study of insomnia and nightmare treated with trazodone in patients with advanced cancer. Am J Hosp Palliat Care 30(4):359–362, 2013 22777411

Thompson JW Jr, Ware MR, Blashfield RK: Psychotropic medication and priapism: a comprehensive review. J Clin Psychiatry 51(10):430–433, 1990 2211542

Victorri-Vigneau C, Dailly E, Veyrac G, Jolliet P: Evidence of zolpidem abuse and dependence: results of the French Centre for Evaluation and Information on Pharmacodependence (CEIP) network survey. Br J Clin Pharmacol 64(2):198–209, 2007 17324242

Wang MY, Wang SY, Tsai PS: Cognitive behavioural therapy for primary insomnia: a systematic review. J Adv Nurs 50(5):553–564, 2005 15882372

Wong AH, Smith M, Boon HS: Herbal remedies in psychiatric practice. Arch Gen Psychiatry 55(11):1033–1044, 1998 9819073

Zhdanova IV, Lynch HJ, Wurtman RJ: Melatonin: a sleep-promoting hormone. Sleep 20(10):899–907, 1997 9415953

8

Estimulantes e outros medicamentos de ação rápida

Assim como todas as outras classificações de medicamentos na psicofarmacologia clínica, o termo *estimulantes* abrange uma variedade de agentes, com a sobreposição de algumas ações, que podem ser eficazes no tratamento de determinados transtornos, síndromes ou sintomas (Tab. 8-1). Carecemos, no entanto, de uma correlação fármaco-fármaco precisa entre eficácia do medicamento e síndrome.

O conceito de estimulantes surgiu há muito tempo com a cafeína e, depois, em 1887, com a síntese da anfetamina, na Alemanha. Entretanto, esse fármaco não tinha uma indicação e foi quase totalmente esquecido até a década de 1930. Outro estimulante, a efedrina, era extraída de um remédio herbáceo chinês, também na década de 1930. Era conhecido por causar euforia, ativação simpática e aumento do estado de alerta; mesmo sendo usado no tratamento da asma, nunca foi testado para eficácia no transtorno de déficit de atenção/hiperatividade (TDAH), na obesidade ou, conforme nosso conhecimento, na narcolepsia. A partir da efedrina, K.K. Chen sintetizou uma variante, a anfetamina (Benzedrina), que foi, em 10 anos, separada em dois estereoisômeros, D-anfetamina (Dexedrine) e L-anfetamina. O isômero destrógero (dextro) é muito mais potente e praticamente o único usado na clínica hoje. Mostrou-se eficaz em focar a atenção e/ou reduzir os comportamentos mal-adaptativos nas crianças que, atualmente, seriam diagnosticadas com TDAH; em diminuir a sonolência (i.e., na narcolepsia); e em reduzir o abatimento no comportamento

TABELA 8-1 Estimulantes: nomes, forma farmacêutica e concentrações

Nome genérico	Nome comercial	Forma farmacêutica e concentrações
D-anfetamina[a]	Dexedrine Spansule (liberação sustentada)	Cápsulas: 5, 10, 15 mg
Anfetamina/ dextroanfetamina[a,b]	Liberação rápida Adderall	2,5, 7,5, 15, 20, 30 mg Comprimidos: 5, 7,5, 10, 12,5, 15, 20, 30 mg
	Adderall XR	Cápsulas: 5, 10, 15, 20, 25, 30 mg
D-metanfetamina[a]	Desoxyn	Comprimido: 5 mg
Metilfenidato[a]	Ritalin	Comprimidos: 5, 10, 20 mg
	Methylin	Comprimidos mastigáveis: 2,5, 5, 10 mg Solução oral: 5 mg/5 mL, 10 mg/5 mL (500 mL)
	Methylin ER	Comprimidos: 10, 20 mg
	Ritalin SR	Comprimido: 20 mg
	Ritalin LA	Cápsulas: 10, 20, 30, 40 mg
	Metadate ER	Comprimidos: 20 mg
	Metadate CD	Cápsulas: 10, 20, 30, 40, 50, 60 mg
	Concerta	Comprimidos: 18, 27, 36, 54 mg
	Daytrana	Adesivo transdérmico: 10, 15, 20, 30 mg/9 horas[c]
Dexmetilfenidato[a,B]	Focalin	Comprimidos: 2,5, 5, 10 mg
	Focalin XR	Cápsulas: 5, 10, 15, 20, 25, 30, 35, 40 mg
Lisdexanfetamina	Vyvanse	Cápsulas: 20, 30, 40, 50, 60, 70 mg
Modafinil[a]	Provigil	Comprimidos: 100, 200 mg
Armodafinil	Nuvigil	Comprimidos: 50, 150, 250 mg
Guanfacina de liberação prolongada	Intuniv	Comprimidos: 1, 2, 3, 4 mg

[a] Disponível na fórmula genérica.
[b] Disponível na fórmula genérica, exceto para a fórmula de liberação prolongada.
[c] Taxa de liberação de 1,1, 1,6, 2,2 e 3,3 mg/hora para os adesivos de 10, 15, 20 e 30 mg, respectivamente. A taxa de liberação *in vivo* está baseada no uso por 9 horas nos pacientes pediátricos de 6-12 anos de idade.

induzido pela fadiga. Além disso, diminui o apetite, o que justifica sua aplicação como medicamento antiobesidade. Por alguns anos, a D-anfetamina era vendida como medicamento para gripe, inalante, para reduzir o inchaço das membranas nasais. Também era usada no tratamento da depressão e dos estados de fadiga relacionados, até que o abuso do seu análogo D-metanfetamina (*speed*)* por autoinjeção, na década de 1960, ocasionou sua inclusão, junto com a morfina e os opioides potentes, na relação das substâncias controladas da Lista II da Drug Enforcement Administration (DEA), que elenca os maiores estimulantes. Essa decisão foi tomada independentemente de quase todas as metanfetaminas ilícitas serem fabricadas de modo ilegal, e não desviadas das companhias farmacêuticas, das drogarias ou dos médicos.

Em virtude da inclusão na relação das substâncias controladas, o uso de estimulantes na medicina diminuiu drasticamente, ficando estes sancionados apenas para o tratamento do TDAH, da narcolepsia e da obesidade. O metilfenidato (Ritalin) foi comercializado antes das mudanças na lei e passou a ser mais usado do que a D-anfetamina para o TDAH. Há poucos anos, o Adderall, um medicamento "antigo", por ter sido eficaz no tratamento da obesidade, quando todos os fármacos antigos foram avaliados no início da década de 1960, foi reintroduzido como abordagem terapêutica para o TDAH (Horrigan e Barnhill 2000). O fármaco contém três sais diferentes da D-anfetamina e um sal da L-anfetamina. Até hoje, não há estudos disponíveis comparando o Adderall a outras D-anfetaminas ou metilfenidato no tratamento do transtorno, mas é provável que seja quase tão ativo quanto o somatório dos seus sais de D-anfetamina em qualquer uma das situações em que esta seja eficaz. O Adderall está disponível em comprimidos de várias concentrações (ver Tab. 8-1); é possível que sua potência seja discretamente mais baixa do que a da mesma dose de D-anfetamina, mas seu tempo de ação talvez seja mais longo. Ele representou mais de 33% do mercado em 2001 (Rosack, 2001). Sua fórmula de ação prolongada, o Adderall XR, com duração de 10 horas, é administrada na dosagem de 10 a 30 mg/dia, pela manhã.

A D-metanfetamina ainda está disponível na fórmula de liberação rápida: o Desoxyn, desenvolvido pela Recordati Rare Diseases.** Sua fórmula de liberação sustentada foi considerada por Wender superior no tempo de ação tanto em relação ao atual Ritalin SR (disponível na dose de 20 mg) quanto para o também atual Dexedrine Spansule. Estes têm a reputação de descarregar sua dose prin-

---

* N. de T.: *Speed*, gíria em língua inglesa para anfetamina.
** N. de T.: Recordati Rare Diseases é uma empresa farmacêutica destinada a promover o aprendizado e a pesquisa de doenças raras, bem como a comercialização de agentes.

cipal de estimulante na primeira ou segunda hora, e talvez não tenham o efeito prolongado que seus fabricantes imaginam. As fórmulas mais novas e aperfeiçoadas do metilfenidato e da anfetamina de ação prolongada já estão disponíveis. Uma delas, Concerta, um composto metilfenidato de ação prolongada que age por 12 horas, foi liberada em julho de 2000 e está disponível nas concentrações de 18, 27, 36 e 54 mg; ela demonstra ser realmente de longa duração.

Uma série de novas opções de dosagens de estimulantes foi disponibilizada nos últimos 10 anos, e estudos relevantes sobre esses agentes foram discutidos pelo doutor Lawrence Greenhill, em 2001, no encontro da American Academy of Child and Adolescent Psychiatry, conforme relatado no *Psychiatric News* (Rosack 2001). O metilfenidato está disponível em sua velha e familiar fórmula de liberação rápida, a mistura racêmica *d,l*-metilfenidato, com eficácia nos sintomas do TDAH por 3 a 4 horas, e *l*-metilfenidato na fórmula de liberação sustentada (Ritalin SR). Este último já está disponível há vários anos; é considerado mais fraco em relação ao início da ação e, possivelmente, à duração do que o Ritalin de liberação rápida. O Novartis, fabricante do Ritalin e do Ritalin SR, desenvolveu o Ritalin LA (de ação prolongada), programado para liberar metade da dose com rapidez e metade de forma lenta. Entretanto, esse laboratório também obteve o *d*-metilfenidato puro (Focalin), que é duas vezes mais potente que o Ritalin – 2,5 mg de Focalin equivalem a 5 mg de *d,l*-metilfenidato. O isômero *d* parece ser pouco – mas estatisticamente – mais eficaz do que o dobro da dose do *d,l*-metilfenidato.

Para aumentar as opções e talvez a confusão na área, a Celltech Pharmaceuticals apresentou um metilfenidato de ação prolongada (Metadate CD), que produz cerca de oito horas de efeito, em contraste com as 12 horas de ação do Concerta. Ambos são vistos como "melhores" no tempo de ação se comparados ao Ritalin SR e, supostamente, ao Focalin. Além disso, outra companhia recentemente desenvolveu um adesivo de metilfenidato transdérmico (Daytrana), o qual já está disponível.

O Adderall XR também libera uma metade da sua dose de metabólitos mistos da anfetamina com rapidez e a outra de forma lenta. Ambas as porções são compostas de unidades esféricas revestidas, como aquelas da Dexedrina Spansule.* Essas esferas podem ser retiradas da cápsula e pulverizadas no purê de maçã e engolidas (mas *não* mastigadas).

A lisdexanfetamina (Vyvanse) representa outra abordagem terapêutica: dose uma vez ao dia. Ela é essencialmente um pró-fármaco metabolizado para

---

* N. de T.: A fórmula farmacêutica *spansule* consiste em cápsulas cheias de esferas revestidas que se dissolvem em tempos diferentes.

dextroanfetamina. A lisdexanfetamina tem sido estudada para o tratamento do TDAH, e doses de 30 a 70 mg administradas pela manhã parecem ser eficazes por todo o dia. Ensaios de fase III da lisdexanfetamina no tratamento coadjuvante da depressão maior relataram, em 2014, que esse agente não apresentou diferença em relação ao placebo.

Todos esses compostos de ação prolongada não podem ser quebrados sem que ocorra a perda dessa ação. Os comprimidos de Concerta ou seu resíduo podem, às vezes, ser detectados nas fezes do consumidor.

A ideia original subjacente a essa tática era evitar o consumo do medicamento no meio do dia, fato que pode constranger as crianças em idade escolar, complicar suas vidas pelas idas à enfermaria da escola ou torná-las alvo de zombarias dos colegas. Ademais, pacientes mais jovens com TDAH precisam do efeito contínuo do medicamento para que sejam capazes de fazer o dever de casa ou outras atividades noturnas. Essas várias fórmulas permitem que o médico ajuste a forma do medicamento às necessidades e aos efeitos colaterais de cada paciente. Se um indivíduo perde o apetite no jantar e tem insônia, talvez não precise de um estimulante de 12 horas, como o Concerta.

Uma abordagem genérica é determinar a dose de *d,l*-metilfenidato ou D-anfetamina, em duas ou três vezes ao dia, e, depois, substituir essas múltiplas doses por uma fórmula de ação prolongada.

Acreditava-se que o tempo de ação do Adderall era de cinco horas no TDAH e que a ação do Adderall XR estendia-se até 10 horas.

Nem todos os estimulantes funcionam da mesma forma. O metilfenidato, a D-anfetamina e a cocaína aumentam a liberação da dopamina na fenda pós-sináptica. A D-anfetamina também afeta os receptores pré-sinápticos, mas o metilfenidato não.

Os médicos tiveram experiências com a D-anfetamina, o metilfenidato e vários fármacos anorexígenos, como a fentermina, durante muitos anos. Está claro que pacientes ocasionais passam muito bem durante o uso de um desses medicamentos, mas não respondem a um ou outro por alguma razão desconhecida. O uso de estimulantes na prática psiquiátrica tem sido revisto extensivamente (Chiarello e Cole 1987; Heal et al. 2013; Satel e Nelson 1989). Também deve ser observado que, nas farmácias dos hospitais, os estimulantes estão disponíveis na forma de supositórios de administração retal para os pacientes incapazes de engolir pílulas.

Mais tarde, em 1998, o modafinil (Provigil) foi comercializado para o tratamento da sonolência diurna relacionada à narcolepsia. Esse medicamento esteve em uso na França por vários anos, e não foi observado potencial de abuso. Estudos sobre o potencial de abuso relataram que o modafinil dava a "sensação" de estimulante em algumas pessoas, mas ele apresenta um início de ação lento e duração da ação mais longa do que a D-anfetamina. Além disso, parece não ter efeito detectável em qualquer receptor ou amina biogênica no cérebro. O modafinil radioativo concentra-se no hipotálamo, ao contrário dos estimulantes convencionais. Assim, novamente temos um outro "estimulante" não convecional. Uma série de estudos sugeriu que o fármaco poderia ajudar a reduzir a fadiga e a sonolência associadas a uma variedade de condições, como o trabalho em turno e a apneia obstrutiva do sono. Ademais, um estudo também preliminar indica que o modafinil pode ser eficaz no tratamento do TDAH. Estudos recentes realizados por nosso grupo e por outros propõem que a dosagem de 100 a 200 mg/dia de modafinil junto com um inibidor seletivo da recaptação de serotonina (ISRS) ajuda na fadiga e hipersonia associadas à depressão.

O enantiômero *R* do modafinil, armodafinil, foi aprovado em 2008 para as mesmas indicações que o modafinil. Em comparação a este, o armodafinil possui uma meia-via discretamente mais longa e pode apresentar um perfil de efeito-colateral um pouco diferente. Ele está sendo utilizado no tratamento de uma série de condições além dos transtornos do sono, incluindo fadiga associada ao câncer e à depressão bipolar.

O atual dilema é que o TDAH e a narcolepsia (e a depressão, quando responde) podem exigir anfetaminas como terapia de manutenção por anos ou, pelo menos, meses, de forma que a restrição DEA para a Lista II, a qual determina que cada prescrição deva ser reescrita mensalmente, gera um ônus tanto para o médico como para o paciente.

Conforme mencionado, este capítulo abrange os medicamentos usados para as indicações principais dos estimulantes mais antigos – TDAH, narcolepsia e obesidade – que apresentam ou não efeitos estimulantes óbvios em homens ou animais. Os inibidores da monoaminoxidase (IMAOs) foram incluídos aqui, mas os medicamentos cuja indicação principal é o tratamento da depressão são apresentados no Capítulo 3, "Antidepressivos".

Abuso de anfetamina

A D-anfetamina e o metilfenidato, mas não o modafinil ou o armodafinil, são, de forma espontânea, autoadministrados via intravenosa pelos animais de laboratório, sendo também bastante conhecidos pela probabilidade de abuso em humanos.

Um dos estimulantes de maior abuso é a metanfetamina. Essa substância foi usada por via intravenosa em doses muito altas durante o período inicial da década de 1960, tornando algumas pessoas, conhecidas como *"speed freaks"*, muito dependentes. Em geral, esses indivíduos usavam o medicamento em doses relativamente grandes no decorrer de poucos dias e, depois, retiravam-no por 1 ou 2 dias, experimentando um impacto antes de recomeçar. Os padrões do abuso oral eram menos intensos e drásticos (Grinspoon e Hedblom 1975). O abuso de metanfetamina ressurgiu há poucos anos. A fórmula original, conhecida como *"speed"*, era o hidroclorido. A base cristalina da metanfetamina, conhecida como "cristal", é de amplo abuso no Havaí e na Califórnia. Ela é principalmente fumada, mas também é administrada por via intravenosa, a preferida durante a década de 1960. Quando fumada, parece causar euforia (sentimento de prazer imediato) similar àquela da cocaína, mas com duração mais prolongada. Esse efeito encaixa-se com a conhecida farmacocinética relativa: a metanfetamina é metabolizada de modo mais lento se comparada à cocaína. Em macacos, a cocaína é mais abusiva intravenosamente do que a metanfetamina; os animais trabalham duro e por longo tempo para conseguir a cocaína e continuam a autoadministração por dias sem interrupção, até a morte. Em contrapartida, as anfetaminas são menos reforçantes.

Há evidências convincentes de que doses muito altas de D-anfetamina, em geral superiores a 80 mg/dia e, às vezes, até 1.000 a 2.000 mg/dia, podem produzir psicose aguda semelhante à esquizofrenia paranoide, mas que pode incluir, de forma ocasional, *delirium* e outros sinais convencionais de psicose tóxica por substância. Essa condição é, às vezes, um modelo para a esquizofrenia ou pelo menos para a psicose paranoide aguda. Além disso, a administração parenteral do metilfenidato é usada como teste para predizer o risco de recaída psicótica nos esquizofrênicos. Esses estudos levantaram questões éticas e foram basicamente descontinuados.

Embora o modafinil e o armodafinil sejam medicamentos da Lista IV, não houve qualquer evidência de potencial de abuso nas pesquisas pós-marketing desde 1998. Uma vez que o modafinil, diferentemente da anfetamina, não afeta os sistemas dopaminérgicos que mediam a rota de recompensa no córtex, não há base fisiológica para abuso ou dependência. A descontinuação rápida do fármaco não está associada a sintomas de abstinência. Entretanto, modelos pré-clínicos em camundongos sugerem que a administração repetida de modafinil pode sensibilizar o *nucleus accumbens* de forma a promover a dependência (Volkow et al. 2009; Wuo-Silva et al. 2011). Casos raros de abuso do fármaco estão relatados na literatura, especialmente entre os indivíduos que abusam de cocaína e metanfetamina — casos em que o modafinil é, às vezes, usado como tratamento.

Uso de estimulantes

Transtorno de déficit de atenção/hiperatividade

O TDAH é a única condição diferente de narcolepsia e redução do peso para a qual os estimulantes estão atualmente aprovados pela FDA. Nas crianças, a síndrome é manifestada por períodos muito curtos de atenção, superatividade, irritabilidade, relações sociais insatisfatórias, impulsividade, raiva ocasional ou comportamento agressivo, desempenho escolar insatisfatório e aparente inabilidade para seguir instruções ou respeitar limites. Algumas crianças com a síndrome têm um dos pais com história ou sintomas atuais de condição similar. Ocasionalmente, infantes com a síndrome apresentam clara evidência de lesões no sistema nervoso central (SNC) no nascimento ou após; a maioria desses pacientes, entretanto, não manifesta sinais neurológicos graves de lesões ou anormalidades cerebrais de diagnóstico indiscutível.

Nas crianças com TDAH, qualquer um dos três medicamentos é melhor que o placebo em cerca de 70 a 80% dos pacientes tratados; cerca de 30% apresentaram um grau significativo de clara melhora clínica, e outros 40% demonstraram alguma modulação no comportamento que pode ser de importância clínica. Em algumas ocasiões, as crianças ficaram mais ativas por causa desses medicamentos. Geralmente, nas primeiras semanas de tratamento, elas aparentam abatimento e, até mesmo, um pouco de depressão, raras vezes demonstrando efeito de euforia decorrente da medicação. Não está claro se os fármacos reduzem drasticamente o nível da atividade. É provável que ajam pela melhora dos períodos curtos de atenção e pela organização mais eficaz do comportamento. Ocasionalmente, algum percentual de inibição do crescimento ou perda de peso é relatado nas crianças, mas não representam problemas significativos. (Ver Cap. 12 para mais detalhes sobre o uso de estimulantes em crianças.)

Huessey (1979), da Universidade de Vermont, Ratey e colaboradores (1994) e Spencer e colaboradores (1995), em Boston, e Wender e colaboradores (1985), da Universidade de Utah, identificaram adultos com sintomas semelhantes àqueles observados nas crianças com TDAH e demonstraram que eles respondiam à terapia com estimulantes. Os pacientes que responderam a esses medicamentos em geral eram descritos por seus pais como hipercinéticos na infância. Algumas pessoas que manifestaram benefícios clínicos claros com os estimulantes na infância continuam precisando do medicamento e beneficiando-se dele por toda a vida adulta. Entretanto, em muitas crianças com TDAH, foi observado o abandono das manifestações principais da doença em algum momento da adolescência; essas manifestações geralmente deixam sintomas residuais de deficiência na concentração ou na capacidade de enfrentamento, que podem ou não melhorar com a administração de estimulantes. Esse assunto é bastante discutido por Volkow e Swanson (2013).

Um aspecto interessante e clinicamente útil dos estimulantes no tratamento de crianças e adultos com TDAH é que os efeitos clínicos com frequência são claros e consideráveis em 1 a 2 dias após a obtenção da dosagem apropriada. A terapia com estimulantes, com essa resposta clínica rápida, contrasta significativamente com os antidepressivos e antipsicóticos mais convencionais, que, em geral, levam dias ou semanas para alcançar um resultado clínico satisfatório.

Na prática clínica, os adultos com transtorno da personalidade, períodos curtos de atenção, agitação, hiperatividade, irritabilidade, impulsividade e sintomas relacionados às vezes apresentam-se com história de abuso de drogas. No tratamento dessas pessoas, a experiência com um estimulante cria um problema ético: quando ficar claro que qualquer fármaco dessa natureza será consumido de forma abusiva, o medicamento não poderá ser usado. Contudo, os estimulantes podem ser empregados nos pacientes com história de abuso de substâncias em determinadas circunstâncias:

1. Quando o medicamento estimulante é evidentemente usado para melhorar o funcionamento mais do que para "ficar alto" (produzir euforia).
2. Quando existe boa aliança terapêutica.
3. Quando é possível monitorar de perto o medicamento, como, por exemplo, no ambiente hospitalar.
4. Quando outras abordagens falharam.
5. Quando os problemas do paciente estão interferindo consideravelmente em sua vida funcional.

Algumas crianças e adultos com TDAH respondem à bupropiona, à atomoxetina ou à guanfacina, que podem ser usadas em pacientes com probabilidade de abuso de estimulante. A clonidina também constitui uma alternativa para os pacientes que não podem usar estimulantes. Os dados disponíveis sugerem que o modafinil pode ser efetivo no tratamento de crianças e adolescentes com TDAH.

A eficácia dos estimulantes no tratamento dos usuários abusivos de substâncias com história evidente de TDAH, incluindo cocainômanos (Schubiner et al. 1995), está documentada em estudos abertos, assim como a ineficácia desses medicamentos no tratamento de usuários de cocaína sem TDAH durante o período inicial após a retirada desta; o metilfenidato facilita o retorno ao uso de tal droga nesses pacientes. Sabe-se superficialmente da existência de estudos em relação ao uso de vários antidepressivos (desipramina, fenelzina, bupropiona, ISRSs, selegilina e venlafaxina) no tratamento de pacientes com TDAH, tanto na infância como na vida adulta. A desipramina e a bupropiona são os medicamentos mais bem documentados para esse propósito. A maioria dos estudos controlados é positiva. Alguns médicos acreditam que, pelo menos nas crianças, a desipramina tende a perder sua eficácia ao longo do tempo. No caso de todos esses fármacos, é melhor iniciar com doses baixas (p. ex., 10 mg/dia de desipramina, 75 mg/dia de bupropiona de liberação sustentada [SR]), supondo que alguns pacientes com TDAH provavelmente responderão a doses baixas e mostrarão efeitos colaterais desagradáveis com dosagens mais elevadas.

A questão da existência de transtorno de déficit de atenção (com ou sem hiperatividade) em adultos recebeu maior atenção nos últimos anos. Ratey e colaboradores (1994), em um relato clínico, descreveram pacientes com essas condições e suas respostas a vários medicamentos, enquanto Spencer e colaboradores (1995), no Massachusetts General Hospital, relataram resultados positivos em um estudo controlado por placebo sobre o uso do metilfenidato no tratamento de adultos com tal patologia. A eficácia superior dos estimulantes, se comparada ao tratamento psicossocial nas crianças com TDAH, recebeu forte sustentação de um estudo multicêntrico patrocinado pelo governo norte-americano (Jensen et al. 2001). Além disso, a extensão do efeito estimulante no transtorno da conduta em crianças foi extremamente bem embasada pelos resultados de um estudo realizado por Klein e colaboradores (1997).

Depressão

A literatura mais antiga sobre o uso das anfetaminas na psiquiatria trazia uma série de relatos de casos de pessoas que se apresentavam com os sintomas totais da depressão endógena e responderam à anfetamina racêmica. Ensaios duplos-cegos concluídos desde o início da década de 1970 demonstraram algumas evidências da eficácia clínica dos estimulantes em pacientes depressivos ambulatoriais. Os achados de alguns trabalhos foram fracamente positivos, e outros foram claramente negativos (Satel e Nelson 1989). O uso de estimulantes como agentes coadjuvantes na depressão é sugerido por uma série de estudos não controlados e por poucos controlados (Trivedi et al. 2013). No entanto, os ensaios mais definitivos de um estimulante como agente coadjuvante no tratamento da depressão maior envolveram o uso de lisdexanfetamina. Em dois desses estudos multicêntricos, controlados e randomizados, cada um envolvendo mais de 300 pacientes, foi relatado, em 2014, que esse fármaco não apresentava resultados diferentes em relação ao placebo.

Em virtude da ausência de dados, não é sensato empregar a monoterapia com estimulante no tratamento inicial da depressão maior. Entretanto, nos indivíduos com depressão crônica resistente ao tratamento, que não responderam a uma variedade de antidepressivos-padrão, ocasionalmente os estimulantes produzem excelente alívio sintomático e, em geral, capacitam os pacientes de forma adequada para as funções, por períodos prolongados, sem os efeitos colaterais ou qualquer indicação de que o medicamento esteja sendo usado de modo abusivo ou equivocado. Desses pacientes, alguns apresentam redução evidente dos sintomas endógenos; outros, depressões atípicas; e um terceiro grupo exibe sintomas maiores de fadiga ou neurastenia. Como está claro que os antidepressivos, em geral, são insatisfatórios no tratamento dos sintomas cognitivos e de fadiga, os estimulantes estão sendo reavaliados com o objetivo específico de tratar tais sintomas.

É impossível dizer com antecedência se os indivíduos depressivos obterão benefícios com os estimulantes. Rickels e colaboradores (1970) sugeriram, há algum tempo, que o consumo relativamente intenso de café (quatro xícaras ou mais por dia) era um indicador de boa resposta clínica, pelo menos para a pemolina de magnésio. Em oposição, pacientes intolerantes à cafeína às vezes não suportam estimulantes.

No entanto, uma experiência no McLean Hospital, em um estudo informal com 30 sujeitos que passaram bem durante o uso de estimulantes prescritos por mais de dois anos, indicou que alguns pacientes depressivos com resposta excelente aos estimulantes não gostavam ou evitavam as bebidas com cafeína. Apenas três dos sujeitos do estudo apresentaram histórias sugestivas de TDAH na infância, mas muitos manifestaram um "transtorno do pensamento" significativo (i.e., dificuldade em organizar seus pensamentos e atuar efetivamente no trabalho ou na escola). Quase todos tinham depressão significativa, e vários apresentavam bulimia. Quase todos (exceto três) obtiveram benefícios persistentes dos estimulantes por um período que variou de 2 a 30 anos.

Os casos dos três pacientes com resultados insatisfatórios podem ser resumidos da seguinte forma: um ingeriu estimulantes em doses muito altas por 20 anos, inicialmente para perder peso, mas, em vez disso, acabou ganhando peso de forma significativa, de modo que teve de submeter-se à cirurgia de derivação gástrica. Sua carreira foi provavelmente afetada, e um desastre familiar, que resultou em depressão maior, o levou de volta ao McLean Hospital por um outro estado. O outro caso, um profissional com claros sintomas TDAH desde a infância, que obteve sucesso na vida acadêmica sem terapia com estimulantes, usou metilfenidato de 80 a 120 mg/dia; isso, paradoxalmente, causou fadiga e incapacidade funcional profissional. Já no terceiro caso, a paciente, depois de uma resposta favorável por 10 anos, começou a experimentar estresse marital e desenvolveu hipomania paranoica alternada com depressão. Cada novo ensaio com um estimulante para aliviar sua depressão crônica levava-a à hospitalização, com presença de excitamento paranoico.

Os resultados insatisfatórios nesses três casos devem ser ponderados, considerando-se o alívio substancial do sintoma e a melhora do papel funcional em todos os demais pacientes observados. Muitos foram acompanhados por 15 anos com contínuos benefícios (Cole et al. 1993).

Os estimulantes também agem no controle da crise de pessoas cuja funcionalidade é prejudicada pela depressão, para as quais a situação de vida deterioraria rapidamente se não fossem capazes de reassumir sua função em poucos dias. A tentativa com modafinil, metilfenidato, D-anfetamina ou Adderall é uma iniciativa importante para tentar tirar o paciente da crise quando a falha funcional ocasionar a perda do emprego ou a reprovação escolar. Nesses casos, estimulantes mais fracos, como a bupropiona, não agem com a rapidez necessária. O modafinil ou o armodafinil, com perfis de efeito colateral favorável, seria uma boa escolha para muitos pacientes. Entretanto, até o momento da edição deste manual, esses fármacos ainda não haviam sido aprovados para qualquer indicação psiquiátrica, e as companhias de seguro estão hesitantes em pagar por eles. Hoje, a D-anfetamina em sua forma genérica custa menos e talvez seja um pouco mais eficaz do que o metilfenidato. Pode-se iniciar com D-anfetamina em 5 mg, tomados pela manhã, e aumentar a dose em 5 mg a cada dia até que o paciente sinta-se melhor ou estimulado de forma desagradável. O indivíduo deve ser avaliado diariamente durante esse processo. Se a dose matinal for eficaz, uma segunda, com a mesma quantidade, deverá ser adicionada 4 a 6 horas depois. Se a D-anfetamina produzir um efeito desagradável, ela deverá ser descontinuada, e o metilfenidato de 10 mg (5 mg para os pacientes geriátricos ou hipertensivos) deve ser tentado em seu lugar. O Adderall, mistura de sais de anfetamina, na dose inicial de 10 mg, também pode ser experimentado. As dosagens até 20 ou 30 mg/dia de D-anfetamina ou duas vezes essa quantidade de metilfenidato também podem ser empregadas para obter uma resposta.

O maior problema na recomendação de estimulante por outro psiquiatra para determinado paciente é a probabilidade de que este seja tratado como uma dosagem ineficaz (i.e., dose inicial de 5 a 10 mg, 1 ou 2 vezes ao dia) por algumas semanas, até que o medicamento seja interrompido por falta de eficácia. O uso de um estimulante em pacientes psiquiátricos adultos exige monitoramento intensivo – quase diário –, pelo menos por telefone, de forma que o psiquiatra possa determinar se o medicamento na dosagem recomendada apresentou algum efeito. Na falta de qualquer resultado, positivo ou negativo, a dosagem deve ser constantemente aumentada até que algo aconteça – até 40 mg/dia de D-anfetamina ou 80 mg/dia de metilfenidato. Esse método de dosagem dificilmente é usado, talvez por medo do potencial abuso do medicamento (raro nos pacientes psiquiátricos) ou porque os psiquiatras estão muito acostumados a empregar fármacos que levam de 7 a 30 dias para agir, e não mudam seu comportamento de prescrição quando usam agentes de ação rápida – como a D-anfetamina – com os quais não estão familiarizados.

Alguns pacientes demonstram uma resposta inicial excelente a um medicamento estimulante, mas depois desenvolvem tolerância rápida e todo o efeito é perdido, enquanto outros continuam se beneficiando da mesma dose baixa por meses ou até anos. Além disso, outros pacientes sentem-se ansiosos, agitados e desagradavelmente "drogados" sob consumo de algum ou de qualquer estimulante. Se o medicamento precisar ser suspenso, ele poderá ser descontinuado gradual ou subitamente. Às vezes, pode ocorrer depressão de rebote (ver Cap. 11). Os pacientes com história de transtorno do humor significativo podem precisar de hospitalização.

A D-anfetamina está disponível nas fórmulas de 5, 10 e 15 mg *spansule* (de liberação lenta); a metanfetamina (Desoxyn), em comprimidos de 5 mg; o Adderall, em comprimidos de 5, 7,5, 10, 12,5, 15, 20 e 30 mg, praticamente equivalentes em eficácia à dose de dextroanfetamina.

O metilfenidato está disponível em fórmula SR de 20 mg. Na verdade, compostos de ação bastante prolongada dos vários estimulantes foram recentemente introduzidos no mercado ou estão em desenvolvimento (ver discussão anterior no capítulo). Um desses, o Concerta, está disponível em comprimidos de 18, 27, 36 e 54 mg, na fórmula SR de 12 horas. Há vários anos, o crescente aumento do uso do metilfenidato foi uma preocupação para muitos médicos, e ocorreram debates consideráveis sobre o uso excessivo desse medicamento.

Alguns pacientes depressivos preferem os comprimidos tradicionais de D-anfetamina ou metilfenidato e podem ingerir uma dose total diária de uma vez ao levantar, mesmo que a dosagem seja de 30 a 60 mg/dia. Esses pacientes não se sentem agitados ou dopados, mas aliviados da depressão por pelo menos 24 horas. Outros usam comprimidos únicos de liberação rápida várias vezes ao dia, ingerindo outro comprimido à medida que termina o efeito da dose anterior. Alguns não gostam desse efeito *on-off* e preferem usar os compostos de SR.

Depois de décadas em que apenas as fórmulas de dosagem única de D-anfetamina e metilfenidato estavam disponíveis, existem, agora, diversas formulações de metilfenidato com diferentes tempos de duração e de liberação sustentada. Várias delas foram desenvolvidas para evitar que crianças com TDAH precisassem ingerir uma segunda dose do estimulante próximo ao meio-dia, o que requer o envolvimento da escola e tornaria o "problema" óbvio para professores e colegas. A mais recente variante, o adesivo, evita a via oral e oferece uma abordagem do tipo "*band-aid*". Ainda é muito cedo para dizer se esta ou aquela fórmula disponível é melhor ou pior que as demais. Sugerimos que as pílulas tradicionais de liberação imediata sejam usadas inicialmente e que a dose e a fórmula sejam ajustadas para melhorar a resposta ao medicamento (p. ex., capacidade para estudar depois da escola) ou evitar os efeitos colaterais (i.e., anorexia ou insônia inicial).

Síndrome da imunodeficiência adquirida

Os portadores da síndrome da imunodeficiência adquirida (aids) apresentam uma mistura de depressão, fadiga e dificuldade de iniciar as atividades, talvez uma forma de acinesia (ver Cap. 12). Esses pacientes podem apresentar complicações do SNC ocasionadas pela síndrome, incluindo retração do gânglio basal. Os antidepressivos tricíclicos-padrão (ADTs) podem ou não ser insatisfatoriamente tolerados, mas alguns médicos temem a possibilidade de que causem aumento dos problemas de memória ou *delirium*. Parece que o metilfenidato é amplamente usado no tratamento desses pacientes, com resultados excelentes, embora haja poucos relatos escritos sobre esse uso. Pode-se iniciar a medicação com dosagens baixas (p. ex., 5 mg, duas vezes ao dia), tituladas para um nível de alívio dos sintomas sem causar efeitos colaterais. Às vezes, é necessário aumentar a dose gradualmente à medida que a doença progride. Especialistas da cidade de Boston deram-nos a impressão de que o metilfenidato no tratamento da depressão, da inércia e da confusão relacionadas à aids é parecido com a L-dopa no tratamento do parkinsonismo – uma terapia de reposição necessária devido às alterações no cérebro. É claro que essa ideia é puramente especulativa. Além disso, as propriedades anorexiantes da maioria dos estimulantes podem ser problemáticas no tratamento das doenças relacionadas ao HIV. As interações medicamentosas com os inibidores da protease e com os agentes antirretrovirais, como ritonavir, são possíveis do ponto de vista teórico.

O modafinil e o armodafinil têm sido pesquisados como alternativas para os estimulantes no tratamento da fadiga relacionada ao HIV. Por exemplo, em um estudo controlado, duplo-cego e randomizado, pacientes portadores do HIV recebendo armodafinil apresentaram uma probabilidade significativamente maior de relatar um aumento na energia e no humor do que aqueles que receberam placebo (Rabkin et al. 2010, 2011). O modafinil e o armodafinil têm probabilidade muito menor de causar perda de peso nos pacientes portadores de HIV, se comparados a agentes como a dextroanfetamina. Entretanto, já que o modafinil e o armodafinil são substratos e indutores leves da CYP3A4, o uso concomitante desses agentes com inibidores da protease, inibidores da integrase e inibidores não nucleosídeos da transcriptase reversa (NNRTIs) pode resultar em níveis mais baixos dos medicamentos HIV. Por isso, o monitoramento dos níveis séricos dessas medicações pode ser necessário caso o modafinil ou o armodafinil sejam usados concomitantemente.

Transtorno de compulsão alimentar

O transtorno de compulsão alimentar é uma nova categoria incluída no DSM-5 para diferenciar a ingestão compulsiva sem a purgação da bulimia. O lisdexanfetamina (Vyvanse) foi relatado como significativamente mais eficaz do que o placebo no tratamento de adultos com o transtorno em ensaios multicêntricos de fase III. Em janeiro de 2015, o medicamento recebeu aprovação da FDA para a indicação no tratamento do transtorno de compulsão alimentar em adultos. Foi o primeiro fármaco aprovado para essa condição. É iniciado com 30 mg/dia, com aumento da dosagem para 50 ou 70 mg/dia, conforme a tolerância.

Outras condições médicas

Há crescentes relatos documentando os casos de benefícios dos estimulantes no tratamento dos pacientes internados em hospitais gerais. Esses indivíduos apresentam várias combinações de depressão debilitante e fadiga, que os tornam incapazes de cooperar nos tratamentos necessários; isso, por sua vez, ocasiona rápida perda de peso. Nessa situação, os antidepressivos-padrão simplesmente não têm início de ação rápido o suficiente. É provável que cerca de 50% dos estimulantes tenham um início de ação bastante rápido. Por isso, para essa indicação, esses fármacos estão sendo usados mais comumente e parecem ser seguros (Wallace et al. 1995).

Combinações medicamentosas

Em animais de laboratório, o metilfenidato e a D-anfetamina interagem com a imipramina, potencializando a resposta ao estímulo elétrico dos centros do prazer. Parte dessa potencialização é farmacocinética, sabendo-se que o estimulante e o ADT interferem um no metabolismo do outro, causando níveis séricos mais elevados de cada. Essa propriedade era, às vezes, empregada clinicamente, quando se prescrevia o metilfenidato no período anterior à terapia com ADT para acelerar a resposta. Quando o paciente melhorava com o metilfenidato mais a imipramina, era impossível saber se a resposta clínica era devida:

1. ao metilfenidato isolado;
2. ao período mais longo de uso da imipramina;

3. à elevação do nível sérico da imipramina causada pelo metilfenidato; ou
4. ao efeito da combinação dos dois medicamentos.

Geralmente, não recomendamos essa abordagem de combinação (ver Cap. 9). Os estimulantes têm sido usados para agir contra a anergia secundária à terapia com ISRSs na depressão. Nesse caso, os níveis plasmáticos do ISRS podem ficar elevados.

De forma intuitiva, a combinação de um estimulante com um IMAO deve ser considerada clinicamente perigosa, porque a adição de um estimulante pode precipitar uma crise hipertensiva. Entretanto, sabemos que alguns pacientes, por conta própria, adicionam a pemolina de magnésio, o metilfenidato ou a D-anfetamina para reverter a sedação induzida pelo IMAO ou a ausência de resposta clínica, com efeitos subjetivos bons e sem ação aparente na pressão arterial. A literatura descreve outros casos semelhantes. Observamos crises hipertensivas quando a fenilpropanolamina ou a pseudoefedrina foram adicionadas a um IMAO, mas até agora não detectamos crise desse tipo com a combinação de estimulantes e IMAO. Essa combinação não é recomendada na prática em geral; entretanto, é usada cautelosamente contra a hipotensão induzida pelo IMAO (ver Cap. 3) e, por nós, para reverter a sedação diurna induzida pelo IMAO, por enquanto sem efeitos adversos.

Psicose

A literatura mais antiga, de 1930 até 1940, a respeito do uso da anfetamina racêmica, a D-anfetamina, e do metilfenidato no tratamento de pacientes com esquizofrenia crônica, relatou resultados mistos: alguns indivíduos melhoraram com determinado estimulante isolado; outros não apresentaram alterações; e uns pioraram. No entanto, estudos mais recentes de doses únicas de metilfenidato intravenoso demonstraram que esse medicamento aumenta a psicose nos pacientes agudamente doentes, sem medicação, com mania ou esquizofrenia, e causa apenas um efeito estimulante leve quando esses indivíduos estão na fase de remissão. Estudos realizados por Angrist e colaboradores (1980) e Robinson e colaboradores (1991) indicaram que pacientes ambulatoriais esquizofrênicos, cronicamente doentes, que apresentaram aumento na psicose depois de uma dose única de um estimulante, manifestaram maior probabilidade de recaída em uma exacerbação psicótica em comparação àqueles que não evidenciaram piora com administração similar. Em outro estudo, Lieberman e colaboradores (1994) também sustentam o achado de que exacerbação da psicose para uma dose única de metilfenidato pode indicar risco mais alto de recaída nos pacientes estáveis, cuja dose do antipsicótico tenha sido reduzida ou descontinuada. Esse tipo de pesquisa tornou-se extremamente polêmico nos anos recentes, por causa das preocupações éticas a respeito da piora das condições do paciente.

O emprego mais comum de estimulantes no tratamento da esquizofrenia visa a melhorar os sintomas negativos e cognitivos do transtorno. Conforme relatado antes, no Capítulo 4, os antipsicóticos estão mais bem adaptados para o tratamento dos sintomas positivos. Entretanto, os sintomas negativos e cognitivos da esquizofrenia são os que mais debilitam o funcionamento profissional e interpessoal (Tsang et al. 2010). O metilfenidato, a anfetamina, o modafinil e o armodafinil parecem produzir, pelo menos, um modesto benefício no tratamento dos sintomas negativos e cognitivos (Lindenmayer et al. 2013; Saavedra-Velez et al. 2009). O risco primário associado ao uso desses agentes na esquizofrenia é a exacerbação da psicose. Embora o risco pareça pequeno, no momento, não há evidência suficiente que sugira que os benefícios superem os riscos.

Uso *versus* abuso de estimulantes

Esporadicamente, observamos pacientes que usavam estimulantes prescritos por anos, com afirmativa de alívio excelente da depressão, da fadiga ou do comportamento desorganizado, e tiveram o medicamento suspenso por um médico preocupado com o abuso do fármaco. De modo geral, esses pacientes falharam em responder a uma variedade de ADTs mais convencionais, bem como ficaram disfóricos e incapazes, do ponto de vista funcional, por anos. Quando o estimulante foi prescrito novamente, esses indivíduos voltaram à plenitude por longo tempo. É muito difícil dizer se essas pessoas (que raramente apresentam histórias sugestivas de TDAH) de fato apresentam apenas um transtorno responsivo ao estimulante ou se ficaram dependentes desses agentes. Em qualquer um dos casos, se enfrentam satisfatoriamente as situações e sentem-se bem apenas quando usam doses baixas a moderadas dos estimulantes, conforme prescrição, e não desenvolvem tolerância, o medicamento deve ser continuado. Se o médico sentir-se desconfortável em prescrever estimulantes para esses pacientes, a consulta a um psicofarmacologista clínico pode ser de grande auxílio clínico e apoio ético.

Situações mais difíceis existem, claro. O que dizer de um paciente que se lembra da D-anfetamina deixando-o "melhor", mas não o suficiente para realmente concluir seu curso de graduação ou mesmo motivá-lo a pagar a conta do psiquiatra que estava prescrevendo as pílulas? E no caso de uma paciente para a qual inúmeros antidepressivos falharam, mas que se recusa a tentar um IMAO por causa da dieta restritiva e dos riscos? Ela deve ser forçada a falhar com um IMAO antes que um estimulante seja tentado ou retentado? O que dizer de um homem jovem levemente paranoico, esquivo, com dor grave de ouvido de natureza não diagnosticada que compra estimulantes ilícitos para aliviar a dor? Os estimulantes não o ajudam a funcionar melhor e não o tornam mais paranoico – eles apenas o fazem sentir-se melhor. E sobre uma mulher cronicamente muito depressiva que só se sente melhor após consumir 200 mg de metilfenidato por dia? Sentimo-nos mais confortáveis prescrevendo estimulantes quando eles melhoram o funcionamento de maneira óbvia ou, pelo menos, aliviam o desconforto da incapacitação. Não forçaríamos um paciente a tentar um IMAO se ele já apresentou melhora sob uso de um estimulante no passado, mas esses são julgamentos pessoais.

Resumindo, supomos que medicamentos estimulantes eficazes e de ação rápida são subutilizados na prática psiquiátrica nos adultos norte-americanos. Nem sempre esses fármacos funcionam ou mesmo ajudam, mas, quando o fazem, eles podem ser muito eficazes. Ainda não está claro se a bupropiona, que se assemelha aos estimulantes em alguns aspectos, ou outros medicamentos novos, que não se assemelham (ver Cap. 3), serão medicamentos mais seguros, com menor probabilidade de abuso e capazes de ajudar os pacientes psiquiátricos que atualmente respondem a estimulantes-padrão.

Atomoxetina

A atomoxetina é um simples bloqueador da recaptação da noradrenalina aprovado pela FDA para o tratamento do TDAH em crianças e adultos. Parece não apresentar potencial de abuso e mostra-se significativamente mais eficaz do que o placebo em crianças e adolescentes, bem como em adultos com essa patologia. Sua embalagem traz a tarja preta de advertência para o potencial comportamento suicida, assim como os antidepressivos. Em um estudo de pequeno porte em adultos, Spencer e colaboradores (1998) relataram que o fármaco foi significativamente mais eficaz que o placebo. A dosagem média foi de 76 mg/dia. Posteriormente, vários ensaios positivos em adultos relataram o mesmo resultado (Michelson et al. 2003). De maneira similar, o medicamento foi relatado como eficaz em um estudo de grande porte em crianças e adolescentes (Michelson et al. 2002) (ver Cap. 12). Parece que a atomoxetina é mais eficaz na melhora da atenção do que no controle da hiperatividade. Os efeitos da atomoxetina no TDAH, se comparados aos dos estimulantes, também são mais graduais: estes últimos tendem a apresentar benefícios mais rápidos.

A dose diária em adultos é de 40-100 mg; em crianças, a dose diária é de aproximadamente 1,2 mg/kg e não deve exceder 1,4 mg/kg, ou 100 mg, o que for menor. Os efeitos colaterais primários em crianças são perda do apetite e desconforto gastrintestinal; em adultos, são comuns desconforto gastrintestinal, efeitos na pressão arterial ortostática e insônia. Em oposição aos antigos estimulantes, a dosagem da atomoxetina pode ser aumentada lentamente para evitar os efeitos colaterais somáticos.

Guanfacina

Em 2009, a guanfacina, na sua fórmula de liberação prolongada, tornou-se o segundo não estimulante, depois da atomoxetina, a ser aprovado para o tratamento do TDAH. A guanfacina é um medicamento antigo, usado historicamente como um anti-hipertensivo, mas raramente usado para essa indicação hoje. O medicamento é um antagonista α_{2A} cuja eficácia no tratamento do TDAH em crianças e adolescentes foi estabelecida em dois ensaios controlados, randomizados de dose fixa, ambos os estudos incluíram crianças na idade de 6 a 17 anos. Um dos ensaios avaliou a guanfacina em dosagens de 2-4 mg/dia por oito semanas (Biederman et al. 2008a, 2008b), o outro usou dosagens de 1 a 4 mg/dia por nove semanas (Sallee et al. 2009). Ambos empregaram a ADHD Rating Scale IV (ADHD R4) para avaliar as alterações desde a linha basal até o final do estudo. Em todas as dosagens, a guanfacina foi relatada como superior ao placebo na melhora dos escores em geral. É interessante o fato de parecer haver uma relação dose-resposta, com dosagens mais elevadas sendo mais eficazes, mas também produzindo mais efeitos colaterais. Nenhum estudo comparando o medicamento a estimulantes ou atomoxetina foi concluído, por isso não está claro se existe qualquer vantagem de eficácia da guanfacina sobre outros agentes.

Os efeitos colaterais da guanfacina podem ser previstos a partir dos seus efeitos α-adrenérgicos: sonolência, sedação, hipotensão/tontura, bradicardia, boca seca, dor abdominal e constipação. Cerca de 33% das crianças tratadas com guanfacina experimentaram sedação/sonolência, *versus* 12% daquelas que receberam placebo. A sedação foi a razão mais comum para a descontinuação do medicamento. Cerca de 6% das crianças apresentaram alguma evidência de hipotensão, e 1% apresentou episódios sincopais. Os eventos adversos gastrintestinais não foram as razões comuns para a descontinuação da guanfacina nos estudos de TDAH agudo.

A guanfacina é metabolizada via enzima CYP3A4, e a administração concomitante com inibidores, como o cetoconazol, pode aumentar as concentrações plasmáticas do fármaco. Já indutores como a carbamazepina ou a rifampicina podem reduzir os níveis séricos.

A guanfacina na fórmula de liberação prolongada costuma ser dosada em 1 mg/dia, administrada pela manhã. A sedação diurna pode beneficiar-se com a dose vespertina. A dosagem pode ser aumentada no máximo em 1 mg/semana até o limite de 4 mg/dia. Recomenda-se a mensuração da pressão arterial no início do tratamento e nas alterações de dosagem.

Por conseguinte, a guanfacina é outro não estimulante que aparenta ser eficaz no tratamento do TDAH. Esperamos que, como agente não tabelado, cuja embalagem não contém a tarja preta de advertência sobre comportamento suicida, a guanfacina deva ter um importante papel no tratamento do TDAH. Subsiste a questão do quanto dos efeitos cardiovasculares e de sedação da guanfacina estará presente na prática clínica.

Outros medicamentos de ação rápida

A psicofarmacologia preocupa-se em especial com os medicamentos complexos que demonstram ser relativamente eficazes na depressão, na mania, na psicose e, há pouco tempo, na demência – fármacos com mecanismos complicados de ação, levando dias ou semanas para atingir o efeito clínico total.

Há 200 anos, a farmacopeia usada nos hospícios era muito mais limitada e totalmente diferente. Há séculos os opioides são o principal suporte no tratamento de indivíduos violentos ou agitados. No final do século XIX, os sedativos – barbitúricos, hidrato de cloral, paraldeído – passaram a ser usados para controlar o excitamento. A *Cannabis* foi relatada (em uma carta ao editor do *British Medical Journal* no final do século XIX) como eficaz na redução da perambulação agitada noturna. Usavam-se a apomorfina e a hioscina em combinação para "esfriar" os pacientes quando eram transportados da instituição psiquiátrica de Bellevue, em Manhattan, para os vários hospitais estaduais vizinhos.

Por essa razão, as terapias biológicas agressivas (eletroconvulsoterapia e convulsoterapia pentilenetetrazol, sonoterapia contínua, terapia por coma insulínico e psicocirurgia) foram introduzidas, cada uma com base no sucesso inicial da melhora clínica rápida de alguns pacientes. Essas terapias eram drasticamente mais eficazes, mas apresentavam problemas.

De acordo com nosso conhecimento, os estimulantes – cafeína, teofilina, cocaína – não fizeram parte das terapias dos hospícios, embora se suspeite que Freud não tenha sido o único psiquiatra a explorar os efeitos subjetivos da cocaína.

A década de 1930 foi marcada pelo LSD-25, devido a um farmacologista suíço, que, sem propósito deliberado, absorveu uma minúscula quantidade de dietilamida do ácido lisérgico, levando-o a uma experiência psicodélica impressionante. Na mesma época, a efedrina era descoberta na China, conhecida como *ma huang** e transmutada para *d*-anfetamina. Mais tarde, foi empregada em crianças que estavam sendo tratadas no Bradley Home, em Rhode Island, supostamente para reduzir a cefaleia causada pelos estudos cerebrais radiológicos. De qualquer forma, a *d,l*-anfetamina produziu um efeito comportamental de imediato sucesso, replicado facilmente em estudos menores, cegos (Cole 1969).

Bem recentemente, o tetra-hidrocanabinol (Marinol, comprimidos de 5 mg) foi disponibilizado para uso em caso de náuseas e vômitos associados aos tratamento do câncer. Sabemos que alguns pacientes sem câncer com ansiedade grave, náuseas e perda de peso responderam bem ao medicamento quando os métodos-padrão falharam. Além disso, um paciente com dores e distonia incapacitante apresentou alívio significativo dos espasmos por três meses com 5 mg de delta-tetrahidrocanabinol, três vezes ao dia.

Os estimulantes são exemplos desse grupo abrangente de fármacos utilizados amplamente. Eles fornecem uma boa ilustração das mudanças de atitudes em relação às classes de medicamentos ao longo do tempo desde a rejeição até, mais recentemente, a quase aceitação completa no diagnóstico de TDAH em crianças e adultos, e mesmo o renascimento de agentes mais antigos, como o Adderall e o Ritalin, em diversas fórmulas.

Uma série de potentes antidepressivos administrados por via intravenosa foi pesquisada ou está sendo estudada na rápida melhora dos sintomas depressivos. A cetamina e o uso de narcóticos no tratamento da depressão foram discutidos no Capítulo 3. As formas intravenosas de alguns antidepressivos, como a clomipramina, já foram pesquisadas, mas os potenciais efeitos colaterais, incluindo hipotensão significativa e o risco de arritmias, tornaram impraticável essa abordagem no tratamento rápido do transtorno obsessivo-compulsivo e da depressão maior. A escopolamina intravenosa demonstrou melhora rápida na depressão pelo terceiro dia em estudos pequenos que avaliavam a infusão única de escopolamina IV de 4 µg/kg no manejo da depressão resistente a tratamento (Drevets e Furey 2010). O uso da escopolamina aparenta ser menos problemático do que o de opioides ou cetamina no tratamento da depressão pelo fato de a escopolamina apresentar menor potencial de uso abusivo ou de causar depressão respiratória. Entretanto, a eficácia desse fármaco não estava totalmente esclarecida no momento da edição deste manual, e seus efeitos antimuscarínicos podem torná-lo impraticável para muitos pacientes, mesmo se ou quando sua

---

* N. de T.: *ma huang* – planta *Ephedra Sínica Stapf*, da família *Ephedraceae*.

eficácia for estabelecida. Até agora, os preditores de resposta à escopolamina incluem depressão bipolar e sexo feminino.

Por fim, o estudo de alucinógenos como abordagens terapêuticas parece ter sido possível por alterações nos procedimentos e atitudes da FDA, bem como pelo aumento gradual da evidência de que os usuários regulares do *peyote*, no Sudoeste dos Estados Unidos, e de outros alucinógenos, no Brasil, não são visivelmente prejudicados por tal uso. Além disso, a internet apresenta uma série de usuários afirmando que uma única dose de psilocibina é suficiente para interromper um período altamente doloroso de cefaleia em salvas com suas "carreirinhas".

Todos esses tratamentos compartilham, em algum grau, uma ação rápida e, de alguma forma, estão relacionados a outras substâncias consumidas socialmente, como opioides, cocaína e álcool. Até mesmo este último tem sido prescrito na psiquiatria. Na década de 1970, havia um homem, profissional idoso, agitado, com seis meses de estada no McLean Hospital, para quem eram prescritas regularmente duas doses de Martini, duas noites por semana, a fim de reduzir sua ansiedade de sair do hospital para jantar com sua esposa. Ouvimos que o álcool, por meio de sonda gástrica, era usado de modo bem-sucedido para lidar com a paralisia histérica (ou catatonia) antes de barbitúricos mais novos ou os benzodiazepínicos tornarem-se disponíveis.

Referências

Angrist B, Rotrosen J, Gershon S: Responses to apomorphine, amphetamine, and neuroleptics in schizophrenic subjects. Psychopharmacology (Berl) 67(1):31–38, 1980 6102776

Angrist B, Peselow E, Rubinstein M, et al: Amphetamine response and relapse risk after depot neuroleptic discontinuation. Psychopharmacology (Berl) 85(3):277–283, 1985 2860683

August GJ, Raz N, Papanicolaou AC, et al: Fenfluramine treatment in infantile autism: neurochemical, electrophysiological, and behavioral effects. J Nerv Ment Dis 172(10):604–612, 1984 6384430

Biederman G: Fenfluramine (Pondimin) in autism. Biological Therapies in Psychiatry Newsletter 8:25–28, 1985

Biederman J, Faraone SV: Attention-deficit hyperactivity disorder. Lancet 366(9481):237–248, 2005 16023516

Biederman J, Melmed RD, Patel A, et al: Long-term, open-label extension study of guanfacine extended release in children and adolescents with ADHD. CNS Spectr 13(12):1047–1055, 2008a 19179940

Biederman J, Melmed RD, Patel A, et al; SPD503 Study Group: A randomized, double-blind, placebo-controlled study of guanfacine extended release in children and adolescents with attention-deficit/hyperactivity disorder (Epub). Pediatrics 121(1):e73–e84, 2008b 18166547

Bodkin JA, Zornberg GL, Lukas SE, Cole JO: Buprenorphine treatment of refractory depression. J Clin Psychopharmacol 15(1):49–57, 1995 7714228

Chiarello RJ, Cole JO: The use of psychostimulants in general psychiatry: a reconsideration. Arch Gen Psychiatry 44(3):286–295, 1987 2881528

Cole JO (ed): The amphetamines in psychiatry. Semin Psychiatry 1:128–137, 1969

Cole JO: Drug therapy of adult minimal brain dysfunction, in Psychopharmacology Update. Edited by Cole JO. Lexington, MA, Collamore Press, 1981, pp 69–80

Cole JO, Boling LA, Beake BJ: Stimulant drugs: medical needs, alternative -indications and related problems, in Impact of Prescription Drug Diversion Control Systems on Medical Practice and Patient Care (NIDA Monogr No 131). Edited by Cooper JR, Czechowicz DJ, Molinari SP. Rockville, MD, National Institute on Drug Abuse, 1993, pp 89–108

Davidoff E, Reifenstein E: Treatment of schizophrenia with sympathomimetic drugs: Benzedrine sulfate. Psychiatr Q 13:127–144, 1939

Drevets WC, Furey ML: Replication of scopolamine's antidepressant efficacy in major depressive disorder: a randomized, placebo-controlled clinical trial. Biol Psychiatry 67(5):432–438, 2010 20074703

Elizur A, Wintner I, Davidson S: The clinical and psychological effects of pemoline in depressed patients—a controlled study. Int Pharmacopsychiatry 14(3):127–134, 1979 391753

Ellinwood EH: Amphetamine psychosis: individuals, settings, and sequences, in Current Concepts on Amphetamine Abuse (DHEW Publ No HSM-729085). Edited by Ellinwood EH, Cohen S. Washington, DC, U.S. Government Printing Office, 1972, pp 143–158

Expert Roundtable Highlights: Stimulants and atomoxetine in the treatment of attention- deficit/hyperactivity disorder. J Clin Psychiatry Monograph 19(1):1–23, 2004

Faraone SV, Glatt SJ: Effects of extended-release guanfacine on ADHD symptoms and sedation-related adverse events in children with ADHD. J Atten Disord 13(5):532–538, 2010 19395648

Feighner JP, Herbstein J, Damlouji N: Combined MAOI, TCA, and direct stimulant therapy of treatment-resistant depression. J Clin Psychiatry 46(6):206–209, 1985 3997787

Feldman PE: Ancient psychopharmacotherapy. Bull Menninger Clin 29(5):256–263, 1965 5318413

Fernandez F, Levy JK, Galizzi H: Response of HIV-related depression to psychostimulants: case reports. Hosp Community Psychiatry 39(6):628–631, 1988 3402922

Greenhill LL, Osman BB (eds): Ritalin: Theory and Practice, 2nd Edition. Larchmont, NY, Mary Ann Liebert, 2000

Grinspoon L, Hedblom P: The Speed Culture: Amphetamine Use and Abuse in America. Cambridge, MA, Harvard University Press, 1975

Heal DJ, Smith SL, Gosden J, Nutt DJ: Amphetamine, past and present—a pharmacological and clinical perspective. J Psychopharmacol 27(6):479–496, 2013 23539642

Horrigan JP, Barnhill LJ: Low-dose amphetamine salts and adult attention-deficit/hyperactivity disorder. J Clin Psychiatry 61(6):414–417, 2000 10901338

Huessey H: Clinical explorations in adult minimal brain dysfunction, in Psychiatric Aspects of Minimal Brain Dysfunction in Adults. Edited by Bellak L. New York, Grune & Stratton, 1979

Hughes CH: Tranquilizer for maniacs. Alienist and Neurologist 32:163–166, 1911

Jackson JG: The hazards of smokable methamphetamine (letter). N Engl J Med 321(13):907, 1989 2770833

Jensen PS, Hinshaw SP, Swanson JM, et al: Findings from the NIMH Multimodal Treatment Study of ADHD (MTA): implications and applications for primary care providers. J Dev Behav Pediatr 22(1):60–73, 2001 11265923

Kaufmann MW, Murray GB, Cassem NH: Use of psychostimulants in medically ill depressed patients. Psychosomatics 23(8):817–819, 1982 7134365

Khajavi D, Farokhnia M, Modabbernia A, et al: Oral scopolamine augmentation in moderate to severe major depressive disorder: a randomized, double-blind, pla- cebo- -controlled study. J Clin Psychiatry 73(11):1428–1433, 2012 23146150

Klein RG, Mannuzza S: Hyperactive boys almost grown up, III: methylphenidate effects on ultimate height. Arch Gen Psychiatry 45(12):1131–1134, 1988 3058089

Klein RG, Abikoff H, Klass E, et al: Clinical efficacy of methylphenidate in conduct disorder with and without attention deficit hyperactivity disorder. Arch Gen Psychiatry 54(12):1073–1080, 1997 9400342

Kroft C, Cole JO: Adverse behavioral effects of psychostimulants, in Adverse Effects of Psychotropic Drugs. Edited by Kane JM, Lieberman JA. New York, Guilford, 1992, pp 153–162

Lieberman JA, Alvir J, Geisler S, et al: Methylphenidate response, psychopathology and tardive dyskinesia as predictors of relapse in schizophrenia. Neuropsycho- pharmacology 11(2):107–118, 1994 7840862

Lindenmayer JP, Nasrallah H, Pucci M, et al: A systematic review of psychostimulant treatment of negative symptoms of schizophrenia: challenges and therapeutic opportunities. Schizophr Res 147(2–3):241–252, 2013 23619055

Mattes JA, Boswell L, Oliver H: Methylphenidate effects on symptoms of attention deficit disorder in adults. Arch Gen Psychiatry 41(11):1059–1063, 1984 6388523

Michelson D, Allen AJ, Busner J, et al: Once-daily atomoxetine treatment for children and adolescents with attention deficit hyperactivity disorder: a randomized, placebo-controlled study. Am J Psychiatry 159(11):1896–1901, 2002 12411225

Michelson D, Adler L, Spencer T, et al: Atomoxetine in adults with ADHD: two random- ized, placebo-controlled studies. Biol Psychiatry 53(2):112–120, 2003 12547466

Modafinil US; US Modafinil in Narcolepsy Multicenter Study Group: Randomized trial of modafinil for the treatment of pathological somnolence in narcolepsy. Ann Neurol 43(1):88–97, 1998 9450772

Myerson A: The effect of benzedrine sulfate on mood and fatigue in normal and neurotic persons. AMA Arch Neurol Psychiatry 36:816–822, 1936

Olin J, Masand P: Psychostimulants for depression in hospitalized cancer patients. Psychosomatics 37(1):57–62, 1996 8600496

Rabkin JG, McElhiney MC, Rabkin R, McGrath PJ: Modafinil treatment for fatigue in HIV/AIDS: a randomized placebo-controlled study. J Clin Psychiatry 71(6):707–715, 2010 2049284

Rabkin JG, McElhiney MC, Rabkin R: Treatment of HIV-related fatigue with ar- modafinil: a placebo-controlled randomized trial. Psychosomatics 52(4):328–336, 2011 2177771

Ratey J, Greenberg MS, Bemporad JR, et al: Unrecognized ADHD in adults. Journal of Child and Adolescent Psychiatry 2:267–275, 1994

Rickels K, Gordon PE, Gansman DH, et al: Pemoline and methylphenidate in midly depressed outpatients. Clin Pharmacol Ther 11(5):698–710, 1970 5455633

Ritvo ER, Freeman BJ, Yuwiler A, et al: Study of fenfluramine in outpatients with the syndrome of autism. J Pediatr 105(5):823–828, 1984 6502317

Robinson D, Jody D, Lieberman JA: Provocative tests with methylphenidate in schizo- phrenia and schizophrenia spectrum disorders, in Ritalin: Theory and Patient Management. Edited by Greenhill LL, Osman BB. New York, Mary Ann Liebert, 1991, pp 309–320

Rosack J: ADHD treatment arsenal increasing rapidly. Psychiatr News 36(24):17, 28, 2001

Saavedra-Velez C, Yusim A, Anbarasan D, Lindenmayer JP: Modafinil as an adjunctive treatment of sedation, negative symptoms, and cognition in schizophrenia: a critical review. J Clin Psychiatry 70(1):104–112, 2009 19026265

Sallee FR, Lyne A, Wigal T, McGough JJ: Long-term safety and efficacy of guanfacine extended release in children and adolescents with attention-deficit/hyperactivity disorder. J Child Adolesc Psychopharmacol 19(3):215–226, 2009 19519256

Satel SL, Nelson JC: Stimulants in the treatment of depression: a critical overview. J Clin Psychiatry 50(7):241–249, 1989 2567730

Savage GH: Hyoscyamine, and its uses. J Ment Sci 25:177–184, 1879

Schubiner H, Tzelepis A, Isaacson JH, et al: The dual diagnosis of attention-deficit/hyperactivity disorder and substance abuse: case reports and literature review. J Clin Psychiatry 56(4):146–150, 1995 7713853

Shekim WO, Asarnow RF, Hess E, et al: A clinical and demographic profile of a sample of adults with attention deficit hyperactivity disorder, residual state. Compr Psychiatry 31(5):416–425, 1990 2225800

Spencer T, Wilens T, Biederman J, et al: A double-blind, crossover comparison of methylphenidate and placebo in adults with childhood-onset attention-deficit hyperactivity disorder. Arch Gen Psychiatry 52(6):434–443, 1995 7771913

Spencer T, Biederman J, Wilens T, et al: Effectiveness and tolerability of tomoxetine in adults with attention deficit hyperactivity disorder. Am J Psychiatry 155(5):693–695, 1998 9585725

Spencer T, Biederman J, Wilens T, et al: A large, double-blind, randomized clinical trial of methylphenidate in the treatment of adults with attention-deficit/hyper- activity disorder. Biol Psychiatry 57(5):456–463, 2005 15737659

Stoll A, Pillay S, Diamond L, et al: Methylphenidate augmentation of SSRIs: a case series. J Clin Psychopharmacol 57:72–76, 1996

The MTA Cooperative Group: Multimodal Treatment Study of Children with ADHD Group: a 14-month randomized clinical trial of treatment strategies for AD/HD. Arch Gen Psychiatry 56:1073–1088, 1999 10591283

Trivedi MH, Cutler AJ, Richards C, et al: A randomized controlled trial of the efficacy and safety of lisdexamfetamine dimesylate as augmentation therapy in adults with residual symptoms of major depressive disorder after treatment with escitalopram. J Clin Psychiatry 74(8):802–809, 2013 24021497

Tsang HW, Leung AY, Chung RC: Review on vocational predictors: a systematic review of predictors of vocational outcomes among individuals with schizophrenia: an update since 1998. Aust N Z J Psychiatry 44(6):495–504, 2010 20482409

Volkow ND, Swanson JM: Clinical practice: Adult attention deficit-hyperactivity disorder. N Engl J Med 369(20):1935–1344, 2013 24224626

Volkow ND, Fowler JS, Logan J, et al: Effects of modafinil on dopamine and dopamine transporters in the male human brain: clinical implications. JAMA 301(11):1148–1154, 2009 19293415

Wallace AE, Kofoed LL, West AN: Double-blind, placebo-controlled trial of methylphenidate in older, depressed, medically ill patients. Am J Psychiatry 152(6):929–931, 1995 7755127

Wender PH, Reimherr FW, Wood D, Ward M: A controlled study of methylphenidate in the treatment of attention deficit disorder, residual type, in adults. Am J Psychiatry 142(5):547–552, 1985 3885760

Wood DR, Reimherr FW, Wender PH, Johnson GE: Diagnosis and treatment of minimal brain dysfunction in adults: a preliminary report. Arch Gen Psychiatry 33(12):1453–1460, 1976 793563

Wuo-Silva R, Fukushiro DF, Borçoi AR, et al: Addictive potential of modafinil and cross-sensitization with cocaine: a pre-clinical study. Addict Biol 16(4):565–579, 2011 21790900

Young CM, Findling RL: Pemoline and hepatotoxicity. Int Drug Ther Newsl 33(9):46–47, 1998

9

Estratégias de potencialização para os transtornos resistentes ao tratamento

A esperança comum de todos os médicos é de que os pacientes respondam satisfatoriamente a um único agente terapêutico. Contudo, essa resposta talvez seja muito mais a exceção do que a regra. Apesar de ter havido, por um longo tempo, muita preocupação com a polifarmacoterapia (prática em que os pacientes recebem muitos tipos diferentes de medicamentos), vários indivíduos precisam de tratamento simultâneo com diversas classes farmacológicas para obter uma resposta adequada. Existem muitas razões para a combinação de medicamentos. Entre as mais comuns, citamos a potencialização do efeito de um agente – por exemplo, o lítio é combinado com antidepressivos para potencializar o efeito antidepressivo, ou dois estabilizadores do humor são combinados para reduzir a exacerbação de um surto maníaco. Uma segunda razão para a combinação de medicamentos é tratar um dos aspectos da doença – por exemplo, um hipnótico é adicionado a um antidepressivo para ajudar no sono, ou um estimulante é adicionado para combater a fadiga residual. Os medicamentos também são normalmente combinados para reduzir os efeitos colaterais de um agente específico – por exemplo, agentes antiparkinsonianos são adicionados a antipsicóticos-padrão.

Infelizmente, a pesquisa dos tratamentos combinados está muito atrasada em relação à pesquisa da monoterapia. Por muitos anos, nem a indústria farmacêutica nem o National Institute of Mental Health (NIMH) estiveram particularmente motivados a estudar os efeitos das combinações medicamentosas, a não ser quando relacionados aos efeitos adversos. Contudo, recentemente, as empresas farmacêuticas têm buscado aprovação para as estratégias de combinação. O NIMH financiou uma série de ensaios efetivos de grande porte, como o Sequenced Treatment Alternatives for Resistant Depression (STAR*D) na depressão maior e o Systematic Treatment Enhancement Program for Bipolar Disorder (STEP-BD), que revelaram algumas informações importantes acerca das estratégias de combinação ideais. Entretanto, as conclusões que podem ser extraídas desses estudos são limitadas pela ausência de um segmento placebo e pela tendência de estudos abertos comparativos (em geral, não randomizados) para produzir resultados similares entre os grupos de tratamento. Além disso, esses estudos tendem a não empregar muito o julgamento clínico. Ademais, associam pacientes, de forma randômica, a diferentes estratégias de potencialização, independentemente do perfil sintomático ou de outros diagnósticos históricos. Até que saibamos mais sobre a bioquímica dos vários transtornos e o espectro de efeitos farmacológicos dos medicamentos já disponíveis, bem como dos futuros, os médicos devem lidar com uso de mais de um agente para obter uma resposta positiva de pacientes específicos.

Obviamente, o número de combinações potenciais é vasto, e considerar todas elas está além do escopo deste capítulo. Em vez disso, focaremos na combinação dos agentes usados na potencialização (Tab. 9-1) (medicamentos empregados para neutralizar os efeitos colaterais foram discutidos em capítulos anteriores). Recomendamos que os médicos familiarizem-se com combinações de fármacos ou regimes combinados relatados com maior frequência nos últimos anos, de modo que sejam particularmente efetivos em situações clínicas específicas. Os médicos também devem observar as combinações que podem criar dificuldades em função de interações medicamentosas ou efeitos colaterais extras.

Estratégias de potencialização para a depressão

Combinações de lítio e antidepressivos

O lítio é o potencializador dos antidepressivos *mais bem estudado* nos pacientes com depressão resistente ao tratamento (DRT). Há mais pesquisas sobre potencialização do lítio do que de uso de qualquer outro agente na DRT. No entanto,

TABELA 9-1 Agentes para potencialização dos antidepressivos

Antidepressivo	Agente potencializador
Tricíclicos/tetracíclicos	Lítio Suplementos tireoidianos Anfetaminas ISRSs Precursores monoamínicos IMAOs
ISRSs	Lítio Suplementos tireoidianos ADTs Trazodona Buspirona Pindolol Modafinil Estimulantes Atomoxetina/reboxetina Antipsicóticos atípicos Folato Pramipexol/ropinirol Mirtazapina Bupropiona Lamotrigina D-cicloserina
IMAOs	Lítio Antipsicóticos atípicos Suplementos tireoidianos ADTs

Nota: ADT = antidepressivo tricíclico; IMAO = inibidor da monoaminoxidase; ISRS = inibidor seletivo da recaptação de serotonina.

provavelmente, o número total de indivíduos em todos esses estudos não é igual nos estudos para registro de um agente atípico no tratamento da DRT. Além disso, dizer que o lítio é o potencializador mais bem estudado é diferente de afirmar que ele seja o melhor ou que consista na estratégia a ser utilizada antes de outras. O lítio pode ser incômodo no seu uso: requer cuidadosa titulação e monitoramento do nível sérico e pode ser letal na *overdose*. Um número cada vez maior de estratégias de potencialização tem sido proposto, mas esse medicamento permanece como uma opção importante para a DRT.

O lítio tem sido bem estudado em sua própria função como antidepressivo. Como um todo, o fármaco é efetivo em torno de 50% dos pacientes, com sugestões de que seja mais bem empregado no tratamento de homens com depressão bipolar (ver Caps. 3 e 5). Dé Montigny e colaboradores (1981) relataram que um ensaio da associação de lítio a um antidepressivo tricíclico (ADT) resultou na melhora clínica em 72 horas nos pacientes que não apresentaram resposta a um ADT isolado. Antes de 1986, estudos da potencialização com lítio, em geral abertos, sugeriram que a taxa de resposta à potencialização com lítio dos ADTs foi de 75%. Mais recentemente, estudos controlados por placebo não confirmaram essa rápida melhora clínica nem uma taxa de resposta tão expressiva. Contudo, demonstraram que a associação de lítio é mais efetiva do que a de placebo. Embora aproximadamente 1 a cada 4 pacientes responda à potencialização com lítio em uma semana, a maioria das respostas mais expressivas requer, em geral, três semanas ou mais. Amiúde, as respostas ocorrem com pequenas dosagens (600 a 1.200 mg/dia) e em níveis séricos relativamente baixos. Dados atuais sugerem que níveis séricos em uma faixa de 0,5 a 0,8 mEq/L são mais efetivos na potencialização dos efeitos dos antidepressivos com lítio (Bauer e Dopfmer 1999). Postula-se que o mecanismo de ação seja uma potenciação da atividade serotonérgica, quer pelo aumento da biossíntese, quer pela adaptação do receptor. Nossa experiência com a combinação tem sido, em geral, favorável, e estamos particularmente impressionados com os resultados obtidos nos pacientes depressivos com obsessão e agitação pronunciadas. Contudo, não há qualquer ensaio controlado, até o momento, que sustente essa impressão clínica. Price e colaboradores (1983) relataram que o lítio também produzia respostas nos pacientes com depressão delirante, os quais não responderam à combinação de amitriptilina e perfenazina.

O lítio também aparenta potencializar respostas a outros antidepressivos. Por exemplo, pacientes depressivos bipolares com hipersonia e hiperfagia (anteriormente denominada "atípica") podem responder de forma considerável à combinação do fármaco com o inibidor da monoaminoxidase (IMAO) tranilcipromina. Em um estudo aberto, Price e colaboradores (1985) observaram que 11 em 12 pacientes com depressão resistente ao tratamento responderam a tal combinação. Muitos desses indivíduos não haviam apresentado resposta a combinações de lítio e ADT. Em um estudo de acompanhamento, na cidade de New Haven, nos Estados Unidos, os pacientes com depressão unipolar tratados com desipramina mais lítio permaneceram eutímicos na comunidade por períodos muito maiores quando estavam sem medicamento do que aqueles que melhoraram com desipramina mais placebo (Nierenberg et al. 1990). Vários estudos confirmaram a eficácia da potencialização dos inibidores seletivos da recaptação da serotonina (ISRSs) com lítio. Em um estudo antigo, Pope e colaboradores (1988) indicaram que o lítio parecia potencializar os efeitos antidepressivos da fluoxetina. Mais recentemente, estudos duplos-cegos confirmaram esses achados (Fava et al. 1994; Katona et al. 1995). Algumas evidências sugerem que o lítio possa realizar um melhor trabalho na potencialização de ISRSs do que de ADTs. Em um estudo duplo-cego, o fármaco elevou com mais eficácia as ações antidepressivas da paroxetina do que da amitriptilina, e os efeitos foram percebidos em menos de 15 dias, mantendo-se durante as seis semanas do estudo (Bauer et al. 1999). No estudo STAR*D, a potencialização com lítio foi comparada à associação de L-triiodotironina (T_3) nos indivíduos que não haviam respondido a dois ensaios medicamentosos anteriores (Nierenberg et al. 2006a). No nível 3 do protocolo STAR*D, os pacientes receberam potencialização com vários antidepressivos, entre eles citalopram, venlafaxina, bupropiona e sertralina. Ambas as estratégias de potencialização apresentaram eficácia modesta, estatisticamente iguais, mas o lítio foi menos tolerado do que o T_3. Cerca de 16% do grupo que recebeu potencialização com lítio atingiram a remissão *versus* 25% da amostra que recebeu potencialização com T_3. Assim como o lítio aumenta a resposta aos ADTs, a potencialização máxima da resposta a ISRSs parece requerer níveis séricos de lítio adequados e ensaios de quatro semanas ou mais de duração. (Para novas discussões sobre o tratamento de manutenção, ver Cap. 3.) Em geral, podemos esperar que 50% dos pacientes que não apresentaram resposta a um ADT ou a um ISRS a manifestem após associação de lítio.

Nos pacientes depressivos, provavelmente há determinadas características preditoras de resposta à associação de lítio aos seus regimes antidepressivos. Os indivíduos que tendem a melhorar com a potencialização com lítio exibem retardo psicomotor significativo, anorexia e perda de peso consideráveis, bem como níveis baixos de cortisol sérico (Alvarez et al. 1997).

Ao adicionar o lítio, a dosagem inicial deve ser de 300 mg, administrados duas vezes ao dia, por dois dias, sendo aumentada para 900 mg/dia por 3 a 4 dias e, depois, para 1.200 mg/dia por 10 a 14 dias. Um nível sérico de pelo menos 0,5 mEq/L deve ser atingido. Se não houver resposta, a dose deverá ser gradualmente aumentada, conforme a tolerância, até um nível sérico de 1,2 mEq/L. Devido à provável distribuição bimodal à resposta, com alguns pacientes respondendo dentro das primeiras duas semanas e outros necessitando de um mês ou mais (Thase et al. 1998), tendemos a não considerar um ensaio de potencialização com lítio como falho até que sejam obtidos níveis séricos acima de 0,5 mEq/L por, no mínimo, seis semanas; e preferimos níveis de 0,6 mEq/L ou acima.

Combinações de suplementos tireoidianos e antidepressivos

Há alguns anos, surgiu na literatura um debate sobre a possibilidade de os compostos tireoidianos (p. ex., tiroxina [T_4] e T_3) prescritos com um ADT acelerarem o início dos efeitos antidepressivos. Os primeiros estudos com mulheres sugeriram que o fato era verdadeiro, contudo, pesquisas subsequentes em homens, que também empregaram dosagens mais altas de ADTs, falharam em substanciar os achados anteriores. Depois disso, seguiu-se um período improdutivo para essa combinação até 1982, quando Goodwin e colaboradores relataram que a associação de 25 a 50 µg/dia de T_3 (Cytomel) induziu, em sete dias, uma resposta clínica nos pacientes que antes não responderam a um ensaio aparentemente adequado com ADT. Vários relatos clínicos subsequentes confirmaram essa observação, apesar de alguns médicos terem relatado respostas que necessitaram de 14 dias ou mais de terapia combinada. Em um ensaio realizado por Joffe e colaboradores (1993), a potencialização dos ADTs com T_3 aparentou ser tão eficiente quanto com lítio, e ambos foram significativamente mais eficazes do que o placebo. Um ensaio cruzado cabeça a cabeça subsequente também sugeriu que os pacientes que receberam potencialização com T_3 apresentaram maior probabilidade de resposta do que aqueles tratados com lítio (Spoov e Lahdelma, 1998). Uma equivalência estatística entre a potencialização com T_3 e aquela com lítio foi encontrada no estudo STAR*D, revisto na seção anterior (Nierenberg et al. 2006a). Considerando que tanto a potencialização com hormônios tireoidianos quanto com lítio auxiliam na depressão resistente, talvez a combinação de ambos com um antidepressivo apresente efeitos adicionais. Infelizmente, um estudo realizado por Joffe e colaboradores (2006) não detectou vantagem na combinação de lítio com hormônio da tireoide em comparação ao uso isolado de qualquer um deles. A potencialização dos IMAOs com hormônios tireoidianos tem sido menos estudada.

Vários relatos de casos sugerem que a potencialização dos ISRSs com hormônios tireoidianos também pode ser eficaz. Por exemplo, R. T. Joffe (1992) observou que 25 a 50 µg/mL/dia de Cytomel (T_3), quando adicionados à fluoxetina, melhoravam os feitos antidepressivos do fármaco e foram bem tolerados. Uma série de outros relatos indica que os hormônios tireoidianos podem potencializar os efeitos antidepressivos do ISRS (Growe et al. 1990; Gupta et al. 1991). Se o T_3 é adicionado no início da terapia com um ISRS ou após o paciente não ter respondido a um ensaio com ISRS pode ser importante na eficácia dessa intervenção. Por exemplo, uma metanálise de ensaios controlados e randomizados, em que o T_3 foi combinado com ISRSs no início do tratamento, não encontrou benefícios da potencialização tireoidiana (Papakostas et al. 2009). Entretanto, uma revisão de estudos que pesquisaram a utilidade do T_3 adicionado a um ISRS, após um ensaio sem sucesso de monoterapia com ISRS, indicou que essa estratégia pode ser benéfica (Cooper-Kazaz et al. 2009). Os dados sinalizam que a suplementação tireoidiana pode ser efetiva em combinação com um amplo espectro de antidepressivos. Contudo, faltam bons estudos, e aqueles disponíveis apresentam resultados mistos.

O mecanismo de ação da potencialização com T_3 é indeterminado. Em geral, as teorias giram em torno do papel do T_3 como facilitador da adaptação do receptor adrenérgico. Entretanto, Targum e colaboradores (1984) relataram que pacientes que apresentaram resposta ao T_3 demonstraram respostas relativamente melhores do hormônio estimulante da tireoide (TSH) às infusões do hormônio liberador de tireotropina (TRH), sugerindo que uma forma sutil de disfunção tireoidiana poderia interferir na condição desses indivíduos. Targum e colaboradores propuseram que pacientes com depressão refratária, que apresentam um TSH normal, mas uma resposta direta ao teste de estimulação com TRH, podem ser bons candidatos à potencialização com hormônios tireoidianos.

Frequentemente, os médicos perguntam se o T_4 (Sintroide) é tão efetivo quanto o T_3 na potencialização da resposta aos ADTs. Em humanos, o T_4 é metabolizado para T_3. Um estudo duplo-cego, comparando duas semanas de tratamento com T_4 e T_3, indicou que o T_3 é significativamente mais eficaz. Contudo, devido ao fato de o T_4 possuir uma meia-vida muito mais longa, os pacientes podem não ter atingido um estado estável desse hormônio, deixando a conclusão do estudo aberta para questionamentos (Joffe e Singer 1987). Uma possível explicação para a grande eficácia do T_3 em alguns pacientes é a dificuldade na conversão de T_4 em T_3 ou no transporte do hormônio tireoidiano para o cérebro. Dados recentes sugerem que indivíduos depressivos podem demonstrar redução nos níveis do líquido cerebrospinal da proteína transportadora do hormônio tireoidiano, o que limitaria o efeito do T_4 no cérebro. Clinicamente, temos observado vários pacientes que não responderam a um antidepressivo combinado com T_4, mas que apresentaram resposta quando foi feita a substituição para T_3. Além disso, um paciente ocasional beneficia-se com uma dose alta de T_4 adicionada ao seu regime antidepressivo. O grupo de Arthur Prange (Bunevicius et al. 1999) relatou que, nos indivíduos com doença da tireoide que eram tratados com T_4, a adição de T_3 melhorou tanto o humor quanto a cognição em comparação ao placebo, sugerindo que os sujeitos poderiam ter deficiências relativas de T_3 no cérebro. Um estudo aberto utilizando T_4 com uma média de 482 μg/dia por oito semanas notou que mais de 50% dos pacientes de uma população resistente ao tratamento apresentaram resposta robusta (Bauer et al. 1998). Apesar de os efeitos colaterais não terem sido comuns nesse ensaio, o uso de doses suprafisiológicas de T_4 por um tempo maior pode ser problemático para alguns indivíduos.

Quais pacientes parecem ser os melhores candidatos para uma potencialização com hormônio da tireoide? Certamente aqueles que evidenciam alguma anormalidade da tireoide, incluindo o hipotireoidismo subclínico. Existe uma crescente evidência de que os pacientes com anormalidades leves da tireoide (TSH pouco elevado, T_3 e T_4 normais) apresentam menor probabilidade de responder aos antidepressivos isolados, mas respondem à adição de suplemento tireoidiano (Sokolov et al. 1997). As mulheres acima dos 50 anos, provavelmente pela maior suscetibilidade ao hipotireoidismo, também aparentam ter respostas altas à potencialização com o referido hormônio. Em geral, temos a impressão de que o Cytomel (T_3) é útil nos pacientes com retardo psicomotor pronunciado. Ele pode ser experimentado como um energizante e, de fato, ajuda na perda de peso naqueles com características atípicas. Já observamos que o Cytomel também pode produzir uma resposta nos indivíduos que vivenciaram uma recaída durante o uso de um ADT, ao qual haviam respondido em experiência anterior. Mais recentemente, o grupo de Lerer relatou que os responsivos ao T_3 podem ser identificados por intermédio dos seus níveis mais baixos de T_3 e por portar um alelo específico no marcador SNP (*single nucleotide polimorphism*) para a enzima conversora deiodinase T_4 para T_3 (Cooper-Kazaz et al. 2009). Esse achado necessita de replicação, mas pode explicar por que alguns pacientes parecem obter mais benefícios da potencialização tireoidiana. Em um ensaio de grande porte, em que o Cytomel foi administrado desde o início em combinação com antidepressivos, o fármaco não apresentou mais eficácia em comparação à adição de placebo (Garlow et al. 2012).

A dose inicial tradicional do Cytomel (T_3) é de 12,5 a 25 μg/dia, com incrementos de até 50 μg/dia por uma semana. O Levothroid ou o Synthroid (T_4) costumam ser iniciados com 50 μg/dia com incrementos, em 1 ou 2 semanas, de até 200 μg/dia. Enquanto um ensaio adequado de T_3 dura de 1 a 4 semanas, os compostos de T_4 provavelmente precisam de 4 a 8 semanas de estudo, devido à sua meia-via mais longa. Os suplementos tireoidianos tendem a ser bem tolerados, mas devem ser utilizados com cautela nos pacientes com história de doença arterial coronariana, hipertensão ou arritmia. É suposto que, se a suplementação tireoidiana resultar na supressão significativa do TSH, uma desmineralização óssea poderá ocorrer durante um tratamento longo. Contudo, o grupo de Whybrow (1994) não observou desmineralização nos pacientes bipolares de ciclagem rápida tratados com doses altas de T_4. As *overdoses* ocasionais resultam em descompensação cardíaca. Se um paciente responder positivamente, recomendamos a continuidade do T_3 por mais 60 dias e, depois, a redução de 12,5 µg/dia a cada três dias. Alguns indivíduos demonstram retorno dos sintomas e precisam da retomada do T_3. Um dos nossos pacientes necessitou de retomada da dosagem e manutenção por mais de um ano, antes que o T_3 pudesse, finalmente, ser reduzido. Os testes da sua função tireoidiana, realizados durante o uso do T_3, apresentaram resultados essencialmente normais. Após a redução do T_3, os seus níveis de reabsorção de T_3, TSH e T_4 foram mais baixos do que o normal, estabilizando-se no intervalo de 2 a 3 semanas. Esse paciente não demonstrou qualquer sinal do estado de redução dos hormônios tireoidianos imediatamente após a descontinuação.

Combinações de estrogênio, DHEA e testosterona e antidepressivos

Por muitos anos, os estrogênios foram utilizados isoladamente ou em combinação com antidepressivos para tratar a depressão de mulheres no período puerperal ou pós-menopausa, cujas condições eram refratárias aos tratamentos-padrão. Os resultados desse uso na depressão foram irregulares. Alguns estudos relataram que os estrogênios foram eficazes no tratamento da depressão em algumas mulheres, mas não em outras. Os achados de risco crescente de câncer de mama, ataques cardíacos e AVC no estudo Women's Health Iniciative, em 2002, resultaram no abandono da terapia de reposição hormonal por muitas mulheres. Contudo, o estrogênio apresenta efeitos no humor, e algumas pacientes claramente se beneficiam disso. Coope (1981) observou que o hormônio não possui efeito antidepressivo significativo quando usado de forma isolada na depressão perimenopausa. Entretanto, estudos utilizando dosagens altas de estrogênios conjugados (5 a 25 mg/dia) encontraram benefícios antidepressivos parciais em mulheres na pós-menopausa. Um estudo publicado (Soares et al. 2001) divulgou que o adesivo transdérmico de 17-β-estradiol foi significativamente mais eficaz do que o placebo na redução dos sintomas depressivos em pacientes na perimenopausa. Esse estudo foi razoavelmente grande (50 pacientes) com duração suficiente de tratamento. Contudo, outro estudo, realizado por Rasgon e colaboradores (2007), falhou em demonstrar um grande benefício na adição do estrogênio transdérmico à sertralina em mulheres com depressão pós-menopausa.

A utilidade do estrogênio na depressão pós-parto também é inconsistente. Alguns estudos falharam em demonstrar qualquer benefício. Contudo, um trabalho mais recente observou que o estrogênio é um profilático eficaz contra as doenças emocionais recorrentes no período pós-parto (Sichel et al. 1995). Na revisão Cochrane,* a administração de progesterona no período pós-parto foi associada ao aumento de risco de desenvolvimento da depressão, e a administração de estrogênio, associada a benefícios modestos na depressão pós-parto (Dennis et al. 2008). Nossa experiência com o uso de estrogênio isolado em mulheres com depressão refratária não foi particularmente estimuladora.

A combinação de estrogênio com antidepressivos produziu resultados mais consistentes. Vários estudos anteriores a 1985 falharam em demonstrar qualquer benefício adicional na combinação de estrogênio com ADTs em mulheres com depressão. Contudo, há relatos de casos de contraceptivos orais potencializando os efeitos de antidepressivos em mulheres com depressão refratária (Sherwin 1991). Além disso, aquelas que se encontram na pós-menopausa podem responder melhor à fluoxetina se estiverem na terapia de reposição hormonal (Schneider et al. 1997, 2001).

Alguns cuidados devem ser considerados na administração de estrogênio em mulheres com transtornos do humor. Esses hormônios parecem induzir ciclagem rápida em algumas pacientes com transtorno bipolar, enquanto a progesterona a suprime. Além disso, o estrogênio costuma trazer consigo o risco de tromboflebite e aumentar o risco de câncer de mama, cérvix e útero. Já a progesterona, infelizmente, pode induzir depressão em algumas mulheres. Os estrogênios também aparentam aumentar a biodisponibilidade e os níveis séricos dos ADTs. Em função disso, doses mais baixas de ADTs são, algumas vezes, indicadas quando o estrogênio é adicionado ao regime.

Atualmente, a combinação rotineira de estrogênio e antidepressivos não é garantida. Contudo, algumas mulheres com depressão refratária em períodos de pós-parto e perimenopausa podem obter benefício de tal combinação. As dosagens típicas utilizadas em estudos bem-sucedidos variaram de 5 até 25 mg/dia de estrogênios conjugados. Contudo, os riscos do uso de doses altas de estrogênio sem oposição por longos períodos provavelmente são muito altos para justificar o emprego dessa abordagem na depressão leve.

A deidroepiandrosterona (DHEA), um precursor esteroide tanto de androgênios quanto de estrogênios, tornou-se um medicamento *over-the-counter* muito popular para a disforia (Dehidroepiandrosterone 1996). Alguns relatos

---

* N. de T.: Revisão Cochrane é um estudo sistemático da literatura científica na área da saúde, incluindo metanálises.

de estudos controlados sugerem que dosagens de 50 a 100 mg/dia resultam em melhora do bem-estar físico e psicológico nas mulheres entre 40 e 70 anos de idade. Um estudo inicial observou que a DHEA, em dosagens acima de 90 mg/dia, é mais efetiva na potencialização de um antidepressivo-padrão do que o placebo (Wolkowitz et al. 1997). Da mesma forma, existem algumas evidências de que a DHEA é significativamente mais efetiva do que o placebo como monoterapia para a distimia (Bloch et al. 1999). Uma série de estudos também notou que ela é eficaz no tratamento dos sintomas depressivos na meia-idade (Schmidt et al. 2005) e nos pacientes com doenças associadas ao HIV (Rabkin et al. 2006).

O problema com a DHEA, contudo, é que ela não é um simples suplemento alimentar; é um pró-hormônio de origem adrenal. Efeitos androgênicos, incluindo perda irreversível de cabelo, hirsutismo e voz grave foram ocasionalmente relatados. Além disso, existem algumas preocupações de que a DHEA possa acelerar o crescimento tumoral, porque muitos tumores malignos, incluindo os de mama, do endométrio e da próstata, apresentam sensibilidade ao hormônio. É importante a coleta de informações seguras sobre o uso de DHEA no longo prazo. Portanto, sugerimos prudência no uso desse pró-hormônio até que novos estudos estejam concluídos.

O gel de testosterona foi relatado como efetivo em um estudo de pequeno porte, duplo-cego, controlado por placebo, envolvendo homens portadores de depressão refratária (Pope et al. 2003). Esse estudo de oito semanas envolveu indivíduos com níveis de testosterona baixos ou limítrofes da linha inferior de normalidade. Em um ensaio anterior, a testosterona intramuscular falhou em sua diferenciação do placebo (Seidman et al. 2001). Igualmente, um trabalho posterior com portadores de depressão resistente a ISRS, conduzido por Seidman e colaboradores (2005), não demonstrou benefício para a suplementação intramuscular de testosterona em relação à injeção de placebo. De modo geral, parece que os benefícios antidepressivos da testosterona são mais consistentemente observados em homens com hipogonadismo e, talvez, nos idosos e naqueles com sintomas de depressão relacionada ao HIV (Zarrouf et al. 2009). Entre os riscos mais significativos da suplementação do hormônio está o aumento do risco de câncer de próstata, embora os níveis aumentados de outros androgênios e estrogênios possam desempenhar um papel maior do que o da testosterona no aumento do risco dessa doença (Raynaud, 2006). Não obstante os riscos da próstata, também existem ameaças cardiovasculares e de resistência alterada à insulina associadas aos suplementos de testosterona. Devido aos riscos desconhecidos, a terapia com testosterona em homens depressivos, com níveis normais desse hormônio, não parece ser garantida.

Combinações de agonistas dopaminérgicos e antidepressivos

No início da década de 1970, Wharton e colaboradores (1971) relataram que a associação de metilfenidato aumentou os níveis plasmáticos dos ADTs pela inibição da degradação microssomial do ADT no fígado (similar à inibição competitiva observada com agentes antipsicóticos). Essa abordagem oferece um caminho possível para o aumento dos níveis plasmáticos do ADT sem a elevação de suas dosagens. Em adição a esse efeito, o metilfenidato é um estimulante, podendo ser útil no tratamento da anergia e do retardo psicomotor da depressão endógena. Contudo, conforme descrito no Capítulo 8, não recomendamos a adição desse fármaco para o aumento dos níveis plasmáticos dos ADTs, porque isso pode ser obtido pela elevação das dosagens destes últimos. Todavia, os médicos podem desejar usar o metilfenidato por suas propriedades energéticas, apenas não devem esquecer que esse procedimento pode aumentar os níveis plasmáticos do ADT e os efeitos colaterais. Fawcett e colaboradores (1991) observaram que a pemolina ou a dextroanfetamina foram eficazes na promoção de melhora quando adicionadas a um IMAO nos pacientes com depressão grave, refratária ao tratamento. Embora essa combinação tenha sido segura e nenhuma crise de hipertensão tenha sido relatada, aproximadamente 1 a cada 5 pacientes tratados desenvolveu mania ou hipomania.

Os estimulantes tradicionais ainda parecem agir nos pacientes com depressão resistente ao tratamento, naqueles com transtorno de déficit de atenção concomitante e, também, nos clinicamente doentes. Os estimulantes podem aumentar a energia e a concentração nos indivíduos clinicamente doentes e aparentam ser adjuvantes úteis para a maioria das classes de antidepressivos. Apesar de menos estudados na combinação com antidepressivos mais novos, os fármacos do tipo anfetamina têm sido relatados em uma série de casos como agentes potencializadores da venlafaxina e dos ISRSs. Em recente estudo, entretanto, a lisdexanfetamina (Vyvanse), um composto da anfetamina, não apresentou diferença em relação ao placebo quando adicionada no regime medicamentoso de pacientes com depressão refratária.

Vários tipos de agonistas dopaminérgicos apresentam utilidade como agentes potencializadores na DRT. Por exemplo, o agonista D_2 e D_3 pramipexol (Mirapex), que possui indicação aprovada pela U.S. Food and Drug Administration (FDA) para o tratamento da doença de Parkinson, também está sendo avaliado para a abordagem terapêutica da depressão maior. Em um estudo, o medicamento diferenciou-se do placebo em grau comparável ao da fluoxetina (Corrigan et al. 2000). Consideramos esse fármaco útil como um agente coadjuvante dos ISRSs em alguns pacientes com DRT, nas dosagens até 1 mg/dia (DeBattista

1997). Além disso, o pramipexol parece ajudar na síndrome das pernas inquietas, incluindo aquelas exacerbadas pelo uso de ISRSs (DeBattista et al. 2000). Recentemente, ele mostrou melhorar a depressão em dois estudos de pequeno porte, duplos-cegos, controlados por placebo, com pacientes depressivos bipolares (Golberg et al. 2004; Zarate et al. 2004). Em um estudo aberto, percebemos que o ropinirole, como agente coadjuvante, nas dosagens de 3 a 12 mg/dia, ajudou 72 pacientes que não haviam apresentado resposta adequada aos antidepressivos-padrão (DeBattista et al. 2008). Esses resultados foram similares àqueles relatados por Cassano e colaboradores (2005), que usaram ropinirole na dosagem média de apenas 1 mg/dia para potencializar os antidepressivos-padrão. Os efeitos colaterais mais comuns do ropinirole incluem náuseas, tontura e cefaleia, e os mais raros incluem comportamentos compulsivos, como jogos de azar, e alucinações visuais. De modo geral, o ropinirole parece ser bem tolerado em doses mais baixas do que nas mais elevadas, e apenas 1 mg/dia é uma dose de potencialização sensata, se sua eficácia for confirmada em estudos posteriores.

Combinações de precursores da monoamina e antidepressivos

A adição de aminoácidos a antidepressivos é baseada na lógica de que a suplementação da dieta com precursores das monoaminas pode ajudar a corrigir a deficiência do sistema monoaminérgico. A fenilalanina é um precursor da dopamina e da noradrenalina; já o triptofano é, basicamente, convertido em serotonina (5-HT). Esses aminoácidos têm sido combinados com IMAOs, ADTs e ISRSs no tratamento da depressão refratária, com graus variados de sucesso. O "coquetel de Newcastle", que tem sido utilizado na DRT, emprega uma combinação de clomipramina ou fenelzina, lítio e triptofano (Montgomery 1991). Essa combinação foi considerada eficaz, mas apresenta algum risco de síndrome serotonérgica. As dosagens de triptofano usadas para a potencialização estiveram na faixa de 2 a 6 g/dia. A fenilalanina é utilizada como suplemento nas dosagens de 500 mg/dia até 5 g/dia. Não ficamos particularmente impressionados com a potencialização por meio da fenilalanina. Uma estratégia similar é o uso do inositol, um precursor de um importante sistema intracelular de segundo mensageiro: o sistema fosfatidilinositol (PI). O sistema PI pode ser importante na mediação dos efeitos do lítio e de vários antidepressivos. Levine e colaboradores (1995) relataram que, em um pequeno estudo duplo-cego, o inositol, na dosagem de 6 g, duas vezes ao dia, foi útil e mais eficaz do que o placebo no tratamento de pacientes com depressão maior. Contudo, em um estudo de acompanhamento, nenhuma diferença foi encontrada entre o placebo e o inositol na potencialização dos ISRSs (Levine et al. 1999). Na depressão bipolar, a associação de inositol, na dosagem de 10 a 15 g, foi considerada tão efetiva (ou inefetiva) quanto a associação de lamotrigina ou risperidona ao lítio, ao valproato ou à carbamazepina (Nierenberg et al. 2006b). Porém, um pequeno estudo controlado por placebo não demonstrou eficácia evidente no tratamento coadjuvante da depressão bipolar (Eden Evins et al. 2006b). Na verdade, alguns indivíduos, especialmente aqueles com alta irritabilidade basal, pareceram ter uma piora substancial com o uso de inositol. O pequeno porte do estudo ($N = 17$) impossibilitou conclusões definitivas.

Combinações de ISRSs

Desde que os ISRSs tornaram-se os agentes mais comumente usados no tratamento da depressão, uma série de fármacos com capacidade para potencialização tem sido combinada com eles nos pacientes com DRT. A potencialização com lítio e com hormônios da tireoide é empregada com frequência para melhorar a resposta do ISRS, mas vários outros agentes também podem ser úteis (ver Tab. 9-1).

Entre os agentes potencializadores mais comumente utilizados na prática clínica está a bupropiona. Vários estudos sugerem que ela, como um fármaco noradrenérgico e dopaminérgico, pode aumentar os efeitos antidepressivos dos ISRSs e da venlafaxina (Bodkin et al. 1997; Fatemi et al. 1999; Kirsch e Louie 1999). Estudamos a associação da bupropiona de liberação sustentada (Wellbutrin SR) aos ISRSs e acreditamos que esse seja um método prático e bem tolerado para melhorar a resposta aos antidepressivos (DeBattista et al. 2003). Uma vez que todas as fórmulas dessa medicação estão disponíveis na forma genérica, tendemos a utilizá-la na versão XL, por causa da conveniência adicional de dose única ao dia. Iniciamos com a bupropiona de 150 mg e chegamos a 300 mg até o final da segunda semana de tratamento. Contudo, até o momento, nenhum estudo duplo-cego satisfatório está disponível para confirmar a eficácia dessa abordagem, e com o término da validade da patente é provável que nenhum estudo seja concluído. O maior ensaio da potencialização com bupropiona no estudo STAR*D observou que a potencialização do citalopram com a bupropiona foi tão efetiva quanto aquela com a buspirona na produção de resposta na remissão (Trivedi et al. 2006; ver também o Cap. 3). Entretanto, houve uma vantagem da bupropiona sobre esta última em relação à alteração absoluta de uma das escalas-padrão de depressão usadas no estudo (QID-SR-16). A melhora no índice da escala foi de 25% com a bupropiona e de apenas 17% com a buspirona. A dosagem-alvo para a primeira foi de 300 a 400 mg/dia e de 45 a 60 mg/dia para a última.

O uso da mirtazapina para potencializar os ISRSs no tratamento da depressão demonstra ser bastante útil para alguns pacientes. Uma evidência anterior sugeriu que a combinação de venlafaxina ou um ISRS com a mirtazapina foi eficaz e bem tolerada em alguns pacientes com depressão resistente ao tratamento (Carpenter et al. 1999, 2002). No ensaio STAR*D, a adição de mirtazapina à venlafaxina em pacientes que haviam falhado em três ensaios consecutivos para depressão foi, no mínimo, tão eficaz quanto a substituição por um IMAO, além de ter sido mais bem tolerada (McGrath et al. 2006). Infelizmente, ambos os tratamentos produziram apenas modestos benefícios nesses pacientes com depressão resistente ao tratamento. Apenas 6,9% obtiveram a remissão quando da troca para tranilcipromina *versus* 13,7% quando a mirtazapina foi adicionada à venlafaxina. Observamos que 15 a 40 mg de mirtazapina, todas as noites, apresentaram a probabilidade de ser mais eficaz do que a adição de trazodona no auxílio do sono, da ansiedade e da depressão.

Após esses estudos de bupropiona e mirtazapina, foram realizados dois ensaios importantes sobre a possibilidade de a combinação de agentes acelerar a resposta ou a remissão. Em um deles – o CoMED Study –, a combinação de bupropiona com o escitalopram desde o início do tratamento foi comparada ao escitalopram isolado e à venlafaxina combinada com mirtazapina em pacientes com depressão recorrente ou crônica (Rush et al. 2011). Não houve diferenças significativas na resposta ou na remissão entre os três grupos. Em outro estudo, a mirtazapina foi combinada com a fluoxetina, venlafaxina ou bupropiona desde o começo do tratamento e comparada à fluoxetina isolada. Todas as três combinações foram significativamente mais eficazes do que a fluoxetina isolada (Blier et al. 2010).

Tomamos conhecimento de um estudo controlado por placebo em que a atomoxetina foi adicionada à sertralina em pacientes que não responderam à monoterapia; a atomoxetina não demonstrou superioridade em relação ao placebo (Michelson et al. 2006).

O modafinil é um agente inibidor do sono utilizado no tratamento da narcolepsia (Ferraro et al. 1997). Ele não apresenta o potencial de dependência nem os efeitos hemodinâmicos colaterais dos estimulantes. Notamos que 100 a 200 mg de modafinil, administrados pela manhã com um ISRS, são bem tolerados e diminuem tanto a fadiga como a hipersonia de pacientes depressivos (DeBattista et al. 2003, 2004; Fava et al. 2007). O fármaco apresenta uma ação rápida, dentro das duas primeiras semanas, quando o resultado é positivo. O modafinil é, em geral, bem tolerado em combinação com ISRSs. Os efeitos colaterais do medicamento, como cefaleia, náuseas e ansiedade, são leves e fáceis de manejar.

Em modelos animais, a combinação de fluoxetina com desipramina produziu uma acentuada e rápida *down regulation* dos receptores β-adrenérgicos pós-sinápticos (Baron et al. 1988), sugerindo que a combinação deve ser efetiva. Vários relatos indicam que isso seja verdadeiro (Nelson e Price 1995; Weilburg et al. 1989). Em um estudo controlado e randomizado, Nelson e colaboradores (2004) relataram que os pacientes depressivos hospitalizados tratados com a combinação de desipramina e fluoxetina apresentaram maior probabilidade de remissão do que aqueles tratados com outro agente isolado. Contudo, a dosagem do ADT deve ser estipulada com muita reserva, porque os ISRSs reduzem a velocidade de degradação hepática dos ADTs pela inibição competitiva do citocromo P450 (CYP) 2D6 e de outras enzimas CYP (ver Cap. 3), resultando na elevação potencial dos níveis do ADT e no aumento dos efeitos colaterais (Aranow et al. 1989; Bell e Cole 1988). Se um ADT for adicionado em pacientes sob uso de um ISRS, a iniciação do ADT deverá ser em dosagens baixas: 25 mg/dia de nortriptilina ou 50 mg/dia de imipramina, com um aumento posterior de 25 mg, a cada três dias, conforme a tolerância, até a dosagem-alvo de 75 mg/dia de nortriptilina ou 150 a 300 mg/dia de imipramina. Os níveis plasmáticos do ADT devem ser monitorados de modo intenso, e os eletrocardiogramas deverão ser realizados e controlados da mesma forma. Quando um ISRS é adicionado a um ADT, recomendamos primeiramente a redução gradual da dosagem do ADT até 100 mg/dia de nortriptilina ou 150 mg/dia de imipramina, com monitoração dos níveis plasmáticos. Os níveis do ADT devem ser obtidos antes e depois da redução da dosagem, assim como após o início com o ISRS.

Geralmente, a trazodona é segura e eficaz como um hipnótico nos pacientes que apresentam insônia resultante do uso de fluoxetina. Durante essa utilização, encontramos pacientes cuja depressão abrandou suavemente após a trazodona ter sido adicionada à fluoxetina. Um estudo (Nierenberg et al. 1994) revelou que 100 mg de trazodona à noite combateram a insônia induzida por bupropiona ou pela fluoxetina em 10 dos 15 pacientes tratados. Dosagens de trazodona na faixa de 25 a 300 mg são utilizadas nos casos de insônia induzida por fármacos. A literatura sobre a potencialização da fluoxetina com trazodona é mais esparsa; em um estudo (Nierenberg et al. 1992), a trazodona pareceu potencializar os efeitos da fluoxetina em 3 dos 8 pacientes tratados. A combinação de trazodona e ISRSs aparentou ser, genericamente, bem tolerada e eficaz, mas são necessários mais estudos. Os ISRSs são combinados com agentes que atuam no receptor da serotonina$_{1A}$ (5-HT$_{1A}$) para potencializar a resposta e reduzir os efeitos colaterais. Nierenberg e Keck (1989) também relataram o uso de trazodona para tratar a insônia associada à terapia com IMAO.

A buspirona, um agonista parcial da 5-HT$_{1A}$, potencializou os efeitos antidepressivos da fluoxetina em estudos abertos, incluindo aquele realizado por R.T. Joffe e Schuller (1993). Nessas pesquisas, dosagens de buspirona baixas, como 5 mg/dia, e altas, como 50 mg/dia, foram suficientes para produzir uma resposta plena na maioria dos pacientes não responsivos ou com resposta parcial. Todavia, estudos duplos-cegos falharam em demonstrar qualquer vantagem na adição da buspirona à fluoxetina no tratamento do transtorno obsessivo-compulsivo. Ensaios duplos-cegos da potencialização dos ISRSs com buspirona na DRT obtiveram resultados mistos; um estudo mostrou o benefício da buspirona sobre o placebo (Bouwer e Stein 1997), e outro trabalho mais recente apresentou resultados negativos (Landen et al. 1998). Conforme descrito no início desta seção, a buspirona foi similar em eficácia à bupropiona na potencialização da resposta ao ISRS no estudo STAR*D (Trivedi et al. 2006). Devido ao fato de a buspirona ser um agente relativamente benigno, quando comparado a outros fármacos potencializadores, vale a pena considerá-la nos casos de resistência ao tratamento. Um ensaio de 4 a 6 semanas com dosagens de 30 a 60 mg/dia do medicamento provavelmente é adequado para determinar se a combinação com um ISRS será eficaz. Além disso, a buspirona pode auxiliar a atenuar a disfunção sexual induzida pelo ISRS, conforme relatado no Capítulo 3. Contudo, não estamos impressionados com o fármaco como agente potencializador nem como tratamento da disfunção sexual induzida por ISRS.

Outra estratégia de potencialização do ISRS é o uso de pindolol, um β-bloqueador que também apresenta propriedades antagonistas 5-HT$_{1A}$. Em dois estudos abertos (Artigas et al. 1994; Blier e Bergeson 1995), o fármaco foi relatado como potencializador da resposta antidepressiva. Em ambos os trabalhos, 2,5 mg de pindolol, três vezes ao dia, pareceram acelerar o início da ação e ocasionaram resposta na maioria dos pacientes não responsivos. Alguns sujeitos abandonaram esse estudo porque ficaram mais irritadiços. Estudos posteriores da potencialização do pindolol com ISRSs sugerem que, além da possibilidade de acelerar a resposta, o fármaco também produziu uma resposta mais sustentada no tratamento agudo do que a monoterapia com um ISRS. Em um dos estudos, 70% dos pacientes tratados com pindolol mantiveram a resposta até o final do ensaio agudo, e apenas 40% daqueles tratados com fluoxetina isolada apresentaram benefícios similares (Portella et al. 2009). Benefícios semelhantes de resposta inicial sustentada com potencialização do pindolol também foram observados em estudos que incluíram pacientes com depressão bipolar (Geretsegger et al. 2008). Contudo, não está claro se uma resposta aguda sustentada mais rápida com tal potencialização apresenta algum benefício na prevenção de recorrência e de recaída posteriores. Esses estudos não foram realizados. O pindolol pode melhorar o tônus serotonérgico pela atuação sobre os autorreceptores somatodendríticos.

Há alguns anos, tentamos utilizar o pindolol para potencializar a resposta do ISRS e obtivemos resultados mistos. Até o momento, foi concluído um total de seis ensaios controlados da potencialização com esse fármaco; três apresentaram resultados positivos, e três, negativos (McAskill et al. 1998). Todavia, deixamos de utilizar esse agente porque não observamos efeitos significativos no tratamento de pacientes com condições refratárias.

A D-cicloserina, um agente glutamatérgico, tem sido usada como agente coadjuvante na esquizofrenia (ver subseção "Outras estratégias de potencialização", mais adiante) e nos transtornos de ansiedade combinada com a terapia comportamental. Um ensaio recente com 26 pacientes indicou que a D-cicloserina na alta dosagem de 1.000 mg/dia – muito mais elevada do que aquelas que costumam ser estudadas na ansiedade – foi significativamente melhor do que o placebo como potencializador da resposta antidepressiva (Heresco-Levy et al. 2013). O agente pode causar agitação e, em geral, precisa ser administrado em doses mais altas combinadas com outros fármacos (p. ex., ISRSs). Mais recentemente, em um ensaio clínico de grande porte da potencialização da lamotrigina, na dosagem de até 400 mg/dia, na depressão maior, não houve diferença em comparação ao placebo (Barbee et al. 2011).

O L-metilfolato é um cofator na síntese das monoaminas. A depressão está associada a baixos níveis séricos e no SNC de folato. Assim, conclui-se que a suplementação com metilfolato ou ácido fólico pode desempenhar um papel no tratamento da depressão. Pesquisas sobre o metilfolato no tratamento da depressão, antes da nossa última edição, foram limitadas e, na maior parte, compostas de estudos abertos, sendo poucos os estudos controlados. Por exemplo, Godfrey e colaboradores (1990) adicionaram 15 mg de metilfolato a um ADT no tratamento de pacientes depressivos, com baixos níveis de folato na contagem de glóbulos vermelhos (RBC), os quais obtiveram uma melhora mais significativa no período de seis meses do que aqueles indivíduos que foram tratados com ADT isolado. Da mesma forma, Alpert e colaboradores (2002) relataram que, em um estudo aberto, a adição de ácido fólico no regime medicamentoso de 22 pacientes, os quais haviam falhado em pelo menos quatro semanas de terapia com ISRS, resultou em um benefício modesto, mas significativo. Recentemente, Papakostas e colaboradores (2012) realizaram dois ensaios controlados. No estudo de grande porte, o agente não apresentou diferença em relação ao placebo, mas, no de pequeno porte, sim. Subsequentemente, esse grupo relatou que pode haver biomarcadores para o metabolismo do folato (Papakostas et al. 2014). Essa abordagem é intrigante. Em geral, o L-metilfolato é bem tolerado, com efeitos colaterais que não diferem nos ensaios clínicos daqueles observados com placebo. O metilfolato pode reduzir os níveis séricos dos anticonvulsivantes concomitantes, incluindo o valproato e a carbamazepina, por isso ajustes na dosagem podem ser necessários.

Vários relatos indicam que a adição de clonazepam a um ISRS produz respostas mais rápidas nos indivíduos com transtorno de pânico ou depressão maior. Em um estudo realizado por Smith e colaboradores (1998), o clonazepam, na dosagem de 0,5 a 1,0 mg na hora de dormir, durante as primeiras três semanas de terapia com fluoxetina, apresentou efeitos calmantes e de aceleração da resposta geral ao antidepressivo. Em outro estudo (Golddard et al. 2001), o clonazepam, em doses de até 1,5 mg na hora de dormir, acelerou a resposta à sertralina nos indivíduos com transtorno de pânico. Mais recentemente, uma análise retrospectiva de um ensaio controlado indicou que pacientes tratados com adição de clonazepam à fluoxetina apresentaram uma probabilidade mais significativa de remissão se comparados àqueles que receberam fluoxetina isolada (Papakostas et al. 2010).

Combinações de antipsicóticos e antidepressivos

A combinação de antidepressivos com antipsicóticos tem sido utilizada no tratamento da depressão psicótica e da não psicótica. A depressão psicótica ocorre em até 25% dos pacientes internados com depressão maior e tende a ser menos responsiva à terapia com antidepressivos isolados do que a depressão não delirante. Os dados indicam que, com exceção da amoxapina, a qual está quimicamente relacionada ao antipsicótico loxapina, em geral, a combinação de antipsicótico e antidepressivo ou a eletroconvulsoterapia são necessárias para o tratamento eficaz desse transtorno. Contudo, alguns estudos sugerem que a monoterapia com ISRSs e agentes mais novos possa ser efetiva no tratamento da depressão psicótica (Wijkstra et al. 2006; Zanardi et al. 2000). Ademais, pacientes com esquizofrenia ou transtorno esquizofrênico desenvolvem com frequência episódios depressivos que exigem a associação de um antidepressivo ao seu regime antipsicótico.

A maioria dos estudos da depressão psicótica envolve a combinação de ADT com um antipsicótico-padrão. A combinação dos fármacos amitriptilina e perfenazina, previamente preparada, já está disponível para uso na depressão psicótica e na ansiosa. Essa combinação foi lançada com duas denominações comerciais (Triavil e Etrafon), mas, depois, foi descontinuada. Várias combinações de concentrações estão disponíveis, codificadas de acordo com a dosagem de cada fármaco contida na cápsula (Tab. 9-2); a dosagem de perfenazina é indicada primeiro. Por exemplo, 2-25 contém 2 mg de perfenazina e 25 mg de amitriptilina. Essa combinação de ADT e neuroléptico foi bastante utilizada nos Estados Unidos e costumava ser prescrita por médicos de cuidados primários. Entretanto, psicofarmacologistas experientes advogam a prescrição de cada fármaco em separado, de forma a permitir a flexibilidade opcional da dosagem.

TABELA 9-2 Combinação pré-preparada de antidepressivos: nomes, forma farmacêutica e concentrações e dosagens

Nome genérico	Nome comercial	Forma farmacêutica e concentrações[a]	Dosagem[b]
Clordiazepóxido e amitriptilina	—[c]	Comprimidos: 5-12,5, 10-25	3 comprimidos de 10-25 até 6 comprimidos de 10-25
Perfenazina e amitriptilina	—[c]	Comprimidos: 2-10, 2-25, 4-10, 4-25, 4-50	2-25 três vezes ao dia até 4-50 quatro vezes ao dia
Olanzapina e fluoxetina	Symbyax	Cápsulas: 3-25, 6-25, 6-50, 12-25, 12-50	

[a] A lista da forma farmacêutica e concentrações está em miligramas para o primeiro e para o segundo fármaco, respectivamente.
[b] Dosagem para adultos; alguns pacientes podem requerer dosagens menores.
[c] Disponível somente na forma genérica.

A mais nova pílula combinando antipsicótico e antidepressivo é a associação de olanzapina e fluoxetina (OFC, ou Symbyax). O Symbyax é o primeiro fármaco aprovado para o tratamento da depressão bipolar (ver Cap. 5). Em um ensaio controlado com 853 pacientes tratados com olanzapina isolada, placebo ou OFC (de 6 mg/25 mg até 12 mg/50 mg), tanto a OFC quanto a olanzapina foram melhores do que o placebo. A OFC foi mais rápida e mais eficaz do que a olanzapina isolada (Keck 2002).

Os antipsicóticos de segunda geração (SGA), com seu antagonismo ao receptor serotonina$_{2C}$ (5-HT$_{2C}$), parecem ser um agente coadjuvante efetivo com um ISRS. Uma pesquisa com ratos sugere que a olanzapina com um ISRS pode aumentar a liberação da dopamina pré-frontal. Desde 2003, permanece e aumenta a evidência de que os agentes atípicos são potencializadores eficazes e, atualmente, os únicos fármacos aprovados pela FDA para o tratamento coadjuvante da depressão. (Para uma revisão mais completa desse assunto, ver Cap. 4.) Em 2007, o aripiprazol foi aprovado como agente coadjuvante no tratamento da depressão unipolar, e a combinação OFC foi aprovada, em 2009, para os pacientes que não respondem aos ensaios com, pelo menos, dois antidepressivos-padrão. A quetiapina também está aprovada pela FDA para a depressão resistente ao tratamento. Embora as indicações da instituição norte-americana variem um pouco, em geral, os agentes atípicos estudados demonstram auxiliar na depressão resistente ao tratamento. Entretanto, permanecem dúvidas sobre como empregar melhor esses agentes, inclusive por quanto tempo eles devem ser utilizados. Em virtude das preocupações com as questões metabólicas, sintomas extrapiramidais (EPSs) e custo, parece razoável tentar reduzir o agente atípico nos pacientes que respondem à combinação por pelo menos 3 a 6 meses. Nossa experiência é de que muitos indivíduos tratados sucessivamente com a combinação de um antidepressivo e um agente atípico podem ter este descontinuado depois de um período de estabilidade. Entretanto, não há estudos que indiquem se a combinação diminui substancialmente o risco de recaída e se esse risco se sobrepõe aos efeitos adversos. Alguns pacientes recaem de maneira óbvia logo após a descontinuação do agente atípico. Por isso, a decisão de continuar um ensaio bem-sucedido de um agente atípico deve ser discutida com os pacientes de modo individual.

Anedoticamente, temos usado todos os agentes atípicos como potencializadores na depressão não psicótica, com resultados variados. Pacientes depressivos, ansiosos e agitados normalmente parecem melhorar com a adição de 5 a 15 mg/dia de olanzapina ou 100 a 200 mg/dia de quetiapina. Indivíduos mais letárgicos ou aqueles que se preocupam mais quanto ao ganho de peso podem obter benefícios por meio da potencialização com aripiprazol, 10 a 15 mg/dia.

Outras combinações de ADTs

Uma das combinações mais polêmicas de ADT é com IMAOs. Apesar de banida do *Physicians' Desk Reference* (PDR), a combinação pode ser relativamente segura e, às vezes, é eficaz nos pacientes que não responderam ao tratamento com um IMAO ou um ADT isolados. Conforme indicado no Capítulo 3, a combinação de IMAOs com agentes simpatomiméticos pode resultar em crises agudas de hipertensão. Em virtude de os ADTs interferirem nos sistemas simpáticos, recomendamos prudência. Os primeiros temores com a combinação, em grande parte, vieram do número de óbitos resultantes das *overdoses* dessa combinação. Contudo, tanto as superdosagens de ADTs como de IMAOs isolados podem ser fatais.

Em contraste com estudos anteriores, alguns médicos argumentam que a combinação pode oferecer um benefício singular. Contudo, estudos duplos-cegos comparando um ADT, um IMAO e suas combinações nos pacientes com depressão não resistente ao tratamento não demonstraram benefícios com a combinação. A falta de eficácia superior para a combinação de IMAO e ADT talvez resulte da dosagem baixa usada de ambos os fármacos (p. ex., 45 mg de fenelzina e 150 mg de amitriptilina).

Alguns pesquisadores disseram que a combinação de dosagens mais elevadas de ambos os medicamentos é efetiva, e observamos resultados positivos desse tratamento em alguns pacientes. Entretanto, como regra geral, várias advertências importantes a respeito da combinação de uma IMAO com um ADT devem ser observadas:

1. Aparentemente, é mais seguro iniciar os dois medicamentos juntos. A adição do ADT ao IMAO é muito mais perigosa do que o acréscimo do IMAO ao ADT.

2. É muito mais provável que a clomipramina combinada com um IMAO (particularmente a tranilcipromina) produza síndromes serotonérgicas do que outros ADTs. Essa combinação deve ser evitada. Lader, do Reino Unido (em comunicação pessoal, 1988), recomendou que, ao substituir um IMAO pela clomipramina, em ambas as direções, é preciso respeitar o intervalo de quatro semanas.

3. Acredita-se que a amitriptilina e a trimipramina sejam os ADTs que melhor combinam com um IMAO, isto é, que produzem poucas crises hipertensivas e, provavelmente, poucas síndromes serotonérgicas. Isso não foi comprovado, embora existam dados sugestivos de tal situação.

4. A fenelzina e a isocarboxazida parecem ser menos problemáticas do que tranilcipromina, que pode ter uma ação semelhante à da anfetamina.

Uma antiga combinação de ADT, o Limbitrol (Tab. 9-2), disponível nos Estados Unidos desde 1980, contém clordiazepóxido, mas está descontinuada. Atualmente, a combinação na fórmula genérica é a única no mercado. Ela tem indicação aprovada pela FDA para uso no tratamento da ansiedade e da depressão associada. A designação numérica é paralela à do Triavil (também atualmente só disponível em sua fórmula genérica). O Limbitrol 10-25 contém 10 mg de clordiazepóxido e 25 mg de amitriptilina. Ele também está disponível na fórmula 5-12,5 (Tab. 9-2). A dose inicial recomendada para adultos é de 3 ou 4 comprimidos ao dia, na concentração 10-25, com uma dosagem diária máxima de seis comprimidos. Nos idosos, a dosagem inicial sugerida é de um comprimido 5-12,5, 3 ou 4 vezes ao dia. Apesar de os dados de estudos anteriores indicarem que o clordiazepóxido isolado não é um antidepressivo eficaz, a combinação mostrou ser capaz de diminuir a ansiedade, auxiliando o sono no início do tratamento (nas duas primeiras semanas), e está associada a uma maior aceitação pelo paciente. Contudo, estudos publicados não indicaram que benefício adicional contínuo possa ser obtido após as 4 a 6 semanas iniciais. Sempre que possível, os médicos que indicam a combinação nesse período inicial devem considerar a mudança para a prescrição desses agentes individualmente e, então, reduzir o benzodiazepínico. Atualmente, o Limbitrol é muito pouco utilizado, porque os efeitos sedativos do clordiazepóxido são adicionados aos da amitriptilina. Muitos pacientes que fazem uso desta última não requerem a adição de um benzodiazepínico. Portanto, as vantagens do Limbitrol de facilidade de uso podem ser suplantadas por suas desvantagens. Outros benzodiazepínicos, como o lorazepam e o alprazolam, são comumente adicionados a ADTs no tratamento de agitação e pânico concomitantes nas semanas anteriores ao início da ação do ADT.

Estratégias de potencialização para o transtorno bipolar

Combinações de dois ou mais estabilizadores do humor

Em 1970, a monoterapia com o lítio era o tratamento-padrão para o transtorno bipolar, mas a disponibilidade de muitos agentes novos e a eficácia limitada do lítio em uma grande parcela dos pacientes resultaram na polifarmácia como o novo padrão de tratamento para muitos, se não a maioria, dos indivíduos bipolares. O lítio pode ser combinado com anticonvulsivantes no tratamento daqueles com mania refratária. Existem poucos dados prospectivos a respeito de tais combinações; no entanto, uma série de relatos indica que a combinação de lítio e carbamazepina é efetiva em pacientes que não responderam a esses dois agentes em separado (ver Cap. 5). Em um estudo prospectivo, randomizado (Juruena et al. 2009), tanto a carbamazepina quanto a oxcarbazepina foram eficazes no tratamento dos sintomas residuais do transtorno bipolar que não haviam respondido ao lítio isolado. Chama atenção o fato de a oxcarbazepina, na dosagem média de 210 mg/dia, por um período de oito semanas, ter sido consistentemente mais eficaz do que a carbamazepina na redução dos sintomas residuais maníacos e depressivos. As revisões retrospectivas geralmente informam que a combinação de lítio e carbamazepina é útil e sinérgica (Lipinski e Pope 1982; Paselow et al. 1994). Contudo, no mínimo um estudo retrospectivo (Fritze et al. 1994) não encontrou qualquer benefício da combinação de lítio e carbamazepina nos pacientes bipolares. Também existe evidência de que tal associação pode ser especialmente eficaz no transtorno bipolar de ciclagem rápida. A combinação de lítio e carbamazepina parece ser bem tolerada. Existe um relato de aumento do risco de disfunção do nódulo sinusal com essa associação (Steckler 1994), mas tal efeito parece ser raro. Além disso, tal combinação pode apresentar um efeito antitireoidiano cumulativo (Kramlinger e Post 1990). Não existem evidências de aumento da neurotoxidade ou discrasias sanguíneas com essa associação. As escalas de dosagem do lítio e da carbamazepina devem igualar os regimes usados para a prescrição de cada fármaco isolado. Do mesmo modo, os níveis séricos terapêuticos de ambos os fármacos deverão ser monitorados e mantidos.

Em geral, o lítio é combinado com o valproato no tratamento do transtorno bipolar. Os pacientes que apresentam suspensão dos sintomas maníacos ou depressivos com o lítio isolado costumam responder à adição do valproato. Contudo, são relativamente poucos os estudos prospectivos que pesquisam essa combinação. Estudos naturalísticos sugerem que a adição do valproato ao lítio apresenta maior probabilidade de eficácia nos estados agudos maníacos ou mistos se o nível de lítio estiver acima de 0,6 mEq/L (Muti et al. 2013). Além disso, nas mulheres, episódio recente de abuso de substância e retardo do início dos episódios depressivos podem predizer resposta insatisfatória à associação (Gao et al. 2010). Insinua-se que o valproato seja mais eficaz do que o lítio no tratamento do transtorno bipolar de ciclagem rápida, mas estudos controlados não sustentaram necessariamente essa hipótese (Calabrese et al. 2005), e a adição talvez não seja melhor do que o lítio isolado no manejo dessa modalidade do transtorno bipolar (Kemp et al. 2009). Até o momento, o estudo randomizado de grande porte da combinação do valproato com o lítio na prevenção de recaídas nos pacientes bipolares, o estudo BALANCE* (Pesquisadores BALANCE e colaboradores 2010), não constatou eficácia superior na combinação do lítio com o valproato em comparação ao lítio isolado na prevenção da recaída, mas, sim, que essa associação foi significativamente mais eficaz do que a monoterapia com valproato. A combinação de lítio e valproato parece ser bem tolerada, e a dosagem deve atingir níveis séricos adequados de ambos os fármacos. Ocasionalmente, o valproato é combinado com a carbamazepina quando o lítio é tolerado de forma insatisfatória ou ineficaz. Existem relatos anedóticos de que essa combinação seja, às vezes, efetiva. Entretanto, o valproato e a carbamazepina competem pelo metabolismo hepático, um efeito que aumenta o risco de toxicidade por carbamazepina. Por isso, alguns pesquisadores sugerem que essa associação seja contraindicada. Nossa experiência indica que a combinação pode ser utilizada de forma segura se os níveis de ambos os medicamentos forem monitorados cuidadosamente, e as respectivas dosagens, ajustadas quando necessário.

Conforme mencionado no Capítulo 5, os anticonvulsivantes mais novos, como a gabapentina, o topiramato e a lamotrigina, às vezes, são combinados com o lítio e o divalproato sódico nos pacientes com transtorno bipolar resis-

---

* N. de T.: O Estudo BALANCE foi publicado na revista *Lancet* e trata da eficácia da terapia combinada de lítio e valproato *versus* monoterapia na prevenção da recaída no transtorno bipolar tipo I. Lancet. 2010 Jan 30; 375(9712): 385-95.

tente ao tratamento. Assim como ocorre com a maioria das terapias combinadas para esse transtorno, a associação de lítio ou valproato com os anticonvulsivantes mais novos foi estudada insatisfatoriamente. A combinação de gabapentina e lítio no tratamento da doença bipolar não apresenta eficácia consistente. Estudos antigos de pequeno porte sugeriram que a gabapentina pode auxiliar nos sintomas depressivos quando adicionada a um regime existente (Ghaemi et al. 1998; Perugi et al. 1999; Young et al. 1999). Até agora, o único estudo de potencialização, duplo-cego (Vieta et al. 2006), revelou que a gabapentina adicionada a um estabilizador do humor-padrão teria modestos benefícios na prevenção da recaída. É evidente que a combinação da gabapentina com um estabilizador do humor-padrão é bem tolerada e pode auxiliar na ansiedade e na agitação, mesmo que se mostre menos expressiva no tratamento da mania ou da depressão. Em geral, utilizamos 900 a 1.200 mg/dia como agente coadjuvante e não recomendamos o seu uso como monoterapia para o transtorno bipolar.

A lamotrigina é eficaz na prevenção de episódios depressivos nos pacientes bipolares, e a combinação com outros estabilizadores do humor pode, até mesmo, ser mais eficaz na prevenção da depressão bipolar. Em um estudo controlado, Bowden e colaboradores (2012) indicaram que a combinação de lamotrigina e valproato foi significativamente mais eficaz do que a lamotrigina isolada na prevenção de episódios depressivos nos pacientes bipolares. A associação de lamotrigina com valproato ou carbamazepina é mais difícil de conduzir do que aquela com lítio. O valproato dobra os níveis séricos da lamotrigina, aumentando o risco de *rash*; já a carbamazepina os reduz pela metade. Notamos que, combinada com o lítio, a lamotrigina, em dosagens na faixa de 50 a 200 mg/dia, é particularmente benéfica no tratamento da depressão bipolar.

O topiramato pode ser mais útil como coadjuvante do que como agente potencializador. A adição de 50 a 200 mg de topiramato a uma regime-padrão estabilizador do humor pode mitigar o ganho de peso. Se o fármaco também auxilia nos efeitos da potencialização dos estabilizadores do humor não está claro até o momento. Ensaios controlados empregando a monoterapia têm sido desapontadores.

Combinações de estabilizadores do humor e antipsicóticos

As combinações de um agente atípico com lítio ou valproato talvez sejam as mais comumente utilizadas em todas as fases do transtorno bipolar. Muitos dos antipsicóticos atípicos estão aprovados pela FDA como coadjuvante ao lítio ou valproato no tratamento da mania aguda ou dos estados mistos. A combinação de olanzapina e fluoxetina (Symbyax) e os atípicos quetiapina e lurasidona está aprovada para o tratamento agudo da depressão bipolar. Na fase de manutenção, o único tratamento coadjuvante aprovado, até o momento da preparação deste livro, é a quetiapina combinada com um estabilizador do humor. O lítio possui determinadas propriedades antidopaminérgicas, e alguns pacientes podem apresentar uma maior propensão para desenvolver EPSs quando o fármaco é combinado com antipsicóticos. Esse fato parece ser particularmente verdadeiro com níveis séricos de lítio mais elevados ou tóxicos. Da mesma forma, foi sugerido que o medicamento aumenta o risco de discinesia tardia também nos pacientes tratados com antipsicóticos de primeira geração. Entretanto, se o lítio de fato acrescenta o risco de discinesia tardia induzida pelo antipsicótico ainda não está esclarecido. Conforme relatado anteriormente, não há evidências de aumento do risco de neurotoxicidade quando o lítio é combinado com um antipsicótico de primeira geração de alta potência. Em uma análise de grupo dos cinco maiores ensaios controlados de antipsicóticos atípicos combinados com lítio ou valproato na mania aguda *versus* um estabilizador do humor isolado, Ketter e colaboradores (2006) concluíram que houve cerca de 20% de vantagem na combinação do tratamento *versus* monoterapia. Isso é aproximadamente equivalente à vantagem da monoterapia com um estabilizador do humor ou agente atípico sobre o placebo no tratamento da mania aguda. Portanto, os autores concluíram que há uma distinta vantagem na combinação de um agente atípico com lítio ou valproato na mania aguda. Em contrapartida, a combinação de um atípico com carbamazepina não é tão bem-sucedida. Por exemplo, não houve vantagem em combinar olanzapina com carbamazepina no tratamento da mania aguda em relação à monoterapia com carbamazepina (Tohen et al. 2008). Além disso, a combinação foi menos tolerada do que a monoterapia com carbamazepina.

Em 2008, a quetiapina foi aprovada em combinação com valproato ou lítio para o tratamento de manutenção do transtorno bipolar tipo I. Nos pacientes que estabilizaram com lítio ou valproato, a adição de quetiapina foi significativamente melhor do que a adição de placebo na prevenção dos episódios depressivos e maníacos durante as 24 semanas seguintes (Suppers et al. 2009). Pouquíssimos pacientes apresentaram uma recaída de um episódio de humor enquanto recebiam o tratamento combinado (20%) *versus* monoterapia com lítio ou valproato (52%). Conforme esperado, a combinação de quetiapina com lítio ou valproato também foi menos bem tolerada do que foi o placebo coadjuvante, com taxas mais elevadas de ganho de peso, sedação e descontinuação devido aos eventos adversos.

Em 2013, a FDA aprovou a lurasidona como monoterapia e para uso coadjuvante com lítio ou valproato na depressão bipolar. O ensaio para registro da adição do fármaco ao valproato ou lítio nos níveis terapêuticos indicou que a combinação de lurasidona a um estabilizador do humor, nas dosagens de 20 a 120 mg/dia, foi significativamente mais eficaz do que estabilizador do humor isolado no tratamento agudo da depressão bipolar (Loebel et al. 2014). O que não está claro nesse estudo é se o tratamento combinado é melhor do que a monoterapia com lurasidona isolada.

Outros agentes atípicos, incluindo a risperidona (Geller et al. 2012; Ouyang et al. 2012), a olanzapina (Katagiri et al. 2013), o aripiprazol (Woo et al. 2011) e a asenapina (Szegedi et al. 2012), têm sido estudados no tratamento auxiliar dos diferentes aspectos do transtorno bipolar e podem apresentar vantagens sobre a monoterapia com um estabilizador do humor isolado. Portanto, a depressão bipolar ou a mania interrompida com um estabilizador do humor isolado deverá ser tratada com a adição de um dos agentes atípicos aprovados. Além disso, a combinação de um atípicos com um estabilizador do humor, em geral, é um tratamento mais eficaz do que um estabilizador do humor isolado na prevenção da recaída.

A clozapina tende a estar no final do algoritmo terapêutico do transtorno bipolar resistente ao tratamento devido à sua toxicidade e utilização complexa. Como mencionado no Capítulo 5, os pacientes com doença bipolar resistente ao tratamento geralmente respondem à terapia com clozapina. A combinação de lítio e clozapina pode ter um efeito sinérgico – o qual pode ser uma "faca de dois gumes". Por um lado, alguns pacientes com doença refratária demonstram resposta após a adição de clozapina a seus regimes medicamentosos. Ademais, o lítio pode amenizar a leucopenia associada à clozapina (Adityanjee 1995). Por outro, a maioria dos casos conhecidos de síndrome neuroléptica maligna (SNM) relacionada à clozapina tem estado associada ao uso concomitante de lítio. Por enquanto, para o portador de transtorno bipolar resistente ao tratamento, a associação ou substituição da clozapina no regime permanece como uma opção importante se outros estabilizadores do humor e antipsicóticos não forem bem-sucedidos.

Combinações de estabilizadores do humor e antidepressivos

É uma prática comum o uso de um antidepressivo com um estabilizador do humor no tratamento da fase depressiva da doença bipolar. Contudo, a utilidade dessa combinação permanece questionável. Conforme mencionado no Capítulo 4, muitos estudos avaliaram a adição de um antidepressivo a um estabilizador do humor no tratamento da depressão bipolar, mas não encontraram vantagens evidentes em comparação à adição de placebo. Por exemplo, o estudo STEP*D relatou que 23% dos pacientes com depressão bipolar tratados com um antidepressivo combinado com um estabilizador do humor permaneceram eutímicos por, pelo menos, oito semanas consecutivas, *versus* 27% daqueles que receberam placebo mais um estabilizador do humor (Sachs et al. 2007). Do mesmo modo, Nemeroff e colaboradores (2001) não encontraram vantagens na adição de imipramina ou paroxetina ao lítio *versus* adição de placebo nos pacientes com depressão bipolar. No entanto, aqueles com níveis séricos de lítio mais baixos (< 0,8 mEq/L) sentiram-se melhor com a adição de um antidepressivo do que com a do placebo. Portanto, pacientes com depressão bipolar que não toleram um nível de lítio mais elevado podem se beneficiar da adição de um antidepressivo.

Uma vez que os antidepressivos não se saíram bem nos estudos da combinação, uma questão é se a adição de um segundo estabilizador do humor seria superior à combinação de um antidepressivo e um estabilizador do humor no tratamento da depressão bipolar. Um estudo realizado por Young e colaboradores (2000) tentou responder a essa dúvida. Um total de 27 pacientes com depressão bipolar foram randomicamente designados para paroxetina ou um estabilizador do humor adicional (lítio ou valproato). Ao longo de seis semanas de estudo, ambas as estratégias terapêuticas melhoraram a depressão, mas os indivíduos que receberam paroxetina apresentaram maior probabilidade de se beneficiar do que aqueles que receberam um estabilizador do humor. Uma vez que esse foi um estudo de pequeno porte, ainda é concebível que a adição de um antidepressivo possa ser mais problemática ao longo do tempo do que a adição de outro estabilizador do humor. Muitos pacientes com depressão bipolar parecem não se beneficiar da adição de um antidepressivo a um estabilizador do humor, mas alguns claramente se beneficiam. Observamos que alguns indivíduos bipolares respondem de modo mais insatisfatório quando um antidepressivo é descontinuado. Nos pacientes que toleram a associação e parecem se beneficiar dela, faz sentido continuar com a combinação medicamentosa.

Entre as desvantagens potenciais no uso de antidepressivos nos pacientes bipolares encontra-se a indução de ciclagem rápida e a mudança para mania (Wehr e Goodwin 1979; Wehr et al. 1988). A indução da ciclagem rápida tem sido bastante observada com ADTs e, possivelmente, com IRSNs, mas ela pode ocorrer com IMAOs, ISRSs e outras classes de agentes.

A princípio, pensou-se que fosse menos provável que a bupropiona induzisse ciclagem rápida ou estados mistos, mas alguns casos de estados mistos e episódios maníacos desencadeados por esse fármaco foram relatados. Com base em dados limitados, sugerimos que se tente o uso da bupropiona ou um ISRS antes de tratar um ciclo depressivo da doença bipolar com um antidepressivo noradrenérgico, incluindo um ADT ou um IRSN. Caso a ciclagem rápida tenha sido induzida, se possível, o antidepressivo deve ser descontinuado, e a combinação de estabilizadores do humor, com ou sem suplementos tireoidianos, considerada.

Estabilizadores do humor e ácidos graxos ômega-3

Os ácidos graxos ômega-3 e ômega-6 são construtores das gorduras, assim como os aminoácidos são das proteínas. Vários relatos, desde o início da década de 1990, sugeriram que doenças emocionais possam estar associadas à carência de alguns ácidos graxos ômega-3. Por exemplo, parece existir uma proporção mais alta do ácido araquidônico em relação ao ácido eicosapentaenoico (EPA) nos pacientes mais gravemente depressivos do que naqueles com depressão menos grave. Outros estudos indicam que podem existir menos ácidos graxos ômega-3 nas membranas das hemácias dos pacientes depressivos em comparação a controles saudáveis. Além disso, algumas evidências limitadas sinalizam que o ácido graxo ômega-3 pode causar impacto no sinal de transdução de forma análoga ao lítio.

Um estudo preliminar duplo-cego relatou que a adição suplementar de ácidos graxos ômega-3 aos regimes medicamentosos de pacientes bipolares apresentou maior melhora (Stoll et al. 1999). Nesse estudo, 30 indivíduos bipolares foram randomizados para suplementos de 9,6 g/dia de ômega-3 e para azeite de oliva (como controle) por quatro semanas. Eles continuaram recebendo estabilizadores do humor-padrão. Os sujeitos tratados com ômega-3 experimentaram uma remissão mais prolongada e uma resolução mais completa dos sintomas do que aqueles tratados com placebo. Estudos mais recentes sobre o uso coadjuvante de ácidos graxos ômega-3 no transtorno bipolar e na depressão unipolar foram inconclusivos (ver Cap. 5). A revisão Cochrane de cinco ensaios controlados de ácidos graxos ômega-3 no tratamento do transtorno bipolar concluiu que houve discreta evidência de que esses suplementos ajudam nos sintomas maníacos, mas podem auxiliar nos sintomas depressivos nos pacientes bipolares (Montgomery e Richardson 2008). Uma metanálise mais recente sobre esses ácidos graxos no transtorno da depressão maior (TDM) também sugeriu que o suplemento pode ajudar a combater os sintomas depressivos tanto nos pacientes com TDM quanto naqueles que não satisfazem os critérios sindromais para TDM (Grosso et al. 2014).

A American Psychiatric Association (APA) considera que os pacientes com transtorno do humor podem se beneficiar da adição dos ácidos graxos ômega-3 às suas dietas. A APA sugere o consumo de, pelo menos, duas porções semanais de peixe gorduroso, como o salmão, ou 1 g de EPA/DHA* por dia.

---

* N. de T.: EPA/DHA – ácidos graxos poli-insaturados ômega-3 de cadeia longa.

Uma vez que esses ácidos graxos são totalmente benignos e podem proporcionar outros benefícios à saúde, acreditamos ser sensato suplementar os regimes de estabilizadores do humor dos pacientes bipolares com ômega-3. Embora benefícios extraordinários sejam raros em nossa experiência, as desvantagens são mínimas. Uma possível desvantagem é que os ácidos graxos ômega-3 possuem propriedades anticoagulantes. Portanto, eles podem aumentar o risco de sangramento em alguns pacientes suscetíveis, incluindo aqueles que recebem anticoagulantes, além de fármacos anti-inflamatórios não esteroidais. As crianças e as mulheres grávidas deverão evitar o consumo desses peixes com elevadíssimos níveis de concentração de mercúrio (e outros metais pesados) (i.e., tubarão, cavala, peixe-espada). Além disso, a FDA recomenda o consumo de, no máximo, 340 g semanais de peixe com níveis mais baixos de mercúrio, como conservas de atum *light*, salmão, bacalhau e bagre.

Estratégias de potencialização para a esquizofrenia

Combinações de dois antipsicóticos

Geralmente, a combinação de dois ou mais antipsicóticos (mencionada como *antipsychotic polypharmacy*, polifarmácia antipsicótica [APP]) é desaprovada, uma vez que os benefícios dessa abordagem não estão claros. Vários estados norte-americanos, inclusive a Califórnia, determinaram a redução da APP como uma meta importante no setor da saúde mental pública. A razão mais comum para a combinação de antipsicóticos é a falta de resposta adequada à monoterapia antipsicótica na esquizofrenia. O início mais precoce da doença e sua maior duração, além de fatores como hospitalizações mais frequentes e a presença de violência como sintoma da esquizofrenia, provavelmente estão associados à APP (Sagud et al. 2013).

A eficácia da APP *versus* monoterapia antipsicótica não está esclarecida. Até o momento, uma metanálise dessa comparação, envolvendo 19 ensaios clínicos, sugeriu que a APP parece ser superior à monoterapia no tratamento de pacientes esquizofrênicos resistentes (Correll et al. 2009). Contudo, os diversos estudos são difíceis de interpretar, porque usaram medidas variadas para aferição dos resultados e envolveram muitos agentes diferentes. A clozapina foi o antipsicótico mais comumente estudado nesses ensaios da combinação.

Por intuição, faz sentido que a combinação de clozapina, a qual apresenta limitado antagonismo D_2, e um antagonista D_2 possa ser útil. Vários estudos sugerem que a combinação de clozapina com aripiprazol ou amisulprida pode ser mais eficaz do que a monoterapia com clozapina (Porcelli et al. 2012). Alguns relatos de casos indicam que a associação de risperidona à clozapina pode ser benéfica para alguns pacientes com esquizofrenia refratária (Morera et al. 1999). Entretanto, as propriedades bloqueadoras do receptor α-adrenérgico da risperidona podem ser problemáticas em certos indivíduos que estejam sendo tratados com clozapina, enquanto a adição do haloperidol pode ser igualmente eficaz, mas apresentar menos complicações. A combinação com outros antipsicóticos atípicos e típicos também pode ser segura se a dosagem máxima do agente atípico não chegar a ser aquela para o benefício satisfatório. Tendemos a preferir a adição de agentes de alta potência, porque problemas de ganho de peso, hipotensão e sedação associados aos antipsicóticos atípicos complicam a adição de agentes de potência baixa. Uma vez que a risperidona, por si só, é um potente antagonista D_2, elevamos sua dosagem, conforme a tolerância do paciente, até 12 mg/dia, em vez de adicionar um antipsicótico-padrão.

Pode haver problemas na combinação de certos antipsicóticos. Por exemplo, a combinação de aripiprazol com outros antagonistas D_2, às vezes, está associada à piora dos sintomas (Chan e Sweeting 2007; Chang et al. 2006). A APP também pode causar um aumento do risco de efeitos colaterais, incluindo parkinsonismo e aumentos nos níveis de prolactina (Gallego et al. 2012).

Algumas vezes, a combinação de dois antipsicóticos-padrão é realizada, mas com benefícios incertos. A combinação mais comum é a de um agente de alta potência, como o haloperidol, e outro de baixa potência, como a clorpromazina. Normalmente, a razão para se utilizar o agente de baixa potência refere-se ao seu auxílio no sono. Contudo, o médico pode obter o mesmo efeito a partir da adição de doses mais altas de difenidramina (50 a 100 mg, todas as noites) ao antipsicótico ou, melhor, um benzodiazepínico. Existem raros pacientes que, do ponto de vista clínico, passam melhor com dois antipsicóticos-padrão diferentes, mas é difícil que isso ocorra sem que uma outra classe de agentes (um antipsicótico atípico, um benzodiazepínico ou um estabilizador do humor) seja ainda mais eficaz.

Combinações de antidepressivos e antipsicóticos

Os ISRSs e outros antidepressivos são combinados com antipsicóticos no tratamento dos sintomas negativos e da depressão na esquizofrenia, no transtorno esquizoafetivo e na depressão psicótica. Estudos abertos sugerem que a fluoxetina e a fluvoxamina podem auxiliar nos sintomas negativos e nas alterações de humor nos esquizofrênicos (Goldman e Janecek 1990; Silver e Nassar 1992). Um problema potencial é que os ISRSs podem elevar os níveis séricos dos antipsicóticos atípicos e padrão. Em um ensaio duplo-cego da fluoxetina associada a um neuroléptico de depósito, os sintomas negativos foram claramente aumentados com a fluoxetina, mas os níveis séricos do antipsicótico foram elevados em média 65% com a flufenazina e em 20% com o decanoato de haloperidol (Goff et al. 1995). Apesar de os EPSs não terem piorado nesse estudo, alguns pacientes demonstraram evidente piora da acatisia e de outros sintomas com a adição da fluoxetina ou de outros ISRSs aos seus regimes antipsicóticos. Portanto, doses mais baixas de antipsicóticos podem ser necessárias quando esses agentes são combinados com ISRSs. Conforme dito anteriormente, os ISRSs, sobretudo a fluvoxamina, podem elevar de forma acentuada os níveis séricos da clozapina.

Outros antidepressivos também podem aliviar os sintomas negativos. A trazodona demonstra benefícios modestos no tratamento dos sintomas negativos, assim como a moclobemida. Se comparada ao placebo, ela produz uma melhora significativa, porém discreta, nos sintomas negativos quando adicionada a um antipsicótico-padrão (Decina et al. 1994). Bodkin e colaboradores (1996) relataram que 5 mg de selegilina, duas vezes ao dia, por seis semanas, amenizaram de forma significativa os sintomas negativos e os EPSs em um grupo de 21 pacientes com esquizofrenia e transtorno esquizoafetivo, mas não surtiram efeitos nos sintomas positivos. Nessas dosagens baixas, não é possível antecipar interações consideráveis com antipsicóticos serotonérgicos atípicos, portanto, é preciso ter cautela. A expectativa é de que a selegilina transdérmica, na dosagem de 6 mg/dia, seja, no mínimo, tão segura quanto uma dose baixa de selegilina oral. Contudo, essa versão transdérmica não foi avaliada para a esquizofrenia até o momento da preparação deste livro.

Finalmente, doses baixas de antipsicóticos-padrão podem, de fato, aumentar a disponibilidade da dopamina sináptica pela estimulação dos autorreceptores dopaminérgicos pré-sinápticos para liberação de mais dopamina. Existem alguns relatos anedóticos de piora dos sintomas positivos e de melhora dos sintomas negativos com doses baixas de antipsicóticos. Em um estudo controlado por placebo sobre a amisulprida, um antipsicótico benzamida bloqueador da dopamina, ainda indisponível nos Estados Unidos, foi observada uma melhora significativa nos sintomas negativos da esquizofrenia com doses baixas (Boyer et al. 1995). Com dosagens altas, a amisulprida e os antipsicóticos-padrão podem piorar os sintomas negativos por deprimir o tônus dopaminérgico através do córtex pré-frontal.

Combinações de estabilizadores do humor e antipsicóticos

Um terço dos esquizofrênicos não responde adequadamente a um antipsicótico. Uma das mais antigas estratégias de potencialização para a esquizofrenia resistente ao tratamento foi a adição de lítio. Há relatos de que a potencialização dos neurolépticos com esse fármaco, em dosagens relativamente baixas (300 a 900 mg/dia), é eficaz no tratamento da esquizofrenia (Johns e Thompson 1995). No entanto, a maioria dos estudos indicadores de eficácia do lítio como agente de potencialização no tratamento da esquizofrenia é anedótica. Vários estudos randomizados, controlados, pesquisaram a eficácia do fármaco quando adicionado a um antipsicótico. Nenhum deles demonstrou qualquer benefício em comparação ao placebo nos pacientes com esquizofrenia bem caracterizada (Collins et al. 1991; Schulz, et al. 1999; Wilson 1993). É possível que os primeiros relatos tenham incluído indivíduos com transtorno esquizoafetivo ou com mania psicótica, os quais claramente se beneficiam do lítio. Uma vez que esse fármaco parece aumentar o risco de EPSs e, talvez, de SNM com antipsicóticos, sugerimos o uso dessa estratégia de potencialização sobretudo no tratamento dos pacientes com suspeita de transtorno esquizoafetivo. A dosagem do antipsicótico talvez precise se reduzida em alguns indivíduos tratados concomitantemente com lítio.

O valproato mostra-se eficaz como tratamento coadjuvante em combinação com antipsicóticos na intervenção terapêutica de exacerbações agudas da esquizofrenia. Casey e colaboradores (2003) relataram que a associação de 15 a 30 mg/kg/dia de valproato resultou na antecipação da melhora dos sintomas psicóticos nos esquizofrênicos agudos. Contudo, os efeitos desse fármaco como potencializador tendem a não ser evidentes no final da maioria dos ensaios (Basan et al. 2004). Em função disso, a utilidade primária do valproato deve ser a de acelerar a resposta ou, talvez, como coadjuvante no tratamento da agitação de alguns pacientes.

Também tem sido sugerido que a carbamazepina possa auxiliar nos efeitos antipsicóticos. Assim como o lítio, muitos estudos anedóticos e abertos sugerem um papel para esse medicamento na esquizofrenia resistente ao tratamento. No entanto, também como o lítio, ensaios controlados não demonstraram muitos benefícios na associação da carbamazepina a um antipsicótico (Llorca et al. 1993; Martín Muñoz et al. 1992). Uma vez que o fármaco pode diminuir substancialmente os níveis séricos da maioria dos antipsicóticos concomitantes, achamos difícil o seu uso como agente potencializador no tratamento da esquizofrenia.

O topiramato, como agente coadjuvante, pode ser uma alternativa à carbamazepina ou ao valproato. Sua associação a antipsicóticos tem sido relatada como benéfica na esquizofrenia resistente em ensaios controlados (Tiihonen et al. 2005, 2009). O topiramato também pode apresentar a vantagem de amenizar o ganho de peso induzido pelos antipsicóticos.

Existem algumas evidências de que a adição de lamotrigina à clozapina pode ser benéfica nos pacientes com esquizofrenia resistente ao tratamento. Até o momento, pelo menos, cinco ensaios de pequeno porte, abertos ou controlados, foram concluídos sobre essa associação. Geralmente, a adição de lamotrigina parece auxiliar de forma modesta nos sintomas tanto positivos quanto negativos nos pacientes que não responderam à monoterapia com clozapina (Citrome 2009). Em contrapartida, a adição de lamotrigina de 100 a 400 mg/dia a vários outros agentes atípicos não demonstrou muitos benefícios adicionais (Goff et al. 2007). Atualmente, a lamotrigina é estudada como um agente coadjuvante na esquizofrenia visando de modo específico aos déficits cognitivos, visto que esse potencial benefício foi observado em pelo menos um dos ensaios controlados.

Em geral, considera-se que os estabilizadores do humor desempenham um papel limitado como agentes potencializadores no tratamento dos sintomas principais da esquizofrenia. Acreditamos, todavia, que esses medicamentos funcionam como coadjuvantes no tratamento da agressividade e da agitação em tais pacientes. Observamos que a gabapentina, em dosagens de até 3.600 mg/dia, e o valproato, de 750 a 2.000 mg/dia, podem ser úteis no tratamento da agitação e da agressão de alguns desses indivíduos. Além disso, a gabapentina pode promover um benefício adicional: auxiliar nos EPSs em pacientes tratados com antipsicóticos-padrão (ver Cap. 5).

Outras estratégias de potencialização

Uma vez que os déficits cognitivos e executivos na esquizofrenia parecem ser um dos fatores importantes que limitam o funcionamento em pacientes esquizofrênicos, o NMH tem interesse no patrocínio de pesquisas que levem a um melhor tratamento dos déficits cognitivos dessa população. O programa Measurement and Treatment Research to Improve Cognition in Schizophrenia (MATRICS) iniciou a avaliação dos possíveis tratamentos. Entre os medicamentos coadjuvantes que podem desempenhar um papel na melhora da cognição em pacientes esquizofrênicos estão os estimulantes modafinil e atomoxetina, bem como os inibidores da acetilcolinesterase, entre outros medicamentos. Estudos de pequeno porte sugerem que a anfetamina possa auxiliar na memória de trabalho e na disfunção executiva em pacientes esquizofrênicos (Barch e Carter 2005). Da mesma forma como podem piorar os sintomas positivos, os estimulantes costumam auxiliar nos negativos (ver Cap. 4). Em oposição, até o momento, o modafinil não é particularmente útil no tratamento dos déficits executivos em pacientes esquizofrênicos (Saavedra-Velez et al. 2009), embora possa ajudar em algumas medidas globais dos sintomas negativos. Do mesmo modo, a atomoxetina e os inibidores da acetilcolinesterase também não apresentam particular eficácia (Kelly et al. 2009). As pesquisas continuam em busca de tratamentos viáveis para os déficits cognitivos na esquizofrenia. Uma estratégia experimental promissora é o potencial uso dos agonistas α7-nicotínico (Barak et al. 2009).

Anormalidades na transmissão do glutamato, particularmente o hipofuncionamento do receptor glutamato N-metil-D-aspartato (NMDA), têm sido propostas na etiologia dos sintomas de déficit na esquizofrenia. Até agora, vários estudos examinaram o papel da glicina e da D-cicloserina na potencialização dos efeitos dos antipsicóticos. A D-cicloserina é um agonista do receptor NMDA, e vários ensaios controlados sugerem que ela alivie os sintomas negativos e melhore o funcionamento neuropsicológico nos pacientes que fazem uso de antipsicóticos-padrão (Goff et al. 1999b; Rosse et al. 1996; Tsai et al. 1998), mas não naqueles que consomem clozapina (Goff et al. 1996, 1999a; Tsai et al. 1999). A dosagem de D-cicloserina mais eficaz ficou em torno de 50 mg/dia e, em geral, foi bem tolerada. Seus efeitos nos sintomas negativos e no funcionamento cognitivo, ainda que significativos, não foram particularmente expressivos.

A glicina é um aminoácido coagonista do receptor NMDA. A princípio, estudos abertos indicaram que ela beneficia alguns pacientes com esquizofrenia, mas piora os sintomas em outros (Rosse et al. 1989). Um ensaio cruzado mais recente da glicina em alta dose (0,8 g/kg) adicionada a um antipsicótico revelou que os sintomas negativos foram significativamente melhorados em comparação ao placebo (Heresco-Levy et al. 1999). A potencialização é reconhecidamente uma estratégia benigna por melhorar os sintomas negativos. Contudo, é improvável que a associação de glicina a um antipsicótico-padrão seja mais eficaz na melhora dos sintomas negativos do que a simples troca para um agente atípico. Para os pacientes que não respondem tão bem a um antipsicótico atípico, a associação de glicina ou de D-cicloserina pode ser uma opção.

A ciproeptadina (Periactin) é um antagonista geral da serotonina usado primariamente no tratamento de enxaquecas e alergias. Suas propriedades antagonistas do receptor serotonérgico têm sido interessantes para os médicos no tratamento dos sintomas negativos na esquizofrenia, uma vez que todos os antipsicóticos atípicos também são antagonistas 5-HT$_2$. Em um ensaio controlado, a ciproeptadina, na dosagem de 24 mg/dia, melhorou de forma considerável os sintomas negativos e foi muito bem tolerada (Akhondzadeh et al. 1999). A medicação também tem a vantagem de ser anticolinérgica e auxiliar nos EPSs. O problema é que a maioria dos pacientes acha o medicamento excessivamente sedativo, e 24 mg/dia é uma dosagem alta para muitos deles. Não está claro se doses menores poderiam funcionar tão bem.

Por fim, a ondansetrona, antagonista serotonérgico$_3$ (5-HT$_3$), também é considerado eficaz como agente coadjuvante ou potencializador na esquizofrenia resistente. Ao longo dos últimos 15 anos, vários relatos anedóticos sugerem que o fármaco, utilizado primariamente como um medicamento antiemético, pode auxiliar nos sintomas cognitivos e negativos da doença. O primeiro estudo duplo-cego da ondansetrona na esquizofrenia resistente também parece sustentar os benefícios desse agente (Zhang et al. 2006). Pacientes esquizofrênicos não responsivos ao haloperidol apresentaram uma probabilidade maior de obtenção de 30% de melhora nos sintomas psicóticos, se comparados aos indivíduos para os quais o placebo foi adicionado ao haloperidol. A ondansetrona é bem tolerada, mas, atualmente, muito cara. A dosagem utilizada no estudo de Zhang e colaboradores (2006) foi de 8 mg/dia, administrados por 12 semanas.

Referências

Adityanjee: Modification of clozapine-induced leukopenia and neutropenia with lithium carbonate (letter). Am J Psychiatry 152(4):648–649, 1995 7694925

Akhondzadeh S, Mohammadi MR, Amini-Nooshabadi H, Davari-Ashtiani R: Cyproheptadine in treatment of chronic schizophrenia: a double-blind, placebo-controlled study. J Clin Pharm Ther 24(1):49–52, 1999 10319907

Alpert JE, Mischoulon D, Rubenstein GE, et al: Folinic acid (Leucovorin) as an adjunctive treatment for SSRI-refractory depression. Ann Clin Psychiatry 14(1):33–38, 2002 12046638

Alvarez E, Pérez-Solá V, Pérez-Blanco J, et al: Predicting outcome of lithium added to antidepressants in resistant depression. J Affect Disord 42(2-3):179–186, 1997 9105959

Aranow AB, Hudson JI, Pope HG Jr, et al: Elevated antidepressant plasma levels after addition of fluoxetine. Am J Psychiatry 146(7):911–913, 1989 2787124

Artigas F, Perez V, Alvarez E: Pindolol induces a rapid improvement of depressed patients treated with serotonin reuptake inhibitors. Arch Gen Psychiatry 51(3):248–251, 1994 8122960

Austin LS, Arana GW, Melvin JA: Toxicity resulting from lithium augmentation of antidepressant treatment in elderly patients. J Clin Psychiatry 51(8):344–345, 1990 2380160

Bakish D, Hooper CL, Thornton MD, et al: Fast onset: an open study of the treatment of major depressive disorder with nefazodone and pindolol combination therapy. Int Clin Psychopharmacol 12(2):91–97, 1997 9219044

BALANCE investigators and collaborators; Geddes JR, Goodwin GM, Rendell J, et al: Lithium plus valproate combination therapy versus monotherapy for relapse prevention in bipolar I disorder (BALANCE): a randomised open-label trial. Lancet 375(9712):385–395, 2010

Barak S, Arad M, De Levie A, et al: Pro-cognitive and antipsychotic efficacy of the alpha7 nicotinic partial agonist SSR180711 in pharmacological and neurodevelopmental latent inhibition models of schizophrenia. Neuropsychopharmacology 34(7):1753–1763, 2009 19158670

Barbee JG, Thompson TR, Jamhour NJ, et al: A double-blind placebo-controlled trial of lamotrigine as an antidepressant augmentation agent in treatment-refractory unipolar depression. J Clin Psychiatry 72(10):1405–1412, 2011 21367355

Barch DM, Carter CS: Amphetamine improves cognitive function in medicated individuals with schizophrenia and in healthy volunteers. Schizophr Res 77(1):43–58, 2005 16005384

Baron BM, Ogden AM, Siegel BW, et al: Rapid down regulation of beta-adrenoceptors by co-administration of desipramine and fluoxetine. Eur J Pharmacol 154(2):125–134, 1988 2465908

Basan A, Kissling W, Leucht S: Valproate as an adjunct to antipsychotics for schizophrenia: a systematic review of randomized trials. Schizophr Res 70(1):33–37, 2004 15246461

Bauer M, Dopfmer S: Lithium augmentation in treatment-resistant depression: meta-analysis of placebo-controlled studies. J Clin Psychopharmacol 19(5):427–434, 1999 10505584

Bauer M, Hellweg R, Gräf KJ, Baumgartner A: Treatment of refractory depression with high-dose thyroxine. Neuropsychopharmacology 18(6):444–455, 1998 9571653

Bauer M, Zaninelli R, Müller-Oerlinghausen B, Meister W: Paroxetine and amitriptyline augmentation of lithium in the treatment of major depression: a double-blind study. J Clin Psychopharmacol 19(2):164–171, 1999 10211918

Bell IR, Cole JO: Fluoxetine induces elevation of desipramine level and exacerbation of geriatric nonpsychotic depression (letter). J Clin Psychopharmacol 8(6):447–448, 1988 3266222

Blier P, Bergeron R: Effectiveness of pindolol with selected antidepressant drugs in the treatment of major depression. J Clin Psychopharmacol 15(3):217–222, 1995 7636000

Blier P, Ward HE, Tremblay P, et al: Combination of antidepressant medications from treatment initiation for major depressive disorder: a double-blind randomized study. Am J Psychiatry 167(3):281–288, 2010 20008946

Bloch M, Schmidt PJ, Danaceau MA, et al: Dehydroepiandrosterone treatment of midlife dysthymia. Biol Psychiatry 45(12):1533–1541, 1999 10376113

Bodkin JA, Cohen BM, Salomon MS, et al: Treatment of negative symptoms in schizophrenia and schizoaffective disorder by selegiline augmentation of antipsychotic medication. A pilot study examining the role of dopamine. J Nerv Ment Dis 184(5):295-301, 1996 8627275

Bodkin JA, Lasser RA, Wines JD Jr, et al: Combining serotonin reuptake inhibitors and bupropion in partial responders to antidepressant monotherapy. J Clin Psychiatry 58(4):137-145, 1997 9164423

Bommer M, Naber D: Subclinical hypothyroidism in recurrent mania (also see comments). Biol Psychiatry 31(7):729-734, 1992 1599989

Bouwer C, Stein DJ: Buspirone is an effective augmenting agent of serotonin selective reuptake inhibitors in severe treatment-refractory depression. S Afr Med J 87 (4, suppl):534-537, 540, 1997

Bowden CL, Myers JE, Grossman F, Xie Y: Risperidone in combination with mood stabilizers: a 10-week continuation phase study in bipolar I disorder. J Clin Psychiatry 65(5):707-714, 2004 15163260

Bowden CL, Singh V, Weisler R, et al: Lamotrigine vs. lamotrigine plus divalproex in randomized, placebo-controlled maintenance treatment for bipolar depression. Acta Psychiatr Scand 126(5):342-350, 2012 22708645

Boyer P, Lecrubier Y, Puech AJ, et al: Treatment of negative symptoms in schizophrenia with amisulpride. Br J Psychiatry 166(1):68-72, 1995 7894879

Buchanan RW, Freedman R, Javitt DC, et al: Recent advances in the development of novel pharmacological agents for the treatment of cognitive impairments in schizophrenia. Schizophr Bull 33(5):1120-1130, 2007 17641146

Bunevicius R, Kazanavicius G, Zalinkevicius R, Prange AJ Jr: Effects of thyroxine as compared with thyroxine plus triiodothyronine in patients with hypothyroidism. N Engl J Med 340(6):424-429, 1999 9971866

Calabrese JR, Rapport DJ, Youngstrom EA, et al: New data on the use of lithium, divalproate, and lamotrigine in rapid cycling bipolar disorder. Eur Psychiatry 20(2):92-95, 2005 15797691

Carpenter LL, Jocic Z, Hall JM, et al: Mirtazapine augmentation in the treatment of refractory depression. J Clin Psychiatry 60(1):45-49, 1999 10074878

Carpenter LL, Yasmin S, Price LH: A double-blind, placebo-controlled study of antidepressant augmentation with mirtazapine. Biol Psychiatry 51(2):183-188, 2002 11822997

Casey DE, Daniel DG, Wassef AA, et al: Effect of divalproex combined with olanzapine or risperidone in patients with an acute exacerbation of schizophrenia. Neuropsychopharmacology 28(1):182-192, 2003 12496955

Cassano P, Lattanzi L, Fava M, et al: Ropinirole in treatment-resistant depression: a 16-week pilot study. Can J Psychiatry 50(6):357-360, 2005 15999953

Cattell DL, King EA: Estrogen for postnatal depression. J Fam Pract 43(1):22-23, 1996 8691173

Chambers CD, Johnson KA, Dick LM, et al: Birth outcomes in pregnant women taking fluoxetine (also see comments). N Engl J Med 335(14):1010–1015, 1996 8793924

Chan J, Sweeting M: Review: Combination therapy with non-clozapine atypical anti- psychotic medication: a review of current evidence. J Psychopharmacol 21(6):657–664, 2007 17092976

Chang JS, Ha KS, Young Lee K, et al: The effects of long-term clozapine add-on therapy on the rehospitalization rate and the mood polarity patterns in bipolar disorders. J Clin Psychiatry 67(3):461–467, 2006 16649834

Citrome L: Adjunctive lithium and anticonvulsants for the treatment of schizophrenia: what is the evidence? Expert Rev Neurother 9(1):55–71, 2009 19102669

Collins PJ, Larkin EP, Shubsachs AP: Lithium carbonate in chronic schizophrenia— a brief trial of lithium carbonate added to neuroleptics for treatment of resistant schizophrenic patients. Acta Psychiatr Scand 84(2):150–154, 1991 1683094

Cooke RG, Joffe RT, Levitt AJ: T3 augmentation of antidepressant treatment in T4-replaced thyroid patients (also see comments). J Clin Psychiatry 53(1):16–18, 1992 1737734

Coope J: Is oestrogen therapy effective in the treatment of menopausal depression? J R Coll Gen Pract 31(224):134–140, 1981 6268783

Cooper-Kazaz R, van der Deure WM, Medici M, et al: Preliminary evidence that a functional polymorphism in type 1 deiodinase is associated with enhanced potentiation of the antidepressant effect of sertraline by triiodothyronine. J Affect Disord 116(1-2):113–116, 2009 19064291

Correll CU, Rummel-Kluge C, Corves C, et al: Antipsychotic combinations vs monotherapy in schizophrenia: a meta-analysis of randomized controlled trials. Schizophr Bull 35(2):443–457, 2009 18417466

Corrigan MH, Denahan AQ, Wright CE, et al: Comparison of pramipexole, fluoxetine, and placebo in patients with major depression. Depress Anxiety 11(2):58–65, 2000 10812530

Crowe D, Collins JP, Rosse RB: Thyroid hormone supplementation of fluoxetine treatment (letter). J Clin Psychopharmacol 10(2):150–151, 1990 2341594

DeBattista C: Pramipexole in the treatment of resistant depression. Presentation at the annual meeting of the New Clinical Drug Evaluation Unit (NCDEU), Boca Raton, FL, 1997

DeBattista C, Schatzberg AF: Estrogen modulation of monoamines, in Estrogen in Mental Health: From the Bench to the Bedside. Edited by Liebenluft E. Washington, DC, American Psychiatric Publishing, 1999

DeBattista C, Solvason HB, Breen JA, Schatzberg AF: Pramipexole augmentation of a selective serotonin reuptake inhibitor in the treatment of depression. J Clin Psychopharmacol 20(2):274–275, 2000 10770475

DeBattista C, Solvason HB, Poirier J, et al: A prospective trial of bupropion SR augmentation of partial and non-responders to serotonergic antidepressants. J Clin Psychopharmacol 23(1):27–30, 2003 12544372

DeBattista C, Lembke A, Solvason HB, et al: A prospective trial of modafinil as an adjunctive treatment of major depression. J Clin Psychopharmacol 24(1):87–90, 2004 14709953

DeBattista C, Patkar P, Hawkins J: Ropinirole augmentation of standard antidepressants in the treatment of resistant depression. Presented at the 48th Annual Meeting of the New Clinical Drug Evaluation Unit (NCDEU), Session 1, Phoenix, AZ, 2008

Decina P, Mukherjee S, Bocola V, et al: Adjunctive trazodone in the treatment of negative symptoms of schizophrenia. Hosp Community Psychiatry 45(12):1220–1223, 1994 7868106

Dehydroepiandrosterone (DHEA). Med Lett Drugs Ther 8 (985; October 11):91–92, 1996

Dé Montigny C, Grunberg F, Mayer A, Deschenes JP: Lithium induces rapid relief of depression in tricyclic antidepressant drug non-responders. Br J Psychiatry 138:252–256, 1981 7272619

de Montigny C, Cournoyer G, Morissette R, et al: Lithium carbonate addition in tricyclic antidepressant-resistant unipolar depression. Correlations with the neurobiologic actions of tricyclic antidepressant drugs and lithium ion on the serotonin system. Arch Gen Psychiatry 40(12):1327–1334, 1983 6418109

Dennis CL, Ross LE, Herxheimer A: Oestrogens and progestins for preventing and treating postpartum depression. Cochrane Database Syst Rev October 8;(4):CD001690, 2008

Eden Evins A, Demopulos C, Nierenberg A, et al: A double-blind, placebo-controlled trial of adjunctive donepezil in treatment-resistant mania. Bipolar Disord 8(1):75–80, 2006a 16411983

Eden Evins A, Demopulos C, Yovel I, et al: Inositol augmentation of lithium or valproate for bipolar depression. Bipolar Disord 8(2):168–174, 2006b 16542187

Everett HC: The use of bethanechol chloride with tricyclic antidepressants. Am J Psychiatry 132(11):1202–1204, 1975 1166898

Fatemi SH, Emamian ES, Kist DA: Venlafaxine and bupropion combination therapy in a case of treatment-resistant depression. Ann Pharmacother 33(6):701–703, 1999 10410184

Fava M, Rosenbaum JF, McGrath PJ, et al: Lithium and tricyclic augmentation of fluoxetine treatment for resistant major depression: a double-blind, controlled study. Am J Psychiatry 151(9):1372–1374, 1994 8067495

Fava M, Thase ME, DeBattista C, et al: Modafinil augmentation of selective serotonin reuptake inhibitor therapy in MDD partial responders with persistent fatigue and sleepiness. Ann Clin Psychiatry 19(3):153–159, 2007 17729016

Fawcett J, Kravitz HM, Zajecka JM, Schaff MR: CNS stimulant potentiation of monoamine oxidase inhibitors in treatment-refractory depression. J Clin Psychopharmacol 11(2):127–132, 1991 2056139

Feighner JP, Brauzer B, Gelenberg AJ, et al: A placebo-controlled multicenter trial of Limbitrol versus its components (amitriptyline and chlordiazepoxide) in the symp- tomatic treatment of depressive illness. Psychopharmacology (Berl) 61(2):217–225, 1979 108739

Ferraro L, Antonelli T, O'Connor WT, et al: Modafinil: an antinarcoleptic drug with a different neurochemical profile to d-amphetamine and dopamine uptake blockers. Biol Psychiatry 42(12):1181–1183, 1997 9426889

Flint AJ, Rifat SL: A prospective study of lithium augmentation in antidepressant-resistant geriatric depression. J Clin Psychopharmacol 14(5):353–356, 1994 7806693

Fontaine R, Ontiveros A, Elie R, Vézina M: Lithium carbonate augmentation of de- sipramine and fluoxetine in refractory depression (erratum: Biol Psychiatry 31:322, 1992; also see comments). Biol Psychiatry 29(9):946–948, 1991 1904782

Freedman R, Olincy A, Buchanan RW, et al: Initial phase 2 trial of a nicotinic agonist in schizophrenia. Am J Psychiatry 165(8):1040–1047, 2008 18381905

Fritze J, Beneke M, Lanczik M, et al: Carbamazepine as adjunct or alternative to lithium in the prophylaxis of recurrent affective disorders. Pharmacopsychiatry 27(5):181–185, 1994 7838887

Gallego JA, Bonetti J, Zhang J, et al: Prevalence and correlates of antipsychotic polypharmacy: a systematic review and meta-regression of global and regional trends from the 1970s to 2009. Schizophr Res 138(1):18–28, 2012 22534420

Gao K, Kemp DE, Wang Z, et al: Predictors of non-stabilization during the combination therapy of lithium and divalproex in rapid cycling bipolar disorder: a posthoc analysis of two studies. Psychopharmacol Bull 43(1):23–38, 2010 20581798

Garlow SJ, Dunlop BW, Ninan PT, Nemeroff CB: The combination of triiodothyronine (T3) and sertraline is not superior to sertraline monotherapy in the treatment of major depressive disorder. J Psychiatr Res 46(11):1406–1413, 2012 22964160

Geller B, Luby JL, Joshi P, et al: A randomized controlled trial of risperidone, lithium, or divalproex sodium for initial treatment of bipolar I disorder, manic or mixed phase, in children and adolescents. Arch Gen Psychiatry 69(5):515–528, 2012 22213771

Geretsegger C, Bitterlich W, Stelzig R, et al: Paroxetine with pindolol augmentation: a double-blind, randomized, placebo-controlled study in depressed in-patients. Eur Neuropsychopharmacol 18(2):141–146, 2008 18054209

Gerner RH, Stanton A: Algorithm for patient management of acute manic states: lithium, valproate, or carbamazepine? J Clin Psychopharmacol 12(1)(suppl):57S––63S, 1992 1541719

Ghaemi SN, Goodwin FK: Use of atypical antipsychotic agents in bipolar and schizo- affective disorders: review of the empirical literature. J Clin Psychopharmacol 19(4):354–361, 1999 10440464

Ghaemi SN, Sachs GS, Baldassano CF, Truman CJ: Acute treatment of bipolar disorder with adjunctive risperidone in outpatients. Can J Psychiatry 42(2):196–199, 1997 9067070

Ghaemi SN, Katzow JJ, Desai SP, Goodwin FK: Gabapentin treatment of mood dis- orders: a preliminary study. J Clin Psychiatry 59(8):426–429, 1998 9721823

Ghaemi SN, Schrauwen E, Klugman J, et al: Long-term lamotrigine plus lithium for bipolar disorder: One year outcome. J Psychiatr Pract 12(5):300–305, 2006 16998417

Gitlin MJ, Weiner H, Fairbanks L, et al: Failure of T3 to potentiate tricyclic antide- pressant response. J Affect Disord 13(3):267–272, 1987 2960719

Goddard AW, Brouette T, Almai A, et al: Early coadministration of clonazepam with sertraline for panic disorder. Arch Gen Psychiatry 58(7):681–686, 2001 11448376

Godfrey PS, Toone BK, Carney MW, et al: Enhancement of recovery from psychiatric illness by methylfolate. Lancet 336(8712):392–395, 1990 1974941

Goff DC, Midha KK, Sarid-Segal O, et al: A placebo-controlled trial of fluoxetine added to neuroleptic in patients with schizophrenia. Psychopharmacology (Berl) 117(4):417–423, 1995 7604142

Goff DC, Tsai G, Manoach DS, et al: D-cycloserine added to clozapine for patients with schizophrenia. Am J Psychiatry 153(12):1628–1630, 1996 8942463

Goff DC, Henderson DC, Evins AE, Amico E: A placebo-controlled crossover trial of D-cycloserine added to clozapine in patients with schizophrenia. Biol Psychiatry 45(4):512–514, 1999a 10071726

Goff DC, Tsai G, Levitt J, et al: A placebo-controlled trial of D-cycloserine added to conventional neuroleptics in patients with schizophrenia (also see comments). Arch Gen Psychiatry 56(1):21–27, 1999b 9892252

Goff DC, Keefe R, Citrome L, et al: Lamotrigine as add-on therapy in schizophrenia: results of 2 placebo-controlled trials. J Clin Psychopharmacol 27(6):582–589, 2007 18004124

Goldberg JF, Burdick KE, Endick CJ: Preliminary randomized, double-blind, placebo-controlled trial of pramipexole added to mood stabilizers for treatment-resistant bipolar depression. Am J Psychiatry 161(3):564–566, 2004 14992985

Goldman MB, Janecek HM: Adjunctive fluoxetine improves global function in chronic schizophrenia. J Neuropsychiatry Clin Neurosci 2(4):429–431, 1990 1983785

Goodwin FK, Prange AJ Jr, Post RM, et al: Potentiation of antidepressant effects by L-triiodothyronine in tricyclic nonresponders. Am J Psychiatry 139(1):34–38, 1982 7055275

Granacher RP, Baldessarini RJ: Physostigmine. Its use in acute anticholinergic syndrome with antidepressant and antiparkinson drugs. Arch Gen Psychiatry 32(3):375–380, 1975 1115577

Grosso G, Pajak A, Marventano S, et al: Role of omega-3 fatty acids in the treatment of depressive disorders: a comprehensive meta-analysis of randomized clinical trials. PLoS ONE 9(5):e96905, 2014 24805797

Gupta S, Masand P, Tanquary JF: Thyroid hormone supplementation of fluoxetine in the treatment of major depression. Br J Psychiatry 159:866–867, 1991 1790460

Hayes SG: Barbiturate anticonvulsants in refractory affective disorders. Ann Clin Psychiatry 5(1):35–44, 1993 8348197

Heninger GR, Charney DS, Sternberg DE: Lithium carbonate augmentation of antidepressant treatment: an effective prescription for treatment-refractory depression. Arch Gen Psychiatry 40(12):1335–1342, 1983 6418110

Heresco-Levy U, Javitt DC, Ermilov M, et al: Efficacy of high-dose glycine in the treatment of enduring negative symptoms of schizophrenia (also see comments). Arch Gen Psychiatry 56(1):29–36, 1999 9892253

Heresco-Levy U, Gelfin G, Bloch B, et al: A randomized add-on trial of high-dose D-cycloserine for treatment-resistant depression. Int J Neuropsychopharmacol 16(3):501–506, 2013 23174090

Hollander E, DeCaria CM, Schneier FR, et al: Fenfluramine augmentation of serotonin reuptake blockade antiobsessional treatment. J Clin Psychiatry 51(3):119–123, 1990 2106515

Holsboer F, Grasser A, Friess E, et al: Steroid effects on central neurons and implications for psychiatric and neurological disorders. Ann N Y Acad Sci 746:345–359 [discussion 359–361], 1994

Hopwood SE, Bogle S, Wildgust HJ: The combination of fluoxetine and lithium in clinical practice. Int Clin Psychopharmacol 8(4):325–327, 1993 8277157

Howland RH: Lithium augmentation of fluoxetine in the treatment of OCD and major depression: a case report (letter). Can J Psychiatry 36(2):154–155, 1991 1904303

Howland RH: Thyroid dysfunction in refractory depression: implications for pathophysiology and treatment. J Clin Psychiatry 54(2):47–54, 1993 8444820

Hunter MD, Ganesan V, Wilkinson ID, Spence SA: Impact of modafinil on prefrontal executive function in schizophrenia. Am J Psychiatry 163(12):2184–2186, 2006 17151173

Joffe G, Appelberg B, Rimón R: Adjunctive nefazodone in neuroleptic-treated schizophrenic patients with predominantly negative symptoms: an open prospective pilot study. Int Clin Psychopharmacol 14(4):233–238, 1999 10468316

Joffe RT: Triiodothyronine potentiation of fluoxetine in depressed patients. Can J Psychiatry 37(1):48–50, 1992 1551045

Joffe RT, Schuller DR: An open study of buspirone augmentation of serotonin reuptake inhibitors in refractory depression. J Clin Psychiatry 54(7):269–271, 1993 8335654

Joffe RT, Singer W: Thyroid hormone potentiation of antidepressants. Neuroendo- crinology Letters (St. Michael's Hospital) 9:172, 1987

Joffe RT, Levitt AJ, Bagby RM, et al: Predictors of response to lithium and triiodothyronine augmentation of antidepressants in tricyclic non-responders. Br J Psychiatry 163:574–578, 1993 8298824

Joffe RT, Sokolov ST, Levitt AJ: Lithium and triiodothyronine augmentation of antidepressants. Can J Psychiatry 51(12):791–793, 2006 17168254

Johns CA, Thompson JW: Adjunctive treatments in schizophrenia: pharmacotherapies and electroconvulsive therapy. Schizophr Bull 21(4):607–619, 1995 8749888

Juruena MF, Ottoni GL, Machado-Vieira R, et al: Bipolar I and II disorder residual symptoms: oxcarbazepine and carbamazepine as add-on treatment to lithium in a double-blind, randomized trial. Prog Neuropsychopharmacol Biol Psychiatry 33(1):94–99, 2009 19007842

Karunakaran K, Tungaraza TE, Harborne GC: Is clozapine-aripiprazole combination a useful regime in the management of treatment-resistant schizophrenia? J Psychopharmacol 21(4):453–456, 2007 17050662

Katagiri H, Tohen M, McDonnell DP, et al: Efficacy and safety of olanzapine for treatment of patients with bipolar depression: Japanese subpopulation analysis of a randomized, double-blind, placebo-controlled study. BMC Psychiatry 13:138, 2013 23672672

Katona CL, Robertson MM, Abou-Saleh MT, et al: Placebo-controlled trial of lithium augmentation of fluoxetine and lofepramine. Int Clin Psychopharmacol 8(4):323, 1993 8277156

Katona CL, Abou-Saleh MT, Harrison DA, et al: Placebo-controlled trial of lithium augmentation of fluoxetine and lofepramine. Br J Psychiatry 166(1):80–86, 1995 7894881

Keck PE: A randomized, placebo-controlled trial of olanzapine and olanzapine-fluoxetine combination in the treatment of bipolar depression. Presentation at the 155th annual meeting of the American Psychiatric Association, Philadelphia, PA, May 2002

Keck PE Jr, McElroy SL, Vuckovic A, Friedman LM: Combined valproate and carba- mazepine treatment of bipolar disorder. J Neuropsychiatry Clin Neurosci 4(3):319–322, 1992 1498585

Kelly DL, Buchanan RW, Boggs DL, et al: A randomized double-blind trial of ato- moxetine for cognitive impairments in 32 people with schizophrenia. J Clin Psychiatry 70(4):518–525, 2009 19358788

Kemp DE, Gao K, Ganocy SJ, et al: A 6-month, double-blind, maintenance trial of lithium monotherapy versus the combination of lithium and divalproex for rapid-cycling bipolar disorder and Co-occurring substance abuse or dependence. J Clin Psychiatry 70(1):113–121, 2009 19192457

Ketter TA, Winsberg ME, DeGolia SG, et al: Rapid efficacy of olanzapine augmentation in nonpsychotic bipolar mixed states (letter) (also see comments). J Clin Psychiatry 59(2):83–85, 1998 9501894

Ketter T, Wang P, Nowakowski C: Treatment of acute mania in bipolar disorder, in Advances in Treatment of Bipolar Disorder. Edited by Ketter TA. Washington, DC, American Psychiatric Publishing, 2005, pp 11–55

Ketter TA, Wang PW, Chandler RA, et al: Adjunctive aripiprazole in treatment-resistant bipolar depression. Ann Clin Psychiatry 18(3):169–172, 2006 16923655

Kirsch MA, Louie AK: Combination treatment with venlafaxine and bupropion (letter). Am J Psychiatry 156(3):494, 1999 10080572

Kishimoto A: The treatment of affective disorder with carbamazepine: prophylactic synergism of lithium and carbamazepine combination. Prog Neuropsychopharmacol Biol Psychiatry 16(4):483–493, 1992 1641493

Kline NS, Pare M, Hallstrom C, Cooper TB: Amitriptyline protects patients on MAOIs from tyramine reactions. J Clin Psychopharmacol 2(6):434–435, 1982 7174870

Kramlinger KG, Post RM: Addition of lithium carbonate to carbamazepine: hematological and thyroid effects (also see comments). Am J Psychiatry 147(5):615–620, 1990 2109539

Kusalic M: Grade II and grade III hypothyroidism in rapid-cycling bipolar patients. Neuropsychobiology 25(4):177–181, 1992 1454157

Landén M, Björling G, Agren H, Fahlén T: A randomized, double-blind, placebo- controlled trial of buspirone in combination with an SSRI in patients with treatment-refractory depression. J Clin Psychiatry 59(12):664–668, 1998 9921700

Lemberger L, Rowe H, Bosomworth JC, et al: The effect of fluoxetine on the pharma- cokinetics and psychomotor responses of diazepam. Clin Pharmacol Ther 43(4):412–419, 1988 3128416

Levine J, Barak Y, Gonzalves M, et al: Double-blind, controlled trial of inositol treatment of depression. Am J Psychiatry 152(5):792–794, 1995 7726322

Levine J, Mishori A, Susnosky M, et al: Combination of inositol and serotonin reuptake inhibitors in the treatment of depression. Biol Psychiatry 45(3):270–273, 1999 10023500

Lipinski JF, Pope HG Jr: Possible synergistic action between carbamazepine and lithium carbonate in the treatment of three acutely manic patients. Am J Psychiatry 139(7):948–949, 1982 6807113

Llorca PM, Wolf MA, Lançon C, Bougerol T: [Comparative efficacy of bromocriptine, carbamazepine and cyproheptadine with neuroleptics in 24 refractory chronic schizophrenic patients] (in French). Encephale 19(5):565–571, 1993 8306925

Loebel A, Cucchiaro J, Silva R, et al: Lurasidone as adjunctive therapy with lithium or valproate for the treatment of bipolar I depression: a randomized, double-blind, placebo-controlled study. Am J Psychiatry 171(2):169–177, 2014 24170221

Martín Muñoz JC, Moriñigo Domínguez AV, Mateo Martín I, et al: [Carbamazepine: an efficient adjuvant treatment in schizophrenia] (in Spanish). Actas Luso Esp Neurol Psiquiatr Cienc Afines 20(1):11–16, 1992 1502960

McAskill R, Mir S, Taylor D: Pindolol augmentation of antidepressant therapy (also see comments) (erratum: Br J Psychiatry 173:443, 1998). Br J Psychiatry 173:203–208, 1998 9926094

McElroy SL, Pope HG Jr (eds): Use of Anticonvulsants in Psychiatry: Recent Advances. Clifton, NJ, Oxford Health Care, 1988

McGinness J, Kishimoto A, Hollister LE: Avoiding neurotoxicity with lithium- carbamazepine combinations. Psychopharmacol Bull 26(2):181–184, 1990 2236454

McGrath PJ, Stewart JW, Fava M, et al: Tranylcypromine versus venlafaxine plus mirtazapine following three failed antidepressant medication trials for depression: a STAR*D report. Am J Psychiatry 163:1531–1541 [quiz 1666], 2006

McIntyre A, Gendron A, McIntyre A: Quetiapine adjunct to selective serotonin reuptake inhibitors or venlafaxine in patients with major depression, comorbid anxiety, and residual depressive symptoms: a randomized, placebo-controlled pilot study. Depress Anxiety 24(7):487–494, 2007 17177199

Michelson D, Aller AA, Amsterdam JD, et al: Addition of atomoxetine for depression incompletely responsive to sertraline: a randomized, double-blind, placebo- controlled study, in Syllabus and Proceedings Summary, American Psychiatric Association Annual Meeting, Toronto, ON, Canada, May 20–25, 2006, p 74

Mitchell P, Withers K, Jacobs G, Hickie I: Combining lithium and sodium valproate for bipolar disorder. Aust N Z J Psychiatry 28(1):141–143, 1994 8067959

Montgomery P, Richardson AJ: Omega-3 fatty acids for bipolar disorder. Cochrane Database Syst Rev April 16;(2):CD005169, 2008

Montgomery SA: Selectivity of antidepressants and resistant depression, in Advances in Neuropsychiatry and Psychopharmacology, Vol 2: Refractory Depression. Edited by Amsterdam JD. New York, Raven, 1991, pp 93–104

Morera AL, Barreiro P, Cano-Munoz JL: Risperidone and clozapine combination for the treatment of refractory schizophrenia. Acta Psychiatr Scand 99:305–306 [discussion: 306–307], 1999

Mouaffak F, Tranulis C, Gourevitch R, et al: Augmentation strategies of clozapine with antipsychotics in the treatment of ultraresistant schizophrenia. Clin Neuropharmacol 29(1):28–33, 2006 16518132

Muly EC, McDonald W, Steffens D, Book S: Serotonin syndrome produced by a combination of fluoxetine and lithium (letter). Am J Psychiatry 150(10):1565, 1993 8379573

Muti M, Del Grande C, Musetti L, et al: Prescribing patterns of lithium or lithium+valproate in manic or mixed episodes: a naturalistic study. Int Clin Psychopharmacol 28(6):305–311, 2013 23873290

Nelson JC, Price LH: Lithium or desipramine augmentation of fluoxetine treatment (letter). Am J Psychiatry 152(10):1538–1539, 1995 7573606

Nelson JC, Mazure CM, Jatlow PI, et al: Combining norepinephrine and serotonin reuptake inhibition mechanisms for treatment of depression: a double-blind, randomized study. Biol Psychiatry 55(3):296–300, 2004 14744472

Nemeroff CB, Evans DL, Gyulai L, et al: Double-blind, placebo-controlled comparison of imipramine and paroxetine in the treatment of bipolar depression. Am J Psychiatry 158(6):906–912, 2001 11384898

Nierenberg AA, Keck PE Jr: Management of monoamine oxidase inhibitor-associated insomnia with trazodone. J Clin Psychopharmacol 9(1):42–45, 1989 2708555

Nierenberg AA, Price LH, Charney DS, Heninger GR: After lithium augmentation: a retrospective follow-up of patients with antidepressant-refractory depression. J Af- fect Disord 18(3):167–175, 1990 2139061

Nierenberg AA, Cole JO, Glass L: Possible trazodone potentiation of fluoxetine: a case series. J Clin Psychiatry 53(3):83–85, 1992 1548249

Nierenberg AA, Adler LA, Peselow E, et al: Trazodone for antidepressant-associated insomnia. Am J Psychiatry 151(7):1069–1072, 1994 8010365

Nierenberg AA, Fava M, Trivedi MH, et al: A comparison of lithium and T(3) augmentation following two failed medication treatments for depression: a STAR*D report. Am J Psychiatry 163(9):1519–1530, 2006a 16946176

Nierenberg AA, Ostacher MJ, Calabrese JR, et al: Treatment-resistant bipolar depres- sion: a STEP-BD equipoise randomized effectiveness trial of antidepressant aug- mentation with lamotrigine, inositol, or risperidone. Am J Psychiatry 163(2):210–216, 2006a 16449473

Okuma T: Effects of carbamazepine and lithium on affective disorders. Neuropsychobiology 27(3):138–145, 1993 8232828

Ontiveros A, Fontaine R, Elie R: Refractory depression: the addition of lithium to fluoxetine or desipramine. Acta Psychiatr Scand 83(3):188–192, 1991 1903237

Ouyang WC, Hsu MC, Yeh IN, Kuo CC: Efficacy and safety of combination of risperidone and haloperidol with divalproate in patients with acute mania. Int J Psychiatry Clin Pract 16(3):178–188, 2012 22404731

Palinkas LA, Barrett-Connor E: Estrogen use and depressive symptoms in postmenopausal women. Obstet Gynecol 80(1):30–36, 1992 1603493

Papakostas GI, Cooper-Kazaz R, Appelhof BC, et al: Simultaneous initiation (co- initiation) of pharmacotherapy with triiodothyronine and a selective serotonin reuptake inhibitor for major depressive disorder: a quantitative synthesis of dou- ble- -blind studies. Int Clin Psychopharmacol 24(1):19–25, 2009 19092448

Papakostas GI, Clain A, Ameral VE, et al: Fluoxetine-clonazepam cotherapy for anxious depression: an exploratory, post-hoc analysis of a randomized, double blind study. Int Clin Psychopharmacol 25(1):17–21, 2010 19898245

Papakostas GI, Shelton RC, Zajecka JM, et al: L-methylfolate as adjunctive therapy for SSRI-resistant major depression: results of two randomized, double-blind, parallel-sequential trials. Am J Psychiatry 169(12):1267–1274, 2012 23212058

Papakostas GI, Shelton RC, Zajecka JM, et al: Effect of adjunctive L-methylfolate 15 mg among inadequate responders to SSRIs in depressed patients who were stratified by biomarker levels and genotype: results from a randomized clinical trial (Epub ahead of print). J Clin Psychiatry 75(8):855–863, 2014 24813065

Pare CMB, Kline N, Hallstrom C, Cooper TB: Will amitriptyline prevent the "cheese" reaction of monoamine-oxidase inhibitors? Lancet 2(8291):183–186, 1982 6123888

Perugi G, Toni C, Ruffolo G, et al: Clinical experience using adjunctive gabapentin in treatment-resistant bipolar mixed states. Pharmacopsychiatry 32(4):136–141, 1999 10505483

Peselow ED, Fieve RR, Difiglia C, Sanfilipo MP: Lithium prophylaxis of bipolar illness. The value of combination treatment. Br J Psychiatry 164(2):208–214, 1994 7909713

Pope HG Jr, McElroy SL, Nixon RA: Possible synergism between fluoxetine and lithium in refractory depression. Am J Psychiatry 145(10):1292–1294, 1988 3262313

Pope HG Jr, Cohane GH, Kanayama G, et al: Testosterone gel supplementation for men with refractory depression: a randomized, placebo-controlled trial. Am J Psychiatry 160(1):105–111, 2003 12505808

Porcelli S, Balzarro B, Serretti A: Clozapine resistance: augmentation strategies. Eur Neuropsychopharmacol 22(3):165–182, 2012 21906915

Portella MJ, de Diego-Adeliño J, Puigdemont D, et al: Pindolol augmentation enhances response outcomes in first depressive episodes. Eur Neuropsychopharmacol 19(7):516–519, 2009 19419845

Price LH, Conwell Y, Nelson JC: Lithium augmentation of combined neuroleptic-tricyclic treatment in delusional depression. Am J Psychiatry 140(3):318–322, 1983 6131612

Price LH, Charney DS, Heninger GR: Efficacy of lithium-tranylcypromine treatment in refractory depression. Am J Psychiatry 142(5):619–623, 1985 3920923

Rabkin JG, McElhiney MC, Rabkin R, et al: Placebo-controlled trial of dehydro- epiandrosterone (DHEA) for treatment of nonmajor depression in patients with HIV/AIDS. Am J Psychiatry 163(1):59–66, 2006 16390890

Rapaport MH, Gharabawi GM, Canuso CM, et al: Effects of risperidone augmentation in patients with treatment-resistant depression: Results of open-label treatment followed by double-blind continuation (erratum: Neuropsychopharmacology 31:2514, 2006)). Neuropsychopharmacology 31(11):2505–2513, 2006 16760927

Rasgon NL, Dunkin J, Fairbanks L, et al: Estrogen and response to sertraline in postmenopausal women with major depressive disorder: a pilot study. J Psychiatr Res 41(3-4):338–343, 2007 16697413

Raynaud JP: Prostate cancer risk in testosterone-treated men. J Steroid Biochem Mol Biol 102(1-5):261–266, 2006 17113983

Remington G, Saha A, Chong SA, Shammi C: Augmentation strategies in clozapine- resistant schizophrenia. CNS Drugs 19(10):843–872, 2005 16185094

Rosse RB, Theut SK, Banay-Schwartz M, et al: Glycine adjuvant therapy to conventional neuroleptic treatment in schizophrenia: an open-label, pilot study. Clin Neuropharmacol 12(5):416–424, 1989 2611765

Rosse RB, Fay-McCarthy M, Kendrick K, et al: D-cycloserine adjuvant therapy to molindone in the treatment of schizophrenia. Clin Neuropharmacol 19(5):444–450, 1996 8889288

Rothschild AJ, Samson JA, Bessette MP, Carter-Campbell JT: Efficacy of the combination of fluoxetine and perphenazine in the treatment of psychotic depression. J Clin Psychiatry 54(9):338–342, 1993 8104930

Rothschild AJ, Williamson DJ, Tohen MF, et al: A double-blind, randomized study of olanzapine and olanzapine/fluoxetine combination for major depression with psychotic features. J Clin Psychopharmacol 24(4):365–373, 2004 15232326

Rush AJ, Trivedi MH, Stewart JW, et al: Combining medications to enhance depression outcomes (CO-MED): acute and long-term outcomes of a single-blind randomized study. Am J Psychiatry. 2011 Jul;168(7):689-701, 2011

Saavedra-Velez C, Yusim A, Anbarasan D, Lindenmayer JP: Modafinil as an adjunctive treatment of sedation, negative symptoms, and cognition in schizophrenia: a critical review. J Clin Psychiatry 70(1):104–112, 2009 19026265

Sachs GS, Weilburg JB, Rosenbaum JF: Clonazepam vs. neuroleptics as adjuncts to lithium maintenance. Psychopharmacol Bull 26(1):137–143, 1990 1973545

Sachs GS, Grossman F, Ghaemi SN, et al: Combination of a mood stabilizer with risperidone or haloperidol for treatment of acute mania: a double-blind, placebo-controlled comparison of efficacy and safety. Am J Psychiatry 159(7):1146–1154, 2002 12091192

Sachs GS, Nierenberg AA, Calabrese JR, et al: Effectiveness of adjunctive antidepressant treatment for bipolar depression. N Engl J Med 356(17):1711–1722, 2007 17392295

Sagud M, Vuksan-Cusa B, Zivkovic M, et al: Antipsychotics: to combine or not to combine? Psychiatr Danub 25(3):306–310, 2013 24048402

Schatzberg AF, DeBattista CB, DeGolia S: Valproate in the treatment of agitation associated with depression. Psychiatr Ann 26:1–4, 1996

Schmidt PJ, Daly RC, Bloch M, et al: Dehydroepiandrosterone monotherapy in midlife--onset major and minor depression. Arch Gen Psychiatry 62(2):154–162, 2005 15699292

Schneider LS, Small GW, Hamilton SH, et al; Fluoxetine Collaborative Study Group: Estrogen replacement and response to fluoxetine in a multicenter geriatric depression trial. Am J Geriatr Psychiatry 5(2):97–106, 1997 9106373

Schneider LS, Small GW, Clary CM: Estrogen replacement therapy and antidepressant response to sertraline in older depressed women. Am J Geriatr Psychiatry 9(4):393–399, 2001 11739065

Schulz SC, Thompson PA, Jacobs M, et al: Lithium augmentation fails to reduce symp- toms in poorly responsive schizophrenic outpatients. J Clin Psychiatry 60(6):366–372, 1999 10401914

Seidman SN, Spatz E, Rizzo C, Roose SP: Testosterone replacement therapy for hy- pogonadal men with major depressive disorder: a randomized, placebo-controlled clinical trial. J Clin Psychiatry 62(6):406–412, 2001 11465516

Seidman SN, Miyazaki M, Roose SP: Intramuscular testosterone supplementation to selective serotonin reuptake inhibitor in treatment-resistant depressed men: randomized placebo-controlled clinical trial. J Clin Psychopharmacol 25(6):584–588, 2005 16282843

Sharma V, Persad E: Augmentation of valproate with lithium in a case of rapid cycling affective disorder. Can J Psychiatry 37(8):584–585, 1992 1423163

Shelton RC: The combination of olanzapine and fluoxetine in mood disorders. Expert Opin Pharmacother 4(7):1175–1183, 2003 12831342

Shelton RC, Tollefson GD, Tohen M, et al: A novel augmentation strategy for treating resistant major depression. Am J Psychiatry 158(1):131–134, 2001 11136647

Shelton RC, Williamson DJ, Corya SA, et al: Olanzapine/fluoxetine combination for treatment-resistant depression: a controlled study of SSRI and nortriptyline resistance. J Clin Psychiatry 66(10):1289–1297, 2005 16259543

Sherwin BB: Estrogen in refractory depression, in Advances in Neuropsychiatry and Psychopharmacology, Vol 2: Refractory Depression. Edited by Amsterdam JD. New York, Raven, 1991, pp 209–218

Sichel DA, Cohen LS, Robertson LM, et al: Prophylactic estrogen in recurrent post- partum affective disorder. Biol Psychiatry 38(12):814–818, 1995 8750040

Silver H, Nassar A: Fluvoxamine improves negative symptoms in treated chronic schizo- phrenia: an add-on double-blind, placebo-controlled study. Biol Psychiatry 31(7):698–704, 1992 1599987

Simhandl C, Denk E, Thau K: The comparative efficacy of carbamazepine low and high serum level and lithium carbonate in the prophylaxis of affective disorders. J Affect Disord 28(4):221–231, 1993 8227758

Smith WT, Londborg PD, Glaudin V, Painter JR: Short-term augmentation of fluoxetine with clonazepam in the treatment of depression: a double-blind study. Am J Psychiatry 155(10):1339–1345, 1998 9766764

Soares CN, Almeida OP, Joffe H, Cohen LS: Efficacy of estradiol for the treatment of depressive disorders in perimenopausal women: a double-blind, randomized, pla- cebo-controlled trial. Arch Gen Psychiatry 58(6):529–534, 2001 11386980

Sokolov ST, Levitt AJ, Joffe RT: Thyroid hormone levels before unsuccessful antidepressant therapy are associated with later response to T3 augmentation. Psychiatry Res 69(2-3):203–206, 1997 9109188

Spiker DG, Weiss JC, Dealy RS, et al: The pharmacological treatment of delusional depression. Am J Psychiatry 142(4):430–436, 1985 3883815

Spoov J, Lahdelma L: Should thyroid augmentation precede lithium augmentation—a pilot study. J Affect Disord 49(3):235–239, 1998 9629954

Steckler TL: Lithium- and carbamazepine-associated sinus node dysfunction: nine- year experience in a psychiatric hospital. J Clin Psychopharmacol 14(5):336–339, 1994 7806689

Stein G, Bernadt M: Lithium augmentation therapy in tricyclic-resistant depression. A controlled trial using lithium in low and normal doses. Br J Psychiatry 162:634–640, 1993 8149115

Stoll AL, Locke CA, Marangell LB, Severus WE: Omega-3 fatty acids and bipolar disorder: a review. Prostaglandins Leukot Essent Fatty Acids 60(5-6):329–337, 1999 10471117

Strömgren LS: The combination of lithium and carbamazepine in treatment and prevention of manic-depressive disorder: a review and a case report. Compr Psychiatry 31(3):261–265, 1990 2187656

Suppes T, Vieta E, Liu S, et al; Trial 127 Investigators: Maintenance treatment for patients with bipolar I disorder: results from a north american study of quetiapine in combination with lithium or divalproex (trial 127). Am J Psychiatry 166(4):476–488, 2009 19289454

Szegedi A, Verweij P, van Duijnhoven W, et al: Meta-analyses of the efficacy of ase- napine for acute schizophrenia: comparisons with placebo and other antipsychot- ics. J Clin Psychiatry 73(12):1533–1540, 2012 23290326

Takahashi N, Terao T, Oga T, Okada M: Comparison of risperidone and mosapramine addition to neuroleptic treatment in chronic schizophrenia. Neuropsychobiology 39(2):81–85, 1999 10072664

Targum SD, Greenberg RD, Harmon RL, et al: Thyroid hormone and the TRH stimulation test in refractory depression. J Clin Psychiatry 45(8):345–346, 1984 6746579

Thase ME, Kupfer DJ, Frank E, Jarrett DB: Treatment of imipramine-resistant recurrent depression: II. An open clinical trial of lithium augmentation. J Clin Psychiatry 50(11):413–417, 1989 2509437

Thase ME, Howland RH, Friedman ES: Treating antidepressant nonresponders with augmentation strategies: an overview. J Clin Psychiatry 59 (5, suppl):5-12 [discussion:13–15], 1998

Tiihonen J, Halonen P, Wahlbeck K, et al: Topiramate add-on in treatment-resistant schizophrenia: a randomized, double-blind, placebo-controlled, crossover trial. J Clin Psychiatry 66(8):1012–1015, 2005 16086616

Tiihonen J, Wahlbeck K, Kiviniemi V: The efficacy of lamotrigine in clozapine-resistant schizophrenia: a systematic review and meta-analysis. Schizophr Res 109(1-3):10–14, 2009 19186030

Tohen M, Chengappa KN, Suppes T, et al: Efficacy of olanzapine in combination with valproate or lithium in the treatment of mania in patients partially nonresponsive to valproate or lithium monotherapy. Arch Gen Psychiatry 59(1):62–69, 2002 11779284

Tohen M, Bowden CL, Smulevich AB, et al: Olanzapine plus carbamazepine v. carba- mazepine alone in treating manic episodes. Br J Psychiatry 192(2):135–143, 2008 18245032

Tollefson GD, Sanger TM, Anderson SW: The use of an olanzapine:fluoxetine com- bination in the treatment of major depression with psychotic features: results from a large, prospective double-blind trial, in Abstracts of the 40th Annual Meeting of the American College of Neuropsychopharmacology, Waikoloa, HI, 2001, p 58

Trivedi MH, Fava M, Wisniewski SR, et al; STAR*D Study Team: Medication augmentation after the failure of SSRIs for depression. N Engl J Med 354(12):1243–1252, 2006 16554526

Tsai G, Yang P, Chung LC, et al: D-serine added to antipsychotics for the treatment of schizophrenia (also see comments). Biol Psychiatry 44(11):1081–1089, 1998 9836012

Tsai GE, Yang P, Chung LC, et al: D-serine added to clozapine for the treatment of schizophrenia. Am J Psychiatry 156(11):1822–1825, 1999 10553752

The Upjohn Company: Technical Report Synopsis: A Multicenter Study to Evaluate the Pharmacokinetic and Clinical Interactions Between Alpraz-olam and Imip- ramine. Kalamazoo, MI, The Upjohn Company, 1986

The Upjohn Company: Technical Report Synopsis: A Pharmacokinetic/Pharmacodynamic Evaluation of the Combined Administration of Alprazolam and Fluoxetine. Kalamazoo, MI, The Upjohn Company, 1990

Vieta E, Sánchez-Moreno J, Goikolea JM, et al: Effects on weight and outcome of long-term olanzapine-topiramate combination treatment in bipolar disorder. J Clin Psy- chopharmacol 24(4):374–378, 2004 15232327

Vieta E, Manuel Goikolea J, Martínez-Arán A, et al: A double-blind, randomized, placebo-controlled, prophylaxis study of adjunctive gabapentin for bipolar disor- der. J Clin Psychiatry 67(3):473–477, 2006 16649836

Vieweg V, Shutty M, Hundley P, Leadbetter R: Combined treatment with lithium and carbamazepine (letter) (also see comments). Am J Psychiatry 148(3):398–399, 1991 1899545

Wehr TA, Goodwin FK: Rapid cycling in manic-depressives induced by tricyclic an- tidepressants. Arch Gen Psychiatry 36(5):555–559, 1979 435015

Wehr TA, Sack DA, Rosenthal NE, Cowdry RW: Rapid cycling affective disorder: contributing factors and treatment responses in 51 patients. Am J Psychiatry 145(2):179–184, 1988 3341463

Weilburg JB, Rosenbaum JF, Biederman J, et al: Fluoxetine added to non-MAOI antidepressants converts nonresponders to responders: a preliminary report. J Clin Psychiatry 50(12):447–449, 1989 2600061

Wharton RN, Perel JM, Dayton PG, Malitz S: A potential clinical use for methylphenidate with tricyclic antidepressants. Am J Psychiatry 127(12):1619–1625, 1971 4998422

Wheatley D: Potentiation of amitriptyline by thyroid hormone. Arch Gen Psychiatry 26(3):229–233, 1972 4551047

White K, Simpson G: Combined MAOI-tricyclic antidepressant treatment: a reeval- uation. J Clin Psychopharmacol 1(5):264–282, 1981 7037873

Whybrow PC: The therapeutic use of triiodothyronine and high dose thyroxine in psychiatric disorder. Acta Med Austriaca 21(2):47–52, 1994 7998482

Whybrow PC, Bauer MS, Gyulai L: Thyroid axis considerations in patients with rapid cycling affective disorder. Clin Neuropharmacol 15(Suppl 1 Pt A):391A–392A, 1992 1498888

Wijkstra J, Lijmer J, Balk FJ, et al: Pharmacological treatment for unipolar psychotic depression: Systematic review and meta-analysis. Br J Psychiatry 188:410–415, 2006 16648526

Wilson WH: Addition of lithium to haloperidol in non-affective, antipsychotic non-responsive schizophrenia: a double blind, placebo controlled, parallel design clinical trial. Psychopharmacology (Berl) 111(3):359–366, 1993 7870945

Wolkowitz OM, Reus VI, Roberts E, et al: Antidepressant and cognition-enhancing effects of DHEA in major depression. Ann N Y Acad Sci 774:337–339, 1995 8597481

Wolkowitz OM, Reus VI, Roberts E, et al: Dehydroepiandrosterone (DHEA) treatment of depression. Biol Psychiatry 41(3):311–318, 1997 9024954

Woo YS, Bahk WM, Chung MY, et al: Aripiprazole plus divalproex for recently manic or mixed patients with bipolar I disorder: a 6-month, randomized, placebo- controlled, double-blind maintenance trial. Hum Psychopharmacol 26(8):543–553, 2011 22134973

Young LT, Robb JC, Hasey GM, et al: Gabapentin as an adjunctive treatment in bipolar disorder. J Affect Disord 55(1):73–77, 1999 10512610

Young LT, Joffe RT, Robb JC, et al: Double-blind comparison of addition of a second mood stabilizer versus an antidepressant to an initial mood stabilizer for treatment of patients with bipolar depression. Am J Psychiatry 157(1):124–126, 2000 10618026

Zanardi R, Franchini L, Serretti A, et al: Venlafaxine versus fluvoxamine in the treatment of delusional depression: a pilot double-blind controlled study. J Clin Psychiatry 61(1):26–29, 2000 10695642

Zarate CA Jr, Payne JL, Singh J, et al: Pramipexole for bipolar II depression: a placebo-controlled proof of concept study. Biol Psychiatry 56(1):54–60, 2004 15219473

Zarrouf FA, Artz S, Griffith J, et al: Testosterone and depression: systematic review and meta-analysis. J Psychiatr Pract Jul;15:289–305, 2009

Zhang ZJ, Kang WH, Li Q, et al: Beneficial effects of ondansetron as an adjunct to haloperidol for chronic, treatment-resistant schizophrenia: a double-blind, ran- domized, placebo-controlled study. Schizophr Res 88(1-3):102–110, 2006 16959472

10

Tratamento nas salas de emergência

Os psiquiatras atendem pacientes em crise não apenas nas salas de emergência (SEs), mas também (ocasionalmente) em seus consultórios, durante visitas domiciliares ou nas casas de saúde ou de repouso. Neste capítulo, abordamos algumas das emergências mais comuns enfrentadas pelo psiquiatra clínico.

Em geral, nas situações emergenciais, os profissionais defrontam-se com o diagnóstico e o tratamento de pacientes que apresentam sintomas psiquiátricos de manifestação súbita ou presumidamente recente. A fenomenologia desses sintomas pode ser subdividida nos seguintes tipos:

1. Agitação e comportamento violento, com ou sem sinais de intoxicação com álcool ou outra substância
2. Depressão com ideação suicida, com ou sem tentativa recente de suicídio
3. Episódios psicóticos agudos, normalmente com evidente transtorno do pensamento, ideação paranoide e/ou alucinações e acentuado medo ou raiva
4. *Delirium* manifestado por desorientação e confusão, com ou sem sintomas psicóticos

5. Ansiedade grave sem sintomas psicóticos, mas frequentemente com sintomas físicos

6. Estupor/catatonia psicogênica

Em algumas dessas situações, a história pode ser obtida tanto por meio do paciente quanto por amigos ou parentes. Às vezes, o indivíduo traz consigo uma identificação com dados suficientes, possibilitando que amigos ou parentes sejam rapidamente contatados. Nas piores circunstâncias, os psiquiatras não têm nada em que se basear além da observação do comportamento do sujeito e de um breve exame físico. Quando o paciente está gravemente transtornado, embotado ou confuso, não é possível colher uma história, tampouco observar estigmas diagnósticos (p. ex., marcas de agulha, sinais óbvios de intoxicação do tipo atropínico); nesses casos, a hospitalização, sem terapia medicamentosa específica, ou pelo menos uma avaliação clínica para triagem toxicológica, eletrocardiograma, etc. em uma emergência médica competente são indicadas.

Enfatizamos a importância de investigar os medicamentos que o paciente está usando ou tenha usado antes do início da farmacoterapia. Há alguns anos, esse era particularmente o caso quando as várias classes de agentes continham grandes riscos de reações adversas. Por exemplo, óbito ocorre quando um antidepressivo tricíclico (ADT) ou meperidina são prescritos para um paciente que já está recebendo inibidores da monoaminoxidase (IMAOs). É insensato adicionar medicamentos sedativos ao regime de um indivíduo já intoxicado por álcool ou por outras substâncias sedativas. Obviamente, o acréscimo de um neuroléptico em um paciente com possível síndrome neuroléptica maligna (SNM) é contraindicado. De modo similar, os medicamentos devem ser escolhidos de forma cuidadosa no caso de a *overdose* de ADT ter afetado a função cardíaca. Em resumo, no caso de suspeita de uso de medicamento ou de *overdose* de substância desconhecida, o melhor é não medicar o paciente até que a situação seja esclarecida.

Agitação e violência

Poucos conflitos são mais difíceis de enfrentar na SE do que um paciente agitado e violento. Pessoas com vários diagnósticos chegam à SE em estado agitado e violento. Segundo uma análise, em 80% dos hospitais-escola houve agressões aos membros da instituição e, em pelo menos 25% dessas SEs, foi necessário conter pacientes diariamente (Lavoie et al. 1988). É difícil determinar com que frequência as agressões contra os profissionais da área da saúde ocorrem, uma vez que a grande maioria delas não é relatada (Barlow e Rizzo 1997). Em geral, a violência representa uma tentativa, por parte do paciente, de reivindicar o controle ante o sentimento de pavor e abandono.

Em casos de pacientes não psicóticos encaminhados às SEs com acessos de raiva, bem como para aqueles com ansiedade grave que parece decorrente de brigas familiares ou outras crises interpessoais, ouvir de forma assistencial, transmitir confiança e o "elixir do tempo" frequentemente bastam para acalmá-los e devolver-lhes a sensatez de forma gradual, sem medicamento específico. A raiva relacionada à intoxicação por sedativos ou ao álcool também desaparece com o tempo por meio de conversa e estabelecimento de limite externo.

Na perspectiva legal, o uso de contenções externas costuma ser considerado uma intervenção menos invasiva do que a administração involuntária de medicamentos psicotrópicos. Nenhuma abordagem é mais eficaz para os pacientes potencialmente violentos do que a demonstração adequada do poder de detê-lo, se necessário, com calma e confiança. Em geral, o uso de contenções deve ser o último recurso, quando todas as opções menos restritivas já foram empregadas ou são impraticáveis. Por isso, essa opção deve ser utilizada se o paciente representar um perigo iminente para si ou para os outros. Entretanto, alguns pacientes são capazes de se exaurir ou se lesionar mesmo durante a contenção. Nesses casos, frequentemente é necessária a adição de medicamentos.

Uma série de estudos abertos investiga o uso de vários agentes psicotrópicos para a "tranquilização rápida" de pacientes agitados. O doutor William Dubin, da Universidade de Temple, usou esse termo para descrever o emprego de antipsicóticos e benzodiazepínicos, administrados a cada 30 ou 60 minutos, para tratar os sintomas-alvo da agitação, da excitação motora, da tensão e da hostilidade. Apesar de a estratégia de tranquilização rápida descrita por Dubin ter mais de 20 anos, os psiquiatras da SE ainda tendem a empregar algumas variações dela (Allen et al. 2005). Certas vertentes defendem o uso de antipsicóticos de segunda geração (SGAs) como agentes de primeira linha e uma maior confiança nos benzodiazepínicos em condições não psicóticas. A tranquilização rápida, às vezes, é confundida com a neuroleptização, que utiliza doses maciças de antipsicóticos de primeira geração, chegando até 100 mg/dia de haloperidol, na tentativa de acelerar a remissão dos sintomas psicóticos. Infelizmente, estudos revelaram que essa estratégia não é bem-sucedida, e os efeitos colaterais são onerosos. As táticas de tranquilização rápida têm sido estudadas em pacientes psicóticos e não psicóticos.

A tranquilização rápida emprega a via intramuscular de administração para absorção rápida e aumento da biodisponibilidade (Tab. 10-1). Entretanto, Dubin e colaboradores (1985) sugeriram que as fórmulas orais concentradas de antipsicóticos também produzem resposta rápida e podem reduzir o sentimento de impotência no paciente já vulnerável em relação à abordagem com agulhas. Em um estudo com 159 pacientes psiquiátricos agitados, randomizados tanto para a fórmula concentrada intramuscular quanto para a fórmula oral de tiotixeno, haloperidol ou tioridazina, houve um tempo mínimo de vantagem do uso da via intramuscular de administração, mas menos doses intramusculares foram necessárias para a obtenção de uma resposta satisfatória (Dubin et al. 1985). Os antipsicóticos de segunda geração também costumam estar disponíveis na forma de solução oral, que pode apresentar vantagens similares sobre as apresentações intramusculares. Nos pacientes clínico-cirúrgicos, a via intravenosa de administração também é uma opção comum. Möller e colaboradores (1982) observaram que indivíduos tratados com haloperidol intravenoso melhoraram mais rápido do que aqueles tratados com haloperidol oral nas primeiras três horas. Entretanto, depois desse período, não houve diferença significativa entre as versões intravenosa e oral desse fármaco nos grupos tratados. Muitos outros estudos abertos confirmaram a eficácia do haloperidol e dos benzodiazepínicos (lorazepam) intravenosos no controle de pacientes clínico-cirúrgicos agitados.

Os medicamentos antipsicóticos atípicos intramusculares, como a olanzapina, o aripiprazol e a ziprasidona, estão sendo utilizados em uma crescente frequência em relação aos antipsicóticos intramusculares de primeira geração, como o haloperidol. Entretanto, existe pouca evidência de que sejam mais eficazes do que os antipsicóticos de primeira geração. A grande vantagem dos agentes atípicos intramusculares pode estar na redução dos sintomas extrapiramidais (EPSs) agudos, especialmente acatisia e reações distônicas. Entretanto, uma desvantagem significativa das fórmulas intramusculares dos medicamentos atípicos é que são substancialmente mais caras do que os agentes genéricos, como o haloperidol. A olanzapina intramuscular foi aprovada para uso no tratamento da agitação associada à psicose e está sendo estudada no controle agudo da esquizofrenia, da demência e do transtorno bipolar. Nos pacientes agudamente agitados com demência, 2,5 ou 5 mg de olanzapina intramuscular foi significativamente mais eficaz do que o placebo na redução da agitação em 2 a 24 horas após a injeção (o que não foi observado com 1 mg de lorazepam) (Meehan et al. 2002). Nos esquizofrênicos, a olanzapina intramuscular de 5 a 10 mg foi significativamente mais eficaz do que o placebo em 2 a 24 horas após a injeção (Breier et al. 2001); dados similares para 10 a 25 mg foram observados

TABELA 10-1 Opções de medicamentos para a tranquilização rápida de pacientes agitados (administrados a cada 30 a 60 minutos)

Medicamento	Dose Intramuscular	Dose Oral	Dose Inalação	Dose total média para tranquilização
Haloperidol	2,5-5 mg	5-10 mg		10-20 mg
Tiotixeno	10-20 mg[a]	5-10 mg		15-30 mg
Droperidol	2,5-5 mg	Não disponível		5-20 mg
Loxapina	10-15 mg[a]	25 mg	10 mg/24 h[b]	30-60 mg / 10 mg
Clorpromazina	50 mg	100 mg		300-600 mg
Lorazepam	0,5-1 mg	1-2 mg		4-8 mg
Diazepam	Não aplicável	5-10 mg		20-60 mg
Olanzapina	2,5-10 mg	2,5-5 mg		10-20 mg
Ziprasidona	10-20 mg	40-160 mg		10-20 mg
Aripiprazol	9,75 mg	10-30 mg		9,75-19,5 mg

[a] Não está disponível nos Estados Unidos.
[b] Inalação de 10 mg para uso único; deve ser administrado pelo cuidador de saúde.

em pacientes agudamente maníacos (Meehan et al. 2001). As vantagens primárias da olanzapina intramuscular sobre o haloperidol intramuscular são o rápido início de ação e a menor quantidade de EPSs (Wright et al. 2003). O início de ação da olanzapina intramuscular ocorre em 30 minutos, e os EPSs relatados são mínimos. Os efeitos colaterais mais comuns foram a sonolência e a tontura. Também foram encontradas, mas de forma ocasional, hipotensão e bradicardia.

Uma fórmula injetável de ziprasidona está disponível desde 2002. Esse fármaco foi avaliado em vários ensaios duplos-cegos no tratamento da agitação aguda. Tanto a dosagem de 10 mg quanto a de 20 mg parecem ser eficazes, mas a de 2 mg intramuscular não foi efetiva. Assim como a olanzapina, a ziprasidona intramuscular tem incidência baixa de EPSs. Nos estudos da agitação aguda em pacientes psicóticos, as dosagens de 10 a 20 mg/dia foram tão eficazes quanto o haloperidol no tratamento da agitação e mais efetivas na abordagem da psicose. Os efeitos colaterais mais comuns com a ziprasidona intramuscular foram cefaleia, náusea e sonolência.

O aripiprazol é o antipsicótico atípico mais recente a ser indicado no tratamento da agitação aguda associada ao transtorno bipolar, ao transtorno esquizoafetivo e à esquizofrenia. Vários estudos dos efeitos agudos do medicamento na redução da agitação demonstraram superioridade desse agente em relação ao placebo e equivalência ao haloperidol intramuscular (Andrezina et al. 2006a, 2006b). O aripiprazol intramuscular parece produzir EPSs com muito menos frequência que o haloperidol intramuscular, com cerca de 2% dos pacientes tratados com aripiprazol vivenciando acatisia e 1% reações distônicas. Não há comprovação, mas as doses repetidas parecem aumentar o risco de EPSs. Outros efeitos colaterais mais observados com o aripiprazol intramuscular do que com o placebo incluem cefaleia, sonolência, náusea e tontura.

Recentemente, foi aprovada uma fórmula inalante de um antipsicótico de primeira geração, o Loxitane, que pode oferecer algumas vantagens para os pacientes agitados. A fórmula (Adasuve) é prescrita em doses de 5 ou 10 mg (Keating 2013). Ainda não tivemos a experiência de uso com esse agente.

Para os pacientes gravemente agitados ou violentos, as estratégias de tranquilização rápida empregam antipsicóticos a cada 30 a 60 minutos, até que os sintomas-alvo de hostilidade, agitação e agressividade sejam reduzidos. A maioria dos estudos indica que as doses típicas dos antipsicóticos normalmente necessárias variam de 300 a 600 mg de clorpromazina, 10 a 20 mg de haloperidol ou 10 a 20 mg de olanzapina por um período de 2 a 4 horas (ver Tab. 10-1). Os antipsicóticos típicos de alta potência apresentam a vantagem de não produzir bloqueio adrenérgico significativo nos quadros agudos. Todavia, as reações de acatisia e distônicas podem ser problemáticas em doses mais elevadas, especialmente em homens jovens. Notamos que alternar o antipsicótico com o benzodiazepínico também é uma estratégia eficiente. Em um regime tradicional, o haloperidol de 5 mg intramuscular é alternado com lorazepam de 1 a 2 mg intramuscular a cada 30 minutos, até que ocorra a tranquilização. Algumas vezes, o droperidol foi usado para a tranquilização rápida, mas agora recebeu a advertência de tarja preta devido ao prolongamento do intervalo QT_c. Esse medicamento também está associado a hipotensão e depressão respiratória. Por isso, seu uso nos quadros psiquiátricos raramente é seguro, e, hoje, sua disponibilidade é mais limitada do que no passado.

O lorazepam é o único benzodiazepínico confiavelmente absorvido a partir de todas as vias de administração. Entretanto, em dosagens orais, o diazepam oferece um início de ação mais rápido. A combinação de benzodiazepínicos com antipsicóticos apresenta várias vantagens. Frequentemente, quando combinados, doses mais baixas de ambas as classes de medicamentos são suficientes, e doses mais baixas reduzem os riscos de efeitos colaterais. Além disso, os benzodiazepínicos podem contrapor alguns efeitos colaterais neurolépticos, entre eles a acatisia. Da mesma forma, a combinação com neurolépticos de alta potência pode diminuir a sedação excessiva associada ao uso de benzodiazepínicos isolados. Alguns dados sustentam, no entanto, a hipótese de que os benzodiazepínicos isolados podem ser tão eficazes quanto os antipsicóticos nas primeiras 24 horas, mesmo para pacientes francamente psicóticos (Saklad et al. 1985). Para a agitação menos grave, especialmente no paciente não psicótico, o uso de benzodiazepínicos isolados parece ser adequado. Em geral, o lorazepam oral de 1 a 2 mg a cada hora, até o máximo de 10 mg, ou o diazepam de 5 a 10 mg a cada hora, até o máximo de 60 mg, costumam ser suficientes para acalmar o paciente moderadamente agitado.

Há uma série de estratégias de longo prazo para controlar a agressão nos pacientes. Os agentes estabilizadores do humor, como o lítio, a carbamazepina e o valproato, são eficazes no manejo da agressividade e dos impulsos violentos em alguns indivíduos. Os inibidores seletivos da recaptação da serotonina (ISRSs) são empregados com algum sucesso no tratamento de pacientes com transtornos da personalidade com característica agressiva. De forma semelhante, a buspirona, o propranolol, a trazodona e a clozapina, com o uso prolongado, podem agir na redução da agressão.

Depressão e suicídio

Pacientes depressivos suicidas junto com os suicidas agitados representam um dos mais comuns e sérios desafios enfrentados pelo clínico da SE. As queixas de depressão e ideação suicida, com ou sem tentativas, que surgem nesse ambiente são a principal razão para internação nos hospitais psiquiátricos. Prever um suicídio iminente não é uma tarefa fácil, mesmo para os psiquiatras mais experientes e capazes. Sabe-se que muitos fatores aumentam o risco de suicídio, incluindo a idade avançada, o diagnóstico de depressão maior, o sexo masculino, o uso concomitante de álcool, um plano viável para sua execução e uma história de sérias tentativas anteriores. A maioria dos 30 mil suicídios bem-sucedidos que ocorrem nos Estados Unidos anualmente envolve homens brancos com mais de 45 anos. Além disso, a depressão ou o álcool estão envolvidos em cerca de 75% de todos os suicídios (Bongar 1992). Fawcett e colaboradores (1990) tentaram elucidar os fatores que podem aumentar o risco imediato de suicídio, entre eles a insônia e a ansiedade grave (Tab. 10-2).

Os pacientes depressivos suicidas levados para uma SE, depois de ameaças ou tentativas não prejudiciais, são um desafio real para o julgamento clíni-

TABELA 10-2 Fatores de risco de suicídio em curto prazo (6 a 12 meses) nos pacientes depressivos

Características obsessivo-compulsivas
Desesperança grave
Pânico, ansiedade grave e agitação
Insônia
Dificuldades cognitivas e pensamento psicótico graves
Ausência de amigos na adolescência
Uso agudo excessivo de álcool
Depressão recorrente

Fonte: Adaptada de Fawcett et al. 1990.

co. A orientação conservadora é encaminhá-los para uma unidade hospitalar segura. Ocasionalmente, isso pode parecer insensato ou impraticável. Se o médico estabelecer uma relação e acompanhar pessoalmente o paciente e se os amigos ou parentes de fato supervisionarem o indivíduo até a próxima consulta, ele pode ser encaminhado para seguimento ambulatorial. Em geral, qualquer paciente psicótico com ideação ou tentativa suicida e depressão, que não pode desempenhar as necessidades diárias, que está agudamente intoxicado ou cujo médico tem dúvidas significativas sobre seu bem-estar deve ser internado e observado.

Pouquíssimas intervenções somáticas funcionam de modo suficientemente rápido para que sejam eficazes no quadro emergencial. Uma exceção é a acetamina, um antagonista do receptor glutamatérgico *N*-metil-D-aspartato (NMDA), que é um agente anestésico e um medicamento com potencial para uso abusivo. A cetamina intravenosa em doses de subanestesia produz despersonalização normalmente aguda, mas uma melhora no humor depois de 1 ou 2 horas, a qual dura até uma semana. O medicamento mostra-se significativamente mais eficaz do que o placebo (Berman et al. 2000; Zarate et al. 2006) e, de modo mais recente, melhor do que o midazolam (Murrough et al. 2013a). Infelizmente, não está esclarecido como tratar a melhoria dos sintomas além dos limites de extensão e duração da infusão, com uma série de estratégias mostrando-se ineficazes. Administrar doses repetidas de infusões de cetamina parece ser eficaz na melhoria dos sintomas por mais de duas semanas (Murrough et al. 2013b), mas essa não é uma estratégia prática. Além disso, não está claro se o antagonismo do NMDA é o reputado mecanismo de ação. O agente também se liga aos receptores opioides μ. Em virtude da cetamina apresentar potencial para uso abusivo, não sabemos como agir no tratamento de manutenção.

A possibilidade de a cetamina não ser adotada para uso clínico de rotina tem sido objeto de discussão (Schatzberg 2014), embora possa ser admitida sua utilização na SE. Em um relato recente consta que uma fórmula nasal demonstrou eficácia (Lapidus et al. 2014), e uma companhia farmacêutica está testando uma fórmula S-cetamina intranasal.

Devido ao tipo de fatores de risco iminentes descritos por Fawcett e colaboradores (1990), provavelmente os benzodiazepínicos são subutilizados para o tratamento de pacientes suicidas nos quadros emergenciais e agudos. Esses medicamentos podem ter um efeito imediato sobre os fatores de risco, como insônia grave e ansiedade. A desesperança dos pacientes também é atribuída, em parte, à certeza de que nunca se sentirão melhor. Quando se sentem rapidamente melhor com um benzodiazepínico, seu sistema de confiança pode ser alterado de forma a amenizar o risco de suicídio iminente. Observamos que o lorazepam em doses de 0,5 a 1,0 mg, quatro vezes ao dia, com a última dose sendo administrada na hora de dormir, pode fazer uma diferença enorme, mesmo nos indivíduos suicidas e menos agitados. Como dito, existe uma discreta evidência empírica de que os benzodiazepínicos auxiliam os pacientes que são agudamente suicidas (Youssef e Rich 2008). Também se deve considerar que alguns indivíduos suicidas podem tornar-se mais depressivos ou desinibidos durante o uso desses fármacos. Portanto, é importante que o paciente suicida seja observado quando iniciar um benzodiazepínico.

Uma série de outras intervenções somáticas merece consideração para o controle agudo dos pacientes suicidas iminentes. Entre essas intervenções está a eletroconvulsoterapia (ECT). A ECT pode causar um efeito muito rápido nos indivíduos suicidas profundamente depressivos e, por isso, pode ser um "salva-vidas". O número médio de sessões de ECT para a depressão nos Estados Unidos é de 8 a 9; por isso, é comum a observação de benefícios significativos nas primeiras duas semanas de tratamento. Além disso, há evidência de que a titulação rápida de alguns antidepressivos pode estar associada a um início de ação mais rápido. Por exemplo, estudos pré-marketing (entre eles o de Montgomery 1993) sugeriram que a venlafaxina pode ter um início de ação mais rápido quando a dose é titulada para 300 mg ou mais nos primeiros sete dias de tratamento. Infelizmente, notamos que muitos pacientes são incapazes de tolerar essa titulação rápida de dosagem. Outra estratégia que pode estar associada a um início mais rápido de resposta nos indivíduos depressivos suicidas inclui a potencialização com estimulante ou lítio de vários antidepressivos. É possível que existam mais evidências da propriedade antissuicida do lítio do que de qualquer outra medicação. Esse medicamento parece reduzir tanto os suicídios concluídos quanto as tentativas nos pacientes com transtorno do humor recorrente (Cipriani et al. 2005; Kovacsics et al. 2009; Prien et al. 1984), e já está aprovado pela FDA para a indicação de prevenção do suicídio. Entretanto, seu baixo índice terapêutico torna-o inapropriado para ser iniciado na SE. Em contrapartida, ele pode ser um medicamento a ser considerado durante a hospitalização aguda do paciente suicida.

Muitos pacientes depressivos usam seus antidepressivos nas tentativas de suicídio. Os ADTs são os antidepressivos mais comumente empregados em *overdoses* bem-sucedidas (Tab. 10-3). A causa comum de óbito nesses casos é a arritmia maligna. A conduta para as *overdoses* de ADT inclui lavagem gástrica com carvão vegetal (50 mg de pasta fluida seguida de doses repetidas de 25 mg via tubo nasogástrico), internação do paciente em uma unidade para monitoramento cardíaco, líquidos para combater o bloqueio adrenérgico, 1 mg de fisostigmina intramuscular para os sintomas anticolinérgicos graves e correção da acidose com bicarbonato de sódio, se necessário.

As *overdoses* de IMAOs, mesmo com pequenas doses, como 2 mg/kg, podem ser fatais. A causa da morte nas sobredoses desses medicamentos varia desde arritmia e colapso cardiovascular até rabdomiólise e insuficiência renal. O manejo agudo na *overdose* inclui lavagem gástrica, manutenção da dieta do IMAO, monitoramento cardíaco por, pelo menos, 24 horas, uso de benzodiazepínicos para tratar a ativação do sistema nervoso central e administração de 5 mg de nitroprussiato de sódio ou fentolamina intravenosa para tratar a hipertensão.

Os IMAOs também estão associados a outra emergência médica: a síndrome serotonérgica. A combinação de IMAOs com medicamentos serotonérgicos, como os ISRSs e a clomipramina (ver Cap. 3), está entre as causas mais comuns dessa síndrome, cujos sintomas são: tremores, diaforese, rigidez, mioclonia e desregulação autonômica, progredindo potencialmente para hipertermia, rabdomiólise, coma e óbito. O tratamento do quadro envolve a descontinuação do medicamento ofensor, o monitoramento dos sinais vitais e o suporte das funções vitais. As mantas para resfriamento geralmente são eficazes. A ciproeptadina, um agonista da serotonina geral (5-hidroxitriptamina; 5-HT), é usada ocasionalmente em doses orais de até 16 mg/dia para neutralizar a síndrome serotonérgica. Até 1 mg/kg de dantrolene, em doses intravenosas divididas, é empregado em casos graves para tratar a rigidez e prevenir a rabdomiólise. A principal ação terapêutica na síndrome serotonérgica, entretanto, é a descontinuação dos agentes ofensores e a prestação das medidas de suporte.

Felizmente, muitos dos mais novos antidepressivos apresentam uma *overdose* menos problemática do que os ADTs e os IMAOs. As superdosagens de

TABELA 10-3 Conduta na *overdose* de antidepressivo

Medicamento	Dose tóxica	Manifestações de toxicidade	Conduta
ADTs	> 1.500 mg (imipramina e a maioria dos ADTs)	Sintomas anticolinérgicos, arritmia, hipotensão, *delirium*, convulsões	Lavagem gástrica, hidratação, monitoramento cardíaco
IMAOs	≥ 2 mg/kg	Excitação do SNC, hipo ou hipertensão, *delirium*, febre, arritmia, convulsões, rabdomiólise	Lavagem gástrica, líquidos, monitoramento cardíaco, anti-hipertensivos, resfriamento corporal, benzodiazepínicos para os sintomas do SNC, manutenção da dieta de IMAO
Bupropiona	> 2 g	Excitação do SNC, convulsões	Lavagem gástrica, benzodiazepínicos, anticonvulsivantes
ISRSs	Desconhecida	Excitação do SNC, sonolência, irritação do trato GI	Lavagem gástrica, medidas de suporte
IRSNs (venlafaxina, duloxetina)	Desconhecida	Cardiotoxicidade, hipertensão, convulsões, efeitos serotonérgicos	Lavagem gástrica, medidas de suporte

Nota: ADT = antidepressivo tricíclico; GI = gastrintestinal; IMAO = inibidor da monoaminoxidase; IRSN = inibidor da recaptação de serotonina e noradrenalina; ISRS = inibidor seletivo da recaptação de serotonina; SNC = sistema nervoso central.

ISRSs e antagonistas 5-HT geralmente são assintomáticas ou podem se apresentar como desconforto gastrintestinal, agitação e sonolência. O tratamento é a lavagem gástrica e as medidas de suporte. As autoridades britânicas para medicamentos advertiram que as *overdoses* de venlafaxina apresentam uma maior probabilidade de letalidade do que aquelas de ISRSs. Seus dados sugerem que os riscos de óbito com a *overdose* de venlafaxina e ADTs são comparáveis. Uma revisão realizada pela U.S. Food and Drug Administration (FDA) resultou em uma mudança na bula da venlafaxina, em 2006, com a indicação de que o medicamento pode acarretar um risco maior de resultado fatal na *overdose* do que os ISRSs, mas menor do que os ADTs. O risco de fatalidade na *overdose* não é unicamente cardíaco, pois também há causas associadas a convulsões, rabdomiólise e outras. Os pacientes que usam venlafaxina tendem a estar mais doentes do que aqueles que recebem ISRSs, e isso pode estar relacionado ao maior risco de superdosagens em geral (Rubino et al. 2007). Um possível mecanismo de aumento do risco reside em um efeito nos canais de sódio. As *overdoses* de bupropiona também tendem a ser menos perigosas do que aquelas de ADTs. Entretanto, existe pelo menos um óbito relacionado a neurotoxicidade e convulsões (ver Cap. 3).

Episódios psicóticos agudos

Os sintomas psicóticos podem ser manifestações do uso de medicamentos, da mania, da depressão, da esquizofrenia, da demência, do *delirium* ou de uma série de outros transtornos. Uma causa orgânica para a psicose deve ser descartada, sempre que possível, pela história, pelo exame físico e pelos exames laboratoriais de urina e/ou sangue para abuso de substâncias.

Episódios psicóticos mistos

Em qualquer episódio psicótico presumidamente decorrente de toxicidade por substâncias lícitas ou não, podem ocorrer vários quadros clínicos complicados. Os usuários de drogas geralmente consomem vários tipos de substâncias, incluindo álcool, de forma simultânea. Os pacientes com esquizofrenia abusam de drogas e/ou tornam-se intoxicados por álcool, e a psicose aguda induzida por substâncias pode, às vezes, persistir e matizar um quadro indistinguível de esquizofrenia, que pode continuar por dias ou semanas. O problema farmacoterapêutico é escolher entre doses agudas de um antipsicótico ou de um benzodiazepínico e observar, enquanto se realiza a verificação para drogas na urina ou no sangue, avaliando-se as possíveis causas médicas e obtendo-se uma história recente por meio de amigos ou parentes. Os benzodiazepínicos não devem ser usados em pacientes que parecem intoxicados por álcool ou por outras substâncias sedativas, mas são normalmente empregados no controle da descontinuação dos depressores do SNC.

Psicoses esquizofrênica, esquizofreniforme e maníaca

Quando a probabilidade de uma psicose induzida por medicamento é baixa e o paciente está claramente psicótico agudo – paranoico, desorganizado, alucinado, agitado, briguento, etc. –, as estratégias de tranquilização rápida já descritas são eficazes. Normalmente, o haloperidol oral é administrado sem objeção por parte do paciente; nesse caso, o medicamento líquido é preferencial, já que a ingestão é assegurada.

Todos os antipsicóticos parenterais (p. ex., 50 mg de clorpromazina; 9,75 mg de aripiprazol; 10 a 30 mg de olanzapina; 10 a 20 mg de ziprasidona; 5 a 10 mg haloperidol) são efetivos. Um agente antiparkinsoniano deve ser administrado junto com antipsicóticos típicos para ajudar a evitar a distonia.

A mania aguda é tratada por meio da combinação de antipsicóticos, benzodiazepínicos e estabilizadores do humor. Embora as doses de ataque do lítio não tenham demonstrado eficácia, as do valproato podem acelerar o início da resposta. O valproato na dose de ataque oral de 20 mg/kg/dia está associado a efeitos antimaníacos moderados em poucos dias. As doses-padrão dos estabilizadores do humor podem levar uma semana ou mais para resultar no controle adequado da mania. Os benzodiazepínicos podem ser tão eficazes quanto os antipsicóticos no manejo agudo dos pacientes maníacos não psicóticos. Entretanto, tanto os indivíduos psicóticos quanto os não psicóticos beneficiam-se de um agente atípico; e esses medicamentos agem mais rapidamente do que os estabilizadores do humor no trato da mania aguda. Por isso, prescrevemos um agente antipsicótico atípico para um paciente maníaco e adicionamos um benzodiazepínico ou estabilizador do humor, conforme a necessidade.

Quando um indivíduo psicótico pode informar algo sobre sua história e tem preferência por um medicamento antipsicótico entre aqueles que estão disponíveis, ou se os parentes ou registros médicos anteriores fornecem dados relevantes, o agente relatado como o melhor para o paciente deve ser o escolhido para uso.

Os pacientes podem se apresentar na SE com muitas formas de complicações dos antipsicóticos (Tab. 10-4). Uma forma razoavelmente comum é o desenvolvimento de EPSs agudos, sendo a *distonia* o mais perturbador. Conforme dito no Capítulo 4, os homens jovens são mais vulneráveis para reações distônicas agudas, que podem incluir crises oculógiras, opistótonos, torcicolo, trismo ou laringospasmo. Embora todas as reações distônicas sejam muito angustiantes para o indivíduo, o laringospasmo compromete as vias aéreas e é potencialmente fatal. As reações distônicas graves podem ocorrer a qualquer momento durante o tratamento, mas, em geral, acontecem nos primeiros dias da administração do neuroléptico. Além disso, os antipsicóticos típicos de alta potência podem ter uma associação maior com a distonia. O tratamento mais garantido e rápido para a distonia é a difenidramina intravenosa de 50 mg ou a benzotropina de 2 mg a cada 30 minutos até que a distonia desapareça. O laringospasmo pode exigir intubação e uso de lorazepam intravenoso para tratar o espasmo. Se o acesso intravenoso não for seguro, injeções intramusculares dos medicamentos poderão ser necessárias. Embora os agentes atípicos não estejam comumente associados às reações distônicas, elas ainda ocorrem.

Uma *overdose* de antipsicóticos raramente é fatal. No entanto, pode resultar em hipotermia, hipertermia, EPSs graves e arritmias ocasionais. Os agentes de baixa potência podem adicionalmente produzir toxicidade anticolinérgica e hipotensão. A hipotensão também é uma complicação da *overdose* de risperidona. Todos os antipsicóticos reduzem o limiar convulsivo, mas a clozapina pode ser particularmente problemática na superdosagem. Os pacientes jovens psicoticamente depressivos e homens esquizofrênicos cultos podem ter maior risco de *overdose* de antipsicótico. Em geral, o quadro responde à lavagem gástrica e às medidas de suporte, tais como hidratação, administração de medicamentos antiparkinsonianos para os EPSs e monitoramento cardíaco.

A SNM, uma complicação relativamente rara com o uso de antipsicótico, foi discutida no Capítulo 4. Ela representa uma emergência médica caracterizada por EPSs graves, *delirium*, hipertermia e anormalidades autonômicas. Os antipsicóticos típicos e atípicos, incluindo a clozapina, estão, às vezes, associados à SNM. Os fatores de risco mais importantes para os EPSs parecem ser a desidratação, o uso concomitante de lítio e a titulação rápida para doses mais altas de todos os neurolépticos-padrão. O tratamento envolve a cessação imediata dos antipsicóticos, a manutenção das funções vitais e a prescrição de dantrolene sódico como relaxante muscular, nas doses de 0,8 a 1 mg/kg intravenoso, a cada seis horas, por até duas semanas. O uso prolongado pode estar associado a supressão respiratória extrema e atrofia muscular. A bromocriptina, em doses de até 5 mg, três vezes ao dia, pode ajudar no alívio de alguns EPSs, e 1 mg de lorazepam intravenoso, três vezes ao dia, também pode produzir alívio. Nos casos refratários, a ECT é relatada como eficaz.

Delirium

Os critérios do DSM-IV-TR (American Psychiatric Association 2000) e do DSM-5 (American Psychiatric Association 2013) para *delirium* incluem distúrbio da consciência, alteração na cognição, curso oscilante e uma causa orgânica para o transtorno. Causas comuns do quadro englobam síndromes de abstinência, *overdoses* de medicamentos, endocrinopatias, anormalidades metabólicas e

TABELA 10-4 Complicações emergenciais do uso de antipsicótico

Complicação	Fatores de risco	Achados clínicos	Conduta
Distonia	Idade < 40 anos, homem, agentes de alta potência	Torcicolo, opistótonos, crise oculógira, trismo, laringospasmo	Difenidramina (IV) ou benzotropina (IV); lorazepam e manutenção das vias aéreas para laringospasmo
Overdose	Idade < 40 anos, homem, culto; depressão psicótica esquizofrênica	Hipotermia/hipertermia, EPSs, hipotensão, toxicidade anticolinérgica, convulsões, arritmia	Lavagem gástrica, hidratação, agentes antiparkinsonianos para EPSs, monitoramento cardíaco
Síndrome neuroléptica maligna	Desidratação; uso de lítio; doses elevadas	*Delirium*, hipertermia, EPSs graves, instabilidade autonômica, CK e TFHs elevados	Cessação dos antipsicóticos; dantrolene (IV), bromocriptina, lorazepam (IV)

Nota: CK = creatinoquinase; EPSs = sintomas extrapiramidais; IV = intravenoso; TFHs = testes de função hepática.

infecções. Pessoas muito idosas parecem ter maior risco para o desenvolvimento da condição, mas ela pode ocorrer em qualquer idade. O *delirium* é uma emergência médica e está associado à morbidade e à mortalidade significativas.

O manejo clínico do quadro está centrado na avaliação de causa subjacente e nas medidas de suporte. Geralmente, as restrições físicas são necessárias e tendem a ser preferidas à administração de agentes psicoativos, que podem obscurecer ainda mais o quadro clínico. Quando são necessários medicamentos para o controle de um paciente agitado e delirante, pequenas doses de antipsicóticos de alta potência podem constituir o tratamento de escolha. Os medicamentos, como haloperidol, não causam sintomas anticolinérgicos ou α-adrenérgicos significativos e tendem a não apresentar problemas de depressão cardíaca ou respiratória. A dosagem usual de haloperidol para o controle de idosos delirantes é de 0,5 mg, duas vezes ao dia. Outra opção farmacológica é o uso de pequenas doses de 3-hidróxi-benzodiazepínicos, como lorazepam e oxazepam, que não possuem metabólitos ativos, apresentam meias-vidas curtas e são bem metabolizados mesmo em pacientes geriátricos. O lorazepam pode ser administrado em doses de 0,5 a 1 mg, por via intravenosa, a cada 30 minutos; se administrado lentamente, evita pico muito alto dos níveis séricos e subsequente depressão respiratória. O oxazepam, além de não estar disponível na fórmula parenteral, possui absorção lenta e, por conseguinte, início de ação mais demorado. No caso de agitação, se o paciente é capaz de ingerir o medicamento, o oxazepam de 15 mg, três vezes ao dia, conforme a necessidade, é uma opção de considerável valor, mas, geralmente, é menos desejável que o lorazepam. Outras estratégias com a qual os médicos têm algum sucesso no tratamento do *delirium* pós-operatório inclui a gabapentina (Leung et al. 2006). A gabapentina também está associada a redução da dor perioperatória e da necessidade de analgésicos.

Ansiedade grave

Nas SEs, os pacientes também podem se apresentar com pânico, medo e ansiedade graves ou sintomas somáticos múltiplos. Os sintomas de ansiedade grave, às vezes, estão associados a uma variedade de condições médicas, entre elas hipotireoidismo, hipoglicemia, doença coronariana, síndrome carcinoide e feocromocitoma. Além disso, tal condição pode ser uma característica de outros transtornos, como a esquizofrenia, a intoxicação medicamentosa aguda, a abstinência de álcool e a depressão.

Os transtornos de ansiedade que os pacientes manifestam com mais probabilidade na SE são o transtorno de pânico e o transtorno de estresse pós-traumático (TEPT). Se a doença clínica puder ser rapidamente descartada ou o paciente tiver história conhecida de ataques de pânico, o diazepam oral oferece vantagens significativas devido a seu rápido início de ação após a administração. Doses de 5 ou 10 mg, conforme a necessidade, podem ser tentadas, dependendo da gravidade da ansiedade e das respostas anteriores do paciente aos sedativos. Se a administração intramuscular for requerida, o diazepam não será a escolha ideal por causa de sua absorção errática. O lorazepam de 1 mg administrado por via intramuscular a cada hora é eficaz no controle agudo da ansiedade grave. Os medicamentos antidepressivos são indicados no tratamento de longo prazo dos transtornos de pânico, mas são lentos em relação ao início de ação e não têm valor nos pacientes que vivenciam ansiedade aguda e grave. Por isso, pode ser apropriado usar um benzodiazepínico com um antidepressivo nas primeiras semanas da terapia antipânico. Um mês depois, o benzodiazepínico pode ser retirado após o antidepressivo começar a fazer efeito. O clonazepam também é um agente antipânico eficaz e pode ser iniciado na dosagem de

0,5 mg, duas vezes ao dia. Embora os anticonvulsivantes, como a gabapentina e a tiagabina, sejam ocasionalmente eficazes, não parecem ter ação tão rápida como os benzodiazepínicos.

Os indivíduos com TEPT geralmente se apresentam na SE com sintomas significativos de excitação autonômica oriunda das experiências em *flashback*, dos pensamentos intrusivos e da insônia. É importante avaliá-los em relação a transtornos comórbidos, como a depressão e o abuso de substâncias. Os pacientes com TEPT violentos ou agitados devem ser tratados com os métodos de tranquilização rápida descritos anteriormente.

Os β-bloqueadores também podem ser eficazes no controle inicial da superexcitação autonômica. Entretanto, nas terapias de longo prazo, inclusive com o uso de antidepressivos e estabilizadores do humor, o melhor é iniciar depois que o desconforto agudo tiver sido reduzido, e o acompanhamento de longo prazo, assegurado.

Alguns especialistas preferem os medicamentos antipsicóticos em doses baixas nos indivíduos *borderline* ou com outros transtornos da personalidade que estejam em uma crise aguda. Se o paciente tiver história de abuso de sedativos, 5 a 10 mg de olanzapina, 25 a 50 mg de quetiapina ou 25 a 50 mg de clorpromazina poderão ser empregadas. A sedação da clorpromazina costuma persistir por muitas horas – às vezes, mais do que o desejado. Caso, atualmente, o paciente seja dependente de sedativos, muita atenção deve ser dada a reações de abstinência se os medicamentos forem cessados de forma súbita. A buspirona está disponível para uso na ansiedade, mas doses únicas não são eficazes na redução dos sintomas agudos.

Estupor e catatonia

A catatonia é uma síndrome que pode ser induzida por várias patologias clínicas e psiquiátricas. No DSM-5, ela está classificada com um código diagnóstico específico. A catatonia é caracterizada por catalepsia e flexibilidade cérea, mutismo, resistência a instruções ou tentativas de ser movido (negativismo) e agitação intermitente. As causas da catatonia variam desde distúrbios metabólicos, como encefalopatia hepática e cetoacidose, até estados pós-ictais e lesões do gânglio basal. Os transtornos afetivos representam a causa psiquiátrica mais comum da condição, embora a síndrome geralmente ocorra na esquizofrenia.

As etiologias não psiquiátricas são responsáveis por um grande percentual dos casos de catatonia. Por isso, a história completa, o exame físico e as avaliações laboratoriais são necessários. Se causas clínicas ou neurológicas do estupor forem descartadas, geralmente o mais indicado é a hospitalização em enfermaria psiquiátrica. Se não houver qualquer informação disponível sobre o paciente, benzodiazepínicos administrados por via intravenosa (p. ex. 1 a 2 mg de lorazepam) podem facilitar a obtenção de uma história, por meio de relato relativamente livre do paciente. (Antes, o amobarbital sódico intravenoso era usado. Entretanto, essa abordagem exige que o médico seja experiente na técnica, e, novamente, o melhor a fazer é internar o paciente [ver Cap. 6].) O amobarbital sódico intravenoso é administrado na proporção de 50 mg/min até o máximo de 700 mg. A dose é titulada por volume e idade do paciente; indivíduos idosos e pequenos requerem quantidades menores. Existe um risco significativo de depressão respiratória com uma quantidade maior de doses, o que exige um carro de parada disponível e, talvez, um segundo acesso IV no caso de complicações.

Há formas letais de catatonia em que o indivíduo apresenta hipertermia, extrema rigidez, alterações do estado mental, colapso muscular, rabdomiólise e insuficiência renal. Por essa razão, ela é conhecida como catatonia letal ou maligna, que pode ser bastante difícil de diferenciar da SNM. Essa diferenciação, contudo, é importante, porque a catatonia letal, às vezes, responde aos antipsicóticos, considerando que esses agentes são contraindicados no tratamento da SNM. Felizmente, tanto a SNM quanto a catatonia letal respondem à ECT.

Encaminhamentos para a sala de emergência

Ocasionalmente, os pacientes psiquiátricos são encaminhados para uma sala de emergência de um hospital geral por seus psiquiatras, depois de ligações telefônicas ou de visitas ao consultório. Tentativas definitivas ou possíveis de *overdose*, estados de confusão inexplicáveis ou efeitos colaterais graves de medicamentos (como crise de hipertensão ou distonia aguda relacionadas ao IMAO) são exemplos justificados de indicações adequadas.

É importante que os psiquiatras lembrem-se de que os médicos da SE podem conhecer menos sobre os efeitos farmacológicos dos medicamentos psiquiátricos, independentemente da esperança natural de que o médico da SE seja grande conhecedor e muito qualificado. Por essa razão, a fim de assegurar que não haja falta de algum conhecimento importante, é prudente ligar para a SE antes de o paciente chegar e/ou depois de ter sido inicialmente avaliado. Muitos médicos nunca ouviram falar que a meperidina pode ser fatal quando adicionada a um IMAO. Alguns daqueles que não sabem que os ADTs têm efeitos como os da quinidina na condução cardíaca podem administrar esta última para tratar uma arritmia resultante de uma *overdose* de ADT. Nas SEs, é comum que um paciente com cefaleia grave devido a uma crise hipertensiva seja ignorado (i.e., deixado em espera) até que a cefaleia tenha passado por si só.

Quando um indivíduo está suficientemente doente para ser admitido em um hospital e seu psiquiatra conhece sua história de uso de benzodiazepínico, este deverá alertar a equipe médica para se preocupar com os sintomas de abstinência, como convulsões ou *delirium*. O médico da emergência também pode ser reassegurado de que as *overdoses* de ISRSs, antagonistas da serotonina$_2$ (5-HT$_2$), venlafaxina e bupropiona são relativamente benignas. Em nossa experiência, a equipe da SE parece interessada e agradecida quando o psiquiatra responsável telefona e transmite informações clínicas e psicofarmacológicas.

Referências

Allen MH, Currier GW, Carpenter D, et al; Expert Consensus Panel for Behavioral Emergencies 2005: The expert consensus guideline series: treatment of behavioral emergencies 2005. J Psychiatr Pract 11(Suppl 1):5–108, quiz 110–112, 2005 16319571

American Psychiatric Association: Diagnostic and Statistical Manual of Mental Disorders, 4th Edition, Text Revision. Washington, DC, American Psychiatric Association, 2000

American Psychiatric Association: Diagnostic and Statistical Manual of Mental Disorders, 5th Edition. Arlington, VA, American Psychiatric Association, 2013

Andrezina R, Josiassen RC, Marcus RN, et al: Intramuscular aripiprazole for the treatment of acute agitation in patients with schizophrenia or schizoaffective disorder: a double-blind, placebo-controlled comparison with intramuscular haloperidol. Psychopharmacology (Berl) 188(3):281–292, 2006a 16953381

Andrezina R, Marcus RN, Oren DA, et al: Intramuscular aripiprazole or haloperidol and transition to oral therapy in patients with agitation associated with schizophrenia: sub-analysis of a double-blind study. Curr Med Res Opin 22(11):2209–2219, 2006b 17076982

Barlow CB, Rizzo AG: Violence against surgical residents. West J Med 167(2):74–78, 1997 9291743

Bazire S: MAOIs and narcotic analgesics (letter). Br J Psychiatry 151:701–710, 1987 2895679

Berman RM, Cappiello A, Anand A, et al: Antidepressant effects of ketamine in de- pressed patients. Biol Psychiatry 47(4):351–354, 2000 10686270

Bongar B: Suicide Guidelines for Assessment, Management and Treatment. New York, Oxford University Press, 1992

Breier A, Wright P, Birkett M, et al: Intramuscular olanzapine: dose-related improvement in acutely agitated patients with schizophrenia. Presentation at the 154th annual meet- ing of the American Psychiatric Association, New Orleans, May 5–10, 2001

Browne B, Linter S: Monoamine oxidase inhibitors and narcotic analgesics: a critical review of the implications for treatment. Br J Psychiatry 151:210–212, 1987 2891392

Cipriani A, Pretty H, Hawton K, Geddes JR: Lithium in the prevention of suicidal behavior and all-cause mortality in patients with mood disorders: a systematic review of randomized trials. Am J Psychiatry 162(10):1805–1819, 2005 16199826

Cole J: Drugs and seclusion and restraint. McLean Hospital Journal 10:37–53, 1985

Crome P: Antidepressant overdosage. Drugs 23(6):431–461, 1982 6213400

Dubin WR, Feld JA: Rapid tranquilization of the violent patient. Am J Emerg Med 7(3):313–320, 1989 2565724

Dubin W, Stolberg R: Emergency Psychiatry for the House Officer. New York, SP Medical & Scientific Books, 1981

Dubin WR, Waxman HM, Weiss KJ, et al: Rapid tranquilization: the efficacy of oral concentrate. J Clin Psychiatry 46(11):475–478, 1985 2865251

Fawcett J, Scheftner WA, Fogg L, et al: Time-related predictors of suicide in major affective disorder. Am J Psychiatry 147(9):1189–1194, 1990 2104515

Goldberg RJ, Dubin WR, Fogel BS: Behavioral emergencies. Assessment and psychopharmacologic management. Clin Neuropharmacol 12(4):233–248, 1989 2680076

Hillard JR (ed): Manual of Clinical Emergency Psychiatry. Washington, DC, American Psychiatric Press, 1990

Hughes DH: Trends and treatment models in emergency psychiatry. Hosp Community Psychiatry 44(10):927–928, 1993 8225271

Hyman SE, Tesar GE: Manual of Psychiatric Emergencies, 3rd Edition. Boston, MA, Little, Brown, 1994

Keating GM: Loxapine inhalation powder: a review of its use in the acute treatment of agitation in patients with bipolar disorder or schizophrenia. CNS Drugs 27(6):479–489, 2013 23740380

Kovacsics CE, Gottesman II, Gould TD: Lithium's antisuicidal efficacy: elucidation of neurobiological targets using endophenotype strategies. Annu Rev Pharmacol Toxicol 49:175–198, 2009 18834309

Lapidus KA, Levitch CF, Perez AM, et al: A randomized controlled trial of intranasal ketamine in major depressive disorder (Epub ahead of print). Biol Psychiatry (Apr):3, 2014 24821196

Lavoie FW, Carter GL, Danzl DF, Berg RL: Emergency department violence in United States teaching hospitals. Ann Emerg Med 17(11):1227–1233, 1988 3189977

Leung JM, Sands LP, Rico M, et al: Pilot clinical trial of gabapentin to decrease post- operative delirium in older patients. Neurology 67(7):1251–1253, 2006 16914695

Meehan K, Zhang F, David S, et al: A double-blind, randomized comparison of the efficacy and safety of intramuscular injections of olanzapine, lorazepam, or placebo in treating acutely agitated patients diagnosed with bipolar mania. J Clin Psychopharmacol 21(4):389–397, 2001 11476123

Meehan KM, Wang H, David SR, et al: Comparison of rapidly acting intramuscular olanzapine, lorazepam, and placebo: a double-blind, randomized study in acutely agitated patients with dementia. Neuropsychopharmacology 26(4):494–504, 2002 11927174

Möller HJ, Kissling W, Lang C, et al: Efficacy and side effects of haloperidol in psychotic patients: oral versus intravenous administration. Am J Psychiatry 139(12):1571–1575, 1982 7149056

Montgomery SA: Venlafaxine: a new dimension in antidepressant pharmacotherapy. J Clin Psychiatry 54(3):119–126, 1993 8468312

Müller-Oerlinghausen B, Berghöfer A, Ahrens B: The antisuicidal and mortality- reducing effect of lithium prophylaxis: consequences for guidelines in clinical psychiatry. Can J Psychiatry 48(7):433–439, 2003 12971012

Munizza C, Furlan PM, d'Elia A, et al: Emergency psychiatry: a review of the literature. Acta Psychiatr Scand Suppl 374:1–51, 1993 7905227

Murrough JW, Iosifescu DV, Chang LC, et al: Antidepressant efficacy of ketamine in treatment-resistant major depression: a two-site randomized controlled trial. Am J Psychiatry 170(10):1134–1142, 2013a 23982301

Murrough JW, Perez AM, Pillemer S, et al: Rapid and longer-term antidepressant effects of repeated ketamine infusions in treatment-resistant major depression. Biol Psychiatry 74(4):250–256, 2013b 22840761

Prien RF, Kupfer DJ, Mansky PA, et al: Drug therapy in the prevention of recurrences in unipolar and bipolar affective disorders: report of the NIMH Collaborative Study Group comparing lithium carbonate, imipramine, and a lithium carbonate- imipramine combination. Arch Gen Psychiatry 41(11):1096–1104, 1984 6437366

Puryear DA: Proposed standards in emergency psychiatry. Hosp Community Psychiatry 43(1):14–15, 1992 1544641

Rubino A, Roskell N, Tennis P, et al: Risk of suicide during treatment with venla- faxine, citalopram, fluoxetine, and dothiepin: retrospective cohort study. BMJ 334(7587):242, 2007 17164297

Saklad SR, Ereshefsky L, Jann MW, et al: Usefulness of injectable and oral -lorazepam in psychotic and developmentally disabled patients. Paper presented at the 138th annual meeting of the American Psychiatric Association, Dallas, TX, May 20–23, 1985

Schatzberg AF: A word to the wise about ketamine. Am J Psychiatry 171(3):262–264, 2014 24585328

Szuster RR, Schanbacher BL, McCann SC, McConnell A: Underdiagnosis of psychoactive-substance-induced organic mental disorders in emergency psychiatry. Am J Drug Alcohol Abuse 16(3-4):319–327, 1990 2288329

Weissberg MP: Emergency psychiatry: a critical educational omission (editorial). Ann Intern Med 114(3):246–247, 1991 1984751

Wright P, Lindborg SR, Birkett M, et al: Intramuscular olanzapine and intramuscular haloperidol in acute schizophrenia: antipsychotic efficacy and extrapyramidal safe- ty during the first 24 hours of treatment. Can J Psychiatry 48(11):716–721, 2003 14733451

Youssef NA, Rich CL: Does acute treatment with sedatives/hypnotics for anxiety in depressed patients affect suicide risk? A literature review. Ann Clin Psychiatry 20(3):157–169, 2008 18633742

Zarate CA Jr, Singh JB, Carlson PJ, et al: A randomized trial of an N-methyl-D- aspartate antagonist in treatment-resistant major depression. Arch Gen Psychiatry 63(8):856–864, 2006 16894061

11

Farmacoterapia para os transtornos relacionados a substâncias

As terapias medicamentosas para os indivíduos com transtornos relacionados a substâncias, apesar de necessárias e benéficas, raramente são suficientes para curar a doença. Se drogas são usadas em excesso por um paciente com depressão maior para reduzir a dor psíquica, por um indivíduo com mania que se manifesta como hiperatividade e hedonismo incontrolado ou, ainda, por uma pessoa com algum outro transtorno importante comórbido do eixo I, a terapia medicamentosa apropriada para a condição psiquiátrica principal subjacente é de grande auxílio. Infelizmente, alguns pacientes com síndromes evidentes (p. ex., depressão, transtorno bipolar ou esquizofrenia) continuam abusando de drogas mesmo que essas patologias estejam em remissão total ou parcial, embora outros demonstrem melhoras em ambas as condições com a terapia medicamentosa adequada.

Contudo, farmacoterapias específicas estão disponíveis para alguns aspectos da dependência química. Os medicamentos são eficazes na melhora dos sintomas de abstinência causados pela dependência física dos agentes sedativos ou opioides. A metadona ou a buprenorfina, como terapia de manutenção, têm ação prolongada, mais controlável e menos perigosa em comparação à heroína e podem ser administradas indefinidamente na tentativa de substituir essa substância. A naltrexona, um antagonista opioide, também pode ser administrado de modo indefinido para evitar que o paciente fique eufórico com a heroína; além disso, observou-se que ela é eficaz na terapia de manutenção do alcoolismo. O dissulfiram (Antabuse) às vezes é usado no tratamento do alcoolismo crônico para assegurar que os pacientes fiquem desagradavelmente enjoados ao consumir álcool. De modo alternativo, um medicamento como a naltrexona ou o acamprosato pode produzir o risco de recaída no paciente dependente de álcool.

É claro que algumas classes de drogas ilícitas não causam qualquer grau significativo de dependência física. Entre elas, citamos a *Cannabis*, os inalantes e os alucinógenos (p. ex., dietilamina do ácido lisérgico [LSD] e mescalina). Os sintomas da abstinência também são raramente observados com o uso de fenciclidina (PCP). Algumas vezes, essas substâncias podem ser subitamente descontinuadas, mesmo nos usuários pesados e frequentes. Assim, uma terapia medicamentosa que reduzisse ou cessasse o consumo desses agentes seria eficaz do ponto de vista clínico. As síndromes de dependência química para as quais as farmacoterapias são – de modo regular ou esporádico – efetivas envolvem estimulantes, opioides, sedativo-hipnóticos e álcool.

Uma grande quantidade de terapias medicamentosas interessantes, até mesmo promissoras, para vários transtornos relacionados a substâncias tem sido proposta e estudada, mas as abordagens básicas aprovadas e disponíveis variam muito pouco. A situação é emocionante, frustrante e, até mesmo, irritante. Entretanto, existe o consenso de que diversas intervenções psicossociais para os transtornos relacionados a substâncias, sobretudo a dependência de opioides, cocaína e álcool, são eficazes, provavelmente mais do que a maioria das farmacoterapias disponíveis ou mesmo potenciais. Também há a concordância de que as terapias medicamentosas devem ser usadas no contexto dos tratamentos psicossociais, incluindo os 12 passos e os aspectos terapêuticos compulsórios.

O único medicamento novo aprovado para o tratamento do alcoolismo em mais de uma década é o acamprosato (Campral). Ele foi aceito pela U.S. Food and Drug Administration (FDA) em 2004, mas é usado na Europa desde o início da década de 1990.

Com base nas evidências publicadas, a buprenorfina, um agonista-antagonista opioide misto, parece ser eficaz tanto na desintoxicação de opioide quanto como terapia de manutenção potencialmente superior à metadona, sobretudo se for utilizada sem todas as complicações legais relacionadas a esta e ao L-α-acetilmetadol (LAAM). A buprenorfina foi aprovada para a terapia de manutenção da dependência de opioides em 2002. Atualmente, está disponível em comprimidos de absorção sublingual, de 2 e 8 mg (Subutex), e na fórmula injetável (Buprenex). Ela também está disponível em combinação com a naloxona (Suboxone) em comprimidos de absorção sublingual (2 mg de buprenorfina/0,5 mg de naloxona e 8 mg de buprenorfina/2 mg de naloxona). Uma série de farmacoterapias (p. ex., antidepressivos tricíclicos [ADTs]) foi considerada melhor do que placebo no tratamento de cocainômanos em estudos controlados recentes, mas não foi eficaz em muitos outros trabalhos similares. Medicamentos antigos em novas embalagens (p. ex., dissulfiram para o abuso de cocaína) e abordagens totalmente inovadoras (p. ex., anticorpos contra a cocaína) ainda aguardam um ensejo para entrar em cena.

O único outro avanço relativamente sólido da farmacoterapia dos transtornos relacionados a substâncias reside em alguns estudos bem controlados que demonstram que os pacientes com tais condições e com depressão maior podem se beneficiar de antidepressivos-padrão sem a necessidade de, antes, abster-se por completo da substância.

Alguns relatos recentes sugerem que a gabapentina pode ser eficaz na redução tanto do uso do álcool quanto da *Cannabis*, beneficiando os usuários dessas substâncias.

Screening toxicológico

Uma variedade de exames sensíveis está disponível para monitorar e testar o uso de substâncias ilícitas. Os mais comuns são as triagens para substâncias na urina, as quais avaliam o "NIDA 5", que são as cinco classes de drogas normalmente examinadas nos programas federais: canabioides, opioides, cocaína, anfetamina e PCP. Muitos laboratórios também estão equipados para avaliar benzodiazepínicos, barbitúricos, alucinógenos e inalantes.

As triagens para substâncias na urina são os testes menos intrusivos, razoavelmente baratos e, em geral, confiáveis. Nos Estados Unidos, o custo para os testes no consultório varia de US$ 5,00 a 50,00. As triagens para substâncias na urina podem ser influenciadas pela abstinência antes do teste, pois primariamente detectam drogas ingeridas nos sete dias anteriores ao exame. Entretanto, o uso crônico de maconha até 12 semanas antes da avaliação pode ser detectado, assim como um único uso poucos dias antes do teste. Geralmente, os testes da saliva são processados em um laboratório e tendem a ser mais caros (US$20,00 a 100,00) do que as triagens para substâncias na urina. Os testes da saliva são capazes de detectar um uso bem recente (de uma hora antes), que pode não ser notado no exame da urina. Assim como os testes da urina, os da saliva primariamente detectam as drogas que foram usadas nos últimos três dias. As triagens sanguíneas são as avaliações mais sensíveis e mais caras. Para a maioria das substâncias, um teste sérico é o que detecta melhor o uso da droga nos 3 a 7 dias anteriores. Outros tipos de testes incluem exames do cabelo, que podem identificar muitas substâncias consumidas nos últimos 90 dias, e os exames de adesivos ou do suor; estes, todavia, não são muito precisos nem convenientes. Na maioria dos consultórios, a triagem para substâncias na urina oferece a melhor combinação de conveniência, custo e confiança.

Estimulantes

Os estimulantes, incluindo a cocaína, a anfetamina e suas várias formas, estão entre as drogas mais comumente usadas de modo abusivo nos Estados Unidos. O National Institute on Drug Abuse (NIDA) estima que, pelo menos, 1 a 2% da população atual abuse da cocaína, mas as taxas de abuso de anfetamina são mais baixas. A *overdose* ou o abuso de estimulante representa uma razão bastante comum de visitas à sala de emergência (SE) e hospitalização. Quando um dependente de estimulantes é hospitalizado, o consumo da substância deve ser interrompido abruptamente. Nenhuma redução para abstinência é necessária. Os pacientes que consomem estimulantes em grandes quantidades (p. ex., mais de 50 mg de D-anfetamina ou várias doses de cocaína por dia) em geral apresentam a síndrome de abstinência, consistindo em depressão, fadiga, hiperfagia e hipersonia. Nas pessoas instáveis, essa depressão de rebote pode atingir proporções clínicas consideráveis por alguns dias e persistir por semanas, normalmente de uma forma menos grave.

Uma série de substâncias, sobretudo medicamentos dopaminérgicos ou noradrenérgicos (desipramina, amantadina, bromocriptina, bupropiona), mas também a fluoxetina, tem sido testada na abstinência de cocaína ou como possível tratamento de longo prazo, mas sem efeito consistente. A imipramina, a desipramina e a venlafaxina demonstram "resultados promissores" na abordagem terapêutica de cocainômanos, reduzindo os sintomas depressivos e o consumo da droga; contudo, o valor integral desses estudos controlados, mas preliminares, não se constitui ainda em uma orientação clara e válida para o uso de tais medicamentos nos indivíduos com depressão maior que consomem cocaína.

A carbamazepina tem sido empregada sem sucesso na tentativa de reduzir a estimulação cerebral causada pela cocaína. Preliminarmente, o topiramato tem apresentado sucesso na dependência por cocaína (Reis et al. 2008) e pode desempenhar um papel na dependência de álcool e nicotina. Os bloqueadores do canal de cálcio têm sido usados como uma forma de melhorar o fluxo sanguíneo no cérebro dos cocainômanos, todavia esse trabalho está apenas nas fases preliminares.

O dissulfiram (Antabuse) voltou a ser empregado, depois de seu uso ter sido reduzido no tratamento do alcoolismo crônico, em virtude de inibir a dopamina-β-hidroxilase, elevando os níveis da cocaína e da dopamina no cérebro. Imaginava-se que esse efeito apenas faria a cocaína deixar o usuário mais "doidão" e por mais tempo, mas o dissulfiram parece aumentar a ansiedade, a paranoia e a disforia quando a droga é consumida. Vários pequenos estudos mostram a redução no uso da cocaína, talvez secundária ao medo do indivíduo de usar álcool para modular a agitação induzida pela droga. Em um estudo, a redução no uso da cocaína no grupo do dissulfiram ocorreu até mesmo nos pacientes que haviam desistido anteriormente do consumo de álcool (Petrakis et al. 2000). A dosagem do dissulfiram usada parece ser de 250 mg/dia. Não está muito claro o quanto essa terapia seria segura no longo prazo caso os pacientes consumam álcool apesar dos avisos e das reações graves.

Outras abordagens de pesquisas incluem o ecopipam, um bloqueador do receptor da dopamina$_1$, e a citicolina, anteriormente usada no tratamento dos distúrbios neurológicos para reparar as membranas celulares lesionadas. Até a aspirina tem sido usada para evitar a agregação plaquetária e melhorar o fluxo sanguíneo no cérebro – e, em um estudo, para restaurar a função neuropsicológica (O'Leary e Weiss 2000).

Conforme observado anteriormente, uma "vacina" contra a cocaína – um anticorpo que se liga à droga nos fluidos corporais – está sendo desenvolvida. As experiências em modelo animal sugerem que essa estratégia será promissora. Um estudo recente sugeriu potencial eficácia em uma experiência em humanos; no entanto, os autores concluíram que a vacina não foi efetiva o suficiente e que outras, mais aperfeiçoadas, eram necessárias (Martell et al. 2009).

Essas potenciais abordagens devem ser combinadas com psicoterapias apropriadas focadas na adição (Najavits e Weiss 1994).

O abuso de anfetamina e o advento algo recente da inalação de D-metanfetamina ("cristais") na forma de *crack* não estimularam qualquer nova farmacoterapia – nem conceitual nem empiricamente –, ainda que tratamentos eficazes para o uso da cocaína fossem efetivos de certa forma para uso de "*speed*".

A questão do abuso pode ser um problema com estimulantes de prescrição médica. Se o paciente possui depressão clínica que responde apenas a estimulantes ou evidente transtorno de déficit de atenção/hiperatividade de adulto e ingere doses moderadas de forma estável, a fim de produzir o funcionamento social responsável, o uso da substância pode ser terapeuticamente eficaz (ver Cap. 8). Se o indivíduo usa estimulantes em grandes doses com o objetivo de atingir a euforia ou eleva a dosagem até o ponto de desenvolvimento de paranoia ou outros sintomas graves, a prescrição desses agentes é obviamente contraindicada.

Opioides

Desintoxicação

Os opioides incluem a heroína, o narcótico mais comum das ruas, e suas variantes. Além disso, essa extensa classe abrange os agentes terapêuticos normalmente usados, como a morfina, a codeína, a metadona e outros analgésicos narcóticos. Os sintomas de abstinência podem iniciar nas primeiras seis horas após a última dose de heroína ou outro opioide de curta duração. Entre os sintomas de abstinência estão a ansiedade, a insônia, os bocejos, a transpiração e a rinorreia, seguidos de dilatação da pupila, tremores, piloereção, arrepios, anorexia e espasmos musculares. No dia seguinte ao da última dose, a pulsação, a pressão arterial, a respiração e a temperatura podem sofrer elevação; além disso, podem ocorrer diarreia, náuseas e vômitos. A síndrome atinge o pico em 2 a 3 dias e desaparece em cerca de 10 dias, embora as queixas leves variáveis possam persistir por semanas.

Como boa parte da heroína vendida nas ruas pode ser bastante fraca, é provável que alguns usuários não desenvolvam a dependência física verdadeira. Além disso, tanto os usuários de rua quanto aqueles que têm prescrição médica para opioides, com ou sem dependência física verdadeira, geralmente, de forma consciente ou não, exageram o desconforto da abstinência, no esforço de obter mais medicamento opioide do médico. Por essas razões, o tratamento medicamentoso da síndrome de abstinência deve ser fundamentado nos sinais objetivos de abstinência de opioide, não nas queixas subjetivas. Esses sinais estão relacionados na Tabela 11-1.

A metadona, um opioide de ação prolongada, é usada para tratar a abstinência por causa da sua farmacocinética superior (uma meia-vida longa). Um medicamento de ação rápida, como a morfina, deve ser administrado em intervalos de poucas horas a fim de bloquear a abstinência, considerando que a metadona realiza esse bloqueio quando consumida apenas duas vezes ao dia. A dose inicial da metadona deve ser de 10 mg via oral, na fórmula líquida ou com os comprimidos triturados, para que o paciente não possa saber aquela dosagem nem as subsequentes durante a desintoxicação. O indivíduo deve ser avaliado a cada quatro horas, e um adicional de 10 mg de metadona deve ser administrado se, pelo menos, dois dos quatro critérios da Tabela 11-1 forem satisfeitos. Exceto no caso de retirada da terapia de manutenção com alta dose de metadona, não mais que 40 mg do fármaco devem ser necessários nas primeiras 24 horas.

A dosagem total de metadona administrada nas primeiras 24 horas deve ser considerada para a dose de estabilização. Esta é administrada no dia

TABELA 11-1 Sinais objetivos de abstinência de opioides

1. Pulso pelo menos 10 bpm acima da linha basal ou superior a 90 bpm se não houver história de taquicardia e a linha basal for desconhecida (linha basal: valores dos sinais vitais uma hora após receber 10 mg de metadona)
2. Pressão arterial sistólica de pelo menos 10 mmHg acima da linha basal ou maior que 160/95 mmHg nos pacientes não hipertensos
3. Pupilas dilatadas
4. Piloereção, sudorese, rinorreia ou lacrimejamento

seguinte, dividida em duas doses (p. ex., 15 mg, às 8 h e às 20 h) na forma líquida ou de comprimido triturado. A dose deve ser ingerida sob a observação direta de um membro da equipe, de modo a evitar manobras ilícitas. A dose de estabilização deve ser reduzida em 5 mg/dia até que o paciente esteja completamente abstinente. Um indivíduo fisicamente dependente de agentes sedativos e opioides deve continuar recebendo a dose de estabilização de metadona, sem redução, até que esteja abstinente por completo do medicamento sedativo.

Uma abordagem farmacológica alternativa para conduzir a abstinência de opioide tem sido usada nos últimos anos em alguns centros. Ela envolve o uso da clonidina, medicamento anti-hipertensivo não opioide, que é principalmente um agonista α_2-adrenérgico e pode eliminar os sintomas objetivos e subjetivos da abstinência do opioide. Ao iniciar o tratamento com clonidina, é importante seguir o método de Kleber e colaboradores (1985): uma dose inicial de 0,1 mg do fármaco deve ser administrada para avaliar a tolerância do paciente a essa abordagem. Os efeitos adversos comuns são hipotensão, tontura, sedação e boca seca. Se a dose inicial for bem tolerada, as doses de 0,1 a 0,2 mg a cada oito horas poderão ser administradas durante as fases iniciais da abstinência de opioide, com aumentos de até 0,2 a 0,4 mg a cada oito horas, depois de 2 ou 3 dias. A pressão arterial deve ser verificada antes de cada dose e, se estiver abaixo de 85/55 mmHg, a dose não deve ser administrada. A melhora dos sintomas de abstinência atinge o pico em 2 a 3 horas depois de cada administração. A clonidina não evita satisfatoriamente as dores musculares, a irritabilidade e a insônia.

Em um estudo sobre o uso da clonidina na desintoxicação de pacientes internados em abstinência da metadona de manutenção, uma dosagem média de aproximadamente 1 mg/dia de clonidina foi necessária nos primeiros oito dias. Em outro estudo empregando a clonidina na desintoxicação de pacientes ambulatoriais, o medicamento foi iniciado com 0,1 mg a cada 4 a 6 horas, conforme a necessidade, e a dose foi aumentada em 0,2 mg a cada 4 a 6 horas, até o máximo de 1,2 mg/dia (a dose total máxima diária média foi de 0,8 mg). Algumas variações dessas estratégias de dosagem poderão ser usadas se um programa de desintoxicação de metadona for evitado.

Os médicos interessados em usar essa abordagem devem ler cuidadosamente o artigo de Kosten e colaboradores (1989) ou consultar um programa local no qual tal estratégia esteja sendo empregada de forma ativa.

O uso de clonidina em pacientes ambulatoriais para desintoxicação de opioides, de modo geral, tem apresentado menos sucesso do que aquele habitual nos estudos com indivíduos internados. A clonidina (Catapres) está disponível em comprimidos de 0,1, 0,2 e 0,3 mg, bem como em adesivos transdérmicos que podem ser administrados semanalmente.

Três desenvolvimentos interligados estão ocorrendo na área da desintoxicação de opioides: o uso da buprenorfina, um agonista-antagonista opioide misto, em vez do emprego da metadona para acelerar o processo de desintoxicação e como tratamento de manutenção (Umbrecht et al. 1999). O outro consiste no uso mais experimental da buprenorfina combinada com antagonistas opioides, naltrexona ou naloxona, para precipitar de forma rápida a abstinência grave de curta duração, deixando o paciente não mais dependente fisicamente (ou tendo tolerância) de opioides depois de 1 ou 2 dias.

A retirada assistida com buprenorfina e a retirada rápida com antagonista são procedimentos que só podem ser realizados em uma unidade especializada de tratamento. Geralmente, exige-se que os médicos sejam certificados para prescrever e empregar a buprenorfina, e a American Psychiatric Association (APA) organiza congressos anuais nos quais são oferecidos cursos de certificação.

Terapia de manutenção

Por muitos anos, a terapia de manutenção com metadona esteve disponível nas áreas urbanas importantes, em clínicas especialmente licenciadas, como uma abordagem de substituição para heroína ou outros opioides ilícitos em aditos que falharam em permanecer abstinentes depois da desintoxicação. Os ajustes na dose variam de programa para programa; as altas dosagens, de até 80 mg/dia, são usadas em algumas clínicas, e tem sido demonstrado repetidamente que uma dosagem de 60 mg/dia produz resultados muito melhores no longo prazo do que as dosagens de manutenção mais baixas.

Normalmente, os pacientes recebem o medicamento na clínica, uma vez ao dia, sob supervisão direta e verificação de suas amostras de urina para uso de outras substâncias ilícitas. Se o indivíduo estiver abstinente e, de modo geral, evoluindo bem, é comum que lhe seja permitido ingerir a medicação também em casa, de forma que receba a dose de metadona na clínica a cada dois dias. Geralmente, o fármaco é preparado em uma bebida de frutas para evitar o uso intravenoso inadequado da dose no dia alternado, em que a ingestão é feita em casa. Embora esse regime pareça oferecer uma alternativa popular e eficaz para aditos em opioides, os pacientes frequentemente abandonam os programas de manutenção com metadona depois de semanas ou meses.

Com o passar dos anos, ficou mais claro que a manutenção com metadona e dos programas relacionados não visa a desmamar o paciente totalmente, de forma gradual, dentro de semanas ou meses; o objetivo é estabilizá-lo de modo que possa melhorar sua adaptação psicossocial ou, pelo menos, não ter de recorrer à atividade criminosa para obter a heroína. Concomitantemente, a "sujeira" nas amostras de urina demonstrando que o paciente está usando outras substâncias de abuso exige que o paciente seja orientado, não sendo uma razão para suspender o programa com metadona.

O LAAM possui uma ação mais prolongada do que a metadona e é eficaz mesmo se administrado apenas três vezes na semana. Essa característica elimina as visitas diárias às clínicas e a potencial manobra ilícita do uso da dose em casa. O LAAM foi aprovado pela FDA para o tratamento da dependência de opioides em 1993. Entretanto, por ter estado associado a arritmias ventriculares, foi retirado do mercado europeu em 2001. Em 2003, a fórmula mais usual do LAAM, Orlaam, foi suspensa nos Estados Unidos.

A metadona e o LAAM foram concebidos para prevenir os sintomas de abstinência e abolir o desejo por opioides nos aditos em heroína. Presume-se que esses dois agentes produzam um nível de tolerância tão alto para opioides que a autoadministração da heroína ou de outras substâncias, do tipo morfina, não causa mais euforia.

A metadona de manutenção é um estabilizador para alguns aditos em opioides, mas não elimina completamente o comportamento doentio causado pela droga; os pacientes dos programas de metadona geralmente continuam tendo problemas de abuso de outras substâncias, sobretudo o álcool e a cocaína. A terapia de manutenção, mesmo junto com bons programas de apoio, não resolve os múltiplos problemas de muitos usuários de heroína.

A metadona de manutenção é uma modalidade especializada em que os psiquiatras não podem estar envolvidos em práticas ordinárias. Consideremos o empenho do psiquiatra envolvido no cuidado de uma paciente dependente de opioide, a qual está doente – ou diz estar –, na admissão em um programa de desintoxicação cuja data para ingresso ainda esteja vários dias distante. O que o médico pode ou deve fazer? É ilegal prescrever opioides para sustentar uma adição. O melhor é consultar a equipe do programa de desintoxicação sobre como proceder. Entendemos que os regulamentos da Drug Enforcement Administration (DEA) permitem que um médico conceda doses diárias de um opioide, até três dias sucessivos, para evitar a abstinência aguda, enquanto espera a admissão solicitada para desintoxicação. Além do mais, os médicos podem providenciar tratamento de manutenção para um adito "que é hospitalizado por conta de condições clínicas diferentes da adição, requerendo manutenção temporária durante o período crítico da sua hospitalização, ou cujo envolvimento em um programa aprovado está sendo verificado" (American Society of Health-System Pharmacists 2003, p. 2.040). Os médicos devem consultar o escritório local da DEA antes de assumir tal compromisso. É legal prescrever opioides por períodos prolongados fora da clínica do programa com metadona quando o paciente apresenta dor crônica legítima em grau significativo. Antes de envolver-se em tal situação, o médico deve, com certeza, consultar um especialista em dor ou encaminhar o paciente para uma clínica especializada no assunto.

Outro tratamento de manutenção disponível é o antagonista opioide naltrexona (ReVia). Esse medicamento é similar à naloxona (Narcan), o antagonista opioide que tem sido avaliado para o tratamento da *overdose* de opioide. Entretanto, a naltrexona apresenta uma ação muito mais prolongada e está disponível na fórmula oral. Ambos os medicamentos podem, teoricamente, ser administrados por via oral em grandes doses diárias, a fim de criar um bloqueio crônico dos receptores de opioides, o que de fato inibe os efeitos eufóricos da heroína ou de outras substâncias do tipo morfina. A naloxona é muito fraca e tem ação muito curta para ser eficaz. A naltrexona é adequada para o objetivo, mas é menos popular com os aditos em opioides do que a metadona. No entanto, agora que a naltrexona está disponível, talvez possa ser empregada no tratamento de manutenção de longo prazo de alguns aditos em opioides, especialmente daqueles que estiverem altamente motivados. É claro que o problema da naltrexona é a facilidade com que se pode tirar vantagem dela, como acontece com o dissulfiram. Um adito em opioide precisa apenas suspender a dose de naltrexona por 2 ou 3 dias e depois injetar a heroína para experimentar os efeitos totais da droga. A naltrexona ainda é um medicamento a ser usado principalmente em programas especiais, e não pelos psiquiatras em geral, exceto se forem solicitados a cuidar de um paciente que já está estabilizado por ter recebido a medicação em um programa especializado. A dosagem usual do fármaco para o tratamento de manutenção da dependência de opioide é de 50 mg/dia. Ela pode ser administrada três vezes na semana (100, 100 e, depois, 150 mg), mas os efeitos gastrintestinais são comuns nesse regime. Um relato australiano recente indicou que uma fórmula implantável de naltrexona foi mais eficaz do que a oral na promoção da abstinência em um ensaio de longo prazo (Hulse et al. 2009).

A buprenorfina (comprimidos sublinguais, na fórmula genérica [Subutex, que foi descontinuada em 2011]; Butrans [adesivo transdérmico]; Suboxone [buprenorfina e naloxona]), um agonista-antagonista misto, foi aprovada pela FDA, em 2002, como alternativa para metadona na terapia de manutenção da dependência de opioides. A aprovação da buprenorfina possibilitou o tratamento no consultório médico fora das clínicas de metadona, altamente regulamentadas. A buprenorfina está disponível como um fármaco de escala III; já a metadona pertence à escala II e, portanto, requer regulamentos mais rigorosos para sua utilização. Alguns estudos sustentam o argumento de que a terapia com buprenorfina em pacientes ambulatoriais é altamente eficaz na redução da recaída e na melhora da adesão aos programas dos 12 passos, podendo ser mais segura do que o tratamento com metadona (Bell et al. 2009; Parran et al. 2010). O medicamento é regularmente administrado em dosagens de 6 a 20 mg/dia, com uma dosagem-alvo em torno de 16 mg/dia. A buprenorfina é administrada sublingualmente para evitar a metabolização excessiva do fármaco no fígado, o que ocorre se ingerido como uma pílula comum. Essa fórmula sublingual, que é considerada o analgésico mais utilizado em muitos países da Europa, foi classificada pela DEA na escala III.

A buprenorfina é um bom analgésico, como são muitos outros opioides e agonistas-antagonistas mistos (p. ex., a pentazocina). No entanto, quando a buprenorfina foi testada para probabilidade de abuso em humanos, por Jasinski e colaboradores (1978), no NIDA Addiction Research Center, ela provou ser bem tolerada, bem como induzir dependência e sintomas de abstinência muito leves, mesmo depois da administração prolongada de altas doses.

A buprenorfina pode substituir outros opioides e bloquear a euforia induzida por eles. Os testes realizados por várias semanas com dependentes de opioides sugeriram que o medicamento é muito mais agradável para os pacientes do que a naltrexona, talvez por causa de seu efeito eufórico leve. Ela reduz o uso da droga ilícita, conforme mensurado pelas triagens na urina, de forma tão eficaz quanto a metadona – não completamente, mas de forma substancial. Estudos da buprenorfina na retirada de opioides sugerem que ela é equivalente à metadona em eficácia e superior a outros medicamentos, como a clonidina (Janiri et al. 1994).

A abstinência da buprenorfina de manutenção é muito mais fácil do que a da metadona. O medicamento já está nas farmácias, em frascos (para administração intramuscular) e, como dito antes, é menos restritivo (escala III) do que a metadona, que é escala II. A buprenorfina pode se tornar a primeira terapia de manutenção sensatamente satisfatória para usuários crônicos de opioides, que poderão receber a prescrição nos hospitais comuns, nas clínicas e nos consultórios dos médicos e aviar a receita nas farmácias comuns. Essa disponibilidade evitaria a situação negativa das clínicas de metadona: o agrupamento de muitos usuários em uma clínica, com a possibilidade de que influenciem uns aos outros à adição.

Outra alteração no processo está em nossa atitude em relação ao tratamento da depressão nos usuários de metadona e outras substâncias. Em um estudo realizado por Nunes e colaboradores (1998), a imipramina foi superior ao placebo na redução do transtorno em pacientes mantidos com metadona e com depressão maior primária coexistente. Também foi observada alguma diminuição concomitante no uso da droga.

Qualquer médico que use medicamentos psiquiátricos para tratar transtornos do eixo I nos pacientes de clínicas de metadona deve estar ciente das potenciais interações medicamentosas. A carbamazepina, mas não o ácido valproico ou o lítio, aumenta o metabolismo hepático e reduz os níveis séricos da metadona, justificando, talvez, o aumento na sua dose diária. A fluvoxamina, entretanto, bloqueia o metabolismo da metadona e eleva o nível sérico (que cairá novamente se a primeira for descontinuada).

Em geral, os inibidores seletivos da recaptação de serotonina (ISRSs) ou outros antidepressivos mais novos, que podem ser administrados uma vez ao dia e não precisam de muitos ajustes de dosagem, são mais fáceis para os pacientes com depressão e transtorno relacionado ao uso de substâncias. Com outros agentes, é provável que esses indivíduos sejam menos condescendentes e não experimentem melhora ou elevem suas dosagens unilateralmente e induzam a toxicidade. Um de nós presenciou essa situação com um paciente ambulatorial que ficou delirante cinco dias depois de receber amitriptilina, pois, em virtude de a dosagem prescrita (50 mg) não ter produzido alívio rápido, ele ingeriu 500 mg/dia.

Sedativos e hipnóticos

Desintoxicação

Ao longo dos últimos 50 anos, o problema da adição de sedativo (dependência física e psicológica) deixou de ser quase completamente um abuso de barbitúricos de curta ação ou intermediária (p. ex., amobarbital, pentobarbital, secobarbital) para ser um abuso de hipnóticos mais novos (glutetimida, metaqualona) e, mais recentemente, benzodiazepínicos (p. ex., diazepam, alprazolam). Todos esses agentes (e o álcool) produzem tolerância cruzada – isto é, sintomas físicos de abstinência em um paciente dependente de qualquer desses fármacos e que podem ser aliviados por uma dose adequada do outro medicamento. O tempo de curso dos sintomas de abstinência difere com as meias-vidas de cada medicamento envolvido, sendo que o processo inicia de 12 a 16 horas após a última dose de um agente de curta duração (p. ex., amobarbital, alprazolam) e, talvez, 2 a 5 dias após a última dose de diazepam. Os sintomas iniciais de abstinência incluem ansiedade, inquietação, agitação, náuseas, vômitos e fadiga. Depois, surge a fraqueza, geralmente com cólicas abdominais, além de taquicardia, hipotensão postural, hiper-reflexia e tremor grosseiro em repouso. Podem ocorrer também insônia e pesadelos. O pico dos sintomas, incluindo convulsões do tipo grande mal em alguns casos, manifesta-se em cerca de 1 a 3 dias após a última dose de medicamento de curta ação (amobarbital, lorazepam, alprazolam) e 5 a 10 dias após a última dose de fármacos de ação prolongada (diazepam e clorazepato). Dos pacientes que tiveram convulsões, cerca da metade desenvolveu *delirium* com desorientação, ansiedade e alucinações visuais. Mesmo sem convulsões, os indivíduos em abstinência de benzodiazepínicos podem ficar levemente confusos, perceber luzes como muito brilhantes e sons muito altos, tornar-se levemente paranoicos e sentir-se despersonalizados.

A abstinência de sedativos, especialmente barbitúricos, pode ser fatal uma vez que tenha progredido para o *delirium* e não seja prontamente revertido. Por essa razão, a abstinência da dependência do sedativo deve ser considerada uma emergência médica, e os pacientes em processo de retirada apresentados devem ser tratados como emergenciais. As síndromes de abstinência de benzodiazepínicos podem ser menos graves. Já os sintomas de abstinência de opioides são raramente ameaçadores à vida e sempre reversíveis se um opioide for administrado.

Atualmente, existem regimes que usam um sedativo de ação prolongada, como o fenobarbital, o clordiazepóxido ou o diazepam, para melhorar a abstinência de sedativos. Nos anos anteriores, o regime mais comumente recomendado envolvia o uso do barbitúrico de ação curta pentobarbital (Nembutal), a fim de estabelecer o grau de dependência e, depois, converter o paciente para o fenobarbital, de ação prolongada, a real fase de desintoxicação. Esse regime, o *teste de tolerância ao pentobarbital*, hoje é raramente empregado; o favorito é o tratamento de dependência de sedativo com o uso de doses progressivamente menores de um benzodiazepínico de ação prolongada.

Benzodiazepínicos

Para o paciente psiquiátrico mais comum, que provavelmente se tornou dependente físico de um benzodiazepínico prescrito que foi ingerido em doses moderadas por mais de um ano, a dose do fármaco pode ser reduzida de forma gradual, durante o tratamento ambulatorial, caso o sujeito possa tolerar esse programa. Existem relatos de que, nos indivíduos com pânico e que responderam a dosagens relativamente elevadas (p. ex., 6 mg/dia) de alprazolam, a redução da dosagem na proporção de 0,5 mg por semana até 2 mg/dia é, em geral, bem tolerada. Diminuições abaixo de 2 mg/dia nessa proporção de descontinuação causam desconforto considerável ao paciente. Com 2 mg/dia ou menos, uma redução mais gradual – 0,25 mg/dia semanalmente – é recomendada.

Uma troca de benzodiazepínico de curta ação, como lorazepam ou alprazolam, para um de ação prolongada, como clonazepam, pode ser tentada se a redução do medicamento de curta ação ocasionar sintomas desconfortáveis. Na presença destes, não está claro se a descontinuação rápida em indivíduos hospitalizados é necessária, mas tal abordagem parece legitimada se a abstinência do paciente ambulatorial for insatisfatoriamente tolerada. Pode ser que a descontinuação lenta, por semanas, produza mais desconfortos do que produziria um regime rápido, sistemático, no indivíduo internado. Mesmo com abstinência sistemática do paciente internado, entretanto, existe um risco significativo de recaída. Um estudo realizado por Joughin e colaboradores (1991) revelou que a maioria dos indivíduos internados com dependência de longo prazo de benzodiazepínicos não se sente bem mesmo depois da desintoxicação bem-sucedida. Apenas 38% dos sujeitos estudados apresentaram resultado "satisfatório" em seis meses de acompanhamento, e muitos tiveram recaída ou outras complicações, incluindo o suicídio. Os idosos e os pacientes com sintomas depressivos concomitantes apresentaram um resultado particularmente insatisfatório. Os autores concluíram que, para alguns indivíduos, a terapia de manutenção com benzodiazepínico pode ser preferível à abstinência.

Herman e colaboradores (1987) relataram bons resultados na troca de alprazolam para clonazepam. Eles substituíram abruptamente cada 2 mg de alprazolam por 1 mg de clonazepam; além disso, permitiram aos pacientes doses extras do primeiro, conforme a necessidade, durante a primeira semana em que estavam recebendo clonazepam. Os pacientes estabilizados com este último puderam depois ser retirados mais facilmente do agente de ação prolongada.

Estudos em modelo animal (Galpern et al. 1991) sugeriram que provavelmente o clonazepam apresenta risco de dependência e problemas de tolerância similares àqueles de outros benzodiazepínicos, mas que sua meia-vida prolongada pode tornar a abstinência mais suave. Por isso, observamos pacientes que apresentaram dificuldade na retirada do clonazepam.

A carbamazepina também é usada, com resultados mistos, para facilitar a retirada de alprazolam e outros benzodiazepínicos de curta ação. Os pacientes que receberam doses de 200 a 800 mg/dia, iniciadas antes da redução do benzodiazepínico, apresentaram abstinência mais prolongada após a redução do que aqueles tratados concomitantemente com placebo (Schweizer et al. 1991). Da mesma forma, os idosos que falharam em responder a reduções anteriores de alprazolam foram capazes de obter sucesso quando a diminuição foi iniciada com o uso da carbamazepina (Swantek et al. 1991). No entanto, é difícil demonstrar que a abstinência é um pouco menos grave nos pacientes usando carbamazepina como coadjuvante na abstinência do benzodiazepínico, e nem todos os estudos encontraram um efeito significativo para esse regime. É importante ter em mente que a carbamazepina pode induzir o citocromo P450 3A3/4 e outras enzimas do citocromo P450 no fígado, reduzindo os níveis séricos de alprazolam e intensificando os sintomas de abstinência. Alguns médicos utilizam o valproato no lugar.

Outro fato que merece atenção é que os sintomas de abstinência do benzodiazepínico devem ser verificados de modo mais cuidadoso nos pacientes admitidos em hospitais psiquiátricos e cujo medicamento sedativo benzodiazepínico tenha sido interrompido de maneira abrupta. Poucos pacientes parecem tornar-se totalmente desconfortáveis e apresentam os sintomas tradicionais de abstinência após a descontinuação das dosagens baixas, como 5 mg/dia de diazepam ou 30 mg/dia de flurazepam, se estas foram consumidas regularmente por muitos anos. Os sintomas de abstinência nesses indivíduos podem durar semanas. Os médicos, às vezes, não se dão conta de que a abstinência de sedativo possa estar ocorrendo quando um paciente esquizofrênico ou depressivo começa a ficar mais agitado e também podem ser surpreendidos quando o indivíduo manifesta de forma súbita uma convulsão do tipo grande mal.

Existe uma questão importante: os pacientes ambulatoriais recebendo terapia regular de longo prazo com benzodiazepínicos para a ansiedade – ou seja, 0,5 mg de clonazepam três vezes ao dia, e 1 mg na hora de dormir – precisam ter o fármaco reduzido de modo vigoroso, independentemente das suas objeções? Se têm história de transtorno relacionado a substâncias e estão estáveis por meses, ou mesmo anos, com essa dose, o uso crônico do agente prescrito deixa--os em risco significativo de recaída do abuso grave de substâncias? Às vezes, os médicos que veem os pacientes psiquiátricos ambulatoriais "normalmente" afastados dos programas especializados de abuso de substâncias não conhecem a história dessa condição em cada indivíduo. De fato, os profissionais que tratam pessoas com transtornos relacionados a substâncias graves geralmente ficam horrorizados se forem fornecidos aos pacientes benzodiazepínicos de manutenção para o transtorno de ansiedade crônica.

A literatura publicada é mista. Em geral, a opinião dos especialistas é contra o uso de benzodiazepínicos nos pacientes com transtornos relacionados a substâncias, mas não há relatos clínicos sobre os efeitos adversos dessa prescrição. Com base nas conjecturas e na experiência dos residentes supervisores do tratamento desses indivíduos, supomos que, logo após a desintoxicação de álcool, sedativo ou qualquer outra droga, os pacientes podem apresentar um risco mais elevado para voltar a abusar de substâncias caso sejam prescritos benzodiazepínicos. Em momento posterior, eles podem usar esses medicamentos sedativos com benefícios.

É provável que alguns pacientes com transtornos relacionados a substâncias apresentem transtornos de ansiedade tão graves que recairão rapidamente no consumo de qualquer droga disponível a fim de aliviar seu desconforto; alguns desses indivíduos podem se sentir melhor com sedativos prescritos bem monitorados do que com substâncias ilícitas (Mueller et al. 1996). Qualquer médico que prescreva regularmente benzodiazepínicos de manutenção para um grande número de pacientes com transtornos relacionados a substâncias precisa documentar as razões da sua prescrição, em detalhes e para cada caso, bem como fazer uma consultoria externa a fim de evitar acusações de prática fora do padrão.

Álcool

Desintoxicação

O álcool etílico é uma substância sedativa de curta ação que produz sintomas de abstinência similares àqueles causados pelos barbitúricos. Os sintomas e sinais de abstinência são os mesmos descritos em "Desintoxicação", subseção de "Sedativos e hipnóticos", neste capítulo, com advertência de que os alcoolistas podem ser dependentes físicos muito leves, mas com adição da substância por outras razões, subnutrição e/ou doenças clínicas. Em virtude de os programas para o alcoolismo tratarem um grande número de pacientes, normalmente escolhem um programa de desintoxicação-padrão, que pode diferir de forma considerável de uma instituição para outra. Alguns médicos usam o clordiazepóxido na desintoxicação de álcool, o que pode ser uma boa escolha porque ele possui uma meia-vida longa e pode causar menos euforia do que o diazepam. O uso de benzodiazepínicos tornou-se a abordagem padrão em pacientes com abstinência complicada nos ambientes médicos agudos (Blondell 2005). Por causa do risco de síndrome de Wernicke nos alcoolistas, 100 mg de tiamina oral ou intramuscular devem ser fornecidos na admissão. Por isso, durante um mês, 50 mg/dia são administrados. O folato de 1 mg/dia oral também é um componente comum do regime de desintoxicação do álcool. O clordiazepóxido é iniciado com a dose máxima de 200 mg/dia, nos dois primeiros dias; depois, a titulação é reduzida em aproximadamente 25% por dia até zero, com doses extras administradas por via intramuscular ou oral, conforme a necessidade, se os sintomas de abstinência não estiverem controlados de forma adequada.

Uma alternativa para os alcoolistas em abstinência – e talvez a abordagem mais simples – foi desenvolvida por Sellers e colaboradores (1983) (Tab. 11-2): administrar diazepam em doses de 20 mg a cada 1 a 2 horas, até que os sintomas de abstinência sejam aliviados. O medicamento é, então, retirado. Foi relatado que a desintoxicação procedeu confortavelmente sem nova farmacoterapia, uma vez que a dose de ataque de um benzodiazepínico de ação prolongada eliminou o sintoma.

Em virtude de cerca de 5% dos dependentes de álcool estarem sujeitos à abstinência grave, alguns centros de desintoxicação não usam as estratégias farmacológicas em todos os pacientes. Em determinadas unidades hospitalares, os indivíduos sem história de abstinência complicada são observados, e a dose de benzodiazepínico é titulada para os parâmetros fisiológicos. Uma dose de 5 a 10 mg de diazepam ou 25 a 50 mg de clordiazepóxido pode ser administrada a cada hora quando a pressão arterial diastólica ou o pulso estiverem acima de 100.

Alguns médicos adotaram o lorazepam como o medicamento de escolha na desintoxicação de alcoolistas, porque é submetido à glucuronidação, não tem metabólitos ativos e possui uma meia-vida intermediária. Por isso, os pacientes com doença hepática alcoólica apresentam menor risco de desenvolver toxicidade com a desintoxicação com lorazepam do que com outros benzodiazepínicos. Todavia, a meia-vida mais curta do lorazepam pode ser menor do que o ideal para a obtenção de uma abstinência suave. Infelizmente, não há estudos controlados que comparem as vantagens e as desvantagens de vários benzodiazepínicos na desintoxicação de álcool (Bird e Makela 1994), tampouco existem evidências contra ou a favor do uso rotineiro de lorazepam como agente de primeira linha no tratamento da abstinência dessa substância.

A clonidina também ficou popular em algumas instituições por reduzir o desconforto associado à abstinência alcoólica. Em um estudo, a clonidina transdérmica foi tão bem tolerada e eficaz quanto o clordiazepóxido na abordagem das ocorrências agudas (Baumgartner e Rowen 1991). A clonidina reduz a hipertensão, a taquicardia e os tremores associados à abstinência. Entretanto, não evita as convulsões ou o *delirium tremens* nos raros casos de abstinência complicada. Os sinais vitais precisam ser monitorados regularmente com esse medicamento. As dosagens típicas são de 0,4 a 0,6 mg/dia, em 2 ou 4 doses divididas. A clonidina também está disponível em um adesivo transdérmico. Cada adesivo dura aproximadamente uma semana e libera uma dose fixa de 0,1 a 0,3 mg/dia, dependendo

TABELA 11-2 Estratégias farmacológicas para a desintoxicação aguda isolada de álcool

Agente	Regime de dosagem	
	Fixa	Flexível
Diazepam	10-20 mg a cada 4-6 horas × 2-3 dias, depois reduzir em 25% por dia	5-10 mg a cada 1-2 horas para pressão arterial diastólica, pulso > 100
Clordiazepóxido	25-50 mg a cada 4-6 horas × 2 dias, depois reduzir em 25% por dia	25-50 mg a cada 1-2 horas para pressão arterial diastólica, pulso > 100
Clonidina	0,1-0,2 mg a cada 4-6 horas × 2 dias, depois reduzir em 25-33% por dia	Titulação para pressão arterial e pulso

de sua concentração. No entanto, os adesivos não permitem ajustes diários da dosagem, os quais geralmente são necessários na desintoxicação.

A fenitoína (Dilantin) é, às vezes, adicionada nos pacientes com história de convulsões por abstinência ou naqueles incapazes de fornecer uma história adequada. Os raríssimos pacientes que desenvolvem *delirium tremens*, independentemente dos regimes citados, devem ser transferidos para um hospital mais especializado para tratamento.

A desintoxicação de pacientes ambulatoriais tem sido realizada nos indivíduos com adequada motivação e um sistema apropriado de apoio social. Com o desenvolvimento do cuidado gerenciado, essa desintoxicação tornou-se mais comum do que a de indivíduos internados. Para a versão ambulatorial, 25 mg de clordiazepóxido, administrados a cada quatro horas – ou menos, caso não seja necessário – é bastante sensato para o primeiro dia, com redução posterior. Para muitos indivíduos trêmulos, que precisam ser tratados como pacientes ambulatoriais, a indicação é iniciar com 100 mg de clordiazepóxido intramuscular. Nessa situação, a absorção lenta do medicamento a partir dos tecidos é mais um benefício do que uma desvantagem por estar em condições psiquiátricas de tratamento, em que a sedação rápida é desejada. O clordiazepóxido injetável não está mais disponível.

Assim como na terapia de manutenção e abstinência de opioide, o psiquiatra geral frequentemente será alertado a encaminhar os pacientes para programas especializados de alcoolismo, pelo menos para o controle da desintoxicação e de possíveis complicações clínicas ou neurológicas.

Terapia de manutenção

A maioria dos programas para alcoolismo está fundamentada na terapia de manutenção, principalmente o Alcoólicos Anônimos, além de outras modalidades educacionais, psicoterapêuticas e psicossociais. O dissulfiram (Antabuse) é, às vezes, prescrito (ou recomendado). Com frequência, uma dose diária de 125 mg é empregada nos pacientes com alcoolismo crônico. Se o medicamento for administrado diariamente e o indivíduo consumir álcool, os seguintes sintomas aparecerão nesta ordem genérica: rubor, sudorese, palpitações, dispneia, hiperventilação, taquicardia, hipotensão, náuseas e vômitos. Esses eventos são, em geral, seguidos de sonolência e normalmente desaparecem após o paciente ter descansado.

A difenidramina, 50 mg, via parenteral, pode ser eficaz nos casos de reações graves da combinação dissulfiram e álcool. A hipotensão, o choque e as arritmias são tratados sintomaticamente. O oxigênio é eficaz no desconforto respiratório. A hipocalemia pode estar presente. As reações graves requerem tratamento emergencial em uma instituição médica.

Obviamente, a boa vontade de tomar o dissulfiram e, portanto, comprometer-se a não ingerir álcool – ou sofrer efeitos desagradáveis se consumi-lo – é um teste de motivação para permanecer abstinente. Depois de todos esses anos, ainda não está totalmente estabelecido que o fármaco seja mais do que um teste de motivação ou de adesão à terapia. Os preparados injetáveis ou implantáveis de dissulfiram de ação prolongada têm sido testados em todo o mundo, mas ainda não estão disponíveis nos Estados Unidos.

O medicamento não deverá ser prescrito a pacientes cuja motivação de permanecer abstinente a todo custo seja questionável ou fraca. Na verdade, dúvidas sobre a utilidade do dissulfiram provavelmente ocasionaram um declínio gradual, ao longo dos anos, em seu uso nos programas de tratamento do alcoolismo. O medicamento pode causar efeitos colaterais, como fadiga, gosto metálico, impotência (raramente), psicose tóxica (mesmo em pouquíssimos casos) e hepatite tóxica grave – às vezes, fatal (muito raro). Este último efeito colateral ocorre no início do tratamento, normalmente em 2 a 8 semanas após a administração, sendo a base para a recomendação no rótulo de que testes de função hepática sejam realizados antes de começar a terapia com o fármaco e após cerca de oito semanas de tratamento. O dissulfiram é um inibidor das enzimas do citocromo P450 e pode elevar substancialmente os níveis da fenitoína, dos anticoagulantes orais e de outros medicamentos.

O metronidazol (Flagyl) possui propriedades brandas semelhantes às do dissulfiram e pode causar efeitos adversos quando o álcool é ingerido concomitantemente. Estudos do uso do fármaco no alcoolismo têm sido negativos de modo geral.

A naltrexona juntou-se ao dissulfiram como estratégia para a terapia de manutenção do alcoolismo no início da década de 1990. Volpicelli e colaboradores (1992) observaram que 50 mg/dia de naltrexona eram duas vezes mais eficazes do que o placebo na prevenção da recaída do álcool em 12 semanas. Em um estudo preliminar, que também incorporou terapia de apoio ou habilidades de enfrentamento e abordagens de prevenção da recaída, a naltrexona foi superior ao placebo e funcionou melhor quando combinada com a terapia de apoio (O'Malley et al. 1992). Parece que a naltrexona modifica os efeitos de reforço do álcool pelo seu efeito sobre os opioides endógenos (Swift 1995). Além de os estudos da naltrexona terem produzido resultados mistos, o medicamento, nas dosagens de aproximadamente 50 mg/dia, é uma opção para a terapia de manutenção da dependência do álcool.

A naltrexona não elimina totalmente o consumo do álcool, mas parece reduzir de forma significativa a probabilidade de que o consumo de um drinque evolua para uma bebedeira incontrolável. Nos pacientes que respondem de forma satisfatória ao medicamento e não estão passando bem por 3 a 6 meses, a descontinuação do fármaco e a continuação de outros tratamentos psicossociais parece razoável. Aqueles que estão passando mal por três meses, enquanto recebem naltrexona, dificilmente melhoram de forma significativa com um tratamento mais longo. Entretanto, a experiência com usuários de opioides que recebem o fármaco sugere que a terapia prolongada, por um ou mais anos, pode ser bastante segura se o paciente (ou o médico) sentir mais confiança em continuar com o medicamento.

A naltrexona tende a ser bem tolerada na dosagem de 50 mg/dia. Entretanto, diversos efeitos colaterais são comuns com esse medicamento (Tab. 11-3). Pelo menos 10% dos pacientes vivenciam efeitos colaterais gastrintestinais, incluindo náuseas, vômitos, anorexia, constipação e dores abdominais. O distúrbio gastrintestinal tende a atenuar com o tempo e pode ser reduzido se o paciente evitar ingerir o medicamento com o estômago vazio. Os efeitos colaterais do sistema nervoso central (SNC), como nervosismo, cefaleia, sonolência, insônia e agitação, também são bastante comuns. Reduzir a dose e evitar o medicamento na hora de dormir geralmente mitiga tais sintomas. Dores articulares e musculares ocorrem em cerca de 10% dos pacientes, e aumentos nas enzimas hepáticas, *rashes* e piloereção também são relatados em taxas mais altas em comparação ao placebo.

Uma terapia de manutenção alternativa para o alcoolismo crônico é o acamprosato (Campral), que tem sido estudado extensivamente na Europa e foi aprovado nos Estados Unidos em 2004. Seu mecanismo de ação é obscuro. O medicamento é um análogo bovino que limita a ingestão de álcool em mo-

TABELA 11-3 Efeitos colaterais comuns da terapia com naltrexona

Gastrintestinal	SNC
Náuseas e vômitos	Nervosismo
Dores abdominais e cólicas	Agitação
Constipação	Cefaleias
Azia	Insônia
Elevação das enzimas hepáticas	Sonolência
Anorexia	**Musculoesquelético**
	Dor articular
	Dor muscular

Nota: SNC = sistema nervoso central.

delo animal, diminui os sintomas de abstinência da substância em humanos e, como um tratamento crônico, reduz a recaída e o desejo de beber, na dosagem de até 3.000 mg/dia (Sass et al. 1996; Swift 1998). Em três dos quatro estudos multicêntricos norte-americanos, o acamprosato foi eficaz na manutenção da abstinência em pacientes que já estavam abstinentes no início do tratamento. A falha do ensaio ocorreu nos indivíduos que abusavam de múltiplas substâncias. Em contrapartida, quase 20 estudos europeus positivos não exigiram abstinência ou desintoxicação, e esse fato pode ser responsável pela diferença em relação aos trabalhos anteriores. A combinação de acamprosato e naltrexona pode ser mais eficaz do que qualquer um dos medicamentos isolados (Bouza et al. 2004). Os principais efeitos colaterais observados foram a diarreia e a cefaleia. Entretanto, o medicamento foi bem tolerado de modo geral. A dose-alvo é de 666 mg, três vezes ao dia. Embora a dosagem dividida apresente um desafio para a adesão, muitos pacientes comprometem-se com um programa de tratamento de longo prazo. Não há interações medicamentosas significativas com benzodiazepínicos, naltrexona ou dissulfiram.

Recentemente, Mason e colaboradores relataram que a gabapentina nas dosagens de 900 mg/dia e 1.800 mg/dia reduziu significativamente o consumo de álcool nos alcoolistas (Mason et al. 2014). A dosagem maior pareceu ser mais eficaz do que a de 900 mg/dia. O medicamento foi bem tolerado, e não foram observados efeitos colaterais ou adversos. Um estudo em modelo animal relatou que o antagonista glicocorticoide, mifepristona, reduziu o consumo de álcool associado à atividade aumentada do receptor glicocorticoide nas amídalas (Vendruscolo et al. 2012). Dados preliminares relatados pela equipe de Mason indicaram que no modelo laboratorial a mifepristona reduziu o consumo de álcool nos bebedores pesados (Mason et al. 2012).

Houve muito interesse na aplicação potencial dos agonistas serotonérgicos (5-hidroxitriptamina; 5-HT) e nos bloqueadores da recaptação para o controle e o tratamento dos pacientes com abuso de álcool ou alcoolismo. A lógica para o uso desses agentes origina-se de uma série de observações em animais: em ratos, geneticamente puro-sangue, que bebem mais álcool do que água, o consumo etílico foi reduzido pela administração de L-triptofano e ISRSs (p. ex., fluoxetina), mas não pelo fornecimento de ADTs noradrenérgicos (Naranjo e Sellers 1985). As anormalidades nos receptores 5-HT, 5-HT_{1B}, 5-HT_2 e 5-HT_3 estão implicadas em alguns casos de alcoolismo (Murphy 1990). Em estudos anteriores de bebedores sociais pesados, a zimelidina, um ISRS que já esteve disponível na Europa, aumentou significativamente o intervalo entre os surtos de consumo. Entretanto, as pessoas beberam apenas cerca de 10 drinques a menos por rodada, sugerindo que essa estratégia, na melhor das hipóteses, será apenas auxiliar. O mecanismo de ação pode envolver o aumento da satisfação mais do que o da ativação da clássica via antagonista ou dos mecanismos de reforço. As náuseas produzidas pelos ISRSs também não explicam seus efeitos no consumo do álcool. Devido a preocupações farmacêuticas, os ISRSs não estão atualmente sendo empregados nos Estados Unidos como tratamento para o alcoolismo.

No entanto, há evidências de que o transtorno depressivo maior coexistente com a dependência do álcool pode – e provavelmente deva ser – tratado com um antidepressivo. Mason e colaboradores (1996) e McGrath e colaboradores (1996) demonstraram que os ADTs produzem melhoras significativas na depressão nos alcoolistas ativos e, ao mesmo tempo, reduzem o consumo da substância. Cornelius e colaboradores (1997) mostraram resultados similares em um estudo controlado por placebo da fluoxetina. Por muitos anos, a maioria dos médicos acreditava que os alcoolistas deveriam estar abstinentes por, pelo menos, quatro semanas (e ainda estar depressivos) antes de receber uma terapia medicamentosa para a depressão. Um estudo realizado por Greenfield e colaboradores (1998) lança sérias dúvidas sobre essa crença. Eles observaram que *todos* os alcoolistas hospitalizados para desintoxicação que tiveram diagnóstico recente de depressão maior voltaram a beber – dois terços voltaram a beber antes de completar um mês da alta hospitalar. Nenhum dos sujeitos havia recebido prescrição para antidepressivos, conforme a prática na época. Esse estudo foi concluído antes da publicação dos artigos que indicam o efeito positivo dos antidepressivos nos alcoolistas depressivos não sóbrios. Esses dois grupos de dados concordam ao encorajar o uso de antidepressivos no tratamento dos alcoolistas depressivos, mesmo que eles estejam bebendo ou apresentem probabilidade de beber.

Foi evidente, por algum tempo, que a abordagem farmacológica e as terapias psicossociais deviam estar ajustadas entre si para o tratamento de indivíduos com transtornos relacionados a substâncias. A advertência antiga de que a sobriedade deveria preceder a terapia antidepressiva parece duvidosa. O melhor conselho ao médico é que trabalhe de forma concomitante no transtorno relacionado a substâncias e no transtorno não relacionado a substâncias (Weiss 2003). Os ISRSs podem não evitar o ato de beber diretamente, mas eles e outros novos medicamentos podem ter utilização mais fácil e, por isso, ser mais eficazes (aceitáveis) no tratamento dos alcoolistas depressivos do que os ADTs.

É óbvio que se o paciente, além do alcoolismo, apresenta um transtorno responsivo à farmacoterapia, como a depressão maior, este deve ser tratado adequadamente. O tratamento dos sintomas episódicos ou crônicos de ansiedade residual, após a desintoxicação, é um problema. Em geral, o uso de benzodiazepínicos é encarado com desagrado, provavelmente com razão. (Poderíamos dizer que o clordiazepóxido é o sedativo equivalente à metadona e pode ser utilizado em uma dose estável, controlada, enquanto o álcool, se usado para controlar a ansiedade, leva ao uso descontrolado.) As alternativas não suscetíveis ao abuso para benzodiazepínicos sedativos no tratamento de pacientes ansiosos, abstinentes de álcool, incluem propanolol, clonidina, hidroxizina, ADTs, antipsicóticos atípicos, buspirona, ISRSs e inibidores da recaptação de serotonina e noradrenalina (IRSNs; p. ex., venlafaxina).

Nicotina

Por muitos anos, a dependência da nicotina foi um alvo no desenvolvimento de medicamentos. As abordagens iniciais giraram em torno da substituição da nicotina usando uma variedade de métodos de liberação do agente (p. ex., adesivo, chiclete). Dois agentes não substitutos estão aprovados e em pleno uso nos Estados Unidos. O primeiro é o antidepressivo bupropiona SR, aprovado, em 1997, sob o nome comercial de Zyban. De modo geral, ele reduz o desejo pela nicotina. A dose-alvo é de 150 mg, duas vezes ao dia. O medicamento foi relatado como tendo duplicado as taxas de abstinência (Hughes et al. 2014). Os efeitos colaterais são aqueles observados quando o fármaco é utilizado como antidepressivo (ver Cap. 3).

Uma abordagem mais recente é o uso de vareniclina (Chantix), um agente aprovado pela FDA em 2006. Trata-se de um agonista seletivo parcial do receptor nicotínico α4-β2 que bloqueia os sintomas de abstinência, bem como os efeitos da nicotina. O medicamento foi relatado como mais eficaz do que a bupropiona e o placebo (Gonzalez et al. 2006; Jorenby et al. 2006). A dosagem é de 1 mg, duas vezes ao dia. Os efeitos colaterais incluem náuseas, distúrbio do sono, desconforto gastrintestinal (p. ex., gases, constipação, náuseas) e depressão. O medicamento, assim como os antidepressivos, apresenta na caixa a advertência para a ideação suicida.

Cannabis (maconha)

O uso da *Cannabis* continua sendo prevalente nos Estados Unidos: 5% da população são atualmente usuários da droga. A resina da planta *marijuana*, Δ-9-tetraidrocanabinol (THC), produz um estado de intoxicação aguda, cujos sintomas incluem alterações comportamentais ou psicológicas, como euforia, ansiedade, raciocínio deficiente, aumento do apetite, boca seca e elevação da frequência cardíaca. As habilidades e a coordenação motoras são comumente afetadas. Os relatos de casos de *delirium* e de psicose induzidos por *Cannabis* são raros (Luzi et al. 2008; Tunving 1985).

Os medicamentos são raramente necessários para o tratamento da intoxicação por essa substância. O sintoma mais comum que requer intervenção é a ansiedade grave, que pode ser tratada com quantidades modestas de benzodiazepínicos via oral, como o lorazepam, 1 mg a cada quatro horas. Geralmente, uma ou duas doses são suficientes. Da mesma forma, se os sintomas psicóticos estiverem presentes, uma ou duas doses de haloperidol, 2 a 5 mg via oral, bastarão para obtenção de seu controle. Esses sintomas são, ocasionalmente, relatados em usuários frequentes de *Cannabis* de alta potência.

Os estados de abstinência da dependência de longo prazo da substância são raros, exceto nos usuários crônicos diários da droga de alta potência ou em altas doses. O estado de abstinência pode incluir insônia leve, irritabilidade, tremores e náuseas. Esses sintomas geralmente não necessitam de tratamento. A abordagem terapêutica de escolha para dependência de longo prazo é a combinação de educação, aconselhamento sobre drogas e programas de apoio. Cerca de 25% dos indivíduos que sofrem de abuso de substâncias e procuram tratamento são dependentes de *Cannabis*. Um relato recente indica que a gabapentina na dose de 1.200 mg/dia pode reduzir os sintomas de abstinência e o uso/dependência (Mason et al. 2012).

Alucinógenos

Os alucinógenos incluem o LSD, a mescalina, a psilocibina e as substâncias relacionadas; seus principais efeitos são o aumento da sensibilidade perceptiva, a desrealização, as ilusões visuais e as alucinações. Ocasionalmente, essas alterações na percepção estão associadas a uma reação evidente de pânico (chamada de "*bad trip*", "viagem ruim"), depressão ou ideação paranoica. Os sintomas da intoxicação por alucinógeno costumam iniciar uma hora após a última dose e tipicamente duram de 8 a 12 horas. O consumo do LSD ainda parece ser mais comum no Oeste dos Estados Unidos do que em outras regiões do país, sendo usado por homens jovens mais do que por outros grupos demográficos.

Tempo e um ambiente calmo e de apoio permitem acalmar os pacientes sob alucinações associadas ao pânico. Os benzodiazepínicos, como o diazepam, 10 a 20 mg via oral, reduzem a ansiedade e normalmente contribuem para que o paciente durma sem os efeitos do alucinógeno. Os antipsicóticos também são usados, mas raramente necessários. Os antipsicóticos de baixa potência devem ser evitados, por causa de seus efeitos anticolinérgicos, os quais podem exacerbar as alucinações. O haloperidol, 5 a 10 mg intramuscular ou via oral, é preferido aos outros antipsicóticos, mas não há estudos controlados para sustentar essa prática clínica comum. Para as alucinações recorrentes (*flashbacks*), os benzodiazepínicos podem ser tão eficazes quanto os antipsicóticos.

Os estados de abstinência para o uso crônico de alucinógeno são muito raramente relatados, e nenhuma desintoxicação é necessária. O uso crônico é mais bem controlado por meio de intervenções psicossociais, como o aconselhamento sobre drogas e os grupos de apoio.

Fenciclidina

A fenciclidina (PCP; também chamada de "pó de anjo") é usada nas ruas desde meados da década de 1960 e permanece relativamente popular. A droga costuma ser fumada e absorvida de forma rápida pela barreira hematencefálica. A PCP parece aumentar a transmissão dopaminérgica, bem como modular o *N*-metil-D-aspartato (NMDA) e a atividade do receptor de glutamato. A intoxicação aguda por PCP produz não apenas o comportamento que imita a esquizofrenia paranoide ou os estados maníacos, mas também atitudes mais bizarras e violentas do que aquelas desencadeadas pelas anfetaminas ou pelo LSD. Às vezes, há tensão muscular, taquicardia, hipertensão, salivação e nistagmo horizontal e vertical. Outros sinais neurológicos incluem analgesia, perda proprioceptiva e ataxia.

O tratamento dos estados de intoxicação por PCP envolve, às vezes, reclusão e contenção, já que, pelo menos, de um a dois terços dos pacientes intoxicados com PCP chegam às SEs em estado agitado ou violento. Tentar conversar com esses pacientes dificilmente resulta em sucesso, além de ser perigoso; o isolamento em uma área silenciosa é o melhor a ser feito. O comportamento agitado e violento pode ser controlado com antipsicóticos de alta potência, alternados com benzodiazepínicos, conforme descrito no Capítulo 10. Os antipsicóticos de baixa potência podem aumentar os efeitos anticolinérgicos já significativos da PCP; além disso, às vezes, estão associados ao *delirium*. Acidificar a urina do paciente com cloreto de amônio (2,75 meq/kg em 3 oz. de solução salina) pode facilitar a excreção, assim como a lavagem com carvão vegetal. A abstinência de PCP parece muito rara em humanos, mas ocasionalmente é relatada em animais. Não é necessária a desintoxicação; é preciso apenas controlar os sintomas da intoxicação. Infelizmente, não há estudos prospectivos das estratégias farmacológicas para o abuso crônico ou a dependência dessa substância.

A terapia de manutenção inclui aconselhamento sobre drogas, grupos de apoio (inclusive programas de 12 passos, como o dos Narcóticos Anônimos) e testes regulares para substâncias, com o objetivo de monitorar o progresso do tratamento.

Referências

Arndt IO, Dorozynsky L, Woody GE, et al: Desipramine treatment of cocaine dependence in methadone-maintained patients. Arch Gen Psychiatry 49(11):888–893, 1992 1444727

Arndt IO, McLellan AT, Dorozynsky L, et al: Desipramine treatment for cocaine dependence. Role of antisocial personality disorder. J Nerv Ment Dis 182(3):151–156, 1994 8113775

American Society of Health-System Pharmacists: AHFS Drug Information 2003. Besthesda, MD, ASHP, 2003

Bagasra O, Forman LJ, Howeedy A, Whittle P: A potential vaccine for cocaine abuse prophylaxis (also see comments). Immunopharmacology 23(3):173–179, 1992 1500284

Batki SL, Manfredi LB, Jacob P 3rd, Jones RT: Fluoxetine for cocaine dependence in methadone maintenance: quantitative plasma and urine cocaine/benzoylecgonine concentrations. J Clin Psychopharmacol 13(4):243–250, 1993 8376711

Baumgartner GR, Rowen RC: Transdermal clonidine versus chlordiazepoxide in alcohol withdrawal: a randomized, controlled clinical trial. South Med J 84(3):312–321, 1991 2000517

Bell J, Trinh L, Butler B, et al: Comparing retention in treatment and mortality in people after initial entry to methadone and buprenorphine treatment. Addiction 104(7):1193–1200, 2009 19563562

Bird RD, Makela EH: Alcohol withdrawal: what is the benzodiazepine of choice? Ann Pharmacother 28(1):67–71, 1994 8123967

Blondell RD: Ambulatory detoxification of patients with alcohol dependence. Am Fam Physician 71(3):495–502, 2005 15712624

Bouza C, Angeles M, Muñoz A, Amate JM: Efficacy and safety of naltrexone and acamprosate in the treatment of alcohol dependence: a systematic review. Addic- tion 99(7):811–828, 2004 15200577

Carroll KM, Rounsaville BJ, Nich C, et al: One-year follow-up of psychotherapy and pharmacotherapy for cocaine dependence: delayed emergence of psychotherapy effects. Arch Gen Psychiatry 51(12):989–997, 1994 7979888

Charney DS, Sternberg DE, Kleber HD, et al: The clinical use of clonidine in abrupt withdrawal from methadone: effects on blood pressure and specific signs and symptoms. Arch Gen Psychiatry 38(11):1273–1277, 1981 7305608

Cheskin LJ, Fudala PJ, Johnson RE: A controlled comparison of buprenorphine and clonidine for acute detoxification from opioids. Drug Alcohol Depend 36(2):115–121, 1994 7851278

Cole JO, Ryback RS: Pharmacological therapy, in Alcoholism: Interdisciplinary Ap- proaches to an Enduring Problem. Edited by Tarter R, Sugarman AA. Reading, MA, Addison-Wesley, 1976, pp 687–734

Cornelius JR, Salloum IM, Ehler JG, et al: Fluoxetine in depressed alcoholics: a doubleblind, placebo-controlled trial. Arch Gen Psychiatry 54(8):700–705, 1997 9283504

Farrell M, Ward J, Mattick R, et al: Methadone maintenance treatment in opiate dependence: a review. BMJ 309(6960):997–1001, 1994 7950725

Franklin JE: Addiction medicine. JAMA 273(21):1656–1657, 1995 7752401

Galanter M: Network therapy for addiction: a model for office practice (also see comments). Am J Psychiatry 150(1):28–36, 1993 8417577

Galloway GP, Newmeyer J, Knapp T, et al: Imipramine for the treatment of cocaine and methamphetamine dependence. J Addict Dis 13(4):201–216, 1994 7734470

Galpern WR, Lumpkin M, Greenblatt DJ, et al: Chronic benzodiazepine administration, VII: behavioral tolerance and withdrawal and receptor alterations associated with clonazepam administration. Psychopharmacology (Berl) 104(2):225–230, 1991 1652144

Gawin FH, Ellinwood EH Jr: Cocaine and other stimulants: actions, abuse, and treatment. N Engl J Med 318(18):1173–1182, 1988 3283549

Gawin FH, Allen D, Humblestone B: Outpatient treatment of 'crack' cocaine smoking with flupenthixol decanoate: a preliminary report. Arch Gen Psychiatry 46(4):322–325, 1989a 2930329

Gawin FH, Kleber HD, Byck R, et al: Desipramine facilitation of initial cocaine ab- stinence. Arch Gen Psychiatry 46(2):117–121, 1989b 2492422

Ginzburg HM: Naltrexone: its clinical utility (DHHS Publ No ADM-84-1358). Washington, DC, U.S. Government Printing Office, 1984

Gonzales D, Rennard SI, Nides M, et al; Varenicline Phase 3 Study Group: Varenicline, an alpha4beta2 nicotinic acetylcholine receptor partial agonist, vs sustained- release bupropion and placebo for smoking cessation: a randomized controlled trial. JAMA 296(1):47–55, 2006 16820546

Grabowski J, Rhoades H, Elk R, et al: Fluoxetine is ineffective for treatment of cocaine dependence or concurrent opiate and cocaine dependence: two placebo-controlled double-blind trials. J Clin Psychopharmacol 15(3):163–174, 1995 7635993

Greenfield SF, Weiss RD, Muenz LR, et al: The effect of depression on return to drinking: a prospective study. Arch Gen Psychiatry 55(3):259–265, 1998 9510220

Herman JB, Rosenbaum JF, Brotman AW: The alprazolam to clonazepam switch for the treatment of panic disorder. J Clin Psychopharmacol 7(3):175–178, 1987 3597803

Higgins ST, Budney AJ, Bickel WK, et al: Incentives improve outcome in outpatient behavioral treatment of cocaine dependence. Arch Gen Psychiatry 51(7):568–576, 1994 8031230

Hughes JR, Stead LF, Hartmann-Boyce J, et al: Antidepressants for smoking cessation. Cochrane Database Syst Rev Jan 8 (1):CD000031, 2014

Hulse GK, Morris N, Arnold-Reed D, Tait RJ: Improving clinical outcomes in treating heroin dependence: randomized, controlled trial of oral or implant naltrexone. Arch Gen Psychiatry 66(10):1108–1115, 2009 19805701

Janiri L, Mannelli P, Persico AM, et al: Opiate detoxification of methadone maintenance patients using lefetamine, clonidine and buprenorphine. Drug Alcohol Depend 36(2):139–145, 1994 7851281

Jasinski DR, Pevnick JS, Griffith JD: Human pharmacology and abuse potential of the analgesic buprenorphine: a potential agent for treating narcotic addiction. Arch Gen Psychiatry 35(4):501–516, 1978 215096

Jorenby DE, Hays JT, Rigotti NA, et al; Varenicline Phase 3 Study Group: Efficacy of varenicline, an alpha4beta2 nicotinic acetylcholine receptor partial agonist, vs placebo or sustained-release bupropion for smoking cessation: a randomized controlled trial. JAMA 296(1):56–63, 2006 16820547

Joughin N, Tata P, Collins M, et al: In-patient withdrawal from long-term benzodi- azepine use. Br J Addict 86(4):449–455, 1991 1675899

Kampman KM, Pettinati H, Lynch KG, et al: A pilot trial of topiramate for the treat- ment of cocaine dependence. Drug Alcohol Depend 75(3):233–240, 2004 15283944

Kleber HD, Riordan CE, Rounsaville B, et al: Clonidine in outpatient detoxification from methadone maintenance. Arch Gen Psychiatry 42(4):391–394, 1985 3977557

Kosten TR: Current pharmacotherapies for opioid dependence. Psychopharmacol Bull 26(1):69–74, 1990 2196628

Kosten TR, Kleber HD: Buprenorphine detoxification from opioid dependence: a pilot study. Life Sci 42(6):635–641, 1988 3276999

Kosten TA, Kosten TR: Pharmacological blocking agents for treating substance abuse. J Nerv Ment Dis 179(10):583–592, 1991 1919542

Kosten TR, Kleber HD, Morgan C: Role of opioid antagonists in treating intravenous cocaine abuse. Life Sci 44(13):887–892, 1989 2927249

Kreek MJ: Rationale for maintenance pharmacotherapy of opiate dependence. Res Publ Assoc Res Nerv Ment Dis 70:205–230, 1992 1346939

Landry DW, Zhao K, Yang GX, et al: Antibody-catalyzed degradation of cocaine. Science 259(5103):1899–1901, 1993 8456315

Lejoyeux M, Solomon J, Adès J: Benzodiazepine treatment for alcohol-dependent patients. Alcohol Alcohol 33(6):563–575, 1998 9872344

Luzi S, Morrison PD, Powell J, et al: What is the mechanism whereby cannabis use increases risk of psychosis? Neurotox Res 14(2-3):105–112, 2008 19073418

Mann K: Pharmacotherapy of alcohol dependence: a review of the clinical data. CNS Drugs 18(8):485–504, 2004 15182219

Martell BA, Orson FM, Poling J, et al: Cocaine vaccine for the treatment of cocaine dependence in methadone-maintained patients: a randomized, double-blind, pla- cebo-controlled efficacy trial. Arch Gen Psychiatry 66(10):1116–1123, 2009 19805702

Mason BJ, Kocsis JH, Ritvo EC, Cutler RB: A double-blind, placebo-controlled trial of desipramine for primary alcohol dependence stratified on the presence or ab- sence of major depression (see comments). JAMA 275(10):761–767, 1996 8598592

Mason NA: Disulfiram-induced hepatitis: case report and review of the literature. DICP 23(11):872–875, 1989 2688328

Mason BJ, Crean R, Goodell V, et al: A proof-of-concept randomized controlled study of gabapentin: effects on cannabis use, withdrawal and executive function deficits in cannabis-dependent adults. Neuropsychopharmacology 37(7):1689–1698, 2012 22373942

Mason BJ, Quello S, Goodell V, et al: Gabapentin treatment for alcohol dependence: a randomized clinical trial. JAMA Intern Med 174(1):70–77, 2014 24190578

McGrath PJ, Nunes EV, Stewart JW, et al: Imipramine treatment of alcoholics with primary depression: a placebo-controlled clinical trial. Arch Gen Psychiatry 53(3):232–240, 1996 8611060

Messinis L, Lyros E, Andrian V, et al: Neuropsychological functioning in buprenor- phi- ne maintained patients versus abstinent heroin abusers on naltrexone hydro- chloride therapy. Hum Psychopharmacol 24(7):524–531, 2009 19650155

Miller NS: Pharmacotherapy in alcoholism. J Addict Dis 14(1):23–46, 1995 7632745

Miller NS, Sheppart LM: Addiction treatment and continuing care in forensic populations. Psychiatr Ann 30:589–596, 2000

Milne M, Crouch BI, Caravati EM: Buprenorphine for opioid dependence. J Pain Palliat Care Pharmacother 23(2):153–155, 2009 19492216

Moak DH: Assessing the efficacy of medical treatments for alcohol use disorders. Expert Opin Pharmacother 5(10):2075–2089, 2004 15461543

Mueller TI, Goldenberg IM, Gordon AL, et al: Benzodiazepine use in anxiety disor- dered patients with and without a history of alcoholism. J Clin Psychiatry 57(2):83–89, 1996 8591974

Murphy DL: Neuropsychiatric disorders and the multiple human brain serotonin receptor subtypes and subsystems. Neuropsychopharmacology 3(5-6):457–471, 1990 2078279

Najavits LM, Weiss RD: The role of psychotherapy in the treatment of substance-use disorders. Harv Rev Psychiatry 2(2):84–96, 1994 9384886

Naranjo CA, Sellers EM: Research Advances in New Psychopharmacological Treatments for Alcoholism. New York, Excerpta Medica, 1985

Nunes EV, Quitkin FM, Donovan SJ, et al: Imipramine treatment of opiate-dependent patients with depressive disorders: a placebo-controlled trial. Arch Gen Psychiatry 55(2):153–160, 1998 9477929

O'Connor PG, Kosten TR: Rapid and ultrarapid opioid detoxification techniques. JAMA 279(3):229–234, 1998 9438745

O'Connor PG, Carroll KM, Shi JM, et al: Three methods of opioid detoxification in a primary care setting. A randomized trial. Ann Intern Med 127(7):526–530, 1997 9313020

O'Leary G, Weiss RD: Pharmacotherapies for cocaine dependence. Curr Psychiatry Rep 2(6):508–513, 2000 11123003

O'Malley SS: Integration of opioid antagonists and psychosocial therapy in the treatment of narcotic and alcohol dependence. J Clin Psychiatry 56(Suppl 7):30–38, 1995 7673103

O'Malley SS, Jaffe AJ, Chang G, et al: Naltrexone and coping skills therapy for alcohol dependence. A controlled study. Arch Gen Psychiatry 49(11):881–887, 1992 1444726

O'Mara NB, Wesley LC: Naltrexone in the treatment of alcohol dependence. Ann Pharmacother 28(2):210–211, 1994 8173139

Parran TV, Adelman CA, Merkin B, et al: Long-term outcomes of office-based bu- prenorphine/naloxone maintenance therapy. Drug Alcohol Depend 106(1):56–60, 2010 19717249

Petrakis IL, Carroll KM, Nich C, et al: Disulfiram treatment for cocaine dependence in methadone-maintained opioid addicts. Addiction 95(2):219–228, 2000 10723850

Reis AD, Castro LA, Faria R, Laranjeira R: Craving decrease with topiramate in outpatient treatment for cocaine dependence: an open label trial. Rev Bras Psiquiatr 30(2):132–135, 2008 18470406

Salvato FR, Mason BJ: Changes in transaminases over the course of a 12-week, double-blind nalmefene trial in a 38-year-old female subject. Alcohol Clin Exp Res 18(5):1187–1189, 1994 7847604

Sass H, Soyka M, Mann K, Zieglgänsberger W: Relapse prevention by acamprosate. Results from a placebo-controlled study on alcohol dependence. Arch Gen Psychiatry 53(8):673–680, 1996 8694680

Schweizer E, Rickels K, Case WG, Greenblatt DJ: Carbamazepine treatment in patients discontinuing long-term benzodiazepine therapy. Effects on withdrawal severity and outcome. Arch Gen Psychiatry 48(5):448–452, 1991 2021297

Sellers EM, Naranjo CA, Harrison M, et al: Diazepam loading: simplified treatment of alcohol withdrawal. Clin Pharmacol Ther 34(6):822–826, 1983 6641099

Sinclair JD: Drugs to decrease alcohol drinking. Ann Med 22(5):357–362, 1990 2291844

Smith DE, Wesson DR: Phenobarbital technique for treatment of barbiturate dependence. Arch Gen Psychiatry 24(1):56–60, 1971 5538852

Stine SM, Kosten TR: Use of drug combinations in treatment of opioid withdrawal. J Clin Psychopharmacol 12(3):203–209, 1992 1629388

Stine SM, Kosten TR: Reduction of opiate withdrawal-like symptoms by cocaine abuse during methadone and buprenorphine maintenance. Am J Drug Alcohol Abuse 20(4):445–458, 1994 7832179

Swantek SS, Grossberg GT, Neppe VM, et al: The use of carbamazepine to treat benzodiazepine withdrawal in a geriatric population. J Geriatr Psychiatry Neurol 4(2):106–109, 1991 1854420

Swift RM: Effect of naltrexone on human alcohol consumption. J Clin Psychiatry 56(Sup- pl 7):24–29, 1995 7673102

Swift RM: Pharmacological treatments for drug and alcohol dependence: experimental and standard therapies. Psychiatr Ann 28:697–702, 1998

Teoh SK, Mello NK, Mendelson JH, et al: Buprenorphine effects on morphine- and cocaine-induced subjective responses by drug-dependent men. J Clin Psychophar- macol 14(1):15–27, 1994 8151000

Tunving K: Psychiatric effects of cannabis use. Acta Psychiatr Scand 72(3):209–217, 1985 3000137

Umbricht A, Montoya ID, Hoover DR, et al: Naltrexone shortened opioid detoxifica- tion with buprenorphine. Drug Alcohol Depend 56(3):181–190, 1999 10529020

U.S. Department of Justice, Drug Enforcement Administration: Controlled Sub- stances Act as Amended to July 1, 1991. Washington, DC, West Publishing, 1991, pp 977–978

Vendruscolo LF, Barbier E, Schlosburg JE, et al: Corticosteroid-dependent plasticity mediates compulsive alcohol drinking in rats. J Neurosci 32(22):7563–7571, 2012 22649234

Verheul R, Lehert P, Geerlings PJ, et al: Predictors of acamprosate efficacy: results from a pooled analysis of seven European trials including 1485 alcohol-dependent patients. Psychopharmacology (Berl) 178(2-3):167–173, 2005 15322728

Volpicelli JR, Alterman AI, Hayashida M, O'Brien CP: Naltrexone in the treatment of alcohol dependence (also see comments). Arch Gen Psychiatry 49(11):876–880, 1992 1345133

Washton AM, Resnick RB: Clonidine for opiate detoxification: outpatient clinical trials. Am J Psychiatry 137(9):1121–1122, 1980 7425173

Weiss RD: Pharmacotherapy for co-occurring mood and substance use dis-orders, in Integrated Treatment for Mood and Substance Disorders. Edited by Westermeyer JJ, Weiss RD, Ziedonis DM. Baltimore, MD, Johns Hopkins University Press, 2003, pp 122–139

12

Farmacoterapia em situações especiais

Uma dificuldade comum que os médicos enfrentam é o fato de que os pacientes clínicos típicos não costumam se parecer com os indivíduos higienizados selecionados para os estudos de pesquisa. A maioria dos estudos publicados sobre avaliação da eficácia dos medicamentos psicoativos em pacientes psiquiátricos seleciona de forma cuidadosa adultos fisicamente saudáveis, mas exclui os geriátricos, pediátricos ou gestantes. De forma lamentável, na prática clínica, os médicos com frequência encontram pacientes com transtornos psiquiátricos que também são gestantes, jovens, idosos, indivíduos com lesões cerebrais ou clinicamente doentes, mas que são candidatos adequados à farmacoterapia convencional. Na última década, aprendeu-se muito sobre o tratamento de populações específicas com agentes psicotrópicos. Neste capítulo, abordaremos algumas situações especiais que envolvem essa população.

Gravidez

A gravidez, em curso ou planejada, é uma situação complexa para o psiquiatra, a paciente e o feto. A sabedoria popular sugere que a gestação é um tempo de relativa proteção, no qual a mulher pode estar menos suscetível às dificuldades psiquiátricas. Infelizmente, esse não é o caso. A gravidez não protege as pacientes contra a ocorrência, a recorrência ou a exacerbação das condições psiquiátricas. Por exemplo, a maioria daquelas com depressão recorrente que para de tomar um antidepressivo em antecipação à concepção retorna aos medicamentos antes do parto. No mínimo 10% satisfazem os critérios de um transtorno depressivo durante a gestação. A gravidez parece aumentar o risco de transtorno obsessivo-compulsivo (TOC) e outros transtornos da ansiedade. A mania e a esquizofrenia também podem ocorrer ou piorar durante esse período.

O risco da administração de medicamentos durante a gravidez inclui teratogênese, particularmente durante o primeiro trimestre, e possível teratogênese comportamental (Tab. 12-1). Uma revisão diligente dessa área foi realizada por Newport e colaboradores (2009). Todos os agentes psicotrópicos atravessam a placenta em algum grau. Malformações físicas evidentes são fáceis de detectar e documentar, e existe a possibilidade de que os medicamentos administrados durante a gravidez possam afetar as funções cerebrais e o comportamento do bebê anos depois; todavia, não há evidências claras de que isso de fato ocorra. Efeitos tóxicos diretos sobre o feto podem ocorrer na gravidez avançada. Os medicamentos podem afetar o trabalho de parto e o próprio parto, com efeitos residuais no comportamento do lactente após o nascimento. Todos os agentes psicotrópicos são excretados no leite materno durante a amamentação, em diferentes graus. Isso deixa o médico e a paciente em uma situação difícil. De forma ideal, todas as mães devem estar totalmente livres de medicamentos durante a gestação. Contudo, existem muitas situações em que os riscos conhecidos da descontinuação do psicofármaco são maiores do que os desconhecidos que podem vir a ocorrer caso a paciente continue usando o medicamento.

As doenças mentais não tratadas durante a gravidez apresentam riscos significativos. Gestantes gravemente deprimidas não se cuidam de forma correta, e relatos conflitantes sugerem haver um risco mais alto de neonatos com peso baixo e de nascimentos prematuros em mulheres deprimidas não tratadas. Quando a possibilidade de suicídio é adicionada à equação, o risco pode ser insustentável. Similarmente, a esquizofrenia não tratada tem sido associada ao aumento de óbitos perinatais. A psicose pode colocar em situação de perigo tanto a mãe quanto o feto. Existe, no mínimo, um risco teórico de que níveis elevados de cortisol associados ao estresse grave durante a gravidez podem causar impacto sobre o desenvolvimento do cérebro fetal.

Esse dilema clínico é ilustrado pelo caso de uma paciente maníaca, sem medicamento, supostamente na sexta semana de gravidez, admitida no McLean Hospital há alguns anos. Ela foi mantida em reclusão, sem medicamento, muitas vezes em contenção, por uma semana, porque o psiquiatra que a atendeu não havia iniciado o tratamento neuroléptico com medo de prejudicar o feto. Um de nós foi consultado sobre o caso e aconselhou o procedimento de terapia com haloperidol, a despeito da gravidez assumida, com base no fato de que a hiperatividade e a angústia graves eram riscos tanto para a mãe quanto para o

TABELA 12-1 Riscos teratogênicos dos medicamentos psicotrópicos

Classe	Medicamento	Categoria de risco[a]	Possíveis efeitos
Ansiolíticos	Benzodiazepínicos	D	"*Floppy baby*", abstinência, aumento do risco de lábio leporino ou fenda palatina
	Benzodiazepínicos hipnóticos	X	Retardo do crescimento intrauterino
	Buspirona	C	Desconhecidos
Antidepressivos	ADTs		Taquicardia fetal, abstinência fetal, efeitos anticolinérgicos fetais, retenção urinária, obstrução intestinal
	Amitriptilina, imipramina, nortriptilina	D	
	outros ADTs	C	
	IMAOs	C	Malformações fetais raras, pouquíssimas vezes utilizado durante a gravidez devido à hipertensão
	ISRSs	C	Aumento de complicações perinatais
	Paroxetina	D	Malformações cardiovasculares, aumento de complicações perinatais
Antipsicóticos	Típicos	C	Anomalias raras, icterícia fetal, efeitos anticolinérgicos fetais no nascimento
	Atípicos		Diabetes gestacional, neonato de alto peso
	Clozapina	B	
	Aripiprazol, risperidona, olanzapina, quetiapina, ziprasidona, iloperidona e asenapina	C	
Estabilizadores do humor	Lítio	D	Associado ao aumento de malformação congênita, incluindo defeitos cardíacos, especialmente a anomalia de Ebstein; efeitos comportamentais
	Valproato	D	Defeitos do tubo neural
	Carbamazepina	D	Defeitos do tubo neural, anomalias menores
	Oxcarbazepina	C	Desconhecidos
	Lamotrigina	C	Desconhecidos
	Gabapentina/pregabalina	C	Desconhecidos

Nota: ADTs = antidepressivos tricíclicos; IMAO = inibidor da monoaminoxidase; ISRS = inibidor seletivo da recaptação de serotonina. [a]Categoria de risco utilizada para a gravidez pela U.S. Food and Drug Administration: A: estudos controlados não mostram riscos para humanos. B: nenhuma evidência de risco em humanos, mas estudos adequados em humanos podem não ter sido realizados. C: o risco não pode ser caracterizado. D: evidências positivas de risco para humanos; o risco pode ter sido supervalorizado. X: contraindicado na gravidez. (Enquanto esta edição estava sendo preparada, a FDA publicou a regra Pregnancy Lactation and Labeling Rule [PLLR], que exige mudanças no conteúdo e formato de rotulagem de medicamentos de prescrição "para auxiliar os prestadores de cuidados de saúde na avaliação dos benefícios *versus* riscos e aconselhamento subsequente das mulheres grávidas e lactantes que precisam receber a medicação" e remover a gravidez das categorias de letra. Ver http://www.fda.gov/Drugs/DevelopmentApprovalProcess/DevelopmentResources/Labeling/ucm093307.htm para detalhes.)

feto, ao passo que não havia evidências diretas de que o fármaco, ou qualquer outro neuroléptico, tivesse ocasionado algum tipo de malformação congênita. O médico responsável não concordou. Finalmente, um exame de ultrassom revelou a falsa gravidez, e a terapia medicamentosa apropriada foi iniciada. Esse caso ilustra um tipo de dilema médico. A talidomida, com suas deformações fetais grotescas, continua assombrando toda a farmacoterapia.

Tanto quanto podemos determinar, os únicos medicamentos comumente utilizados na psiquiatria relacionados de forma comprovada a defeitos específicos de nascença são: o lítio, a maioria dos anticonvulsivantes, a paroxetina e os benzodiazepínicos. O lítio tem sido associado a anormalidades cardíacas, especialmente à anomalia de Ebstein, e os anticonvulsivantes, a uma variedade de defeitos neonatais, incluindo deformidades faciais e espinha bífida. Contudo, estudos realizados na década de 1990 (Cohen et al. 1994) sugeriram que os efeitos teratogênicos do lítio no primeiro trimestre foram superestimados nos trabalhos anteriores e que os riscos da retirada desse medicamento em algumas pacientes sobrepujaram os riscos de defeitos de nascença.

Além disso, não existem evidências claras de que qualquer psicofármaco--padrão não produza (ou produza) defeitos neonatais. As anormalidades congênitas menores ocorrem em até 4% dos neonatos de mães não usuárias de medicamentos. Contudo, há uma suspeita geral de que qualquer fármaco pode ser prejudicial ao feto, e nenhum médico sente-se totalmente confortável recomendando terapia medicamentosa para uma paciente que acredita estar no início da gravidez ou para aquelas que pretendem engravidar. Sempre que possível, a terapia medicamentosa deve ser evitada em tais circunstâncias.

Infelizmente, algumas mulheres com transtornos graves, ou mesmo incapacitantes, desejam ficar ou já estão grávidas, e deve-se escolher entre tratar a paciente ou evitar medicamentos para o feto. Se a situação não for crítica, como no caso de paciente que está recebendo medicamento de manutenção, mas gostaria de ficar grávida, uma consulta externa poderá ser feita com um psiquiatra experiente no trabalho conjunto com obstetra ou com dismorfologista (perito em defeitos de nascença), especialistas típicos dos grandes centros médicos.

Nos Estados Unidos, há centrais telefônicas para atendimento específico que informam a respeito de efeitos dos medicamentos sobre o feto. Uma dessas é o California Teratogen Information Service (CTIS, 1-800-532-3749), da Universidade da Califórnia, em San Diego e em Stanford. Os membros da equipe estão prontos para receber as chamadas e encaminhar os interessados a outros programas em todo o território norte-americano, quando necessário. *Sites* sobre fármacos e gravidez – tal como o do CTIS (www.ctispregnancy.org), que é membro da Organization of Teratology Information Services (OTIS) (www.otispregnancy.org), e o Illinois Teratogen Information Specialists (www.

fetal-exposure.org) – também estão disponíveis. Os principais trabalhos sobre o tema estão listados nas Referências deste capítulo.*

As informações de psiquiatras, de dismorfologistas ou das centrais telefônicas especializadas podem indicar se existe alguma evidência sólida de que determinado fármaco seja teratogênico – mas isso não resolve a totalidade dos problemas clínicos. A decisão final deve ser baseada na gravidade da angústia da paciente e na razoabilidade do desejo de ter um filho. É necessário que o consentimento da paciente e da sua família (incluindo o cônjuge e seus pais, quando apropriado) para o plano de tratamento seja feito por escrito, tanto para a decisão de deixá-la sem medicamentos, com os riscos inerentes, quanto para a de manter o fármaco necessário, a despeito da gestação.

É aceitável que a interrupção da maioria dos medicamentos psicotrópicos 2 a 3 semanas antes da concepção seja cedo o suficiente para evitar malformações.

Se o medicamento puder ser evitado pelos primeiros três meses de gravidez, o risco de anormalidades fetais será bastante reduzido, ainda que outros possam estar presentes. Crianças nascidas de mães dependentes físicas de sedativos ou opioides sofrem síndromes de abstinência e necessitam de tratamento no pós-natal. Supõe-se que os sintomas de abstinência autonômicos possam ocorrer nos recém-nascidos se a genitora usava antidepressivos tricíclicos (ADTs) ou de curta ação, como a paroxetina e a venlafaxina. Em algumas circunstâncias, é possível justificar a retirada cuidadosa do medicamento de uma gestante poucas semanas antes do parto. Contudo, o risco para o feto/recém-nascido pode ser pequeno se comparado aos riscos do não tratamento de uma mulher vulnerável no início do período pós-parto.

Em geral, os antidepressivos são a classe de agentes mais bem estudados durante a gravidez em relação a outros medicamentos. Os dados mais recentes e revisões sobre a exposição à fluoxetina durante a gestação (Rahimi et al. 2006; Yonkers et al. 2009) sugerem que essa exposição não está associada a uma taxa mais elevada de anomalias fetais. Em um banco de dados norte-americano, mais de 5 mil mulheres que usavam fluoxetina foram incluídas em um estudo prospectivo, sem que tenha sido encontrada evidência clara dos efeitos teratogênicos desse fármaco. Contudo, existe uma associação entre a exposição aos ISRSs na gravidez e taxas mais elevadas de abortos espontâneos (Rahimi et al. 2006), uma

---

* N. de R.T.: No Brasil, o primeiro Serviço de Informação Sobre Agentes Teratogênicos (SIAT) foi instituído em 1990 pelo Setor de Genética Médica do Hospital de Clínicas de Porto Alegre (HCPA) em parceria com a Universidade Federal do Rio Grande do Sul (UFRGS), sendo vinculado ao Estudo Colaborativo Latinoamericano de Malformações Congênitas (ECLAMC – eclamc.ioc.fiocruz.br ou [+55] 21 260-4280). Informações podem ser obtidas pelo telefone (+55) 51 3359-8008 e gravidez-segura.org. Atualmente, o SIAT também funciona nas cidades de Salvador (siat.ufba.br) e Fortaleza (hgf.ce.gov.br).

síndrome do comportamento neonatal autolimitante, caracterizada por efeitos motores, irritabilidade e desconforto gastrintestinal (Moses-Kolko et al. 2005), bem como, possivelmente, a um pequeno risco de hipertensão pulmonar pós-natal (Chambers et al. 2006; Källén e Olausson 2008). Ademais, uma mulher exposta a altas doses de fluoxetina durante a gestação também pode apresentar um certo aumento no risco de conceber uma criança de baixo peso (Hendrick et al. 2003; Simon et al. 2002). A importância clínica de um lactente com um peso um pouco abaixo do normal não está esclarecida, e a depressão na gravidez também está associada ao baixo peso do neonato. Evidências preliminares também sugerem que o citalopram e a sertralina não aparentam ser teratogênicos (Einarson et al. 2009). Entretanto, a paroxetina parece ter potencial teratogênico associado ao aumento de malformações cardiovasculares, incluindo defeitos atriais e septais (Cuzzell 2006). Todavia, outros estudos (p. ex., Louik et al. 2007) não encontraram essa associação. Ainda assim, com base nas evidências disponíveis, a U.S. Food and Drug Administration (FDA) alterou a classificação da paroxetina, que passou da classe C para a classe D, indicando um risco positivo de efeitos teratogênicos. Portanto, sempre que possível, essa medicação deve ser evitada durante a gravidez, especialmente no primeiro trimestre. Devido ao risco conhecido de recaídas ou reincidências quando os antidepressivos são descontinuados, muitas vezes concluímos, em conjunto com nossas pacientes, que elas sentem-se melhor com a continuidade dos seus ISRSs durante a gravidez.

Todos os ISRSs, exceto a paroxetina, estão atualmente classificados pela FDA como agentes da categoria C, significando que o risco de efeitos teratogênicos não pode ser descartado devido a evidências insuficientes. Contudo, a classificação da instituição norte-americana para os medicamentos usados durante a gravidez é inadequada.[1] A bupropiona é um medicamento da categoria B, ou seja, o seu risco conhecido é menor do que aquele dos ISRSs. Apesar de os dados obtidos com animais indicarem que a bupropiona apresenta um risco mínimo de efeitos teratogênicos, não há praticamente nenhuma informação clínica a respeito. Portanto, não recomendamos o emprego desse fármaco em preferência ao ISRS na gravidez. Da mesma forma, alguns ADTs, como a nortriptilina, são agentes da categoria D, sugerindo que existem evidências positivas de risco. Para pacientes que claramente responderam

---

[1] Enquanto esta edição estava sendo preparada, a FDA publicou a regra Pregnancy Lactation and Labeling Rule (PLLR), que exige mudanças no conteúdo e formato de rotulagem de medicamentos de prescrição "para auxiliar os prestadores de cuidados à saúde na avaliação dos benefícios *versus* riscos e aconselhamento subsequente das mulheres grávidas e lactantes que precisam receber a medicação", bem como remove a gravidez das categorias de letras. Ver http://www.fda.gov/Drugs/DevelopmentApprovalProcess/DevelopmentResources/Labeling/ucm093307.htm para detalhes.

à nortriptilina, pode ser mais seguro continuar com o medicamento do que mudar para um ISRS.

Há dados convincentes de que o valproato está associado a uma variedade de defeitos do tubo neural no primeiro trimestre, incluindo espinha bífida, anencefalia, hidrocefalia, microcefalia, disfunção urogenital e síndrome de valproato fetal (ver Cap. 5). A taxa de malformações congênitas importantes associadas a esse fármaco é estimada em 6 a 20% (Harden et al. 2009). A hidantoína e a carbamazepina podem estar associadas a anomalias similares. Os níveis séricos fetais dos anticonvulsivantes ficam em torno de 50 a 80% da dose materna. Como resultado, a maioria dos anticonvulsivantes é da categoria D. Sabemos muito pouco sobre a lamotrigina, o topiramato e a gabapentina na gravidez, embora esses fármacos sejam, hoje, considerados pertencentes à categoria C, pois não há dados para definir o risco. As informações disponíveis sugerem que a lamotrigina apresenta algum risco teratogênico, embora menor que os do lítio, do valproato e da carbamazepina. A lamotrigina pode estar associada a uma taxa alta de lábio leporino e fenda palatina (4 a 9/1.000), o que parece representar, pelo menos, 10 vezes o risco observado na população em geral (Viguera et al. 2007).

Além de estar associado a defeitos no tubo neural, o uso do valproato durante a gravidez parece estar associado ao baixo QI de crianças expostas *in utero*. Meador e colaboradores (2009) examinaram a função cognitiva de 309 crianças expostas a vários antiepiléticos durante a gestação. Aos 3 anos de idade, aquelas que haviam sido expostas ao valproato apresentaram QI nove pontos abaixo do observado nas crianças que haviam sido expostas à lamotrigina e seis pontos abaixo daquelas que haviam sido expostas à carbamazepina. Além disso, Meador e colaboradores encontraram uma associação entre doses mais elevadas de valproato materno e QI mais baixo na prole. Esse estudo sustenta um trabalho anterior que sugere uma associação de valproato com taxas mais elevadas de deficiência intelectual em prole exposta (Thomas et al. 2008; Vinten et al. 2005). A crescente evidência sustentando a associação do uso materno do fármaco com a redução da função cognitiva na prole sugere que o valproato não deve ser usado durante a gravidez como agente de primeira linha em pacientes bipolares.

Os antipsicóticos atípicos (exceto a clozapina) são considerados agentes da classe C. Até o momento, experiências com antipsicóticos atípicos não sugerem que esses agentes sejam teratogênicos (Einarson et al. 2009; McKenna et al. 2005). Entretanto, esses medicamentos apresentam outros riscos na gravidez, incluindo diabetes gestacional e neonatos maiores do que a idade gestacional. Estamos mais confiantes nos antipsicóticos típicos, uma vez que muitas mulheres têm sido expostas a esses agentes desde a década de 1950. Várias pacientes foram tratadas para náuseas com agentes semelhantes à fenotiazina no primeiro trimestre de gravidez, e não existem evidências claras de efeitos teratogênicos.

Uma vez que a psicose pode ser um perigo durante a gestação, os benefícios dos fármacos típicos comumente têm mais valor do que o risco da psicose não tratada. Até o momento, talvez seja preferível empregar agentes típicos de alta potência, durante a gravidez, do que qualquer medicamento atípico com riscos metabólicos ou agentes típicos de baixa potência com propriedades anticolinérgicas significativas.

Os benzodiazepínicos são tradicionalmente contraindicados na gestação. Muitos deles estão classificados na categoria de risco X da FDA, significando que os riscos teratogênicos desses agentes em geral sobrepõem-se aos potenciais benefícios e, por isso, são contraindicados. A preocupação é a de que a exposição ao benzodiazepínico durante o primeiro trimestre esteja associada ao aumento do risco de lábio leporino e fenda palatina. A associação da fenda palatina com a exposição ao benzodiazepínico tem sido questionada em alguns estudos (Dolovich et al. 1998; Eros et al. 2002). O risco de fendas orais com a exposição ao benzodiazepínico durante a gravidez aparenta ser menor do que acreditamos, mas ainda parece haver um aumento no risco.

A questão do comportamento teratogênico induzido pelo uso de drogas na gestação é mais difícil de avaliar. O consumo de cocaína e álcool durante esse período tem sido, algumas vezes, associado a problemas comportamentais durante o desenvolvimento na infância, mesmo que não existam déficits físicos. Embora as anomalias físicas sejam fáceis de quantificar, os efeitos sobre o comportamento podem ser mais sutis. O melhor estudo realizado até o momento não encontrou diferenças na linguagem, no temperamento e no nível de atividade e inteligência em 135 crianças expostas, *in utero*, à fluoxetina ou a ADTs, quando comparadas a outras que não o foram (Nulman et al. 1997, 2002). Um estudo realizado pelo grupo de Stanford sugere que pode haver diferenças motoras leves nas crianças expostas a antidepressivos *in utero*, contudo sem efeitos no desenvolvimento mental (Casper et al. 2003). Um trabalho mais recente, realizado por Casper e colaboradores (2011), demonstrou que o tempo de exposição pré-natal aos ISRSs esteve associado a índices muito insatisfatórios nas avaliações comportamentais das escalas de desenvolvimento infantil. Um desenvolvimento motor retardado também foi relatado em um estudo com ratos expostos à fluoxetina *in utero*. Contudo, nesse mesmo trabalho, uma exposição pré-natal à medicação apresentou efeitos benéficos inesperados na habilidade cognitiva subsequente nos filhotes (Bairy et al. 2007). Filhos de mães que receberam antipsicóticos típicos também não apresentaram diferenças significativas no desenvolvimento motor, crescimento ou intelecto até a idade de 4 anos (Slone et al. 1977). Esses estudos, embora importantes, são insuficientes para definir se a exposição uterina a psicotrópicos produz efeitos comportamentais negativos. Bastante preocupantes são duas pesquisas recentes sobre a relação da exposição *in utero* a ISRSs e transtornos do espectro autista. Em um estudo epidemiológico sueco, a exposição pré-natal a ISRSs foi associada a um aumento de 3,36 no risco de transtorno do espectro autista (TEA) sem déficit no desenvolvimento (Rai et al. 2013), mas esse risco aumentado explicou apenas 0,6% dos casos de TEA. Em outro estudo de controle de caso, a exposição pré-natal aumentou o risco de desenvolvimento da condição em meninos (Harrington et al. 2014). Esses dados sugerem que pode haver efeitos comportamentais devido à exposição a ISRSs, embora seja difícil separar os efeitos dos transtornos do humor e da ansiedade da mãe do aumento do risco. Nossa experiência clínica, contudo, não indicou qualquer efeito comportamental claro com a exposição a antidepressivos durante a gravidez, mas, certamente, mais estudos são necessários.

Após o nascimento da criança, mães que fazem uso de psicofármacos excretam parte do medicamento no leite, porque todos os medicamentos psicoativos conhecidos são excretados no leite materno. Enquanto os níveis séricos fetais dos antidepressivos podem atingir 50% dos níveis maternos, menos de 1% da dose da mãe está presente no leite. Na ausência de dados sobre as concentrações de medicamentos específicos no leite, fica difícil estimar quão sério é esse problema; de forma geral, contudo, as concentrações do leite materno são muito mais baixas do que os níveis séricos do medicamento, e a dose total ingerida pelo lactente pode ser bem pequena (Berle et al. 2004). Estudos sugerem que os níveis séricos do antidepressivo são comumente indetectáveis nos lactentes amamentados durante o período em que suas mães fazem uso de antidepressivos (Birnbaum et al. 1999; Gentile et al. 2007). Stowe e colaboradores (1995) acompanharam sete mulheres no período de amamentação que apresentaram depressão pós-parto grave e estavam recebendo sertralina. Eles observaram que a dose máxima diária à qual os filhos estavam expostos era de 0,026 a 0,044 mg/kg. Em um estudo relacionado (Winn et al. 1995), lactentes no período de amamentação expostos à sertralina no leite materno foram monitorados quanto a gráficos de crescimento, número de doenças e metas de desenvolvimento; nenhum efeito adverso foi percebido quando os compararam às crianças do grupo-controle. Como em muitas outras situações de risco-benefício na medicina, o sofrimento e a hospitalização da mãe devem ser pesados contra o risco (frequentemente desconhecido) para o lactente, conforme interpretado pelo médico, pela paciente e por sua família.

Psicofarmacologia pediátrica

A decisão de estabelecer a farmacoterapia em uma criança ou um adolescente jovem psiquiatricamente doente deve ser baseada em uma necessidade clínica clara. Existem poucos dados sobre as consequências de longo prazo da psicofarmacoterapia na infância para o funcionamento cerebral, o comportamento ou a saúde física na vida adulta. O transtorno deve representar perigo significativo para o desenvolvimento e bem-estar da criança e deve ser tratado somente depois da avaliação médica e psiquiátrica.

Os pré-adolescentes possuem fígados eficientes. Em geral, isso os habilita a metabolizar rapidamente os medicamentos e capacita-os a tolerar doses um pouco mais elevadas de psicofármacos, por unidade de peso, do que os adultos. Após a puberdade, o metabolismo dos medicamentos assemelha-se àquele observado nos adultos jovens. A lição aqui, obviamente, não é a de que doses maciças de medicação devam ser administradas em pacientes de 7 anos, mas que eles devem ser iniciados com doses muito baixas e, caso não haja resposta, as doses podem ser aumentadas até as dosagens adultas, ajustadas por peso, sem perigo de intoxicação.

Deve ser notado que a maioria dos psicofármacos-padrão não recebeu aprovação da FDA para uso pediátrico ou mesmo em adolescentes, sobretudo porque os estudos necessários ainda não foram realizados. Recentemente, a FDA passou a exigir que os fabricantes de antidepressivos fizessem estudos nessas populações.

Estimulantes

A terapia medicamentosa mais bem estudada e validada para crianças psiquiatricamente doentes é a do uso de estimulantes (D-anfetamina e metilfenidato; ver Cap. 8) no transtorno de déficit de atenção/hiperatividade (TDAH). Mais de 170 ensaios de estimulantes no tratamento dessa doença, envolvendo 5 mil crianças, atestam os benefícios desses medicamentos. Desde o início da década de 1990, o número de infantes usando estimulantes aumentou drasticamente. Entre 1990 e 1993, o número de consultas realizadas com pacientes ambulatoriais relacionadas ao TDAH aumentou de 1,6 milhão para 4,2 milhões por ano, com 90% das crianças diagnosticadas com TDAH vindo a receber estimulante em algum momento do tratamento (Swanson et al. 1995). Apenas em 1996, mais de 10 milhões de prescrições de metilfenidato foram feitas. Em 2004, a taxa de prescrição de estimulante (4,63/1.000) foi o dobro daquela observada 10 anos antes (Winterstein et al. 2008). Não está claro se o acentuado aumento nas prescrições de estimulantes é resultante de um melhor reconhecimento do TDAH ou do excesso de prescrições, embora os dois fatores estejam igualmente envolvidos (Greenhill et al. 1999). Contudo, a sugestão de alguns centros de estudo de que o TDAH é simplesmente uma desculpa para medicar o comportamento irritante das crianças ou para vender mais medicamentos não parece convincente.

Uma pesquisa relativa aos efeitos dos estimulantes em vários tipos de comportamento sugere que a ação desses fármacos é complexa. A dose que controla a hiperatividade, na melhor das hipóteses, pode ser muito alta para uma melhora significativa no aprendizado. Os estimulantes podem causar uma pequena redução no crescimento corporal, talvez 1 a 3 cm na altura, durante todo o período de desenvolvimento; contudo, um estudo recente de acompanhamento não mostrou efeitos da exposição aos estimulantes na altura dos adultos (Kramer et al. 2000). As crianças que fazem uso desses fármacos podem apresentar efeitos colaterais como anorexia, insônia, disforia e até mesmo tiques.

Algumas crianças com TDAH são imensamente favorecidas – em geral, mais no aspecto comportamental do que no desempenho acadêmico –, enquanto outras beneficiam-se menos e algumas não obtêm qualquer melhora ou tornam-se mais agitadas. A distração, a agressividade evidente e o desempenho acadêmico diário são melhorados com o uso de estimulantes e piorados quando o medicamento é suspenso ou substituído por placebo. A maioria dos estudos foi realizada durante 12 semanas ou menos. Contudo, ensaios de longa duração utilizando tanto estimulantes quanto atomoxetina confirmaram que os benefícios da farmacoterapia em crianças com TDAH tratadas foram mantidos (Arnold et al. 1997; Barbaresi et al. 2006; Kratochvil et al. 2006).

Atualmente, uma série de preparados estimulantes de ação prolongada ou de dose única está disponível. Hoje, uma fórmula de ação prolongada de metilfenidato (Concerta) é muito utilizada no tratamento do TDAH. O Concerta elimina o problema de tentar estabelecer a dosagem três vezes ao dia durante o horário escolar e parece ser tão efetivo quanto a fórmula de curta ação do metilfenidato. Sua dose é cerca de 20% maior do que a dosagem total do metilfenidato. Portanto, a dose total de Concerta é de 18 a 54 mg, administrados uma vez ao dia. O metilfenidato também está disponível na fórmula de adesivo transdérmico para aplicação uma vez ao dia e em várias outras fórmulas orais de ação prolongada. A lisdexanfetamina é um pró-medicamento da dextroanfetamina que também se administra uma vez ao dia.

Inexplicavelmente, algumas crianças respondem melhor a um dos dois estimulantes-padrão do que ao outro. O metilfenidato costuma ser iniciado em 5 mg, duas vezes ao dia, e a dosagem pode ser aumentada, ao longo do tempo, para até 20 mg, três vezes ao dia. A dextroanfetamina tem um custo menor do que o Ritalin, mas, hoje em dia, a maioria dos estimulantes tem os equivalentes genéricos. É iniciada com uma dose de 2,5 mg, duas vezes ao dia, e gradualmente aumentada até o máximo de 40 mg, divididos em 2 a 4 doses. A prática clínica comum com os estimulantes de curta ação é a prescrição da dosagem duas vezes ao dia, com a última dose sendo administrada por volta do meio-dia, a fim de reduzir o risco de insônia. Um relato feito por Kent e colaboradores (1995) sugeriu que a adição de uma terceira dose no fim da tarde raramente afeta o sono. As doses no horário do almoço com frequência são um problema para crianças em idade escolar. Formulações de liberação sustentada de D-anfetamina, metilfenidato e metanfetamina estão disponíveis, mas sua utilidade no tratamento de crianças com TDAH não está bem documentada. Certamente, esses preparados podem ser utilizados se uma dose única for desejada ou necessária. Nos pacientes com boa resposta ao estimulante, é válida a tentativa de criar períodos de abstinência de medicamentos a cada poucos meses para descobrir se o fármaco ainda é necessário. A prática de medicar a criança com TDAH apenas nos dias escolares pode apresentar a desvantagem de prejudicar os relacionamentos familiares e sociais, assim como o aprendizado fora da escola. Alguns infantes continuam beneficiando-se dos estimulantes na adolescência ou, ainda, na vida adulta. Ao longo do tempo, a dosagem pode necessitar de ajuste, ascendente ou descendente, à medida que a criança cresce e amadurece.

Vários outros agentes demonstram eficácia no tratamento do TDAH. Os ADTs (p. ex., desipramina), em dosagem baixa (10 a 25 mg, quatro vezes ao dia), podem ser eficazes, mas agem de forma mais lenta, podendo levar várias semanas para fazer efeito. Além disso, seus efeitos desaparecem em poucos meses. Outro antidepressivo promissor no tratamento do TDAH é a bupropiona. Estudos relatam que esse fármaco pode ser eficaz nos problemas comportamentais e cognitivos associados ao TDAH (Casat et al. 1989) e no tratamento de adultos com esse transtorno (Wilens et al. 1995). Em crianças, a dosagem da bupropiona é de 3 a 6 mg/kg/dia em doses divididas. Um relato de caso sugeriu que os ISRSs podem desempenhar um papel no tratamento do TDAH (Frankenburg e Kando 1994). A guanfacina (Tenex), um agente anti-hipertensivo, foi usada *off-label* no tratamento da doença por vários anos. Em 2009, apenas a fórmula de liberação prolongada da guanfacina (Intuniv) recebeu a indicação oficial para esse tratamento. Sua eficácia pode ser menor do que a de um antidepressivo na abordagem terapêutica do TDAH.

Enfim, a clonidina é comumente utilizada em combinação com estimulantes para reduzir os efeitos colaterais e melhorar a ação na hiperatividade e na hipercinesia. Relatou-se que a clonidina na dosagem de 0,1 mg, três vezes ao dia, reduz a insônia induzida pelo estimulante, assim como a impulsividade. Como monoterapia para o TDAH, contudo, a clonidina parece ser inferior à desipramina (Singer et al. 1995).

Vários antidepressivos, incluindo venlafaxina, bupropiona e desipramina, mostram-se eficazes no tratamento do TDAH e são discutidos adiante nesta seção.

Dois agentes recentes "não estimulantes" – atomoxetina e modafinil – são estudados no tratamento do TDAH. A atomoxetina é um inibidor puro do transportador noradrenérgico pré-sináptico aprovado, em 2003, para o tratamento desse transtorno em crianças e em adultos. Relatou-se que, nas dosagens de 1,2 e 1,8 mg/kg/dia, ela é significativamente mais eficaz do que o placebo em crianças e adolescentes com o transtorno (Buitelaar et al. 2004; Kelsey et al. 2004). A maioria das crianças é tratada uma vez ao dia, com dosagens na faixa de 40 a 80 mg/dia.

A atomoxetina é bem absorvida por via oral e possui uma meia-vida média de quatro horas. No entanto, os metabolizadores lentos da enzima 2D6 do citocromo P450 (CYP) metabolizam o medicamento ainda mais lentamente. Podemos antecipar que a combinação desse fármaco com os ISRSs pode aumentar a toxicidade. Por isso, doses mais baixas de atomoxetina podem ser necessárias se o paciente já está recebendo fluoxetina ou paroxetina.

A atomoxetina, em relação aos estimulantes-padrão, tem a vantagem de não apresentar potencial significativo para abuso. Portanto, não requer prescrição especial para substâncias controladas como os estimulantes-padrão. Entretanto, ela compartilha com os estimulantes a tendência para perda de peso e aumento da frequência cardíaca e da pressão arterial. Tanto o efeito anorexígeno quanto o cardiovascular parecem estar relacionados à dosagem. Outros efeitos colaterais relatados são: *rash*, ansiedade, sonolência e, mais recentemente, anormalidades nos testes de função hepática. A atomoxetina também tem a tarja preta de advertência na embalagem em relação à ideação suicida, assim como os antidepressivos.

Vários estudos avaliam a eficácia da atomoxetina *versus* placebo ou estimulantes-padrão. Em uma comparação randômica da atomoxetina e do metilfenidato em 228 crianças com TDAH, ambos os medicamentos foram igualmente eficazes (Kratochvil et al. 2002). Em um estudo controlado por placebo de 297 crianças com o transtorno, a atomoxetina superou de modo consistente o placebo nas avaliações da atenção e da hiperatividade (Michelson et al. 2001). Ademais, a atomoxetina também melhorou o relacionamento social e familiar, em relação ao placebo.

O modafinil, aprovado pela FDA para o tratamento da narcolepsia, também é estudado para o tratamento do TDAH. Esse fármaco apresenta uma vantagem característica sobre os estimulantes: a de não requerer uma prescrição triplicada, porque seu potencial para abuso aparenta ser muito baixo. Além disso, ele é mais bem tolerado do que as anfetaminas em dose única.

Assim como a atomoxetina, o modafinil não atua no sistema dopaminérgico e, como observado anteriormente, não possui potencial significativo para abuso. Por isso, ele está na faixa IV da Drug Enforcement Administration

(DEA) e não requer uma prescrição triplicada. O modafinil parece atuar nas projeções de excitação da histamina em regiões muito específicas do cérebro, sem apresentar os efeitos generalizados dos estimulantes. No entanto, ele pode agir na dopamina. Ele também apresenta efeito no sistema hipocretina/orexina. Assim, é quase improvável que produza alterações cardiovasculares por ganho de peso, se comparado à anfetamina e à atomoxetina. O efeito colateral mais comum do modafinil é a cefaleia, mas o medicamento também pode produzir efeitos colaterais gastrintestinais leves. Os efeitos colaterais no sistema nervoso central (SNC), como ansiedade ou insônia, ocorrem ocasionalmente. O fármaco é um indutor da enzima 3A3/4 do citocromo CYP, podendo, dessa forma, acelerar o metabolismo de contraceptivos orais, esteroides e outros compostos 3A3/4-dependentes. Por isso, mulheres que estejam tomando pílulas anticoncepcionais devem ser avisadas de que existe um risco teórico de falha do contraceptivo durante o uso concomitante do modafinil.

Esse fármaco tem sido estudado em muitas condições associadas com a produção de fadiga, incluindo o trabalho por turnos, apneia do sono, esclerose múltipla, fibromialgia, doença de Parkinson e depressão (ver Cap. 9). Os resultados preliminares sugerem que o modafinil pode agir no tratamento da fadiga em muitos transtornos sem aspectos adversos significativos.

A eficácia do medicamento no tratamento do TDAH tem sido avaliada em vários ensaios. Os estudos do modafinil na abordagem terapêutica do TDAH em crianças indicam benefício sobre o placebo e eficácia iguais aos da dextroanfetamina (Rugino e Copley 2001; Taylor e Russo 2000). Em um estudo de quatro semanas com 248 crianças diagnosticadas com TDAH, o modafinil, na dosagem de 300 a 400 mg/dia, foi mais eficaz do que o placebo no tratamento dos sintomas do transtorno e igualmente tolerado (Biederman et al. 2006b). Da mesma forma, em um ensaio duplo-cego de nove semanas, com 194 crianças e adolescentes com TDAH, 52% dos pacientes, randomicamente designados para o modafinil, obtiveram melhora *versus* 18% das crianças designadas de forma aleatória para placebo (Greenhill et al. 2006). Em 2005, esses dados pareceram suficientes para motivar uma carta de aprovação para o uso do modafinil no tratamento do TDAH em crianças. Entretanto, houve um relato de possível síndrome de Stevens-Johnson em uma criança que participou de um desses ensaios. A etiologia desse *rash* não foi esclarecida, mas pode estar relacionada ao medicamento em estudo. O relato resultou na exigência de segurança adicional pela FDA. O fabricante optou por retirar a aplicação do modafinil no tratamento do TDAH, aparentemente por causa dos estudos extensos de segurança que seriam necessários para a aprovação final. O enantiômero-R do modafinil está sendo pesquisado no tratamento do TDAH e outras indicações, como a depressão bipolar.

Antipsicóticos

Pouquíssimos ensaios de antipsicóticos foram realizados com crianças esquizofrênicas. Existe a impressão geral de que as crianças beneficiam-se menos dos antipsicóticos do que os adultos. Contudo, com os escassos dados sobre a terapia medicamentosa em crianças esquizofrênicas, é difícil fazer qualquer generalização. Até o momento, poucos ensaios relativamente controlados com antipsicóticos foram feitos em crianças. O primeiro mostrou um benefício modesto do haloperidol e da loxapina quando comparados ao placebo em 75 adolescentes esquizofrênicos (Pool et al. 1976). Outro estudo mostrou que o haloperidol foi superior ao placebo no tratamento da esquizofrenia infantil (Spencer et al. 1992).

Existe uma quantidade crescente de dados sobre a eficácia e a segurança dos agentes atípicos no tratamento da esquizofrenia e do transtorno bipolar infantis (Kumra et al. 2008). Em 2008, o aripiprazol foi aprovado para o tratamento dessas doenças em adolescentes. Em 2009, o conselho consultivo da FDA recomendou a aprovação da quetiapina e da olanzapina no tratamento dos transtornos psicóticos infantis. Parece que a risperidona age com mais rapidez do que o divalproato nos pacientes bipolares pediátricos e está associada a muito menos desistências (Pavuluri et al. 2010). Recentemente, relatou-se que a ziprasidona foi muito eficaz no transtorno bipolar infantil (Findling et al. 2013).

A clozapina tem sido pesquisada em estudos pediátricos de pequeno porte. Existem pouquíssimos dados até mesmo sobre a eficácia e segurança dos agentes atípicos no tratamento da esquizofrenia infantil. Em um ensaio controlado, a clozapina foi comparada ao haloperidol em 21 pacientes durante seis semanas (Kumra et al. 1996). O grupo randomizado para clozapina mostrou uma melhora superior tanto nos sintomas positivos quanto nos negativos. Contudo, a medicação foi insatisfatoriamente tolerada. Cinco das 10 crianças tratadas com esse fármaco apresentaram quedas significativas em seus neutrófilos. Além disso, 2 das 10 crianças experimentaram convulsões. A dosagem média de clozapina foi de 237 mg/dia. Outro ensaio de pequeno porte, controlado e randomizado, relatou que a olanzapina e a risperidona foram um pouco mais eficazes do que o haloperidol no tratamento de crianças esquizofrênicas (Sikich et al. 2004). Entretanto, o ganho de peso foi significativamente mais problemático nas crianças tratadas com agentes atípicos. Na verdade, na revisão Cochrane, os agentes atípicos não foram mais eficazes do que os típicos em adolescentes psicóticos (Kumar et al. 2013). Os efeitos colaterais observados foram mais favoráveis para os agentes atípicos, embora o ganho de peso tenha estado associado à olanzapina, à clozapina e à risperidona.

Os agentes atípicos oferecem claras vantagens para a população que pode precisar de tratamento por muitos anos. O risco de sintomas extrapiramidais (EPSs) com antipsicóticos típicos é substancial nas crianças que necessitam ser tratadas até a vida adulta. Enquanto a acatisia e as reações distônicas são observadas em crianças tratadas com agentes típicos, o risco de discinesia tardia é excessivamente pequeno (Correll et al. 2004). Todavia, a obesidade pode ser um fator limitante para alguns antipsicóticos atípicos. A risperidona, em doses baixas (1 a 2 mg/dia), parece eficaz para muitos pacientes, sem o ganho de peso associado a outros agentes atípicos (Ben Amor 2012), embora tenham sido observados aumentos no peso em um recente ensaio de TEA (Findling et al. 2014). A clozapina é o último recurso para as crianças que não responderam aos ensaios com agentes típicos e atípicos.

A Tabela 12-2 relaciona as dosagens terapêuticas pediátricas comuns de antipsicóticos selecionados para uso infantil. Os antipsicóticos produzem uma eficácia mais evidente nas crianças com transtornos do neurodesenvolvimento, como o TEA. De fato, a risperidona tornou-se o primeiro medicamento aprovado pela FDA, em 2006, para o tratamento de alguns aspectos comportamentais do TEA. Os transtornos do desenvolvimento em crianças com menos de 15 anos raramente exibem melhoras acentuadas com o tratamento com antipsicóticos, apesar da possibilidade de ocorrência de algum declínio na superatividade e no comportamento desorganizado. Na realidade, os melhores estudos dos agentes atípicos em qualquer condição na infância se referem ao uso da risperidona em crianças com transtornos difusos do desenvolvimento. Por exemplo, em um estudo multicêntrico, com 101 crianças autistas, a risperidona foi significativamente mais eficaz do que o placebo no controle do comportamento, caracterizado por acessos de raiva, agressões e autolesão (McCracken et al. 2002). Da mesma forma, os efeitos foram sustentados por, pelo menos, seis meses. A risperidona obteve aprovação da FDA para irritabilidade (p. ex., comportamento agressivo) no transtorno do espectro autista.

A psicose associada aos transtornos afetivos nas crianças também é auxiliada pelos antipsicóticos. Não há evidências de que essa população seja menos tolerante a tais medicamentos do que os adultos, exceto, talvez, por uma taxa mais elevada de distonia no início do tratamento dos adolescentes do sexo masculino. Contudo, o risco de discinesia tardia e a menor probabilidade de melhoras acentuadas tornam necessário que os médicos usem esses agentes de forma cautelosa, documentando os efeitos clínicos observados e avaliando periodicamente a retirada do medicamento do paciente, para ter certeza de que o fármaco é de fato eficaz como terapia de manutenção. Em adolescentes mais velhos, as síndromes psicóticas agudas começam a assemelhar-se com aquelas observadas em adultos e, portanto, podem ser tratadas da mesma forma (ver Cap. 4).

TABELA 12-2 Dosagens de antipsicóticos para crianças

Medicamento	Dosagem terapêutica pediátrica comum
Clorpromazina	0,25 mg/kg, três vezes ao dia
Trifluoperazina	0,5-10 mg, duas vezes ao dia
Haloperidol	0,15-0,5 mg/kg/dia (em doses divididas [duas vezes ao dia])
Aripiprazol	2-10 mg/dia
Olanzapina	2,5-5 mg, quatro vezes ao dia
Quetiapina	25-300 mg/dia
Risperidona	1-2 mg/dia

Os antipsicóticos sedativos típicos (p. ex., tioridazina e clorpromazina) podem interferir no aprendizado. Entre os neurolépticos não sedativos, o haloperidol é o mais bem estudado em crianças autistas (transtorno difuso do desenvolvimento) e possui uma eficácia limitada. Há discussões atuais sobre a eficácia dos antipsicóticos atípicos, como a risperidona e a clozapina, no tratamento de crianças psicóticas. Relatos recentes de casos atestaram a eficácia da clozapina em pacientes esquizofrênicos infantis e adolescentes (Mozes et al. 1994).

Os antipsicóticos utilizados em dosagens baixas (p. ex., 0,5 a 3 mg/dia de haloperidol ou 2 a 10 mg/dia de pimozida) também podem controlar os tiques do transtorno de Tourette. Do mesmo modo, a clonidina foi relatada como eficaz em casos graves desse transtorno. Ela pode suprimir os tiques bastante bem, mas talvez seja mais eficaz nos portadores do transtorno de Tourette com comportamento violento explosivo. A clonidina produz boca seca, sedação, constipação e hipotensão.

Os agentes antipsicóticos são frequentemente utilizados no controle do comportamento raivoso e impulsivo nas crianças e nos adolescentes sem psicose. Esse uso não foi bem validado, mas a maioria dos médicos emprega doses baixas de antipsicóticos para controlar o comportamento raivoso e violento nas crianças ou nos adolescentes hospitalizados. Alguns preferem utilizar o haloperidol em doses baixas (p. ex., 2 mg, a cada hora, até que o paciente se acalme), e outros, medicamentos sedativos, como a clorpromazina, em doses de 10 a 50 mg, três ou quatro vezes ao dia. A risperidona tem sido estudada no tratamento da agressividade associada ao TEA em adultos e é claramente mais eficaz do que o placebo (McDougle et al. 1998). Estudos abertos e relatos sobre a risperidona no tratamento da agressividade em crianças posicionaram as dosagens em 1 a 2 mg/dia (Horrigan e Barnhill 1997; Schreier 1998).

Um estudo bem controlado (Platt et al. 1984) comparando haloperidol (2 a 6 mg/dia), carbonato de lítio e placebo em crianças agressivas, não psicóticas e hospitalizadas com transtorno da conduta mostrou que os dois regimes de medicamentos foram mais eficazes que o placebo em vários parâmetros avaliados. A equipe de enfermagem julgou que as crianças de melhor resultado foram aquelas que responderam ao lítio. A sedação e a distonia constituíram as complicações em infantes que receberam haloperidol. Os riscos e os benefícios do uso desse medicamento não estão esclarecidos. Se os antipsicóticos forem utilizados para a redução da agressão em crianças com transtorno da conduta e se mostrarem eficazes de fato, o uso continuado desses medicamentos potencialmente prejudiciais para o controle do desvio comportamental deverá ser justificado. Para cada paciente específico, o medicamento deve estabelecer uma diferença clínica grande e significativa.

Outro uso crescente de antipsicóticos em crianças é no tratamento da anorexia. Não é conhecida uma farmacoterapia eficaz para a anorexia nervosa. Contudo, estudos preliminares relatam que os antipsicóticos atípicos podem auxiliar na agitação, na obsessão e nos transtornos cognitivos associados a essa condição (Dennis et al. 2006; Mondraty et al. 2005). A olanzapina e a quetiapina são as mais pesquisadas e, como esperado, também podem estar associadas a um ganho de peso estável. Além do mais, está evidente que ensaios adicionais acerca da eficácia dos antipsicóticos na anorexia pediátrica são necessários.

Os efeitos colaterais e riscos dos antipsicóticos, incluindo discinesia tardia com agentes típicos e ganho de peso com agentes atípicos, são similares em infantes e adultos. Contudo, a possibilidade de embotamento cognitivo com esses medicamentos pode ser relativamente mais problemática em crianças. Uma criança inerte que não está aprendendo ou agindo pode ser menos problemática para as pessoas do seu ambiente, mas desenvolver-se mais normalmente se o medicamento for reduzido ou suspenso. Ademais, parece que os meninos adolescentes correm um risco maior de reações distônicas do que os adultos mais velhos (Rosenberg et al. 1994).

Quando os neurolépticos são prescritos para crianças ou adolescentes, uma documentação informando o consentimento dos pais ou responsáveis é essencial. Mesmo que o paciente, criança ou adolescente, seja jovem demais para dar seu consentimento informado, os riscos e benefícios do medicamento devem ser explicados, e sua aceitação para o tratamento deve ser obtida, quando possível (ver Cap. 1).

Antidepressivos

Em 2004, a decisão de um conselho consultivo da FDA de colocar uma tarja preta de advertência na embalagem dos antidepressivos utilizados em crianças aparentemente provocou algum efeito na prescrição desses agentes para crianças e adolescentes. Ao mesmo tempo em que a revisão da FDA de 25 estudos envolvendo 4.600 crianças sugeriu um aumento no risco de pensamentos ou atitudes suicidas em 3% dos pacientes tratados com antidepressivos *versus* 1,5% daqueles que receberam placebo, ela não avaliou adequadamente os riscos de nenhum tratamento sob qualquer condição. Além disso, o aumento da atividade suicida não resultou em qualquer óbito. Nos Estados Unidos, a tarja preta de advertência resultou na redução das prescrições, sobretudo por pediatras (Nemeroff et al. 2007). Na Holanda, onde havia uma advertência similar nas embalagens, foi observado um aumento nas atitudes suicidas (Gibbons et al. 2007). Depois de um período de 1 a 2 anos, a queda nas prescrições estabilizou. Nosso ponto de vista é de que, ao mesmo tempo em que algumas crianças podem estar correndo um risco maior de piora dos pensamentos suicidas durante o uso de antidepressivos, o benefício supera os riscos. Suspeitamos que haja maior probabilidade de a depressão pediátrica estar associada a transtornos do espectro bipolar e que os pacientes com acatisia decorrente do tratamento possam ser de maior risco. Entretanto, isso não foi confirmado nos estudos. O discreto aumento no risco associado aos antidepressivos deve ser avaliado considerando o risco evidente de suicídio concluído nas crianças depressivas que são inadequadamente tratadas ou não tratadas.

Os ISRSs são considerados a farmacoterapia de escolha para a depressão na infância e na adolescência. A fluoxetina permanece sendo o único antidepressivo aprovado pela FDA no tratamento da depressão infantil, e a sertralina e a fluvoxamina estão aprovadas para uso pediátrico no TOC. Embora seja difícil demonstrar que os ADTs ou outros antidepressivos são mais eficazes do que o placebo no tratamento da depressão infantil, existem algumas evidências de que pelo menos a fluoxetina seja superior ao placebo nas crianças. Além disso, os perfis de segurança e de efeito colateral dos ISRSs são superiores aos dos ADTs. Emslie e colaboradores (1997) distribuíram aleatoriamente 76 crianças (de 7 a 17 anos) para 20 mg/dia de fluoxetina ou para placebo. Enquanto 56% dos pacientes tratados com o fármaco responderam em oito semanas, apenas 33% dos indivíduos tratados com placebo responderam. Entretanto, a remissão foi rara em ambos os grupos. Um estudo mais recente realizado por Emslie e colaboradores (2002), com 219 crianças, também indicou que a fluoxetina foi bem tolerada e eficaz no tratamento da depressão pediátrica. Além disso, a terapia de manutenção com o medicamento parece ser eficaz na prevenção da recaída nas crianças (Emslie et al. 2004).

A solução de fluoxetina é totalmente eficaz nas crianças. A experiência mostra que elas passam melhor com doses iniciais mais baixas desse fármaco. Costumamos iniciar com 5 mg/dia e aumentar a dosagem a cada 1 a 2 semanas até a dosagem máxima de 60 mg/dia.

Os estudos da eficácia de outros ISRSs na depressão pediátrica mostraram-se menos convincentes. Dois ensaios publicados da sertralina no tratamento da depressão na infância sugerem um benefício modesto, mas estatisticamente significativo, do medicamento após 10 semanas de tratamento (Wagner et al. 2003). Um estudo publicado indicou uma taxa de remissão um pouco mais alta nas crianças depressivas tratadas com paroxetina, mas pouca diferença foi percebida nos índices médicos de depressão ao final de oito semanas (Keller et al. 2001). Em outro estudo, a paroxetina (20 a 40 mg/dia) e a imipramina (200 a 300 mg/dia), nos seus respectivos máximos de eficácia, não se distanciaram do placebo na depressão em adolescentes (Keller et al. 2001). Além disso, dois estudos não publicados da paroxetina não encontraram benefícios nos adolescentes. Um trabalho indicou que o citalopram, na dose média em torno de 23 mg/dia, foi significativamente mais eficaz do que o placebo na depressão infantil/adolescente (Wagner et al. 2001). Contudo, as taxas de resposta tanto da medicação (36%) quanto do placebo (24%) foram relativamente baixas. Constatou-se, além disso, que o medicamento foi bem tolerado.

O somatório de estudos publicados e não publicados sugere que os benefícios dos ISRSs para as crianças aparentam ser mais sólidos com a fluoxetina. Outros ISRSs, incluindo a paroxetina, o citalopram, o escitalopram e a sertralina, pareceram produzir alguns benefícios, mas estes foram mais modestos e não estabelecidos em estudos controlados. Alguns pesquisadores concluíram que, considerando-se os estudos não publicados e avaliando-se os riscos *versus* benefícios dos ISRSs para as crianças, esses ganhos não são significativos (Whittington et al. 2004). Em contrapartida, uma metanálise revelou benefício significativo dos ISRSs em geral, comparados ao placebo, na depressão maior, no TOC e em transtornos de ansiedade (Bridge et al. 2007). Ademais, conforme já comentado, a advertência da FDA sobre o risco de comportamento suicida com os ISRSs teve um efeito desestimulador na prescrição (Nemeroff et al. 2007) e, infelizmente, um pico resultante nas taxas de suicídios em adolescentes (Gibbons et al. 2007). Devido ao fato de apenas alguns estudos do uso dos ISRSs no tratamento da depressão pediátrica terem sido concluídos, acreditamos que ainda é muito cedo para emitir quaisquer conclusões sobre a eficácia desses fármacos nas crianças. Contudo, está clara a necessidade de os médicos terem acesso a estudos anteriores não publicados. Existem crianças e adolescentes que se beneficiam com os antidepressivos, e eles devem ser tratados e monitorados cautelosamente.

Tem sido cada vez mais difícil demonstrar a eficácia irrefutável dos ADTs e de outros antidepressivos em estudos controlados da depressão infantil. Por exemplo, uma metanálise de 12 estudos randomizados de ADTs na depressão pediátrica não apresentou diferença significativa em relação ao placebo (Hazell et al. 1995). Contudo, algumas crianças que satisfazem perfeitamente os critérios para transtorno depressivo maior parecem responder a tal classe de fármacos. As orientações da FDA recomendam uma dose máxima de 2,5 mg/kg de imipramina; todavia, alguns estudos relatam a frequente necessidade de doses de até 5,0 mg/kg para uma resposta clínica (Tab. 12-3).

O monitoramento das funções cardíacas é aconselhável quando os ADTs são empregados em crianças; os eletrocardiogramas (ECGs) devem ser realizados antes do início da terapia; outra vez quando a dosagem exceder 3 mg/kg; e a cada duas semanas, se a dose sofrer aumento. Doses acima de 5 mg/kg não devem ser administradas sem consultoria externa. A redução significativa da condução cardíaca (intervalo PR acima de 0,20 ms; intervalo QRS acima de 0,12 ms) pode requerer diminuição na dosagem. Entre 1986 e 1992, no mínimo quatro casos de morte súbita ocorreram com crianças recebendo desipramina. Sugeriu-se que a síndrome cardíaca do intervalo QT longo tenha sido o mecanismo de ação desses óbitos súbitos. Uma revisão mais recente desse tópico (Biederman et al. 1995) não encontrou uma associação considerável entre o uso da desipramina e a morte súbita dos 5 aos 14 anos de idade.

Os ADTs são eficazes na abordagem terapêutica da enurese, na dosagem de 0,3 a 1,0 mg/kg de imipramina ou de um medicamento equivalente, mas tratamentos comportamentais são, em geral, os preferidos, porque também são efetivos e podem apresentar uma taxa de recaída menor. O TDAH tende a responder à mesma faixa de dosagem. É interessante notar que os ADTs melhoram a enurese em poucos dias, enquanto a resposta do TDAH ou da depressão leva de 1 a 4 semanas. Os IMAOs também são considerados eficazes no tratamento da enurese e do TDAH, mas seu uso não está bem estudado. A clomipramina está disponível para o tratamento do TOC; ela demonstra eficácia em crianças e adolescentes com essa condição (ver Cap. 6 para mais detalhes).

Os efeitos colaterais dos antidepressivos nas crianças assemelham-se àqueles que ocorrem em adultos, e o monitoramento do nível sérico é igualmente útil em ambas as populações. Isso é válido para os ADTs, mas não para outros antidepressivos, exceto, talvez, em relação ao teste para tolerância. A imipramina é o ADT mais bem estudado, e correlações positivas entre o nível sérico e a melhora são frequentemente encontradas nos ensaios clínicos. Nossa experiência ao longo dos anos sugere que os sintomas depressivos na adolescência raramente incluem alterações importantes no apetite ou despertar matinal

TABELA 12-3 Dosagens comuns de antidepressivos para crianças

Medicamento	Faixa de dosagem	Níveis séricos (ng/mL)
Imipramina	1-5 mg/kg/dia	150-250
Desipramina	1-5 mg/kg/dia	150-250
Nortriptilina	0,5-2 mg/kg/dia	75-150
Fenelzina	0,25-1 mg/kg/dia	Não aplicável
Fluoxetina	5-30 mg/dia	Não aplicável
Bupropiona	1-7 kg/dia	Não aplicável
Citalopram	10-20 mg/dia	Não aplicável

muito cedo. Respiração ruidosa, sono prolongado e disforia ao acordar são mais comuns. Sintomas físicos como fadiga, irritabilidade, raiva e retardo nas primeiras horas do dia podem estar presentes sem haver um reconhecimento subjetivo de depressão ou melancolia. O desejo sexual diminui. Esses adolescentes frequentemente têm uma história familiar de transtorno afetivo. Tal padrão em geral responde à terapia com ADT, apesar de estudos formais controlados ainda não terem sido realizados. A agorafobia com pânico pode ocorrer nos adolescentes e é tratada com antidepressivos.

Existem poucos dados publicados sobre o uso de antagonistas da serotonina$_2$ (5-HT$_2$), de inibidores seletivos da recaptação de serotonina e noradrenalina (IRSNs) e da bupropiona na depressão pediátrica. Um ensaio controlado, de pequeno porte, da venlafaxina na depressão pediátrica não demonstrou benefícios (Mandoki et al. 1997). Além disso, dois ensaios não publicados não apresentaram benefícios da medicação em tal condição. Contudo, ensaios minuciosos com a bupropiona podem ser indicados caso o paciente não tenha respondido às experiências com ISRSs ou ADTs. A bupropiona é usada para o TDAH na dosagem de 3 a 7 mg/kg/dia em doses fracionadas. Recentemente, relatamos um ensaio com bupropiona de liberação sustentada em combinação com adesivos de nicotina na cessação do tabagismo em adolescentes (Killen et al. 2004). O medicamento foi bem tolerado. Estudos abertos indicam que deve haver um papel para a bupropiona no tratamento de adolescentes com depressão e TDAH comórbido (Daviss et al. 2001; Solhkhah et al. 2005). A anorexia e o risco de convulsões são problemáticos para algumas crianças, e, particularmente nesses casos, a dosagem deve ser titulada na direção ascendente de forma lenta. Os poucos estudos de pequeno porte dos IMAOs no tratamento de crianças com depressão e fobia produziram, de modo geral, resultados positivos, mas inconclusivos.

Estabilizadores do humor

Os adolescentes podem apresentar um quadro bipolar típico que costuma responder à terapia com lítio ou antipsicóticos atípicos. Os pré-adolescentes raramente apresentam mania, mas podem manifestar humor cíclico e alteração de comportamento com períodos de impulsividade, hiperatividade, intrusão social, acessos de raiva, instabilidade do humor e euforia não psicótica, com deslocamentos paralelos nos sintomas vegetativos, que, algumas vezes, respondem ao lítio. Contudo, não existem estudos controlados com amostragem significativa adequada que tenham evidenciado eficácia do lítio na doença bipolar infantil (Kafantaris 1995; Lopez-Larson e Frazier 2006). Um dos melhores estudos foi aquele realizado com adolescentes tratados com lítio, que eram portadores de transtorno bipolar com abuso de substâncias comórbido (B. Geller et al. 1998). Aparentemente, o lítio auxiliou em ambos os transtornos. Uma comparação aleatória entre esse fármaco e o divalproato na terapia de manutenção dos pacientes bipolares pediátricos (idade média = 10,8 anos) revelou que o valproato foi tão eficaz quanto o lítio, no tempo transcorrido até a necessidade de intervenção adicional (Findling et al. 2005). Estudos abertos de pequeno porte sugerem que o lítio é eficaz nas crianças e, normalmente, bem tolerado no tratamento da depressão bipolar (Patel et al. 2006) e na reestabilização dos transtornos bipolares, quando combinado com o valproato (Findling et al. 2006).

Os pacientes pediátricos com comportamento explosivo e violento, portadores de transtorno da conduta, deficiência intelectual e hiperatividade, também responderam ao tratamento com lítio em uma série de estudos (Campbell et al. 1984; Lopez-Larson e Frazier 2006; Vetró et al. 1985).

São desconhecidas as consequências de longo prazo da terapia de manutenção prolongada, iniciada na infância ou na adolescência, com esse fármaco. As crianças possuem uma depuração renal maior do que os adultos e é possível que tolerem dosagens mais elevadas da medicação. Para aquelas com mais de 12 anos de idade, normalmente o lítio pode ser dosado como para um adulto (Tab. 12-4). Todavia, para as mais jovens, abaixo dos 25 kg, o melhor é iniciar com 150 a 300 mg/dia. A dosagem pode sofrer incrementos de 150 a 300 mg, a cada 3 a 7 dias no regime de três vezes ao dia, conforme a tolerância do paciente. É comum as crianças necessitarem mais de 2.100 mg/dia em doses fracionadas para que tenham os níveis séricos adequados, os quais devem ser monitorados cuidadosamente e verificados em 3 a 5 dias após cada aumento na dosagem. Os efeitos colaterais do lítio nas crianças são idênticos aos observados em adultos.

A carbamazepina, a oxcarbazepina, a lamotrigina e o valproato também parecem agir nos transtornos pediátricos. Dados controlados demonstram a eficácia da carbamazepina nos transtornos da conduta e explosivo intermitente

TABELA 12-4 Dosagens comuns de estabilizadores do humor para crianças

Medicamento	Faixa de dosagem	Níveis séricos
Lítio	300-2.400 mg/dia	0,5-1,2 mEq/L
Valproato	15-60 mg/kg/dia	50-100 µg/mL
Carbamazepina	10-50 mg/kg/dia	8-12 µg/mL
Oxcarbazepina	5-30 mg/kg/dia (150-1.200 mg/dia)	Não aplicável
Lamotrigina	0,15-5,0 mg/kg/dia (25-200 mg/dia)	Não aplicável

em crianças e em adolescentes. Também existem dados sugerindo que os anticonvulsivantes podem ser eficazes no tratamento do transtorno bipolar e de outras condições pediátricas. A oxcarbazepina pode ser um pouco mais fácil de ser utilizada em crianças, mas o único estudo duplo-cego com uma população bipolar pediátrica não demonstrou benefícios desse fármaco para tal população (Wagner et al. 2006), e uma revisão Cochrane posterior concordou (Vasudev et al. 2011). Estudos canadenses indicam que adolescentes com transtorno bipolar preferem o valproato ao lítio. O valproato também foi relatado como benéfico no comportamento agressivo de adolescentes que apresentam transtorno do humor e naqueles que não o apresentam (Saxena et al. 2006; Steiner et al. 2003). Embora não existam estudos controlados da lamotrigina no transtorno bipolar pediátrico, estudos abertos revelam benefícios no tratamento da depressão bipolar (Chang et al. 2006). Os efeitos colaterais dos anticonvulsivantes em crianças assemelham-se aos que ocorrem em adultos. Contudo, crianças muito pequenas (com menos de 2 anos) parecem correr um risco muito maior de hepatotoxicidade com o valproato. Assim como no lítio, frequentemente as crianças necessitam de doses maiores de carbamazepina ou de valproato, em uma base de mg/kg, se comparadas aos adultos, porque seus metabolismos hepático e renal são mais eficientes, conforme já mencionado. Crianças podem apresentar um risco maior para *rash* durante o uso da lamotrigina do que os adultos, sendo prudente uma titulação lenta do medicamento até os níveis terapêuticos. A faixa de dosagem da carbamazepina é de 10 a 50 mg/kg/dia em doses divididas; a faixa de dosagem do valproato é de 15 a 60 mg/kg/dia. Um problema com o valproato nas meninas é o risco de ovários policísticos quando amadurecerem.

Ansiolíticos

Os benzodiazepínicos são, algumas vezes, utilizados em períodos curtos no tratamento de terror noturno ou sonambulismo em crianças. É claro que os hipnóticos benzodiazepínicos e os não benzodiazepínicos, como o zolpidem, também estão associados ao sonambulismo e à amnésia em crianças e adultos.

Se usados para a ansiedade diurna, podem aumentar a atividade, produzindo ou agravando transtornos do comportamento, sobretudo nas crianças com TDAH. A fobia escolar grave pode ser mais bem tratada com antidepressivos, embora uma dose única de benzodiazepínico possa ser usada ocasionalmente para melhorar a ansiedade antecipatória e auxiliar o infante no retorno à situação temida. O alprazolam é utilizado com sucesso em crianças com transtorno de pânico, transtorno de ansiedade generalizada e transtorno da personalidade esquiva. A buspirona também demonstra alguma eficácia nos transtornos de ansiedade da infância (Siméon 1993). Acredita-se que os sedativos anti-histamínicos produzam algum efeito ansiolítico ou hipnótico nas crianças por períodos curtos. O uso prolongado pode ocasionar efeitos colaterais anticolinérgicos e deficiência cognitiva. Um estudo multicêntrico de grande porte envolvendo crianças e adolescentes com fobia social relatou que a paroxetina foi muito eficaz no tratamento dessa população (Wagner et al. 2004). Vale lembrar que os medicamentos mais recentes raramente são estudados em crianças ou adolescentes antes de sua introdução no mercado, e mesmo os fármacos mais antigos costumam ser estudados nessas faixas etárias apenas de modo parcial. Os anticonvulsivantes mais novos, como a pregabalina, não foram estudados para uso na ansiedade pediátrica, mas demonstraram ser úteis como alternativa para os benzodiazepínicos.

O lugar da terapia medicamentosa para crianças e adolescentes ainda é polêmico. Os medicamentos devem ser reservados para condições claramente angustiantes ou disfuncionais, nas quais os tratamentos psicossociais tenham falhado ou produzido um benefício de curta duração. A terapia medicamentosa necessita de monitoramento cuidadoso e requer uma colaboração estreita entre médico, pais e, normalmente, profissionais do ambiente escolar e outros cuidadores. A manutenção prolongada da terapia farmacológica é, algumas vezes, justificável, mas é preciso haver evidências clínicas fortes de seus benefícios, e ensaios de retirada são indicados com frequência para a certificação de que medicamento ainda está fazendo uma diferença significativa.

Psicofarmacologia geriátrica

Os pacientes geriátricos apresentam uma variedade de problemas potenciais para o psiquiatra em relação à prescrição de medicamentos. Pessoas idosas podem ter uma capacidade reduzida de metabolizar certos medicamentos, embora isso tenha sido documentado de forma esparsa. Estudos demonstram, às vezes, níveis séricos baixos de proteínas, o que pode conduzi-los a níveis relativamente mais elevados do medicamento (ligados à proteína) em qualquer nível sérico. É comum admitir-se que o medicamento livre é mais ativo e tem mais probabilidade de atravessar a barreira hematencefálica. Os idosos podem ser mais sensíveis aos efeitos colaterais periféricos (p. ex., hipotensão, constipação) do que os pacientes mais jovens na mesma dosagem ou do mesmo nível sérico; também são mais predispostos a efeitos colaterais no SNC (p. ex., *delirium*, tremores, discinesia tardia). Nenhuma dessas suposições está bem documentada, exceto o *delirium* e a discinesia tardia, principalmente porque nenhum estudo adequado foi realizado.

As pessoas idosas aparentam ter uma reserva reduzida de funções cerebrais e de competência cardiovascular, o que as deixa mais vulneráveis aos efeitos colaterais dos medicamentos. As funções hepáticas e renais reduzidas também contribuem para efeitos colaterais nesses indivíduos. Além disso, as consequências desses efeitos – como quedas devido à hipotensão ortostática e à confusão, ataxia, úlceras de decúbito devidas à supersedação prolongada – são mais significativas nos idosos. A situação piora devido à maior probabilidade de ocorrência de doença clínica coexistente e pelo consequente uso de outros medicamentos para combatê-la. Do mesmo modo, faltam critérios claros para determinar quais pacientes idosos necessitam de uma dosagem muito baixa e regimes cautelosos de dosagens de medicamentos psicoativos e quais requerem (e toleram) dosagens maiores para a obtenção da resposta adequada ao tratamento.

Ademais, a definição de "geriátrico" tem mudado ao longo dos anos. Hoje, as pessoas na média dos 60 anos de idade estão em melhor forma do que a correspondente população de 20 anos atrás e, provavelmente, não demonstram qualquer diminuição significativa no metabolismo dos medicamentos ou na sua tolerância. Para as condições psiquiátricas-padrão, como depressão, mania, esquizofrenia crônica e transtorno de ansiedade generalizada, a única abordagem segura e razoável é a de começar com doses muito baixas, aumentando cuidadosamente após o descarte das etiologias orgânicas. Um exemplo: 25 mg de imipramina ou trimipramina antes de dormir é uma dose inicial aceitável para pacientes saudáveis ima dos 65 anos, e 10 mg são razoáveis para indivíduos acima dos 70 anos ou ou queles acima dos 60 anos que apresentam problemas clínicos concomitantes vem evidenciam demência. Nesses pacientes, os incrementos na dosagem detenha ogramados para cada 3 a 7 dias, e não diariamente, para que o médico ce de avaliar os efeitos colaterais antes de aumentar a dose.

Antidepressivos

A maioria dos antidepressivos e a eletroconvulsoterapia (ECT) têm sido usadas com eficiência especialmente sos com depressão maior. Nos últimos 20 anos, os ISRSs, a, o citalopram e o escitalopram, tornaram-se mais populares como tratamento de primeira linha na depressão geriátrica. Além disso, ensaios controlados da mirtazapina sugerem que os efeitos da sedação e do ganho de peso produzidos pelo medicamento são úteis para muitos dos idosos depressivos. A mirtazapina pode ser mais bem tolerada pelos pacientes geriátricos do que certos ISRSs com os quais foi comparada, como a paroxetina. O perfil de efeitos colaterais dos ISRSs é superior ao dos ADTs na maioria dos idosos. Todos os ADTs, incluindo as aminas secundárias, apresentam a desvantagem da produção de, no mínimo, algum efeito colateral anticolinérgico e hipotensão ortostática. Contudo, para episódios depressivos mais graves nos idosos, muitos médicos preferem a venlafaxina ou a nortriptilina aos ISRSs. Alguns dados polêmicos sugerem que a nortriptilina pode ser superior à fluoxetina na depressão melancólica geriátrica (ver Cap. 3). Nossa experiência, confirmada em discussões com outros psiquiatras geriátricos e médicos de família, indica que a fluoxetina e outros ISRSs são menos eficazes que os ADTs nos idosos e depressivos hospitalizados.

Vale a pena comentar cinco estudos da depressão geriátrica. Em um deles, a venlafaxina, a fluoxetina e o placebo mostraram uma eficácia similar em pacientes depressivos com mais de 65 anos. Essa alta taxa de resposta ao placebo limita as conclusões que podem ser extraídas dessa pesquisa. Ambos os medicamentos ativos foram bem tolerados. Os efeitos no ECG e na pressão arterial foram mínimos com ambos os fármacos (Schatzberg e Roose 2006). Em contrapartida, um estudo envolvendo pacientes debilitados de casas de repouso revelou taxas mais altas, e talvez menos seguras, com a venlafaxina do que com a sertralina (Oslin et al. 2003). Em outro estudo, o citalopram não foi mais efetivo do que o placebo nos pacientes muito idosos (Roose et al. 2004). Novamente, uma alta taxa de resposta ao placebo foi observada. Em outra apresentação, a duloxetina foi significativamente mais eficaz do que o placebo nos pacientes geriátricos depressivos (Raskin et al. 2004). Um índice de cognição combinado foi utilizado como medida primária de resultado. No último estudo, a mirtazapina foi significativamente mais efetiva do que a paroxetina nas primeiras seis semanas de um ensaio de oito semanas. A mirtazapina esteve associada a menos abandonos, devido a efeitos adversos, do que a paroxetina. A dosagem média nesse estudo foi de aproximadamente 30 mg/dia para ambos os medicamentos (Schatzberg et al. 2002). Um relato recente em que a sertralina foi associada ao aumento do risco de quedas (Flint et al. 2014) carece de acompanhamento.

A trazodona é um antidepressivo um tanto eficaz nos pacientes geriátricos depressivos e um excelente hipnótico. Ela não causa hipotensão ortostática, exceto por duas horas após a dose tomada ao deitar. Contudo, alguns pacientes entre 70 e 80 anos de idade apresentam hipotensão diurna quando tratados com esse fármaco.

De modo geral, a nefazodona era bem tolerada pelos idosos, mas associada à ativação de hipotensão ortostática e disforia em alguns deles. O risco de hepatotoxicidade limitou o uso desse medicamento em idosos, e, hoje, ele é muito pouco utilizado. Doses mais baixas de trazodona e nefazodona costumam ser necessárias em pacientes geriátricos, sobretudo no início do tratamento.

A bupropiona parece ser bem tolerada no tratamento da depressão geriátrica, mas é considerada muito ativadora por alguns indivíduos. As dosagens na faixa de 200 a 300 mg/dia aparentam ser adequadas em muitos casos de depressão em idosos.

A ECT permanece sendo o principal tratamento para a depressão nos pacientes geriátricos quando a terapia medicamentosa falha. Normalmente, a ECT é muito eficaz. Contudo, alguns pacientes com depressão recorrente deixam de responder a ela depois da terceira até a décima sessão, da mesma forma que alguns indivíduos desenvolvem tolerância com o uso de alguns antidepressivos.

Apesar de os estimulantes serem de grande auxílio na abordagem terapêutica da depressão recentemente manifestada nos pacientes geriátricos com problemas clínicos, em geral apenas induzem agitação nos idosos depressivos resistentes ao tratamento. Observamos alguns benefícios na adição de 100 a 200 mg de modafinil (Provigil) pela manhã aos antidepressivos-padrão nos pacientes geriátricos. Alexopoulos (2005) sugeriu que algumas depressões da idade avançada, caracterizadas por distúrbios nas funções executivas e alterações da substância branca, podem responder melhor aos agonistas dopaminérgicos e, talvez, ao modafinil.

Outra suposição no tratamento de pacientes geriátricos é a de que os medicamentos anticolinérgicos aumentam a possibilidade de *delirium*. Dessa forma, a desipramina deve ser mais segura do que a amitriptilina, e a flufenazina, mais do que a tioridazina. Nossa revisão da literatura sobre os ADTs usados nos idosos indica, contudo, que o *delirium* ocorre com mais frequência nos pacientes que fazem uso de combinações de ADT e neuroléptico, e que esse efeito colateral pode ser transitório e relativamente fácil de ser manejado. Mais uma vez, não existem ensaios controlados adequados documentando tal situação.

Hipnóticos e ansiolíticos

Se os benzodiazepínicos forem utilizados como hipnóticos ou para a ansiedade diurna, recomendamos, novamente, o emprego de uma primeira dose baixíssima para observar se ela é adequada e determinar se o medicamento é bem tolerado. Parece que pacientes idosos têm maior probabilidade do que os mais jovens de vivenciar efeitos colaterais cognitivos, quedas e instabilidade da marcha durante o uso de benzodiazepínicos (Madhusoodanan e Bogunovic,

2004). Esses problemas são muito graves na população geriátrica. Em geral, os 3-hidróxi-benzodiazepínicos, como o temazepam e o lorazepam, são os agentes preferidos para esses pacientes, por causa da ausência de metabólitos ativos e do metabolismo mais simples. Existem evidências de que o metabolismo do benzodiazepínico é lento nos idosos e a suposição de que os níveis séricos cumulativos mais altos estão associados à toxicidade comportamental. Ocasionalmente, os idosos (e adultos jovens) queixam-se de sedação matinal excessiva após a administração de hipnóticos de metabolização lenta, como o flurazepam. Contudo, existe uma grande variabilidade individual no grau em que esse efeito causa problemas clínicos evidentes. Nem por isso os benzodiazepínicos de ação prolongada, como o flurazepam, em função de suas meias-vidas longas e tendência para sonolência diurna residual, deixam de ser uma boa escolha para o tratamento de qualquer insônia. É provável que o temazepam seja a melhor alternativa como hipnótico benzodiazepínico devido à sua meia-vida muito curta e à ausência de metabólitos ativos.

Hoje, o zolpidem está entre os hipnóticos mais utilizados nos pacientes geriátricos. Apesar de ser um agente muito eficaz, ele pode ser menos tolerado do que o zaleplom, que possui uma ação muito mais curta e, provavelmente, seja tão efetivo quanto o zolpidem. O zaleplom tem sido bem estudado nos idosos e apresenta a vantagem de poder ser administrado no meio da noite, quando alguns pacientes estão mais angustiados pela incapacidade de retornar ao sono. Uma dose de 0,5 mg à noite ou ao acordar, em geral, é o suficiente. Da mesma forma, o eszopiclone deve ser dosado em 1 a 2 mg por noite. O potencial para abuso parece baixo, e há pouca possibilidade de interações medicamentosas ou de exacerbação da apneia do sono significativas. Recentemente, a FDA diminuiu a dosagem inicial recomendada do medicamento.

A trazodona continua sendo útil como hipnótico para idosos. Em doses mais elevadas, aumenta o risco de hipotensão ortostática nesses indivíduos. Por isso, recomendamos a verificação da pressão arterial ortostática no exame inicial e à medida que a dose for titulada. A dosagem mais comum é de 50 a 100 mg, 1 a 2 horas antes de dormir. A mirtazapina é outro agente de excelente qualidade para ser usado como indutor de sono. Assim como a trazodona, ela não apresenta risco de dependência e tende a ser bem tolerada. Uma dose de 7,5 a 15 mg à noite funciona, no mínimo, tão bem quanto a trazodona, sem o risco de hipotensão ortostática.

Vale a pena tentar o ramelteon antes de outros hipnóticos nos pacientes geriátricos. Ao contrário dos hipnóticos-padrão, o ramelteon não parece contribuir para a confusão ou amnésia nem está associado à hipotensão ortostática, como a trazodona. Todavia, demonstra um pouco menos de eficácia na manutenção do sono.

Estabilizadores do humor

A excreção do lítio é, em média, mais lenta nos idosos, devido à redução das funções renais associada à idade. Portanto, esse medicamento deve ser iniciado em dosagens baixas nesses pacientes – 300 mg/dia em indivíduos entre os 60 anos e o início dos 70 anos, e 150 mg/dia naqueles mais idosos. Os níveis de lítio e os sinais clínicos de toxicidade devem ser monitorados cuidadosamente. Nossa impressão é de que os idosos podem passar dos níveis séricos terapêuticos para os tóxicos de forma mais rápida e mais insidiosa do que os adultos jovens. Além do mais, os pacientes geriátricos com frequência estão usando concomitantemente outros medicamentos que podem aumentar o risco de toxicidade por lítio, incluindo anti-inflamatórios não esteroidais (AINEs), diuréticos tiazídicos e inibidores da enzima conversora da angiotensina (inibidores da ECA). Entretanto, o lítio pode ser tão eficaz em alguns idosos bipolares quanto em indivíduos mais jovens, embora alguns, cuja doença seja de início tardio, possam apresentar um distúrbio orgânico subjacente que não responda bem ao medicamento.

Geralmente, o valproato parece mais bem tolerado do que o lítio pelos pacientes geriátricos. É comum o uso de doses mais baixas desse fármaco para atingir níveis séricos adequados nos idosos. Observamos que dosagens baixas de 250 mg/dia apresentam resultado adequado de estabilização do humor em alguns desses indivíduos. Contudo, muitos outros pacientes não atingem os níveis séricos adequados com dosagens inferiores a 750 mg/dia.

A gabapentina é bem tolerada pelos idosos, mas sem eficácia no tratamento do transtorno bipolar. Ela é mais efetiva na agitação e nos estados de ansiedade, assim como a pregabalina.

Outros agentes anticonvulsivantes, como a oxcarbazepina e a lamotrigina, não foram adequadamente estudados nos pacientes geriátricos com transtorno bipolar, mas, em geral, são bem tolerados. A carbamazepina, com seu potencial para interações com muitos medicamentos, costuma ser a pior escolha para indivíduos nessa faixa etária.

Antipsicóticos

Em relação aos idosos portadores de esquizofrenia crônica, acredita-se que são necessárias dosagens mais baixas de antipsicóticos do que as utilizadas em adultos jovens. Mais uma vez, não há qualquer evidência real que sustente essa hipótese, mas existem alguns indícios de que a mesma dosagem de antipsicótico produz níveis séricos 1,5 a 2 vezes maiores em idosos do que em pacientes mais jovens. Recomendamos tentativas cautelosas de diminuição gradual da dosagem, conforme indicado para os esquizofrênicos com idade acima de 60 anos que estejam

Capítulo 12 Farmacoterapia em situações especiais 663

recebendo terapia neuroléptica de manutenção. Quando esses indivíduos são descontinuados de seu medicamento e tornam-se psicóticos agudos, uma farmacoterapia cautelosa em dosagem baixa (p. ex., 0,5 a 2,0 mg/dia de haloperidol ou de risperidona, ou 1,25 a 5 mg de olanzapina) deve ser empregada na primeira semana a fim de observar se uma resposta clínica ocorre sem a necessidade de dosagens altas. Contudo, se o paciente não melhorar e tiver uma história de exigência e tolerância de doses mais elevadas de neurolépticos, a dose deverá ser gradualmente aumentada, sempre com o monitoramento dos efeitos colaterais. A quetiapina, mesmo em doses mais altas, apresenta um risco muito baixo de sintomas extrapiramidais (EPSs), sendo preferida por alguns psiquiatras geriátricos.

O uso de medicamentos antiparkinsonianos pode causar *delirium*, mas também é inadequado deixar o paciente exposto à distonia ou ao pseudoparkinsonismo; os médicos são forçados a intuir seu caminho, buscando maximizar os benefícios enquanto minimizam os efeitos adversos. Isso se aplica igualmente ao uso de antipsicóticos em pacientes adultos mais jovens, mas, nos idosos, os problemas encontrados na tentativa de atingir o equilíbrio correto podem ser mais frequentes. O aripiprazol, olanzapina, a risperidona e a quetiapina são alternativas para os antipsicóticos-padrão. A hipotensão ortostática, que pode ser secundária ao uso desses medicamentos, às vezes resulta em quedas com consequências graves. As propriedades anticolinérgicas da clozapina também tendem a ser insatisfatoriamente toleradas pelos pacientes geriátricos. A olanzapina exibe essas mesmas propriedades. Contudo, os pacientes mais idosos são com frequência capazes de tolerar e responder a doses mais baixas de antipsicóticos atípicos.

A discinesia tardia tem sido estatisticamente mais prevalente na terceira idade, sobretudo nas mulheres que estão fazendo uso de neurolépticos de manutenção; contudo, nos portadores de esquizofrenia crônica, em geral ela já está presente há anos, não constituindo contraindicação para o uso de neurolépticos para a obtenção do alívio dos sintomas psicóticos. De qualquer modo, os pacientes geriátricos aparentam ser mais vulneráveis ao desenvolvimento de alguns EPSs, particularmente o pseudoparkinsonismo, do que os indivíduos mais jovens. Em geral, é indicado para pouquíssimos pacientes geriátricos crônicos, que apresentam discinesia tardia de manifestação inicial recente, um ensaio de retirada dos neurolépticos. A presença concomitante do pseudoparkinsonismo e da discinesia tardia no mesmo indivíduo é mais comum nos idosos do que em qualquer outra faixa etária.

O uso de antipsicóticos atípicos em pacientes com demência tem sido associado ao aumento da mortalidade. De fato, todos os agentes atípicos apresentam em suas embalagens uma tarja preta de advertência sobre o risco mais elevado de mortalidade quando o fármaco é empregado no tratamento de indivíduos dementes idosos. Nenhum antipsicótico atípico está aprovado para o tratamento da demência. De modo geral, parece haver um aumento de 1,6 a 1,7 vezes no risco de mortalidade nesses pacientes quando tratados com agentes atípicos *versus* placebo. O risco de AVCs em ensaios controlados de olanzapina no tratamento da demência foi de 1,3 *versus* 0,4% com placebo. Da mesma forma, em ensaios controlados de risperidona, esse risco foi de 4 *versus* 2% com placebo. Contudo, um estudo de grande porte, de observação, com 11.400 pacientes tratados com antipsicóticos, realizado no Ontario Healthcare Database, não encontrou aumento do risco de AVCs nem com olanzapina nem com risperidona nos pacientes acima de 66 anos de idade (Hermann et al. 2004). De fato, os antipsicóticos típicos podem estar associados aos mesmos riscos nos pacientes geriátricos (Trifirò et al. 2007). Em um estudo do Veterans Administration, nenhum aumento de risco de mortalidade para os antipsicóticos atípicos foi observado (Barnett et al. 2007). Em nossa última edição, notamos que, em alguns estudos realizados de forma cuidadosa (Schneider et al. 2006), quando se considera o potencial para toxicidade junto com a relativa ausência de benefícios dos antipsicóticos, a rotina do uso de antipsicóticos nas populações dementes provavelmente deva ser evitada. Em casos de descontrole comportamental nos pacientes dementes, as intervenções não farmacológicas devem ser tentadas em primeiro lugar. Se essas intervenções falharem, um ensaio com um antipsicótico poderá ser estabelecido, mas a eficácia dessa tentativa deverá ser reavaliada em bases regulares. Ultimamente, empregamos os antipsicóticos atípicos em indivíduos idosos com demência quando outros métodos falharam.

Medicamentos para demência

A maioria dos pacientes geriátricos com demência moderada ou grave apresenta doença de Alzheimer, embora alguns tenham demência multi-infarto, alguns manifestem ambas, e outros, nenhuma. A melhor abordagem terapêutica para a demência é o diagnóstico de uma causa tratável e reversível, como a deficiência de vitaminas, o hipotireoidismo ou a insuficiência cardíaca congestiva, e o tratamento da condição médica subjacente. O outro diagnóstico que promove confusão é a pseudodemência secundária à depressão maior. Alguns autores acreditam que essa condição possa causar demência em idosos, e a depressão pode, certamente, agravar a disfunção cognitiva leve preexistente. A depressão provavelmente revela alguma demência. Por isso, as "pseudodemências" nos pacientes geriátricos tendem a representar uma demência progressiva precoce, se acompanhada ao longo do tempo. É evidente que a depressão deve ser tratada de modo cuidadoso e por completo quando coexistir com deficiência cognitiva. Nos últimos anos, uma grande atenção tem sido dada à depressão vascular, que pode estar associada à deficiência cognitiva marcante. Os tratamentos ideais ainda precisam ser definidos, apesar de os pesquisadores dessa área sugerirem que os bloqueadores do canal de cálcio e os IMAOs possam ser eficazes, talvez em combinação. Os dados ainda não estavam disponíveis na época da preparação deste livro.

Os antidepressivos também devem ser utilizados nos pacientes com AVC ou instabilidade orgânica do humor, mesmo que a síndrome depressiva esteja presente apenas parcialmente. Resultados oriundos de, pelo menos, 16 ensaios confirmam que os antidepressivos são eficazes no tratamento da depressão pós- -AVC e que seus benefícios estendem-se além do humor (Chen et al. 2006). A melhora nas atividades da vida diária (AVDs), na incontinência emocional e na sensação geral de bem-estar é relatada no tratamento da depressão pós-AVC com ISRSs e outros agentes. A diferença favorece uma melhora substancial sobre qualquer piora do déficit orgânico, embora a dosagem deva iniciar baixa e ser aumentada cautelosamente. Está claro que pacientes com déficits comportamentais devidos a AVCs, apresentando insônia, perda de peso, agitação e instabilidade na participação de programas de reabilitação, podem passar bem com ADTs e, talvez, com outros antidepressivos. Existem vários relatos favoráveis ao uso da nortriptilina para a depressão pós-AVC. Essa estratégia foi realizada porque esse fármaco implica menor probabilidade, no nível sérico terapêutico, de alterações na pressão arterial ortostática, se comparado a outros ADTs (ver adiante). Do mesmo modo, um estudo controlado mostrou que a fluoxetina é superior à nortriptilina no tratamento da depressão pós-AVC (Dam et al. 1996). Em outro estudo (Robinson et al. 2000), a nortriptilina foi significativamente mais eficaz do que a fluoxetina ou o placebo em transtornos do humor e de ansiedade, mas não nas funções cognitivas. O tratamento não deve ser suspenso só porque uma disforia oriunda do AVC parece destinar o paciente à incapacidade: a depressão aparenta estar associada à mortalidade alta em indivíduos que sofreram AVC.

Até o advento da tacrina, a demência, isoladamente, não era uma indicação para a terapia medicamentosa. O único medicamento previamente comercializado nos Estados Unidos para sintomas senis, o mesilato decodergocrina (Hydergine), com regularidade foi um pouco mais eficaz do que o placebo em um grande número de estudos duplos-cegos, controlados por placebo; contudo, seus efeitos eram fracos, variando entre os estudos e, normalmente, manifestando-se apenas após 2 a 3 meses, tornando questionável a margem de eficácia desse tratamento. Diversos outros medicamentos para a demência, incluindo piracetam, vincamina, lecitina e fisostigmina oral, estão sendo estudados, mas, até o momento, apenas alguns demonstraram discreta eficácia.

O primeiro medicamento aprovado pela FDA para o tratamento da doença de Alzheimer foi a tetraidroaminoacridina (THA; tacrina). A tacrina era um antigo fármaco australiano utilizado para reverter o coma induzido por medicamentos. Trata-se de um inibidor central da colinesterase, conhecida por atuar na elevação dos níveis cerebrais da acetilcolina e por aumentar a atividade colinérgica cerebral. Após um estudo inicial muito positivo, publicado no *New England Journal of Medicine* (Summers et al. 1986), um ensaio controlado, multicêntrico, do uso da tacrina na demência de Alzheimer foi iniciado pelo National Institute on Aging. Vários estudos controlados mais recentes, realizados pelo Tacrine Study Group (Davis et al. 1992; Farlow et al. 1992; Knapp et al. 1994), confirmaram a eficácia da tacrina no tratamento de portadores da doença de Alzheimer com demência de leve a moderada. A tacrina demonstrou ter um efeito moderado nos déficits globais da cognição que afetam a maioria dos pacientes com a patologia. Infelizmente, a medicação também foi hepatotóxica e, hoje, é utilizada raras vezes, apesar de poder ser obtida nos principais distribuidores de medicamentos.

O fármaco mais prescrito para o tratamento da doença de Alzheimer é o donepezil (Aricept). Ao mesmo tempo em que é considerado mais benigno do que a tacrina, provavelmente é menos eficaz. Alguns estudos concluídos demonstraram o evidente benefício do donepezil em relação ao placebo e empregaram sistemas de avaliação como a Alzheimer's Disease Assessment Scale (ADAS) ou o Mini-Mental State Exam (Burns et al. 1999; Greenberg et al. 2000). O donepezil pode melhorar as funções cognitivas em cerca de 5 a 10%, assim como a qualidade de vida de alguns pacientes e de seus cuidadores, mesmo que modestamente. Além da doença de Alzheimer, o donepezil demonstra alguma eficácia no tratamento de outras demências, incluindo a por corpos de Lewy e as vasculares.

O donepezil tende a ser bem tolerado, e seus efeitos colaterais estão relacionados ao aumento da dosagem. Em geral, 5 mg/dia são bem tolerados; os efeitos colaterais mais comuns com a dose de 10 mg são náuseas, diarreia, insônia, fadiga, cólicas e anorexia. Algumas adaptações ocorrem ao longo do tempo para a maioria desses efeitos.

Alguns relatos anedóticos sugerem que o donepezil pode auxiliar a melhorar a depressão e exacerbar a mania (Benazzi e Rossi 1999). Alguns pacientes relataram melhora na cognição, mesmo sem demência, e certos relatos indicam que o donepezil pode auxiliar nos problemas de memória induzidos por medicamentos (Jacobsen e Comas-Díaz 1999).

Em 2000, outro inibidor da colinesterase, a rivastigmina (Exelon), foi aprovado para o tratamento da demência. A rivastigmina produz um aumento relacionado à dosagem da acetilcolina e parece ignorar o metabolismo hepático. Por isso, parece ser segura para as funções do fígado. A rivastigmina possui uma meia-vida de 10 horas, tendo ação mais central do que periférica nos seus efeitos sobre o sistema colinérgico, uma característica que torna sua tolerância mais razoável. O desconforto gastrintestinal é o efeito colateral mais comum. Existem dois grandes estudos demonstrando a superioridade da dosagem de 6 a 12 mg/dia sobre o placebo no tratamento da demência de Alzheimer (Jann 2000). Ela pode ser um pouco mais bem tolerada do que donepezil em alguns pacientes. A rivastigmina é relatada por produzir poucos e menos graves efeitos gastrintestinais, incluindo diarreia, do que o donepezil; contudo, ela não aparenta ser melhor que este. Em 2007, uma fórmula transdérmica da rivastigmina foi aprovada para uso na demência de Alzheimer. A administração transdérmica da rivastigmina ignora o trânsito intestinal e tende a ser muito mais bem tolerada do que a fórmula oral.

A galantamina (Reminyl) foi outro inibidor da colinesterase, depois da rivastigmina, a ser comercializado nos Estados Unidos. O mecanismo de ação da galantamina é uma variação daquele dos inibidores da acetilcolinesterase. Esse agente é um inibidor competitivo da acetilcolinesterase e modula alostericamente os receptores da nicotina para melhorar a transmissão colinérgica. Esse mecanismo pode, em teoria, dotar a galantamina de algumas vantagens sobre outros inibidores da acetilcolinesterase, mas, até o momento, isso não foi demonstrado. O que tem sido provado é que ela é mais eficaz do que o placebo no tratamento dos déficits cognitivos da doença de Alzheimer, bem como que esses efeitos são sustentados por, pelo menos, 12 meses. O fármaco parece ser razoavelmente bem tolerado nas doses de 24 a 32 mg/dia, com ocorrência de náuseas em até 40% e diarreia em até 19% dos pacientes tratados. Nenhum efeito significativo foi percebido no teste da função hepática (TFH) ou em quaisquer outros testes laboratoriais.

Em 2003, a memantina (Namenda) passou a ser o primeiro medicamento aprovado para a doença de Alzheimer de moderada a grave. Ela é um antagonista *N*-metil-D-aspartato (NMDA) moderado, julgado para mitigar os efeitos tóxicos do aumento do fluxo de cálcio nos neurônios pelo bloqueio dos receptores NMDA. Esse bloqueio reduz os efeitos neurodegenerativos causados pelos níveis de glutamato mais baixos e pelo aumento do influxo de cálcio na doença de Alzheimer. A memantina parece melhorar a cognição e as AVDs de forma mais significativa do que o placebo nos portadores de demência moderada ou grave (Reisberg et al. 2003). É importante notar que ela também parece reduzir modestamente o tempo gasto dos cuidadores no manejo do paciente com a demência de Alzheimer. Além disso, os indivíduos que já fazem uso de um inibidor da colinesterase, como o donepezil, demonstram melhora com a adição da memantina aos seus regimes (Tariot et al. 2004).

A memantina tem sido adotada com rapidez na prática clínica, não por ser muito eficaz, mas porque é incrivelmente benigna. Em ensaios clínicos, sua taxa de efeitos colaterais não foi diferente daquela do placebo. Nenhum efeito dessa natureza ocorreu em mais que 5% dos pacientes em taxas estatisticamente diferentes do que com o placebo. Os efeitos colaterais mais relatados foram tontura, confusão, cefaleia e alucinações.

A memantina não é um inibidor potente ou um substrato dependente de qualquer enzima CYP. Como resultado, apresenta poucas interações medicamentosas. A única condição conhecida que afeta os níveis séricos da memantina de modo substancial é a urina alcalina. A urina com pH > 8, como aquela que ocorre por infecções do trato urinário ou por inibidores da anidrase carbônica, reduz de forma considerável a depuração do medicamento e pode estar associada ao aumento dos efeitos colaterais.

O fármaco costuma ser iniciado com 5 mg/dia, com uma dosagem-alvo de 20 mg/dia. De modo geral, não há problemas em aumentar a dosagem em 5 mg por semana, até o paciente receber 10 mg, duas vezes ao dia. Embora muitos indivíduos tolerem uma titulação mais rápida, não está claro se existe alguma vantagem nessa prática.

É bom para o médico ter opções, mas é improvável que algum inibidor da acetilcolinesterase, com ou sem a memantina, produza mais do que benefícios moderados na função cognitiva e nas dificuldades comportamentais na maioria dos pacientes dementes. O donepezil é, hoje, a primeira escolha dos médicos, apenas porque é o mais bem estudado e por não haver evidências, até o momento, de que os agentes mais novos tenham eficácia superior. A memantina aparenta ser uma opção adicional importante para os pacientes. Contudo, parece-nos haver um longo caminho até que haja uma intervenção que substancialmente afete o curso da doença ou a qualidade de vida dos portadores de Alzheimer.

Medicamentos para agitação

Geralmente, os pacientes com demência crônica exibem agitação, irritação, perambulações noturnas, ideação paranoide ou alucinações, o que dificulta ainda mais o manejo do quadro em casa, nos hospitais psiquiátricos ou nas clínicas de repouso. O descontrole comportamental representa uma das razões mais comuns pelas quais os pacientes geriátricos são internados em clínicas de repouso. Muitos desses indivíduos foram tratados com doses baixas de antipsicóticos típicos, como o haloperidol, frequentemente com benefícios duvidosos. Uma revisão de poucos estudos controlados nessa área sugeriu que apenas a terça parte dos idosos com tal condição se beneficia com clareza de uma dose baixa de neuroléptico (típico) (Cole 1990).

Estudos mais recentes também lançaram dúvidas sobre a eficácia e segurança dos antipsicóticos atípicos no tratamento de problemas comportamentais em pacientes demenciados (ver "Antipsicóticos", neste capítulo). Em nossa experiência, a tioridazina não é mais bem tolerada do que doses baixas de antipsicóticos mais potentes; todos os antipsicóticos típicos apresentam uma tendência inadequada de causar pseudoparkinsonismo e acatisia nos pacientes geriátricos. Esses problemas, somados ao aumento do risco de discinesia tardia e à probabilidade de aumento do risco dos estados confusionais quando se adicionam medicamentos antiparkinsonianos, normalmente tornam os antipsicóticos típicos insatisfatórios no tratamento de pacientes com demência agitados. Observamos que doses mais baixas de antipsicóticos atípicos (0,5 a 1 mg de risperidona ou 2,5 a 5 mg de olanzapina) algumas vezes auxiliam no controle da agitação e da psicose associadas à demência. Em doses baixas, elas tendem a produzir menos ou a não produzir EPSs. Contudo, como já descrito, o recente estudo Clinical Antipsychotic Trials of Intervention Effectiveness (CATIE) (ver Schneider et al. 2006) não demonstrou muitos benefícios com olanzapina, risperidona ou quetiapina em relação ao placebo em termos de eficácia, considerando que esses agentes causam muito mais efeitos colaterais.

Existe uma série de outras opções para o tratamento da agitação em pacientes demenciados. Primeiro, tratar a demência subjacente com um inibidor da acetilcolinesterase normalmente ajuda nos problemas comportamentais associados a essa condição. Por isso, esses agentes devem ser tentados em primeiro lugar. Temos obtido sucesso no tratamento de alguns pacientes depressivos agitados com doses moderadas de valproato (500 a 1.250 mg/dia) (Schatzberg e DeBattista 1999). Contudo, muitos idosos não toleram doses mais altas de Depakote. O grupo Tariot foi o primeiro a relatar que a dosagem máxima tolerada por essa população é cerca de 800 mg/dia, ou 11,5 mg/kg por dia (Profenno et al. 2005). Da mesma forma, um recente ensaio multicêntrico, envolvendo 153 indivíduos, não demonstrou que o valproato, na dose média de 800 mg/dia, tenha sido significativamente mais eficaz que o placebo na redução da agitação nos pacientes internados em clínicas de repouso (Tariot et al. 2005). Um estudo mais recente não constatou a superioridade significativa na eficácia do fármaco sobre o placebo na prevenção do cuidado emergencial da agitação ou da psicose em pacientes demenciados (Tariot et al. 2011). Vários estudos também demonstraram a eficácia da carbamazepina no tratamento de pacientes demenciados agitados (Gleason e Schneider 1990). Existe um ensaio controlado em que uma dose média de 300 mg de carbamazepina foi substancialmente mais eficaz do que o placebo na redução da agitação de pacientes demenciados (Tariot et al. 1998). Continuamos preferindo o uso do valproato em vez da carbamazepina, porque esta é mais insatisfatoriamente tolerada, apresenta uma janela terapêutica menor e manifesta mais interações medicamentosas nos pacientes geriátricos, que, em geral, são usuários de vários fármacos.

Os anticonvulsivantes mais novos, como gabapentina, pregabalina e tiagabina, são empregados no tratamento da agitação por intuição, pois foram muito pouco testados. Assim como os benzodiazepínicos, existe a sugestão de que a gabapentina pode induzir agitação em alguns pacientes com lesões cerebrais, mas pode ajudar outros (Goldenberg et al. 1998; Miller 2001). É provável que alguns indivíduos respondam ao benzodiazepínico, preferencialmente ao oxazepam, devido ao seu metabolismo simples e ao baixo potencial para abuso. Esse medicamento oferece, no mínimo, uma esperança de resposta inicial quando a dose é ajustada de modo adequado. Muitos indivíduos demenciados tornam-se confusos com os benzodiazepínicos, e, agora, em vez deles, preferimos os antipsicóticos atípicos e o valproato.

Outros medicamentos são assunto de relatos de casos individuais. O propranolol é o mais estudado, sobretudo para a agitação e a agressividade nos pacientes não geriátricos com lesões cerebrais (Greendyke e Kanter 1986; Greendyke et al. 1989; Weiler et al. 1988). Alguns relatos de casos sugerem que a agitação diminui assim que a dosagem correta de propranolol é alcançada, mas a maioria dos estudos indica melhoras após um mês de uso da dosagem correta. Para pacientes demenciados hospitalizados, agitados, inquietos, irritados, um mês é um tempo muito longo, e o propranolol traz o risco de hipotensão ortostática com resultantes quedas. Para utilização nos idosos, a dosagem inicial deve ser de 10 mg, duas vezes ao dia, devendo ser aumentada em incrementos de 10 a 20 mg a cada dois dias até 200 mg/dia, parando nas dosagens mais baixas caso hipotensão ou outro efeito colateral ocorra. O propranolol pode causar *delirium*. Glassman e colaboradores (1979) mostraram que a hipotensão ortostática devida aos ADTs é muito pior nos pacientes cardíacos do que nos depressivos clinicamente sadios. A mesma situação pode ocorrer com o propranolol – talvez ele não deva ser administrado nos indivíduos que estejam fazendo uso de vários fármacos cardíacos ou de outra natureza.

Existem diversos estudos sobre o benefício da trazodona e da buspirona no tratamento de idosos demenciados agitados (Colenda 1988; Lebert et al. 1994; Pinner e Rich 1988; Sultzer et al. 2001). A buspirona é muito utilizada em algumas clínicas de repouso nas dosagens de 10 a 45 mg/dia. Ensaios controlados mais recentes dos ISRSs, como o citalopram na dosagem aproximada de 20 mg/dia, demonstram benefícios no controle dos acessos comportamentais nos pacientes demenciados.

As medidas psicossociais podem ser mais eficazes do que os medicamentos no tratamento da agitação nos idosos demenciados. Intervenções simples, como manter o paciente orientado em relação ao calendário e aos horários e as luzes acesas, podem reduzir substancialmente a agitação. Além disso, procurar e tratar os problemas médicos concomitantes, como infecções do trato urinário, em geral faz mais pelo indivíduo que qualquer farmacoterapia para a agitação. São necessários melhores estudos de outros tipos de terapia medicamentosa nos idosos, mas, na sua ausência, os médicos devem, cautelosamente, tentar fazer o melhor possível com os recursos disponíveis.

Deficiência intelectual

Assim como ocorre com pacientes geriátricos demenciados, os indivíduos com deficiência intelectual institucionalizados são submetidos a uma abordagem terapêutica que prevê o uso, há décadas, dos antipsicóticos haloperidol ou risperidona em pequenas doses, para uma abrangente gama de transtornos do comportamento. Muitos pacientes, até mesmo aqueles com déficits intelectuais leves, acabam, em algum momento, fazendo uso de antipsicóticos ou de estabilizadores do humor para controlar seus problemas comportamentais (Haw e Stubbs, 2005). As decisões judiciais têm exigido a avaliação desses pacientes antes de iniciar o uso dos medicamentos e, atualmente, parece que apenas uma fração daqueles que são tratados com antipsicóticos de longa duração está melhor com esses fármacos do que sem eles. Os indivíduos com essa condição responsivos aos antipsicóticos ainda não foram bem caracterizados, mas é provável que alguns com sintomas psicóticos recebam o diagnóstico de esquizofrenia. Desde meados da década de 1990, os antipsicóticos atípicos têm sido bastante empregados para a condução do descontrole comportamental nos pacientes com deficiência intelectual e com lesões cerebrais. Há evidências acumuladas de que agentes como a risperidona parecem eficazes tanto no controle agudo e de longo prazo do comportamento disruptivo e dos sintomas afetivos quanto no comportamento de autodestruição nos pacientes com inteligência abaixo da média (Biederman et al. 2006a; Reyes et al. 2006b; Shedlack et al. 2005).

Um princípio geral no tratamento desses pacientes pode ser útil como orientação: eles, com frequência, exibem comportamentos bizarros (p. ex., despirem-se, saltar, cutucar os olhos com os dedos) que podem aumentar de forma significativa quando se tornam irritados do ponto de vista psiquiátrico. A contagem (monitoramento) desses comportamentos-alvo é um parâmetro útil para a eficácia do tratamento de pacientes frequentemente não verbais. O diagnóstico real pode ser concluído a partir das alterações nos sintomas vegetativos, como sono, apetite e atividade motora, ou da história familiar dos transtornos mentais. Tudo isso confere uma qualidade de "tentativa e erro" à terapia medicamentosa nos pacientes mentalmente deficientes com transtornos do comportamento, reforçando a prática de Sovner (1989) de monitorar os comportamentos-alvo ou os sintomas antes e durante os ensaios. Podem ser necessárias algumas semanas até que se tenha certeza de que determinado medicamento é eficaz ou não.

Alguns artigos documentam a existência de transtornos depressivos e bipolares que se manifestam de forma atípica nos pacientes relativa ou completamente não verbais (Sovner e Hurley 1983). Esses indivíduos são candidatos apropriados para o tratamento com antidepressivos-padrão e estabilizadores do humor.

Se aceitarmos que comportamentos hiperativos, turbulentos e episodicamente violentos para com terceiros ou contra si mesmo não são, em geral, uma manifestação psicótica dos pacientes com deficiência intelectual ou que, conforme já determinado de forma empírica, esses comportamentos não são responsivos aos antipsicóticos, então o que são? Os medicamentos candidatos incluem antipsicóticos atípicos, ISRSs, valproato, buspirona, propranolol, gabapentina e carbamazepina. Nenhum desses foi alvo de ensaios clínicos controlados por placebo nesses indivíduos. Contudo, todos são objeto de ensaios abertos, de pequeno porte, com relatos de benefícios sustentados ou mesmo prolongados nos pacientes descritos aqui.

Além dos antipsicóticos, o carbonato de lítio e o valproato possuem as melhores credenciais como medicamentos antirraiva em uma população psiquiátrica diversa. Se o paciente apresentar convulsões, a troca para a carbamazepina ou para o valproato parece sensata. O nadolol é de interesse teórico por ser um β-bloqueador que não cruza a barreira hematencefálica e por diminuir, hipoteticamente, os episódios de violência, devido à ação periférica nos músculos. O propranolol requer mais titulações (30 a 480 mg/dia) para alcançar uma dosagem eficaz, podendo causar hipotensão, bradicardia e *delirium*. Às vezes, em algumas unidades residenciais, é impossível obter o monitoramento desejável dos sinais vitais antes de cada dosagem acima de 120 mg/dia.

A buspirona é útil nas dosagens de 15 a 60 mg/dia, mas o início da ação clínica parece ser demorado. Vários especialistas informaram que a buspirona é menos eficaz no tratamento dos indivíduos com deficiência intelectual que são mais violentos. Dados preliminares revelam que os ISRSs podem ser efetivos nesses pacientes. Outras discussões sobre muitos desses medicamentos são encontradas nos Capítulos 3, 4 e 5.

Nos indivíduos com convulsões, na presença ou não dessa condição, existe a preocupação de que os medicamentos psiquiátricos, incluindo ADTs e neurolépticos, possam baixar o limiar convulsivo e aumentar a probabilidade ou a frequência das convulsões. Não existe qualquer evidência confiável de que isso ocorra. Em nossa experiência, a maprotilina, a imipramina e a amitriptilina estão muito mais relacionadas à ocorrência de convulsões nos pacientes depressivos não deficientes intelectualmente, mas esses medicamentos também foram os ADTs mais utilizados no McLean Hospital no momento em que as convulsões foram percebidas. A trazodona é, no mínimo, passível de afetar o limiar convulsivo. A bupropiona e a clomipramina também estão associadas a convulsões. Acredita-se que o haloperidol e a molindona, entre os antipsicóticos típicos, são os que apresentam menor probabilidade de desencadear convulsões. Em nossa experiência, a clorpromazina e a loxapina estão ocasionalmente associadas às convulsões, e tal condição é mais do que um problema com a clozapina (ver Cap. 4). Nos portadores de transtorno convulsivo conhecido, que são tratados de forma adequada com anticonvulsivantes, é improvável que qualquer um dos psicofármacos-padrão faça diferença clinicamente importante na frequência das convulsões. Nos pacientes com a deficiência que fazem uso de fenitoína, fenobarbital e primidona para o controle das convulsões, existe uma possibilidade real de que o medicamento cause distúrbio cognitivo. Deve ser considerada a troca para carbamazepina a fim de determinar se o paciente pode passar melhor com esse agente relativamente diferente.

Também é válido um ensaio com estimulantes nos pacientes com deficiência intelectual hiperativos que estão sob observação clínica intensa. Os estimulantes possuem a vantagem de causar efeitos clínicos evidentes (melhora ou piora) em poucas horas ou dias após atingida a dose adequada; assim, o ensaio pode ser concluído em uma a duas semanas.

Condições médicas

Algumas síndromes psiquiátricas são causadas por uma forte associação com distúrbios clínicos. Outras estão comumente associadas a medicamentos utilizados no tratamento das condições clínicas ou neurológicas. Todavia, algumas condições médicas e certos medicamentos utilizados no tratamento dessas condições complicam o uso dos fármacos psicoativos-padrão na abordagem terapêutica dos transtornos coexistentes.

Transtornos resultantes de doença clínica

Os transtornos psiquiátricos, sobretudo a depressão, podem ocorrer com (e presumidamente são causados por) disfunção tireoidiana ou adrenocortical, uremia, câncer de pâncreas e qualquer carcinomatose metastática. Isso acontece de forma tão frequente que vale a pena averiguar a existência dessas condições nos pacientes depressivos. Outras patologias mais evidentes, como AVC, esclerose múltipla, lúpus eritematoso e doença de Parkinson, costumam estar associadas à depressão, assim como à disfunção orgânica do cérebro.

As síndromes de dor crônica, incluindo cefaleia e lombalgia, são muito confundidas com doenças depressivas, e a terapia primária com antidepressivos é normalmente indicada e eficaz. Para algumas condições médicas, como o hipotireoidismo, o tratamento da condição subjacente é a primeira providência a ser tomada. Para outras, a presença de condição médica ou neurológica não tratável não constitui por si só uma contraindicação para a terapia com antidepressivo-padrão.

O hipertireoidismo, o cafeinismo, a hipoglicemia, a epilepsia do lobo temporal, as taquicardias paroxísticas e o feocromocitoma podem simular o transtorno de pânico e, portanto, devem ser descartados. Recomenda-se uma reavaliação clínica no caso de as farmacoterapias-padrão falharem. Uma revisão feita por Raj e Sheehan (1988) sugeriu algumas dicas úteis para a realização de um diagnóstico diferencial. Por exemplo, crises de taquicardia atrial paroxística em geral começam e terminam de forma mais abrupta do que os ataques de pânico e produzem frequências cardíacas de 140 a 200 bpm. Em contrapartida, as frequências cardíacas no transtorno de pânico raramente ultrapassam 140 bpm. No feocromocitoma, a ansiedade é apenas o quarto sintoma mais comum, e muitos pacientes com essa condição experimentam taquicardia e aumento da pressão arterial sem ficar injustificadamente amedrontados; nessa doença, é comum um aumento da prevalência familiar de neurofibromatose e de manchas "café com leite".

O hipertireoidismo está associado a transtorno do sono, sensibilidade ao calor e tremores mais persistentes, entre outros sintomas. Já a epilepsia do lobo temporal pode representar um dilema diagnóstico mais difícil. Em quase 25% dos pacientes com essa patologia, a ansiedade ocorre na pré-crise ou no ínterim entre esta e a crise propriamente dita. Contudo, os pacientes com frequência também reclamam de outros sintomas – por exemplo, distorções de percepção e lapsos de concentração. Na avaliação de indivíduos com possível transtorno de pânico, a história médica e o exame físico de rotina devem ser obtidos. Os testes laboratoriais devem ser solicitados quando necessário, a fim de descartar condições suspeitas.

Atualmente, nos centros médicos, existe uma série crescente de relatos de casos positivos com o uso de estimulantes – em especial o metilfenidato na dosagem de 10 mg, uma ou duas vezes ao dia – nos pacientes com condições clínicas ou cirúrgicas graves. Na consulta psiquiátrica, observou-se que esses pacientes estavam deprimidos, com retardo psicomotor, até mesmo quase mudos, com perda de peso, inapetentes, incapazes de colaborar com o tratamento, retraídos e desesperançosos. Os estimulantes, em geral, proporcionam alívio em um ou dois dias e podem ser descontinuados em 2 a 4 semanas, uma vez que o paciente tenha apresentado uma melhora global. Entre os 17 relatos de casos desse tipo, nenhum descreveu efeitos colaterais graves. Por inferência, pulso ou pressão arterial elevados não são um problema. A despeito do efeito de redução do apetite dos estimulantes nas pessoas com sobrepeso, elas rapidamente recuperaram o peso durante o uso do metilfenidato. Algumas vezes, os estimulantes são empregados porque os ADTs são contraindicados, mas os resultados são positivos o suficiente para que aqueles sejam considerados medicamentos de primeira escolha no tratamento de condições clínicas ou cirúrgicas significativas. Raramente os antidepressivos-padrão melhoram o humor ou funcionam em poucos dias. A depressão depois de um AVC tem sido objeto de alguns estudos especiais nos últimos anos. É claro que a depressão pós-AVC ocorre em cerca da metade dos pacientes afetados e pode ser aliviada com antidepressivos. De fato, a maioria dos estudos de antidepressivos no tratamento da depressão pós-AVC revela benefícios consideráveis no humor e no comportamento e, até mesmo, na melhora das AVDs (Chen et al. 2006; Gaete e Bogousslavsky 2008). Existem vários estudos controlados: da nortriptilina (Lipsey et al. 1984), da trazodona (Reding et al. 1986) e da fluoxetina (Dan et al. 1996). A nortriptilina foi genericamente eficaz, mas 3 dos 17 pacientes estudados desenvolveram *delirium* (Lipsey et al. 1984). Os indivíduos tratados com medicamento por mais tempo e aqueles com níveis plasmáticos acima de 100 ng/mL passaram melhor. A trazodona foi menos eficaz em relação ao placebo, mas efeitos positivos significativos foram encontrados nos indivíduos não supressores da dexametasona e naqueles com níveis mais elevados de sintomas depressivos (Reding et al. 1986). Aumentos lentos e cautelosos nas dosagens são melhores com ambos os medicamentos, a fim de se evitarem efeitos adversos. A fluoxetina (20 mg/dia) pareceu facilitar de modo substancial a recuperação pós-AVC dos pacientes que estavam em reabilitação (Dam et al. 1996). Nesse estudo, em 52 indivíduos hemiplégicos gravemente deficientes, aqueles tratados com o fármaco demonstraram melhoras significativas na depressão, nas AVDs e nos déficits neurológicos em relação aos indivíduos tratados com maprotilina e aos que receberam placebo. Na verdade, a maprotilina pareceu retardar a reabilitação, enquanto a fluoxetina, de modo geral, auxiliou em uma variedade de índices na recuperação pós-AVC dos pacientes tratados por três meses. A fluoxetina também pode auxiliar na incontinência emocional, que frequentemente ocorre após o AVC (Choi-Kwon et al. 2006). A ECT também é relatada como eficaz na depressão pós-AVC, visto que a maioria dos pacientes com deficiência cognitiva obteve melhora das funções cognitivas depois de recebê-la. Em contrapartida, Robinson e colaboradores (2000) relataram que a nortriptilina foi mais eficaz do que a fluoxetina ou o placebo na depressão pós-AVC. Como já dito, a sertralina pode evitar esse tipo de depressão.

Muitos transtornos são observados nos portadores da síndrome da imunodeficiência adquirida (aids), mas a sua prevalência não é maior do que nos pacientes do grupo-controle cuidadosamente comparados. Estudos sugerem que a depressão subsindrômica é o transtorno mais comum nessa população, e acredita-se que os ISRSs possam ser eficazes para tal condição. Contudo, algumas psicopatologias podem ser uma consequência direta do envolvimento neurológico nas infecções por HIV. A encefalite por HIV ocorre em algum momento da doença na maioria desses pacientes. Alterações do humor e da personalidade podem manifestar-se no início do curso da encefalite; e psicose, mania e demência, mais tarde. Os pacientes com outras consequências neurológicas da infecção por HIV, incluindo linfoma cerebral e toxoplasmose, normalmente apresentam sintomas cognitivos e psiquiátricos. Contudo, tais condições surgem mais tarde, à medida que a doença progride.

Com frequência, a zidovudina (antiga azidotimidina, ou AZT) auxilia na reversão da psicopatologia associada à encefalopatia por HIV. Os antidepressivos, o lítio e os antipsicóticos de alta potência também podem ajudar no tratamento da psicopatologia associada a esse vírus. Todavia, em virtude de os portadores de aids serem geralmente sensíveis aos efeitos colaterais dos medicamentos psicotrópicos, é preciso muita cautela.

A recente introdução dos inibidores da protease produziu um tremendo impacto no tratamento dos pacientes HIV-positivos. Todos os atuais inibidores da protease inibem a enzima 3A3/4 do sistema CYP e são metabolizados por ela. Por isso, deve haver cautela na combinação desses medicamentos com nefazodona, fluvoxamina e erva-de-são-joão. Além disso, um inibidor da protease, o ritonavir (Norvir), também inibe a enzima 2D6 do sistema CYP e pode elevar os níveis séricos dos ADTs e de outros medicamentos dependentes de tal enzima.

Transtornos associados a medicamentos não psiquiátricos

Vários medicamentos anti-hipertensivos mais antigos (p. ex., reserpina e metildopa) foram, algumas vezes, associados a depressão. Esses fármacos raramente são utilizados na prática clínica atual. Contudo, hoje, o propranolol é com frequência empregado e, algumas vezes, está associado à depressão maior. Em muitas situações, os β-bloqueadores não parecem induzir a depressão. Ao contrário, doses altas de β-bloqueadores lipofílicos, como o propranolol, podem desencadear letargia e indiferença, as quais, às vezes, são confundidas com depressão. A troca por um diurético tiazídico ou por um β-bloqueador diferente, de ação não central (p. ex., atenolol), pode ser de auxílio; do mesmo modo, um ADT isolado, algumas vezes, trata adequadamente a depressão e a hipertensão.

O diazepam ocasionalmente está associado ao aumento da depressão. Os benzodiazapínicos e os barbitúricos podem agravar o TDAH. Os benzodiazepínicos podem produzir distúrbios de memória, sobretudo em idosos.

Os estimulantes podem piorar a esquizofrenia ou a mania. Os esteroides e o L-dopa podem simular praticamente todas as síndromes psiquiátricas conhecidas, incluindo o *delirium*, a psicose paranoica, a mania, a depressão e a ansiedade. O espectro total dos medicamentos utilizados no tratamento da doença de Parkinson pode causar alucinações e confusão. Algumas vezes, os agentes anticolinérgicos empregados nos distúrbios gastrintestinais também podem produzir confusão e *delirium* anticolinérgicos, assim como os fármacos do tipo digitálico e a cimetidina. É impossível relacionar ou prever todos os medicamentos ou aquelas suas combinações que, em certa dosagem e em determinados pacientes, podem causar ou agravar os sintomas de um transtorno. Um indivíduo que esteja recebendo diversos medicamentos para condições clínicas e apresente depressão, ansiedade ou aparente psicose depois do início da farmacoterapia, deve ter seu tratamento medicamentoso cuidadosamente reavaliado. Retirar o fármaco obviamente menos importante e substituí-lo por agentes alternativos, menos ativos no âmbito central, quando alguma medicação se faz necessária, são procedimentos recomendados.

Transtornos complicados por distúrbios
Doença renal
Muitos distúrbios podem ter efeitos razoavelmente previsíveis em relação à farmacocinética dos psicofármacos-padrão, mas a transição dos dados teóricos para a aplicação prática com frequência é inexata. No caso de insuficiência renal e terapia com lítio, os fatos são claros. Se a depuração renal diminuir, a excreção do lítio decrescerá de forma proporcional. Nos pacientes com níveis substancialmente elevados de creatinina sérica e ureia nitrogenada do sangue, que não apresentam insuficiência renal aguda, doses muito pequenas de lítio (p. ex., 150 mg/dia) podem ser iniciadas e tituladas de forma cuidadosa, do mesmo modo feito para indivíduos saudáveis, mas com mais cautela e incrementos menores. Nessa situação, o citrato de lítio proporciona, em doses mililítricas, flexibilidade extra. Alguns pacientes em diálise renal podem ser estabilizados com lítio, com uma dose única de 300 mg após cada sessão. Essa dose pode manter um nível sérico adequado até que a próxima diálise remova os íons do fármaco. Da mesma forma, indivíduos mais idosos experimentam a diminuição de 30 a 40% na filtragem glomerular e, portanto, requerem doses inicial e máxima mais baixas do que os mais jovens.

Os metabólitos hidroxilados de ADTs e outros agentes psicotrópicos também podem ficar elevados nos idosos e naqueles que apresentam doença renal avançada. Isso sugere que é necessária uma titulação mais leve desses medicamentos nesses dois grupos de pacientes.

Os estados de desidratação são comuns e podem aumentar a toxicidade da terapia com lítio. Além disso, existem evidências de que a desidratação é um fator de risco para o desenvolvimento da síndrome neuroléptica maligna, apesar de essa associação ser sutil. Por fim, a desidratação pode exacerbar a hipotensão ortostática causada por ADTs, IMAOs, risperidona e clozapina.

A retenção urinária também pode ser bastante complicadora nos pacientes geriátricos, sobretudo homens com problemas de próstata. A maioria dos agentes anticolinérgicos, incluindo os ADTs de amina-terciária (amitriptilina, imipramina), neurolépticos de baixa potência e medicamentos antiparkinsonianos, como a benzotropina, deve ser evitada, se possível, nos idosos.

Doença hepática

Quando existe uma lesão no fígado ou um decréscimo na eficiência hepática devido ao envelhecimento normal, os efeitos são mais complicados. A maioria dos medicamentos é parcialmente metabolizada no fígado após sua absorção no intestino delgado (metabolismo de primeira passagem). Quando o tecido hepático está lesionado, muitos fármacos penetram na circulação geral em níveis muito altos. Em geral, a glucuronidação, como um método de desativação do medicamento, é bem preservada, considerando que a desmetilação e outros processos metabólicos são degenerados de forma mais rápida. É por isso que medicações como o diazepam, que necessitam ser desmetiladas, produzem níveis séricos muito mais altos por unidade de dose na cirrose, ao passo que fármacos como o lorazepam, que são apenas glucuronidados, são processados com normalidade. Infelizmente, nem sempre está claro, nem mesmo para um farmacologista clínico experiente, qual o exato efeito da doença hepática crônica nas ações clínicas de qualquer medicamento específico.

É provável que, nos pacientes com insuficiência hepática parcial, os ADTs-padrão, como a amitriptilina e a imipramina, sejam convertidos com menos rapidez para seus metabólitos desmetil, nortriptilina e desipramina. As consequências dessa troca – talvez mais sedação, confusão ou efeitos colaterais anticolinérgicos – não estão totalmente claras. As lições óbvias são: proceder com muita cautela; usar as determinações dos níveis séricos, se disponíveis; e assumir que a lesão hepática irá, de forma acentuada, aumentar a meia-vida do medicamento, fazendo acúmulo gradual cada vez mais alto nos níveis séricos, talvez em duas semanas, em uma dose diária constante. A maioria dos psiquiatras acha que a fluoxetina é um medicamento seguro para uso, independentemente da sua meia-vida longa. Além disso, os pacientes com doença hepática ativa não devem ser iniciados com nefazodona, porque as anormalidades no momento inicial podem complicar o monitoramento da hepatotoxicidade induzida pelo fármaco, ainda que rara.

Níveis séricos proteicos baixos, comuns nas doenças hepáticas, também podem aumentar os níveis do medicamento livre, não acoplado a proteínas, tornando o fármaco mais potente em níveis séricos mais baixos totais, medidos de forma convencional. Isso é menos provável com a venlafaxina, que demonstra uma ligação proteica baixa.

Um fígado hiperativo também pode apresentar problemas. Alguns medicamentos conhecidos, incluindo barbitúricos, fenitoína, carbamazepina e nicotina, induzem as enzimas hepáticas e aumentam a taxa na qual alguns psicofármacos são metabolizados, tornando necessárias doses mais altas para o alcance de resultados clínicos (ver Caps. 3, 5 e 9). Também vale a pena observar que até os pacientes livres de medicação podem apresentar diversos graus de variabilidade biológica nas suas taxas naturais de metabolismo medicamentoso. Como exemplo, Glassman e colaboradores (1977, discutido no Cap. 3) encontraram níveis de imipramina que variaram de 40 até 1.040 ng/mL nos pacientes depressivos que recebiam 2,5 mg/kg desse fármaco. Mais uma vez, a lição é de que os pacientes que usam outros medicamentos, por necessidades clínicas, podem apresentar uma resposta alterada, baseada no aumento ou na diminuição do metabolismo hepático do psicofármaco recém-adicionado (para não mencionar as interações farmacológicas, como a sedação ou a hipotensão postural extras).

Na provável ausência de conhecimento claro sobre as interações em determinado paciente, por exemplo, cimetidina, fenitoína, clorotiazida e isoniazida com imipramina, o médico, ao adicionar esta última em um indivíduo que faz uso de todos esses outros medicamentos, deve estar preparado para proceder cautelosamente, bem como para empregar dosagens altas de imipramina, caso não ocorram efeitos colaterais nem resposta clínica, os níveis séricos estejam baixos e não sejam observadas alterações no ECG. Também ficou evidente que vários fármacos psicotrópicos podem estar associados às elevações nas enzimas hepáticas. Os ISRSs, os ADTs, a carbamazepina e o valproato, entre outros fármacos, podem estar associados a aumentos no aspartato aminotransferase (AST; anteriormente denominado de transaminase glutêmica-oxalacética sérica [TGO]) e na alanina aminotransferase (ALT; antigamente denominada transaminase glutâmica-pirúvica sérica [TGP]). A importância clínica dessas elevações permanece obscura. Contudo, aumentos persistentes, acima do dobro dos níveis normais, são em especial preocupantes. Existem raros relatos de crianças com menos de 2 anos que usavam valproato e desenvolveram insuficiência hepática fulminante; felizmente, o risco em adultos parece mínimo. Também há relatos isolados de insuficiência hepática infantil associada ao uso de ADT. Em geral, é prudente a obtenção TFHs no início do tratamento com carbamazepina e valproato, com verificação a cada 6 a 12 meses.

Vários medicamentos produzem menos problemas nos pacientes com doenças hepáticas avançadas por serem expressivamente menos metabolizados pelo fígado. Entre eles, estão a gabapentina, a pregabalina e o lítio. A selegilina transdérmica também ignora a extensa passagem pelo fígado, podendo ser utilizada nos pacientes com doenças hepáticas avançadas.

Doença cardíaca

São muitas as evidências de que a depressão é um fator de risco para a doença arterial coronariana, bem como aumenta significativamente o risco de mortalidade nos pacientes que sofreram infarto agudo do miocárdio (IAM). De fato, a depressão pós-IAM é um indicador muito mais forte de subsequente mortalidade do que muitos fatores mais intuitivos, como frações de ejeção sistólica, que é uma medida da extensão da lesão cardíaca. O mecanismo pelo qual a depressão pode aumentar o risco de um IAM ou de subsequente mortalidade após esse evento é desconhecido. As especulações atuais são de que a depressão aumenta a agregação plaquetária e, portanto, a coagulação, ou pode diminuir a frequência cardíaca de responsividade. Em qualquer caso, é útil saber se uma terapia com antidepressivo no período pós-IAM diminui a mortalidade. É evidente que a sertralina pós-IAM é bem tolerada e eficaz na depressão concomitante (McFarlane et al. 2001). Contudo, nesse pequeno estudo aberto, não foi possível demonstrar benefícios significativos na coagulação ou na frequência cardíaca.

Vários ensaios randomizados indicaram que os ISRSs funcionam pelo menos tão bem quanto os ADTs, além de serem mais bem tolerados pelos pacientes cardíacos. Estudos comparando a paroxetina à nortriptilina mostraram que ambos os medicamentos são muito eficazes, mas o primeiro é mais seguro e mais bem tolerado (Nelson et al. 1999).

Há muito tempo que existe, em relação aos pacientes cardíacos, o temor de que todos os ADTs sejam cardiotóxicos e, provavelmente, causem arritmias graves. Apesar de produzirem taquicardia leve (aumento de 10 bpm) nos pacientes depressivos sadios no âmbito clínico, seus potenciais arritmogênicos parecem ocorrer primariamente se os medicamentos forem administrados em *overdoses*. O mecanismo pelo qual os ADTs e a maprotilina afetam a função cardíaca é o retardo da condução cardíaca, como a quinidina. Os ADTs têm a capacidade de diminuir a irritabilidade cardíaca e de suprimir as contrações prematuras. Eles não são, portanto, contraindicados em doses baixas nos pacientes depressivos com contrações ventriculares prematuras e podem auxiliar na irritabilidade cardíaca e na depressão. A nortriptilina demonstra ser eficaz e, geralmente, bem tolerada pelos pacientes cardíacos com depressão melancólica (Roose et al. 1994). Estudos mais recentes indicam que a paroxetina foi tão efetiva quanto a nortriptilina nos pacientes pós-IAM, mas foi mais bem tolerada do ponto de vista cardiovascular (Roose et al. 1998).

Entretanto, os ADTs devem ser utilizados com cautela nos pacientes com déficits de condução preexistentes, como bloqueio de ramo. Durante o uso de ADTs, os indivíduos com bloqueio de primeiro grau apresentam a taxa de 9% de 2:1 no desenvolvimento de bloqueio atrioventricular, *versus* 0,7% naqueles que não exibem tal bloqueio. Os ADTs não devem ser administrados nos pacientes com retardos de condução intracardíaca conhecidos. Isso é particularmente específico para os indivíduos que fazem uso de medicamentos antiarrítmicos, que agem retardando a condução cardíaca, pois os efeitos adicionais na condução podem ser prejudiciais. Nem todos os cardiologistas estão atentos para os efeitos cardíacos dos ADTs, e os psiquiatras que colaboram com esses especialistas ou médicos de cuidados primários precisam esclarecer essa questão junto aos seus colegas.

Outros antidepressivos com possíveis efeitos na irritabilidade cardíaca são a trazodona e a venlafaxina. A trazodona não afeta a condução, mas, ocasionalmente (não de forma regular), está associada ao aumento de contrações ventriculares prematuras (CVPs) e deve ser evitada nos pacientes que apresentam CVPs ou ventriculares bigeminadas. Existe a preocupação de que as *overdoses* de venlafaxina possam estar associadas a um risco maior de mortalidade, sobretudo devido a eventos cardíacos, em relação aos ISRSs. As superdosagens desse fármaco, normalmente em combinação com outros medicamentos ou álcool, estão associadas a prolongamento do intervalo QT, bradicardia, taquicardia ventricular e outras arritmias. Por isso, a bula desse fármaco foi alterada por exigência da FDA para alertar sobre essa evidência. O risco parece ser substancialmente menor do que com *overdoses* de ADT, e pode ser um artifício dos pacientes mais doentes tratados com a venlafaxina do que daqueles que recebem ISRSs. Contudo, um monitoramento mais cuidadoso é recomendado. A venlafaxina, assim como os ISRSs, pode produzir aumento leve na frequência cardíaca. Isso também pode aumentar a pressão arterial diastólica. Portanto, os pacientes com atual insuficiência cardíaca congestiva avançada não são os melhores candidatos para o tratamento com esse medicamento. Os indivíduos com história de hipertensão também podem precisar de uma vigilância maior quando o tratamento com a venlafaxina for iniciado. Em um relato, ela foi insatisfatoriamente tolerada no aspecto cardiovascular pelos pacientes internados em uma clínica de repouso (Oslin et al. 2003). Devido a esses efeitos e a um recente relato dos órgãos reguladores britânicos, alertando sobre a letalidade na *overdose*, o medicamento deve ser prescrito cuidadosamente nas populações vulneráveis (p. ex., idosos com doença cardíaca).

Os ISRSs parecem produzir um leve aumento (3 bpm) na frequência cardíaca nos pacientes depressivos clinicamente saudáveis. Apesar de esses agentes não terem sido bastante estudados nos pacientes pós-IAM, seu possível uso nesses indivíduos é sugerido nas pesquisas com animais e pelos dados disponíveis de indivíduos depressivos do ponto de vista cardiovascular sadios. Ademais, esses agentes produzem alterações mais leves na pressão arterial do que outros antidepressivos. Contudo, os ISRSs podem retardar o metabolismo de diversos medicamentos cardiovasculares, incluindo a digoxina, alguns β-bloqueadores e a classe 1C de antiarrítmicos. Os ISRSs também podem elevar os níveis desses outros medicamentos pela inibição competitiva da enzima 2D6 do sistema CYP, requerendo, assim, monitoramento intenso (Tab. 12-5). Em um estudo (Roose et al. 1994), a fluoxetina foi relatada como menos eficaz do que a nortriptilina nos pacientes cardíacos melancólicos, apesar de haver outros dados indicando sua eficácia e relativa segurança nos indivíduos cardíacos com depressão leve. Além disso, a paroxetina tem sido relatada como efetiva e mais bem tolerada do ponto de vista cardiovascular do que a nortriptilina nos indivíduos com depressão pós-IAM (Roose et al. 1998). Na última década, dois grandes estudos multicêntricos verificaram o efeito da sertralina em pacientes cardíacos. Parece que o medicamento melhora a qualidade de vida e pode aumentar a sobrevivência em longo prazo, ao mesmo tempo em que, por si só, produz menos efeitos significativos no humor (O'Connor et al. 2010; Swenson et al. 2003; Taylor et al. 2005).

O efeito mais característico dos ADTs e IMAOs é a hipotensão postural, que pode ser agravada (potencializada) nos pacientes que já fazem uso de medicamentos capazes de causar hipotensão, como o propranolol. Embora os indivíduos com doença cardíaca estável, mas sem insuficiência congestiva, apresentem probabilidade de também tolerar os antidepressivos, aqueles que fazem uso de vários medicamentos cardíacos estão especialmente predispostos a hipotensão postural e outros efeitos colaterais cardíacos. Para pacientes cardíacos muito doentes, com depressão grave, a ECT pode ser a alternativa terapêutica de escolha.

A bupropiona tem sido avaliada nos pacientes depressivos com doença cardíaca moderada e aparenta ser mais bem tolerada do que os ADTs. Mesmo na *overdose*, aparentemente ela não apresenta os efeitos característicos nas funções cardíacas (Spiller et al. 1994).

TABELA 12-5 Interações de agentes psicoativos normalmente usados com medicamentos cardiovasculares

Medicamento	ADT	ISRS	Antipsicóticos	Lítio	Carbamazepina
Bloqueadores do canal de cálcio	Aumenta a hipotensão	NA	Aumenta a hipotensão	Aumenta ou diminui os níveis de lítio, bradicardia	Aumenta os níveis da carbamazepina
Diuréticos tiazídicos	Pode aumentar a hipotensão	NA	Aumenta a hipotensão	Aumenta os níveis de lítio	NA
β-bloqueadores	Pode aumentar a hipotensão	Pode potencializar os β-bloqueadores	Aumenta os níveis dos antipsicóticos	NA	Diminui os níveis dos β-bloqueadores
Reserpina, guanetidina	Antagoniza agentes anti-hipertensivos	NA	Aumenta a hipotensão	NA	Desconhecida
Clonidina, prazosin	Aumenta a hipotensão	NA	Aumenta a hipotensão	NA	Desconhecida
Antiarrítmicos 1A	Prolonga a condução cardíaca	NA	Prolonga a condução cardíaca	Prolonga o tempo de recuperação do nodo sinusal	Pode diminuir os níveis dos antiarrítmicos
Antiarrítmicos 1C	Prolonga a condução cardíaca	Aumenta os níveis dos 1C	Pode prolongar a condução cardíaca	Prolonga o tempo de recuperação do nodo sinusal	Pode diminuir os níveis dos antiarrítmicos
Digitálicos	Aumenta os níveis da digoxina e do ADT	Pode aumentar os níveis da digoxina	Pode aumentar os níveis da digoxina	Prolonga o tempo de recuperação do nodo sinusal	Desconhecida

Nota: ADT = antidepressivo tricíclico; ISRS = inibidor seletivo da recaptação de serotonina; NA = não aplicável.

Distúrbios pulmonares

Pacientes com distúrbios pulmonares, incluindo asma, enfisema e apneia do sono, são frequentemente encontrados na prática psiquiátrica, e alguns medicamentos psicotrópicos podem trazer problemas para essa população. Os benzodiazepínicos, por exemplo, podem ser contraindicados para indivíduos com apneia do sono; esses fármacos podem relaxar ainda mais as vias aéreas e exacerbar o já restrito fluxo de ar. O zolpidem pode apresentar menor probabilidade de causar esse problema do que os benzodiazepínicos. Além disso, estes últimos reduzem a resposta hipóxica para ventilação e, portanto, devem ser utilizados com cautela nos pacientes com doença pulmonar obstrutiva crônica que retém CO_2. Além do mais, os fármacos psicotrópicos com atividade anticolinérgica significativa podem diminuir as secreções brônquicas e exacerbar os distúrbios pulmonares. Portanto, é preciso cautela no tratamento de pacientes com doenças pulmonares por meio de medicamentos como amitriptilina ou benzotropina.

Muitos agentes empregados no tratamento dos distúrbios pulmonares são afetados pelo uso concomitante de alguns psicotrópicos. Por exemplo, a fluvoxamina inibe o metabolismo da teofilina, o que pode ocasionar níveis potencialmente tóxicos. Por isso, os níveis de teofilina devem ser monitorados com frequência quando a fluvoxamina é utilizada de modo concomitante. Ao contrário, os medicamentos do tipo teofilina aumentam a excreção e baixam os níveis séricos do lítio.

Convulsões

Muitos agentes psicotrópicos são conhecidos por reduzir o limiar convulsivo e, portanto, devem ser utilizados com cautela nos pacientes com história de convulsões. A maioria dos antipsicóticos apresenta esse potencial, embora a molindona e a tioridazina possam ser menos problemáticas para os indivíduos com essa condição. A clozapina, de todos os antipsicóticos, talvez tenha o maior potencial de indução de convulsões: até 5% dos pacientes desenvolvem convulsões nas dosagens acima de 600 mg/dia. Os ADTs e os agentes tetracíclicos também apresentem potencial de diminuição do limiar convulsivo; a amitriptilina e a maprotilina estão entre os mais ofensores. A bupropiona provavelmente é contraindicada para os pacientes com convulsões. Contudo, os ISRSs e a venlafaxina parecem relativamente seguros para essa população.

Os anticonvulsivantes também estão associados a diversas interações. A carbamazepina é um indutor enzimático que diminui os níveis séricos de uma variedade de medicamentos, incluindo os ADTs, o clonazepam e a maioria dos antipsicóticos. A oxcarbazepina é um indutor muito fraco da enzima 3A3/4. Os ISRSs, por sua vez, podem aumentar de modo substancial os níveis da carbamazepina. Outras interações aditivas ou antagonistas certamente ocorrem. Algumas das mais bem documentadas estão discutidas nos capítulos anteriores, focadas nas classes específicas de medicamentos.

Transtornos dolorosos

Os antidepressivos e outros medicamentos psicotrópicos são utilizados há muito tempo no tratamento de diversas síndromes dolorosas, incluindo neuralgia do trigêmeo, neuropatia periférica, artrite, dor miofascial, fibromialgia, profilaxia da cefaleia e dor associada a algumas formas de câncer. Mais de 40 estudos controlados por placebo relatam que os antidepressivos são eficazes no controle da dor, independentemente de a depressão fazer ou não parte do quadro clínico.

Os ADTs dispõem da maior quantidade de registros e, provavelmente, constituem o grupo de eficácia mais consistente entre os agentes psicotrópicos usados no tratamento das condições dolorosas. Os ADTs de amina-terciária, em particular a amitriptilina, a imipramina e a doxepina, têm sido bem estudados e demonstram ser efetivos em uma variedade de síndromes dolorosas. A princípio, acreditava-se que o mecanismo de ação desses medicamentos consistia em aumentar a disponibilidade periférica da serotonina, que, por sua vez, modularia a resposta à dor. Essa explicação não parece correta. Alguns ADTs, que são mais noradrenérgicos do que serotonérgicos, também parecem eficazes no tratamento da dor, enquanto os ISRSs, que eficientemente aumentam a disponibilidade periférica da serotonina, são, algumas vezes, menos efetivos. Por exemplo, um estudo comparando a amitriptilina ao citalopram (um ISRS) na profilaxia da cefaleia por tensão crônica revelou que a primeira foi eficaz, mas o segundo, não (Bendtsen et al. 1996). Dosagens baixas, como 25 a 50 mg/dia de amitriptilina ou imipramina, são, frequentemente, eficazes na profilaxia e no tratamento de condições dolorosas. Contudo, a analgesia dos ADTs parece estar relacionada à dosagem e, dessa forma, as doses mais altas são mais eficazes do que as mais baixas.

Os ISRSs desapontam no controle dos transtornos dolorosos, apesar de haver algumas evidências de que eles auxiliam na dor neuropática. Certos pacientes relataram benefícios dos ISRSs na profilaxia da cefaleia, mesmo muitos tendo experimentado piora na enxaqueca no início do tratamento. Os resultados de estudos abertos da paroxetina, em doses de 10 a 50 mg/dia, para cefaleias diárias crônicas têm sido encorajadores (Foster e Bafaloukos 1994), enquanto resultados de estudos duplos-cegos foram menos promissores (Langemark e Olesen 1994).

A venlafaxina e a duloxetina, que possuem um mecanismo de ação muito semelhante ao dos ADTs, têm sido extensamente estudadas no tratamento das condições de dor crônica. Baixas dosagens de venlafaxina, 25 a 75 mg/dia, aparentam ser eficazes, mas, como os ADTs, altas dosagens podem produzir uma analgesia maior. Em um estudo duplo-cego de seis semanas, a venlafaxina XR, em doses de 150 a 225 mg/dia, foi significativamente mais efetiva do que o placebo na redução da dor neuropática diabética; na dosagem de 75 mg/dia, não foi diferente do placebo (Kunz et al. 2000). Evidências preliminares também sugerem que o IRSN duloxetina produz benefícios similares aos da venlafaxina e dos ADTs no controle da dor neuropática, nas dosagens de 60 a 80 mg/dia.

A duloxetina passou a ser o primeiro medicamento aprovado para o tratamento da dor associada à neuropatia diabética, em 2004. Em 2009, ela foi aprovada para o tratamento da fibromialgia (Arnold et al. 2004). Em seguida recebeu aprovação para dor nas costas. Tanto a dor diurna quanto a noturna foram reduzidas pela duloxetina, substancial e rapidamente, nas primeiras semanas de tratamento. As dosagens consideradas eficazes nos estudos clínicos foram de 60 a 120 mg/dia. A medicação também parece reduzir os sintomas dolorosos nos pacientes depressivos, incluindo mialgia e dor nas costas. Por isso, a duloxetina tem sido cada vez mais utilizada nas clínicas para dor. Para aqueles com dor neuropática crônica que também estão depressivos, o fármaco parece ser uma escolha particularmente boa.

Outros medicamentos psicotrópicos também foram relatados como eficazes no tratamento das condições dolorosas. Os IRSNs mais novos, incluindo milnaciprano e desvenlafaxina, parecem eficazes no tratamento de algumas condições dolorosas. Em 2009, o milnaciprano foi aprovado para o tratamento da fibromialgia. Até o momento, estudos para a indicação de desvenlafaxina no tratamento da dor ainda não deram resultados.

Conforme relatado no Capítulo 5, a gabapentina e a pregabalina foram bem estudadas na dor neuropática. A gabapentina, nas doses de até 3.600 mg/dia, é tão efetiva quanto bem tolerada por muitos pacientes com dor. Como resultado, esse fármaco é o padrão na maioria das clínicas especializadas na condição. A pregabalina também foi aprovada para o tratamento da dor neuropática diabética, assim como para a neuralgia do trigêmeo. Ela também foi o primeiro fármaco aprovado para o tratamento da fibromialgia. A dosagem terapêutica típica para a pregabalina nas condições dolorosas é de 150 a 300 mg/dia divididas em duas doses. Dosagens de até 600 mg/dia têm sido estudadas, mas, provavelmente, não são muito mais eficazes do que as menores. O haloperidol e a clorpromazina, em uma série de estudos abertos, mostraram-se eficazes no manejo da dor neuropática. A carbamazepina apresenta-se eficaz no tratamento das neuropatias periféricas, e o lítio, algumas vezes, é usado no tratamento de cefaleias em salva.

Vários agentes comuns utilizados no controle dos transtornos dolorosos podem interagir com os medicamentos psicotrópicos triviais. Por exemplo, o tramadol, indicado para dores de moderadas a graves, é um IRSN entre as suas propriedades analgésicas. Além disso, ele é um substrato da enzima 2D6 do sistema CYP. Portanto, existe o potencial para interações tanto farmacocinéticas quanto farmacodinâmicas com alguns ISRSs, e a síndrome serotonérgica tem sido esporadicamente relatada com tal combinação. Os opioides, quando combinados com depressores do SNC (incluindo os benzodiazepínicos), estão, às vezes, associados a depressão respiratória, sobretudo na *overdose*. Da mesma forma, o carisoprodol (Soma) pode interagir com outros depressores do SNC, incluindo barbitúricos e benzodiazepínicos, promovendo sedação, tontura e, na *overdose*, depressão respiratória. Há muito tempo que a meperidina (Demerol) é associada à indução da síndrome serotonérgica em combinação com os IMAOs; portanto, essa combinação é contraindicada. Enquanto os IMAOs são utilizados de forma segura com outros narcóticos, a interação com os opioides, como o fentanil, é um pouco imprevisível.

Conclusão

Seria útil se nosso conhecimento atual das ações dos medicamentos pudesse ser disponibilizado para o uso clínico preciso, na avaliação dos efeitos da adição de novos psicofármacos, e para uma combinação preexistente de agentes clínicos e psiquiátricos. Infelizmente, os medicamentos não agem como a soma em uma equação algébrica. Alguém poderia pensar, por exemplo, que a ação da D-anfetamina, um agonista indireto da dopamina, seria opositora ao haloperidol, um bloqueador dopaminérgico razoavelmente puro. Na prática, contudo, alguns pacientes sentem-se mais vívidos e funcionais, sem ficar mais psicóticos, quando a D-anfetamina é adicionada ao haloperidol. Em geral, os medicamentos atuam em diversos receptores, tanto pré quanto pós-sinápticos de um único tipo, produzindo efeitos e interações potencialmente complexos. Com frequência, o médico é desafiado no tratamento da esquizofrenia, da agorafobia com pânico ou da depressão nos pacientes com vários problemas clínicos. Esse tipo de situação requer uma terapia medicamentosa para as condições clínicas que, de forma provável, influenciará o metabolismo ou a absorção dos fármacos psiquiátricos ou apresentará efeitos aditivos, antagônicos ou (possivelmente) desconhecidos em combinação com a psicofarmacoterapia mais apropriada.

Todas as terapias medicamentosas consistem em uma série empírica de ensaios clínicos; o tratamento de pacientes clinicamente doentes apenas representa ensaios clínicos mais complexos. O psiquiatra pode tentar deduzir o caminho pelo qual o medicamento novo agirá ou será afetado pela doença clínica do paciente e pela terapia medicamentosa corrente, mas é mais provável que este seja apenas um trabalho de conjecturas. Se existem interações adversas previsíveis, alguém poderia tentar evitá-las com a escolha de um psicofármaco com menor probabilidade de vir a causar problemas ou prosseguir cautelosamente, com monitoramento intenso do paciente para efeitos colaterais previsíveis e imprevisíveis, em colaboração com os médicos que tratam das condições não psiquiátricas. Em relação ao fato de que os pacientes clinicamente doentes ficariam muito frágeis e se intoxicariam com facilidade durante o uso de medicamentos psiquiátricos, é provável que esse não seja um problema geral; alguns indivíduos podem manifestar complicações, enquanto outros toleram os psicofármacos muito bem.

Referências

ACOG Committee on Practice Bulletins—Obstetrics: ACOG Practice Bulletin: Clinical management guidelines for obstetrician-gynecologists number 92, April 2008 (replac- es practice bulletin number 87, November 2007). Use of psychiatric medications during pregnancy and lactation. Obstet Gynecol 111(4):1001–1020, 2008 18378767

Alessi N, Naylor MW, Ghaziuddin M, Zubieta JK: Update on lithium carbonate therapy in children and adolescents. J Am Acad Child Adolesc Psychiatry 33(3):291–304, 1994 8169173

Alexopoulos GS, Schultz SK, Lebowitz BD: Late-life depression: a model for medical classification. Biol Psychiatry 58(4):283–289, 2005 16026764

Altshuler LL, Szuba MP: Course of psychiatric disorders in pregnancy. Dilemmas in pharmacologic management. Neurol Clin 12(3):613–635, 1994 7990794

Aman MG, De Smedt G, Derivan A, et al; Risperidone Disruptive Behavior Study Group: Double-blind, placebo-controlled study of risperidone for the treatment of disruptive behaviors in children with subaverage intelligence. Am J Psychiatry159(8):1337–1346, 2002 12153826

Aman MG, Gharabawi GM; Special Topic Advisory Panel on Transitioning to Risperidone Therapy in Patients With Mental Retardation and Developmental Disabilities: Treatment of behavior disorders in mental retardation: report on transitioning to atypical antipsychotics, with an emphasis on risperidone. J Clin Psychiatry 65(9):1197–1210, 2004 15367046

Arnold LE, Abikoff HB, Cantwell DP, et al: National Institute of Mental Health Collaborative Multimodal Treatment Study of Children with ADHD (the MTA): design challenges and choices. Arch Gen Psychiatry 54(9):865–870, 1997 9294378

Arnold LM, Lu Y, Crofford LJ, et al: A double-blind, multicenter trial comparing duloxetine with placebo in the treatment of fibromyalgia patients with or without major depressive disorder. Arthritis Rheum 50(9):2974–2984, 2004 15457467

Asarnow JR, Tompson MC, Goldstein MJ: Childhood-onset schizophrenia: a followup study. Schizophr Bull 20(4):599–617, 1994 7701271

Bairy KL, Madhyastha S, Ashok KP, et al: Developmental and behavioral consequences of prenatal fluoxetine. Pharmacology 79(1):1–11, 2007 17077648

Barbaresi WJ, Katusic SK, Colligan RC, et al: Long-term stimulant medication treatment of attention-deficit/hyperactivity disorder: results from a population-based study. J Dev Behav Pediatr 27(1):1–10, 2006 16511362

Barbarich NC, McConaha CW, Gaskill J, et al: An open trial of olanzapine in anorexia nervosa. J Clin Psychiatry 65(11):1480–1482, 2004 15554759

Barkley RA, Cunningham CE: Do stimulant drugs improve the academic performance of hyperkinetic children? A review of outcome studies. Clin Pediatr (Phila) 17(1):85–92, 1978 22418

Barnett MJ, Wehring H, Perry PJ: Comparison of risk of cerebrovascular events in an elderly VA population with dementia between antipsychotic and nonantipsychotic users. J Clin Psychopharmacol 27(6):595–601, 2007 18004126

Barrickman LL, Perry PJ, Allen AJ, et al: Bupropion versus methylphenidate in the treatment of attention-deficit hyperactivity disorder. J Am Acad Child Adolesc Psychiatry 34(5):649–657, 1995 7775360

Bellantuono C, Migliarese G, Gentile S: Serotonin reuptake inhibitors in pregnancy and the risk of major malformations: a systematic review (erratum: Hum Psychopharmacol 22:413, 2007). Hum Psychopharmacol 22(3):121–128, 2007 17397101

Ben Amor L: Antipsychotics in pediatric and adolescent patients: a review of comparative safety data. J Affect Disord 138(suppl):S22–S30, 2012 22405602

Benazzi F: Mania associated with donepezil (letter). Int J Geriatr Psychiatry 13(11):814–815, 1998 9850879

Benazzi F, Rossi E: Mania and donepezil (letter). Can J Psychiatry 44(5):506–507, 1999 10389619

Bendtsen L, Jensen R, Olesen J: A non-selective (amitriptyline), but not a selective (citalopram), serotonin reuptake inhibitor is effective in the prophylactic treatment of chronic tension-type headache. J Neurol Neurosurg Psychiatry 61(3):285–290, 1996 8795600

Berle JO, Steen VM, Aamo TO, et al: Breastfeeding during maternal antidepressant treat- ment with serotonin reuptake inhibitors: infant exposure, clinical symptoms, and cytochrome p450 genotypes. J Clin Psychiatry 65(9):1228–1234, 2004 15367050

Biederman J, Thisted RA, Greenhill LL, Ryan ND: Estimation of the association between desipramine and the risk for sudden death in 5- to 14-year-old children. J Clin Psychiatry 56(3):87–93, 1995 7883735

Biederman J, Mick E, Faraone SV, et al: Risperidone for the treatment of affective symptoms in children with disruptive behavior disorder: a post hoc analysis of data from a 6-week, multicenter, randomized, double-blind, parallel-arm study. Clin Ther 28(5):794–800, 2006a 16861101

Biederman J, Swanson JM, Wigal SB, et al; Modafinil ADHD Study Group: A com- parison of once-daily and divided doses of modafinil in children with attention- deficit/hyperactivity disorder: a randomized, double-blind, and placebo-controlled study. J Clin Psychiatry 67(5):727–735, 2006b 16841622

Birnbaum CS, Cohen LS, Bailey JW, et al: Serum concentrations of antidepressants and benzodiazepines in nursing infants: A case series. Pediatrics 104(1):e11, 1999 10390297

Bridge JA, Iyengar S, Salary CB, et al: Clinical response and risk for reported suicidal ideation and suicide attempts in pediatric antidepressant treatment: a meta-analysis of randomized controlled trials. JAMA 297(15):1683–1696, 2007 17440145

Briggs G, Bodendorfer T, Freeman R, et al: Drugs in Pregnancy and Lactation: A Ref- erence Guide to Fetal and Neonatal Risk. Baltimore, MD, Williams & Wilkins, 1983

Buitelaar JK, Danckaerts M, Gillberg C, et al; Stomoxetine International Study Group: A prospective, multicenter, open-label assessment of atomoxetine in non–North American children and adolescents with ADHD. Eur Child Adolesc Psychiatry 13(4):249–257, 2004 15365896

Burns A, Rossor M, Hecker J, et al: The effects of donepezil in Alzheimer's disease—results from a multinational trial. Dement Geriatr Cogn Disord 10(3):237–244, 1999 10325453

Burt T, Sachs GS, Demopulos C: Donepezil in treatment-resistant bipolar disorder. Biol Psychiatry 45(8):959–964, 1999 10386177

Campbell M: Drug treatment of infantile autism: the past decade, in Psychopharmacology: The Third Generation of Progress. Edited by Meltzer HY. New York, Raven, 1987, pp 1225–1232

Campbell M, Spencer EK: Psychopharmacology in child and adolescent psychiatry: review of past 5 years. J Am Acad Child Psychiatry 27:269–279, 1988

Campbell M, Small AM, Green WH, et al: Behavioral efficacy of haloperidol and lithium carbonate: a comparison in hospitalized aggressive children with conduct disorder. Arch Gen Psychiatry 41(7):650–656, 1984 6428371

Campbell M, Adams PB, Small AM, et al: Lithium in hospitalized aggressive children with conduct disorder: a double-blind and placebo-controlled study. J Am Acad Child Adolesc Psychiatry 34(4):445–453, 1995 7751258

Casat CD, Pleasants DZ, Schroeder DH, Parler DW: Bupropion in children with attention deficit disorder. Psychopharmacol Bull 25(2):198–201, 1989 2513592

Casper RC, Fleisher BE, Lee-Ancajas JC, et al: Follow-up of children of depressed mothers exposed or not exposed to antidepressant drugs during pregnancy. J Pediatr 142(4):402–408, 2003 12712058

Casper RC, Gilles AA, Fleisher BE, et al: Length of prenatal exposure to selective serotonin reuptake inhibitor (SSRI) antidepressants: effects on neonatal adapta- tion and psychomotor development. Psychopharmacology (Berl) 217(2):211–219, 2011 21499702

Chambers CD, Johnson KA, Dick LM, et al: Birth outcomes in pregnant women taking fluoxetine. N Engl J Med 335(14):1010–1015, 1996 8793924

Chambers CD, Anderson PO, Thomas RG, et al: Weight gain in infants breastfed by mothers who take fluoxetine. Pediatrics 104(5):e61, 1999 10545587

Chambers CD, Hernandez-Diaz S, Van Marter LJ, et al: Selective serotonin-reuptake inhibitors and risk of persistent pulmonary hypertension of the newborn. N Engl J Med 354(6):579–587, 2006 16467545

Chang K, Saxena K, Howe M: An open-label study of lamotrigine adjunct or mono- therapy for the treatment of adolescents with bipolar depression. J Am Acad Child Adolesc Psychiatry 45(3):298–304, 2006 16540814

Chavez B, Chavez-Brown M, Rey JA: Role of risperidone in children with autism spectrum disorder. Ann Pharmacother 40(5):909–916, 2006 16684811

Chavez B, Sopko MA Jr, Ehret MJ, et al: An update on central nervous system stimulant formulations in children and adolescents with attention-deficit/hyperactivity disorder. Ann Pharmacother 43(6):1084–1095, 2009 19470858

Chen Y, Guo JJ, Zhan S, Patel NC: Treatment effects of antidepressants in patients with post-stroke depression: a meta-analysis. Ann Pharmacother 40(12):2115–2122, 2006 17119102

Choi-Kwon S, Han SW, Kwon SU, et al: Fluoxetine treatment in poststroke depression, emotional incontinence, and anger proneness: a double-blind, placebo-controlled study. Stroke 37(1):156–161, 2006 16306470

Cohen BM, Sommer BR: Metabolism of thioridazine in the elderly. J Clin Psycho- pharmacol 8(5):336–339, 1988 3183071

Cohen DJ, Detlor J, Young JG, Shaywitz BA: Clonidine ameliorates Gilles de la Tourette syndrome. Arch Gen Psychiatry 37(12):1350–1357, 1980 6255888

Cohen LS, Rosenbaum JF: Birth outcomes in pregnant women taking fluoxetine. N Engl J Med 336(12):872–873, author reply 873, 1997 9072682

Cohen LS, Heller VL, Rosenbaum JF: Treatment guidelines for psychotropic drug use in pregnancy. Psychosomatics 30(1):25–33, 1989 2643809

Cohen LS, Friedman JM, Jefferson JW, et al: A reevaluation of risk of in utero exposure to lithium (erratum: JAMA 271:1485, 1994; also see comments: 271:1828–1829, 1994). JAMA 271(2):146–150, 1994 8031346

Cole JO: Research issues, in Anxiety in the Elderly. Edited by Salzman C, -Lebowitz BD. New York, Springer, 1990

Cole J, Hardy P, Marcel B, et al: Organic states, in Common Treatment Problems in Depression. Edited by Schatzberg AF. Washington, DC, American Psychiatric Press, 1985, pp 79–100

Colenda CC 3rd: Buspirone in treatment of agitated demented patient (letter). Lancet 1(8595):1169, 1988 2896993

Correll CU, Leucht S, Kane JM: Lower risk for tardive dyskinesia associated with second-generation antipsychotics: a systematic review of 1-year studies. Am J Psychiatry 161(3):414–425, 2004 14992963

Courtney DB: Selective serotonin reuptake inhibitor and venlafaxine use in children and adolescents with major depressive disorder: a systematic review of published randomized controlled trials. Can J Psychiatry 49(8):557–563, 2004 15453105

Cumming RG, Le Couteur DG: Benzodiazepines and risk of hip fractures in older people: a review of the evidence. CNS Drugs 17(11):825–837, 2003 12921493

Cuzzell JZ: Paroxetine may increase risk for congenital malformations. Dermatol Nurs 18(1):68, 2006 16617525

Dahlin M, Knutsson E, Nergårdh A: Treatment of spasticity in children with low dose benzodiazepine. J Neurol Sci 117(1-2):54–60, 1993 8410067

Dam M, Tonin P, De Boni A, et al: Effects of fluoxetine and maprotiline on functional recovery in poststroke hemiplegic patients undergoing rehabilitation therapy. Stroke 27(7):1211–1214, 1996 8685930

Davis KL, Thal LJ, Gamzu ER, et al; The Tacrine Collaborative Study Group: A double-blind, placebo-controlled multicenter study of tacrine for Alzheimer's disease. N Engl J Med 327(18):1253–1259, 1992 1406817

Daviss WB, Bentivoglio P, Racusin R, et al: Bupropion sustained release in adolescents with comorbid attention-deficit/hyperactivity disorder and depression. J Am Acad Child Adolesc Psychiatry 40(3):307–314, 2001 11288772

DelBello MP, Kowatch RA, Adler CM, et al: A double-blind randomized pilot study comparing quetiapine and divalproex for adolescent mania. J Am Acad Child Adolesc Psychiatry 45(3):305–313, 2006 16540815

Dennis K, Le Grange D, Bremer J: Olanzapine use in adolescent anorexia nervosa (Epub). Eat Weight Disord 11(2):e53–e56, 2006 16809970

DeVane CL, Sallee FR: Serotonin selective reuptake inhibitors in child and adolescent psychopharmacology: a review of published experience. J Clin Psychiatry 57(2):55–66, 1996 8591970

Dietrich A, Mortensen ME, Wheller J: Cardiac toxicity in an adolescent following chronic lithium and imipramine therapy. J Adolesc Health 14(5):394–397, 1993 7691178

DiGiacomo J: The hypertensive or cardiac patient, in Common Treatment Problems in Depression. Edited by Schatzberg AF. Washington, DC, American Psychiatric Press, 1985, pp 29–56

Djulus J, Koren G, Einarson TR, et al: Exposure to mirtazapine during pregnancy: a prospective, comparative study of birth outcomes. J Clin Psychiatry 67(8):1280–1284, 2006 16965209

Dodd S, Berk M: The safety of medications for the treatment of bipolar disorder during pregnancy and the puerperium. Curr Drug Saf 1(1):25–33, 2006 18690912

Dolovich LR, Addis A, Vaillancourt JM, et al: Benzodiazepine use in pregnancy and major malformations or oral cleft: meta-analysis of cohort and case-control studies. BMJ 317(7162):839–843, 1998 9748174

Dopheide JA, Pliszka SR: Attention-deficit-hyperactivity disorder: an update. Pharmacotherapy 29(6):656–679, 2009 19476419

Einarson A, Boskovic R: Use and safety of antipsychotic drugs during pregnancy. J Psychiatr Pract 15(3):183–192, 2009 19461391

Einarson A, Choi J, Einarson TR, Koren G: Incidence of major malformations in infants following antidepressant exposure in pregnancy: results of a large prospec- tive cohort study. Can J Psychiatry 54(4):242–246, 2009 19321030

Eisendorfer C, Fann WE (eds): Psychopharmacology and Aging. New York, Plenum, 1973

Emslie GJ, Rush AJ, Weinberg WA, et al: A double-blind, randomized, placebo- controlled trial of fluoxetine in children and adolescents with depression. Arch Gen Psychiatry 54(11):1031–1037, 1997 9366660

Emslie GJ, Heiligenstein JH, Wagner KD, et al: Fluoxetine for acute treatment of depression in children and adolescents: a placebo-controlled, randomized clinical trial. J Am Acad Child Adolesc Psychiatry 41(10):1205–1215, 2002 12364842

Emslie GJ, Heiligenstein JH, Hoog SL, et al: Fluoxetine treatment for prevention of relapse of depression in children and adolescents: a double-blind, placebo- controlled study. J Am Acad Child Adolesc Psychiatry 43(11):1397–1405, 2004 15502599

Eros E, Czeizel AE, Rockenbauer M, et al: A population-based case-control teratologic study of nitrazepam, medazepam, tofisopam, alprazolum and clonazepam treat- ment during pregnancy. Eur J Obstet Gynecol Reprod Biol 101(2):147–154, 2002 11858890

Farlow M, Gracon SI, Hershey LA, et al; The Tacrine Study Group: A controlled trial of tacrine in Alzheimer's disease. JAMA 268(18):2523–2529, 1992 1404819

Fedoroff JP, Robinson RG: Tricyclic antidepressants in the treatment of poststroke depression. J Clin Psychiatry 50(7)(suppl):18–23, discussion 24–26, 1989 2661548

Field T: Breastfeeding and antidepressants. Infant Behav Dev 31(3):481–487, 2008 18272227

Findling RL, Aman MG, Eerdekens M, et al; Risperidone Disruptive Behavior Study Group: Long-term, open-label study of risperidone in children with severe disruptive behaviors and below-average IQ. Am J Psychiatry 161(4):677–684, 2004 15056514

Findling RL, McNamara NK, Youngstrom EA, et al: Double-blind 18-month trial of lithium versus divalproex maintenance treatment in pediatric bipolar disorder. J Am Acad Child Adolesc Psychiatry 44(5):409–417, 2005 15843762

Findling RL, McNamara NK, Stansbrey R, et al: Combination lithium and divalproex sodium in pediatric bipolar symptom re-stabilization. J Am Acad Child Adolesc Psychiatry 45(2):142–148, 2006 16429084

Findling RL, Cavus I, Pappadopulos E, et al: Efficacy, long-term safety, and tolerability of ziprasidone in children and adolescents with bipolar disorder. J Child Adolesc Psychopharmacol 23(8):545–557, 2013 24111980

Findling RL, Mankoski R, Timko K, et al: A randomized controlled trial investigating the safety and efficacy of aripiprazole in the long-term maintenance treatment of pediatric patients with irritability associated with autistic disorder. J Clin Psychiatry 75(1):22–30, 2014 24502859

Flint AJ, Iaboni A, Mulsant BH, et al; STOP-PD Study Group: Effect of sertraline on risk of falling in older adults with psychotic depression on olanzapine: results of a randomized placebo-controlled trial. Am J Geriatr Psychiatry 22(4):332–336, 2014 23642462

Foster CA, Bafaloukos J: Paroxetine in the treatment of chronic daily headache. Headache 34(10):587–589, 1994 7843954

Frankenburg FR, Kando JC: Sertraline treatment of attention deficit hyperactivity disorder and Tourette's syndrome (letter). J Clin Psychopharmacol 14(5):359–360, 1994 7806695

Friedel R: Pharmacokinetics in the geropsychiatric patient, in Psychopharmacology: A Generation of Progress. Edited by Lipton M, DiMascio A, Killam K. New York, Raven, 1978, pp 1499–1506

Gaete JM, Bogousslavsky J: Post-stroke depression. Expert Rev Neurother 8(1):75–92, 2008 18088202

Geller B, Cooper TB, Sun K, et al: Double-blind and placebo-controlled study of lithium for adolescent bipolar disorders with secondary substance dependency. J Am Acad Child Adolesc Psychiatry 37(2):171–178, 1998 9473913

Geller DA, Hoog SL, Heiligenstein JH, et al; Fluoxetine Pediatric OCD Study Team: Fluoxetine treatment for obsessive-compulsive disorder in children and adolescents: a placebo-controlled clinical trial. J Am Acad Child Adolesc Psychiatry 40(7):773–779, 2001 11437015

Gentile S: Pregnancy exposure to serotonin reuptake inhibitors and the risk of spontaneous abortions. CNS Spectr 13(11):960–966, 2008 19037175

Gentile S: Antipsychotic therapy during early and late pregnancy: a systematic review. Schizophr Bull 36(3):518–544, 2010 18787227

Gentile S, Bellantuono C: Selective serotonin reuptake inhibitor exposure during early pregnancy and the risk of fetal major malformations: focus on paroxetine. J Clin Psychiatry 70(3):414–422, 2009 19254517

Gentile S, Rossi A, Bellantuono C: SSRIs during breastfeeding: spotlight on milk-to-plasma ratio. Arch Women Ment Health 10(2):39–51, 2007 17294355

Georgotas A, McCue RE, Cooper TB: A placebo-controlled comparison of nortriptyline and phenelzine in maintenance therapy of elderly depressed patients. Arch Gen Psychiatry 46(9):783–786, 1989 2673129

Gibbons RD, Hur K, Bhaumik DK, Mann JJ: The relationship between antidepressant prescription rates and rate of early adolescent suicide. Am J Psychiatry 163(11):1898–1904, 2006 17074941

Gibbons RD, Brown CH, Hur K, et al: Early evidence on the effects of regulators' suicidality warnings on SSRI prescriptions and suicide in children and adolescents. Am J Psychiatry 164(9):1356–1363, 2007 17728420

Glassman AH: The newer antidepressant drugs and their cardiovascular effects. Psychopharmacol Bull 20(2):272–279, 1984 6427837

Glassman AH, Perel JM, Shostak M, et al: Clinical implications of imipramine plasma levels for depressive illness. Arch Gen Psychiatry 34(2):197–204, 1977 843739

Glassman AH, Bigger JT Jr, Giardina EV, et al: Clinical characteristics of imipramine-induced orthostatic hypotension. Lancet 1(8114):468–472, 1979 85056

Glassman AH, Walsh BT, Roose SP, et al: Factors related to orthostatic hypotension associated with tricyclic antidepressants. J Clin Psychiatry 43(5 Pt 2):35–38, 1982 7076637

Gleason RP, Schneider LS: Carbamazepine treatment of agitation in Alzheimer's outpatients refractory to neuroleptics (see comments). J Clin Psychiatry 51(3):115–118, 1990 1968457

Gold M, Estroff T, Pottash A: Substance-induced organic mental disorders, in Psychiatry Update: The American Psychiatric Association Annual Review, Vol 4. Edited by Hales RE, Frances AJ. Washington, DC, American Psychiatric Press, 1985, pp 227–240

Goldenberg G, Kahaner K, Basavaraju N, Rangu S: Gabapentin for disruptive behaviour in an elderly demented patient (letter). Drugs Aging 13(2):183–184, 1998 9739506

Goldstein DJ, Corbin LA, Sundell KL: Effects of first-trimester fluoxetine exposure on the newborn. Obstet Gynecol 89(5 Pt 1):713–718, 1997a 9166307

Goldstein DJ, Sundell KL, Corbin LA: Birth outcomes in pregnant women taking fluoxetine. N Engl J Med 336(12):872–873, author reply 873, 1997b 9072683

Greenberg SM, Tennis MK, Brown LB, et al: Donepezil therapy in clinical practice: a randomized crossover study. Arch Neurol 57(1):94–99, 2000 10634454

Greendyke RM, Kanter DR: Therapeutic effects of pindolol on behavioral disturbances associated with organic brain disease: a double-blind study. J Clin Psychiatry 47(8):423–426, 1986 3525523

Greendyke RM, Berkner JP, Webster JC, Gulya A: Treatment of behavioral problems with pindolol. Psychosomatics 30(2):161–165, 1989 2652180

Greenhill LL, Halperin JM, Abikoff H: Stimulant medications. J Am Acad Child Adolesc Psychiatry 38(5):503–512, 1999 10230181

Greenhill LL, Biederman J, Boellner SW, et al: A randomized, double-blind, placebo-controlled study of modafinil film-coated tablets in children and adolescents with attention-deficit/hyperactivity disorder. J Am Acad Child Adolesc Psychiatry 45(5):503–511, 2006 16601402

Gualtieri TC, Barnhill J, McGinsey J, Schell D: Tardive dyskinesia and other movement disorders in children treated with psychotropic drugs. J Am Acad Child Psychiatry 19(3):491–510, 1980 6106027

Guérin P, Barthélémy C, Garreau B, et al: The complexity of dopamine receptors and psychopharmacotherapy in children. Acta Paedopsychiatr 56(2):139–151, 1993 7510920

Gupta S, Ghaly N, Dewan M: Augmenting fluoxetine with dextroamphetamine to treat refractory depression. Hosp Community Psychiatry 43(3):281–283, 1992 1555827

Harden CL, Meador KJ, Pennell PB, et al; American Academy of Neurology; American Epilepsy Society: Management issues for women with epilepsy-Focus on preg- nancy (an evidence-based review), II: teratogenesis and perinatal outcomes: Report of the Quality Standards Subcommittee and Therapeutics and Technology Subcommittee of the American Academy of Neurology and the American Epilepsy Society. Epilepsia 50(5):1237–1246, 2009 19507301

Harrington RA, Lee LC, Crum RM, et al: Prenatal SSRI use and offspring with autism spectrum disorder or developmental delay (epub). Pediatrics (April):14, 2014 24733881

Haw C, Stubbs J: A survey of off-label prescribing for inpatients with mild intellectual disability and mental illness. J Intellect Disabil Res 49(Pt 11):858–864, 2005 16207284

Hazell P, O'Connell D, Heathcote D, et al: Efficacy of tricyclic drugs in treating child and adolescent depression: a meta-analysis. BMJ 310(6984):897–901, 1995 7719178

Hechtman L: Multimodal treatment plus stimulants vs stimulant treatment alone in ADH: results from a collaborative 2-year comparative treatment study. Presented at the annual meeting of the American Academy of Child and Adolescent Psychiatry, New Orleans, October 1995

Hellings JA, Zarcone JR, Reese RM, et al: A crossover study of risperidone in children, adolescents and adults with mental retardation. J Autism Dev Disord 36(3):401–411, 2006 16596465

Helms PM: Efficacy of antipsychotics in the treatment of the behavioral complications of dementia: a review of the literature. J Am Geriatr Soc 33(3):206–209, 1985 2857741

Hendrick V, Smith LM, Suri R, et al: Birth outcomes after prenatal exposure to antidepressant medication. Am J Obstet Gynecol 188(3):812–815, 2003 12634662

Herrmann N, Mamdani M, Lanctôt KL: Atypical antipsychotics and risk of cerebrovascular accidents. Am J Psychiatry 161(6):1113–1115, 2004 15169702

Horrigan JP, Barnhill LJ: Risperidone and explosive aggressive autism. J Autism Dev Disord 27(3):313–323, 1997 9229251

Huessy HR, Ruoff PA: Towards a rational drug usage in a state institution for retarded individuals. Psychiatr J Univ Ott 9(2):56–58, 1984 6379717

Jacobsen FM, Comas-Díaz L: Donepezil for psychotropic-induced memory loss. J Clin Psychiatry 60(10):698–704, 1999 10549687

Jann MW: Rivastigmine, a new-generation cholinesterase inhibitor for the treatment of Alzheimer's disease. Pharmacotherapy 20(1):1–12, 2000 10641971

Janowsky DS, Barnhill LJ, Shetty M, Davis JM: Minimally effective doses of conventional antipsychotic medications used to treat aggression, self-injurious and de- structive behaviors in mentally retarded adults. J Clin Psychopharmacol 25(1):19–25, 2005 15643096

Kafantaris V: Treatment of bipolar disorder in children and adolescents. J Am Acad Child Adolesc Psychiatry 34(6):732–741, 1995 7608046

Källén B, Olausson PO: Maternal use of selective serotonin re-uptake inhibitors and persistent pulmonary hypertension of the newborn. Pharmacoepidemiol Drug Saf 17(8):801–806, 2008 18314924

Kalra S, Born L, Sarkar M, Einarson A: The safety of antidepressant use in pregnancy. Expert Opin Drug Saf 4(2):273–284, 2005 15794719

Kaplan CA: Depression in childhood. 1. Drugs may be useful. BMJ 300(6734):1260–1261, 1990 2191737

Keller MB, Ryan ND, Strober M, et al: Efficacy of paroxetine in the treatment of adolescent major depression: a randomized, controlled trial. J Am Acad Child Adolesc Psychiatry 40(7):762–772, 2001 11437014

Kelsey DK, Sumner CR, Casat CD, et al: Once-daily atomoxetine treatment for children with attention-deficit/hyperactivity disorder, including an assessment of evening and morning behavior: a double-blind, placebo-controlled trial. Pediatrics e114:1–8, 2004

Kent JD, Blader JC, Koplewicz HS, et al: Effects of late-afternoon methylphenidate administration on behavior and sleep in attention-deficit hyperactivity disorder. Pediatrics 96(2 Pt 1):320–325, 1995 7630692

Killen JD, Robinson TN, Ammerman S, et al: Randomized clinical trial of the efficacy of bupropion combined with nicotine patch in the treatment of adolescent smokers. J Consult Clin Psychol 72(4):729–735, 2004 15301658

Knapp MJ, Knopman DS, Solomon PR, et al; The Tacrine Study Group: A 30-week randomized controlled trial of high-dose tacrine in patients with Alzheimer's disease. JAMA 271(13):985–991, 1994 8139083

Koren G, Graham K, Feigenbaum A, Einarson T: Evaluation and counseling of teratogenic risk: the motherisk approach. J Clin Pharmacol 33(5):405–411, 1993 8331196

Kramer JR, Loney J, Ponto LB, et al: Predictors of adult height and weight in boys treated with methylphenidate for childhood behavior problems. J Am Acad Child Adolesc Psychiatry 39(4):517–524, 2000 10761355

Kratochvil CJ, Heiligenstein JH, Dittmann R, et al: Atomoxetine and methylphenidate treatment in children with ADHD: a prospective, randomized, open-label trial. J Am Acad Child Adolesc Psychiatry 41(7):776–784, 2002 12108801

Kratochvil CJ, Wilens TE, Greenhill LL, et al: Effects of long-term atomoxetine treatment for young children with attention-deficit/hyperactivity disorder. J Am Acad Child Adolesc Psychiatry 45(8):919–927, 2006 16865034

Kumar A, Datta SS, Wright SD, et al: Atypical antipsychotics for psychosis in ado- lescents. Cochrane Database Syst Rev 10:CD009582, 2013 DOI: 10.1002/14651858.CD009582.pub2 24129841

Kumra S, Frazier JA, Jacobsen LK, et al: Childhood-onset schizophrenia. A double-blind clozapine-haloperidol comparison. Arch Gen Psychiatry 53(12):1090–1097, 1996 8956674

Kumra S, Oberstar JV, Sikich L, et al: Efficacy and tolerability of second-generation antipsychotics in children and adolescents with schizophrenia. Schizophr Bull 34(1):60–71, 2008 17923452

Kunz NR, Goli V, Entsnah AR: Venlafaxine extended release in the treatment of pain associated with diabetic neuropathy. Neurology 54(suppl 3):A444, 2000

Langemark M, Olesen J: Sulpiride and paroxetine in the treatment of chronic tension- type headache: an explanatory double-blind trial. Headache 34(1):20–24, 1994 8132436

Lavenstein B: Neonatal signs after in utero exposure to selective serotonin reuptake inhibitors. JAMA 294(18):2300 [author reply: 2300–2301], 2005

Lebert F, Pasquier F, Petit H: Behavioral effects of trazodone in Alzheimer's disease. J Clin Psychiatry 55(12):536–538, 1994 7814348

Leonard HL, Swedo SE, Rapoport JL, et al: Treatment of obsessive-compulsive disorder with clomipramine and desipramine in children and adolescents: a double-blind crossover comparison. Arch Gen Psychiatry 46(12):1088–1092, 1989 2686576

Lipsey JR, Robinson RG, Pearlson GD, et al: Nortriptyline treatment of post-stroke depression: a double-blind study. Lancet 1(8372):297–300, 1984 6141377

Lopez-Larson M, Frazier JA: Empirical evidence for the use of lithium and anticon- vulsants in children with psychiatric disorders. Harv Rev Psychiatry 14(6):285–304, 2006 17162653

Louik C, Lin AE, Werler MzM, et al: First-trimester use of selective serotonin-reuptake inhibitors and the risk of birth defects. N Engl J Med 356(26):2675–2683, 2007 17596601

MacMillan CM, Korndörfer SR, Rao S, et al: A comparison of divalproex and oxcar- bazepine in aggressive youth with bipolar disorder. J Psychiatr Pract 12(4):214–222, 2006 16883146

Madhusoodanan S, Bogunovic OJ: Safety of benzodiazepines in the geriatric population. Expert Opin Drug Saf 3(5):485–493, 2004 15335303

Mandoki MW, Tapia MR, Tapia MA, et al: Venlafaxine in the treatment of children and adolescents with major depression. Psychopharmacol Bull 33(1):149–154, 1997 9133767

March JS, Klee BJ, Kremer CM: Treatment benefit and the risk of suicidality in multicenter, randomized, controlled trials of sertraline in children and adolescents. J Child Adolesc Psychopharmacol 16(1-2):91–102, 2006 16553531

Marcus A, Bahro M, Sartoris J, Schmidt MH: Acute exogenic psychosis following oral ingestion of 2 mg lormetazepam in an eleven-year-old boy. Pharmacopsychiatry 26(3):102–103, 1993 8105496

McClellan J, Werry J; American Academy of Child and Adolescent Psychiatry: Practice parameters for the assessment and treatment of children and adolescents with schizo- phrenia. J Am Acad Child Adolesc Psychiatry 33(5):616–635, 1994 8056725

McCracken JT, McGough J, Shah B, et al; Research Units on Pediatric Psychophar- macology Autism Network: Risperidone in children with autism and serious be- havioral problems. N Engl J Med 347(5):314–321, 2002 12165068

McDougle CJ, Holmes JP, Carlson DC, et al: A double-blind, placebo-controlled study of risperidone in adults with autistic disorder and other pervasive developmental disorders (see comment: Arch Gen Psychiatry 55:643–644, 1998). Arch Gen Psychiatry 55(7):633–641, 1998 9672054

McFarlane A, Kamath MV, Fallen EL, et al: Effect of sertraline on the recovery rate of cardiac autonomic function in depressed patients after acute myocardial infarction. Am Heart J 142(4):617–623, 2001 11579351

McGlashan TH, Zipursky RB, Perkins D, et al: The PRIME North America randomized double-blind clinical trial of olanzapine versus placebo in patients at risk of being prodromally symptomatic for psychosis, I: study rationale and design. Schizophr Res 61(1):7–18, 2003 12648731

McKenna K, Koren G, Tetelbaum M, et al: Pregnancy outcome of women using atypical antipsychotic drugs: a prospective comparative study. J Clin Psychiatry 66(4):444–449, quiz 546, 2005 15816786

Meador KJ, Baker GA, Browning N, et al; NEAD Study Group: Cognitive function at 3 years of age after fetal exposure to antiepileptic drugs. N Engl J Med 360(16):1597–1605, 2009 19369666

Mellow AM, Solano-Lopez C, Davis S: Sodium valproate in the treatment of behavioral disturbance in dementia. J Geriatr Psychiatry Neurol 6(4):205–209, 1993 8251047

Merlob P, Birk E, Sirota L, et al: Are selective serotonin reuptake inhibitors cardiac teratogens? Echocardiographic screening of newborns with persistent heart mur- mur. Birth Defects Res A Clin Mol Teratol 85(10):837–841, 2009 19691085

Michelson D, Faries D, Wernicke J, et al; Atomoxetine ADHD Study Group: Atomoxetine in the treatment of children and adolescents with attention-deficit/hyperactivity disorder: a randomized, placebo-controlled, dose-response study. Pediatrics 108(5):E83, 2001 11694667

Miller LJ: Gabapentin for treatment of behavioral and psychological symptoms of dementia. Ann Pharmacother 35(4):427–431, 2001 11302405

Mondraty N, Birmingham CL, Touyz S, et al: Randomized controlled trial of olanzapine in the treatment of cognitions in anorexia nervosa. Australas Psychiatry 13(1):72–75, 2005 15777417

Morgan MH, Read AE: Antidepressants and liver disease. Gut 13(9):697–701, 1972 4639404

Morrison JL, Riggs KW, Rurak DW: Fluoxetine during pregnancy: impact on fetal development. Reprod Fertil Dev 17(6):641–650, 2005 16263070

Moses-Kolko EL, Bogen D, Perel J, et al: Neonatal signs after late in utero exposure to serotonin reuptake inhibitors: literature review and implications for clinical applications. JAMA 293(19):2372–2383, 2005 15900008

Mosholder AD, Willy M: Suicidal adverse events in pediatric randomized, controlled clinical trials of antidepressant drugs are associated with active drug treatment: a meta-analysis. J Child Adolesc Psychopharmacol 16(1-2):25–32, 2006 16553526

Mozes T, Toren P, Chernauzan N, et al: Clozapine treatment in very early onset schizophrenia. J Am Acad Child Adolesc Psychiatry 33(1):65–70, 1994 8138523

Mozes T, Greenberg Y, Spivak B, et al: Olanzapine treatment in chronic drug-resistant childhood-onset schizophrenia: an open-label study. J Child Adolesc Psychopharmacol 13(3):311–317, 2003 14642019

Nelson JC, Kennedy JS, Pollock BG, et al: Treatment of major depression with nortriptyline and paroxetine in patients with ischemic heart disease. Am J Psychiatry 156(7):1024–1028, 1999 10401446

Nemeroff CB, Kalali A, Keller MB, et al: Impact of publicity concerning pediatric suicidality data on physician practice patterns in the United States. Arch Gen Psychiatry 64(4):466–472, 2007 17404123

Newport DJ, Fernandez SV, Juric S, Stowe ZN: Psychopharmacology during pregnancy and lactation, in The American Psychiatric Publishing Textbook of Psychopharmacology, 4th Edition. Edited by Schatzberg AF, Nemeroff CB. Washington, DC, American Psychiatic Publishing, 2009, pp 1373–1412

Nguyen HT, Sharma V, McIntyre RS: Teratogenesis associated with antibipolar agents. Adv Ther 26(3):281–294, 2009 19330496

Nulman I, Koren G: The safety of fluoxetine during pregnancy and lactation. Teratology 53(5):304–308, 1996 8879088

Nulman I, Rovet J, Stewart DE, et al: Neurodevelopment of children exposed in utero to antidepressant drugs. N Engl J Med 336(4):258–262, 1997 8995088

Nulman I, Rovet J, Stewart DE, et al: Child development following exposure to tricyclic antidepressants or fluoxetine throughout fetal life: a prospective, controlled study. Am J Psychiatry 159(11):1889–1895, 2002 12411224

O'Connor CM, Jiang W, Kuchibhatla M, et al; SADHART-CHF Investigators: Safety and efficacy of sertraline for depression in patients with heart failure: results of the SADHART-CHF (Sertraline Against Depression and Heart Disease in Chron- ic Heart Failure) trial. J Am Coll Cardiol 56(9):692–699, 2010 20723799

Oslin DW, Ten Have TR, Streim JE, et al: Probing the safety of medications in the frail elderly: evidence from a randomized clinical trial of sertraline and venlafaxine in depressed nursing home residents. J Clin Psychiatry 64(8):875–882, 2003 12927001

Patel NC, DelBello MP, Bryan HS, et al: Open-label lithium for the treatment of adolescents with bipolar depression. J Am Acad Child Adolesc Psychiatry 45(3):289–297, 2006 16540813

Pavuluri MN, Henry DB, Carbray JA, et al: Divalproex sodium for pediatric mixed mania: a 6-month prospective trial. Bipolar Disord 7(3):266–273, 2005 15898964

Pavuluri MN, Henry DB, Findling RL, et al: Double-blind randomized trial of risperidone versus divalproex in pediatric bipolar disorder. Bipolar Disord 12(6):593–605, 2010 20868458

Paykel ES, Fleminger R, Watson JP: Psychiatric side effects of antihypertensive drugs other than reserpine. J Clin Psychopharmacol 2(1):14–39, 1982 6121825

Pinner E, Rich CL: Effects of trazodone on aggressive behavior in seven patients with organic mental disorders. Am J Psychiatry 145(10):1295–1296, 1988 3048122

Platt JE, Campbell M, Green WH, Grega DM: Cognitive effects of lithium carbonate and haloperidol in treatment-resistant aggressive children. Arch Gen Psychiatry 41(7):657–662, 1984 6428372

Pliszka SR, Matthews TL, Braslow KJ, Watson MA: Comparative effects of methylphenidate and mixed salts amphetamine on height and weight in children with attention-deficit/hyperactivity disorder. J Am Acad Child Adolesc Psychiatry 45(5):520–526, 2006 16670648

Pomp EF, Gedde-Dahl A: Fluoxetine—safe during pregnancy and breast feeding (in Norwegian). Tidsskr Nor Laegeforen 121(9):1156–1157, 2001 11354903

Pool D, Mileke DH, Ronger JJ, et al: A controlled evaluation of Loxitane in 75 schizophrenic adolescents. Curr Res Ther 19:99–104, 1976

Popper CW: Psychopharmacologic treatment of anxiety disorders in adolescents and children. J Clin Psychiatry 54(suppl):52–63, 1993 8099578

Prien RF: Chemotherapy in chronic organic brain syndrome—a review of the literature. Psychopharmacol Bull 9(4):5–20, 1973 4148528

Profenno LA, Jakimovich L, Holt CJ, et al: A randomized, double-blind, placebo-controlled pilot trial of safety and tolerability of two doses of divalproex sodium in outpatients with probable Alzheimer's disease. Curr Alzheimer Res 2(5):553–558, 2005 16375658

Purdon SE, Lit W, Labelle A, Jones BD: Risperidone in the treatment of pervasive developmental disorder. Can J Psychiatry 39(7):400–405, 1994 7527293

Rahimi R, Nikfar S, Abdollahi M: Pregnancy outcomes following exposure to serotonin reuptake inhibitors: a meta-analysis of clinical trials. Reprod Toxicol 22(4):571–575, 2006 16720091

Rai D, Lee BK, Dalman C, et al: Parental depression, maternal antidepressant use during pregnancy, and risk of autism spectrum disorders: population based case- control study. BMJ 346(April):f2059, 2013 DOI: 10.1136/bmj.f2059 23604083

Raj AB, Sheehan DV: Medical evaluation of the anxious patient. Psychiatr Ann 18:176–181, 1988

Raskin DE: Antipsychotic medication and the elderly. J Clin Psychiatry 46(5 Pt 2):36–40, 1985 2859280

Raskin DE, et al: Presentation at the International College of Geriatric Psychopharmacology, Basel, Switzerland, 2004

Rasmussen A, Lunde M, Poulsen DL, et al: A double-blind, placebo-controlled study of sertraline in the prevention of depression in stroke patients. Psychosomatics 44(3):216–221, 2003 12724503

Ratey JJ, Sovner R, Mikkelsen E, Chmielinski HE: Buspirone therapy for maladaptive behavior and anxiety in developmentally disabled persons. J Clin Psychiatry 50(10):382–384, 1989 2793836

Ray WA, Griffin MR, Schaffner W, et al: Psychotropic drug use and the risk of hip fracture. N Engl J Med 316(7):363–369, 1987 2880292

Ray WA, Griffin MR, Downey W: Benzodiazepines of long and short elimination half-life and the risk of hip fracture. JAMA 262(23):3303–3307, 1989 2573741

Reding MJ, Orto LA, Winter SW, et al: Antidepressant therapy after stroke: a double-blind trial. Arch Neurol 43(8):763–765, 1986 3729755

Reisberg B, Ferris SH, Gershon S: An overview of pharmacologic treatment of cognitive decline in the aged. Am J Psychiatry 138(5):593–600, 1981 7015883

Reisberg B, Doody R, Stöffler A, et al; Memantine Study Group: Memantine in moderate-to-severe Alzheimer's disease. N Engl J Med 348(14):1333–1341, 2003 12672860

Reiter S, Kutcher S, Gardner D: Anxiety disorders in children and adolescents: clinical and related issues in pharmacological treatment. Can J Psychiatry 37(6):432–438, 1992 1394022

Reyes M, Buitelaar J, Toren P, et al: A randomized, double-blind, placebo-controlled study of risperidone maintenance treatment in children and adolescents with dis- ruptive behavior disorders. Am J Psychiatry 163(3):402–410, 2006a 16513860

Reyes M, Croonenberghs J, Augustyns I, Eerdekens M: Long-term use of risperidone in children with disruptive behavior disorders and subaverage intelligence: efficacy, safety, and tolerability. J Child Adolesc Psychopharmacol 16(3):260–272, 2006b 16768634

Richardson MA, Haugland G, Craig TJ: Neuroleptic use, parkinsonian symptoms, tardive dyskinesia, and associated factors in child and adolescent psychiatric patients. Am J Psychiatry 148(10):1322–1328, 1991 1680296

Richardson PH, Williams AC: Meta-analysis of antidepressant-induced analgesia in chronic pain: comment (comment) (letter) (also see comments). Pain 52(2):247–249, 1993 8455971

Riddle MA, Geller B, Ryan N: Another sudden death in a child treated with desipramine (also see comments). J Am Acad Child Adolesc Psychiatry 32(4):792–797, 1993 8340300

Robinson RG, Schultz SK, Castillo C, et al: Nortriptyline versus fluoxetine in the treatment of depression and in short-term recovery after stroke: a placebo-controlled, double- blind study. Am J Psychiatry 157(3):351–359, 2000 10698809

Roose SP, Glassman AH, Attia E, et al: Selective serotonin reuptake inhibitor efficacy in melancholia and atypical depression. Paper presented at the 147th annual meeting of the American Psychiatric Association, Philadelphia, PA, May 21–26, 1994

Roose SP, Laghrissi-Thode F, Kennedy JS, et al: Comparison of paroxetine and nor- triptyline in depressed patients with ischemic heart disease. JAMA 279(4):287–291, 1998 9450712

Roose SP, Sackeim HA, Krishnan KR, et al; Old-Old Depression Study Group: Antidepressant pharmacotherapy in the treatment of depression in the very old: a randomized, placebo-controlled trial. Am J Psychiatry 161(11):2050–2059, 2004 15514406

Rosenberg DR, Holttum J, Gershon S: Textbook of Pharmacotherapy for Child and Adolescent Psychiatric Disorders. New York, Brunner/Mazel, 1994

Rugino TA, Copley TC: Effects of modafinil in children with attention-deficit/hyperactivity disorder: an open-label study. J Am Acad Child Adolesc Psychiatry 40(2):230–235, 2001 11211372

Rugino TA, Samsock TC: Modafinil in children with attention-deficit hyperactivity disorder. Pediatr Neurol 29(2):136–142, 2003 14580657

Ryan ND: The pharmacologic treatment of child and adolescent depression. Psychiatr Clin North Am 15(1):29–40, 1992 1549547

Ryan ND: Pharmacological treatment of child and adolescent major depression. En- cephale 19(2):67–70, 1993 8275899

Salzman C: Practical considerations in the pharmacologic treatment of depression and anxiety in the elderly. J Clin Psychiatry 51(1)(suppl):40–43, 1990 2404003

Saxena K, Howe M, Simeonova D, et al: Divalproex sodium reduces overall aggression in youth at high risk for bipolar disorder. J Child Adolesc Psychopharmacol 16(3):252–259, 2006 16768633

Schaerf FW, Miller RR, Lipsey JR, McPherson RW: ECT for major depression in four patients infected with human immunodeficiency virus. Am J Psychiatry 146(6):782–784, 1989 2729429

Schatzberg AF, DeBattista C: Phenomenology and treatment of agitation. J Clin Psychiatry 60(Suppl 15):17–20, 1999 10418809

Schatzberg A, Roose S: A double-blind, placebo-controlled study of venlafaxine and fluoxetine in geriatric outpatients with major depression. Am J Geriatr Psychiatry 14(4):361–370, 2006 16582045

Schatzberg AF, Kremer C, Rodrigues HE, Murphy GM Jr; Mirtazapine vs. Paroxetine Study Group: Double-blind, randomized comparison of mirtazapine and paroxetine in elderly depressed patients. Am J Geriatr Psychiatry 10(5):541–550, 2002 12213688

Scheffer RE, Kowatch RA, Carmody T, Rush AJ: Randomized, placebo-controlled trial of mixed amphetamine salts for symptoms of comorbid ADHD in pediatric bipolar disorder after mood stabilization with divalproex sodium. Am J Psychiatry 162(1):58–64, 2005 15625202

Schneider LS, Tariot PN, Dagerman KS, et al; CATIE-AD Study Group: Effectiveness of atypical antipsychotic drugs in patients with Alzheimer's disease. N Engl J Med 355(15):1525–1538, 2006 17035647

Schreier HA: Risperidone for young children with mood disorders and aggressive behavior. J Child Adolesc Psychopharmacol 8(1):49–59, 1998 9639079

Schvehla TJ, Mandoki MW, Sumner GS: Clonidine therapy for comorbid attention deficit hyperactivity disorder and conduct disorder: preliminary findings in a children's inpatient unit. South Med J 87(7):692–695, 1994 8023201

Shader RI (ed): Psychiatric Complications of Medical Drugs. New York, Raven, 1972

Shapiro AK, Shapiro E, Wayne H: Treatment of Tourette's syndrome with haloperidol, review of 34 cases. Arch Gen Psychiatry 28(1):92–97, 1973 4509400

Shea S, Turgay A, Carroll A, et al: Risperidone in the treatment of disruptive behavioral symptoms in children with autistic and other pervasive developmental disorders (Epub). Pediatrics 114(5):e634–e641, 2004 15492353

Shedlack KJ, Hennen J, Magee C, Cheron DM: Assessing the utility of atypical antipsychotic medication in adults with mild mental retardation and comorbid psychiatric disorders. J Clin Psychiatry 66(1):52–62, 2005 15669889

Sheehan DV, Raj AB, Sheehan KH, Soto S: The relative efficacy of buspirone, imipramine and placebo in panic disorder: a preliminary report. Pharmacol Biochem Behav 29(4):815–817, 1988 3413203

Sheikha SH, Wagner KD, Wagner RF Jr: Fluoxetine treatment of trichotillomania and depression in a prepubertal child. Cutis 51(1):50–52, 1993 8419112

Shepard TH: The Catalogue of Teratogenic Agents, 4th Edition. Baltimore, MD, Johns Hopkins University Press, 1983

Sikich L, Hamer RM, Bashford RA, et al: A pilot study of risperidone, olanzapine, and haloperidol in psychotic youth: a double-blind, randomized, 8-week trial. Neuropsychopharmacology 29(1):133–145, 2004 14583740

Silver JM, Hales RE, Yudofsky SC: Psychopharmacology of depression in neurologic disorders. J Clin Psychiatry 51(1)(suppl):33–39, 1990 2404002

Siméon JG: Use of anxiolytics in children. Encephale 19(2):71–74, 1993 7903927

Simon GE, Cunningham ML, Davis RL: Outcomes of prenatal antidepressant exposure. Am J Psychiatry 159(12):2055–2061, 2002 12450956

Singer HS, Brown J, Quaskey S, et al: The treatment of attention-deficit hyperactivity disorder in Tourette's syndrome: a double-blind placebo-controlled study with clonidine and desipramine. Pediatrics 95(1):74–81, 1995 7770313

Sivojelezova A, Shuhaiber S, Sarkissian L, et al: Citalopram use in pregnancy: prospective comparative evaluation of pregnancy and fetal outcome. Am J Obstet Gynecol 193(6):2004–2009, 2005 16325604

Slone D, Siskind V, Heinonen OP, et al: Antenatal exposure to the phenothiazines in relation to congenital malformations, perinatal mortality rate, birth weight, and intelligence quotient score. Am J Obstet Gynecol 128(5):486–488, 1977 879206

Solhkhah R, Wilens TE, Daly J, et al: Bupropion SR for the treatment of substance-abusing outpatient adolescents with attention-deficit/hyperactivity disorder and mood disor- ders. J Child Adolesc Psychopharmacol 15(5):777–786, 2005 16262594

Sovner R: The use of valproate in the treatment of mentally retarded persons with typical and atypical bipolar disorders. J Clin Psychiatry 50(3)(suppl):40–43, 1989 2494159

Sovner R, Hurley AD: Do the mentally retarded suffer from affective illness? Arch Gen Psychiatry 40(1):61–67, 1983 6849621

Spencer EK, Kafantaris V, Padron-Gayol MV, et al: Haloperidol in schizophrenic children: early findings from a study in progress. Psychopharmacol Bull 28(2):183–186, 1992 1513922

Spencer TJ, Faraone SV, Biederman J, et al; Concerta Study Group: Does prolonged therapy with a long-acting stimulant suppress growth in children with ADHD? J Am Acad Child Adolesc Psychiatry 45(5):527–537, 2006 16670649

Spiller HA, Ramoska EA, Krenzelok EP, et al: Bupropion overdose: a 3-year multi- center retrospective analysis. Am J Emerg Med 12(1):43–45, 1994 8285970

Steiner H, Petersen ML, Saxena K, et al: Divalproex sodium for the treatment of conduct disorder: a randomized controlled clinical trial. J Clin Psychiatry 64(10):1183–1191, 2003 14658966

Stowe ZN, Owens MJ, Landry JC, et al: Sertraline and desmethylsertraline in human breast milk and nursing infants. Am J Psychiatry 154(9):1255–1260, 1995 9286185

Sullivan MJ, Reesor K, Mikail S, Fisher R: The treatment of depression in chronic low back pain: review and recommendations (also see comments). Pain 50(1):5–13, 1992 1387469

Sultzer DL, Gray KF, Gunay I, et al: Does behavioral improvement with haloperidol or trazodone treatment depend on psychosis or mood symptoms in patients with dementia? J Am Geriatr Soc 49(10):1294–1300, 2001 11890487

Summers WK, Majovski LV, Marsh GM, et al: Oral tetrahydroaminoacridine in long-term treatment of senile dementia, Alzheimer type. N Engl J Med 315(20):1241–1245, 1986 2430180

Swanson JM, Lerner M, Williams L: More frequent diagnosis of attention deficit- hyperactivity disorder (letter). N Engl J Med 333(14):944, 1995 7666894

Swenson JR, O'Connor CM, Barton D, et al; Sertraline Antidepressant Heart Attack Randomized Trial (SADHART) Group: Influence of depression and effect of treatment with sertraline on quality of life after hospitalization for acute coronary syndrome. Am J Cardiol 92(11):1271–1276, 2003 14636902

Tariot PN, Erb R, Podgorski CA, et al: Efficacy and tolerability of carbamazepine for agitation and aggression in dementia. Am J Psychiatry 155(1):54–61, 1998 9433339

Tariot PN, Jakimovich LJ, Erb R, et al: Withdrawal from controlled carbamazepine therapy followed by further carbamazepine treatment in patients with dementia. J Clin Psychiatry 60(10):684–689, 1999 10549685

Tariot PN, Farlow MR, Grossberg GT, et al; Memantine Study Group: Memantine treatment in patients with moderate to severe Alzheimer disease already receiving donepezil: a randomized controlled trial. JAMA 291(3):317–324, 2004 14734594

Tariot PN, Raman R, Jakimovich L, et al; Alzheimer's Disease Cooperative Study; Valproate Nursing Home Study Group: Divalproex sodium in nursing home residents with possible or probable Alzheimer Disease complicated by agitation: a randomized, con- trolled trial. Am J Geriatr Psychiatry 13(11):942–949, 2005 16286437

Tariot PN, Schneider LS, Cummings J, et al; Alzheimer's Disease Cooperative Study Group: Chronic divalproex sodium to attenuate agitation and clinical progression of Alzheimer disease. Arch Gen Psychiatry 68(8):853–861, 2011 21810649

Taylor CB, Youngblood ME, Catellier D, et al; ENRICHD Investigators: Effects of antidepressant medication on morbidity and mortality in depressed patients after myocardial infarction. Arch Gen Psychiatry 62(7):792–798, 2005 15997021

Taylor FB, Russo J: Efficacy of modafinil compared to dextroamphetamine for the treatment of attention deficit hyperactivity disorder in adults. J Child Adolesc Psychopharmacol 10(4):311–320, 2000 11191692

Thakur A, Jagadheesan K, Sinha VK: Lamotrigine add-on to valproate therapy for paediatric bipolar affective disorder. Aust N Z J Psychiatry 39(7):639, 2005 15996148

Thomas SV, Ajaykumar B, Sindhu K, et al: Motor and mental development of infants exposed to antiepileptic drugs in utero. Epilepsy Behav 13(1):229–236, 2008 18346940

Thompson TL 2nd, Moran MG, Nies AS: Psychotropic drug use in the elderly. (Second of two parts). N Engl J Med 308(4):194–199, 1983 6129574

Tinetti ME, Speechley M: Prevention of falls among the elderly. N Engl J Med 320(16):1055–1059, 1989 2648154

Trifirò G, Verhamme KM, Ziere G, et al: All-cause mortality associated with atypical and typical antipsychotics in demented outpatients. Pharmacoepidemiol Drug Saf 16(5):538–544, 2007 17036366

Troost PW, Lahuis BE, Steenhuis MP, et al: Long-term effects of risperidone in children with autism spectrum disorders: a placebo discontinuation study. J Am Acad Child Adolesc Psychiatry 44(11):1137–1144, 2005 16239862

Tsuang MM, Lu LM, Stotsky BA, Cole JO: Haloperidol versus thioridazine for hospitalized psychogeriatric patients: double-blind study. J Am Geriatr Soc 19(7):593–600, 1971 4937658

Turner DC, Clark L, Dowson J, et al: Modafinil improves cognition and response inhibition in adult attention-deficit/hyperactivity disorder. Biol Psychiatry 55(10):1031–1040, 2004 15121488

Varkukla M, Viguera AC, Gonsalves L: Depression and pregnancy. Compr Ther 35(1):44–49, 2009 19351104

Vasudev A, Macritchie K, Vasudev K, et al: Oxcarbazepine for acute affective episodes in bipolar disorder. Cochrane Database Syst Rev Dec 7;(12):CD004857, 2011 22161387

Vetró A, Szentistványi I, Pallag L, et al: Therapeutic experience with lithium in childhood aggressivity. Neuropsychobiology 14(3):121–127, 1985 3938528

Viguera AC, Koukopoulos A, Muzina DJ, Baldessarini RJ: Teratogenicity and anticonvulsants: lessons from neurology to psychiatry (erratum: J Clin Psychiatry 68:1989, 2007). J Clin Psychiatry 68(Suppl 9):29–33, 2007 17764382

Vinten J, Adab N, Kini U, et al; Liverpool and Manchester Neurodevelopment Study Group: Neuropsychological effects of exposure to anticonvulsant medication in utero. Neurology 64(6):949–954, 2005 15781806

Wagner KD, Fershtman M: Potential mechanism of desipramine-related sudden death in children. Psychosomatics 34(1):80–83, 1993 8426895

Wagner KD, Robb AS, Findling R, et al: Citalopram is effective in the treatment of major depressive disorder in children and adolescents: results of a placebo-controlled trial, in Abstracts of the 40th Annual Meeting of the American College of Neuropsy- chopharmacology, Waikoloa, HI, 2001

Wagner KD, Ambrosini P, Rynn M, et al; Sertraline Pediatric Depression Study Group: Efficacy of sertraline in the treatment of children and adolescents with major depressive disorder: two randomized controlled trials. JAMA 290(8):1033–1041, 2003 12941675

Wagner KD, Berard R, Stein MB, et al: A multicenter, randomized, double-blind, placebo-controlled trial of paroxetine in children and adolescents with social anx- iety disorder. Arch Gen Psychiatry 61(11):1153–1162, 2004 15520363

Wagner KD, Kowatch RA, Emslie GJ, et al: A double-blind, randomized, placebo- controlled trial of oxcarbazepine in the treatment of bipolar disorder in children and adolescents (erratum: Am J Psychiatry 163(10):1843, 2006). Am J Psychiatry 163(7):1179–1186, 2006 16816222

Weiler PG, Mungas D, Bernick C: Propranolol for the control of disruptive behavior in senile dementia. J Geriatr Psychiatry Neurol 1(4):226-230, 1988 3252890

Weller EB, Weller RA, Fristad MA: Bipolar disorder in children: misdiagnosis, underdiagnosis, and future directions. J Am Acad Child Adolesc Psychiatry 34(6):709-714, 1995 7608043

Whitaker A, Rao U: Neuroleptics in pediatric psychiatry. Psychiatr Clin North Am 15(1):243-276, 1992 1347940

Whittington CJ, Kendall T, Fonagy P, et al: Selective serotonin reuptake inhibitors in childhood depression: systematic review of published versus unpublished data. Lancet 363:1341-1345, 2004

Wilens TE, Biederman J, Mick E, Spencer TJ: A systematic assessment of tricyclic antidepressants in the treatment of adult attention-deficit hyperactivity disorder. J Nerv Ment Dis 183(1):48-50, 1995 7807071

Wilens TE, Haight BR, Horrigan JP, et al: Bupropion XL in adults with attention- deficit/hyperactivity disorder: a randomized, placebo-controlled study. Biol Psy- chiatry 57(7):793-801, 2005 15820237

Winn S, Stowe ZN, Landry JC, et al: Sertraline in breast milk and nursing infants, in 1995 New Research Program and Abstracts, American Psychiatric Association 148th Annual Meeting, Miami, FL, May 20-25, 1995. Washington, DC, American Psychiatric Association, 1995, p 73

Winterstein AG, Gerhard T, Shuster J, et al: Utilization of pharmacologic treatment in youths with attention deficit/hyperactivity disorder in Medicaid database. Ann Pharmacother 42(1):24-31, 2008 18042808

Wragg RE, Jeste DV: Neuroleptics and alternative treatments: management of be- havioral symptoms and psychosis in Alzheimer's disease and related conditions. Psychiatr Clin North Am 11(1):195-213, 1988 2898133

Wragg RE, Jeste DV: Overview of depression and psychosis in Alzheimer's disease. Am J Psychiatry 146(5):577-587, 1989 2653053

Yacobi S, Ornoy A: Is lithium a real teratogen? What can we conclude from the prospective versus retrospective studies? A review. Isr J Psychiatry Relat Sci 45(2):95-106, 2008 18982835

Yonkers KA, Wisner KL, Stewart DE, et al: The management of depression during pregnancy: a report from the American Psychiatric Association and the American College of Obstetricians and Gynecologists. Gen Hosp Psychiatry 31(5):403-413, 2009 19703633

Yudofsky SC, Silver JM, Schneider SE: The use of beta blockers in the treatment of aggression. Psychiatry Letters 6:15-23, 1988

Apêndice

Leituras sugeridas

Para médicos

American Psychiatric Association: Diagnostic and Statistical Manual of Mental Disorders, 5th Edition. Arlington, VA, American Psychiatric Association, 2013

DeBattista C, Glick IR: The Medical Management of Depression, 4th Edition. Dallas, TX, Essential Medical Information Systems, 2003

Brunton LL, Lazo JS, Parker KL (eds): Goodman and Gilman's The Pharmacological Basis of Therapeutics, 11th Edition. New York, Pergamon, 2006

Goodwin FK, Jamison KR: Manic-Depressive Illness, 2nd Edition. New York, Oxford University Press, 2007

Janicak PG, Davis JM, Preskorn SH, et al: Principles and Practice of Psycho-pharmacotherapy, 2nd Edition. Baltimore, MD, Williams & Wilkins, 1997

Jefferson JW, Greist JH, Ackerman DL, et al: Lithium Encyclopedia for Clinical Practice, 2nd Edition. Washington, DC, American Psychiatric Press, 1987

Ketter TA (ed): Handbook of Diagnosis and Treatment of Bipolar Disorders. Washington, DC, American Psychiatric Publishing, 2009

Koran LM: Obsessive-Compulsive and Related Disorders in Adults. Cambridge, UK, Cambridge University Press, 1999

Nestler EJ, Hyman SE, Malenka RC: Molecular Neuropharmacology: A Foundation for Clinical Neurosciences, 2nd Edition. New York, McGraw-Hill, 2008

Schatzberg AF, Nemeroff CB (eds): The American Psychiatric Publishing Textbook of Psychopharmacology, 4th Edition. Washington, DC, American Psychiatric Publishing, 2009

Schatzberg AF, Nemeroff CB (eds): Essentials of Clinical Psychopharmacology, 3rd Edition. Washington, DC, American Psychiatric Publishing, 2013

Stahl SM: Essential Psychopharmacology: Neuroscientific Basis and Practical Applications, 5th Edition. New York, Cambridge University Press, 2014

Para pacientes e familiares

Allen JG: Coping With Depression: From Catch 22 to Hope. Washington, DC, American Psychiatric Publishing, 2006

Burns DD: The Feeling Good Handbook (1999). New York, HarperCollins, 2012

Charney DS, Nemeroff CB: The Peace of Mind Prescription. Boston, MA, Houghton-Mifflin, 2004

Duke P, Hochman G: A Brilliant Madness: Living With Manic-Depressive Illness. New York, Bantam Books, 1992

Fawcett J, Golden B, Rosenfeld N, et al: New Hope for People With Bipolar Disorder. New York, Crown/Random House, 2000

Gilson M, Freeman A: Overcoming Depression: A Cognitive Approach to Taming the Depression Beast. San Antonio, TX, Harcourt Press/Psychological Corporation, 2000

Graves BB: Bulimia: Perspectives on Mental Illness. Mankato, MN, Lifematters Books/Capstone Press, 2000

Hales D, Hales RE: Caring for the Mind. New York, Bantam Press, 1996

Healy D: The Antidepressant Era. Boston, MA, Harvard University Press, 1998

Jamison KR: An Unquiet Mind. New York, Alfred A Knopf, 1995

Jamison KR: Touched With Fire: Manic-Depressive Illness and the Artistic Temperament. New York, Free Press, 1996

Jamison KR: Night Falls Fast: Understanding Suicide. New York, Vintage Books/Random House, 1999

Karp DA: The Burden of Sympathy: How Families Cope With Mental Illness. New York, Oxford University Press, 1999

Kerns LL, Lieberman AB: Helping Your Depressed Child: A Reassuring Guide to the Causes and Treatment of Childhood and Adolescent Depression. Roseville, CA, Prima, 1993

Kramer PD: Listening to Prozac. New York, Viking, 1993

Levenkron S: The Anatomy of Anorexia. New York, WW Norton, 2000

Mondimore FM: Bipolar Disorder: A Guide for Patients and Families. Baltimore, MD, Johns Hopkins University Press, 1999

Rosen LE, Amador XF: When Someone You Love Is Depressed. New York, Free Press, 1996

Rothschild B: The Body Remembers: The Psychophysiology of Trauma and Trauma Treatment. New York, WW Norton, 2000

Shields B: Down Came the Rain: My Journey Through Postpartum Depression. New York, Hyperion, 2006

Solomon A: The Noonday Demon: An Atlas of Depression. New York, Touchstone, 2002

Styron W: Darkness Visible: A Memoir of Madness. New York, Random House, 1990

Torrey EF: Surviving Schizophrenia: A Manual for Families, Consumers, Providers. New York, Harper & Row, 2001

Weiden P: Breakthroughs in Antipsychotic Medications: A Guide for Consumers, Families, and Clinicians. New York, WW Norton, 2000

Weissman M: Mastering Depression Through Interpersonal Psychotherapy. San Antonio, TX, Harcourt Press/Psychological Corporation, 2000

Whybrow P: American Mania: When More Is Not Enough. New York, WW Norton, 2006

Índice

A

Abstinência. *Ver também* Descontinuação
  adição de sedativos e, 612-613
  dependência de *Cannabis* e, 624
  dos benzodiazepínicos e, 427-430, 450, 613-616
  uso abusivo de opioides e, 606-607
Abuso, definição de, 36. *Ver também* Abuso de substâncias
Abuso de substâncias. *Ver também* Álcool e alcoolismo; Dependência; Tolerância; Transtornos por uso de substância
  benzodiazepínicos e, 427, 489, 613-616
  cetamina e, 157
  estimulantes e, 502-503, 513-514
  hipnóticos não benzodiazepínicos e, 478-479
  transtorno bipolar de ciclagem rápida e, 317
Acamprosato, 37, 602, 620-621
Acatisia e antipsicóticos, 264-265, 669
Acetilcolina e ADTs, 120-121
Acidente vascular cerebral (AVC)
  acompanhamento da depressão, 675
  antipsicóticos em pacientes demenciados e, 222, 663
Ácido araquidônico, 386
Ácido docosohexaenoico (DHA), 387-388
Ácido eicosapentaenoico (EPA), 386-387
Ácido fólico, 542
Ácido para-aminobenzoico (PABA), 260
Ácido valproico
  antipsicóticos típicos, 257
  dosagens e formulações de, 310
  efeitos farmacológicos de, 342
Ácidos graxos ômega-3, 386-388, 553-554
Acidose metabólica hiperclorêmica e topiramato, 378
Acinesia e antipsicóticos de primeira geração, 259, 263-264
Acne e lítio, 336
Adenosina monofosfato cíclico (cAMP), 85
Adesão
  terapia de manutenção com antidepressivos e, 58
  terapia de manutenção com antipsicóticos e, 212
  terapia de manutenção com lítio e, 326
ADHD Rating Scale IV (ADHD R4), 515
Adinazolam, 421
Administração. *Ver* Dosagens
Administração intramuscular para tranquilização rápida, 582-583

Adolescentes. *Ver também* Crianças;
Idade
advertência da FDA sobre risco de
suicídio com uso de antidepressivos
em, 8-9, 74
aripiprazol e tratamento de manutenção
para esquizofrenia em, 250-251
valproato para comportamento
disruptivo na agressão, 348
ADTs. *Ver* Antidepressivos tricíclicos
Adultos e TDAH, 38, 504, 506-507
Afinidade relativa de receptor dos
benzodiazepínicos, 422
Agentes ansiolíticos. *Ver também*
Benzodiazepínicos; Buspirona
anticonvulsivantes como, 441-444
antidepressivos como, 430-442
anti-histamínicos como, 448
antipsicóticos como, 443-445
β-bloqueadores como, 444-448
crianças e, 656-657
frequência de uso, 411
nefazodona e trazodona como, 97
novas fórmulas de, 451-452
pacientes geriátricos e, 660-662
riscos teratogênicos de, 635
subclasses de, 411-412
Agentes autonômicos e ansiedade, 412
Agentes da neurocinina-2, 452
agentes específicos cortisol e depressão,
155-156
Agentes específicos glutamato e
esquizofrenia, 279-280, 559
Agentes noradrenérgicos e transtornos
de ansiedade, 444-448. *Ver também*
β-bloqueadores
Agentes receptores adrenérgicos e TEPT,
33
Agentes tetracíclicos. *Ver também*
Amoxapina; Maprotilina
dosagens de, 124
efeitos colaterais de, 123, 131
Agitação
carbamazepina e, 360
gabapentina e, 558
intoxicação por fenciclidina e, 625-626

lorazepam e, 384
medicamentos para pacientes
geriátricos, 668-671
na sala de emergência, 580-585, 595
olanzapina e, 38
valproato e,347-348, 558
ziprasidona e, 249
Agonistas do receptor AMPA/cainato,
156
Agonistas do receptor de melatonina,
481-482
Agorafobia, 28-30, 431-432
Agranulocitose
antipsicóticos de primeira geração e, 261
carbamazepina e, 361
clozapina e, 226-228, 231-232, 234,
261, 361
Agressão. *Ver também* Violência
antipsicóticos para crianças e, 649-650
antipsicóticos para TEPT relacionado,
219
estabilizadores do humor para crianças
e, 656
estratégias de longo prazo para manejo
na sala de emergência, 585
gabapentina e, 558
lítio e, 329, 650
lorazepam e, 384
na sala de emergência, 580-581
valproato e, 348, 558
Aids
buspirona e, 451
escolha de antidepressivos e, 53
estimulantes e, 510-511
importação de agentes e, 283
transtornos psiquiátricos em pacientes
com, 675-676
AINEs. *Ver* Anti-inflamatórios não
esteroidais
Alanina aminotransferase (ALT), 679
Alcalinização urinária e lítio, 320
Álcool e alcoolismo. *Ver também* Abuso
de substâncias; Transtornos por uso de
substância
acamprosato e, 602
ansiedade e, 518

buspirona e, 451
dependência e, 36
gabapentina e descontinuação de, 374-375
cloridrato e, 485
insônia e, 472
lamotrigina e, 368
overdose de ISRS e, 75
topiramato e, 378
tratamento de abuso de substâncias e, 616-623
Alcoólicos Anônimos (AA), 619
Alimento(s), interações com IMAOs, 136, 140, 142-143. *Ver também* Dieta
Alogia e efeitos colaterais dos antipsicóticos de primeira geração, 264
Alopecia, efeitos colaterais, 336, 352
Alprazolam
  abuso de substâncias e, 614
  ansiedade associada à depressão e, 414
  crianças e, 657
  dosagens de, 418, 423-424
  efeitos farmacológicos de, 417, 419-421
  esquizofrenia e, 281
  interações medicamentosas e, 77
  transtorno de pânico e, 416, 424, 657
Alucinações, agonistas do receptor dopamina e visual, 267
Alucinógenos, 518, 624-625. *Ver também* LSD (dietilamida do ácido lisérgico)
Alzheimer's Disease Assessment Scale (ADAS), 666
Amamentação e transmissão de agentes, 364, 641
Amantadina, 71, 260, 266, 268
American Academy of Child and Adolescent Psychiatry, 500
American Diabetes Association, 231-232
American Medical Association, 9
American Psychiatric Association (APA), 231-232, 388, 553
Amilorida, 334
Aminoácidos, e potencialização de antidepressivos, 537

Amisulprida, 278, 282-283, 556
Amitriptilina
  clordiazepóxido combinado com, 544, 546-547
  depressão unipolar e, 215
  dosagem de, 118, 124, 133
  efeitos farmacológicos de, 119, 121
  insônia e, 141, 471, 483
  interações medicamentosas e, 76, 141
  perfenazina combinada com, 543, 544
  toxicidade relacionada aos níveis plasmáticos de, 128
  transtornos dolorosos e, 685
Amnésia anterógrada, 476-477
Amobarbital sódico, 263, 596
Amoxapina
  depressão psicótica e, 52
  depressão unipolar e, 215
  desenvolvimento de, 49
  dosagem de, 124, 134
  efeitos colaterais de, 131
  efeitos farmacológicos de, 119, 121
  nível sérico terapêutico de, 128
AMPA agonistas do receptor, 279-280
Ampacina, 279-280
AmpliChip, teste genético (Assurex), 55
ANC. *Ver* Contagem absoluta de neutrófilos (ANC)
Anemia aplástica e carbamazepina, 361
Anestesia e IMAOs, 144
Anfetamina
  abuso de, 502-503, 605
  dosagens e formulações de, 498, 500
  esquizofrenia e, 513
  estratégias de potencialização e, 558
  história de, 497
  transtorno de compulsão alimentar e, 37
Anomalia de Ebstein, 340
Anorexia nervosa
  antipsicóticos de segunda geração e, 223
  antipsicóticos para crianças e, 650
  ISRSs para, 66
Anorgasmia, efeito colateral de IMAOs, 142

Ansiedade. *Ver também* Agentes
ansiolíticos; Transtornos de ansiedade
álcool e, 518
benzodiazepínicos para depressão
associada a, 414
como preditor para eficácia do
tratamento psicofarmacológico, 17
comorbidade com depressão e escolha
do antidepressivo, 54
intoxicação por *Cannabis* e, 624
mensuração com escalas dimensionais
no DSM-5, 25
sala de emergência e casos graves de,
594-595
sintomas depressivos combinados com,
416
Ansiedade de desempenho, 433, 445,
447. *Ver também* Fobia social
Ansiolíticos, agentes. *Ver* Agentes
ansiolíticos
Antagonistas do hormônio peptídeo,
156
Antagonistas do receptor 5-HT$_2$. *Ver
também* Nefazedona; Trazodona
descontinuação de, 103-104
dosagens de, 97, 102-103
efeitos colaterais de, 98-101
efeitos farmacológicos de, 95-96
história de, 95
indicações para, 96-98
interações medicamentosas e, 101-102
overdose de, 101
Antagonistas dual do receptor de orexina
(DORAs), 486-488
Antagonistas serotonérgicos. *Ver*
Antagonistas do receptor 5-HT$_2$
Antagonistas substância P, 156
Antiácidos, 257, 376
Antiarrítmicos e receptor 5-HT$_2$
antagonistas, 102
Anticoagulantes
ácidos graxos ômega-3 como, 554
ADTs como, 118
Anticolinérgicos e confusão ou *delirium*,
677

Anticonvulsivantes. *Ver também*
Carbamazepina; Gabapentina;
Lamotrigina; Oxcarbazepina; Valproato
como agentes ansiolíticos, 412, 441-
444
crianças e, 655-656
dosagens e formulações de, 342
efeitos farmacológicos de, 342-343
esquizofrenia e, 280
gravidez e, 639
história de, 341
interações medicamentosas e, 354-355,
684-685
pacientes geriátricos e, 662, 670
deficiência intelectual e, 673
TEPT e, 437
tipos mais novos de, 369-371
transtorno bipolar e, 308-309
Antidepressivos. *Ver também*
Antagonistas do receptor 5-HT$_2$;
Antidepressivos tricíclicos; Inibidores da
monoaminoxidase (IMAOs); Inibidores
da recaptação de noradrenalina
(IRNs); Inibidores reversíveis da
monoaminoxidase (IRMAs); Inibidores
seletivos da monoaminoxidase;
Inibidores seletivos da recaptação de
serotonina (ISRSs)
advertência da FDA sobre potencial
suicídio em crianças e adolescentes,
8-9, 74, 650-652
agentes potencializadores para, 526-
547, 551-553
agonistas dopaminérgicos e, 535-537
agorafobia e, 431-432
antipsicóticos em combinação com,
543-545, 555-556
bulimia nervosa e, 37
bupropiona como, 104-108
crianças e, 650-655
custos de, 47, 711-712
demência e, 664-665
depressão bipolar e, 309, 313
dosagens de, 56-58, 654-655
enzimas do citocromo P450 e, 64

estabilizadores do humor combinados com, 551-553
estrogênio e, 534
fobia social e, 433-435
fórmulas genéricas e de propriedade de, 11
fórmulas novas e em desenvolvimento de, 155-158
frequência de uso, 45
história de, 48-50
limitações de, 48
lítio e potencialização da resposta a, 328-329
mirtazapina como, 109-114
overdose de, 589
pacientes geriátricos e, 658-660, 664-665
placebo, resposta e eficácia de, 46
precursores da monoamina e, 537-538
princípios gerais de uso, 50-59
riscos teratogênicos de, 635, 637-638
suplementos tireoidianos e, 530-533
TEPT e, 435-439
TOC e, 439-442
transtorno bipolar de ciclagem rápida e redução de, 317
transtornos de ansiedade e, 46-47, 413, 430
variedade de transtornos psiquiátricos usados para, 47
vilazodona como, 115-116
vortioxetina como, 116-117
Antidepressivos noradrenérgicos e dopaminérgicos combinados. *Ver* Bupropiona
Antidepressivos tricíclicos (ADTs). *Ver também* Antidepressivos
agentes potencializadores para, 527-531, 535-537, 540
agonistas dopaminérgicos e, 535-537
aids e, 510
antipsicóticos típicos e, 257
carbamazepina e, 363
cardiopatia e, 680-681, 683
como hipnóticos, 483-484
comportamento suicida e, 588

crianças e, 652-653, 679-680
dependência de álcool, 622
depressão bipolar e, 313
descontinuação de, 118, 134
dosagens e formulações de, 118, 124, 132-134
duração do tratamento com, 56
efeitos colaterais de, 54, 118, 123, 129-131
efeitos farmacológicos de, 64, 117, 119-120
eficácia de, 96, 118
esquizofrenia e, 20-21
história de, 48-49
IMAOs e, 136, 146
indicações para, 120-123
insônia e, 471-472
insuficiência hepática e, 678-680
insuficiência renal e, 677
interações medicamentosas e, 60, 118, 136, 257, 363, 683
IRSNs como alternativa para, 86
ISRSs combinados com, 76, 540
níveis séricos de, 123, 125-129
overdose de, 118, 131-132, 588-589
pacientes geriátricos e, 53, 659
potencialização de lítio e, 528-529
riscos teratogênicos de, 635
suplementos tireoidianos e, 530-531
TAG e, 30, 432-433
TDAH em adultos e, 38, 644
transtorno de pânico e, 431-432
transtornos dolorosos e, 685
Antiglicocorticoides, 48
Anti-hipertensivos
antagonistas do receptor 5-HT$_2$ e, 101-102
antipsicóticos de segunda geração e, 225
depressão associada a, 676
Anti-histamínicos. *Ver também* Difenidramina
como agentes ansiolíticos, 412, 448, 657
como auxiliares do sono, 464
como hipnóticos, 482-483
IMAOs e, 143-144

Anti-inflamatórios e depressão, 158
Anti-inflamatórios não esteroidais
 (AINEs). *Ver também* Aspirina
 lítio e, 320, 662
 pacientes idosos e, 662
 valproato e, 353
Antiparkinsonianos
 d*elirium* em pacientes geriátricos e, 663
 dosagens e formulações de, 266, 268
 efeitos colaterais neurológicos dos
  antipsicóticos de primeira geração e,
  265-267, 270-271
Antipsicóticos. *Ver também*
 Antipsicóticos atípicos; Antipsicóticos
 de primeira geração
 ADTs e, 118
 alternativas para, 280-282
 alucinógenos e, 625
 antidepressivos combinados com, 543-545, 555-556
 carbamazepina combinada com, 359
 combinações de, 554-555
 consentimento informado e risco de
  discinesia tardia, 6
 crianças e, 647-650
 custos de, 712-713
 deficiência intelectual e, 671
 depressão unipolar e, 215-217
 descontinuação de, 200
 dosagens de, 215, 649
 efeitos farmacológicos de, 193-198
 eficácia de, 199-201
 esquizofrenia e, 20-21
 estabilizadores do humor e, 381-384, 549-551, 556-558
 estratégias de potencialização e, 543-545, 549-551, 554-555
 farmacoterapia de manutenção e, 209-213
 história de, 185-188
 injetável de ação prolongada, 274-277
 insônia e, 467
 intoxicação por fenciclidina e, 626
 ISRS combinado para depressão
  psicótica, 63
 lítio e, 320, 323-324, 327, 550

medicamentos cardiovasculares e, 683
 nomes, formulações e concentrações de,
  190-192
 novas fórmulas de, 282-284
 overdose de, 592
 pacientes geriátricos e, 662-664, 668-669
 princípios gerais de uso de, 189, 199
 problemas comportamentais em
  pacientes dementes e, 668-669
 psicose ou desinibição comportamental
  na doença de Alzheimer e, 38
 psicose primeiro episódio e, 204-206
 riscos teratogênicos de, 635
 sala de emergência e complicações de,
  591-593
 TEPT e, 219
 TOC e, 218-219
 tranquilização rápida na sala de
  emergência e, 581-585
 transtorno bipolar e, 213-215
 transtornos da personalidade e, 219-221
 transtornos de ansiedade e,214-218, 443-445
 tratamento agudo com, 201-204
 tratamento auxiliar dos sintomas
  negativos e cognitivos da esquizofrenia,
  277-280
 tratamento de paciente hospitalizado
  com, 206-209
Antipsicóticos atípicos (SGAs). *Ver
 também* Aripiprazol; Asenapina;
 Clozapina; Iloperidona; Lurasidona;
 Olanzapina; Paliperidona; Quetiapina;
 Risperidona; Ziprasidona
 anorexia nervosa e, 223
 antidepressivos combinados com, 544-545
 como estabilizadores do humor, 214-215, 307
 consentimento informado e efeitos
  colaterais de, 7
 custo de, 212, 277
 depressão bipolar e, 314
 descontinuação de, 225

Índice   721

discinesia tardia e, 202
dosagens e formulações de, 225
efeitos colaterais de, 224, 230
eficácia de, 224
esquizofrenia e, 210-212, 279
esquizofrenia infantil e, 647-648
fórmulas injetáveis de ação prolongada de, 277
história de, 185-188
interações medicamentosas e, 225
lítio combinado com, 550-551
mania aguda e, 312
overdose de, 224
pacientes geriátricos e, 663-664
riscos teratogênicos de, 635, 639-640
sintomas negativos da esquizofrenia e, 279
TEPT e, 437-438
terapia de manutenção e, 210-212, 315-316
tranquilização rápida na sala de emergência e, 582-583
transtorno bipolar de ciclagem rápida e, 317-318
transtorno bipolar e, 214, 309, 315-316, 319-321, 383
transtorno da personalidade *borderline* e, 220
transtorno de pânico e, 218
transtornos de ansiedade e, 413-414, 444-445
tratamento coadjuvante para depressão e, 216-217
triagem antes de iniciar, 232
valproato combinado com, 550-551
vantagens dos antipsicóticos típicos e, 256, 258
Antipsicóticos de primeira geração
dosagens de, 257
efeitos colaterais de, 257-267, 269-274
eficácia de, 257
interações medicamentosas e, 257
mania aguda e, 312
overdose de, 257
riscos teratogênicos de, 635

TEPT e, 437
vantagens sobre os atípicos, 256, 258
Antipsicóticos injetáveis de ação prolongada (LAI), 274-277
Antipsicóticos típicos. *Ver* Antipsicóticos de primeira geração
Apatia e efeitos colaterais dos antipsicóticos de primeira geração, 264
Apneia do sono, 463-465, 684
Apomorfina, 516
Aripiprazol
crianças e, 647, 649
dosagens e formulações de, 190, 225, 251-252, 649
efeitos colaterais de, 210, 252
efeitos farmacológicos de, 197, 250
eficácia de, 250-251
em combinação com outros antipsicóticos, 555
fórmula injetável de ação prolongada de, 276
indicações para, 251
potência do medicamento de, 205
potencialização de antidepressivos e, 545
terapia de manutenção para transtorno bipolar e, 316
TOC e, 219
tranquilização rápida na sala de emergência e, 582-584
transtorno bipolar e, 316, 382-383
transtorno da personalidade *borderline* e, 221
transtorno de pânico e, 218
tratamento auxiliar da depressão e, 216, 544
Armodafinil
aids e, 510-511
depressão bipolar e, 314
dosagens e formulações de, 498
esquizofrenia e, 513
história de, 502
narcolepsia e, 465
sedação induzida por antidepressivo e, 70

722 Índice

Arritmia e antidepressivos, 53
Asenapina
 como estabilizador do humor, 383
 dosagens e formulações de, 190, 225, 256
 efeitos colaterais de, 256
 efeitos farmacológicos de, 197, 254-256
 eficácia de, 254-255
 indicações para, 255
Asma, 447, 684
Aspartato aminotransferase (AST), 679
Aspirina, 344, 605 *Ver também* Antiinflamatórios não esteroidais
Ataques de pânico. *Ver também* Transtorno de pânico
 agorafobia e, 28-30, 431-432
 β-bloqueadores e, 445
Atenolol, 433
Atípicos. *Ver* Antipsicóticos atípicos (SGAs)
Atitude e efeitos colaterais dos ADTs, 129
Ativação como efeito colateral de IMAOs, 141
Atividades da vida diária (AVDs) e antidepressivos para pacientes idosos, 665
Atomoxetina
 dosagem de, 154, 514-515
 efeitos colaterais de, 153, 515
 efeitos farmacológicos de, 151-152
 história de, 150-151
 indicações para, 153
 overdose de, 153-154
 potencialização dos ISRSs com, 539
 TDAH e, 18, 38, 505, 514, 644-645
Atorvastatina, 113
AVC e antidepressivos, 53

B

Barbitúricos, 412, 485, 613
Beck Depression Inventory, 158
Benzodiazepínicos
 abuso de substâncias e, 427, 489, 613-616
 acatisia induzida por antipsicóticos de primeira geração e, 265, 272

 agorafobia e, 28-29
 alucinógenos e, 625
 antipsicóticos combinados com, 555
 buspirona comparada com, 450
 carbamazepina e, 363
 catatonia e, 596
 como agentes coadjuvantes na mania aguda, 313
 como estabilizadores do humor, 384-385
 como hipnóticos, 473-479
 compostos genéricos de, 12
 crianças e, 656-657
 delirium e, 593-594
 dependência do álcool e, 616-617, 623
 descontinuação de e abstinência de, 415,427-430, 450
 dosagens e formulações de, 415, 418, 423-427, 475
 efeitos colaterais de, 415, 430, 476-477, 585
 efeitos farmacológicos e, 417, 419-420, 473-476
 eficácia de, 415
 haloperidol combinado com, 202-203
 história de, 412
 indicações para, 414-416
 insônia induzida por ISRS e, 69
 insuficiência pulmonar e, 684
 interações medicamentosas e, 363, 415
 lítio e, 324
 mania aguda na sala de emergência e, 591
 mudança entre, 477-478
 overdose de, 415
 pacientes geriátricos e, 660-662, 670
 pacientes suicidas na sala de emergência e, 587
 riscos teratogênicos de, 635, 640
 segurança de, 430
 subclasses de, 417, 419, 421-423
 TAG e, 30
 TEPT e, 438
 tranquilização rápida na sala de emergência e, 584-585

transtorno bipolar e, 319-321
tratamento de pacientes hospitalizados
  com antipsicóticos e, 206
Benzotropina, 263, 268, 591, 593
β-bloqueadores
  acatisia e, 265
  antipsicóticos de primeira geração e,
    257, 265
  cardiopatia e, 683
  como agentes ansiolíticos, 444-448
  depressão associada a, 676
  dosagens de, 446-447
  efeitos colaterais de, 447-448
  fobia social e, 433
  hiperexcitação autonômica na sala de
    emergência e, 595
  IMAOs e, 136
Betanecol, 130
Bifeprunox, 282
Biodisponibilidade da asenapina, 255-
  256
Bioequivalência, definição da FDA para
  compostos genéricos, 123
Biperideno, 264, 268
Bitopertina, 452
Blackouts e benzodiazepínicos, 477
Bloqueadores do canal de cálcio, 385-
  386, 683. *Ver também* Nifeldipina;
  Verapamil
Bloqueadores neuromusculares e lítio,
  320
Bloqueio adrenérgico e antagonistas do
  receptor 5-HT$_2$, 99
Bloqueio de ramo, 681
Boca seca. *Ver* Efeitos colaterais
  anticolinérgicos
Brief Psychiatric Rating Scale (BPRS),
  248
Bristol-Myers Squibb (BMS), 95
Brofaromina, 434, 437
Brometo, 134
Bromocriptina
  efeitos antiparkinsonianos de, 266
  efeitos colaterais endócrinos dos
    antipsicóticos e, 260

sedação como efeito colateral de, 70
síndrome neuroléptica maligna e, 273,
  572
Bula da embalagem, 6
Bulimia nervosa
  antidepressivos e, 47
  critérios de diagnóstico para, 37
  ISRSs para, 66
Buprenorfina
  como terapia de manutenção em adição
    em opioides, 601, 611-612
  depressão refratária ao tratamento e,
    157
  desintoxicação de opioide e, 602-603,
    608
Bupropiona
  cardiopatia e, 682
  cessação do tabagismo e, 37, 623
  crianças e, 654-655
  disfunção sexual induzida por ISRSs e,
    71
  dosagens e formulações de, 79, 108,
    654-655
  efeitos colaterais de, 107-108
  efeitos farmacológicos de, 104-105,
    121-122
  estratégias de potencialização e, 538
  gravidez e, 638
  IMAOs e, 136, 146
  indicações para, 105-107
  interações medicamentosas e, 108, 136
  lítio e, 320
  overdose e, 108, 589-591
  pacientes geriátricos e, 660
  TDAH e, 505-506, 644
  transtorno bipolar de ciclagem rápida e,
    552
  transtornos convulsivos e, 684
Buspirona
  crianças e, 657
  deficiência intelectual e, 672
  discinesia tardia e, 271
  disfunção sexual induzida por ISRS e,
    70-71
  dosagens de, 450-451

efeitos colaterais de, 451
efeitos farmacológicos de, 449
história e, 448-449
indicações para, 449
pacientes geriátricos e, 670
potencialização dos ISRSs e, 540-541
TAG e, 449
TOC e, 440

C

Cafeína, 263, 507
California Teratogen Information Service (CTIS), 636
"Calvinismo farmacológico" e prescrição de benzodiazepínicos, 427
Canadá e importação de agentes não disponíveis nos Estados Unidos, 10, 13
Canadian Network for Mood and Anxiety Treatments (CANMAT), 380
Câncer. *Ver* Quimioterapia
  estrogênio e, 534
  testosterona e, 535-536
  tetraidrocanabinol e, 517
Cannabis e transtornos por uso de substância, 375, 624. *Ver também* Tetraidrocanabinol
Caraco Clozapine Distribution System (CCDS), 227
Caraco Pharmaceuticals Laboratories, 227
Carbamazepina
  abstinência de, 358
  abuso de substâncias e, 614-615
  antipsicóticos de segunda geração e, 225
  benzodiazepínicos e, 415, 614-615
  crianças e, 656
  dor neuropática e, 687
  dosagens e formulações de, 310, 342, 358, 360-361
  efeitos colaterais de, 330-331, 358, 361-362
  efeitos farmacológicos de, 342
  eficácia de, 358
  especificador de características mistas no transtorno bipolar e, 318-321
  esquizofrenia e, 282

gravidez e, 363-364
história de, 356-357
IMAOs e, 136
indicações para, 357, 359-360
interações medicamentosas e, 60, 136, 225, 254, 257, 320, 344, 353, 358, 362-363, 368, 378, 415, 612, 656, 683-685
lamotrigina e, 368
lítio e, 320, 547-548
mania aguda e, 312
medicamentos cardiovasculares e, 683
metadona e, 612
overdose de, 358
pacientes geriátricos e, 669
riscos teratogênicos de, 635
TEPT e, 33
terapia de manutenção e, 316
topiramato e, 378
transtorno bipolar e, 308
valproato e, 353
Cardiopatia e transtorno psiquiátrico, 680-683
Cariprazina, 383-384
Carisoprodol, 687
Catarata, e quetiapina, 247
Catatonia
  efeitos colaterais de antipsicóticos típicos e, 263, 272
  sala de emergência e, 595-596
CATIE. *Ver* Clinical Antipsychotic Trials of Intervention Effectiveness
CBZ. *Ver* Carbamazepina
Cefaleias, como efeito colateral. *Ver também* Enxaquecas
  da gabapentina e pregabalina, 375
  dos IMAOs, 144
  dos ISRSs, 72
Celltech Pharmaceuticals, 500
Centers for Disease and Prevention, 45
Cephalon, 378
Cérebro, morfologia do. *Ver também* Dano cerebral
  depressão e alterações no, 58
  esquizofrenia e, 204-206

Cessação do tabagismo, 37, 105-106, 654-655. *Ver também* Nicotina
Cetamina
  depressão resistente ao tratamento e, 156-157
  suicida na sala de emergência e, 586-587
  TOC refratário e, 440
  uso abusivo de, 157
Cetoconazol, 115, 155-156, 253, 415
Cimetidina, 92, 118, 344
Ciproeptadina
  disfunção sexual induzida por ISRS, 71-72
  esquizofrenia e, 559
  síndrome serotonérgica e, 75, 588
Ciprofloxacino, 225
Citalopram
  crianças e, 654-655
  dosagens de, 60, 78, 80, 654-655
  efeitos farmacológicos de, 61-62, 65, 121
  interações medicamentosas e, 77
  overdose e segurança de, 54
  pacientes geriátricos e, 52-53
Citicolina, 605
Citocinas e depressão, 158
Citocromo P450,
  inibição por antidepressivos, 64
  IRSNs e, 85
  ISRSs e interações medicamentosas, 75-77
  valproato e, 353
Cleptomania, 32
Clínica de Discinesia Tardia (McLean Hospital), 269
Clinical Antipsychotic Trials of Intervention Effectiveness (CATIE), 186-187, 201-202, 226, 236, 241-242, 248, 250, 669
Clinical Global Impressions Scale, 253
Clínicas de repouso e descontrole comportamental em pacientes idosos, 668
Clínicas do sono, 463

Clomipramina
  crianças e, 653
  depressão refratária e, 123
  dosagem de, 124
  efeitos colaterais de, 54
  efeitos farmacológicos de, 119-122
  eficácia de, 52
  fobia social e, 434
  IMAOs combinados com, 546
  importação de, 10
  interações medicamentosas e, 76, 150
  moclobemida e, 150
  TOC e, 32, 65, 441-442
Clonazepam
  abuso de substâncias e, 614
  ansiedade grave na sala de emergência e, 594-595
  depressão maior e, 416
  dosagens de, 385, 418, 423
  efeitos colaterais de, 385
  efeitos farmacológicos de, 342
  fobia social e, 434
  ISRS combinado com, 542-543
  mania aguda e, 384
  transtorno de pânico e, 415
Clonidina
  abstinência de opioides e, 607-608
  ADTs e, 118
  cardiopatia e, 683
  desintoxicação de álcool e, 617-618
  dosagem de, 447, 607-608
  efeitos colaterais de, 228, 448
  indicações para, 445-446
  sintomas cognitivos da esquizofrenia e, 278
  TDAH e, 505, 644
  TEPT e, 437
  transtorno de Tourette e, 649
Clorazepato, 418-420
Clordiazepóxido
  amitriptilina combinada com, 544
  dependência de álcool e, 616-617, 623
  dosagens de, 418, 423
  efeitos farmacológicos de, 419-420
  IMAO combinado com, 546-547

m-clorofenilpiperazina (m-CPP), 95, 436
para ansiedade generalizada, 97
Cloridrato, 485-486
Clorpromazina
  agranulocitose e, 361
  como estabilizador do humor, 381
  crianças e, 649
  dosagens e formulações de, 190, 584, 649
  efeitos farmacológicos de, 193
  história da, 185
  pigmentação do olho e, 260-261
  potência do medicamento, 205
  tranquilização rápida na sala de emergência e, 582, 584, 595
  transtornos dolorosos e, 687
  tratamento agudo e, 203
Clorprotixina, 195
Clozapina. *Ver também* Antipsicóticos atípicos (SGAs)
  carbamazepina e, 363
  consentimento informado e, 7
  convulsões e, 684
  crianças e, 647-648
  discinesia tardia e, 271-272
  dosagens e formulações de, 190, 225, 228
  efeitos colaterais de, 198-199, 226-230, 261, 361
  efeitos farmacológicos de, 195
  eficácia de, 226
  em combinação com outros antipsicóticos, 554-555
  esquizofrenia e, 187, 558, 647-648
  história da, 223, 226-227
  interações medicamentosas e, 60, 76, 363
  janela terapêutica para, 208
  lamotrigina combinada com, 558
  lítio e, 551
  monitoramento de, 227, 231-232, 234-235
  pacientes geriátricos e, 663
  potência do medicamento, 205
  terapia de manutenção e, 230
  transtorno bipolar de ciclagem rápida e, 318
  transtorno bipolar e, 383, 551
  troca para outro antipsicótico e, 228-229
Clozapine Prescription Access System (CPAS), 227
Clozapine Registry, 227
Clozaril National Registry, 227
Cocaína
  abuso de estimulante e, 505
  efeitos farmacológicos de, 501
  gabapentina e abstinência de, 374
  terapia medicamentosa para tratamento de abuso, 603-605
Colecistocinina, antagonista do receptor tipo 2 (CCK2), 452
Combinações medicamentosas e estimulantes, 511-512. *Ver também* Estratégias de potencialização; Interações medicamentosas
CoMED Study, 111, 539
Comportamento autodestrutivo
  lítio e, 329
  TEPT e, 437
  valproato e, 348
Compostos genéricos
  custos dos planos de saúde, 11-12
  da paliperidona, 238-239
  de antipsicóticos, 204
  de clozapina, 233
  do metilfenidato e dextroanfetamina, 643
  dos ADTs, 123
Compostos triazol, 76-77
Comprovação por escrito do consentimento informado, 7
Condições médicas. *Ver também* Acidente vascular cerebral (AVC); Câncer; Diabetes; Doença hepática; Epilepsia; Insuficiência renal
  ansiedade grave e, 594
  escolha do antidepressivo e, 53
  estimulantes para depressão na, 536
  pacientes geriátricos e coexistência, 658
  psicofarmacologia para pacientes psiquiátricos com coexistência, 673-687

Consentimento informado
  antipsicóticos para crianças e, 650
  farmacoterapia durante a gravidez e,
    637
  importação de medicamentos não
    aprovados e, 10
  princípios gerais e, 5-7
Constipação. *Ver* Efeitos colaterais
  anticolinérgicos
Contagem absoluta de neutrófilos
  (ANC), e clozapina, 227, 232, 234-235
Contagem completa do sangue (CBCs), e
  monitoramento da clozapina, 231
Contagem de leucócitos (WBCs). *Ver*
  também Hemogramas
  antipsicóticos típicos e, 261
  carbamazepina e, 362
  clozapina e, 227, 231, 234-235
Contenções, uso de na sala de
  emergência, 581, 593
Contraceptivos orais
  ADTs e, 118
  carbamazepina e, 363
  modafinil e, 646
  oxcarbazepina e, 380
  potencialização dos antidepressivos por,
    534
Contrações ventriculares prematuras
  (CVPs), 681
Controle da crise e estimulantes para
  depressão, 508
Convulsões e transtornos convulsivos. *Ver*
  também Epilepsia
  abstinência de benzodiazepínicos e,
    428, 613
  agentes tetracíclicos e, 131
  antidepressivos e, 53
  antipsicóticos típicos e, 261-262
  bupropiona e, 107-108
  complicações dos transtornos
    psiquiátricos por, 684-685
  deficiência intelectual e, 672-673
  lamotrigina e, 364
  "Coquetel de Newcastle", 537

Cost Utility of the Latest Antipsychotic
  Drugs in Schizophrenia Study
  (CUtLASS), 187, 201, 226
Crescimento corporal e estimulantes para
  crianças, 643
Crianças
  advertência da FDA sobre o risco
    de suicídio decorrente do uso de
    antidepressivos em, 8-9, 74, 650-652
  aripiprazol para transtorno bipolar em,
    251
  hepatotoxicidade por valproato e, 351
  insuficiência hepática associada a ADTs
    em, 679-680
  lítio e agressão em, 329
  ômega-3, ácidos graxos, e depressão em,
    387
  ômega-3, ácidos graxos na dieta de, 554
  situações especiais na psicofarmacologia
    e, 641-657
  transtornos na infância no DSM-5, 18
Criatividade e lítio, 332
Crises oculogíricas e antipsicóticos
  típicos, 263
Cuidado controlado. *Ver também* Seguro
  saúde
  desintoxicação de álcool de paciente
    ambulatorial e, 618
  impacto na prática psiquiátrica, 11
  tempo de hospitalização e, 206
Cuidadores, consentimento informado, 7
Custo
  cuidado controlado e restrição de, 11-
    12
  da olanzapina, 245
  de antidepressivos, 47
  de antipsicóticos, 188, 204, 212, 227,
    277
  de triagem para substâncias, 603
  do monitoramento da clozapina, 232
  do pramipexol e ropinirole, 267
  dos ISRSs, 59
CX-516, 279
Cytomel, 532

D

D-anfetamina
controle da crise de depressão e, 508
dosagens e formulações de, 498, 501, 509
história da, 497, 499
Dano cerebral
antidepressivos e, 53
gabapentina e, 670
valproato e, 347-348
Dantrolene, 75, 273, 588, 592
D-cicloserina, 413, 452, 542, 559
Defeitos do tubo neural, 356, 363
Deficiência intelectual
antipsicóticos e, 213, 221
lítio e, 329
como situação especial na farmacoterapia, 671-673
Déficits cognitivos, como efeitos colaterais. *Ver também* Déficits de memória
de antidepressivos, 55
de antipsicóticos e tratamento coadjuvante dos sintomas da esquizofrenia, 277-280
de benzodiazepínicos, 426, 477
do lítio, 332
do topiramato, 377-378
Déficits de memória
depressão e, 58
lítio e, 332
Deidroepiandrosterona (DHEA), 534-536
Delirium
abstinência de benzodiazepínico e, 613
antipsiccóticos e, 221
na sala de emergência, 592-594
psicofarmacologia para pacientes geriátricos e, 660, 663
Demência
antipsicóticos atípicos e, 221-222
antipsicóticos em pacientes geriátricos com, 663-664
carbamazepina para agitação em, 360
distúrbios do sono e, 466
medicamentos para pacientes geriátricos, 664-668
terapia de manutenção com antipsicótico, 213
valproato para agitação em, 347
Dependência. *Ver também* Tolerância; Transtornos por uso de substância
benzodiazepínicos e, 426-427
definição de, 36
hipnóticos e, 464
hipnóticos não benzodiazepínicos e, 478-479
Depressão. *Ver também* Depressão endógena; Depressão maior; Depressão melancólica; Depressão pós-AVC; Depressão pós-parto; Depressão psicótica; Depressão resistente ao tratamento; Depressão unipolar
agentes específicos cortisol e, 155-156
ansiedade mista com, 416
antipsicóticos atípicos e tratamento coadjuvante de, 216-217
β-bloqueadores e, 447-448
critério diagnóstico para, 24-27
deficiência intelectual e, 672
em pacientes mantidos com metadona, 612
escolha do antidepressivo para, 51, 54-55
estimulantes e, 506-510
estratégias de potencialização para, 526-547
estrogênio e, 533
função noradrenalina e serotonina em, 151-152
gravidez e, 634
insônia e, 466, 480
lítio e, 328-329
pseudodemência secundária a, 664
psicofarmacologia geriátrica e, 659
psicofarmacologia pediátrica e, 650-655
síndromes dolorosas e, 673-674

Índice 729

suicídio na sala de emergência e, 585-591
TOC e coexistência ou comorbidade, 439
Depressão atípica
  critérios de diagnóstico para, 25
  IMAOs e, 52, 139
  ISRSs e, 63
Depressão bipolar
  antidepressivos e, 309
  antipsicóticos de segunda geração e, 188, 214
  antipsicóticos e, 383
  bupropiona e, 105
  carbamazepina e, 359
  estabilizadores do humor e, 313-315
  lamotrigina e, 365-366
  olanzapina e, 241
  potencialização do lítio e, 528
  quetiapina e, 246
  tratamento psicofarmacológico de, 23
  valproato e, 347
  ziprasidona e, 249
Depressão endógena
  ADTs e, 125-126
  critérios diagnóstico para, 24-25
Depressão maior
  antagonistas do receptor 5-HT$_2$ e, 96
  clonazepam e, 416
  critérios diagnóstico para, 24-27
  dependência de álcool e, 622
  IRSNs e, 86-89
  ISRSs e, 63
  lítio e, 328
Depressão melancólica
  critérios diagnóstico para, 24-25
  escolha do antidepressivo para, 52
  ISRSs e, 65, 82
Depressão pós-AVC, 665, 675
Depressão pós-parto, 25, 534, 641
Depressão psicótica
  antipsicóticos e antidepressivos combinados para, 543
  critérios diagnóstico para, 26
  ECT e, 215

escolha do antidepressivo para, 52
  ISRSs e, 63
  terapia de manutenção com antipsicótico e, 213
Depressão resistente ao tratamento (DRT)
  cetamina e, 156-157
  clomipramina e, 123
  escolha do antidepressivo para, 52
  estimulantes e, 507
  fluoxetina e, 216
  importação de medicamentos e, 10
  IRNs e, 154
  lítio e, 526-530
  olanzapina e, 241-242
  opioides e, 158
  valproato e, 347
Depressão respiratória
  amobarbital sódico e, 596
  overdose de antagonistas do receptor 5-HT$_2$ e, 101
Depressão unipolar
  ácidos graxos ômega-3 e, 387
  antipsicóticos e, 215-217
  lítio e, 328
  quetiapina e, 246
Descongestionantes e IMAOs, 143
Descontinuação. *Ver também*
  Abstinência; Período de abstinência; Redução; Troca de medicamentos
  da carbamazepina, 358
  da reboxetina, 154-155
  da selegilina, 148
  do lítio, 320, 326-327
  do topiramato, 377
  do valproato, 344
  dos ADTs, 118, 134
  dos antipsicóticos, 200
  dos antipsicóticos atípicos, 225
  dos benzodiazepínicos, 415, 427-430
  dos β-bloqueadores, 448
  dos IMAOs, 135, 145-1446
  dos IRSNs, 94
  dos ISRSs, 60, 81-83

Descontrole comportamental.
  Ver também Agitação; Agressão;
  Comportamento autodestrutivo;
  Impulsividade; Violência
  em pacientes com deficiência
    intelectual, 671
  em pacientes geriátricos, 668
  teratogenicidade comportamental e
    psicofarmacologia durante a gravidez,
    640-641
Desidratação e insuficiência renal, 678
Desintoxicação
  adição de sedativos e, 612-613
  uso abusivo de álcool e, 616-619
  uso abusivo de opioides e, 606-608
Desipramina
  crianças e, 654-655
  dosagens de, 124, 654-655
  efeitos colaterais de, 130
  efeitos farmacológicos de, 119, 121
  fluoxetina combinada com, 539-540
  interações medicamentosas e, 76
  lítio combinado com, 529
  nível sérico terapêutico de, 128
  TDAH e, 506
Desvenlafaxina,
  descontinuação de, 94
  dosagens de, 79, 93
  efeitos colaterais de, 90
  efeitos farmacológicos de, 84-85
  eficácia de, 83
  indicações para, 86, 88-89
  overdose de, 91
  sintomas vasoativos associados com
    menopausa e, 88-89
Dexmetilfenidato, 498, 643
Dextroanfetamina, 498
Diabetes, e cetoacidose diabética
  clozapina e, 230-231
  como efeito colateral de atípicos, 7
Diagnóstico, e classificação. *Ver também*
  Diagnóstico diferencial; Diagnóstico
  errado
  abordagem sugerida para, 16-17
  da síndrome neuroléptica maligna, 272-273

distúrbio comportamental em pacientes
  com deficiência intelectual e, 671
  do transtorno bipolar e relacionados,
    20-24
  do transtorno depressivo, 24-27
  dos transtornos alimentares, 37-38
  dos transtornos da personalidade, 35-36
  dos transtornos de ansiedade, 27-30
  dos transtornos de estresse
    pós-traumático e relacionados, 32-34
  dos transtornos do humor, 20-21
  dos transtornos do
    neurodesenvolvimento, 18
  dos transtornos dos sintomas somáticos
    e relacionados, 34-35
  dos transtornos esquizofrênicos e
    psicóticos, 19-21, 208-209
  dos transtornos obsessivos-compulsivos
    e relacionados, 31-32
  dos transtornos por uso de substância,
    36-37
  falha na resposta a antipsicóticos
    múltiplos e reavaliação de, 208-209
  limitações inerentes de, 17
  publicação das edições DSM e
    atualizações de, 15
Diagnóstico diferencial. *Ver também*
  Diagnóstico
  da acatisia induzida por antipsicóticos
    típicos, 265
  do transtorno bipolar e da
    personalidade *borderline*, 23
  do transtorno de pânico e condições
    clínicas, 674
Diagnóstico errado
  de catatonia, 263
  de síndrome neuroléptica maligna, 272
Diazepam
  abuso de alucinógeno e, 625
  ansiedade grave na sala de emergência e,
    594
  depressão associada com, 676
  descontinuação de, 428
  distonia e, 263
  dosagens de, 418, 423, 585

efeitos farmacológicos de, 419-420
esquizofrenia e, 280-281
tranquilização rápida na sala de
emergência e, 582, 584-585
Dieta. *Ver também* Alimento(s);
Suplementos de folato
ácidos graxos ômega-3 adicionados a, 553-554
IMAOs e restrições, 142
selegilina e modificações de, 148
Difenidramina
antipsicóticos combinados com, 555
como sedativo-hipnótico, 448, 483, 489
distonia induzida por antipsicóticos e, 263, 591, 593
IMAOs e, 143-144
rashes como efeito colateral da selegilina e, 149
reações dissulfiram-álcool e, 619
sintomas parkinsonianos induzidos por antipsicóticos típicos e, 266, 268
Digitálicos, 683
Diidropiridinas, 386
Discinesia tardia
antipsicóticos e, 186, 202, 215, 550, 669
antipsicóticos típicos e, 267, 269-272
buspirona e, 451
consentimento informado e, 6
gabapentina e, 374
lítio e, 550
olanzapina e, 242
pacientes geriátricos e, 663, 669
quetiapina e, 247-248
Disfunção plaquetária e valproato, 352
Disfunção sexual como efeito colateral dos antidepressivos, 54
antagonistas do receptor 5-HT_2, 99-100
antipsicóticos típicos, 259
bupropiona e induzida por ISRS, 106-107
de IMAOs, 142
de ISRSs, 70-72, 106-107
mirtazapina e induzida por ISRS, 112-113

Disparadores de ciclagem rápida em pacientes bipolares, 317
Dissulfiram, 602, 604-605, 619
Distonia e antipsicóticos, 262-263, 591-593. *Ver também* Sintomas extrapiramidais (EPS)
Distúrbios do ciclo da ureia e valproato, 356
Diuréticos e lítio, 320, 334. *Ver também* Diuréticos tiazídicos
Diuréticos tiazídicos, 662, 683
Divalproato sódico. *Ver também* Valproato
agitação associada à depressão e, 348
dosagens e formulações de, 310
estados mistos no transtorno bipolar e, 318-321
história de, 307-308
mania aguda e, 312
terapia de manutenção e, 316
transtorno bipolar de ciclagem rápida e, 317
D-metanfetamina, 499, 605
DMXB-A, 278
Documentação do consentimento informado, 7
Doença arterial coronariana e antidepressivos, 53
Doença de Alzheimer, 38, 221, 664-666
Doença de Parkinson, 146-147, 677. *Ver também* Antiparkinsonianos
Doença de Raynaud e β-bloqueadores, 447
Doença hepática
antagonistas do receptor 5-HT_2 e falha de, 99-101
complicação do transtorno psiquiátrico por, 678-680
Doença pulmonar e transtornos psiquiátricos, 684
Doença pulmonar obstrutiva crônica, 684
Donepezil, 666, 668
Dopamina
ADTs e, 120
amoxapina e, 131

antipsicóticos e, 189, 556
bupropiona e, 104
IRNs e, 151
lítio e, 322
Dor e transtornos dolorosos
  antidepressivos e, 47, 53
  complicação dos transtornos
    psiquiátricos por, 685-687
  depressão e, 673-674
  gabapentina e, 375
  levomilnaciprano e, 89
  transtorno de sintomas somáticos e, 35
Dosagem duas vezes ao dia para valproato, 349
Dosagens. *Ver também* Medicamentos específicos
  dos ADTs, 118, 124, 132-134
  dos antagonistas do receptor 5-HT$_2$, 97, 102-103
  dos anticonvulsivantes, 342
  dos antidepressivos, 56-58, 654-655
  dos antiparkinsonianos, 266, 268
  dos antipsicóticos atípicos, 225
  dos antipsicóticos pediátricos, 649
  dos antipsicóticos típicos, 257
  dos antipsicóticos usados na depressão psicótica, 215
  dos benzodiazepínicos, 415, 418, 423-427, 475
  dos β-bloqueadores, 446-447
  dos bloqueadores do canal de cálcio, 386
  dos estabilizadores do humor, 310-311, 655-656
  dos estrogênios, 534
  dos IMAOs, 135, 138, 144-145
  dos IRNs, 154
  dos IRSNs, 79, 86, 92-94
  dos ISRSs, 60, 66, 77-81
DOV 216303, 155
Doxepina,
  dosagem de,124, 133
  efeitos farmacológicos de, 119, 121
  insônia e, 472, 483, 489
  nível sérico terapêutico de, 128
Doxilamina, 483

Droperidol
  dosagens e formulações de, 190
  efeitos farmacológicos de, 194
  tarja preta de advertências sobre o prolongamento do intervalo QT$_c$ e, 189, 584
  tranquilização rápida na sala de emergência e, 582, 584
Drug Enforcement Administration (DEA), 88, 158, 499, 502, 610-611, 645
DSM-5
  farmacocinética e, 38-39
  fobia social e, 433
  organização geral de, 17-19
  publicação e atualização dos critérios diagnósticos, 15
  TAG em, 416, 425
  TOC em, 31-32
  transtorno bipolar de ciclagem rápida e, 316
  transtorno bipolar e relacionados em, 20-24, 318-321
  transtornos alimentares em, 37-38
  transtornos da personalidade em, 35-36
  transtornos de ansiedade em, 27-30
  transtornos depressivos em, 24-27
  transtornos do humor em, 20-22
  transtornos do neurodesenvolvimento em, 17-18
  transtornos dos sintomas somáticos e relacionados em, 34-35
  transtornos esquizofrênicos e psicóticos em, 19-21
  transtornos por uso de substância em, 36-37
  transtornos relacionados a trauma e a estressores em, 32-34
DSM-II, 27, 199
DSM-III, 15, 17, 22, 27, 30, 34
DSM-III-R, 15, 20-21, 24, 31, 199
DSM-IV, 15
  publicação e atualização dos critérios diagnósticos, 15
  TOC em, 31-32
  transtorno de estresse agudo em, 34

Índice   733

transtorno de estresse pós-traumático em, 33
transtornos alimentares em, 37
transtornos da personalidade em, 35-36
transtornos de ansiedade em, 27-30
transtornos depressivos em, 24-27
transtornos do humor em, 20-21
transtornos dos sintomas somáticos e relacionados em, 34
transtornos esquizofrênicos e psicóticos em, 199
DSM-IV-TR, 15, 432, 592
Duloxetina
descontinuação de, 94
dosagem de, 79, 93
efeitos colaterais de, 90
efeitos farmacológicos de, 84
história de, 83, 85
indicações para, 86-87
interação medicamentosa e, 92
transtorno dos sintomas somáticos e, 35
transtornos dolorosos e, 686
Duração do tratamento com antidepressivos, 56-59

E
ECA. *Ver* Estudo Epidemiologic Catchment Area
Economia. *Ver* Custo
Ecopipam, 605
ECT. *Ver* Eletroconvulsoterapia
Edema e lítio, 333
Educação
leituras sugeridas para médicos, 715
leituras sugeridas para pacientes e familiares, 716
terapia de manutenção com antidepressivos e, 58
Efedrina, 497, 517
Efeitos colaterais. *Ver também* Déficits cognitivos; Discinesia tardia; Efeitos colaterais anticolinérgicos; Efeitos colaterais cardiovasculares; Efeitos colaterais dermatológicos; Efeitos colaterais endócrinos; Efeitos colaterais

gastrintestinais; Efeitos colaterais no sistema nervoso central (SNC);
Síndrome neuroléptica maligna (SNM);
Síndrome serotonérgica; Medicamentos específicos
antipsicóticos típicos, 257-267, 269-274
consentimento informado e, 5-7
de ácidos graxos ômega-3, 388
de ADTs, 118, 129-131
de agonistas do receptor de melatonina, 481
de antagonistas do receptor 5-HT$_2$, 98-101
de anticonvulsivantes em crianças, 656
de antidepressivos em crianças, 653-655
de antipsicóticos atípicos, 224
de antipsicóticos em crianças, 650
de antipsicóticos em pacientes geriátricos, 669
de benzodiazepínicos, 415, 430, 476-477, 585
de β-bloqueadores, 447-448
de bloqueadores do canal de cálcio, 385-386
de estabilizadores do humor, 330-331
de hipnóticos não benzodiazepínicos, 480
de IMAOs, 135, 139-142
de IRSNs, 89-91
de ISRSs, 60, 68-75
escolha do antidepressivo e, 53-54
pacientes geriátricos e, 658
Efeitos colaterais anticolinérgicos
antipsicóticos de primeira geração, 259, 267
da olanzapina, 242-243
dos ADTs, 123, 130
Efeitos colaterais autonômicos de antipsicóticos de primeira geração, 259
Efeitos colaterais cardiovasculares. *Ver também* Prolongamento do intervalo QT$_c$
de ADTs, 123, 653
de clozapina, 228

de estabilizadores do humor, 331
de IRSNs, 90
de lítio, 335-336
Efeitos colaterais dermatológicos
da carbamazepina, 361-362
da lamotrigina, 366-367
da selegilina, 148-149
de antipsicóticos típicos, 260-261
do lítio, 336
dos estabilizadores do humor, 330
Efeitos colaterais endócrinos
do lítio, 333
dos antipsicóticos típicos, 259-260
dos estabilizadores do humor, 331
Efeitos colaterais gastrintestinais
da carbamazepina, 362
da vilazodona, 115-116
da vortioxetina, 116
do lítio, 333
do valproato, 352
dos antagonistas do receptor 5-HT_2, 98-99
dos estabilizadores do humor, 330
dos ISRSs, 68-69
Efeitos colaterais hematológicos dos estabilizadores do humor, 331
Efeitos colaterais no sistema nervoso central (SNC). *Ver também* Efeitos colaterais neurológicos
da carbamazepina, 363
de ADTs, 123
de ISRSs, 69
de naltrexona, 620
do antagonista do receptor 5-HT_2, 99
do lítio, 329-332
dos estabilizadores do humor, 330
Efeitos colaterais neurológicos. *Ver também* Efeitos colaterais no sistema nervoso central (SNC)
antipsicóticos típicos, 262-265
de antagonistas do receptor 5-HT_2, 99
uso combinado de lítio e antipsicóticos, 324
Efeitos colaterais neuromusculares do lítio, 329, 332

Efeitos colaterais renais
do lítio, 333-335
dos estabilizadores do humor, 330
Efeitos farmacológicos. *Ver também* Citocromo P450; Dopamina; Meia-vida; Noradrenalina; Serotonina; Medicamentos específicos
de antagonistas do receptor 5-HT_2, 95-96
de anticonvulsivantes, 342-343
de antidepressivos tricíclicos, 117
de antipsicóticos, 189, 193-198
de benzodiazepínicos, 417, 419-420, 473-476
de estimulantes, 501
de IMAOs, 134, 136-137
de IRSNs, 84-86
de ISRSs, 59, 62-63, 65
Eficácia da psicofarmacologia dos antidepressivos para transtornos de ansiedade, 47
antipsicóticos atípicos, 224
antipsicóticos típicos, 257
dos ADTs, 96, 118
dos antagonistas do receptor 5-HT_2, 96
dos antipsicóticos, 199-201
dos benzodiazepínicos, 415
dos IMAOs, 135, 139
dos ISRSs, 60, 651-652
escolha do antidepressivo e, 51-52
razões para limitações de, 16
Ejaculação retrógrada e antipsicóticos típicos, 259
Eletrocardiograma (ECG)
lítio e, 335
monitoramento dos ADTs em crianças e, 653
ziprasidona e, 249
Eletroconvulsoterapia (ECT)
catatonia e, 596
depressão pós-AVC e, 675
depressão psicótica e, 52, 215
esquizofrenia e, 280
hipnóticos não benzodiazepínicos e, 478

pacientes cardíacos com depressão grave
e, 682
pacientes geriátricos e, 660
pacientes suicidas na sala de emergência
e, 587
síndrome neuroléptica maligna e, 274,
596
Eletrencefalografia quantitativa (EEGQ),
55
Eli Lilly (companhia farmacêutica), 49, 153
Encainida, 60
Encefalite por HIV, 676
Enurese e ADTs, 653
Enxaquecas. *Ver também* Cefaleias
gabapentina e, 375
ISRSs e, 72
Enzima conversora da angiotensina
(ACE)
inibidores, 662
Enzimas hepáticas
antipsicóticos e, 247, 362
ISRSs e, 63
Epilepsia, 353, 356. *Ver também*
Convulsões e transtornos convulsivos
carbamazepina e, 356
do lobo temporal, 674
ovários policísticos e, 353
Epinefrina, 143
Eplivanserina, 471
Epocrates, 4-5
EPS. *Ver* Sintomas extrapiramidais
Eritromicina, 344
Erva-de-são-joão, 676
Escitalopram
depressão grave e, 63
dosagem de, 60, 78
efeitos farmacológicos de, 61, 65
eficácia de, 52
interações medicamentosas e, 77
pacientes geriátricos e, 52-53
TAG e, 67
Escolha
antipsicóticos injetáveis de ação
prolongada, 276-277
do antidepressivo, 50-56

dos antipsicóticos típicos nos estados
agudos, 203
dos ADTs, 132
Escopolamina, 517-518
Esquizofrenia
alternativas para terapia com
antipsicóticos para, 280-282
antipsicóticos atípicos, 187
antipsicóticos e intervenções precoces
na psicose de primeiro episódio, 204-
206
antipsicóticos e tratamento coadjuvante
dos sintomas negativos e cognitivos,
277-280
antipsicóticos injetáveis de ação
prolongada e, 274
crianças e antipsicóticos para, 647
critérios diagnósticos para, 19-21
desenvolvimento dos sintomas de TOC
sob o uso de agentes atípicos, 218
episódios psicóticos agudos na sala de
emergência e, 590-592
estimulantes e, 512-513
estratégias de potencialização para, 209,
554-560
iloperidona e, 239-240
insônia e, 466
lítio e, 327
olanzapina e resistência ao tratamento,
241
pacientes geriátricos e antipsicóticos
para, 662-664
terapia medicamentosa de manutenção
para, 209-213
transmissão de glutamato e, 559
valproato e, 347
Estabilizadores do humor. *Ver também*
Ácido valproico; Anticonvulsivantes;
Carbamazepina; Divalproato sódico;
Gabapentina; Lamotrigina; Lítio;
Oxcarbazepina; Tiagabina; Topiramato;
Valproato
ácidos graxos ômega-3 como, 386-388
antipsicóticos como, 381-384
benzodiazepínicos como, 384-385

bloqueadores do canal de cálcio como, 385-386
características mistas no transtorno bipolar e, 318-321
crianças e, 654-656
custos de, 713-714
depressão bipolar e, 313-315
dosagens e formulações de, 310-311, 655-656
efeitos colaterais de 330-331
esquizofrenia e, 556-558
estratégias de potencialização e, 547-554, 556-558
história de, 307-309
pacientes geriátricos e, 661-662
para mania e hipomania, 23, 309, 312-313, 591
riscos teratogênicos de, 635
terapia de manutenção com, 315-316
transtorno afetivo sazonal e, 106
transtorno bipolar com ciclagem rápida e, 316-318
Estado misto do transtorno bipolar, 318-321, 325
carbamazepina e, 359
como desafio diagnóstico e tratamento, 318-321
terapia de manutenção com lítio, 325
valproato e, 346
Estazolam, 473-475
Esteroides e sintomas psiquiátricos, 677
Estimulação cerebral profunda (DBS) e TOC, 441-442
Estimulantes. *Ver também* Atomoxetina; Guanfacina
abuso de, 502-503, 513-514, 604-605
ADTs e, 118
aids e, 510-511
combinações medicamentosas e, 511-512
crianças e, 642-647
deficiência intelectual e, 673
definição de, 497
depressão e, 506-510, 536
dosagens e formulações de, 498, 500-501

esquizofrenia e, 677
fórmulas alternativas de, 517-518
história de, 497, 499, 516
mania e, 677
pacientes clinicamente doentes e, 674-675
pacientes geriátricos e, 660
psicose e, 512-513, 558
TDAH e, 38, 504-506
transtorno de compulsão alimentar e, 511
Estratégias de potencialização
abordagens farmacoterapêuticas para depressão e, 526-547
combinações de agonista dopaminérgico e antidepressivo e, 535-537
combinações de antipsicóticos e antidepressivos e, 543-545
combinações de ISRSs como, 538-543
combinações de suplementos tireoidianos e antidepressivos, 530-533
combinações do precursor da monoamina e antidepressivo e, 537-538
esquizofrenia resistente ao tratamento e, 209
hormônios em combinação com antidepressivos e, 533-534
lítio e resposta ao antidepressivo, 328-329, 526-530
mirtazapina e efeitos antidepressivos, 11-112
para depressão, 526-547
para depressão bipolar, 547-554
para esquizofrenia, 554-560
Estratégias de redução do sintoma, aprovação da FDA, 38
Estrogênio em combinação com antidepressivos, 533-534
Estudo BALANCE, 548
Estudo Epidemiologic Catchment Area (ECA), 17, 20-21, 23-24, 27-30, 36
Estudos PREVAIL, 314
Estupor na sala de emergência, 595-596

Eszopiclone
dosagem de, 467, 480, 487
efeitos farmacológicos de, 479
eficácia de, 468-469, 478, 489
pacientes geriátricos e, 661-662
qualidade do sono e, 467
troca dos benzodiazepínicos dos pacientes para, 477
vantagens sobre benzodiazepínicos hipnóticos, 471
Etanercepte, 158
Etclorvinol, 485-486
Etinamato, 485, 486
Etopropazina, 266
Etosuximida, 344, 381
Exame de cabelo para uso de medicamento, 603
Exames laboratoriais. *Ver também* Hemogramas; Testes da função hepática; Testes da função renal
escolha do antidepressivo e, 55-56
monitoramento da clozapina e, 227
variação nos testes para ADTs, 129
Exposição solar e lamotrigina, 367

F

Fadiga e carbamazepina, 362. *Ver também* Sedação
Família
leituras sugeridas para, 716
terapia de manutenção com lítio e, 325-326
Famotidina, 243
Farmacogenética e DSM-5, 38-39
Fator de liberação de corticotrofina (CRF), 155, 452
Fator neurotrófico derivado do cérebro (BDNF), e ISRSs, 62
Fatores de risco
para abuso de benzodiazepínicos, 427
para complicações pelo uso de antipsicóticos, 592-593
para suicídio, 585-586
FazaClo Patient Registry (FPR), 227

Febre e síndrome neuroléptica maligna, 272
Fenciclidina, 625-626
Fenelzina
crianças e, 654-655
dosagem de, 138, 144-145, 654-655
efeitos colaterais de, 141
efeitos farmacológicos de, 137
IMAOs combinados com, 546
TEPT e, 33
transtornos de pânico e, 431
Fenfluramina, 127
Fenilalanina, 537
Fenitoína, 618
Fenobarbital
dosagem de, 135
interações medicamentosas e, 60, 344, 368
lamotrigina e, 368
Fenotiazinas, 127, 193-194, 344
Fentermina, 501
Fentolamina, 144
Feocromocitoma, 674
Fibromialgia, 87-88, 375, 686
Fisostigmina, 130
Flashbacks e TEPT, 437
Flecainida, 60
Fluconazol, 415
Fludrocortisona, 140
Flufenazina
dosagens e formulações de, 190
efeitos farmacológicos de, 194
potência do medicamento, 205
terapia de manutenção e, 211-212
Flumazenil, 436
Fluoxetina
antagonistas do receptor 5-HT$_2$, 102
antipsicóticos combinados com, 188, 383, 543-544, 556
aprovação para uso em crianças e adolescentes, 9
ausência de resposta a, 57
crianças e, 9, 651, 654-655
depressão bipolar e, 23, 188, 314
depressão maior e, 416

738 Índice

depressão pós-AVC e, 675
depressão psicótica e, 52
descontinuação de, 81
desipramina combinada com, 539-540
dosagens de, 60, 69, 77-78, 80, 654-655
efeitos colaterais de, 69
efeitos farmacológicos de, 61-63, 65, 121
formulação genérica de, 11
gravidez e, 637-638, 640
história de, 49
ideação suicida e, 73-74
insônia e, 466-467
interações medicamentosas e, 60, 76-77, 344
overdose de, 75
sintomas negativos da esquizofrenia e, 279
transtorno de pânico e, 66
transtorno disfórico pré-menstrual e, 67
transtornos alimentares e, 66
tratamento coadjuvante da depressão e, 216
troca para IMAO após uso de, 82, 146
Flurazepam, 473-476
Fluspirilene, 282
Fluvoxamina
clozapina e, 229
doença pulmonar e, 684
dosagens de, 78, 80-81
efeitos farmacológicos de, 61, 65, 121
fobia social e, 434
interações medicamentosas e, 76-77, 225, 612
metadona e, 612
pacientes HIV-positivos e, 676
Fobia de animal, 28-29
Fobia escolar, 657
Fobia social
antidepressivos e, 433-435
critérios diagnóstico para, 28-29
gabapentina e, 374
em crianças, 657
paroxetina e, 66-67
RIMAs e, 149-150

Fobias. *Ver também* Fobia animal; Fobia escolar; Fobia social
Fobias específicas, 28-29
Folga na medicação e tratamento do TDAH, 644
Formação de cálculo renal e topiramato, 378
Fórmula transdérmica da selegilina, 147
Formulações de liberação controlada da paroxetina, 80
Fórmulas. *Ver* Dosagens
Fórmulas de liberação imediata (IR) de valproato, 349
Fórmulas de liberação prolongada (ER)
do alprazolam, 424
do valproato, 349
Fosfatidilinositol (PI) sistema, 322-323, 537
Freud, Sigmund, 516
Funcionamento executivo e antidepressivos, 55. *Ver também* Déficits cognitivos

G

Gabapentina
abuso de substâncias e, 37
agitação nos pacientes com lesão cerebral e, 670
delirium pós-operatório e, 594
dependência de álcool e, 621
discinesia tardia e, 271
dosagens e formulações de, 311, 342, 369, 376, 442, 484
efeitos colaterais de, 330-331, 371, 375
efeitos farmacológicos de, 342, 369, 372
esquizofrenia e, 558
fobia social e, 434, 442
gravidez e, 376
indicações para, 371-375
insônia e, 472, 484, 489
interações medicamentosas e, 370, 375-376
lítio e, 549
overdose de, 375

pacientes geriátricos e, 662
transtornos de ansiedade e, 442
transtornos dolorosos e, 686
Galantamina, 278, 667
Ganho de peso como efeito colateral
  da asenapina, 256
  da gabapentina e pregabalina, 375
  da mirtazapina, 112-113
  da olanzapina, 243-244, 377
  da quetiapina, 247
  da risperidona, 237
  da zotepina, 283
  do lítio, 333
  do valproato, 351-352
  dos ADTs, 130-131
  dos agentes atípicos (SGAs), 7, 210, 648
  dos antidepressivos, 54
  dos antipsicóticos típicos, 260
  dos ISRSs, 73
  transtorno da personalidade *borderline*, 220
Gene HLA-B e carbamazepina, 362
Genética e critério diagnóstico e
  classificação no futuro, 38-39
Genômica e escolha do antidepressivo, 55
Gepirona, 452
Ginkgo biloba e disfunção sexual induzida
  por ISRS, 71-72
Glicina, 559
Glicocorticoides, 155
Glutetimida, 485-486
Gravidez
  ácidos graxos ômega-3 na dieta de, 554
  carbamazepina e, 363-364
  como problema complexo para os
    psiquiatras, 633-634
  gabapentina e pregabalina e, 376
  lamotrigina e, 368, 372
  lítio e, 340-341
  riscos do não tratamento da doença
    mental durante, 634, 636-641
  teratogênese e administração de
    medicamentos durante, 634-635
  valproato e, 356

Grupos de apoio e terapia de manutenção
  com lítio, 326
Guanetidina, 683
Guanfacina
  cognição na esquizofrenia e, 278
  dosagem e formulações de, 498, 515
  efeitos colaterais de, 515
  pesadelos no TEPT e, 437
  TDAH e, 644
Guerra do Vietnã e TEPT, 32-33
Guia do consumidor para medicamentos, 5

H
Halazepam, 420-421
Haloperidol
  abuso de alucinógenos e, 625
  benzodiazepínicos combinados com, 202-203
  carbamazepina e, 359
  crianças e, 649-650
  delirium e, 593
  discinesia tardia e, 186
  dosagem e formulações de, 191, 274, 584, 649
  efeitos farmacológicos de, 189, 194
  fórmula injetável de ação prolongada de, 274-275
  interações medicamentosas e, 60, 323
  intoxicação por *Cannabis* e, 624
  lítio e, 324
  níveis plasmáticos e resposta clínica a, 208
  potência do medicamento, 205
  quadros agudos e, 202-204
  terapia de manutenção e, 210-211
  tranquilização rápida na sala de
    emergência e, 582, 584
  transtorno do espectro autista e, 223, 649
  transtornos dolorosos e, 687
  tratamento precoce de pacientes de
    primeiro episódio psicótico com, 205-206
Hamilton Anxiety Rating Scale, 67, 87

Hamilton Depression Rating Scale
(HDRS), 46, 51, 111, 116, 238, 387
HDRS. *Ver* Hamilton Depression Rating
Scale
Hemogramas, para depressão maior, 55.
Ver também Contagem de leucócitos;
Níveis séricos
Hepatite obstrutiva alérgica, 261
Hepatotoxicidade. *Ver também* Doença
hepática
do valproato, 351
efeitos colaterais dos IRSNs e, 90
tarja preta de advertências sobre
nefazodona e, 95, 100
Heroína, 606, 609
Hidroclorotiazida e lítio, 334
Hidroxizina, 448
Higiene do sono e insônia, 469
Hioscina, 516
Hiperamonemia e valproato, 353, 356
Hiperglicemia e clozapina, 230
Hiperprolactinemia e antipsicóticos
típicos, 260
Hipertensão. *Ver também* Pressão arterial
clonidina e, 445
IMAOs e, 143
IRSNs e, 89-90
selegilina e, 136
síndrome neuroléptica maligna e, 273
Hipertermia e síndrome neuroléptica
maligna, 273
Hipertireoidismo, 674
Hipnose e distonia como efeito colateral
dos antipsicóticos típicos, 263
Hipnóticos
abuso de substâncias e, 612-613
antagonistas dual do receptor da
orexina como, 486-488
antidepressivos tricíclicos como, 483-484
anti-histamínicos como, 482-483
benzodiazepínicos como, 473-478
fórmulas não benzodiazepínicas de, 478-482
insônia e, 463-472, 488-490

não barbitúricos como, 484-486
pacientes geriátricos e, 660-662
trazodona como, 98
Hipoglicemia e lítio, 333
Hipoglicêmicos orais e IMAOs, 136
Hipogonadismo, 535-536
Hipotensão. *Ver também* Pressão arterial
antipsicóticos e, 259, 592
iloperidona e, 240
IMAOs e, 141, 682
mirtazapina e, 113-114
Hipotensão ortostática, antagonistas do
receptor $5-HT_2$ como efeito colateral, 98
Hipotireoidismo, 532, 674
Human Genome Project, 39

I

Ibuprofeno, 344
Idade. *Ver também* Adolescentes; Adultos;
Crianças; Pacientes geriátricos
escolha do antidepressivo e, 52-53
início do transtorno da personalidade
antissocial, 36
perfil do efeito colateral do aripiprazol
e, 252
Illinois Teratogen Information Specialists,
637
Iloperidona
dosagens e formulações de, 191, 225, 240
efeitos colaterais de, 239-240
efeitos farmacológicos de, 198, 239
eficácia de, 239
Imagem funcional e escolha dos
antidepressivos, 55-56
Imipramina
crianças e, 653-655
desenvolvimento de, 48-49
doença hepática e, 679
dosagem de, 118, 124, 132-133, 540, 654-655
efeitos farmacológicos de, 119, 121
metilfenidato e, 511
nível sérico terapêutico de, 128

prevenção da recaída e, 57
TEPT e, 33
transtorno de pânico e, 431
Importação de medicamentos, 10, 13, 283-284
Impulsividade
  carbamazepina e, 360
  valproato e, 348-349
Incontinência urinária como efeito colateral
  de IMAOs, 139
  de IRNs, 153
Incontinência urinária de estresse e duloxetina, 88
Índia, medicamentos importados da, 10
Indicações. *Ver também* Transtornos específicos e medicamentos
  do psiquiatra para o departamento de emergência, 596-597
  para ADTs, 120-123
  para antagonistas do receptor 5-HT$_2$, 96-98
  para benzodiazepínicos, 414-416
  para β-bloqueadores, 444-446
  para hipnóticos no tratamento da insônia, 468
  para IMAOs, 137, 139
  para IRSNs, 86-89
  para ISRSs, 63, 65-68
Índices de massa corporal (IMCs), 243
Indústria farmacêutica. *Ver também* Caraco Pharmaceuticals Laboratories; Celltech Pharmaceuticals; Eli Lilly; Jazz Pharmaceuticals; Novartis Pharmaceuticals; Pfizer; Teva Pharmaceuticals; Titan Pharmaceuticals; Vanda; Wyeth
  história de antidepressivos, 49
  pesquisa sobre tratamentos combinados e, 526
Infarto agudo do miocárdio (IAM), 680
Infliximabe, 158
Inibição do apetite e bupropiona, 106
Inibidor da recaptação de serotonina. *Ver* Vortioxetina
Inibidores da acetilcolinesterase, 667-669
Inibidores da monoaminoxidase (IMAOs). *Ver também* Inibidores reversíveis da monoaminoxidase (IRMAs); Inibidores seletivos da monoaminoxidase
  ADTs e, 118, 146, 545-546
  agentes potencializadores para, 527, 545-546
  alimentos a serem evitados, 136, 140, 142-143
  antagonistas do receptor 5-HT$_2$ e, 102
  bupropiona e, 108
  crianças e, 653
  depressão resistente ao tratamento e, 52
  descontinuação de, 135, 145-146
  doença cardíaca e, 682
  dosagens e formulações de, 135, 138, 144-145
  efeitos colaterais de, 54, 135, 139-142, 588
  efeitos farmacológicos de, 134, 136-137
  eficácia de, 135, 139
  fobia social e, 434
  história de antidepressivos e, 48
  indicações para, 137, 139
  interações medicamentosas e, 60, 75, 118, 136, 142-145, 150, 257, 687
  IRSNs e, 91
  ISRSs e, 75
  mirtazapina e, 114
  overdose de, 135, 588-589
  pacientes geriátricos e, 53
  riscos teratogênicos de, 635
  TEPT e, 437
Inibidores da protease, 53, 510-511, 676
Inibidores da recaptação de noradrenalina (IRNs), 150-155. *Ver também* Atomoxetina; Roboxetina
Inibidores da recaptação de serotonina e noradrenalina (IRSNs). *Ver também* Desvenlafaxina; Duloxetina; Levomilnaciprano; Milnaciprano
  crianças e, 654-655
  descontinuação de, 94

dosagens e formulações de, 79, 86, 92-94
efeitos colaterais de, 89-91
efeitos farmacológicos de, 84-86
história de, 83, 85
IMAOs e,136
indicações para, 86-89
interações medicamentosas e, 91-92, 136
overdose de, 91, 589
transtorno de pânico e, 432
transtorno de sintomas somáticos e, 34
transtornos de ansiedade e, 46-47, 414, 431
transtornos dolorosos e, 686
Inibidores de recaptação tripla, 48, 155
Inibidores integrados, 510-511
Inibidores não nucleosídeos da transcriptase reversa (NNRTIs), 510-511
Inibidores reversíveis da monoaminoxidase (IRMAs), 50, 149-150
Inibidores seletivos da monoaminoxidase, 146-149. *Ver também* Selegilina
Inibidores seletivos da recaptação de serotonina (ISRSs)
  abuso de substâncias em pacientes depressivos e, 612
  ADTs e,118, 127
  agentes potencializadores para, 527, 529, 538-543, 555-556
  antipsicóticos combinados com, 382, 555-556
  antipsicóticos típicos e, 257
  cardiopatia e, 680, 682-683
  crianças e, 651-652
  demência e, 221-222
  dependência de álcool e, 621-622
  descontinuação de, 60, 81-83
  dosagens de, 60, 66, 77-81
  efeitos colaterais de, 54, 60, 68-75, 106-107, 112
  efeitos farmacológicos de, 59, 61-63, 65
  eficácia de, 51, 60, 110-111
  esquizofrenia e, 20-21
  farmacogenética e, 39
  fobia social e, 434
  indicações não aprovadas para, 8-9
  indicações para, 63, 65-68
  interações medicamentosas e, 60, 75-77, 118, 127, 150, 257, 320, 683
  lítio e, 320, 529
  moclobemida e, 150
  overdose de, 53-54, 74-75, 589
  pacientes geriátricos e, 670
  popularidade de, 59
  riscos teratogênicos de, 635, 638, 640-641
  risperidona e, 236
  segurança na *overdose*, 60
  sintomas negativos da esquizofrenia e, 279
  TDAH e, 644
  TEPT e, 33, 437-439
  TOC e, 32, 413, 439-442
  transtorno da personalidade *borderline* e, 35, 220
  transtorno de sintomas somáticos e, 34
  transtorno disfórico pré-menstrual e, 27
  transtorno distímico e, 27
  transtornos de ansiedade e, 46-47, 431
  transtornos dolorosos e, 685-686
  troca de um para outro, 82-83
  troca para antagonistas do receptor 5-HT$_2$ de, 102
Inositol, 537-538
Insolação e síndrome neuroléptica maligna, 272
Insônia
  abordagens farmacológicas para, 470-472, 488-490
  barbitúricos e, 485
  como efeito colateral, 69, 107, 141, 149
  definição de, 463
  descontinuação da trazodona ou nefazodona e rebote, 103
  em pacientes psiquiátricos, 465-469
  escolha do antidepressivo e, 54
  médicos de cuidados primários e, 465
  mortalidade e, 464

Índice 743

pacientes geriátricos e, 661-662
prevalência de, 463
problemas clínicos frequentes em casos de, 465
terapia comportamental para, 469-470
tratamento de doença subjacente e, 464
Insuficiência renal, e complicação dos transtornos psiquiátricos, 677-678. *Ver também* Testes de função renal
Interações medicamentosas. *Ver também* Medicamentos específicos
  ADTs e, 60, 118, 136, 257, 363, 683
  antagonistas do receptor 5-HT$_2$ e, 101-102
  anticonvulsivantes e, 354-355, 684-685
  antipsicóticos atípicos e, 225
  antipsicóticos típicos e, 257
  benzodiazepínicos e, 363, 415
  IMAOs e, 60, 75, 118, 136, 142-145
  IRSNs e, 91-92, 136
  ISRSs e, 60, 75-77, 118, 127, 150, 257, 320, 683
  manutenção com metadona e, 612
Internet
  alucinógenos e, 518
  compra de medicamentos por pacientes e, 10-11, 13
Intoxicação como efeito colateral de IMAOs, 142
Ioimbina, 71-72, 436
Iproniazida, 48
IRNs. *Ver* Inibidores da recaptação de noradrenalina
Irritabilidade e lítio, 329
IRSNs. *Ver* Inibidores da recaptação de serotonina e noradrenalina
Isocarboxazida, 53, 135, 137-138, 546
ISRSs. *Ver* Inibidores seletivos da recaptação de serotonina (ISRSs)

J

Janela terapêutica
  para ADTs, 126
  para antipsicóticos, 207-208
  para trazodona, 103

Jazz Pharmaceuticals, 227
Journal of the American Medical Association (JAMA), 464

L

Lamotrigina
  carbamazepina e, 363
  crianças e, 656
  depressão bipolar e, 23, 314
  dosagens e formulações de, 310, 342, 367-369, 656
  efeitos colaterais de, 330-331, 366-367, 371
  efeitos farmacológicos de, 343, 369
  esquizofrenia e, 558
  gravidez e, 368, 372, 639
  história da, 364
  indicações para, 364-366, 371
  interações medicamentosas e, 353, 355, 363, 368, 370
  lítio e, 549
  overdose de, 367
  terapia de manutenção com, 315-316
  transtorno bipolar de ciclagem rápida e, 317
  transtorno bipolar e, 308, 549
  valproato e, 353
Laringoespasmo e antipsicóticos, 592
L-Dopa, 118, 266-267, 677
Leucocitose e síndrome neuroléptica maligna, 273
Leucopenia
  carbamazepina e, 362
  clozapina e, 232
Levetiracetam, 380
Levomilnaciprano, 79, 84, 86, 89, 94, 121-122
Linhas telefônicas exclusivas sobre efeitos teratogênicos durante a gravidez, 636-637
Lisdexanfetamina, 498, 500, 511, 536
Lítio
  adição de quetiapina a, 246
  adição de topiramato a, 377
  antidepressivos combinados com, 216, 552

antipsicóticos combinados com, 550
β-bloqueadores e tremores secundários a, 446
crianças e, 649-650, 655-656
deficiência intelectual e, 672
depressão bipolar e, 314
depressão resistente ao tratamento e, 526-530
descontinuação de, 320, 326-327
discinesia tardia e, 271
divalproato sódico comparado com, 308
dor neuropática e, 687
dosagens e formulações de, 310, 320, 336-341, 529
efeitos colaterais de, 320, 329, 330-331, 332-336
efeitos farmacológicos de, 321-323
eficácia de, 320
esquizofrenia e, 20-21, 280, 282, 557
estratégias de potencialização e, 547-548, 550
gravidez e, 340-341
haloperidol e, 324
história do, 319-321
indicações para, 321, 323-329
insuficiência renal e, 677
interações medicamentosas e, 320, 323, 683
mania aguda e, 312, 338
medicamentos cardiovasculares e, 683
overdose de, 320
pacientes geriátricos e, 661-662
pacientes suicidas e, 587-588
recaídas na depressão unipolar e, 57
riscos teratogênicos de 635-636
síndrome neuroléptica maligna e, 229
terapia de manutenção com, 315-316
transtorno bipolar de ciclagem rápida e, 317
transtorno bipolar e, 23
L-metilfolato, 542
Lorazepam
agressão e agitação em pacientes psicóticos e, 384
ansiedade grave na sala de emergência e, 594

complicações do uso de antipsicóticos e, 592-593
delirium e, 594
desintoxicação de álcool e, 617-618
dosagens de, 385, 423, 585
efeitos colaterais de, 385
efeitos farmacológicos de, 419-420
intoxicação por *Cannabis* e, 624
pacientes suicidas na sala de emergência e, 587
tranquilização rápida na sala de emergência e, 582, 584-585
Loxapina
dosagens e formulações de, 191, 418
efeitos farmacológicos de, 195
potência do medicamento, 205
tranquilização rápida na sala de emergência e, 582
Loxitane, 584
LSD (dietilamida do ácido lisérgico), 100, 279, 517, 624-625
Lurasidona
como estabilizador do humor, 383
depressão bipolar e, 23, 214, 314
dosagens e formulações de, 191, 225
efeitos colaterais de, 253
efeitos farmacológicos de,198, 252
eficácia de, 252-253
interações medicamentosas e, 253-254
lítio combinado com, 550-551
L-α-acetilmetadol (LAAM), 602, 609

M

Ma huang (Efedra), 517
Mania
aripiprazol e, 251
asenapina e, 255
benzodiazepínicos e, 384
bupropiona e, 105
critérios diagnósticos para, 20-22
episódios agudos na sala de emergência,591
estabilizadores do humor e, 309, 312-313
insônia e, 466

lítio e, 323-324, 338
olanzapina e, 241, 382
quetiapina e, 246
valproato e, 345-346, 350
ziprasidona e, 249
Maprotilina
  desenvolvimento de, 49
  dosagem de, 124, 134
  duração do tratamento, 56-59
  efeitos colaterais de, 131
  efeitos farmacológicos de, 119, 121
  nível sérico terapêutico de, 128
Marijuana. Ver Cannabis
Massachusetts General Hospital, 144, 506
McLean Hospital, 215, 229, 233, 236, 261, 264, 269, 272, 345, 436, 466, 507, 672
Measurement and Treatment Research to Improve Cognition in Schizophrenia (MATRICS), 278, 558
MedAlert Card, 144
Medicamentos frios e IMAOs, 142.
  Ver também Anti-histamínicos; Descongestionantes
Medicare, 232, 267
Médicos, leituras sugeridas para, 715
Meia-vida
  da asenapina, 256
  da ziprasidona, 249
  do alprazolam, 421
  do aripiprazol, 251
  do diazepam, 419
  dos ISRSs, 65
  farmacocinética e, 422
Memantina, 157, 667-668
Menopausa e desvenlafaxina, 88-89
Meperidina e interações medicamentosas com IMAOs, 136, 143, 150, 257, 687
Meprobamato, 412
Mercúrio e dieta com peixe, 554
Mesilato decodergocrina, 665
Mesoridazina, 193, 262
Metabolismo dos medicamentos e níveis plasmáticos, 125

Metadona, 601-602, 606-607, 609-610, 612
Metanfetamina, 498, 502-503, 509
Metaqualona, 485-486
Metiformina, 243-244
Metilfenidato
  aids e, 510
  depressão e, 508, 536
  dosagens e formulações de, 498, 500, 509-510, 643
  efeitos farmacológicos de, 501
  história do, 499
  imipramina e, 511
  psicose e, 512-513
  TDAH e, 18, 642-643
Metiprilona, 485-486
Metoclopramida, 283
Metronidazol, 619
MHPG (3-metóxi-4-hidróxi-fenilglicol), 57, 151
Microfagia e antipsicóticos típicos, 263
Mifepristona, 156, 244, 621
Milnaciprano
  descontinuação do, 94
  dosagens do, 79, 93-94
  efeitos colaterais do, 90
  efeitos farmacológicos do, 84-85
  história do, 85
  indicações para, 88
  transtornos dolorosos e, 686
Mineralcorticoide, 140
Mini-Mental State Exam, 666
Mirtazapina
  como agente hipnótico, 413, 484, 489
  depressão melancólica e, 52
  dosagens e formulações da, 79, 114
  efeitos colaterais da, 54, 69, 112-114
  efeitos farmacológicos da, 109-110, 121-122
  história da, 49, 109
  IMAOs e, 136
  indicações para, 110-112
  interações medicamentosas e, 114, 136
  overdose de, 114

pacientes geriátricos e, 53, 658-659, 661-662
potencialização dos ISRSs e, 538-539
Misto de ansiedade e depressão, 416
sintomas negativos da esquizofrenia e, 279
MK-0869, 156
Moclobemida, 149-150, 434
Modafinil
  aids e, 510
  dosagens e formulações do, 498
  esquizofrenia e, 513
  história do, 501-502
  pacientes geriátricos e, 660
  potencial para abuso de, 503
  potencialização dos ISRSs e, 539
  sedação induzida pelo antipsicótico e, 228, 244, 247
  sedação induzida pelo ISRS e, 70
  TDAH e, 505, 645-647
Molindona
  efeitos farmacológicos da, 195
  ganho de peso e, 260
  narcolepsia e, 465
  potência do medicamento, 205
Monitoramento
  da clozapina, 227, 231-232, 234-235
  de estimulantes, 508
  dos comportamentos-alvo nos pacientes com deficiência intelectual, 671
Montgomery-Åsberg Depression Rating Scale (MADRS), 115-116, 248, 253, 365
Morfina e TOC, 440-442
Mortalidade
  abstinência de sedativos e, 613
  antipsicóticos atípicos para demência em idosos e, 22, 663
  insônia e, 464
  overdose de antagonistas do receptor 5-HT$_2$ e, 101
  overdose de ISRSs e, 68, 74-75
Morte súbita e antipsicóticos típicos, 262
Movimentos atetoides e discinesia tardia, 267, 269
Movimentos coreiformes e discinesia tardia, 267
Mylan Laboratories, 227

N

Nadolol, 672
Nalmefene, 436
Naloxona, 608, 610
Naltrexona, 601-602, 608, 610-611, 620-621
Não barbitúricos, como hipnóticos, 484-486
Não benzodiazepínicos hipnóticos, 478-482
Narcolepsia, 465, 501-502
Narcóticos Anônimos, 626
National Comorbidity Survey (NCS), 17, 23-24, 27-30, 36
National Institute of Mental Health (NIMH), 39, 215, 278, 338, 372-373, 463, 471, 526, 558
National Institute on Aging, 666
National Institute on Drug Abuse (NIDA), 603-604, 611
National Institutes of Health (NIH), 464
National Non-Rechallenge Masterfile, 227
Náuseas. *Ver* Efeitos colaterais gastrintestinais
NCS. *Ver* National Comorbidity Survey
Necrólise epidérmica tóxica e carbamazepina, 361
Nefazodona. *Ver também* Antagonistas do receptor 5-HT$_2$
  benzodiazepínicos e, 415
  descontinuação de, 103-104
  dosagens de, 78, 97, 103
  efeitos colaterais de, 98-101
  efeitos farmacológicos de, 95-96, 121
  IMAOs e, 136
  indicações para, 96-98
  interações medicamentosas e, 102, 136, 415
  overdose de, 101
  pacientes geriátricos e, 559-660

pacientes HIV positivos e, 676
tarja preta de advertência sobre
potencial hepatotoxicidade de, 95, 100
Nefrite intersticial e lítio, 334-335
Neuralgia trigeminal e carbamazepina, 356
Neuropepitídeos, 452
Neurotransmissores. *Ver* Dopamina;
Noradrenalina; Serotonina
New England Journal of Medicine, 666
NICE (Grupo consultor britânico), 54
Nicotina. *Ver também* Cessação do
tabagismo
  antipsicóticos típicos e, 257
  transtornos do uso de substâncias e, 37,
  623
"NIDA 5", 603
Nifeldipina, 144
NIH State of the Science Conference
Statement on Manifestations and
Management of Chronic Insomnia in
Adults Statement (2005), 463
NIMH. *Ver* National Institute of Mental
Health
Nimodipina, 386
Níveis da prolactina de antipsicóticos
típicos, 259-260
Níveis de creatinaquinase e síndrome
neuroléptica maligna, 272-273
Níveis do colesterol e mirtazapina, 113
Níveis plasmáticos. *Ver também* Níveis
séricos
  dos ADTs, 125-129
  dos antipsicóticos, 207-208
Níveis séricos, dos medicamentos.
Ver também Hemogramas; Níveis
plasmáticos
  ADTs e, 123, 125-129
  carbamazepina e, 361
  doença hepática e, 679
  valproato e, 349-350
Níveis tireoidianos. *Ver também*
Hipertireoidismo; Hipotireoidismo
  lítio e, 333
  transtorno bipolar de ciclagem rápida e,
  317

NMDA, antagonistas do receptor
N-metil-D-aspartato, 48, 156, 279
SNM. *Ver* Síndrome neuroléptica
maligna
Noradrenalina. *Ver também* Inibidores da
recaptação de serotonina e noradrenalina
(IRSNs)
  ADTs e, 120-121
  bupropiona e, 104-105
  depressão e, 151-152
  lítio e síntese de, 322
  mirtazapina e, 109
  transportador noradrenégico (NET) e
  IRSNs, 85
Norclozapina, 283
Nortriptilina
  crianças e, 654-655
  depressão pós-AVC e, 665, 675
  doença cardíaca e, 681-682
  dosagem de, 118, 124, 133, 540, 654-655
  efeitos colaterais de, 130
  efeitos farmacológicos de, 119, 121
  gravidez e, 638
  nível sérico terapêutico de, 128
Novartis Pharmaceuticals, 227, 239, 500

O

Olanzapina
  agitação e, 38, 222
  como estabilizador do humor, 381-382
  crianças e, 649
  demência e, 222
  depressão bipolar e, 23, 214, 314
  depressão psicótica e, 52
  depressão unipolar e, 215
  disfunção sexual induzida por ISRS e,
  71
  dosagens e formulações de, 191, 225,
  244-245, 584, 649
  efeitos colaterais de, 199, 242-243
  efeitos farmacológicos de, 189, 196,
  240-241
  eficácia de, 241-242
  fluoxetina combinada com, 543-544

fórmula injetável de ação prolongada de, 275-276
overdose de, 244
pacientes geriátricos e, 663
potência do medicamento, 205
potencialização de antidepressivos e, 216, 545
TEPT e, 219
terapia de manutenção e, 210, 315-316
TOC e, 218
topiramato e, 377
tranquilização rápida na sala de emergência e, 582-584, 595
transtorno bipolar e, 188, 309, 319-321, 381
transtorno da personalidade *borderline* e, 220-221
transtorno de pânico e, 218
tratamento precoce de pacientes com primeiro episódio psicótico, 205-206
Olhos. *Ver* Catarata; Visão
Ondansetrona, 112, 560
Ontario Healthcare Database, 664
Opioides
history de, 516
transtornos por uso de substância e, 606-612
transtornos dolorosos e, 687
tratamento da depressão e, 157-158
Orexina, 486-488
Organization of Teratology Information Services (OTIS), 637
Orientações. *Ver também* Princípios gerais
assistência e limitações de, 4
para monitoramento da clozapina, 234-235
Overdose. Ver também Segurança
da bupropiona, 589-591
da carbamazepina, 358
da gabapentina e pregabalina, 375
da lamotrigina, 367
da mirtazapina,114
da olanzapina, 244
da quetiapina, 248
da venlafaxina, 589-591
de ADTs,118, 131-132, 588-589
de antidepressivos, 589
de antipsicóticos, 592-593
de antipsicóticos atípicos, 224
de antipsicóticos típicos, 257
de benzodiazepínicos, 415
de IMAOs, 135, 588-589
de IRNs,153-154
de IRSNs, 91, 589
de ISRSs, 60, 68, 74-75, 589
do lítio, 320
do valproato, 344
Oxazepam
delirium e, 594
dosagens de, 418
efeitos farmacológicos de, 419-420
Oxcarbazepina
crianças e, 656
dosagens e formulação da, 311, 342, 369, 380, 656
efeitos colaterais da, 371
efeitos farmacológicos da, 343, 369
eficácia da, 379
história da, 308, 379
indicações para, 371
interações medicamentosas e, 355, 370, 380, 685
lítio combinado com, 547
transtorno da personalidade *borderline* e, 360

P

Paciente(s). *Ver também* Crianças; Gravidez; Pacientes geriátricos
escolha do antidepressivo e características de, 51
escolha do antipsicótico no quadro agudo e características de, 203
leituras sugeridas para, 716
Pacientes geriátricos
antipsicóticos para demência em, 221-222
benzodiazepínicos e, 426-427, 430, 614-615

Índice   749

bloqueadores do canal de cálcio e, 386
buspirona e, 451
clordiazepóxido combinado com
    IMAOs e, 546
delirium e, 593
efeitos colaterais dos antipsicóticos em,
    259
escolha do antidepressivo para, 52-53
imipramina e, 133
mirtazapina e, 111, 114
nefazodona e, 103
protriptilina e, 133
questões especiais na psicofarmacolgia
    para, 657-671
reboxetina e, 154
trimipramina e, 133
Paliperidona
    dosagens e formulações de, 191
    efeitos farmacológicos de, 198, 237-238
    eficácia de, 238
    fórmula injetável de ação prolongada
        de, 275
    TOC e, 219
    transtorno esquizoafetivo e, 238
Pancreatite e valproato, 351
Paraldeído, 485
Paranoia e consentimento informado, 5
Paroxetina
    crianças e, 652, 657
    descontinuação de, 81-82
    dosagens de, 60, 78, 80
    efeitos colaterais de, 70
    efeitos farmacológicos de, 61, 62, 65,
        121
    farmacocinética de, 39
    fobia social e, 66, 434
    gravidez e, 638
    interações medicamentosas e, 92
    pacientes depressivos idosos e, 111
    sintomas negativos da esquizofrenia e,
        279
    TAG e, 67
    TEPT e, 67
    transtorno de pânico e, 431
    transtornos dolorosos e, 685-686

PCP. *Ver* Fenciclidina
PDR. *Ver Physicians' Desk Reference*
Pediatric News, 500
Pele. *Ver* Efeitos colaterais dermatológicos
Penfluridol, 282
Pentobarbital, 613
Perda e depressão maior, 26
Perda de peso e topiramato, 377
Perfenazina
    amitriptilina combinada com, 543-544
    depressão unipolar e, 215
    dosagens e formulações de, 191
    efeitos farmacológicos de, 194
    potência do medicamento, 205
    quadros agudos de, 203
Período de abstinência. *Ver também*
    Descontinuação; Redução; Troca de
    medicamentos
    descontinuação de IMAOs e, 146
    período entre a descontinuação do
        ISRS e o início da nefazodona, 102
Pernas inquietas e acatisia, 265
Pesadelos e TEPT, 437
Peso no nascimento e farmacoterapia
    durante a gestação, 340, 638
Peyote, 518
Pfizer (companhia farmacêutica), 156
Physicians' Desk Reference (PDR), 3-6, 9,
    129, 137, 146, 266, 334, 366, 469, 545.
    Ver também Tarja preta de advertências
Pigmentação na retina e antipsicóticos
    típicos, 260
Pilocarpina, 130
Pimozida
    dosagens e formulações de, 191
    efeitos farmacológicos de, 194
    nefazodona e, 102
    risco de prolongamento do intervalo
        QT_c, 189
Pindolol, 445, 447, 541-542
Piridoxina 142
Polidipsia e lítio, 333
Polifarmácia antipsicótica (APP), 554-
    555
Poliúria e lítio, 333-335

Positive and Negative Syndrome Scale (PANSS), 238, 248, 275
Pramipexole, 267, 536
Prazepam, 420, 421
Prazosin
 cardiopatia e, 683
 efeitos colaterais de, 448
 incontinência urinária associada a IRNs e, 153
 TEPT e, 33, 437, 446
Pregabalina
 como hipnótico, 484
 dosagem de, 369, 379, 443-444, 484
 efeitos colaterais de, 371, 375
 efeitos farmacológicos de, 369, 372
 fobia social e, 434
 gravidez e, 376
 indicações para, 371-375
 interações medicamentosas e, 370, 375-376
 TAG e, 30, 442-444
 transtorno de sintomas somáticos e, 35
 transtornos de ansiedade e, 442-444
 transtornos dolorosos e, 686-687
Preparados de liberação sustentada de lítio, 336-337
Prescription Drug Plans (PDPs), 233
Pressão aérea positiva contínua (PAPC), 470
Pressão arterial, e efeitos colaterais. *Ver também* Hipertensão; Hipotensão
 dos antagonistas do receptor 5-HT$_2$
 dos IMAOs, 141, 144
 dos IRSNs, 90
Prevalência
 da agorafobia, 28-29
 da depressão durante a gravidez, 634
 da depressão maior, 24
 da discinesia tardia, 269-270
 da esquizofrenia, 20-21
 da fobia social, 28-29
 da insônia, 463
 da mania, 23
 das fobias simples, 28-29
 de TDAH, 18
 do TAG, 30
 do TEPT, 33
 do TOC, 31
 do transtorno da conduta, 36
 do transtorno de pânico, 30
 do transtorno disfórico pré-menstrual, 27
 do transtorno dismórfico corporal, 32
 do transtorno distímico, 27
 do transtorno do espectro autista, 18
 dos transtorno por uso de substâncias, 36
Priapismo e trazodona, 99-100
Primeira Guerra Mundial e TEPT, 436
Primidona, 368
Princípios gerais. *Ver também* Orientações
 orientações práticas e, 4
 para controle dos efeitos colaterais, 129-130
 para tratamento de pacientes com deficiência intelectual, 671
 para tratamento de pacientes com TOC com ISRSs, 440
 para uso de antidepressivos, 50-59
 para uso de antipsicóticos, 189, 199
 questões éticas e, 11-12
 questões legais e, 5-11, 13
 recomendações gerais sobre, 3-4
Proclorperazina, 194, 205
Progesterona, 534
Program to Evaluate the Antipsychotic Response of Lurasidone (PEARL) ensaios, 252-253
Programas dos 12 passos para abuso de substâncias, 611
Prolongamento do intervalo QT$_c$
 efeitos colaterais da ziprasidona e, 249
 tarja preta de advertências sobre o droperidol e, 189
 venlafaxina e, 681
Promazina, 193
Prometazina, 483
Propranolol
 acatisia induzida por antipsicóticos típicos e, 264
 deficiência intelectual e, 672

depressão associada ao uso de, 676
dosagem de, 670
esquizofrenia e, 281-282
fobia social e, 433
olanzapina e, 242
pacientes geriátricos e, 670
TEPT e, 438
Propriedades de absorção dos benzodiazepínicos, 422-423
Proteínas G e lítio, 322
Protetor solar, 260
Protriptilina
dosagem de,124, 133
efeitos farmacológicos de, 119, 121
insônia e, 466
nível sérico terapêutico de, 128
Pseudodemência, 664
Pseudoefedrina, 144
Pseudoparkinsonismo, e antipsicóticos, 263, 663, 669. *Ver também* Sintomas parkinsonianos
Psicocirurgia estereotática e TOC, 441-442
Psicofarmacologia geriátrica, 657-671 *Ver também* Pacientes geriátricos
Psicofarmacologia pediátrica. *Ver* Crianças
Psicose. *Ver* Transtornos psicóticos
Psicose induzida pelo medicamento, 590-591
Psilocibina, 518
Psiquiatras
indicações para a sala de emergência, 596-597
leituras sugeridas para, 715
tratamento dos transtornos psiquiátricos durante a gravidez como problema complexo para, 633-634
Psoríase e lítio, 336

Q

Quazepam, 470, 473-476
Quedas em pacientes idosos sob o uso de benzodiazepínicos, 430

Questões éticas na psicofarmacologia
impacto do cuidado controlado na prática psiquiátrica e, 11-12
importação de medicamentos não aprovados como, 10-11, 113
Questões legais na psicofarmacologia
consentimento informado e, 5-7
farmacoterapia para pacientes com deficiência intelectual e, 671
importação de medicamentos não aprovados como, 10-11, 13
uso de contenções externas na sala de emergência como, 581
uso *off-label* e, 7-10
Quetiapina
como estabilizador do humor, 382-383
crianças e, 649
depressão bipolar e, 23, 188, 214, 314
depressão maior e, 216-217
depressão resistente ao tratamento e, 544
dosagens e formulações de, 192, 217, 225, 246-247, 649
efeitos colaterais de, 246-248
efeitos farmacológicos de, 245
eficácia de, 245-246
estratégias de potencialização e, 545, 550
indicações para, 246
insônia e, 489
lítio combinado com, 550
overdose de, 248
pacientes geriátricos e, 663
potência do medicamento, 205
quadros agudos e, 203, 595
terapia de manutenção e, 316
TOC e, 219
transtornos de ansiedade e, 217-218, 412-413, 444-445
valproato combinado com, 550
Quimioterapia, e mirtazapina, 69, 112
Quinidina, 118
Quoficiente de inteligência (QI) e uso de farmacoterapia durante gravidez, 356, 363, 639

R

Raiva
antipsicóticos para crianças e, 649
lítio e, 327, 329
Ramelteon, 464, 481-482, 661-662
Ranitidina, 113
Rashes. Ver também Efeitos colaterais dermatológicos
Reação de hipersensitividade e asenapina, 256
Rebote colinérgico e descontinuação de ADTs, 134
Reboxina
efeitos colaterais de, 153
efeitos farmacológicos de, 151-152
história de, 150-151
indicações para, 152
overdose de, 153-154
Recaída
antipsicóticos e prevenção de, 209-210
descontinuação de antipsicóticos e, 200
duração do tratamento com antidepressivos e, 57
terapia de manutenção com antipsicóticos e, 212-213
terapia de manutenção com lítio e, 326
Receptor de histamina$_1$ e ADTs, 122
Receptores de glutamato, 156-157, 452
Receptores α-adrenérgicos, 62, 122
Redução, da dosagem. Ver também Descontinuação
de ADTs, 134
de antidepressivos, 317
de antipsicóticos, 210-211
de benzodiazepínicos, 426-427, 429, 614
de clozapina, 228
de IRSNs, 94
de ISRSs, 81
de nefazodona ou trazodona, 104
Research Domain Criteria (RDoc), 39
Reserpina, 271, 683
Resistência insulínica e clozapina, 230-231

Retenção urinária em pacientes geriátricos, 678
Revisão Cochrane, 534, 553, 656
Rifampin, 254, 344
Riluzole, 157
Risperidona
crianças e, 647-649
dosagens e formulações de, 191, 225, 233, 649
efeitos colaterais de, 210, 233, 236-237
efeitos farmacológicos de, 189, 196, 233
eficácia de, 233
em combinação com outros antipsicóticos, 554-555
fórmula injetável de ação prolongada de, 275
potência do medicamento, 205
TEPT e, 219
terapia de manutenção e, 211
TOC e, 218, 444-445
transtorno bipolar e, 551
transtorno do espectro autista e, 18, 223, 648
transtornos de personalidade e, 220
Ritonavir, 253-254, 676
Rivastigmina, 666-667
Ropinirole, 267
Rozerem, 412

S

Sais de iodeto e lítio, 320
Sala de emergência
abstinência de sedativo e, 613
agitação e violência na, 580-585
ansiedade grave em, 594-595
aumento da pressão arterial com cefaleia após IMAO e, 144
catatonia e estupor em, 595-596
complicações do uso de antipsicóticos em, 591-593
delirium em, 592-594
depressão e suicídio em, 585-591
diagnóstico e tratamento de pacientes psiquiátricos em, 579-580

Índice 753

episódios psicóticos agudos em, 590-594
haloperidol em combinação com benzodiazepínicos em, 202-203
indicação pelo psiquiatra, 596-597
overdose de ISRS e, 75
priapismo como efeito colateral da trazodona e, 100
propranolol para sintomas agudos do TEPT em, 438
segurança em e informação sobre farmacoterapia, 580
Screening toxicológico, triagem para substâncias, 603
Sedação, como efeito colateral. *Ver também* Sonolência
da olanzapina, 243-244
da zotepina, 283
de antipsicóticos típicos, 258-259
de benzodiazepínicos, 430, 477
de carbamazepina, 362
de clozapina, 228
de IMAOs, 141
do valproato, 352
dos antagonistas do receptor 5-HT$_2$, 99
dos ISRSs, 70
pacientes geriátricos e, 661-662
Segunda Guerra Mundial e TEPT, 33
Segurança. *Ver também* Overdose
da moclobemida *versus* IMAOs-padrão, 150
dos benzodiazepínicos, 430
escolha do antidepressivo e, 53-54
importância da informação sobre farmacoterapia em situações de emergência e, 580
Seguro saúde, e uso *off-label* de medicamentos, 9. *Ver também* Cuidado controlado; Medicare
Selegilina
depressão resistente ao tratamento e, 52
descontinuação de, 148
desenvolvimento de, 50
doença de Parkinson e, 146-147
dosagem de, 135-136, 138, 145, 148

efeitos colaterais de, 147-149
efeitos colaterais parkinsonianos de antipsicóticos típicos e, 264
efeitos farmacológicos de, 137
eficácia de,148
esquizofrenia e, 556
sintomas negativos da esquizofrenia e, 277-278
Serotonina. *Ver também* Síndrome serotonérgica
antidepressivos tricíclicos e, 117, 120-122
lítio e transmissão de, 322
papel da noradrenalina na depressão e, 151-152
sintomas negativos e positivos da esquizofrenia e, 279
Sertralina
cardiopatia e, 682
descontinuação de, 81
dosagens de, 60, 78, 80
efeitos farmacológicos de, 61-63, 65, 121
interações medicamentosas e, 76, 368
lamotrigina e, 368
pacientes geriátricos e, 52-53
reboxetina e, 154
sintomas negativos da esquizofrenia e, 279
TEPT e, 67
transtorno disfórico pré-menstrual e, 67
transtornos alimentares e, 66
Sexo e escolha do antidepressivo, 53
Sibutramina, 113, 244
Sildenafila, 71-72
Simpatomiméticos, 118, 136
Síndrome comportamental neonatal e ISRSs, 638
Síndrome da imunodeficiência adquirida. *Ver* Aids
Síndrome das pernas inquietas, 465
Síndrome de *delirium* e sedação pós-injeção (PDSS), 276
Síndrome de Stevens-Johnson, 361, 366, 646

Síndrome de Wernicke, 616
Síndrome dos ovários policísticos (PCOS) e valproato, 352-353
Síndrome neuroléptica maligna (SNM)
   antipsicóticos típicos e, 272-274
   catatonia letal ou maligna e, 596
   clozapina e, 229, 551
   complicações emergenciais pelo uso de antipsicóticos e, 592-593
   desidratação como fator de risco no desenvolvimento de, 678
   lítio e, 551
   olanzapina e, 242
Síndrome serotonérgica
   IMAOs e, 75, 143, 588
   ISRSs e, 75
   mirtazapina e, 114
Sintomas extrapiramidais (EPS)
   agentes tetracíclicos e, 131
   antipsicóticos e, 186, 189, 591-592, 648, 663
   crianças e, 648
   olanzapina e, 242
   pacientes geriátricos e, 663
   quetiapina e, 247
Sintomas negativos e tratamento coadjuvante da esquizofrenia com antipsicóticos, 277-280
Sintomas parkinsonianos como efeitos colaterais, 242, 332. *Ver também* Pseudoparkinsonismo
Sintomas rebote e descontinuação dos medicamentos
   ADTs e, 134
   dos benzodiazepínicos e, 428
   estimulantes para depressão e, 509
   IMAOs e, 145
   insônia e, 467, 476
Sistema nervoso central (SNC) depressores. *Ver também* Álcool e alcoolismo; Barbitúricos
   ADTs e, 118
   antipsicóticos atípicos e, 225
   antipsicóticos típicos e, 257
   benzodiazepínicos e, 415

mirtazapina combinada com, 114
overdose de antagonista do receptor 5-HT$_2$, 101
Sistemas de segundo mensageiro e lítio, 322
Situações especiais
   condições médicas e, 673-687
   deficiência intelectual e, 671-673
   gravidez e, 340-341, 356, 363-364, 368, 372, 376, 554, 633-641
   psicofarmacologia geriátrica e, 657-671
   psicofarmacologia pediátrica e, 641-657
Somatostatina, 156
Sonambulismo e insônia, 466
Sono REM (movimento rápido dos olhos) e nefazodona, 98
Sonolência, como efeito colateral. *Ver também* Sedação
   de gabapentina e pregabalina, 375
   de lurasidona, 253
   de mirtazapina, 112
   de nefazodona, 98
   de quetiapina, 247
STAR*D (Sequenced Treatment Alternatives for Resistant Depression) estudo, 54, 82, 106, 111-112, 328-329, 526, 529, 541
STEP-BD. *Ver* Systematic Treatment Enhancement Program for Bipolar Disorder
Suco de pomelo e lurasidona, 254
Suicídio e ideação suicida,
   bupropiona e, 108
   clozapina e, 226
   fluoxetina e, 73-74
   lítio e, 326, 327, 328
   na sala de emergência, 585-591
   tarja preta de advertências sobre atomoxetina e, 514
   tarja preta de advertências sobre uso de antidepressivos em crianças e adolescentes, 8-9, 74, 650-651, 652
Sulpirida, 282, 283
Superestimulação como efeito colateral de IMAOs, 141

Suplementos de folato, e uso da
  carbamazepina durante a gravidez, 363
Suplementos tireoidianos, combinados
  com antidepressivos, 530-533
Surorexant, 487-488
Systematic Treatment Enhancement
  Program for Bipolar disorder
  (STEP-BD), 313, 316, 352, 366, 526,
  551-552

T

Tabaco. *Ver* Nicotina
Tacrina, 665
Tadalafila, 71
TAG. *Ver* Transtorno de ansiedade
  generalizada
Talidomida, 636
Tamsulosina, 153
Tandospirona, 452
Taquicardia e síndrome neuroléptica
  maligna, 273
Taquicardia atrial paroxísmica, 674
Tarja preta de advertências (FDA)
  para aumento da mortalidade associada
  aos agentes atípicos nos pacientes
  geriátricos, 222, 663
  sobre a atomoxetina e potencial suicida,
  514
  sobre a hepatotoxicidade da
  nefazodona, 95, 100
  sobre as reações cutâneas da
  lamotrigina, 366
  sobre droperidol e prolongamento do
  intervalo QTc, 189, 584
  sobre morte súbita associada aos
  antipsicóticos de primeira geração, 262
  sobre o potencial suicida e uso
  de antidepressivos em crianças e
  adolescentes, 9, 74, 650-652
Tasimelteon, 481-482
Taxa cardíaca e efeitos colaterais dos
  IRSNs, 90
TDAH. *Ver* Transtorno de déficit de
  atenção/hiperatividade

Temazepam
  dosagens de, 475
  efeitos farmacológicos de, 473-474
  insônia e, 467, 489, 661-662
Temple University, 581
Teofilina, 60, 76, 320, 684
TEPT. *Ver* Transtorno de estresse
  pós-traumático
Terapia cognitivo-comportamental
  (TCC). *Ver também* Terapia
  comportamental; Terapias psicossociais
  fobia social e, 434
  insônia e, 470, 490
  TEPT e, 438
  TOC e, 441-442
  transtorno de pânico e, 433
  transtornos de ansiedade e, 413, 429
Terapia comportamental
  para agorafobia, 28-29
  para bulimia nervosa, 37
  para fobias específicas, 28-29
  para insônia, 469-470
Terapia comportamental dialética
  (TCD), 220-221
Terapia de controle do estímulo para
  insônia, 470
Terapia de exposição para TEPT, 438
Terapia de manutenção
  alcoolismo e, 619-623
  antidepressivos e, 57-58
  antipsicóticos e, 209-213
  clozapina e, 230
  compostos genéricos e, 12
  dependência de fenciclidina e, 626
  estabilizadores do humor e, 315-316
  lítio e, 324-327
  metadona para abuso de opioides e,
  608-612
Terapia de reposição hormonal, 533-534
Terapia de restrição do sono para insônia,
  470
Terapia por dessensibilização e
  reprocessamento dos movimentos
  oculares (EMDR) e TEPT, 438

Terapia por luz brilhante para insônia, 470
Terapias psicossociais. *Ver também* Terapia cognitivo-comportamental
  para agitação e pacientes idosos, 670-671
  para TEPT, 438
  taxas de recaída na esquizofrenia e, 213
  transtornos por uso de substância e, 602
Tesofensina, 155
Teste de ansiedade, 433
Testes da função hepática (TFHs)
  antipsicóticos típicos e, 261
  IRSNs e, 90
  valproato e, 351
Testes da função renal, e lítio, 335
Testes neuropsicológicos e escolha do antidepressivo, 55-56
Testosterona, 353, 535-536
Tetraidroaminoacridina (THA), 665
Tetraidrocanabinol, 517, 624
Teva Pharmaceuticals, 227
Tiagabina
  dosagens e formulações de, 311, 369, 379
  efeitos colaterais de, 330-331, 371, 379
  efeitos farmacológicos de, 343, 369
  eficácia de, 378
  história de, 378
  indicações para, 371
  interações medicamentosas e, 370
  transtorno de ansiedade generalizada e, 443-444
Tioridazina
  efeitos farmacológicos de, 193,195
  morte súbita associada com, 262
  pacientes geriátricos e, 669
  potência do medicamento, 205
  visão e efeitos colaterais de, 260
Tiotixina, 191, 205, 216, 582
Tiramina e IMAOs, 142
Titan Pharmaceuticals, 239
TOC. *Ver* Transtorno obsessivo-compulsivo

Tolbutamida, 353
Tolerância. *Ver também* Abuso de substâncias; Dependência
  benzodiazepínicos e, 425-426, 427
  estimulantes e, 509
Tolerância-transposição e adição de sedativos, 612-613
Tomografia computadorizada (TC) e benzodiazepínicos, 426
Tontura como efeito colateral
  da carbamazepina, 362
  da gabapentina e pregabalina, 375
  dos antagonistas do receptor $5-HT_2$, 98
  dos IMAOs, 139-140
Topiramato
  como agente auxiliar para estabilizadores do humor, 549
  dosagens e formulações do, 311, 369, 378
  efeitos colaterais do, 330-331, 371, 377-378
  efeitos farmacológicos do, 343, 369
  esquizofrenia e, 557
  ganho de peso associado a antipsicóticos e, 243, 352
  história do, 309, 377
  indicações para, 371, 377
  interações medicamentosas e, 356, 370, 378
  valproato e, 356
Torazina, 312
Toxicidade cardíaca e interações medicamentosas de antagonistas do receptor $5-HT_2$, 102
Tramadol, 687
Tranilcipromina
  dosagem de, 135, 138, 144-145
  efeitos colaterais de, 141
  efeitos farmacológicos de, 137
  lítio e, 528
Tranquilização rápida de pacientes agitados na sala de emergência, 581, 595
Transpiração induzida por ISRS, 72
Transtorno afetivo sazonal (TAS) e bupropiona, 106

Transtorno bipolar. *Ver também*
Disparadores de ciclagem rápida em pacientes bipolares; Estado misto do transtorno bipolar
 ácidos graxos ômega-3 e, 387
 anticonvulsivantes e, 308-309, 342
 antipsicóticos de segunda geração e, 309, 383
 antipsicóticos e, 213-215, 218, 381-383
 aripiprazol e, 251, 382-383
 asenapina e, 255
 carbamazepina e, 308
 critérios diagnósticos para, 20-24
 deficiência intelectual e, 672
 em crianças, 655-656
 especificador de características mistas para, 318-321
 estratégias de potencialização para, 547-554
 gabapentina e, 372-373
 gravidez e, 340-341
 lamotrigina e, 308, 364-365
 lítio e, 324-327
 níveis de testosterona em mulheres com, 353
 oxcarbazepina e, 379
 quetiapina e, 246, 382-383
 topiramato e, 377
 valproato e, 308, 346-347
Transtorno bipolar de ciclagem rápida
 antidepressivos e, 552
 carbamazepina e, 359
 estabilizadores do humor e, 316-318
 lamotrigina e, 365
 terapia de manutenção com lítio e, 325
 valproato e, 346
Transtorno ciclotímico, 23-24, 347
Transtorno da conduta, 36, 506, 650, 655
Transtorno da personalidade antissocial, 36
Transtorno da personalidade *borderline*
 antipsicóticos e, 220
 carbamazepina e, 360
 critérios de diagnóstico para, 35
 diagnóstico diferencial do transtorno bipolar e, 23
 terapia antipsicótica de manutenção e, 213
 valproato e, 348-349
Transtorno da personalidade esquizotípica, 219-220
Transtorno da personalidade paranoide, 35-36
Transtorno de ansiedade da separação, 18
Transtorno de ansiedade generalizada (TAG)
 ADTs e, 432-433
 antipsicóticos e, 217, 444-445
 critérios diagnóstico para, 30, 425, 432
 gabapentina e, 374
 IRSNs e, 47, 86-87
 ISRSs e, 67
 mirtazapina e, 111
 pregabalina e, 372
 quetiapina e, 246, 412-413
 tiagabina e, 443-444
Transtorno de compulsão alimentar, 37, 377, 511
Transtorno de oposição desafiante, 27
Transtorno de pânico. *Ver também* Agorafobia; Ataques de pânico
 alprazolam e, 416
 antidepressivos e, 431-432
 antipsicóticos atípicos e, 218
 benzodiazepínicos e alívio rápido em, 424
 carbamazepina e, 359
 clonazepam e, 415
 condições médicas e, 674
 critérios diagnósticos para, 28-30
 ISRSs e, 66
 mirtazapina e, 111
 sala de emergência e, 594
 valproato e, 347
Transtorno de pensamento, 507
Transtorno de Tourette, 218, 649
Transtorno de Tourette tardio, 269

Transtorno disfórico pré-menstrual
  (TDPM), 27, 47, 67
Transtorno dismórfico corporal, 32
Transtorno disruptivo de desregulação do
  humor, 18, 27
Transtorno distímico, 26-27, 63, 535-536
Transtorno de déficit de atenção/
  hiperatividade (TDAH)
  atomoxetina e, 154, 514
  benzodiazepínicos e, 657
  bupropiona e, 106, 654-655
  classificação no DSM-5, 18
  em adultos, 38, 154, 504, 506-507
  estimulantes e, 504-506
  guanfacina e, 515-516
  metilfenidato e, 499, 501
  modafinil e, 502
  prevalência de, 18
  psicofarmacologia pediátrica e, 642-647
  venlafaxina para, 88
Transtorno do espectro autista
  haloperidol e, 223, 649
  quetiapina e, 246
  risperidona e, 18, 223, 648
Transtorno de estresse agudo, 34
Transtorno de estresse pós-traumático
  (TEPT)
  antidepressivos e, 435-439
  antipsicóticos e, 219
  carbamazepina e, 360
  clonidina e, 445
  critérios diagnóstico para, 32-33
  insônia e, 466
  ISRSs e, 67
  mirtazapina e, 111
  na sala de emergência e, 594-595
  nefazodona e, 97
  no DSM-IV, 28-29
  prazosina e, 33, 437, 446
Transtorno esquizoafetivo
  buspirona e, 451
  clozapina e, 226, 229
  lítio e, 557
  paliperidona e, 238
Transtorno esquizofreniforme, 20-21

Transtorno obsessivo-compulsivo (TOC)
  antidepressivos e, 439-442
  antipsicóticos e, 218-219, 444-445
  clomipramina e, 413
  critérios diagnósticos para, 31-32
  ISRSs e, 65-66, 413
Transtorno periódico do movimento das
  pernas, 465
Transtorno somatoforme doloroso, 35
Transtornos alimentares, critérios
  diagnóstico para, 37-38
Transtornos alimentares e ISRSs, 66.
  Ver também Anorexia nervosa; Bulimia
  nervosa; Transtorno de compulsão
  alimentar
Transtornos da personalidade. *Ver
  também* Transtorno da personalidade
  borderline; Transtorno esquizofreniforme
  ansiedade grave na sala de emergência e,
    595
  antipsicóticos e, 219-221
  critérios diagnóstico para, 35-36
  ISRSs e, 68
Transtornos de ansiedade. *Ver também*
  Ansiedade; Fobia social; Transtorno de
  estresse pós-traumático; Transtorno de
  pânico
  "ansiedade dupla", 416
  antidepressivos e, 46-47
  antipsicóticos e, 217-218
  critérios diagnósticos para, 27-30
  gabapentina e, 374
  insônia e, 466
  IRSN e, 414, 431
  ISRS e, 66, 414, 431
  mirtazapina e, 111
  terapia cognitivo-comportamental para,
    413, 429
Transtornos de "ansiedade dupla", 416
Transtornos de sintomas somáticos e
  relacionados, 34-35
Transtornos do desenvolvimento,
  e antipsicóticos para crianças,
  648. *Ver também* Transtornos do
  neurodesenvolvimento

Transtornos do humor. *Ver também*
Depressão; Transtorno bipolar
antipsicóticos atípicos e, 188, 214-215
critérios diagnósticos para, 20-22
Transtornos do movimento induzidos
pelo neuroléptico e gabapentina, 374
Transtornos do neurodesenvolvimento, e
critérios diagnósticos no DSM-5, 17-18
Transtornos do sono nas unidades de
cuidados primários, 465. *Ver também*
Apneia do sono; Insônia
Transtornos por uso de substância. *Ver*
também Abuso de substâncias
abordagens farmacoterapêuticas para,
601-602
alucinógenos e, 624-625
Cannabis e, 624
critérios diagnósticos para, 36-37
estimulantes e, 505, 604-605
fenciclidina e, 625-626
nicotina e, 625
opioides e, 606-612
sedativos e hipnóticos, 612-613
triagem para substâncias e, 603-604
Transtornos psicóticos. *Ver também*
Esquizofrenia; Transtorno esquizoafetivo
abuso de metilfenidato e, 203
antipsicóticos e intervenção precoce no
primeiro episódio, 204-206
crianças e uso de antipsicóticos para, 648
critérios diagnóstico para, 19-21
episódios agudos na sala de emergência,
590-594
estimulantes para, 512-513
intoxicação por *Cannabis* e, 624
Transtornos psiquiátricos comórbidos
doenças clínicas e, 673-676
eficácia da psicofarmacologia para, 16
pesquisa genética e, 39
TEPT e, 435
TOC e, 439
transtornos da personalidade e, 219
Transtornos relacionados a traumas e a
estressores, critérios diagnósticos para,
32-34

Tratamento coadjuvante. *Ver também*
Estratégias de potencialização
agitação associada à depressão e
divalproato sódico e, 348
descontinuação de benzodiazepínicos e,
429
sintomas negativos e cognitivos da
esquizofrenia com antipsicóticos e,
277-280
Tratamento de controle do pânico
(TCP), 429-430
Tratamento de paciente hospitalizado
com antipsicóticos, 206-209
Trauma craniano e antidepressivos, 53.
Ver também Dano cerebral
Trazodona. *Ver também* Antagonistas do
receptor 5-HT$_2$
agente hipnótico, 413, 483-484, 489
cardiopatia e, 681
deficiência intelectual e, 672-673
depressão pós-AVC e, 675
descontinuação da, 103-104
dosagens de, 78, 102-103
efeitos colaterais da, 98-101
efeitos farmacológicos da, 95-96, 120-122
esquizofrenia e, 556
história da, 49
indicações para, 96-98
insônia e, 471
insônia induzida por IMAOs e, 141-142
insônia induzida por ISRS e, 69
overdose de, 101
pacientes geriátricos e, 659, 661-662, 670
potencialização dos ISRSs e, 540
TAG e, 30
Tremor
ISRSs e, 72-73
lítio e, 329, 332
Triagem de pacientes antes de iniciar com
antipsicóticos atípicos, 232
Triagem para substâncias e transtornos
por uso de substância, 603-604

Triagem para substâncias da saliva, 603
Triagem para substâncias pela urina, 603-604
Triazolam, 468-469, 473-477
Tricotilomania, 32
Triexifenidil, 266, 268
Trifluoperazina,
  crianças e, 649
  dosagens e formulações de, 191, 649
  efeitos farmacológicos de, 194
  potência do medicamento, 205
Triflupromazina, 193
Triglicerídeos e mirtazapina, 113
Trimipramina
  dosagens de, 124, 133
  efeitos farmacológicos de, 119, 121
  IMAOs combinados com, 546
  insônia e, 471-472, 483
  insônia induzida por IMAOs e, 141
  nível sérico terapêutico de, 128
Triptofano, 537
Troca de medicamentos. *Ver também* Período de abstinência
  benzodiazepínicos e, 477-478, 614
  clozapina e, 228-229
  controle dos efeitos colaterais ADTs e, 130
  descontinuação de IMAOs e, 145-146
  iniciação de IMAO depois da descontinuação do ISRS, 82
  ISRSs e, 82-83, 102
  risperidona e, 237
Trombocitopenia
  carbamazepina e, 361
  valproato e, 352

U

U.S. Customs Service, 10
U.S. Food and Drug Administration (FDA). *Ver também* Tarja preta de advertências
  alucinógenos e, 518
  aprovação de agentes ansiolíticos por, 412-413
  benzodiazepínicos como hipnóticos e, 473
  compostos genéricos e, 11-12, 123
  eficácia da clozapina e, 226
  estratégias de redução de sintomas e, 38
  importação de medicamentos não aprovados, 10, 13, 283-284
  segurança do modafinil e, 646
  sobre o risco de resultado fatal na *overdose* de venlafaxina, 589-591
  sobre os níveis de mercúrio nos peixes, 554
  tratamento dos sintomas cognitivos da esquizofrenia e, 278
  trazodona para insônia e, 471
Unidades de cuidados primários
  buspirona e, 450
  insônia e, 465
  misturas complexas dos sintomas de ansiedade e depressivos em, 416
Universidade de Columbia, 139
Universidade de Utah, 504
Universidade de Vermont, 504
Uso abusivo/dependência, 36. *Ver também* Abuso de substâncias
Uso *off-label*
  como questões legais, 8
  dos ATDs, 121-122
  insônia e, 489
Utilização não aprovada. *Ver* Uso *off-label*

V

Vacina e uso abusivo de cocaína, 605
Valproato. *Ver também* Divalproato sódico
  antipsicóticos combinados com, 557
  crianças e, 655-656
  deficiência intelectual e, 672
  descontinuação de, 344
  dosagens e formulações de, 310, 342, 344-345, 349-351, 356
  efeitos colaterais de, 330-331, 344, 351-353

Índice   761

eficácia de, 344
esquizofrenia e, 20-21, 280, 282, 557-558
gravidez e, 356, 638-639
indicações para, 345-349
interações medicamentosas e, 344, 353, 356, 367-368, 378
lamotrigina e, 367-368, 549
lítio e, 548
mania aguda e, 591
overdose de, 344
pacientes geriátricos e, 662, 669
riscos teratogênicos de, 635
topiramato e, 378
transtorno bipolar e, 308
Vanda (companhia farmacêutica), 239
Vardenafila, 71-72
Vareniclina, 37, 623
Varfarina e valproato, 353
Venlafaxina
  cardiopatia e, 681-682
  depressão bipolar e, 313
  depressão melancólica e, 52
  descontinuação de, 94
  desenvolvimento de, 50
  dosagens de, 79, 92-93
  efeitos colaterais de, 89-90
  efeitos farmacológicos de, 84-85, 121-122
  eficácia de, 51-52
  fobia social e, 434
  indicações para, 87-88
  interações medicamentosas e, 92
  overdose de, 54, 91, 589-591
  pacientes geriátricos e, 53
  pacientes suicidas na sala de emergência e, 587
  terapia de manutenção e, 57-58
  transtorno de pânico, 432
  transtornos dolorosos e, 686
  troca para IMAO de, 146
Verapamil, 320, 386
Veterans Administration (VA), 219, 437, 446, 664
Vigilantes do Peso, 243

Vilazodona, 50, 79, 115-116
Violência. *Ver também* Agressão
  crianças com transtorno da conduta e, 655
  intoxicação por fenciclidina e, 625-626
  nas unidades de emergência, 580-585, 595
Visão, e efeitos colaterais
  de antipsicóticos típicos, 260-261
  dos ADTs, 130
  dos antagonistas do receptor 5-HT$_2$, 100
Vitamina E, 271-272
Vitamina K, 356
Vortioxetina, 50, 79

W
Women's Health Initiative Study, 533
Wyeth (companhia farmacêutica), 51

Y
Young Mania Rating Scale, 238, 312

Z
Zaleplon
  dosagens de, 480, 487
  efeitos farmacológicos de, 479
  eficácia de, 468-469, 478, 488-489
  pacientes geriátricos e, 661-662
  troca de benzodiazepínicos para, 477
  vantagens sobre os hipnóticos benzodiazepínicos, 471
Zidovudina, 676
Zimelidina, 622
Ziprasidona
  dosagens e formulações de, 191, 225, 249-250
  efeitos colaterais de, 210, 249
  efeitos farmacológicos de, 197, 248-249
  eficácia de, 248-249
  nefazodona e, 102
  tranquilização rápida na sala de emergência e, 582-583

Zolpidem
 dosagens de, 467, 480, 487
 efeitos farmacológicos de, 479
 eficácia de, 468-469, 478
 insuficiência pulmonar e, 684
 pacientes geriátricos e, 661-662
 troca de benzodiazepínicos para, 477
 vantagens sobre os hipnóticos benzodiazepínicos, 471
Zonisamida, 380-381
Zotepina, 282-283